全国药品流通行业岗位技能竞赛辅导教材

药师岗位辅导教程

中国医药商业协会　组织编写

中国医药科技出版社

内 容 提 要

本教材共分四篇二十四章。第一篇——职业道德准则，共两章，主要介绍从事药品流通行业的人员应具备的行业职业道德；第二篇——医药专业知识，共十五章，主要介绍从事药品流通行业从业人员应具备的医药基本理论、专业知识以及临床医学基础知识；第三篇——应用技能，共五章内容，主要介绍从事药品流通行业的人员在实际工作中，需具备的专业技能；第四篇——法律法规，分两章，主要介绍与药品流通行业相关的法律、药事管理法规及行业标准。内容注重实用性和适用性，以人才市场需求为导向，以技能培养为核心，以能力本位为指导思想，力求适应药品流通行业发展的需要。适用于药学专业技术人员及经营一线员工。

图书在版编目（CIP）数据

药师岗位辅导教程/中国医药商业协会组织编写 . —北京：中国医药科技出版社，2014.4

全国药品流通行业岗位技能竞赛辅导教材

ISBN 978 – 7 – 5067 – 6703 – 3

Ⅰ.①药…　Ⅱ.①中…　Ⅲ.①药剂师 – 岗位培训 – 教材　Ⅳ.①R192.8

中国版本图书馆 CIP 数据核字（2014）第 049301 号

美术编辑　陈君杞
版式设计　邓　岩
出版　中国医药科技出版社
地址　北京市海淀区文慧园北路甲 22 号
邮编　100082
电话　发行：010 – 62227427　邮购：010 – 62236938
网址　www.cmstp.com
规格　787×1092mm ¹⁄₁₆
印张　47 ¼
字数　907 千字
版次　2014 年 4 月第 1 版
印次　2014 年 4 月第 1 次印刷
印刷　三河市汇鑫印务有限公司
经销　全国各地新华书店
书号　ISBN 978 – 7 – 5067 – 6703 – 3
定价　**98.00 元**
本社图书如存在印装质量问题请与本社联系调换

全国药品流通行业岗位技能竞赛辅导教材
编委会

《药师岗位辅导教程》
编委会

主编　张明艳

编委　王国卫　赵　岩

序

由中国医药商业协会组织编写的全国药品流通行业岗位技能竞赛辅导教材，经过众多行业专家和高校骨干的共同编纂与努力，现在与大家见面了。这套教材主要包括《药师岗位辅导教程》、《中药师岗位辅导教程》和《药店经理岗位辅导教程》三本，都是根据商务部《全国药品流通行业发展规划纲要（2011－2015年）》和《全国药品流通行业"十二五"人才培训方案》的有关精神和要求组织编写的，除竞赛辅导之外，也是一套药品流通行业从业人员与高校学生日常学习、培训的很好的参考用书。

近年来，我国药品流通行业取得了较大发展，药品流通领域的法律框架和行业标准逐步建立，药品供应保障能力明显提升，多种所有制并存、多种经营方式互补、覆盖城乡的药品流通体系初步形成，但与国际发达国家相比还有较大差距，药品流通行业改革和发展的任务仍然十分艰巨。

要提升行业发展水平，人才是关键。举办全国药品流通行业岗位技能竞赛活动是行业人才队伍建设过程中的重要一环，不仅可以搭建全行业相互交流、相互学习、相互借鉴的平台，还有利于激发广大药品流通行业企业职工学技术、钻研技能的热情，展现药品流通行业的整体风貌和专业水平具有重要作用，培养能够为消费者、患者提供一流服务的工作人员队伍，从而为我国药品流通行业可持续发展奠定良好基础。

本套教材根据行业实际需要，在编写过程中广泛收集了各方意见建议，内容涵盖了技能竞赛各岗位需具备的基础理论、专业知识、技能技巧和药学服务实践等，是全国药品流通行业岗位技能竞赛的主要命题依据。希望广大药品流通行业企业职工积极参与职业技能竞赛，努力提升自身专业技能，为提高行业整体素质和专业服务水平做出自己的贡献。

商务部市场秩序司司长　常晓村
2014 年 3 月 7 日

前言

改革开放以来，我国药品流通行业取得了长足发展。特别是随着新医改的推进，药品流通行业在医药卫生体制中的作用愈发突显。为进一步提升我国药品流通行业水平，使之更好地适应我国医药卫生体制改革的要求；同时也为了不断提高医药行业员工特别是药师的技术素质和服务质量，培养造就一支过硬的药品流通人才队伍，由商务部市场秩序司牵头，中国医药商业协会、中国医药教育协会等多家行业协会共同合作组织全国药品流通行业岗位技能竞赛活动。为保证竞赛活动的顺利开展并使大赛走向知识化、制度化和规范化，商务部市场秩序司委托中国医药商业协会组织编写《全国药品流通行业岗位技能竞赛辅导教材》。

该套教材中的《药师岗位辅导教程》是按照《全国药品流通行业发展规划纲要(2011～2015年)》编写而成。教材内容注重实用性和适用性，以人才市场需求为导向，以技能培养为核心、以能力本位为指导思想，力求这本教材适用于广大药学技术人员和消费者，以适应药品流通行业发展的需要。

本教材包括四篇，由二十四章正文和三个附录组成。第一篇——职业道德准则，共两章，主要介绍从事药品流通行业的人员应具备的行业职业道德；第二篇——医药专业知识，共十五章，主要介绍药品流通行业从业人员应具备的医药基本理论、专业知识以及临床医学基础知识；第三篇——应用技能，共五章内容，主要介绍从事药品流通行业从业人员在实际工作中，须具备的专业技能；第四篇——法律法规，分两章内容，主要介绍与药品流通行业相关的法律、药事管理法规及行业标准。本教材第一篇至第三篇由张明艳编写，第四篇由王国卫编写，附录由赵岩编写。

本书在编写过程中，得到了商务部市场秩序司、中国医药商业协会领导的关心和帮助；同时也得到药品流通行业各位专家、学者的支持，沈世英、赵彦娟、陈玉莲三位老师对该书进行了审核。在此谨向各位的辛勤付出表示感谢！

由于编写时间较为仓促，难免有疏漏之处，敬请广大读者批评指正。

编　者
2014 年 3 月

目录

第三篇　应用技能

第 一 篇

职业道德准则

第一章

职 业 道 德

药品是一种特殊的商品，它承载着维护人民身体健康的特殊使命，与人们的生活息息相关，其质量的优劣以及正确合理的使用将直接关系到患者的生命安全，并深深影响着社会的发展与稳定。医药行业是特殊的、重要的社会职业领域，这种特殊性和重要性决定了担负并完成这项崇高使命的医药工作者（特别是药师）必须具备良好的自身素质、具有一定的药学专业知识理论、相关的药事法律法规知识和在实际工作中所应有的精湛的业务技能，同时，更重要的是应具有高尚的职业道德。

所谓职业道德，简单地说是指从事一定职业的人们在自己特定的工作中，其思想和行为方面应该遵循的道德规范。恩格斯曾说："实际上，每一个阶级，甚至每一个行业，都各有各的道德"。教师需要为人师表，爱生如子；会计人员需要廉洁自律，客观公正；律师需要坚持原则，维护社会正义；公务员需要实事求是，勤俭为民；军人需要服从命令，英勇作战，保家卫国；对从事医药工作的人员，其道德规范则有更特殊的要求：救死扶伤，尊重病人，用药安全有效。

我国执业药师协会在 2006 年 10 月 18 日开幕的中国执业药师论坛年会上，公布了《中国执业药师职业道德准则》："以专业知识、技能和良知，尽心尽职尽责为患者及公众提供药品和药学服务，保证公众用药安全、有效、经济、合理"。该准则要求广大执业药师，在执业过程中将患者及公众的身体健康和生命安全放在首位，坚决做到尊重患者、进德修业、珍视声誉，严格遵守药品管理法律、法规，恪守职业道德，依法独立执业，科学指导用药，确保药品质量和药学服务质量，保证公众用药安全、有效、经济、合理，并与医护人员相互理解、相互信任，共同为药学事业的发展和人类的健康奉献力量。

显然，职业道德包括诸多的规范和当尽的义务，但是，规范和义务并不是职业道德的全部内容，它还需要人与人之间的一种深厚的关爱和同情，一种对他人的恻隐之心以及对生命、自然的关切之情，如果没有和生命发生深刻的联系，即使规范的职业道德最终也会由于缺乏活水的润泽而逐渐变得干枯。医药行业的工作者，由于其行业特殊的地位和作用，要求其必须践行与其从事的工作性质密切相关的更高层次的职业道德规范。

而要想践行这些职业规范，作为一个执业药师，他首先必须是一个具有道德和道德品质的人；其二，他需要遵守各个行业内普遍达成的共识性的或是共同的职业准则；

其三，作为医药行业的工作者，他则需要竭力遵守医药行业内的职业道德规范；最后，作为一个对患者健康负责任的一线药师，应在本职工作的特殊领域里，行当所行，止当所止，尽职尽责，为祖国和人类的医药事业奉献出自己全部的爱、智慧和才华。

第一节　道德与职业道德

一、道德与道德品质

（一）道德

1. **概念**　◆道德是一种特殊的社会意识形态，是由人们在社会生活实践中形成的并由经济基础决定的，以善恶为评价形式，依靠社会舆论、传统习俗和内心信念，用以调节人际关系的心理意识、原则规范、行为活动的总和。

◆道德是介于信仰和法律之间的哲学伦理，属于上层建筑的范畴道德高于律法，因为它不是靠律法条文维系和约束；同时道德又低于信仰，因为任何维系道德的因素都会在特定的条件下发生改变，包括良心。当周围不法不公的事渐渐增多，人们的爱心和良知有时也会渐渐冷却甚至麻木。

2. **基本层面**　◆从目前所承认的人性来说，道德是人们共同生活及其行为的准则与规范，即对事物负责，不伤害他人的一种准则，其实道德本身有更深层的含义，它主要包含三个层面的内容：

（1）个体与个体之间的公平与协调一致　主要指人与人之间的关系，包括如互助、团结、谦让、和善以及对他人的尊重等。

（2）每个个体内部的清洁与协调一致　指人本身的情况，包括健康的思想和意念，诸如慷慨，宽容，谦卑、感恩，怜恤，以及行善的意愿和行动的一致。

（3）个体的人生目标和社会总体目标的相符与协调一致　涉及的是人与社会及人与自然界之间的关系，包括有时需要为了全局的利益而牺牲个体局部的利益。

◆道德往往代表着社会的正面价值取向，起判断行为正当与否的作用，它具有五个基本功能，即认识功能，调节功能，教育功能，评价功能以及平衡功能。

（二）道德品质

1. **概念**　道德品质，也称"德性"，简称"品德"。指个人在道德行为中所表现出来的比较稳定的、一贯的特点和倾向，是一定社会的道德原则和规范在个人思想和行为中的体现。它包括道德认识、道德情感、道德信念、道德意志和道德行为等因素。

2. **内涵**　道德品质包括四个基本的内涵：

（1）谨慎：指的是在实践中运用常识，花工夫仔细思考自己所做的事以及可能产生的后果。

（2）节制：指凡事都适可而止，也包括对某些看来即使是有益爱好的过度追逐和沉溺。

（3）公正：不只是指法庭上的公正，所有正当的事都可视为公正：诸如诚实，公义，正直，守信等。

（4）坚毅：指在面临巨大的危险和艰苦中表现出的坚定不屈，包括选择并坚持做正确事的勇敢和坚韧，以及拒绝做不正确事的果断和刚毅。

◆显然，道德是一种品质，它不但要求我们做事正确，同时，它要求我们做事的动机、做事的理由和手段也是正确的，出于不当的原因即使做出正当的行为也无助于建立道德这种内在品质，而这种品质才是最重要的。

◆道德不只是要求我们遵守一套规则，它更要求我们成为具有特定品质的人。因为做一件正确的事并不等于就是一个正确的人，就像一个人偶尔打出一个好球并不能说明他就是一个好球手，偶尔做一件善事也不能说他就是一个善良的人一样。

◆品质需要不断内化。

二、职业道德

（一）职业道德的定义

◆所谓职业道德，就是同人们的职业活动紧密联系的，由职业特点所决定的一切符合职业要求的心理意识、行为准则和行为规范的总和，是一般道德在职业行为中的反映，是社会分工的产物，是一种内在的、非强制性的约束机制。是用来调整职业个人、职业主体和社会成员之间关系的行为准则和行为规范。

◆由于职业和生活境遇的差异，人们的行为方式和思想感情也很不相同。职业道德是人们在每个阶层和职业中应遵循的惯常准则和基本道德，是职业品德、职业纪律、专业胜任能力及职业责任等的总称，属于自律范畴。它通过公约、守则等对职业生活中的某些方面加以规范。

（二）职业道德的社会作用

职业道德是社会道德体系的重要组成部分，它一方面具有社会道德的一般作用，另一方面它又具有自身的特殊作用，具体表现在：

1. 调节职业交往中从业人员内部以及从业人员与服务对象间的关系

◆调节从业人员内部的关系，使职业内部人员更加团结、互助、爱岗、敬业、齐心协力为发展本行业、本职业服务。

◆调节从业人员和服务对象之间的关系。如营销人员应怎样对待顾客；医生怎样对待病人，相应的职业道德规范都做了明确要求。

2. 有助于维护和提高本行业的信誉

◆信誉是指企业及其产品与服务在社会公众中的信任程度。

◆提高企业的信誉主要靠产品的质量和服务质量，而从业人员职业道德水平高是产品质量和服务质量的有效保证。

◆从业人员职业道德水平不高，很难生产出优质的产品和提供优质的服务。

3. 促进本行业的发展

◆每个行业的发展均取决于良好的经济效益，而良好的经济效益源于高素质的员工队伍。

◆员工素质主要包含知识、能力、责任心三个方面，其中责任心是最重要的。而职业道德水平高的从业人员往往责任心也较强，这是相辅相成的。

4. 有助于提高全社会的道德水平

◆职业道德涉及每个从业者如何对待职业，如何对待工作，是一个人基本的生活态度和价值观的表现。

◆职业道德也是一个职业集体，甚至一个行业全体人员的行为表现。对整个社会道德水平的提高起着重要稳定持续的促进作用。

第二节　医药行业职业道德

一、医药行业职业道德的定义

◆医药行业职业道德是社会职业道德在医药领域中的一种表现，它是具有医药职业明显特征的行为规范。

◆医药行业职业道德紧密联系医药实践，它直接关系到人们的生命健康，关系到人民的健康长寿和生命安危，涉及千家万户的悲欢离合，因此，医药行业职业道德在整个职业道德体系中占有特殊地位，为全社会亿万人所关注。

二、医药行业职业道德的特点

医药行业是受到政府高度管制的行业领域，同时药品又是一种专业性很强的特殊产品。医药行业职业道德作为一种特殊的职业道德，除了具有一般职业道德的特点之外，还具有其自身明显的特征。主要表现为以下几方面。

（一）较强的专业性

医药行业职业道德是在药事工作和职业实践中形成和发展的，它表现的往往是药学工作所特有的道德传统和习惯，以及药学职业人员所特有的道德心理和品质。

◆它要求把提高药品质量，保证药品安全、有效，全心全意为人民健康服务作为其基本道德原则，注意培养严谨、认真、准确、审慎、无欺等良好的作风。

（二）职业的严肃性

◆药品具有两重性，不但具有治疗疾病的作用，同时还兼具令人不愉快甚至致命的不良反应，所以工作中来不得半点马虎。

◆医药产品的研制、生产、经营和使用的每一个环节都需要按照国家规定的药事法律法规进行，切实履行确保药品质量、增强药品疗效的职责。

（三）广泛的适用性

疾病有其自身的发展规律，各种致病因素对人体的作用以及人体所产生的反应，尽管有个体差异，但不会出现阶级的差别，也不会出现古今质的不同。

◆医药行业职业道德产生于医药实践，也适用于一切医药实践，并在日常职业生活中发挥作用，指导人们在职业活动中按科学办事、按规律办事的思想和行为。

（四）对象的平等性

◆对象的平等性表现为每个人作为独立的个体都应受到尊重和平等关怀，每一个鲜活的生命都应受到保护和救治。不论习惯和风尚怎样变化，人们希望除害灭病、保障身心健康的意愿则不会因时代、国籍、民族、信仰、性别和年龄而有不同。

◆因此医药行业职业道德要求医药工作者对患者要一视同仁，不分贫富、职位高低，不分肤色和种族，都应平等对待。

（五）鲜明的时代性

医药行业职业道德在不同的历史时期，显示出了不同的时代特色。它不会总是一种模式，同样会与时俱进。但只要人类还保有起初的良善和恻隐之心，我们对这种改变就不必太过担忧。

◆现今人们对药品的期望已不仅仅满足于消除疾病，还希望在智力、体力上能有更理想的发展，譬如希望优生、优育、美容、长寿等。这样，我们的工作就被赋予新的意义，医药职业道德也因此将面临一些新的课题和巨大挑战。

三、医药行业职业道德的基本原则

所谓道德的基本原则，是指道德在调整个人与他人、个人与社会的关系时所应遵循的根本指导思想。

医药行业职业道德的基本原则是提高药品质量、保证用药安全有效、发扬人道主义精神、全心全意为人民健康服务。它是衡量医药人员行为和品质的基本标准。具体体现在以下几个方面。

（一）安全有效

安全和有效，其核心是个质量问题。

◆医药行业工作者研制、生产、经营和使用药品是为了防病治病，保障人民身体健康。药品绝不能构成对人民健康的威胁和危害，不能由于人为的或是完全可以防范的原因而出现致死、致残、致畸。因此，对药品的要求第一是安全。

◆第二是有效，即有疗效。药品要能治病，要有基本的作用，不是假劣药和残次品或是废品。医药事业是和生命息息相关的事业，医药工作者负有特别重大的道德责任。

（二）救死扶伤

◆生命需要被尊重和救治。医药行业工作者的根本目的是救死扶伤，最大限度地努力保障人民的身体健康，并以此作为自己应尽的道德义务和行为准则。这不但是医药行业职业道德的特点，也是医药行业职业道德的一个基本原则。

◆它的核心是对每一个患者一视同仁，治病救人，并充满仁爱，关心和同情，尽职尽责，使每一个需要用药的人员都享有医药的平等权利，防治疾病，保障健康。这也是我国加强职业道德建设的基本要求。

（三）奉献服务

◆付出永远比索取更有价值。全心全意为人民服务是社会主义各行各业不可动摇的道德核心，是一切工作的根本宗旨。

◆这一原则要求医药工作者要有为广大人民群众身心健康服务的道德意识，自觉地为医药事业的发展贡献自己的心血和力量，同时要求医药工作者以无私奉献的精神，在履行自己职责的过程中达到为人民服务的目的。

四、医药行业职业道德的基本规范

医药行业职业道德的基本规范是我国广大医药工作人员在职业实践活动中所遵循的处理个人与患者之间，以及医药人员相互之间关系的行为准则。具体内容有以下几方面。

（一）热爱药学，献身事业

◆热爱是最好的老师，爱是所有事物之间最短的距离，世间没有一种力量比爱的力量会更强大。

◆医药事业既是祖国的经济事业，又是人民的医药福利事业，肩负着保护人类健康、康复机体、防病治病、增进寿命、计划生育、提高人口素质、繁衍民族的崇高使命。这就要求医药工作者更应树立远大的职业理想，热爱本职工作，献身药学事业。

（二）勤奋求知，严谨治学

◆药学是一门综合性学科，不但涉及数学、物理、外语、生物、化学、生理、解剖等多种基础学科知识，还与医学、工学等相邻学科交叉。

◆要想有较高水准的职业道德，必须使自己的专业知识"精"。这就需要药学工作者时时学习，使自己的专业知识不断充实更新，以适应飞速发展的药学变化。

◆因此，人们要掌握医药科学，必须勤奋刻苦学习。严谨治学也是药学人员应有的基本素质。勤奋好学的道德规范要求药学工作者有强烈的事业心，责任感和义务感，努力做到生命不息，学习不止。

（三）勇于探索，开拓创新

勇于探索是药业人员的美德，开拓创新是医药事业的生命。医药事业是一项高科技的事业。是否有勇于探索的精神，是衡量一个医药科技工作者是否称职的主要标志之一。

◆这就要求我们的医药科技人员对科学研究有真挚的热爱，有坚韧的毅力，以学术生命为重，在自己所从事的工作中永不满足地探索，为医药事业的发展做出应有的贡献。

（四）遵纪守法，严肃认真

◆遵纪守法是药学从业人员必须具备的基本品质，严肃认真是医药行业的工作人员必须遵守的行为准则。这要求所有的从事医药行业的工作者在其所从事的各项工作中，都需严格遵守国家颁布的相关法律法规，认真操作，一丝不苟，细致周到，准确无误。

（五）谦虚谨慎，团结协作

◆谦虚谨慎是医药职业规范的一条重要的行为准则，团结协作是事业发展的必要条件。谦虚不是自卑，而是一种虚怀若谷的精神和态度，是看别人比自己强的谦卑和智慧；谨慎包括慎重、谨言，严格要求自己，善于发现自己的弱点，有了成绩不骄傲，出了事故不回避。

◆在医药领域内，有各种不同的分工，因此，广大医药工作者应自觉地尊重不同学科和部门，尊重同行，尊重不同意见，善于向他人学习，学习他人的长处，这也是事业成败的关键之一。

（六）廉洁奉公，不牟私利

◆医药事业不但是社会主义的经济事业，同时也是救死扶伤、实行人道主义的福利事业，受到人们的普遍尊重。为此，广大医药人员应该具备与这种崇高的工作目的相适应的道德情操。

◆医药工作者应具有清正廉洁，宠辱不惊，毁誉不动其心，面对诱惑依然能坚持真理，一心为患者着想的高尚情怀，不利用不正当的手段接受非法的好处，尽职尽责维护患者利益，维护自身的声誉。

（七）平等待人，文明服务

平等待人作为社会主义的医药行业职业道德规范，主要是指医药人员要有一颗仁爱济世的心并尊重每一位患者，不以外貌待人，对任何服务对象都一视同仁。同时，文明服务也是良好职业道德行为的反映。具体表现在：

1. **外表整洁**　药业人员要注意仪表，做到衣着整齐、清洁和卫生。这关系到他是否尊重别人，是人与人互相之间交往的条件和规范。

2. **环境卫生**　药品是用于防病治病的，如果药品受到了污染，不仅不能起到治病的效果，反而会使患者加重病情，甚至有失去生命的危险。

3. **待人有礼**　医药工作人员要举止温文尔雅，说话要言语温柔和气，态度和善热情，对病人或顾客要发自内心的尊重、理解、诚恳，给人以亲切、温暖、舒适的感觉，从而产生信任感、亲切感。这也是医药人员心灵美的反映。

4. **工作有序** 秩序是一切工作顺利实施的保证，医药工作人员在工作场所要遵守一切规章制度，做事要严肃认真，药品存放要整齐美观，分门别类，防止错放，乱放；毒、剧、麻醉精神药品要根据规定要求专库存放双人管理；有特殊要求的药品要严格按规定运输、保存，防止失效，诸事做到秩序井然。

五、医药行业职业道德修养

医药行业职业道德修养主要是指医药工作人员为具备良好的道德品质，按照社会主义职业道德的要求，所形成的医药职业情操和达到的医药道德境界。

（一）基本要求

1. **目标明，标准高** 即要求一开始就有明确的目标，树立崇高的理想，逐步培养、提高、完善医药道德修养。标准要高是说必须坚持高标准，不能停留在一个固定的水平上。

2. **多学习，勤实践** 一个人修养高低，虽不能全凭知识深浅来衡量，但知识的丰富性对于提高修养的重要性却是显而易见的。医药道德修养是讲与做、知与行的协调统一。

3. **贵在自觉，持之以恒** 修养靠自觉，学习无止境。道德品质的形成并非一日之功、一蹴而就的，也不能一劳永逸，而是一个长期的、持续的过程，因此，需要持之以恒地进行自身修养。

（二）实践方法

1. **立志** 立志是指人们立下实现崇高目标的宏愿和决心。在医药行业职业道德修养上，立志就是立下志向做一个忠于医药事业、德高术精的工作者的决心。立志是战胜困难的可靠保证。

2. **实践** 立志对于道德修养固然重要，但更重要的还是躬行实践。只有经过实践，所立之志才有可能实现。实践是医药行业职业道德修养的根本途径和根本方法。

3. **慎独** 慎独在医药人员的道德修养中占有重要的地位。因为，医药工作者有时会一个人独自工作，无人监督，工作负不负责，是不是真正为病人着想，别人较难知道，心里的思想也不易被人发现。所以医药职业的特点，要求医药工作者的职业道德水准必须达到慎独的境界。

4. **内省** 即经常进行自我反省，自我批判自我否定。曾子曰："吾日三省吾身。"就是看我们每天所做的是不是遵守了法律和道德规范，是否对得起自己的良心，始终保持警醒并谨守的心和正直无私的高尚品德。

第二章

药师职业道德

第一节　中国执业药师职业道德

一、我国药师职业道德准则

执业药师的职业道德是指执业药师在职业活动中的行为准则，是对社会所要承担的道德责任和义务，是中华民族传统美德和社会道德在药师职业活动中的具体化。

◆具体内容摘选如下。

（一）救死扶伤，不辱使命

（1）执业药师应当以维护患者和公众的生命安全和健康利益为最高行为准则，以自己的专业知识、技能和良知，尽心、尽职、尽责为患者及公众服务。

（2）应当以救死扶伤，实行人道主义为己任，时刻为患者着想，竭尽全力为患者解除病痛。

（3）在患者和公众生命安全存在危险的紧急情况下，为了患者及公众的利益，执业药师应当提供必要的药学服务和救助措施。

（4）执业药师应当树立敬业精神，遵守职业道德，全面履行自己的职责，为患者及公众提供高质量的药品和药学服务。

（二）尊重患者，一视同仁

（1）执业药师应当按规定着装，佩戴全国统一的执业药师徽记和标明其姓名和执业药师称谓等内容的胸卡，同时，《执业药师注册证》应当悬挂在所执业的药店或药房中醒目、易见的地方。

（2）执业药师应当言语、举止文明礼貌，热心、耐心、平等对待患者，不得有任何歧视性或其他不道德的行为。

（3）执业药师应当尊重患者隐私，对在执业过程中知晓的患者隐私，不得无故泄漏。

（4）执业药师应当满足患者的用药咨询需求，提供专业、真实、准确、全面的药学信息，不得在药学专业服务的项目、内容、费用等方面欺骗患者。

（三）依法执业，质量第一

（1）执业药师应当遵守药品管理法律、法规，恪守中国执业药师职业道德准则，依法独立执业，认真履行职责，科学指导用药，确保药品质量和药学服务质量，保证公众用药安全、有效、经济、适当。

（2）执业药师应当在合法的药品零售企业、医疗机构从事合法的药学技术业务活动，不得在执业场所以外从事经营性药品零售业务。

（3）执业药师不得将自己的《执业药师资格证书》、《执业药师注册证》、徽记、胸卡交于其他人或机构使用；不得在药品零售企业、医疗机构只挂名而不现场执业；不得同意或授意他人使用自己的名义向公众推销药品或提供药学服务。

（4）执业药师应当了解药品的性质、功能与主治和适应证、作用机制、不良反应、禁忌、药物相互作用、储藏条件及注意事项。

（5）执业药师应当向患者准确解释药品说明书，注重对药品使用禁忌、不良反应、注意事项和使用方法的解释说明，并详尽回答患者的用药疑问。

（6）执业药师应当客观地告知患者使用药品可能出现的不良反应，不得夸大药品的疗效，也不得故意对可能出现的用药风险做不恰当的表述或做虚假承诺。

（7）执业药师应当对患者正确使用处方药、选购和使用甲类非处方药提供用药指导；对于患者提出的乙类非处方药选择、使用等问题，以及其他有关药品和健康方面的问题，应当给予热情、耐心、准确、完整的解答。

（8）对于儿童、孕妇、老人等特殊人群使用的药品，或者具有禁忌、严重不良反应或服用不当可能影响疗效甚至危及患者健康和生命安全的药品，在交付药品时，执业药师应当要求患者严格按照药品使用说明书的规定使用药品，并给予明确的口头提醒。对于国家特殊管理的药品，执业药师应当自觉严格遵守相关法律、法规的规定。

（四）进德修业，珍视声誉

（1）执业药师应当积极参加执业药师自律组织举办的有益于职业发展的活动，珍视和维护职业声誉，模范遵守社会公德，提高职业道德水准。

（2）执业药师应当积极主动接受继续教育，不断完善和扩充专业知识，关注与执业活动相关的法律法规的变化，以不断提高执业水平。

（3）执业药师应当积极参加社会公益活动，深入社区和乡村为城乡居民提供广泛的药品和药学服务，大力宣传和普及安全用药知识和保健知识。

（4）执业药师不得并抵制采用有奖销售、附赠药品或礼品销售等销售方式向公众促销药品，干扰、误导购药者的购药行为。不得以牟取自身利益或所在执业单位及其他单位的利益为目的，利用自己的职业声誉和影响以任何形式向公众进行误导性或欺骗性的药品及药学、医疗服务宣传和推荐。

（5）执业药师在执业过程中不得饮酒，在面对面提供药学服务的过程中不得有吸烟、饮食及其他与所提供药学服务无关的行为。

（6）执业药师不得与药品生产、经营企业及其业务人员、医疗机构及其医师、护理人员等执业相关人员共谋不合法利益，不得利用执业药师身份开展或参与不合法的商业活动。

（五）尊重同仁，密切协作

（1）执业药师应当尊重同行，同业互助，公平竞争，共同提高执业水平，不应诋毁、损害其他执业药师的威信和声誉。

（2）执业药师应当与医护人员相互理解，以诚相待，密切配合，建立和谐的工作关系。发生责任事故时应分清自己的责任，不得相互推诿。

（3）执业药师应当与同仁和医护人员相互理解，相互信任，以诚相待，密切配合，建立和谐的工作关系，共同为药学事业的发展和人类的健康奉献力量。

二、我国执业药师的职责

（1）执业药师必须对医师的处方进行审核，然后正确调配、签字、销售；药师不能随意更改处方或给予代用药品。处方中如有配伍禁忌或超剂量，应拒绝调配销售，或与医生联系，或要求购买者请医生修改处方，才能调配销售。

（2）药师应对患者提供用药指导，特别是对使用非处方药进行自我药疗的消费者。为了保障消费者的用药安全，执业药师应完整地保存顾客的用药记录，随时检查可能产生的药物不良反应，并向消费者详细说明用药知识及注意事项。

（3）执业药师还应随时提供各种免费的健康检测，如体温、血压检测等，并耐心倾听，细心解释，向消费者提供迅速亲切的服务；执业药师还应细心调剂、提供最佳品质与疗效的产品，更要依照顾客的需要，主动提供专业的建议与咨询，并为消费者提供经济合理的价格以及有效用药与节约用药费用的方法，更客观、中立地介绍优质药品，尽最大的可能给消费者节约用药费用。

第二节　部分国家和地区药师职业道德及职责

一、英国执业药师主要职责

（1）执业药师应了解药物的性质和药效以及药品的成分及药品是如何用来防病治病、减轻症状或协助诊断的。执业药师在实践中应该用他们的知识来维护公众和病人的幸福和安全。

（2）在任何时候执业药师必须以病人和公众中其他人员的利益为行动的基石，并且尝试与其他健康从业者合作为社会提供最好的卫生保健服务。执业药师必须礼貌地、尊敬地、信任地对待所有那些寻求药品服务的人。执业药师必须尊重病人参与治疗计划、决定治疗方案的权力以及必须提供能够理解的信息。

（3）执业药师必须确保他们的知识、技能和工作是一种高质量的、不过时的、有证据基础的并与他们业务领域相关。

（4）执业药师必须确保他们的行为具有完整性和诚实性，与可以接受的个人和职业的标准息息相关，并且不从事任何倾向于破坏职业名声或在职业方面逐渐损害公众信任力的行为或活动。

二、美国药剂师职业道德规范

（1）药剂师首先必须考虑的是维护病人的健康和安全，作为一个卫生人员，药剂师应奉献自己全部的才智给每一个病人。

（2）药剂师绝不容许调剂、推销、分发质量差、没有达到规定标准要求、缺乏疗效的药物、医疗器械或辅助品给病人。

（3）药剂师应努力完善和扩大自己的专业知识，并应有效地运用这些知识，使自己的专业判断力达到最佳水平。

（4）药剂师有义务遵守法律，维护其职业的高尚品质和荣誉，接受本职业道德规范，药剂师绝不从事任何可能败坏职业荣誉的活动，同时毫不畏惧，不偏袒地揭露本行业中非法的不道德的行为。

（5）药剂师在任何时候都只能为自己的服务索取公正合理的报酬。药剂师绝不能同意或参与同别的卫生人员或他人利用自己职业进行私下的钱财和别的剥削性行为。

（6）药剂师必须严守专业记录中的个人秘密，除非因病人切身利益的需要或法律命令，不得在未获得患者同意前公开这些记录给任何人。

（7）药剂师绝不能同意在下述条件下工作：可能妨碍或损害自己正常专业判断力和技能从而使自己服务质量下降或使自己进行不道德行为的工作。

（8）药剂师尽力向病人提供专业的真实、准确、全面的信息。药剂师应避免在专业服务的性质、费用和价值方面欺骗病人。

（9）药剂师加入以发展药学事业为目标的组织，药剂师应为这些组织的工作贡献才能和财力。

三、日本药剂师纲领和职责

（一）纲领

（1）药剂师的工作是为提高人们的医疗保健水平做贡献。作为一名合格的药剂师，应该在药品的生产、分配和供应方面充分发挥自己的责任。

（2）药剂师所担负的社会责任包括：作为管理广泛药学事务和卫生保健方面的专家进行工作；以及为提高全民的健康状况做贡献。

（3）考虑到药剂师的工作直接影响到人类的生命和健康，药剂师应该努力吸收药学和医学领域最新知识，并且为人类的幸福做贡献。

（二）职责

（1）药剂师的职责是通过掌管药品服务，如配药，供给药品以及其他药事卫生工作，提高和改善公众的卫生水平，以确保国民的健康生活。

（2）医疗服务的目标是尊重生命和保持个人尊严。必须在医生、药剂师、护士和其他提供服务的人与接受服务的人之间建立可信关系的基础上，根据每个人的身体和心理状况，提供医疗服务。这种服务（包括预防疾病和帮助康复的服务），必须是高质量和适当的。医生、药剂师、护士和其他对医疗服务负有责任的人员，必须向接受服务的人提供高质量适当的服务。

四、台湾地区执业药师信条

（1）执业药师应依从执业药师法所赋予的职责，确实执行其业务，以提高医疗水准为职志。

（2）执业药师应亲自认真执行业务，因为其与人类的健康和生命安全息息相关，不断学习，吸收新医药知识，以造福群众。

（3）执业药师应本创造服务社会的忧患意识，发挥药学伦理道德应有的功能，肩负起增进国民健康的责任。

（4）执业药师应发挥敬业精神，共同促进修订药事法规，以健全医药专业制度。

第 二 篇

医药专业知识

第三章

医 药 基 础 理 论

第一节 概 述

人们对于药物并不陌生，从出生到暮年，一个人在他生命的每一个阶段都会不同程度地和药物打交道，有很多人，药物甚至会陪伴他们直到生命终结的时刻。

那么药物究竟能给我们带来什么？

一、药物的利益与风险

（一）利益

我们都知道药物能带来好处。有时，从医学的角度看这种好处极其微小，例如使用镇静剂可以帮助我们度过一个极悲痛的时刻；或者在某个重要的社交场合，避免由于感冒而一直流鼻涕的尴尬处境；有时，药物带来的好处则能拯救生命，例如治疗严重的急性感染（肺炎、败血症）；或者治疗由青霉素以及其他药物产生的危及性命的高度过敏；或是治疗严重哮喘、癫痫或由青光眼失明等而造成的破坏生活的病残情况。

（二）风险

药物带来的好处毋庸置疑，但人们亦应知道，药物天生就可以造成损害。

1. **短期用药带来的风险** 这种损害有时可能是比较微小的，例如服用催眠药后产生的后遗效应、阿托品在治疗胆绞痛时引起的口干或者在过敏时使用组胺受体阻断剂而造成的嗜睡（而这些效应也可能是造成严重交通事故的直接原因）；有时药物造成的损害也可能危及生命，例如注射一针青霉素后偶发突然的死亡。

2. **长期使用药物治疗带来的危险**

◆可将长期进行药物治疗导致的危险划分为四种：

（1）药物本身的危险 常见于治疗时间延续数年的，这些药物可能会引起依赖性、肾损害（例如阵痛合剂）和致癌等。

（2）突然停药的危险 由于药物严重地变更了生物功能，突然停药，特别在那些包含负反馈抑制的情况，随着机体调节机制的恢复，可以出现一个功能紊乱的时期，或使原先被抑制的疾病加剧，比如长期大剂量使用甾体类抗炎药。

（3）治疗期间发病的危险　特别易见于使用降血糖药、抗凝药，避孕药以及免疫抑制剂等药物使用的情况。

（4）和其他药物或食物起相互作用的危险。

（三）药理学知识的重要性

我们相信，如果人们能稍微熟悉一点药理学的知识以及药物如何进入体内、在体内如何产生作用、药物的最终命运，以及如何评价药物疗效的论据，那么他们就能更理性地选择药物，更正确地使用药物，就会使病人更少地蒙受由于不当治疗带来的风险，并能最大限度地避免由于药物与药物之间或药物与疾病以及个体之间相互作用而导致的不良反应的发生。

◆效能和安全性并不仅仅寓于药物的化学性质之中，它还和很多因素发生作用。医生和药师们必须不仅要按药物的性质，而且还需要考虑病人本身和疾病的特点，正确地选择和使用药物，并提供更合理更专业的用药指导。然后，病人必须正确地按医嘱用药。

二、药物的基本概念

（一）药物及药品

1. 药物（drug）　是指可以影响和调节机体的生理、生化及病理过程，用于预防、治疗、诊断疾病和调节生育的化学物质。

2. 药品　是指有目的地调节人的生理功能，并规定有适应证或者功能主治、用法用量的药物，包括中药材、中药饮片、中成药、化学原料药及其制剂、抗生素、生化药品、放射性药品、血清、疫苗、血液制品和诊断药品等。

◆药物治疗是临床治疗疾病的基本手段。随着科技的不断发展，药物的品种迅速增加，这为人类防病治病提供了有利条件，但同时也给医药工作者掌握和合理使用药物带来了一定的困难。所以对于广大临床医药工作者来说一个面临的需要解决的重要问题是：如何掌握这些药物的基本性能；如何在合理恰当地选择治疗药物后正确地使用药物、更好地发挥疗效以及最大程度上地避免发生不良反应。

（二）药物作用基本方式

1. 作为治疗意义上的　包括首要治疗，如在细菌或是寄生虫感染时的用药，和辅助治疗，例如，催产素用于产科。

2. 作为疾病或是症状的抑制剂　可持续或是间歇应用以维持健康，但不能达到治愈（cure）的目的，例如高血压，糖尿病，失眠，癫痫，鼻炎，或者控制诸如咳嗽和疼痛之类的症状。

3. 作为预防用的　例如花粉季节哮喘的预防用药，或是一个未获得免疫的人进入疟疾流行区时的用药，又例如避孕。

（三）一般药理学研究的内容

1. 研究对象　药理学研究的对象是药物和机体。

2. **具体内容** 具体可分为两部分：药效动力学和药代动力学。

◆它们的区别可粗略解释为：药效动力学是说明药物如何作用于人体，而药代动力学是说明人体如何作用于药物。

3. **临床意义** 显然，药效动力学的知识是选择药物治疗疾病的基础，而药代动力学的知识亦不能忽视。

◆然而，即使药物选择正确，也可能由于药物和机体等各方面的原因而导致药物在作用部位过少或过多，作用时间过长或过短而达不到满意的疗效（或引起中毒）。

◆药物治疗的失败可以是因为药效动力学的原因，也可以是由于药代动力学的原因。医生或药师若是忽视药理学的原则，忽视研究药物是如何进入人体，如何在体内产生作用以及如何消失，那么病人就不会得到应有的合乎标准的治疗以及用药指导。

第二节 药物的作用及机制——药效学基础知识

药物效应动力学（pharmacodynamics）：简称药效学，它主要研究两方面的内容，一是药物的作用及其作用机制；二是药物作用与剂量间的关系以及规律。

药效学的理论和相关知识，对于临床合理用药，发挥药物最佳效果，避免药物不良反应具有极其重要的指导意义。它主要包含下列几方面的内容。

一、药物的作用

（一）基本概念

1. **药物作用（drug action）** 指药物对与机体大分子之间的初始作用，是产生效应的动因。

2. **药物效应（drug effect）** 是指药物引起机体原有生理，生化功能或形态发生的变化，是药物作用的结果。

3. **兴奋（excitation）** 指机体原有的功能增强，如去甲肾上腺素升高血压，阿托品使心率加快等。

4. **抑制（inhibition）** 指机体原有的功能减弱，如苯妥英钠抗癫痫作用，胰岛素产生的降低血糖作用等。

◆药物不能赋予机体新的功能，只是影响机体原有功能水平而发挥作用，产生治疗效果和不良反应。

（二）局部作用和全身作用

1. **局部作用（local action）** 药物吸收进入血液循环以前在用药部位的作用，称为局部作用，例如磺胺米隆用于烧伤后的感染。

2. **全身作用（general action）** 是指药物吸收进入血液循环后分布到机体各部位

发挥作用，也称吸收作用（absorptive action）或系统作用（systemic action），如呋塞米产生的利尿作用。

（三）药物作用的选择性

◆药物的选择性（selectivity）是指在适当剂量下引起机体产生效应范围的广泛程度，也称专一性。当药物作用于机体时，并不是对所有的器官或组织都发生同等强度的作用，而只是对某些组织器官发生明显作用，而对其他组织器官作用却很小，或者无作用。

◆一般说来，药物的选择性越高越好，选择性高的药物多数作用单一，药理活性也较高，使用时针对性强，副作用较少；选择性低的药物，作用范围广，应用时对疾病的针对性往往不强，副作用相对也较多，从而容易造成治疗上的诸多不便。

二、药物的治疗作用

用药的目的是防病治病。用药后能够达到防病治病的目的、对机体有益的作用即治疗作用（therapeutic action）。反之，合格药品在正常用法用量时出现的凡是与用药目的无关，并给患者带来不适或痛苦的反应称为药物的不良反应（drug adverse reaction），治疗作用可分为。

（一）对因治疗

对因治疗（etiological treatment）指根据病因进行治疗，目的在于消除原发致病因子，彻底治疗疾病，如抗菌药物治疗细菌感染性疾病。

（二）对症治疗

对症治疗（symptomatic treatment）指根据症状进行的治疗，目的在于改善疾病症状，缓解病人痛苦，如阿司匹林治疗感冒时的发热、头痛。

◆对因治疗有利于使疾病得到根治，但在某些情况下，对症治疗更为重要，如昏迷、休克、剧烈疼痛、大出血、高热等严重威胁病人生命时。

（三）补充治疗

补充治疗或称替代治疗，用药目的在于纠正机体某些物质缺乏（如激素，维生素）。

◆补充疗法有时是暂时的，有时则需要终身用药，如用胰岛素治疗胰岛素依赖性糖尿病，该类病人常常需终身使用胰岛素，除非胰岛移植成功。

三、药物作用机制

◆药物的作用机制（mechanism of action）研究的是药物如何对机体发挥作用。但很多药物的作用机制尚未阐明。

◆药物的作用机制是药效学的重要内容，了解药物的作用机制，知道药物如何起作用，可以更好地了解和应用药物。这不仅能指导临床更合理的用药，而且还能发现更好的新药。一般来说，药物主要通过以下几种方式起作用。

（一）改变细胞周围环境的理化性质

◆如抗酸药中和胃酸用于治疗消化性溃疡；静脉滴注甘露醇高渗溶液可提高血浆渗透压而产生利尿作用，用于消除水肿。

（二）补充机体缺乏的某些物质

◆如铁剂治疗缺铁性贫血，维生素 A 治疗夜盲症等。

（三）影响内源性神经递质和激素

◆如麻黄碱促进去甲肾上腺素能神经末梢释放去甲肾上腺素产生拟肾上腺素作用、利血平阻滞神经递质去甲肾上腺素的再摄取而产生降压作用、甲苯磺丁脲促进胰岛素分泌而使血糖降低等。

（四）影响酶的活性

◆酶是很多药物作用的靶点。许多药物通过影响酶的活性而起作用，有抑制酶活性的（如奥美拉唑通过抑制胃黏膜的 H^+，K^+-ATP 酶，使胃酸分泌减少）；也有是激活酶的活性的，如尿激酶激活血浆纤溶酶原。还有些药本身就是酶，如胃蛋白酶等。

（五）影响细胞膜的离子通道

◆如钙通道阻滞药硝苯地平通过阻滞血管平滑肌细胞膜上的 Ca^{2+} 通道，使 Ca^{2+} 内流减少、血管平滑肌松弛，而产生降压作用；氢氯噻嗪通过抑制肾小管细胞膜对钠离子的重吸收而产生利尿作用。

（六）影响载体分子

◆体内一些无机离子、神经递质、激素等在体内的主动转运均需要载体参与，药物通过干扰这一过程而产生药理效应，如利尿剂通过抑制肾小管 Na^+-K^+，Na^+-H^+ 交换而发挥排钠利尿作用。

（七）影响免疫机制

◆正常的免疫功能是机体生存的基本保证之一，许多疾病都涉及人体的免疫功能。免疫功能异常导致疾病，如免疫缺陷、超敏反应及自身免疫病。免疫增强药（如左旋咪唑）及免疫抑制药（如环孢素）都是通过影响机体的免疫机制而发挥疗效，使免疫功能恢复正常的。

◆还有某些药物本身就是抗体，如丙种球蛋白；而有些药物则是抗原，如各种疫苗。

（八）作用于受体

◆受体是药物作用的主要靶点，药物可通过与受体结合产生药理作用。

四、受体的概念及其特点

（一）受体

◆受体（receptor）是指存在于细胞膜、细胞质或细胞核内的大分子蛋白质，能识别和结合周围环境中某种微量化学物质的位点，可介导细胞信号转导而产生相应的生物效应。

（二）配体

◆配体（ligand）是指能与相应受体特异性结合的化学物质，包括激素，神经递质，自体活性物质以及药物等。

（三）受体的特性

1. **特异性**　是指药物能准确识别与其相适应的受体并与之结合，产生特定的生理效应。不同光学异构体的反应完全不同。同一类型的激动药与同一类型的受体结合时产生的效应相似。

2. **灵敏性**　是指受体与很低浓度的药物结合即能产生显著的效应。

3. **饱和性和竞争性**　受体数目是一定的，具有功能的受体全部与配体或药物结合后，再增加配体或药物浓度，结合量将不再增加。

4. **可逆性**　指药物与受体的结合与解离始终处于动态平衡状态，药物在解离后仍可得到药物的原形，而不是药物的代谢产物。

5. **多样性**　指同一受体可分布于不同细胞而产生不同效应，常处于动态变化中，可受生理，病理及药物等因素调节。

6. **高亲和力**　指受体与配体之间有很高的亲和力。

7. **可调节性**　指受体的数目或反应性易受其周围的生物活性物质、药物作用或浓度的影响而发生改变。分两种情况：

（1）向下调节指药物或自体活性物质浓度过高、作用过强或长期激动受体，使受体目减少。向下调节与机体对长期应用激动药后敏感性下降或产生耐药性有关。

（2）向上调节指长期应用拮抗剂可使相应受体数目增加。向上调节与长期应用拮抗药后敏感性增加或撤药后继发症状有关。

（四）受体类型

◆主要包括神经递质类受体（如去甲肾上腺素受体）、激素类受体（如甲状腺素受体）、自身调节物质受体（如组胺受体等）及中枢神经系统受体（如阿片受体、GABA受体等）。

（五）受体占领学说的产生和发展

受体理论是药效学的基本理论之一。受体理论从分子水平上阐述机体生理病理过程，药物作用机制以及药物分子结构与其效应之间的关系。

◆1926年Clark提出药物与受体之间存在亲和力（affinity），而受体占领学说（occupation theory）是Gaddum在1937年提出的，该学说认为药物必须占领受体才能发挥作用，药物效应与被占领的受体数量成正比，当受体全部被占领时，可出现最大效应。

◆然而Ariens在研究中发现同一类药物产生的最大效应不尽相同，占领学说不能对此解释。于是他1954年，提出了药物"内在活性"（intrinsic activity）的概念，他认为药物必须占领受体才能发挥作用，药物效应取决于药物－受体之间的亲和力和药物的内在活性。

◆1956年，Stephenson发现，内在活性不同的同类药物产生同等强度效应时所占领受体的数目亦不相等。从而，又提出了药物效能（efficacy）概念，他认为药物只占领少部分受体，即可产生最大效应，而未占领的受体称之为储备受体（spare receptor）。

该学说认为药物产生最大效应不需要占领全部受体，药物效应相同，被占领的受体数可以不同，药物效应与药物效能有关。

五、作用于受体的药物

（一）激动药

激动药（agonist）是对受体有亲和力又有内在活性的药物。它们能与受体结合并激动受体而产生效应。根据亲和力和内在活性的大小不同，可将激动药分为两类：

1. **完全激动药**　此类药物与受体有具有很高的亲合力及内在活性。

2. **部分激动药**　此类药物与受体具有一定的亲和力，但内在活性较低，与受体结合后只能产生较弱的效应，即使浓度增加也不能达到完全激动药所能达到的最大效应，但却因占领受体而拮抗完全激动药的部分生理效应。

◆如镇痛新可以引起较弱的镇痛效应，但与吗啡等强效镇痛药合用时，可对抗后者镇痛效应的发挥。

（二）拮抗剂

◆拮抗剂（antagonist）与受体有亲和力但没有内在活性，与受体结合后本身不产生生物效应，但可致使激动药不能发挥生物效应。根据其作用方式可分为：

1. **竞争性拮抗剂**　与受体呈可逆性结合，当与激动剂合用时，能降低激动剂与受体的亲和力，但不影响其内在活性。

2. **非竞争性拮抗剂**　与受体结合后能引起受体的构型改变，这种结合是不可逆的，当与激动剂合用时，既能降低激动剂与受体的亲和力，又能减弱其内在活性。

六、药物的量效关系

（一）量效关系的概念

◆在一定范围内，随着药物剂量的增加或减少，药物的效应也增强或减弱，药物的这种剂量和效应之间的关系称为量效关系（dose－effect relationship）。药理效应按其性质可分为两种情况：

1. **量反应**　指效应的强弱呈连续性量的变化者，如血压的升高或是降低，心率加快或是减慢、平滑肌张力的增减等。量反应可通过逐渐增加或减少药量测得。

2. **质反应**　药理效应表现为反应性质的变化，则称为质反应。质反应以阳性或阴性、有或无的方式表现。如存活或死亡，清醒或睡眠，惊厥发生或不发生等。

（二）量效关系的几个重要参数

1. 最小有效量（minimal effective dose） 或称最低有效浓度（minimal effective concentration），或称阈浓度（threshold concentration），是指可引起药理效应的最小剂量或浓度。

2. 最大效应（maximal effect，E_{max}） 亦称效能（efficacy）

◆是指随着药物剂量或浓度的增加，其效应也增大，但当效应增加到一定程度时，若继续增加药物剂量或浓度其效应将不再继续随之增加，此时达到的效应称为最大效应。

3. 效价强度（potency）

◆是指能引起等效反应所需要的相对剂量或浓度，其数值越小表示强度越大。药物的效能和效价强度并非同一含义．效能是指药物效应所能达到的最大值。

◆同一药物的效能和效价强度并不平行。在评价一个药物效应强弱时，应分别从效能和效价强度的两个方面考虑。

4. 个体差异（individual variation） 即不同个体对同一剂量的同一药物的反应存在着量与质的差别。

5. 半数有效量（median effective dose，ED_{50}） 即能引起半数实验动物出现阳性反应时所需的药物剂量。

6. 半数致死量（median lethal dose LD_{50}） 使半数实验动物死亡的剂量，可作为评价药物毒性大小的指标。

7. 治疗指数（therapeutic index，TI） LD_{50}和ED_{50}的比值称为治疗指数，即 TI = LD_{50}/ED_{50}。治疗指数是衡量药物安全性的指标之一。该值越大药物越安全，一般临床用药的治疗指数均大于 3。

8. 安全范围（margin of safety） 即引起 5% 实验动物死亡的剂量和使 95% 实验动物有效的剂量的比值，表示为 LD_5/ED_{95}，此值越大越安全。

第三节　药物的体内过程——药动学基础知识

药动学是研究机体对药物的作用过程及规律，即药物在体内的吸收、分布、代谢及排泄过程的动态变化，称为药物的体内过程。其中：

◆药物转运　是指药物在体内的吸收、分布及排泄过程。

◆生物转化　是指药物在体内代谢变化的过程。

◆消除　由于代谢和排泄过程通常是不可逆的，故合称为消除。

药动学有两个主要基本概念：即半衰期和分子通过细胞膜即跨膜转运。

一、药物的跨膜转运

（一）跨膜转运的概念

◆药物在体内吸收，分布代谢，排泄的过程中，不可避免地要通过各种流动的脂质双分子层的生物膜，这一过程称为药物的跨膜转运。所有的膜都限制其他分子进出细胞，同时，细胞膜从其他细胞接受化学信息。药物通过脂蛋白细胞膜的能力是其临床应用的基础，以此可确定该药：

（1）是否可以口服发挥全身作用。

（2）进入血液后是否能进入脑或其他组织。

（3）通过肾小球过滤后，能否重吸收或由尿排泄。

（二）跨膜转运的途径

药物由三个主要途径通过脂蛋白细胞膜：

1. **被动扩散（转运）** 扩散的药物必须是脂溶性和非离子化的。

2. **过滤** 药物通过细胞膜上的小孔。

3. **主动转运** 药物通过主动耗能过程的转运而通过细胞膜。

（三）跨膜转运的特点

1. **简单扩散（simple diffusion）**

◆是药物进入机体，并穿过组织和细胞界限在体内分布的最重要方式。此过程不需要消耗细胞能量，不会饱和，也不存在竞争性。药物脂溶性愈大，扩散愈快，大多数药物的转运方式属被动扩散。

由于细胞膜上的孔道很小，仅能通过比三个碳原子长度还小的物质（分子量100），如尿素（分子量60），所以通过细胞膜孔道的过滤并没有什么实际意义。

但肾小球上的孔比细胞膜上的孔大10倍以上，因此几乎全部药物（游离的）只要比白蛋白（分子量69,000）小的药物均可容易进入肾小球滤过液。如胰岛素（分子量5800），催产素（分子量1007），丙咪嗪（分子量270）。

2. **主动转运（active transport）**

◆通过主动转运方式可使一些药物逆浓度差转运通过细胞膜，这些过程需要载体，因此需消耗能量、有竞争性抑制和饱和现象，是少数药物的转运方式。比如大脑摄取左旋多巴，以及肾小球细胞分泌有机酸，丙磺舒和药物在体内的葡萄糖醛酸代谢产物。

3. **膜动转运（cytosis）**

◆是指大分子物质的转运并伴有生物膜的运动，包括胞饮和胞吐两种方式。

（1）**胞饮** 是指通过生物膜的内陷形成小胞，以吞噬的方式将某些液态蛋白质或大分子物质摄入细胞内的过程。如缩宫素粉剂可从鼻黏膜给药吸收。

（2）**胞吐** 又称胞裂外排或出胞，如腺体分泌、递质的释放就是通过胞吐方式将液态大分子物质从胞内转运到胞外。

二、药物的吸收

（一）药物吸收的概念

药物的吸收是指药物从用药部位向血液循环转运的过程。除静脉注射和静脉滴注给药外，其他给药途径都存在吸收过程。

（二）影响吸收的因素

影响药物吸收的因素中，除了药物本身的因素（如药物的分子大小，pH 值等）外，凡是能影响胃肠功能的因素均会影响药物的吸收，主要有：

1. 胃排空和肠蠕动的速度

（1）延缓胃排空时间　有利于一些碱性药物在胃中溶解时间，促进其进入肠道吸收。

◆而对于某些酸性药物则相反，如普鲁本辛能延缓胃排空，可使扑热息痛吸收减慢。

（2）食物的影响　食物对不同药物在胃肠道中吸收影响不一。如：

◆食物可延缓利福平、异烟肼、左旋多巴等药物的吸收。

◆食物纤维会与地高辛等药物结合，使其吸收减缓。

◆沙星类药物等能与一些多价金属离子结合，若食物中含有下述离子，如 Ca^{2+}、Mg^{2+}、Al^{3+} 等，则会影响药物的吸收。

（3）肠蠕动对药物吸收有影响　适当的肠蠕动可促进固体药物制剂的崩解和溶解，有利于药物的吸收。

◆但另一方面，蠕动加快又使一些溶解度小的药物或有特殊转运的药物，因在肠内停留时间缩短，反而使其吸收不完全。

2. 药物的剂型　药物制剂的释放速率和在胃肠中的溶解速率可影响药物的吸收速率和程度。不同的制剂因在胃肠中的溶解速率不同，吸收速率不同。

（1）如果药物的释放速率和溶解速率比跨膜转运速率快时，药物的跨膜转运速率则是吸收快慢的限速因素，如新霉素。

（2）另一种情况是药物的释放溶解速度慢，释放溶解速度就成为药物吸收的限制因素，如灰黄霉素。

3. 肠上皮存在的外排机制

◆近来研究发现在肠黏膜细胞上存在 P－糖蛋白（P－glycoprotein，P－GP）及乳腺癌耐药蛋白（breast cancer resistance protein，BCRP）等外排系统，可使通过其他转运途径进入上皮细胞中的药物外排到肠腔，此可能是导致多种药物生物利用度低的原因之一。

4. 疾病的影响　如：有胃肠疾病的人对药物吸收变异较大，这种变异与疾变的部位及严重程度有关。

5. 与同服药物之间的相互作用　当两种或两种以上的药物合用时，主要可通过以下途径影响药物的吸收：①改变肠腔内 pH，进而改变药物的解离度及溶解度；②影响胃肠蠕动速度或胃排空时间；③形成复合物；④抑制前药活化；⑤产生吸附作用；⑥竞争同一转运体。

6. 药物通过不流动的水层 （unstirred water layer，UWL）

◆与小肠上皮细胞交界处有一个不流动的水层，其厚度大约 400nm，它成为药物吸收的一个重要的屏障。UWL 可限制某些脂溶性药物，如长链脂肪酸和胆固醇类药物的吸收。

◆增加肠蠕动，特别是绒毛膜的收缩，可以降低 UWL 的厚度，从而加速药物透过 UWL。

7. 药物的首过效应　又称首过消除（first-pass elimination），它是指某些药物口服后首次通过胃肠壁和肝脏时被其中的酶代谢灭活一部分，使进入体循环的实际药量减少而导致药效降低的现象。

◆首过效应明显的药物不宜口服给药，如硝酸甘油，首过灭活约 95%。首过效应主要决定于肠黏膜及肝脏的酶活性，所以这种现象是剂量依赖性的。

◆小剂量药物因首过效应可使进入体循环量的原形药物减少；但当给予大剂量的药物，超过酶的催化能力时，则进入体循环量的原形药物量会明显增加。因此，增加剂量是克服因首过效应而使药物疗效降低的方法之一。

（二）常见给药途径及其特点

途径		优点	缺点	备注
消化道给药	口服	全身作用：方便，简单	①对胃有刺激性	如非甾体抗炎药
			②吸收可慢或不规则	如饭后服用抗胆碱药
			③有些药物不吸收	如链霉素
			④易在胃肠道破坏	胰岛素，青霉素
		胃肠作用：可直接到达作用部位	药物分布不均匀	如一些磺胺类药
	舌下给药	①可直接由口腔黏膜进入体循环，快速生效 ②可避免被胃酸破坏 ③避免首过效应	①不便于经常性的常规给药 ②刺激黏膜 ③唾液多事可促使吞咽	硝酸甘油，麦角胺
	直肠给药	①避免药物对胃的刺激 ②呕吐，晕动病，或病人不能吞咽时可用栓剂 ③患者不能合作时可用栓剂	①增加患者心理上的难堪 ②反复用药可能会产生直肠炎症 ③吸收可能不可靠，尤其在直肠充满大便时	①直肠给药剂量和口服剂量相同或稍大 ②直肠给药仍可能产生首过效应

途径		优点	缺点	备注
消化道外给药	注射给药 静脉	可直接进入血液循环，起效迅速	给药太快会有危险	心和脑特别易出现显著的反应
	肌肉	①比皮下注射起效更快，更可靠 ②刺激性药物也可肌注 ③受周围循环衰竭的影响小	①不能自己给药 ②易产生疼痛 ③与组织结合或从溶液中沉淀可延缓药物进入体循环	溶液制剂一般在10～30分钟内吸收
	皮下	①作用可靠、可以维持稳定的效应 ②在必要场合可自己注射 ③可使用慢释放制剂	①没有口服方便 ②刺激性药物会引起疼痛	周围循环衰竭时吸收差
	吸入给药	①能快速吸收快速排除 ②可在支气管局部达到高浓度 ③可自己给药 ④可避免肝肠分解	①需要特殊装置 ②药物会对肺上皮有刺激性 ③剂量不易控制	全身作用小；为了达到局部作用，支气管需通畅
	其他途径如局部用药	局部到达高浓度而无全身作用	有时可产生吸收作用，特别在组织损伤时，可产生全身作用	可用于皮肤，眼、及阴道等

三、药物的分布

（一）分布的概念

分布是指吸收入血的药物随血液循环转运至各组织器官中的过程。大多数药物的分布过程属于被动转运，且大多数药物的分布是不均匀的并具有明显的规律性。

◆药物首先向血流量大的组织器官分布，然后向血流量相对较少的组织器官（如肌肉，脂肪，皮肤）转移，这种现象称为再分布。

（二）影响分布的因素

1. 药物与血浆蛋白结合

◆药物在血浆中或组织中可与蛋白质结合而形成结合型药物（bound drug），未被结合的药物称为游离型药物（free drug），一般只有游离型药物才可跨膜转运并发挥药理作用，而结合型药物则暂时失去药理活性。

◆血浆中的白蛋白数量有限，结合位点也有限，因此与同一类蛋白结合且结合率高的不同药物，它们之间可发生竞争性排挤现象，导致血浆中游离型药物的浓度剧增，从而使药理作用增强或产生毒性反应。

◆此外，血浆白蛋白含量过低（如慢性肾炎、肝硬化患者）或变质（如尿毒症时），也都会影响药物与血浆蛋白的结合率进而改变血浆中游离型药物的浓度。

2. 体液pH（细胞外液为7.4，细胞内液为7.0）

◆弱碱性药物在细胞外液解离型少，易进入细胞内。

◆弱酸性药物则不易进入细胞，而在细胞外解离型多，故细胞外浓度略高。

◆改变血液的pH，可相应地改变其原有的分布特点。

3. 药物与组织的亲和力

◆药物与组织的亲和力不同可导致药物在体内呈选择性分布，常可导致某些组织中的药物浓度高于血浆药物浓度。如碘对甲状腺组织有高度亲和力，使碘在甲状腺中的浓度超过在其他组织的1万倍左右。氯喹在肝内的浓度比在血浆中浓度高出700多倍，故常用氯喹治疗阿米巴性肝脓肿。

4. 机体屏障

机体存在着一些生物防御屏障系统，有些游离型药物要通过这些特殊的屏障才能到达靶器官而发挥作用。

（1）血-脑屏障　是血液与脑细胞、血液与脑脊液、脑脊液与脑细胞之间三种隔膜的总称。它们对药物的通过具有重要屏障作用。一般来讲，高脂溶性的药物较易通过生物膜进入血脑屏障，但病理情况（如急性高血压和炎症）可改变血脑屏障的功能和通透性。

（2）胎盘屏障

◆是由胎盘将母体血液与胎儿血液隔开的一种屏障。它能阻止水溶性或解离型药物进入胎儿体内。但某些脂溶性高的药物通过胎盘进入胎儿循环可引起中毒或畸胎，应特别注意。

（3）血-眼屏障　是血液与视网膜、血液与房水、血液与玻璃体屏障的总称，药物在眼组织中的浓度受此屏障影响。由于血-眼屏障，全身用药时在眼中很难达到有效浓度，应采用局部滴眼、眼周边给药或结膜囊给药的方式。

（4）血-关节囊液屏障　此屏障的存在使得全身用药难以到达关节囊，对此也应采用局部注射以达到治疗目的。

5. 药物转运体

（1）概念　人体组织生物膜存在的特殊转运蛋白介导药物跨膜转运，称为药物转运体。

（2）分类　按其转运的不同方向，药物转运体大致可分为两类：

①摄取性转运体　可转运底物进入细胞，增加细胞内底物浓度。如有机阴离子多肽转运体（organic anion transporting polypeptide，OATP）、有机阳离子转运体（organic cation transporter，OCT）和寡肽转运体（peptide transporter，PEPT）等。

②外排性转运体是依赖ATP分解释放的能量，将底物逆向泵出细胞，降低底物在细胞内的浓度。如P-糖蛋白（P-glycoprotein，P-gp）、多药耐药相关蛋白（multidrug resistance-related protein，MRP）、肺耐药蛋白（lung resistance-related protein，LRP）和乳腺癌耐药蛋白（breast cancer resistance protein，BCRP）等。

◆由于此类转运体能将已进入细胞内的外源性物质从胞内泵出胞外，所以是很多疾病多药耐药（multidrug resistance，MDR）的主要原因，其基因表达水平与细胞内药物浓度和耐药程度密切相关。

（3）作用　可影响药物的分布。特别是在药物相互作用时，可使药物的分布发生明显变化而导致临床出现危象。

四、药物的生物转化

药物进入机体以两种方式从体内消除：一种是药物直接以原形形式从尿液、粪便等途径排出体外；另外一种方式是在酶的作用下进行生物转化，形成代谢产物，最终以其代谢产物的形式从尿、粪中排出体外，生物转化是药物从体内消除的主要方式之一。

（一）生物转化的概念

生物转化又称代谢，是指药物在药物代谢酶的作用下进行化学结构的改变，称为代谢或生物转化。

◆一个有用的理想的药物，不仅需要能进入体内，并达到作用部位，而且重要的是能在一段适当的时间内被消除。

（二）生物转化的目的

通过酶促反应，增加脂溶性药物和其他外源性物质的极性，从而将药物自肾脏排出体外，并终止药物的药理作用。

（三）生物转化的场所

药物主要在肝脏代谢，其次是小肠壁、肾、肺等组织。其中肝脏由于其血流量高且含有大部分代谢酶，成为多数药物的主要代谢器官。而在肠壁中的代谢是造成首过效应的主要原因之一。

（四）生物转化的方式

药物在体内的代谢分为两个时相，即Ⅰ相代谢（Phase Ⅰ）和Ⅱ相代谢（Phase Ⅱ）。

◆Ⅰ相代谢　包括氧化、还原或水解，属于暴露基团（如羟基、氨基等）反应。

◆Ⅱ相代谢　为结合反应，如与葡萄糖醛酸、硫酸、甘氨酸等结合或经甲基化、乙酰化反应等。

（五）生物转化的结果

药物经肝脏代谢后有三个变化：

（1）将药理活性物质转变为非活性或活性低的物质（大部分药物属此类）。

（2）将药理活性物质转变为另一种活性物质　与母药比较，可以分为下列几种情况：

①代谢产物的活性小于母药，如维拉帕米的代谢产物去甲基维拉帕米的活性小于维拉帕米

②代谢产物活性与母药相当，如普鲁卡因胺的代谢产物乙酰普鲁卡因胺活性与普鲁卡因胺相当。

③代谢产物的活性强于母药：如去羧乙氧基氯雷他定的活性强于母药氯雷他定；吗啡－6－葡萄糖醛酸苷的活性强于吗啡。

④形成毒性：有一些药物在体内代谢形成毒性代谢产物或在代谢过程中形成活性中间产物。如磺胺噻唑的乙酰化产物的溶解度降低，导致在肾小管中析出结晶，引起肾损害。对乙酰氨基酚在体内可以形成活性中间代谢物与肝细胞中相关成分进行共价结合，导致肝损伤。

（3）将无活性物质转变为有活性物质。

◆前药一些药物本身没有活性，只有在体内代谢后，才显示活性。如左旋多巴在脑内代谢成多巴胺发挥抗帕金森病作用；环磷酰胺转变为各种烷化代谢产物产生抗肿瘤作用。

（六）药物代谢所需要的酶

1. 种类 肝脏是代谢的主要器官，药物在体内的转化需依赖于酶的催化，而肝脏则富含催化药物的代谢酶系，主要包括 I 相代谢酶和 II 相代谢酶。

（1）I 相代谢酶 包括细胞色素 P450 酶、环氧化物水合酶、水解酶、黄素单加氧酶、醇脱氢酶、醛脱氢酶。又可分为：

①专一性酶：如胆碱酯酶和单胺氧化酶分别转化乙酰胆碱和单胺类药物。

②非专一性酶：最主要的酶为细胞色素 P450（cytochrome P450，CYP），它是一种以铁卟啉为辅基的蛋白质。

（2）II 相代谢酶 葡萄糖醛酸转移酶、谷胱甘肽转移酶、硫酸转移酶、乙酰转移酶、甲基转移酶。

2. P450 酶特点

（1）选择性低 P450 酶是一个多功能的酶系，可以催化 60 种以上的代谢反应，包括氧化、还原、水解等反应。因此 P450 酶可以催化一种底物同时产生几种不同的代谢物。

（2）变异性大 P450 酶存在有明显的种属、遗传、年龄及性别的差异。其中以种属差异表现最为明显，不同种属的 P450 同工酶的组成不同，因此药物在不同种属的动物和人体内的代谢途径和代谢产物可能是不同的。同时也易受营养状况、疾病等因素的影响。

（3）对底物的结构特异性不强 可代谢具有各种类型化学结构的底物，每一种 P450 酶都有其广泛的底物。

（4）具有可诱导性和可抑制性 药物可影响其活性，表现为酶的活性增强或减弱。

①一些化学异物（其中包括药物）对 P450 酶具有诱导作用，使某些 P450 酶的量和活性明显增加，这种诱导是可以恢复的，药物停用一段时间后，药酶即可恢复其活性。

②另外一些药物包括化学药物如大环内酯类抗生素、某些钙拮抗剂等可以抑制某些 P450 酶，使其活性明显降低。

◆这种抑制作用有些是可逆的，通常在停药后，抑制作用可消失；

◆但有些抑制作用是不可逆的，可以使药酶永久性失活，需要新酶产生才能恢复活性。

（5）具有多型性　P450 酶系是一个超级大家族，每种哺乳动物至少含有 30 种以上的 P450 酶，由此可见 P450 酶系是一个庞大家族，系由多种类型的 P450 酶所共同组成。

◆在人肝微粒体中参与药物代谢的 P450 酶主要有 CYPIA、CYP2A、CYP2E、CYP2C、CYP2D 和 CYP3A 等。

（6）多态性（polymorphisms）　即同一种属的不同个体间某 P450 酶的活性存在较大的差异，可按代谢速度的快慢将个体分为：

①快代谢型 RM 或强代谢型 EMs；

②慢代谢型 SM 或弱发谢型 PMs。

（六）酶诱导剂和酶抑制剂

1. 酶诱导剂　某些药物可使肝药酶的活性增强，从而使酶对药物的（包括首过效应）代谢加快，而提前失效，而对于前提药物，则可加速其转化为活性药物而提前出现疗效和作用，该药物称为酶的诱导剂（enzyme inducing agent）。

2. 酶抑制剂

（1）定义：某些化学物质能降低肝药酶的活性，导致药物代谢减慢（包括首过效应）而使药效降低，该药称为酶的抑制剂（enzyme inhibitory agent）。

（2）药物与酶抑制剂合用产生的结果　有两种临床后果：

①使治疗效果减弱：主要是指那些在体内活化的药物。

②使治疗效果增强：如酮康唑是肝药酶 CYP3A4 的竞争性抑制剂，当与被同酶催化的特非那定合用时，导致特非那定代谢明显减慢，血药浓度明显增加，可诱发致命性的心律失常。

（3）临床上常用的肝酶的诱导剂

◆苯巴比妥、苯妥英钠、地塞米松、卡马西平、利福平、咪达唑仑，奥美拉唑、兰索拉唑、咖啡因、肼屈嗪，异烟肼、乙醇等。

（4）临床上常用的肝酶抑制剂

◆酮康唑、孕二烯酮、西咪替丁、伊曲康唑、红霉素、三乙酰竹桃霉素、葡萄柚汁，磺胺苯吡唑、苯妥英钠、氟康唑、华法林、甲苯磺丁脲、三甲双酮、呋拉茶碱、氟伏沙明、环丙沙星、环苯贝特、氟康唑、氟伏沙明、双硫仑、红霉素、环孢霉素、香豆素、奎尼丁、氟西汀、8 - 苯丙黄酮、美替拉酮，磺胺苯吡唑等。

五、药物的排泄

◆排泄是指药物以原型或代谢产物通过机体的排泄器官或分泌器官排出体外的过程。多数药物及其代谢产物的排泄方式属于被动转运。机体的排泄或分泌器官有肾，胆、肠道、腺体（唾液腺、乳腺、汗腺）、肺等，其中最重要的是肾脏。

（一）药物经肾脏排泄

药物及代谢物经肾脏排泄时有三种方式：

1. 肾小球滤过

◆经肾小球滤过的脂溶性大、非解离型的药物和代谢产物经肾小管重吸收后，将剩下的未重吸收的药物排出，这属于被动转运。

2. 肾小管主动分泌

◆肾小管分泌是指经主动转运的方式将药物及其代谢产物排出的过程。肾小管上皮细胞有两大转运系统，分别转运弱酸性和弱碱性药物。同类药物间存在竞争性抑制现象，如利尿剂与尿酸，青霉素与丙磺舒。

3. 肾小管重吸收

（1）概念：肾小管的重吸收是指有些药物到达肾小管后，被肾小管重吸收向血浆转运的过程。

（2）分型：肾小管的重吸收可分为主动过程和被动过程两种类型。多数药物的肾小管重吸收属被动转运过程。

①主动重吸收：主要发生在近曲小管，主要是一些营养成分如糖、氨基酸、维生素和电解质等。

②被动重吸收：为大多数外源性物质的重吸收方式，这种重吸收主要是被动扩散，其吸收程度取决于药物的脂溶性和解离度。

◆改变尿液 pH 值可以明显改变弱酸性或弱碱性药物的解离度，从而改变药物重吸收程度。如苯巴比妥中毒时可碱化尿液以加速其排泄，又如在服用水杨酸盐治疗风湿性关节炎时，可酸化尿液以增加其在肾小管的重吸收，来延长作用时间。

◆肾功能低下时也会影响药物经肾排泄，如肾血流量减少、肾功能不全及衰竭时可减慢药物的排泄，此时应适当减少用药剂量或延长用药间隔时间。应特别注意的是那些经肾排泄较慢的强心苷类等药物，以免引起积蓄中毒。

（二）药物经胆汁排泄

在肝脏的肝细胞间隙贯穿有许多毛细胆管，最后汇集成胆总管入胆囊。胆汁排泄（biliary excretion）是药物的另一个重要的排泄系统。由于胆汁分泌是连续的，胆囊实际上是胆汁的贮存库。多数动物有胆囊，但大鼠则无胆囊，肝脏中分泌的胆汁直接进入十二指肠。

◆胆汁排泄是原型药物的次要排泄途径，但它是多数药物的体内代谢产物，尤其是水溶性代谢产物的主要排泄途径。药物及其代谢物经胆汁排泄的方式往往是主动转运；目前发现的三个转运系统是有机酸、有机碱和中性有机物等。

类似物间存在相互拮抗作用，在肝中也存在 P - 糖蛋白，从而促进药物排泄进入胆管。

◆某些药物经肝脏转化后成为极性高的水溶性代谢产物后，向胆管分泌，自胆汁排泄。可利用经胆汁排泄较多的抗菌药物如利福平，氨苄西林，红霉素等治疗胆道感染。

◆由胆汁排入十二指肠的药物大部分随粪便排出体外，但有些药物则被肠黏膜上皮细胞再吸收，形成药物的肝肠循环，肝肠循环能延迟药物的排泄，使药物的作用明显延长。

（三）药物的其他排泄途径

1. **粪排泄**　经粪排泄的药物主要是口服给药后在肠道没有被吸收的部分，或是随胆汁排泄到肠道的部分，以及从肠黏膜分泌到肠道的部分。

◆肠道也是许多药物及其代谢产物的主要排泄途径之一。药物自肠道排泄的机制有被动转运过程，也有主动转运过程。地高辛、红霉素、奎宁等药物均有肠道排泄。

◆药物自肠道排泄，在解毒方面起着十分重要的作用。应用不被吸收或消化的物质，在肠道中吸附药物，加速药物排出体外。例如，将考来烯胺（消胆胺）用于杀虫剂 Chlordecone 中毒者 22 人，可使粪便排出量增加 7 倍。

2. **乳汁**　经乳汁排泄的药物可影响乳儿，如哺乳妇女服用丙硫氧嘧啶，可抑制受乳儿的甲状腺功能，此外还有吗啡，氯霉素等均可通过乳汁排泄。

3. **唾液**　某些药物（如甲硝唑）可自唾液排出，且排出量与血药浓度有相关性，临床可用于血药浓度监测。

4. **肺**　挥发性药物可从肺排出（如麻醉药乙醚）。

5. **汗腺**　如利福平可使衣服染色，服用时应预先告诉患者以免造成不必要的恐慌。

6. **皮肤和毛发**　虽然药物在其中排泄量甚微，但对于某些有毒物质如有毒金属的检测是有临床意义的。如微量的砷和汞在毛发中可以检测到。

六、药动学参数及常用概念

（一）药时曲线

口服给药后药物随时间迁移发生变化，这种变化以药物浓度为纵坐标，以时间为横坐标绘出曲线图，简称浓度－时间曲线或时量曲线。

（二）药物－时间曲线下面积

◆药－时曲线下面积（Area under curve）常缩写成 AUC，是衡量药物在人体内被利用的程度的一个重要参数。其以时间为横坐标，以体内的药量或体液中的药物浓度为纵坐标，求得药－时曲线图中函数曲线下面积。AUC 越大表示进入体内的药物越多。

（三）药物血浆浓度

药物血浆浓度系指药物吸收后在血浆内的总浓度，包括与血浆蛋白结合的或在血浆游离的药物，有时也可泛指药物在全血中的浓度。

（四）血浆峰浓度（C_{max}）

是指用药后所能达到的最高药物浓度，单位以 μg/ml 或 mg/L 表示。

◆药物血浆峰浓度与药物的临床应用密切相关，即直接关系到疗效与安全性。药峰浓度达到有效浓度才能显效，浓度越高效果越强，但如超出安全范围则可显示出毒性反应。此外，峰浓度还是衡量制剂吸收的重要指标。

（五）达峰时间（t_{max}）与药时曲线下面积（AUC）

1. 达峰时间　是指用药后达到最高浓度的时间。

2. 药时曲线下面积（AUC）　指药时曲线与坐标轴围成的区域。表示一段时间内药物在血浆中的相对累积量，它是计算生物利用度的主要参数。

（六）生物利用度

1. 定义　生物利用度（bioavailability，F）是指药物的剂型通过各种给药方式应用于人体后，能被吸收进入血液循环的相对分量及速度，一般用百分率表示。

◆它是评价药物制剂质量（优劣）的重要参数，与药物起效快慢和作用强弱密切相关。其生物利用度越大，被人所吸收和利用的程度越高。

2. 影响因素　包括药物制剂因素（如药物颗粒的大小、晶型、赋形剂、生产工艺等的不同）以及给药途径等均可影响生物利用度，从而影响药物疗效。

3. 表示方法　生物利用度可用给予一定剂量的药物后，药物被机体吸收的百分率来表示。

$$F = A/D \times 100\%$$

◆在式中，A 为进入体循环的药物总量，实际工作中通常用给药后药—时曲线下面积 AUC 表示；D 为用药剂量，通常用血管内给相同剂量的药物后所得的 AUC 来表示。

（七）血浆半衰期

1. 定义　血浆半衰期，是指药物自体内通过各种途径消除一半量所需的时间。即每间隔 1 个半衰期，血浆中药物浓度下降 50%，常以符号 $t_{1/2}$ 表示。半衰期是个常数，但其长短则每个药各不相同。

2. 特点　$t_{1/2}$ 是反映体内药物消除速率的重要参数。一般情况下，半衰期短的药物其代谢和排泄较快，而半衰期长的药物代谢和排泄较慢。

3. 影响因素

◆影响药物 $t_{1/2}$ 的机体因素：主要有肝、肾功能状态，肝、肾功能不全时，应适当减少相应药物的剂量或延长给药间隔。

◆由于个体的差异，同一个药物的半衰期在不同人的身上常有明显的区别,，肝、肾功能不良者或老年人的药物半衰期常较青年健康者为长。

◆药物相互作用也会导致半衰期发生改变。

4. 临床意义

（1）临床上可根据各药的半衰期来确定适当地给药间隔时间（或每日给药次数），以维持有效的血药浓度并避免蓄积性中毒。

（2）可作为药物分类的依据

①$t_{1/2}$在 1~4h 以下的为超短效药；②$t_{1/2}$在 1~4h 之间的为短效药；③$t_{1/2}$在 4~8h 之间的为中效药；④$t_{1/2}$在 8~12h 之间的为长效药；⑤$t_{1/2}$大于 24h 的为超长效。

（3）它反映药物消除快慢的程度，也反映体内消除药物的能力

①一次用药后经过 4~6 个 $t_{1/2}$ 后体内药量消除 93.5%~98.4%；②若每隔 1 个 $t_{1/2}$ 用药一次，则经过 4~6 个 $t_{1/2}$ 后体内药量可达稳态水平的 93.5%~98.4%。

◆总之，半衰期对合理用药具有重要的指导意义，如设计最佳给药间隔，预计停药后从体内消除的时间，和计算连续用药后达坪浓度的时间等。

第四节　药物的不良反应

一、概述

药物的治疗作用（the rapeutic effect）和不良反应（adverse drug reaction，ADR）是由药物本身固有的两重性决定的。

（一）不良反应的定义

WHO 将 ADR 定义为"一般指在正常用量和用法情况下，药物在预防、诊断、治疗疾病或调节生理功能时所发生意外的、与防治目的无关的不利或有害的反应"。

我国《药品不良反应监测与报告办法》中 ADR 定义为"指合格药品在正常用法用量下出现的与用药目的无关的或意外的有害反应"。

◆药物由于专一性不高而对人体常常会产生很多种作用，人类出于避免痛苦和死亡的愿望，将药物的某些正常的生物效应划归为"需要的"（称治疗作用），而将另外一些正常的效应划归为"不需要的"（称不良反应）。除了这种缺乏基本生物学基础的人为的区分外，还有许多非药物性的因素也可以促进甚至引起药物的不良作用。

（二）不良反应发生的特点

◆药物不良反应的发生是受医药学研究技术和人们认识水平的限制而导致的必然现象，是不以人的意志为转移的，任何药品（包括维生素、矿物质类、中草药等）使用不当都有可能会出现不良效应，只是严重程度不尽相同而已。

（三）不良反应发生的意义

（1）药物的不良反应已经成为减少用药品种，减小用药剂量，甚至是撤药的理由，也预示了将来给药的危险。

（2）为了进一步减少可避免的不良反应的发生，这就要求医生设计更精确更合理的处方，药师则要提供用药方面更专业耐心的指导。

（3）这同时也意味着医生和药师必须挤出更多的时间用来更好地了解他们的病人

和疾病，也需要更好地熟悉所使用的药物。

二、不良反应的分类

由于导致不良反应的因素多种多样，试图对这些不需要的反应作一简单的分类并不是件容易的事，但仍然有可能作一个大概的区分：

（一）传统分类法

1. **A 型**　任何人如果服用足够剂量的药物都会发生的不需要的作用。

◆这是可以预见的、可重现的并与剂量和时间有关的药理作用。这些不需要的作用是常见的，有经验的医生可以减少其发生率，如体位性低血压、低血糖及低血钙等。

2. **B 型**　仅在某些人身上发生的不需要的作用，是与正常药理作用完全无关的一种异常反应。其特点是非预期且较严重，并与时间有明确的相关性。

◆它们不是正常药理作用的一部分，而是由于和药物发生相互反应的病人具有的不寻常的反应。当其作用机制已经了解时，这些效应是可以预测的。

◆而其他一些不需要的作用虽然知道其发生率，但对某个个体来说则是无法预测的。例如由于遗传异常（某些代谢酶缺乏病）或由于免疫过程异常（过敏）所引起的不需要的作用。

3. **C 型**　潜伏期较长，在长期用药后出现的作用：

（1）这类作用往往没有明确的时间关系，难以预测，且背景发生率高，不可重现。

（2）有些发病机制与致癌、致畸以及长期用药后心血管疾患、纤溶系统变化等有关。

（3）有些机制则在进一步探讨中。例如：妊娠期若服用己烯雌酚，子代女婴至青春期后可患阴道腺癌，而男性则发生功能性生殖异常。

（二）根据 ADR 性质分类法

1. **副作用**（side effect）

◆在治疗量下出现的用药目的无关的药物作用。一般较轻微，可以预知，但不可避免，多为一过性可逆的机体功能的变化。产生副作用的药理学基础是药物选择性太低而导致作用广泛。

2. **毒性作用**（toxic reaction）

◆毒性作用通常是由药物的直接作用引起的，常大于正常剂量，有造成组织损伤的含义。一般情况下，具有明显的剂量反应关系，其毒性的严重程度是随剂量加大而增强的。

◆例如，非甾体抗炎药引起的肝损伤，链霉素、庆大霉素等具有的耳毒性。因服用剂量过大而立即产生毒性的称为急性毒性，因长期服用后逐渐产生毒性的称为慢性毒性。

3. **后遗效应**（residual effect）

◆指停药后血药浓度降至最低有效浓度以下，但依然残存的生物效应。药物的后遗效应可以是短暂的也可以是较持久的，前者如巴比妥类催眠药物在次晨引起的宿醉现象，后者如长期应用肾上腺糖皮质激素停药后引起的肾上腺皮质功能减退。

4. 继发反应（secondary reaction） 是由于药物的主要作用引起的间接后果，又称为治疗矛盾。例如：

（1）长期口服广谱抗菌药物可导致许多敏感菌株被抑制，以至于一些不敏感的细菌，如耐药性葡萄球菌等大量繁殖，引起假膜性肠炎等继发感染，也称二重感染。

（2）应用抗肿瘤药物引起机体免疫力低下，并导致感染。

（3）应用噻嗪类利尿剂引起低血钾症，而导致机体对地高辛的不耐受性增加。

5. 变态反应（allergic reaction） 部分患者在接触某种药物后，机体对这种药物产生致敏，当再次使用这类药物后而发生的异常免疫反应。

◆该反应一般与药物剂量无关，各人差异也很大。临床主要表现为皮疹、血管神经性水肿、过敏性休克、血清病综合征、哮喘等。

◆例如：注射青霉素或异种血清引发全身性变态反应，表现皮疹、恶心、呕吐、呼吸困难甚至因过敏性休克致人死亡。

6. 首剂效应（first – dose response） 某些药物在开始应用时，由于机体对药物的作用尚未适应而引起较强烈的反应。例如，哌唑嗪等降压药具有首剂效应，常出现血压骤降。

7. 停药综合征（withdrawal syndrome） 指患者长期应用某种药物，致使机体对药物的作用已经适应并达到一种平衡，一旦停药使机体处于不适应状态，主要表现是症状反跳。

◆例如，长期应用 β 受体阻断剂，突然停药会出现血压升高、心悸或心绞痛发作，严重者还会急性心肌梗死。又如长期应用糖皮质激素类药物，停用后引起原发疾病复发，或病情恶化。

8. 药物依赖性（drug dependence） 连续使用一些作用于中枢神经系统的药物后，用药者为追求欣快感而要求定期连续地使用该药（精神依赖性），一旦停药会产生严重的戒断症状者称身体依赖性。

◆例如，反复口服阿片类和催眠镇静药物先产生精神依赖性，后产生身体依赖性。

9. 特异质反应（idiosyncratic reaction）

◆是指药物的先天的，质的异常反应，通常是由遗传异常引起的。反应的严重程度与剂量成正比。例如，肝细胞内缺乏乙酰化酶的人群服用异烟肼药物后出现的多发性神经炎；红细胞膜内的葡萄糖 – 6 – 磷酸脱氢酶缺陷者，服用伯氨喹出现的溶血性贫血。

◆镇痛药引起的哮喘综合征可暂时归入特异质，可以伴有晚发的哮喘、鼻炎及鼻息肉，亦可发生荨麻疹。

◆引起发作的药物包括阿司匹林（主要的），醋氨酚，消炎痛，甲灭酸，右旋丙氧酚及镇痛新。有很大的个体差异。引起发作的原因尚不明确。

10. "三致作用"

（1）致癌作用（carcinogenesis） 指化学药物诱发恶性肿瘤的作用。人类恶性肿瘤 80%～85% 为化学物质所致，致癌作用的出现往往有数年或数十年的潜伏期，且与药物剂量和用药时间有关。

（2）致突变作用（mutagenesis） 指药物可能引起细胞的遗传物质（DNA，染色体）异常或损伤性变化，从而使遗传结构发生永久性改变（突变）。例如骨髓细胞的突变可导致白血病。已确认有致突变作用的药物有抗癌药烷化剂、咖啡因等。

（3）致畸作用（teratogenesis） 指药物影响胎儿胚胎发育而形成畸胎。

三、不良反应发生的原因

单单知道药物不良反应的具体类型、仅仅测定药物的不良反应率和严重的程度还远远不够，虽然这方面的数据本身极为重要。

◆我们不但要考虑药物不良作用的种类，了解他们能引起多少种疾病，还需要知道为什么能引起这些不良作用，以及知道哪些效应是可以避免的，哪些效应是不可以避免的（药物或病人所固有的）。还有，人体所表现出的各种不良反应的程度也不尽相同，甚至不同地域的人产生的不良反应也有很大差异。

◆产生药物不良作用的原因主要有非药物因素（包括病人内在因素如年龄，性别，遗传，过敏，疾病，生活习惯、影响病人的外在因素比如处方开具者的水平和周围环境等）；以及药物因素（包括药物的内在因素如剂型、理化性质；药物的选择；药物的使用以及药物之间的相互作用）。具体如下。

（一）非药物因素

1. 年龄 老年人、少年、儿童对药物反应与成年人不同，对药物常常缺乏耐受力，大部分是由于体内处理药物的功能较差。

（1）新生儿

◆其肾小球滤过率及肾血流量均比成年人低。大多数药物代谢酶至少在第一个月内严重不足，许多种类的酶反应尚未发育。这种不足在早产儿中的情况就更加严重。

◆新生儿在通常所需时间内不能清除维生素 K 的类似物、磺胺类药物、巴比妥类、吗啡、箭毒及许多其他药物。许多抗生素的排泄是延迟的。氯霉素不能形成结合产物以及肾排泄降低可能会引起致命的血管性虚脱。

◆新生儿与年龄较大的儿童相比其血浆总蛋白和白蛋白的浓度都较低，白蛋白结合能力也较差。这意味着对药物的结合能力是低的，故较多的药物是游离的，既便于清除，亦可扩散进入组织。因此虽然药物总的血浆浓度可能较低，但中毒的危险性仍然很高。

这样，很明显，新生儿对药物反应的不同可能由于许多因素，包括药代动力学（吸收，分布，代谢及排泄）以及终末器官的药物反应性的差异。

（2）年龄稍大些的儿童

◆对某些药物的代谢比成年人快，比如他们比成年人更能耐受洋地黄，而对阿托品和吗啡的耐受则近似于成人。

（3）老年人　年老者给予标准剂量的药物后，反应倾向于增加。不良反应的发生率也因下列因素的共同作用而增加。

①体形变小（体内液体及脂肪变少），因而引起某些药物分布容积的改变。

②肾小球滤过率及肾小管功能降低。

③重要器官及肾脏等的血流量减少。

④血浆蛋白的浓度及蛋白结合能力降低。

⑤肝脏对某些药物的代谢能力降低。

⑥终末器官改变：例如 β - 肾上腺素受体可能会减少或反应较差。

⑦有营养欠佳的倾向。

⑧内环境自稳的能力较差（因服镇静药而精神混乱，因眩晕而跌倒）。

⑨有多发疾病的倾向。

◆对老年人的药物治疗应保持最低水平，包括使用药物的数量及各种药物的剂量。50 岁以后肾小球的滤过率明显开始降低，在 65 岁时降低 30%，肾小管功能也降低。药物的半衰期（地高辛、庆大霉素）则增加。

◆没有证据可以说明老年化过程会减慢药物的吸收。这不足为奇，因为大多数药物的吸收是借被动扩散过程进入肠道细胞的。老年人血浆白蛋白浓度有下降趋势，药物与血浆蛋白的结合能力也呈下降趋势，但对某些药物（安定，水杨酸盐，氨苄青霉素）的结合力并未发现改变。随着年龄的增长，与哌替啶的结合能力减低，这可以部分的解释老年人对这个药的相对不耐受性。

◆随着年龄增加，其代谢能力也减低，从而导致某些药物的半衰期增加（如保泰松），地西泮的情况也是如此（年轻人半衰期为 20 小时，老年人为 90 小时），但随着年龄增加，地西泮的分布容积也增加（从而可通过减小清除率而延长半衰期）。这提示在体内代谢的药物其半衰期的延长并不一定总是归之于代谢率的减慢。老年人对标准剂量的心得安产生较高的血浆水平可能是由于肝脏血流量减少以及肝脏的首次通过效应降低所致。

◆所有的中枢抑制药都特别易于发生大于正常的作用，急性的或慢性的精神混乱状态都可以出现。这正是在麻醉前给药时用阿托品代替东莨菪碱，用苯二氮䓬或水合氯醛代替巴比妥类的原因。吩噻嗪类药物具有锥体外系作用，与巴比妥类合用都容易引起活动障碍，从而引起褥疮。但吩噻嗪类是治疗老年性不安、混乱及精神激动时首选的药物。

◆由于老年人的代偿功能普遍下降，催眠药的后遗作用及降压药引起的眩晕都可以增加他们跌倒的危险并发生骨折；而且老年人较难耐受洋地黄及抗凝血药物。

老年人静脉注射首剂麻醉药物，其作用开始的时间比青年人长，这是由子循环时间延长所致。如在第一次注射后没有等待足够的时间使药物发挥作用，又第二次给药，则可导致药物过量。

2. **性别** 在临床上药物作用没有性别之间重要的质的差异，当然影响性特征和生育力的药物除外。较常见的例子如：

（1）妇女在用吗啡时比男人更容易兴奋。

（2）而在药物性皮炎中，男性发病者多于女性，其比例约为 3：2。

（3）女性对地高辛、肝素和卡托普利等药物的全身反应也表现出比男性更明显。

（4）保泰松引起粒细胞减少，女性的发病率比男性高 3 倍。

（5）氯霉素引起的再生障碍性贫血，女性发病率比男性高 2 倍。

◆一般来说，女性的不良反应的发生率比男性的高。

3. **遗传和种族** 近年来，在解释对 ADR 易感性的个体差异方面，很多人的兴趣集中在种族和遗传多态性（race and genetic polymorphism）的作用上。例如：

（1）乙酰化多态性是遗传多态性的表现，这类患者特别容易受普鲁卡因、异烟肼、肼屈嗪和苯乙肼等药物的影响。

（2）药物效应具有种族差异，酮康唑引起的肝脏毒性在中国人中的发生率明显高于白种人。北欧和智利的妇女在服用避孕药后易引起胆汁淤积性黄疸，原因不明。

（3）日本人和爱斯基摩人中有不少人是快乙酰化者，服用异烟肼容易发生肝脏损害，这些人使用异烟肼易产生周围神经炎。

4. **病理状态**

◆病理状态能导致机体各种功能的改变，因而也能影响药物作用。例如腹泻时，口服药的吸收降低；肝肾功能减退时，药物半衰期延长、代谢减慢而引起药物作用增强，甚至出现毒性反应。

5. **食物与营养状态**

（1）食品：现在许多食品、饮料中也有不少添加剂，在家禽的饲养中，有时为了促进生长、改变蛋白质与脂肪的比例等目的，也在饲料中加入己烯抗生素、磺胺药等，肉类中残留的药物有时也能引起人体的不良反应。

（2）患者的营养状况和饮食习惯：均会影响药物的作用。营养不良时，患者对药物作用较敏感，对不良反应的耐受性也差。

①饮食的不平衡亦可影响药物的作用，如异烟肼引起的神经损伤，当处于维生素 B_6 缺乏状态时则较正常情况更严重。

②高脂饮食促进脂溶性口服药物的吸收，茶中含有大量鞣酸，能与多种药物如铁盐、钙盐、维生素 B_{12}、枸橼酸铋钾等药物中的金属离子结合而影响药物效果。

③长期饮酒可导致肝功能损害、降低药品在体内的代谢消除，从而诱发 ADR。

6. **个体差异**

◆不同个体对同一剂量的相同药物有不同反应，这基本属于正常的生物学差异，例如水杨酸钠引起不良反应的剂量在不同个体中相差可达 10 倍。

7. **环境因素**

◆人们生产、生活环境中许多物理、化学因素不但能直接影响人的生理功能，或者直接危害人体，而且可以影响药物在人体的吸收、分布、代谢和排泄，影响药物代谢酶系统，或者与药物发生不良的相互作用。

8. 处方者的因素

◆很明显，药物的选择及用药技巧，对最大限度避免药物不良反应的发生具有极其重要的意义。事实上许多完全可以避免的或是不一定会发生的不良反应常常是由于处方者技术及知识水平过低所致。这的确非常令人遗憾。

（二）药物方面的因素

1. 药物本身的选择性

◆大多数药物对机体的作用都有一定的选择性，但是有些药物可以有一个以上的受体。如果药物的选择性低，药理作用广泛，就会在实现治疗目的或目标的过程中对无关的系统、器官产生影响甚至毒性作用。

2. 药代动力学影响　药物剂型不同，生物利用度有差异，可导致正常剂量的药物血药浓度高于或低于治疗浓度，造成不良反应或治疗失败。例如：

◆脂溶性越强的口服药物，越容易在消化道内吸收，容易出现治疗效果，亦易出现不良反应。

◆氯喹对黑色素的亲和力强，容易在含黑色素的眼组织内蓄积，引起视网膜变性。

◆婴儿、老年人及肾脏病患者，由于其肾小球过滤功能不足或减退，使许多主要经肾脏排出的药物排出不畅，在体内停留时间延长，血药浓度维持较高水平，容易引起某些 A 型不良反应。

3. 药物的杂质、辅料或添加剂

◆药物生产过程中，不可能把所有杂质完全除去，有时还需加入赋形剂、添加剂等，也可引起过敏反应；药品在贮存、保管、运输过程中发生氧化、分解、降解、聚合产物产生杂质，有些 ADR 是由这些物质引起的。

◆如天然胶囊染料会引起固定性药物疹，青霉素的过敏反应是产品中所含微量青霉素烯酸、青霉素噻唑酸等聚合物类物质所引起。

4. 药物相互作用　药物之间不良的相互作用不但会造成药物治疗作用减弱，导致治疗失败，也会使毒副作用增加或治疗作用过度增强而危害机体。

◆例如，阿司匹林和红霉素均有一定耳毒性，单独应用时毒性不显著，但合用时则毒性增强，导致听力减弱。ADR 发生率会随着合用药物的种类增多而升高。

5. 给药方式　给药途径影响药物的吸收、分布，也影响药物发挥作用的快、慢、强、弱及持续时间。

◆药物经静脉直接进入血液循环，可立即发生效应，但也较易发生不良反应。

◆口服给药具刺激性药物可引起恶心、呕吐等。

◆给药剂量和持续时间不当可致 ADR，如胰岛素剂量过大可致低血糖。

◆配伍和给药速度不当可致 ADR，如阿昔洛韦说明书中明确提示仅供静脉滴注，每次滴注时间要求在 1 小时以上，静脉滴注时宜缓慢，否则可发生肾小管内药物结晶沉淀，引起肾功能损害。

◆减药或停药方法不正确亦可导致 ADR。

四、药物不良反应的防治

（一）A 类不良反应的预防

A 类不良反应由于剂量或血药浓度过高所引起，在药物选择、用法用量和用药相互作用方面应注意：

（1）注意特殊人群：包括妊娠、哺乳及儿童用药的特殊性，避免将具有耳毒性、致畸作用的药物作用于该人群。

（2）注意病理状态：肝、肾功能不全患者避免使用经肝代谢/肾排泄的药物。

（3）掌握所用药物的禁忌证、慎用、注意事项。

（4）询问患者的药品不良反应史。

（5）选择正确的给药途径及用法用量。

（6）注意联合用药。

（二）B 类变态反应的预防

◆B 类变态反应最常见的是药物过敏反应。其预防应注意：

（1）不能用降低给药剂量防止过敏反应的发生。

（2）询问药物过敏史。

（3）注意交叉过敏。

（4）对规定需作皮试的药物应作皮试。

（三）药品不良反应的处理原则

1. 毒副反应　降低剂量，停药或促使药物消除可使大多数的 A 类反应减轻或消失。严重中毒反应或后遗症则根据情况用解毒药、拮抗药、对症治疗，或者采用透析支持疗法。

2. 变态反应　一旦反应发生立即停用可疑致敏药物。对严重过敏者可用抗过敏疗法基础治疗药物、抗组胺药和糖皮质激素；对哮喘者可给予 β_2 受体激动剂、糖皮质激素吸入；发生过敏性休克首选肾上腺素、补液扩容，升压给氧等。

第五节　影响药物起作用的因素

一、概述

（一）药物效应的特点

药物在体内产生的效应，不同于物理和化学反应，常常存在着明显的个体差异

（individual variation），即相同剂量的某一药物应用于不同病人，不一定能达到相等的血药浓度，即使是相等的血药浓度也不一定能达到相等的药物疗效。

◆显然，病人不是在真空中接受治疗，治疗的效果往往受多种因素的影响并相互作用。病人不但对所使用的特殊的治疗药物起反应，同时还对围绕在他们周围的各种微妙的因素起作用。

（二）影响药物效应的因素

当病人用药时，他的反应是无数因素作用的综合结果。包括：

（1）药物本身特定的作用，以及与病人可能服用的任何其他药物之间发生的相互作用。

（2）药物在体内发生的药动学效应及变化，以及病人由于自身疾病，遗传和其他药物引起的体内过程的改变。

（3）给药的途径，以及用药时是否有医生或药师在场。

（4）病人终末器官的生理状态，例如处于正常、超活性或是低活性状态。

（5）医生或药师的品格，对患者的态度和对治疗的信心。

（6）病人自身的心态，品格素质以及对疾病治愈的信心。

（7）医生或药师曾经告诉病人的话以及病人过去曾接触医生或药师的经验及自身的认识。

（8）病人对自身疾病以及所使用药物的了解情况，也包括对治疗结果的预测及结果的承受力。

（9）所处的周围环境，是孤独的还是被关怀的，等等因素。

◆可以看出，上述的某些因素是重叠的，例如病人的信心取决于医生所告诉他的话，以及从别的方面得来的信息，这些因素的相对重要性因情况而异。假定一位昏迷的脑膜炎双球菌性脑膜炎患者，对其体内感染的细菌，大概只有某些抗生素能起作用，而与病人和医生之间关系是否融洽无关。

◆但是对一位因无力负担家庭而焦急失眠的病人，则他自己和医生个性之间的相互影响所起的作用，可能与医生所开的安眠药的作用一样大。

◆归纳起来，影响治疗效果的因素主要有药物和机体因素两大方面。也涉及动物、饲养管理和环境因素。

二、药物方面的影响因素

（一）药物的质量

不同药厂由于所用制药设备工艺和原辅料不同，其生产的同一种药物生物利用度不同，给予相同剂量，血药浓度可相差几倍。而用假劣药品时，更是不能获得理想的治疗效果。

（二）药物剂型

（1）每一种药物可有不同的剂型，以满足不同给药途径的需要。同一种药物的不同剂型，其吸收速率和分布的范围可以不同，从而影响药物的起效时间、作用强度和维持时间。

◆口服给药时，液体制剂比固体制剂吸收快，肌内注射时不同剂型的吸收速度为水溶液 > 混悬剂 > 油剂。

一般而言，吸收快的药物起效快，血药浓度峰值较高，单位时间内的排出量也较高，故维持时间短。不同厂家生产的同种药物制剂，由于制剂工艺不同，药物的吸收情况不同，药物的疗效也不尽相同。

（2）为了满足临床需要，提高药物疗效，减少不良反应，设计了很多特殊的药物剂型，如：肠溶片、缓释制剂、控释制剂、靶向制剂及经皮肤给药的剂型等。

（三）复方制剂

复方制剂指两种或两种以上的药物混合制剂，可以是中药、西药或中西药混合，复方制剂服用方便，但是其成分及各自的剂量均已固定。医师在使用这类药物时应根据患者的病情进行选择，并考虑药物的相互作用。

（四）药物的剂量

与临床医师不同，药理学家主要关心的是群体情况而不是个体情况，他们关注的常常是经典的剂量－效应曲线的形状，而医生首要考虑的则是个体的差异。

◆一般来讲，在一定范围内，效应会随着用药剂量增加而增强。

◆同一药物剂量不同，可产生不同的作用强度和不同的临床用途（如阿司匹林）。

◆通常用药剂量较小时，虽能保证安全，但治疗效果会出现较晚，或甚至根本达不到临床疗效。

◆剂量较大时，将很快会得到治疗效果，但也会产生毒性反应。药物剂量与作用的关系依次有。

1. **无效量**　指药物的使用剂量过小，在体内达不到有效血药浓度，不出现药理作用的剂量。

2. **最小有效量**　是指刚出现治疗作用的剂量。

3. **治疗量**　是指介于最小有效量和极量之间，可产生治疗作用的剂量。

4. **常用量**　指大于最小有效量，小于极量的剂量。此量在《中华人民共和国药典》和药物学书籍中都有明确规定。临床用药多选用常用量以确保治疗效果和用药安全。

5. **极量**　是药典明确规定的最大的安全用药量。临床用药剂量的最大限度。除特殊情况外，一般不得超过此用量。

6. **最小中毒量**　引起毒性反应的最小剂量。

7. **致死量**　引起死亡的剂量。

8. **负荷量**　是指由于治疗的需要，在短时间内达到有效血药浓度的用量。不适合毒性大，安全范围小的药物。

9. **维持量**　是指能使有效血药浓度维持恒定的用药量。

10. 安全范围　是介于最小有效量和最小中毒量之间。此范围愈大，用药愈安全。

（五）给药途径

◆按药效出现的快慢顺序，给药途径依次是静脉注射、肌内注射、皮下注射、口服、经皮给药。

◆给药途径不仅影响起效的快慢，还会影响药效的性质，硫酸镁就是典型的例子，它口服给药时，具有泻下和利胆作用，肌内注射时则产生降压和抗惊厥作用。

◆首关效应明显的药物，口服给药时疗效差甚至无效，需加大剂量才能达到应有疗效。

（六）用药时间

一般说来，食物对药物吸收总的来说影响不大，因此大多数药物可饭后服。空腹服药吸收较快，饭后服药吸收较平稳。对某些药物和疾病来说，给药时间必须注意，否则给药不当也会影响治疗效果：

◆各种催眠药应在睡前服用。

◆降血糖药胰岛素应在饭前给药。

◆有刺激性的药物宜饭后服用，以减少胃肠刺激。

◆肠道抗感染药和某些生物利用度较低或食物对吸收影响较大的药物，宜饭前服用。

◆一些受生物节律影响的药物应按其节律用药：如糖皮质激素早上一次给药对肾上腺皮质分泌的抑制作用比其他时间给药更弱。

（七）给药间隔

◆主要根据病情的需要及药物的半衰期而定。如肝、肾功能不全的患者，使用主要经肝代谢或主要经肾排泄的药物时，应减少剂量或延长给药间隔。

◆有些药物在体内代谢后生成的活性代谢产物半衰期明显延长，按照半衰期给药后，容易使代谢产物在体内蓄积，产生不良反应。如哌替啶的半衰期为3h，经肝脏生成活性代谢产物去甲哌替啶，后者半衰期为15～20h，反复用药后易出现震颤、抽搐、惊厥等不良反应。

（八）联合用药与药物相互作用

1. 联合用药的定义　联合用药是指为了达到治疗目的而采用的两种或两种以上的药物同时或先后使用。

2. 联合用药的目的　其主要目的包括：

（1）提高疗效，治疗多种或复杂的疾病。

（2）减缓耐受性，延缓细菌耐药性。

（3）降低不良反应。

3. 联合用药的结果　联合用药对临床疗效会产生两种结果：

（1）协同作用：指联合用药使原有的药物效应增强，使原有的药物效应减弱者。

①相加作用：相加作用指两药合用时的作用等于单独用药时的作用之和。

②增强作用：指两药合用时的作用大于单用时作用之和。

（2）拮抗作用：指联合用药使原有的药物效应减弱。

①相减作用：相减作用指两药合用时的作用小于单用时的作用。

②抵消作用：抵消作用指两药合用后，药物作用完全消失。

（九）药物蓄积

药物蓄积药物蓄积（drug accumulation）是指在前次给药的药物尚未完全消除时即进行第二次给药，所产生的体内药物逐渐增加的作用。

◆同样，在前次给药的"作用残留时间"内即进行第二次给药则可产生药物作用蓄积。蓄积过多可产生蓄积中毒。临床上最容易发生蓄积中毒的药物是洋地黄类和口服抗凝药，需特别注意。

二、机体方面对治疗效果的影响

（一）年龄

年龄对药物作用的影响主要表现在：

（1）新生儿和老年人体内药物代谢和肾脏排泄功能不全，对药物的反应一般比较敏感，通常都会产生较为强烈和持久的作用。

（2）药物效应靶点的敏感性发生改变。

（3）老年人的特殊生理因素（如心血管反射减弱）和病理因素（如体温过低）。

（4）机体组成发生变化。老年人脂肪在机体中所占比例增大，导致药物分布容积发生相应的改变。

（5）常同时服用多种药物，药物之间产生相互作用。例如：

◆新生儿蛋白结合能力低下，使用磺胺类药物可致新生儿黄疸甚至造成核黄疸。

◆老年人的脏器功能明显衰退，对药物的代谢、排泄能力较差。经肝脏灭活的地西泮，自肾脏排泄的氨基糖苷类抗生素，其生物半衰期均可明显延长。

◆由于老年人对药物反应特别敏感，故中枢神经药物易致精神错乱，M胆碱受体阻断药易致尿潴留、便秘及青光眼发作，非甾体抗炎药易致胃出血，心血管药易致心律失常等。

◆老年人体内β-肾上腺素受体的密度降低，故对β-受体激动药的作用反应较年轻人为弱。

（二）性别

一般情况下性别对药物的反应性差异不大。

◆女性患者在月经、怀孕、分娩、哺乳期，用药应特别注意。月经期不宜服用峻泻药和抗凝药，以免盆腔充血月经增多。对已知的致畸药物及性激素等在妊娠早期禁用。

◆在妊娠晚期及哺乳期还应考虑药物通过胎盘及乳汁对胎儿及婴儿发育的影响。产前应禁用阿司匹林及影响子宫肌收缩的药物。

（三）营养因素

营养状况会影响药物代谢，常可引起代谢功能的降低。

1. 一般营养不良时　患者体重轻、机体脂肪组织减少、脂肪组织储存药物减少，血浆蛋白结合量下降可使游离的血浓度提高。

2. 严重营养不良者　肝药酶含量较少，肝代谢药物的功能欠佳，药物灭活慢，因而药物可能显示更强的作用。同时，由于严重营养不良者全身状况不佳，应激功能、免疫功能、代偿调节功能均可降低。

◆因此，临床用药时要注意患者的营养状况，对营养不良的患者，要适当补充营养和调整药物剂量，以利充分发挥药物的疗效，避免不良反应。

（四）遗传因素

遗传异常主要表现在机体对药物的处置（分布、代谢、排泄等）异常和反应异常。人群中对药物的氧化代谢能力可分为四种表型，其中超快代谢型使药物代谢灭活加快，慢代谢型使药物代谢灭活减慢，对血药浓度及药效的持续时间均有较大影响。

◆遗传异常对药物效应的影响近年来日益受到重视，至少已有100多种与药物效应有关的遗传异常基因被发现。

（五）心理因素与安慰剂

1. 人的心理因素与药物疗效的相关性　临床上已有很多实例说明人的心理或精神活动与大脑内神经介质的制造、转换和释放等功能有密切关系。凡能影响脑细胞代谢作用的药物，均能直接影响到人的精神或心理状态，从而使人的神志、情绪、性格等发生种种变化。

◆如中枢神经系统药物就具有这种效能，比如抗焦虑药、镇静催眠药、镇痛药等。同样，人的心理因素也可以影响药物的疗效，临床观察中为了排除心理因素对药物的影响，常采用安慰剂（placebo）作为对照研究。

2. 安慰剂　指不含任何药理成分，外形与真药相像的制剂或剂型。

（1）使用安慰剂的目的

①在科学评价药物时作为一种对照。在新药临床研究时双盲对照中可以排除假阳性疗效或假阳性不良反应。

②通过心理学手段而不是通过药理作用使病人获益或感到高兴。

（2）安慰剂的特点

①安慰剂是一种赋形剂，是通过暗示治病；如果短期使用，常常会获得成功。一切治疗措施都带有安慰剂效应，包括物理治疗、心理治疗等。

②安慰剂并不具药理活性，但对于头痛、术后疼痛、感冒咳嗽、神经官能症等能获得30%～50%的疗效就是通过心理因素取得的。安慰剂对心理因素控制的自主神经

系统功能影响较大，如血压、心率、胃分泌、呕吐、性功能等。

（六）病理状态

患者的功能状态可影响药物的疗效，病理因素及疾病本身常可导致药物代谢动力学和药物效应动力学的改变。

◆胃肠道疾病使胃肠功能改变，影响口服药物的吸收速率和吸收量。

◆肾病综合征、肝硬化等疾病造成低白蛋白血症，血中游离药物增多；血浆或体液 pH 的改变可能影响药物的解离程度，从而影响药物的分布；肝功能不良影响药物代谢，肝实质细胞受损的疾病可致肝药酶减少。

◆肺部疾患可致低氧血症，能减弱肝药酶的氧化代谢功能。

◆心脏疾病使肝血流减慢，可使受肝血流量限制性清除的药物如普萘洛尔、利多卡因等的代谢减慢。

◆抗菌药物治疗时，白细胞缺乏、糖尿病、未引流的脓疡等都会影响药物疗效。

◆肾功能不全可使主要经肾脏排泄的药物消除减慢，易造成药物蓄积。

◆哮喘病患者支气管平滑肌上的 β 受体数目减少，而且与腺苷酸环化酶的偶联有缺陷，因而导致支气管收缩，应用 β 受体激动药平喘效果往往不佳。

（七）时间节律因素

从单细胞生物到人类，其生理功能、生化代谢及生长繁殖等均有昼夜节律、月节律、年节律等。受此类生物节律影响，药物作用也存在节律问题，时间（时辰）药理学（Chronopharmacology）就是一门研究药物作用时间节律的药理学分支学科。目前研究最多的是昼夜节律。

1. 时辰药动学（Chronopharmacokinetics）研究机体处置药物的能力随时间而周期性变动的规律。例如：

◆药物的吸收有时间节律性，维生素 B_{12} 在下午 1 时左右吸收率最高。

◆二价铁制剂如硫酸盐铁（ferrous sulfate）则正相反，19 时服药时吸收率较上午 7 时服药之吸收率高一倍。时间节律尚可影响肝药酶的活性以及药物消除。

2. 时辰药效学（Chronopharmacodynamjcs）研究机体对药物敏感性随时间而周期性变动的规律。例如：

◆皮肤对过敏原（如灰尘）的敏感性在 19 时至 23 时之间为高峰；降血压药的用量早晨应较中午为多；心力衰竭患者对洋地黄类药的敏感性及糖尿病患者对胰岛素的敏感性以凌晨 4 点时为高等。

（八）生活习惯与环境因素

目前认为吸烟、饮酒和环境接触多种化学物质，对药物作用的影响主要是通过对肝药酶的诱导和抑制而产生作用。

◆长期吸烟能诱导肝药酶系统，加速某些药物如咖啡因、氨茶碱的代谢，因而吸烟者对这些药物有较高的耐受能力。

◆饮酒者用药时也须考虑乙醇本身的药理作用和乙醇对药物代谢动力学的影响。

◆乙醇有中枢抑制、血管舒张等作用，乙醇还可影响肝药酶（急性大量饮酒时抑制，慢性嗜酒时诱导）而干扰药物作用。

◆环境污染中的含铅微粒、有机溶剂等也能影响药物作用。当然，这一类物质的影响因接触时间、剂量以及方式等而有不同，不可一概而论。但在一定场合也应适当予以考虑。

（九）连续用药的影响

1. 耐受性（tolerance） 需要加大剂量才能达到原来在较小剂量时即可获得的药理作用，称为耐受性，也称为后天耐受性。其产生的机制有：

①诱导药酶而加速了药物的灭活和消除。

②受体下调而减低了对药物反应。

③机体调节机制发生了适应性变化。

◆化学结构相似的几种药物之间，或作用机制相同的几种药物之间，有时有交叉耐受现象。少数结构完全不同的药物之间，如乙醇和巴比妥之间也能产生交叉耐受。临床用药时要尽量防止耐受性的产生。

2. 耐药性（drug resistance） 指病原体对化疗药物不敏感，导致化疗药物疗效降低甚至消失的现象。

3. 依赖性（dependence） 主要是作用于中枢神经系统的药物，连续应用后可使人体对药物产生生理上或是精神上的依赖和需求。

（1）躯体依赖性 又称成瘾性（addiction），是指长期使用某种药物，机体上对药物产生的依赖，有强迫性继续用药的要求，以满足其特殊的欣快效应，一旦停止用药则会出现特有的戒断症状。用药者往往极感痛苦，甚至危及生命。能产生躯体依赖性的药物称为麻醉药品。

（2）精神依赖性（psychological dependence） 是指用药者在精神上有连续用药的欲望，但停止用药时一般并没有戒断症状。能产生精神依赖性的药物称为精神药品。

第六节　药源性疾病

药物是用来减轻病痛的，所以药物同时也能导致疾病这个事实就会让人感到很不愉快。因此，了解它们能引起多少种疾病，为什么能引起，从而得以在最大限度和范围内避免或采取预防措施就变得极为重要。

一、药源性疾病的概念

药源性疾病（drug - induced diseases，DID）又称药物诱发性疾病，是医源性疾病（iatrogenic disease）的主要组成部分。

◆DID 是指药物在被用于预防、诊断、治疗疾病过程中，因药物本身作用、药物相互作用及药物使用引起机体组织或器官发生功能性或器质性损害而出现的各种临床异常状态，是由药物作为致病因子引起人体功能或组织结构损害，并具有相应临床经过的疾病；一般不包括药物过量导致的急性中毒。

事实上，DID 就是 ADR 在一定条件下产生的、较为严重的后果，主要是不合理用药造成的。DID 既包括正常用法、用量下产生的 ADR，也包括因超量、超时、误服或错用等不正确使用药物所引起的疾病。

二、药源性疾病的分类

按其发病机制可分为两种。

1. **与剂量相关的 DID**　属于 A 型 ADR，多由药理作用增强所致，与剂量有关。

◆这是临床上最常见的 DID，约占 DID 的 80%，它是由药物固有作用增强和持续所致，或者说是由药物本身或其代谢产物固有药理作用所引起的。

2. **与剂量无关的 DID**　属于 B 型 ADR，一般难预测、发生率低，但死亡率高。

◆它由药物的异常性和机体的遗传、免疫异常性引起。另外，长期用药，机体可能会出现适应性的反跳现象也可能引起 DID。

◆例如，糖皮质激素大量应用后突然停药或减量过快可能导致原病复发或恶化。

◆又如，有些人肝细胞内缺乏乙酰化酶，使体内乙酰化过程减慢，服用异烟肼后容易引起多发性神经炎和维生素 B_6 缺乏症，服用肼屈嗪后可引起全身性红斑狼疮样综合征。

三、常见药源性疾病

（一）引起药源性胃肠道损害的药物

1. **胃出血、胃穿孔、十二指肠溃疡穿孔、大便潜血**　非甾体抗炎药如布洛芬、阿司匹林等，呋塞米、依他尼酸、利血平、吡喹酮、维生素 D 等。

2. **恶心呕吐**　硫酸亚铁、抗酸药、吡喹酮、丙戊酸钠、氨茶碱和抗肿瘤药。

3. **蠕动减慢**　抗精神病药和抗组胺药。

4. **缺血性结肠炎**　阿洛司琼。

（二）引起药源性肝损害的药物

1. **肝功能异常、中毒性肝炎、肝衰竭**　咪唑类抗真菌药（酮康唑、氟康唑、伊曲康唑）、灰黄霉素。

2. **黄疸**　异烟肼、对氨基水杨酸、利福平，吡嗪酰胺可引起肝炎、肝坏死。

3. **肝酶升高或肝炎**　血脂调节药如洛伐他汀、辛伐他汀、普伐他汀、氟伐他汀和阿托伐他汀。

4. **肝毒性**　血管紧张素Ⅱ受体阻断剂类抗高血压药，如氯沙坦、缬沙坦等。

5. **肝损伤**　对乙酰氨基酚、乙醇、奎尼丁、甲基多巴等。

6. 肝衰竭 曲格列酮等。

（三）引起药源性肾损害的药物

1. 结晶沉积引起血尿、疼痛、尿闭 磺胺甲基嘧啶、磺胺甲基异噁唑。

2. 肾毒性 氨基糖苷类药，如新霉素、阿米卡星等。

3. 肾小管阻塞 阿昔洛韦（水溶性差），输液过少析出结晶，阻塞肾小管、肾小球，造成肾衰竭。

4. 前列腺素合成障碍 非甾体抗炎药（NSAID）如酮洛酸、布洛芬、吲哚美辛、羟基保泰松、阿司匹林。

5. 急性肾衰竭、少尿或无尿 去甲肾上腺素、甲氧明、去氧肾上腺素等，因可产生肾血管痉挛而产生。

6. 不可逆性肾小管坏死 顺铂引起的肾损害一般是可逆的，但大剂量或连续使用可产生不可逆性肾损害。

7. 肾间质纤维化 如含马兜铃酸的中药。

8. 其他 引起肾损伤的药物（见二十一章第四节）

（四）引起药源性血液系统损害的药物

1. 再生障碍性贫血 氯霉素、吲哚美辛、保泰松、安乃近、氨基比林、阿司匹林、对乙酰氨基酚、氮芥、环磷酰胺、白消安、羟基脲、甲氨蝶呤、金诺芬、氯喹、甲氟喹、米帕林、苯妥英钠、甲硫氧嘧啶、丙硫氧嘧啶、卡比马唑、磺胺异噁唑、复方磺胺甲噁唑等。

2. 溶血性贫血 苯妥英钠、氯丙嗪、保泰松、吲哚美辛、甲芬那酸、氯芬那酸、奎尼丁、甲基多巴、氯磺丙脲、甲苯磺丁脲、维生素 K、利福平、异烟肼、对氨基水杨酸、氨苯砜、氯喹、磺胺类、萘啶酸等。

3. 粒细胞减少症 氯霉素、锑制剂、磺胺类、复方阿司匹林、吲哚美辛、异烟肼、甲硫氧嘧啶、丙硫氧嘧啶、氯氮平等。

4. 血小板减少症 抗肿瘤药阿糖胞苷、环磷酰胺、白消安、甲氨蝶呤、巯嘌呤等。另外氢氯噻嗪类利尿药亦可引起血小板减少。

5. 血小板减少性紫癜 利福平、阿苯哒唑等。

（五）引起药源性神经系统损害的药物

1. 锥体外系反应 氯丙嗪及其衍生物、利血平、五氟利多、氟哌啶醇、甲基多巴、左旋多巴、碳酸锂、甲氧氯普胺和吡罗昔康等。

2. 癫痫 中枢神经兴奋药物哌甲酯、咖啡因、茶碱、可卡因、麻黄碱等；抗精神病药佐替平、锂盐、氯氮平、吩噻嗪类；抗抑郁药氯丙咪嗪、马普替林；抗心律失常药如利多卡因、美西律；抗菌药如异烟肼、两性霉素 B 等；抗疟药如氯喹、乙胺嘧啶、奎宁。此外驱虫药、抗组胺药、麻醉药、抗肿瘤药都可能引起癫痫发作。

3. 听神经障碍 氨基糖苷类、奎宁、氯喹、水杨酸类及依他尼酸等。

四、药源性疾病的预防

◆药源性疾病有些是可以避免的，有些是无法避免的。显然，提高临床安全用药水平将有助于减少和预防药源性疾病的发生。具体可考虑的因素有：

（1）用药前要尽可能充分了解患者的用药史，过敏史，药物不良反应以及家族史。

（2）用药要有明确的指征，对症用药，切忌随意用药。

（3）选药时要权衡利弊，尽量做到剂量个体化给药，并要注意用法与用量。

（4）用药品种应合理，避免不必要的联合用药，以免发生药物不良相互作用。

（5）注意患者的年龄，性别及特殊状态（职业，生活习惯，地域等）。

（6）小儿剂量应按体质量或体表面积计算，用药期间应加强观察。

（7）老年人患病特点是多种疾病于一身，用药品种相应也多，医生应提醒用药可能出现的不良反应。

（8）孕妇妊娠初期3个月应尽量避免使用药物；哺乳妇女用药应慎重选择。

（9）肝肾病患者应选用对肝肾功能无不良影响的药物外还应适当减少剂量。

（10）应用对器官功能有明显损害的药物时应按规定检查器官功能或做血药浓度监测。

（11）用药过程中应密切注意观察和发现不良反应的早期症状，以便及时停止和拮抗致病药物，有利于及时调整治疗方案，并积极对症治疗。

◆药源性疾病的损害性至今尚未被广大医药工作者充分认识。

◆药学人员需大力普及药源性疾病的知识，收集药物安全信息，加强信息交流，更有效地指导临床安全合理用药，使广大医务工作者重视和掌握药源性疾病的发生原因，积极诊断与防治，以减少药源性疾病的发生，确保患者的安全用药，真正提高人们的生存质量。

第七节　药物警戒简介

◆从20世纪90年代开始，随着世界经济的一体化和药品销售的全球化，一系列新的与药物相关的安全隐患不断出现，加上消费者的自我药疗（self - medication）行为的逐渐增多，使得不合理和不安全用药现象越趋严重。

◆药品不良反应（ADR）监测已成为全球共同关注的热点，而药品安全性工作已不拘泥于药品不良反应报告制度所涵盖的范围，还涉及其他与药物安全性相关的科学研究与活动，即药物警戒（Pharmacovigilance，PV）。

一、药物警戒的基本概念

◆世界卫生组织关于药物警戒的定义是：发现、评估、认识和预防药物的不良反应或其他任何可能与药物相关的不良事件（ADE）。不良事件是指药物治疗期间所发生的任何不利的医疗事件，该事件并非一定与用药有因果关系。

◆药物警戒不仅涉及药物的不良反应，还涉及与药物相关的其他问题，如不合格药品、药物治疗错误、缺乏有效性的报告、对没有充分科学根据而不被认可的适应证的用药、急慢性中毒的病例报告、与药物相关的病死率的评价、药物的滥用与错用、药物与化学药物、其他药物和食品的不良相互作用。

二、药物警戒的目的

药物警戒的目的包括：

（1）评估药物的效益、危害、有效及风险，以促进其安全、合理及有效地应用。

（2）防范与用药相关的安全问题，提高患者在用药、治疗及辅助医疗方面的安全性。

（3）教育、告知患者药物相关的安全问题，增进涉及用药的公众健康与安全。

◆其最终的目的是通过对药品安全性的监测，综合评价药物的风险效益，提高临床合理用药水平，以达到保障公众用药安全、有效的目的。

三、药物警戒的范围

科学的发展，互联网的广泛使用，人们获得各类医药产品的途径越发便捷，伪药和劣药的制造和销售极大程度的蔓延，传统药物本身的广泛使用以及与其他药物的联合使用引发的潜在不良反应，这一切因素都使得药物警戒的范围从一般的化学药品逐渐扩展到：

（1）传统药（如草药）的不良反应。

（2）药物滥用与错用的危害。

（3）药物治疗上的错误，即根据当代医药学知识能防范 ADE（或潜在 ADE）的危害。

（4）对没有充分科学根据而不被认可的适应证的用药。

（5）妊娠妇女与授乳妇女用药造成的危害。

（6）失效药品、假药的危害。

（7）制药缺陷，由生产问题导致的危害。

（8）耐药性；过量用药。

（9）美容品的危害（常含汞、激素、漂白剂）。

（10）医疗器械设备的相关问题。

（11）药物与化学药物、其他药物和食品的不良相互作用。

四、药物警戒的目标及展望

WHO 提出 PV 的工作目标是：改善药物和辅助药物应用相关的患者的临床监护及

用药安全性，改善与临床用药相关的公众健康问题，评价临床用药的效益与风险，加强 PV 的教育、培训以及与广大公众的有效交流，以促进临床合理用药。

◆然而药物警戒这一新概念并不为人们所熟悉：药物警戒在我国尚属一个新名词，很多人对于它的相关知识还不是很清楚，同时对与药物警戒紧密相关的 ADR 的性质也认识不足。

这就需要加大宣传力度，增强人们对药物警戒的认识，将药物警戒相关知识引向学校、企业、社区，利用报刊、电视及网络等渠道向大众介绍药物警戒知识，使药物警戒观念深入人心。

◆鼓励各级医院的医师、药师和护理人员以及药店的执业药师在药品的临床使用和销售过程中，都尽职尽责事先向患者详细介绍服用某种药品可能产生的不良反应，尤其要向患者强调如果服药后出现任何与治疗目的无关的异常现象应高度警戒并及时、准确、全面地报告 ADR。

第八节　药物治疗学简介

一、药物治疗学概述

（一）药物治疗学的定义

临床药物治疗学（clinical pharmacotherapeutics）指以提高患者生活质量为目的，应用基础医学、临床医学与药学的基本理论和知识，利用患者临床资料，在准确诊断的基础上，研究临床药物治疗实践中合理选用药物进行治疗的策略。

（二）药物治疗的主要任务

药物治疗学的主要任务是指导临床医师和药师依据疾病种类，病因，发病机制，患者的个体差异，药物的作用特点和药物经济学原理等对患者实施合理用药，以避免药物不良反应，达到消除或控制病因与致病因素，缓解或治愈疾病的目的。

◆结合患者的实际情况，合理地进行药物治疗是药物治疗学的唯一宗旨。

（三）药物治疗的指征

◆病人的安全往往系于他的医生（药师），后者应该了解他所用药物的药理学知识。保证病人了解对他所提出的要求，从而使病人不会因无知、疏忽而可能面临更大的风险。如果病人由于其他疾病或意外损伤而可能使用其他的药物，则医生或药师对这些药物的药理也应了解。

◆任何一个医药工作者给任何病人使用任何药物之前都应对下面六点做到心中有数：

（1）究竟应不应该去干预病人；如果应该，该如何做？

（2）希望使病人的状况获得何种改善。

（3）想用的药物能否能够达到此种目的。

（4）能否掌握正确的给药方法，使药物在合适的时间、合适的部位达到合适的浓度，并持续合适的时间。

（5）该药可能还有哪些其他的效应，这些效应是否有害。

（6）权衡利弊，获益的可能性（及其重要性）是否超过受害的可能性（及其重要性），亦即需要将利益和风险、疗效和安全联系起来综合考虑。

二、药物治疗的基本程序

（一）明确诊断

◆做出正确诊断是开始正确治疗的决定性步骤。正确的诊断是在综合分析各种临床信息的基础上做出的，包括患者主诉、详细的病史、体格检查、实验室检查和其他特殊检查。

◆正确的诊断意味着对疾病的病理生理学过程有较清楚的认识，在此基础上，才能使治疗措施准确地针对疾病发生发展的关键环节，促使病情向好的方向转归。

◆需要指出的是，在完全诊断不明的情况下盲目地对症治疗，有时会造成严重后果。例如，对急腹症患者，在明确诊断前给予解痉镇痛药治疗，虽然能一时缓解疼痛，但有可能掩盖急腹症病情恶化的临床表现，导致弥漫性腹膜炎。

（二）确定治疗目标

治疗目标是在对疾病和患者情况充分认识的基础上确立的疾病治疗的预期最终结果。目标的确立是一个决策过程，不仅要从治疗疾病本身出发，更应从患者的综合结果去考虑。治疗目标应清楚明了。

◆治疗目标越明确，治疗方案越简单，选择药物就更容易。但是，治疗目标的确定往往需要与患者的远期生存质量及病理生理状态相适应，这决定了药物治疗方案的复杂性，也决定了患者可能获得的最佳疗效。

（三）确定治疗方案

◆针对一个治疗目标往往有多个治疗方案和多种治疗药物，需要综合考虑患者的情况和药物的药理学特征，按照安全、有效、经济的原则确定治疗药物、剂量和疗程。

例如，对类风湿关节炎患者，过去是否对阿司匹林发生过不良反应，有无溃疡病史，是否要求每日一次服药，以及药物价格都是重要的考虑因素。基于这些信息，选择合适的药物。如果患者不能耐受阿司匹林，没有溃疡史，但要求低费用治疗，则可以考虑选用布洛芬。

◆给药方案的确定还要考虑药物在这个患者体内的药动学作用以及经体内消除器官的病理状态以便及时调整给药方案。

（四）治疗实施

（1）开具一张书写正确及格式规范的处方，表面看来标志着医师一次接诊的结束，但对于药物治疗，这恰恰是开始。随着患者保健意识的增强和医药知识水平的提高，他们可能越来越不愿意被当作药物治疗的被动接受者。

（2）药师应向患者提供必要的信息，指导用药，使患者成为知情的治疗合作者。比如需要向患者解释：

①药物将会怎样影响其疾病过程或症状。

②为什么在症状缓解后不要立即停用抗菌药物。

③哪些不良反应是常见的和不影响继续用药的（如口干或干咳）。

④哪些反应即使轻微却必须引起高度重视（如使用有潜在骨髓抑制作用的药物后出现咽痛）。

⑤对类风湿关节炎患者需告知疗程会是长期的，出现哪些情况才会改变治疗（如发生消化道出血），并清楚地说明需要立即就诊的主要毒性反应。

（五）评估和干预

◆对某一个具体患者"首选"药物和"标准"方案并不一定会产生最佳治疗效果。因此在治疗过程中需对治疗目标中涉及的指标进行监测，以评估治疗效果，进行适度干预。通过对治疗的监测需要回答两个基本问题：治疗是否达到预期效果及不良反应是否影响到药物的治疗。

1. 治疗有效 ①如果患者按用药方案完成了治疗，且疾病已治愈，则治疗可停止。②如疾病未愈或为慢性，治疗有效且不良反应轻，或者不良反应不影响治疗，可继续治疗。③如出现严重不良反应，应重新考虑所选择的药物与剂量方案。检查对患者的指导是否正确，有无药物相互作用等因素。

2. 治疗无效 如果治疗无效（不论有无不良反应），应重新考虑诊断是否正确、治疗目标与所用药物是否恰当、剂量是否太低、疗程是否太短、给予患者的指导是否正确、患者是否正确服药（依从性）和对治疗的监测是否正确。

3. 停止治疗

◆无论何种原因停止药物治疗时，应切记不是所有的药物都能立刻停药。为防止出现停药反跳或停药综合征，有些药物（如抗癫痫药物，糖皮质激素及β受体阻断药等）需要逐渐减量才能停药。必要时，则需要重新开始前述循环步骤。

三、治疗药物的选择

（一）药物的种类

◆随着医药工业的发展，为临床提供的药物数量日益增多。在大量涌现的新药中，绝大多数仍然是现有药物的同类药，真正作用方式全新的和属于未知的药物是极少数的。因此，开始选择药物时，应着眼于各类药物而不是个别药物。

◆临床常用药物有数千种，但从药理学上仅有约70类。同一类中的药物有类似的作用机制及分子结构，它们的疗效、不良反应、禁忌证和相互作用等也相似。多数情况下，针对同一个治疗目标仅有2～4类药物有效。药物的选择可在这个范围内进行。

（二）选择药物应遵循的原则

1. 有效性（efficacy） 有效是选择药物的首要标准，无效药物不值得进一步验证。

◆药物必须达到最低有效血药浓度才能产生疗效。理想的药物应具有很好的药动学特征，允许采用简单的给药方案并能达到所需的治疗浓度。

2. 安全性（safety） 用药安全是药物治疗的前提。

◆风险和获益永远并存，临床医药人员需要在二者间权衡利弊后做出选择。理想的药物治疗应有最佳的获益/风险比（benefit/risk ratio）。

3. 经济性（economy） 主要受治疗成本（cost of treatment）影响。

◆根据有效性和安全性做出的最理想选择也可能是最昂贵的，在财力有限时不可能使用，所以治疗成本、患者的经济状况、医疗保险等是选择药物时不得不面对的实际问题。

◆有时患者宁可采用保险可支付的药物而不要最好的一种；当给患者开出太多的药物时，他们可能只取其中一部分。在此情况下，医药人员应只开具真正需要的、适当的和患者能负担的药物，而不要让患者自行从处方中挑选他认为"最重要"的药物。

◆考虑药物的治疗成本时还应该注重的是治疗的总支出即治疗总成本，而不是单一的药费。因此有可能较高的药费支出（与低费药物相比）可以缩短住院天数、避免或减轻不良反应、使患者早日恢复健康，从住院费和不良反应治疗费中获得充分补偿，治疗成本反而降低。

◆显然这种具有成本效果（cost – effectiveness）的药物即使药费较高一些也值得选用。

4. 方便性（convenience） 一种药物的制剂和给药方案应该尽量方便患者，否则会降低患者对治疗的依从性。例如，缓释制剂能减少给药次数，不容易发生漏服现象，提高患者依从性。

◆但是，保证治疗效果应该是首要的。

四、药物治疗中的几个基本概念

◆对任何疾病都必须始终贯彻预防为主、防治结合的原则，即未病防病（包括传染性及非传染性疾病），有病防重（早发现、早诊断、早治疗），病重防危（防止并发症和保护主要器官功能），病愈早康复防复发。

◆药物治疗指以达到提高患者生存质量为目的、有针对性的药物疗法，原则是急则治其"标"，缓则治其"本"；如条件允许，则"标"、"本"兼治。

（一）对因治疗

又称治"本"疗法，就是针对病因或发病因素的治疗。

◆许多疾病，只要进行病因治疗，就可解除患者痛苦，以致治愈。例如，无并发症的轻或中度的细菌、螺旋体、原虫及其他寄生虫感染，给予特效抗感染药物即可治愈。

（二）对症治疗

又称治"标"疗法，所谓"标"，就是临床表现，即各器官的病理生理或功能改变所引起的症状、体征或血液的生化指标异常。

它们常常是导致患者求医的主要原因，一般常见的症状有发热、疼痛、消瘦及各系统症状，例如：

1. 心血管系统　有心悸、浮肿、气促、胸痛、晕厥等。

2. 呼吸系统　有咳嗽、咳痰、咯血、胸痛等。

3. 消化系统　有食欲不振、恶心、呕吐、反酸、呕血、腹痛，腹泻、便秘、便血、黄疸等。

◆当临床症状使患者感到痛苦、危及生命或影响远期预后时．应及时做对症处理，减轻症状，改善病理生理状况，赢得时间进行全面详细的检查，找出病因，诊断并进行病因治疗。

◆对症治疗固然可解除患者的痛苦，甚至使患者脱离险境，但对于诊断未明确的患者要严格掌握，以免掩盖病情，延误诊断。例如，对急腹症不可滥用吗啡、哌替啶等麻醉性镇痛剂，对发热性疾病不可滥用肾上腺皮质激素或解热药。

（三）首选药、末选药、备选药

一般情况下，任何一种疾病都有几种药物或治疗方案可供选择。

1. 首选药　通常给患者用药时应把国家基本药物作为首选药。选用国家基本药物可以避免在大量的化学结构类似而商品名各异的药品中，重复用药或滥开处方。首选药范围有：

（1）特效药：指药物有高选择性的作用机制，对其他受体均无作用，副作用小。特效药对某个疾病有特殊疗效，应作为首选药。例如：

◆心脏骤停患者首选肾上腺素。

◆治疗流行性脑脊髓膜炎（流脑）首选磺胺嘧啶。

◆淋病的首选药是第三代氟喹诺酮类（如环丙沙星、左氧氟沙星、依诺沙星等）。

◆阿米巴病首选药替硝唑。

◆疟疾首选青蒿琥酯。

（2）口服制剂：一般情况下，应将口服药作为首选药而不是肠道外用药作为首选药。

（3）某些单方，验方，秘方等也可作为首选药。

2. 末选药　例如在治疗类风湿关节炎时，糖皮质激素是末选药，一般情况下不主张使用。

◆因为糖皮质激素不良反应较多，长期使用易诱发胃溃疡、糖尿病，高血压、精神症状，引起库欣综合征、无菌性骨坏死和结核病扩散等，这些病症的严重程度超过原来的疾病，有的可能会导致死亡

3. 备选药　选用药物要留有余地，病情不太严重时，不应一开始就用最新、最贵

的药物，尤其是抗菌药物，否则当细菌对各种抗菌药物产生抗药性后，患者就失去了对抗细菌的有力武器，面对严重感染可能出现无药可选的局面。因此，需要保留有力的武器——备选药在关键时刻发挥作用。

（四）第一线、第二线、第三线药物

1. **第一线药物**　疗效肯定、副作用小、价格合理、货源充足、依临床需要使用。

2. **第二线药物**　疗效好，但毒副作用相对较大或价格比较昂贵，应控制使用。根据病情需要，按临床治疗用药方案需要第二线药物治疗时，应由主治医师以上同意后方可使用。

3. **第三线药物**　疗效好、价格昂贵或近期研制出的保留品种，应严格控制使用。根据病情需要，按临床治疗用药方案需要第三线药物治疗时，应由副主任医师以上或科主任同意后方可使用。

（五）阶梯用药法

1. **定义**　阶梯用药法指采用药物治疗某些疗程较长的慢性疾病时，需要根据病情、治疗效果、不良反应及药物之间的相互作用等多种因素，有计划、分阶段地对所用药物加以调整。

2. **优点**　这种方法能充分利用各种药物的特点，结合机体反应，取长补短，提高疗效，减少副作用。

3. **抗菌药物阶梯治疗法**

（1）开始抗感染时选用广谱、强效的抗菌药物，尽量覆盖可能的致病菌。

（2）其后48~72小时根据药敏试验结果再调整抗菌药物，以降阶梯或缩窄抗菌谱的药物足量、全程用药治疗。

◆广谱抗菌药的抗菌范围广泛，如氯霉素、氟喹诺酮类不仅对 G^+ 和 G^- 细菌有抗菌作用，并且对衣原体、肺炎支原体、立克次体等也有抑制作用。

◆窄谱抗菌药仅作用于一菌种或单一菌属，如异烟肼只对分枝杆菌属有效。

（六）效果-风险比最大原则

◆在选择治疗药物时，应努力寻找效果与风险之间适当的平衡点，力求在获得尽可能大的治疗效果的同时，使患者承担尽可能小的治疗风险。

五、选用药物治疗疾病应注意的问题

（一）了解药物的性质

1. **药动学**　吸收，分布，代谢，排泄及影响因素。

2. **药效学**　作用部位、作用机制、显效时间及其毒性。

◆只有这样才能掌握好药物适应证、禁忌证、剂量、给药途径、每日或每周给药次数以及发挥作用的时间，才能做好疗效评价，提出是继续用药、还是更换药物或联合用药的依据，并防止药物拮抗作用的发生。

（二）评价疗效

1. 明确疗效的标准

（1）急性病或者是慢性病的急性合并症　评价标准是治愈。

◆例如上呼吸道感染，急性肺炎，急性胃肠道炎症和感染，高血压病合并的脑出血性卒中，高血压危象，急性泌尿道感染，甲状腺危象以及各种急性过敏性疾患等。

（2）某些慢性病　通过较长期药物应用治疗也是可以治愈的，例如结核病、寄生虫病、消化性溃疡（配合非药物治疗）、某些恶性肿瘤（配合手术的综合疗法）等。

◆但是也有很多慢性疾病使用药物却难以根治，只能缓解症状或减轻痛苦。

（3）自限性疾病　如急性病毒性上呼吸道或肠道感染一般在起病 1 周左右可以自愈，如果此时才开始得到药物治疗，即刻出现的疗效不一定是该药物的效果；许多慢性病的病情，不用药物就有可能自行暂时缓解（有的可达到 20%）。

◆联合用药显示的效果也不一定就是联用的效果，也可能只有其中一种是真正起治疗作用的。

2. 用药后未显疗效的原因　分析可能的原因如下：

（1）口服药物吸收不良；或未到应显效时间（如螺内酯，抗甲状腺功能亢进药物等显效均较慢）；也可能是原来诊断或用药错误。

（2）医嘱处方药量不足或患者未服够规定剂量。

（3）抗感染药物碰上耐药菌株；或机体免疫力低下。

（4）药物质量不可靠或存放过久已超过有效期，或药物保存不当致失效；或偶然发药有误，甚至误服家中他人之药。

（5）药物在此患者身上本来就无效，因为很少有药物是 100% 有效的，即使是某药对 95% 的患者有效，还有 5% 的患者对它无效。

（6）当发热久治不退时，可能尚有感染灶未被发现。

（7）尚有未被发现的情况，如呼吸道合并症，心力衰竭患者或对盐敏感的高血压患者未控制盐摄入量，糖尿病患者或高三酰甘油血症患者未控制糖摄入量，消化性溃疡患者饮食不节等。

◆因此，对治疗无效的病例要仔细分析，必要时修订治疗方案，更换药物及给药方式，或改单用为联合用药，甚至需重新采集病史，全面复查，审核病情有无发展变化及诊断有无错误。如出现毒副作用，应酌情减量或停药。

（三）联合用药时可有协同或拮抗作用

◆一个患者使用两种以上药物时，可因配伍禁忌而降低疗效，例如：

（1）胃蛋白酶不宜与碱性药同用。

（2）胰酶不宜与稀盐酸合剂同用。

（3）碳酸酐酶抑制剂乙酰唑胺（Acetazolamide）不宜与钙、碘及广谱抗生素等具有增强碳酸酐酶活性的药物合用。

（4）苯妥英钠、巴比妥类药可加速某些药物如双香豆素（Dicoumarol）的代谢，降低其抗凝血效果。

（5）阿司匹林、吲哚美辛（消炎痛）、保泰松、双嘧达莫（潘生丁）等又可增加双香豆素的抗凝血作用，有增加胃出血的危险。

（6）氨基糖苷类和呋塞米（速尿）、利尿酸均具有耳毒性，不可同用。

（四）药物作用的二重性问题

◆任何药物都具有二重性，即对机体有利和不利的两个方面。如：

（1）输液可治疗脱水，但输液过快，过多可导致肺水肿。

（2）利尿可以消肿，减少过多血容量，减轻心脏前负荷，改善心力衰竭，但利尿过多可以导致电解质紊乱及代谢改变，甚至引起脱水，血液浓缩，心脏前负荷不足致血压下降。

（3）抗菌药物可以杀菌或抑菌，但可产生耐药菌株、菌群失调、霉菌感染或程度不等的过敏反应，以及肝、肾、骨髓及心肌损害。

（五）谨慎使用新药

◆国际上，管理新药上市最著名的机构是美国食品药品管理（Food and Drug Administration，FDA）。我国对新药的报批和上市也有严格的规定，而且对于公费医疗允许报销的药品也做了规定。

◆但是有些药厂或经销单位把他们可以上市的药品的效力通过各种传媒过度宣传，吹成特效、神效。作为对患者高度负责的医师、药师，在使用新药前应该仔细阅读其说明书，最好是查阅一下在国内外权威性医学期刊上有无关于该新药的论著，并且对该报道做出的评价。

六、药理学及药物治疗的发展与展望

（一）抗肿瘤药物的研究是当代药物研究的重点与难点

药理学研究已经为人类提供了几千种疗效显著的药物，数百种药物已在临床应用并已得到科学验证。这些药物的出现为人类战胜疾病提供了有力的武器。

◆抗肿瘤药物的研究是当代药物研究的重点与难点，这些难题在不断激励着药理学家们去探索、寻找、并解决。他们的创新、发现和发明的成果，都将为解决这些难题做出卓越贡献，从而造福于人类。

（二）"靶向药物"将把药理学引向一个更科学、更完美的境界

大量的事实证明，药物必须以其最佳浓度到达作用部位，才能发挥最佳疗效。为了使药物能够精准地到达作用部位，近三十年来，"靶向药物"大量涌现，这种"靶向药物"是通过各种各样的"药物载体"，把这些特定的药物成功地运载到有病变的"靶组织"中，并在其中发挥特定的治疗作用，而对其他正常组织并没有影响。

◆例如：以"癌症靶向"为标志的第二代新药像雨后春笋般不断涌现，蓬勃发展，而携带药物到达"炎症部位"却不进入正常组织的"炎症靶向药物"也初露曙光，即

将问世。未来以定向运载为特征的第二代"靶向药物"将把药理学和药物治疗学引向一个更科学、也更理想和完美的境界。

（三）基因及基因工程药物或将使人类的梦想成为可能

1953 年，Waston 和 Crick 发现了 DNA 双螺旋结构，给药理学研究提供了全新的视野和方法，许多关于基因与疾病的关系逐步被发现，基因变异与药物个体效应之间的相互关系逐步得到证明，许多与药物作用有关的基因已被克隆和鉴定，其临床意义也逐渐被阐明。人类通过基因检测而"知天命"已经成为可能。

◆随着国际合作的人类基因组计划（human genome project）的完成，后基因组（post genome）研究的启动，基因药物与基因治疗的研究成果将为人类"知天命"描绘出一张美丽的蓝图："将来有一天，人们只要通过对自己的基因进行测定，就可以预知自己在未来将会得什么病"。这种梦想也许很快就会实现。

◆而如何"不要让这些疾病发生"，也就成为药理学家们未来的任务，基因组药理学（genomic pharmacology）研究将吸引许许多多最优秀的科学家去"解梦"，而这些"梦的破解"将是 21 世纪最激动人心的事件。

（四）中西医药结合将为人类防病治病展现新的发展前景

中医是以继承与发扬为主的传统医学，尊重古人、古方及经验，西医则是以不断推陈出新、变化发展为主的现代医学，尊重科学、实验事实、发现及创新。传统医学与现代医学各有其理论体系，各有其研究方法。

◆然而中医与西医双方都但可以在"药理学"研究领域，找到共同语言，双方都可以通过"药理学的研究方法"阐明药物的"作用原理"；并都可以通过"临床药理学"观察方法证明药物的"治疗作用"。

◆未来医学研究将从"统计学"向"个性化"转向，即以现代药理学研究的最新进展，为每个人设计不同的维持健康和预防疾病的"个性化"方案，与我们祖先提出的"辨证施治"殊途同归；以人为本，以中药辩证治疗及保健食品防病治病为基础的中西医结合的理论及实践，将是人类防病治病发展的新的目标和方向。

第四章

抗 感 染 药

第一节　抗感染药概述

一、抗感染药定义

由细菌、病毒、支原体、衣原体等多种病原微生物所致的感染性疾病遍布临床各科，其中细菌性感染最为常见，因此抗菌药物也就成为临床应用最广泛的药物之一。

◆凡是对细菌和其他微生物具有抑制和杀灭作用的药物统称为抗感染药。

◆抗感染药物包括抗生素、合成抗菌药、抗真菌药、抗病毒药、抗结核药和抗寄生虫药物。抗感染药不直接针对炎症，而是针对引起炎症的微生物。

二、抗感染药基本概念

1. **抗生素**（antibiotics）　凡具有抗菌作用的微生物产物及其半合成衍生物统称为抗生素，如青霉素类、头孢菌素类，大环内酯类，氨基糖苷类，四环素类等。antibiotics 原译为抗生素，1960 年后改为抗菌素，1980 年后又用原名抗生素直到如今。

2. **抗菌药物（简称抗菌药，antibacterial agents）**　包括抗生素和具有抗菌活性的人工合成药物，如喹诺酮类，磺胺药、呋喃类如呋喃妥因、硝基咪唑类如甲硝唑、唑烷酮类如利奈唑胺、吡咯类如氟康唑等，但不包括消毒剂如碘酊、苯扎溴铵等。

3. **抗微生物药物**（antimicrobial agents）　包括抗菌药物和抗病毒药物。

4. **抗感染药物**（anti – infective agents）　包括抗菌药、抗病毒药物和抗寄生虫药物。

5. **化疗药物**（chemotherapeutic agents）　包括抗微生物药物和抗肿瘤药物。

三、抗感染药的发展及现状

◆细菌和原生动物是导致感染性疾病的主要原因。人们对于感染性疾病应该说是相当熟悉，在古代人们就已凭经验进行感染的治疗，如古希腊用雄绵马（Male fern）作肠驱虫剂，古印度人用大风子（Chaulmoogra）治疗麻风，数百年前用霉治疗创伤，

16 世纪用汞治疗梅毒，17 世纪用金鸡纳树皮治疗疟疾，但真正意义上的抗感染治疗是从 20 世纪初开始的。

1935 年合成磺胺，1939 年从土壤中分离了链霉素，40 年代初，青霉素问世，对一个战争中的国家产生了极深远的意义，直至进入 21 世纪，抗病原微生物药物的发展一路走来，药物品种不断更新换代（大环内酯类，氨基糖苷类新品不断问世），抗生素在临床用药领域一直占很大比例（我国抗感染药物的用量约占 40%），也说明大多数感染性疾病在某种程度上都是可以治疗的。

◆虽然抗微生物药物的应用减少了一般急性感染性的疾病的流行，但感染性疾病总的流行趋势并未相应下降。原因可能是很多常在宿主体内的、原认为致病力低的细菌感染，以及由肠链球菌、葡萄球菌、假单胞菌和变形杆菌等都有高度适应性，易产生耐药性。泌尿系感染和心内膜炎等疾病的变迁也可能与普遍应用化学药物治疗而导致不良作用有关。

由于人们一般都接受过抗菌药物治疗，所以很难见到这些疾病的自然痊愈历史。这就导致一方面认为所有的感染性疾病，即使是轻的也需要用抗微生物药治疗；而另一方面导致当严重感染治疗不当时，对某些微生物可使人丧命这种现象认识不足。

◆不顾能否恢复根本的健康，也不考虑化学药物给我们带来的近期或远期，显明或潜在的不良反应和危害，不分适应证而普遍使用抗菌药物的做法是否明智需要人们谨慎思考。

四、抗感染药常用术语

（一）抗菌谱

抗菌谱（antibacterial spectrum）指抗菌药物的抗菌范围。

1. **窄谱抗菌药**　仅对单一菌种或某一菌属有抗菌作用的药物。如异烟肼仅对结核杆菌有效，而对其他细菌无效。

2. **广谱抗菌药**　对多种病原体（革兰阳性菌、革兰阴性菌、支原体、衣原体及立克次体等）有杀灭或抑制作用的药物。如四环素、氟喹诺酮类等。

◆抗菌药物的抗菌谱是临床选药的基础。

（二）抗菌活性

抗菌活性（antibacterial activity）指抗菌药物抑制或杀灭病原微生物的能力。

1. **最低抑菌浓度（MIC）**　在体外试验中能抑制培养基内细菌生长的最低浓度。

2. **最低杀菌浓度（MBC）**　能够杀灭培养基内细菌的最低浓度。

（三）抗生素后效应

抗生素后效应（postantibiotic effect，PAE）指抗生素发挥作用后，其血药浓度降至最低抑菌浓度（MIC）以下或被消除之后，细菌生长仍受到持续抑制的效应。大多数抗菌药物均有 PAE，例如具有明显 PAE 的 β - 内酰胺类抗生素。

（四）化疗指数

化疗指数（chemotherapeutic index，CI）是评价化学治疗药物有效性与安全性的重要参数，常以 LD_{50}/ED_{50} 或 LD_5/ED_{95} 来表示。

◆一般说化疗指数高表明药物毒性低安全性高。但化疗指数高的药物并非绝对安全，例如毒性较小的青霉素，该药化疗指数高，但有引起严重过敏性休克的危险。

（五）抑菌药

抑菌药（antibacterial drugs）指具有抑制细菌生长繁殖而无杀灭细菌作用的抗菌药物。

◆包括磺胺类，四环素类，氯霉素，红霉素（低浓度）；PAS（对氨基水杨酸钠），林可霉素、氯林可霉素。

（六）杀菌药（bactericidal drugs）

1. 定义 指不但具有抑制细菌生长繁殖的作用，而且具有杀灭细菌之作用的抗菌药物。

2. 种类 如青霉素类、头孢菌素类、氨基糖苷类；增效磺胺甲基异噁唑；红霉素（高浓度）；异烟肼、利福平、万古霉素等。

3. 特点

◆大多数抑菌药在高浓度时都是杀菌的。此种分类，常与临床合并用药有关。在使用抑菌药抑制了入侵微生物的生长繁殖后，就要依靠机体的防御机制来消灭微生物。

◆当机体的防御机制不足以消灭入侵的微生物时，例如在带菌状态、细菌性心内膜炎、某些衰弱患者以及粒细胞缺乏症、再生障碍性贫血和应用免疫抑制剂治疗时，在这些情况下都应使用杀菌药。

◆体外敏感试验表明感染菌对抑菌药敏感时，也要用杀菌药治疗，因为患者体内的情况不同于细菌化验室的体外试验。

五、抗菌药物作用及耐药机制

（一）作用机制

◆细菌维持生长繁殖有赖于结构完整和代谢功能正常。抗菌药物的作用机制主要是通过干扰细菌的生化代谢过程，影响其结构和功能，使其失去正常生长繁殖的能力而达到抑制或杀灭病原体的作用。

根据主要作用靶位不同，抗菌药的作用机制可分为以下几种：

1. 抑制细菌细胞壁的合成

◆细胞壁是维持细菌细胞外形完整的坚韧结构，能适应多样的环境变化，并能与宿主相互作用。细胞壁的主要成分为肽聚糖（peptidoglycan），又称黏肽，经高度交联构成三维网状结构包围着整个细菌，其结构和黏肽含量的差异可影响抗菌药的抗菌活性。

◆革兰阳性菌细胞壁坚厚，肽聚糖含量大约占整个细胞壁的50%~80%。革兰阴性菌细胞壁比较薄，肽聚糖仅占1%~10%。人体没有细胞壁，因此抑制细菌细胞壁合成的抗生素对人体几无毒性。如β-内酰胺类抗生素，万古霉素，磷霉素，环丝氨素等。

2. 影响细菌胞浆膜通透性

◆细菌的胞浆膜亦称胞质膜或细胞膜，胞浆膜是由类脂质双分子和镶嵌于其中的蛋白质分子构成的一种半透膜，具有物质转运、生物合成、分泌和渗透屏障等功能。很多药物是通过影响细菌胞浆膜的通透性而发挥作用。例如：

◆多肽类抗生素如多黏菌素类能与细菌胞浆膜中磷脂结合，破坏脂质双层结构，使膜功能受损。

◆制霉菌素及两性霉素B等能选择性地与真菌胞浆膜中麦角固醇类结合，形成孔道，改变其通透性。

◆咪康唑（miconazole）和氟康唑（fluconazole）能抑制真菌细胞膜的生物合成，损伤胞质膜而增加其通透性，使细菌内重要物质外漏，造成细菌死亡。

3. 抑制细菌蛋白质合成　细菌核糖体为70S（由30S和50S亚基构成），哺乳动物的核糖体为80S（由60S和40S亚基构成），因此它们的生理、生化功能不同。抗菌药物对细菌核糖体有高度的选择性，能选择性抑制细菌蛋白质的合成而不影响人体细胞的功能。例如：

◆氨基糖苷类能与核蛋白体30S结合，影响蛋白质合成的全过程而呈现杀菌作用。

◆大环内酯类、林可霉素类等能与细菌核糖体50S亚基结合，抑制肽链的形成或延伸。

◆四环素、氯霉素类与核糖体30S亚基结合，产生抑菌作用。

4. 影响细菌核酸代谢　凡能阻碍胞质内核酸合成的药物均能抑制细菌的生长繁殖或杀灭细菌。例如：

◆喹诺酮类抑制DNA回旋酶，阻碍敏感菌DNA的复制而杀菌。

◆利福平能抑制DNA依赖的RNA多聚酶，阻止mRNA的合成而杀菌。

5. 影响细菌叶酸代谢　细菌必须自身合成叶酸才能供菌体使用，不能利用环境中的叶酸。

◆磺胺类药物通过抑制细菌二氢叶酸合成酶，甲氧苄啶（TMP）通过抑制二氢叶酸还原酶，来干扰叶酸代谢，影响核酸前体物嘌呤、嘧啶的合成产生抑菌作用。

（二）细菌耐药产生机制

1. 耐药性定义　细菌的耐药性（resistance）又称抗药性，指细菌与抗菌药物多次接触后，对药物的敏感性下降甚至消失，致使临床疗效下降或消失，临床表现为药物的抗菌疗效下降或无效。

◆细菌的耐药性可分为有固有性与获得性两种，其中获得耐药性的产生是临床抗菌药物应用中面临的一个严重问题。

2. 耐药性产生机制

（1）产生灭活酶　很多细菌可产生特有的灭活酶，这种酶可改变抗菌药物结构并使其失活失去作用，这是产生耐药性最重要的机制。

◆细菌产生的灭活酶有水解酶和合成酶两种。如 β - 内酰胺酶，能使青霉素类和头孢菌素类的 β 内酰胺环水解裂环而失活。

（2）改变细菌胞浆膜的通透性　细菌可通过多种方式阻滞抗菌药物通过胞浆膜进入菌体内，如对四环素耐药的菌株通过产生新的蛋白质阻塞细胞壁水孔而阻止其进入；革兰阴性杆菌的细胞外膜对青霉素 G 有屏障作用，产生天然耐药等。

（3）改变菌体内靶位结构　细菌通过降低靶蛋白与抗菌药物的亲和力或增加靶蛋白的数量，或合成与抗菌药物亲和力低但有相同功能的替代靶蛋白而产生耐药。

◆例如 β - 内酰胺类药物的作用靶位是 PBPs，对其耐药的菌株体内 PBPs 的质和量发生改变，均可导致药物与靶位的结合能力下降，产生耐药。

（4）改变代谢途径　通过改变代谢途径而改变对营养物质的需要。如对磺胺类耐药的细菌可产生较多的代谢拮抗物对氨苯甲酸或二氢叶酸合成酶或直接利用外源性叶酸，产生耐药。

◆交叉耐药性指病原微生物对某一种抗菌药物产生耐药性后，对其他作用机制相似的抗菌药物也产生耐药性。

六、常见病原微生物的种类

◆引起人类感染性疾病的病原微生物主要有：细菌、放线菌、真菌、病毒、立克次体、支原体、衣原体和螺旋体等。

（一）细菌

包括革兰阳性球菌、革兰阴性球菌、革兰阳性杆菌、革兰阴性杆菌等。

革兰阳性球菌	葡萄球菌（金葡菌、表葡菌）	不产青霉素酶株、产青霉素酶株、耐甲氧西林株等
	链球菌	A 组溶血性链球菌、B 组溶血性链球菌、D 组链球菌包括肠球菌（粪肠球菌、屎肠球菌）、牛链球菌、肺炎链球菌（肺炎球菌）、草绿色链球菌、厌氧性链球菌（消化链球菌）等
革兰阴性球菌		淋球菌、卡他球菌、脑膜炎球菌等
革兰阳性杆菌		炭疽杆菌、产气荚膜杆菌、破伤风杆菌、难辨梭状芽孢杆菌、白喉棒状杆菌、棒状杆菌 JK 株、李斯德菌等
革兰阴性杆菌	肠杆菌科细菌	大肠杆菌、大肠埃希菌、普通变形杆菌、枸橼酸杆菌、克雷伯杆菌、志贺菌、沙门菌、沙雷菌、奇异变形杆菌、普鲁威登菌、摩根杆菌、耶尔森菌等
	其他阴性杆菌	假单胞菌（铜绿假单胞菌、洋葱假单胞菌）、流感嗜血杆菌、不动杆菌、军团菌、布嗜杆菌、气单胞菌、霍乱弧菌、痢疾杆菌、伤寒杆菌、百日咳杆菌、螺旋杆菌、耐酸杆菌（结核杆菌、麻风杆菌）、念珠状链杆菌、脆弱拟杆菌、梭杆菌等
常见厌氧菌	革兰阳性厌氧菌	消化链球菌、产气荚膜杆菌、破伤风杆菌、难辨梭状芽孢杆菌等
	革兰阴性厌氧菌	拟杆菌（包括脆弱拟杆菌）、梭杆菌等

（二）放线菌

包括以色列放线菌和诺卡菌。

（三）真菌

包括浅部真菌和深部真菌。

1. 浅部真菌　主要有毛发癣菌、表皮癣菌、小孢子癣菌。

2. 深部真菌　主要有念珠菌（白念珠菌、热带念珠菌）、新型隐球菌、曲菌、毛霉菌、组织胞浆菌、青霉菌、球胞子菌、芽生菌、着色霉菌、孢子丝菌等。

（四）病毒

分类	病毒
正黏病毒	流感病毒
副黏病毒	副流感病毒、流行性腮腺炎病毒、呼吸道合胞病毒
小 RNA 病毒	柯萨奇病毒、埃可病毒、脊髓灰质炎病毒、鼻病毒、轮状病毒等
虫媒病毒	流行性乙型脑炎病毒、流行性出血热病毒、登革热病毒、森林脑炎病毒、黄热病病毒、腺病毒、冠状病毒、狂犬病毒及风疹病毒等
疱疹类病毒	单纯疱疹病毒 I 、 II 型，水痘－带状疱疹病毒、巨细胞病毒、EB 病毒等
肝炎病毒	甲肝病毒、乙肝病毒、丙肝病毒等
其他病毒	艾滋病毒、拉沙病毒、考替病毒等

（五）立克次体

包括普氏立克次体和莫氏立克次体。

（六）支原体

包括肺炎支原体和溶脲支原体。

（七）衣原体

包括沙眼衣原体和鹦鹉衣原体。

（八）螺旋体

包括钩端螺旋体、梅毒螺旋体、回归热螺旋体和雅司螺旋体。

第二节　β－内酰胺类抗生素

一、β－内酰胺类抗生素概述

（一）定义

系指化学结构中具有 β－内酰胺环的一大类抗生素。包括临床最常用的青霉素与头孢菌素，以及新发展的头霉素类、硫霉素类、单环 β－内酰胺类等其他非典型 β－内酰胺类抗生素。

◆此类抗生素具有杀菌活性强、毒性低、适应证广及临床疗效好等优点。其化学结构，特别是侧链的改变又形成了许多不同抗菌谱和抗菌作用以及各种临床药理学特性的抗生素。

（二）作用机制

β–内酰胺类抗菌作用机制是与 PBPs 活性位点通过共价键结合，抑制转肽活性，从而阻止肽聚糖的合成，导致细胞壁缺损，引起细菌死亡。

◆PBPs 为细菌细胞膜上与 β–内酰胺类抗生素结合的特殊靶蛋白，具有转肽酶功能，催化转肽反应，合成肽聚糖。

（三）药物相互作用

（1）丙磺舒、阿司匹林、吲哚美辛、保泰松等可竞争性抑制 β–内酰胺类抗生素从肾小管的分泌，使 β–内酰胺类的排泄减慢，血药浓度增高，可增强 β–内酰胺类的作用，并延长作用时间。

（2）磺胺类药、红霉素、四环素、氯霉素等抑菌药与 β–内酰胺类合用时可产生拮抗作用。

◆因 β–内酰胺类抗生素是繁殖期杀菌药，抑菌药使细菌繁殖受阻抑，β–内酰胺类作用不能充分发挥，使 β–内酰胺类的杀菌作用明显受到抑制。

二、青霉素类

◆它们可由发酵液提取或半合成制造而成。属于繁殖期杀菌药。按其来源不同分为天然青霉素和半合成青霉素两类，它们之间有交叉过敏性。

（一）天然青霉素（青霉素 G）

1. **作用特点**　抗菌谱窄，作用强，毒性低，不耐酸，不耐酶。

2. **适应证**　适用于敏感细菌所致各种感染，如脓肿、菌血症、肺炎和心内膜炎等。

（1）首选适应证：①溶血性链球菌感染，如咽炎、扁桃体炎、猩红热、丹毒、蜂窝织炎和产褥热等②肺炎链球菌感染如肺炎、中耳炎、脑膜炎和菌血症等③不产青霉素酶葡萄球菌感染④炭疽⑤破伤风、气性坏疽等梭状芽孢杆菌感染⑥梅毒（包括先天性梅毒）⑦钩端螺旋体病⑧回归热⑨白喉⑩青霉素与氨基糖苷类药物联合用于治疗草绿色链球菌心内膜炎。

（2）其他亦可用于治疗：①流行性脑脊髓膜炎②放线菌病③淋病④奋森咽峡炎⑤莱姆病⑥多杀巴斯德菌感染⑦鼠咬热⑧李斯特菌感染⑨除脆弱拟杆菌以外的许多厌氧菌感染⑩预防感染性心内膜炎发生。

3. **不良反应**

（1）过敏反应：青霉素过敏反应较常见，最严重的是过敏性休克，且发生，必须就地抢救，予以保持气道畅通、吸氧及使用肾上腺素、糖皮质激素等治疗措施。

（2）中枢神经毒性反应：少见，但静脉滴注大剂量本品或鞘内给药时，导致抽搐、肌肉阵挛、昏迷及严重精神症状等（青霉素脑病）。此种反应多见于婴儿、老年人和肾功能不全患者。

（3）赫氏反应和治疗矛盾：用青霉素治疗梅毒、钩端螺旋体病等疾病时可由于病原体死亡致症状加剧，称为赫氏反应；治疗矛盾也见于梅毒患者，系治疗后梅毒病灶消失过快，而组织修补相对较慢或病灶部位纤维组织收缩，妨碍器官功能所致。

（4）二重感染：可出现耐青霉素金葡菌、革兰阴性杆菌或念珠菌等二重感染。

（5）耐药性：60年前，每天注射1万单位的青霉素，就能治疗最严重的链球菌感染，可是现今，每天即使注射几千万单位的青霉素，仍然不能保证足够的疗效。耐药性急速发展。

（6）其他：应用大剂量青霉素钠盐可因摄入大量钠盐而导致心力衰竭；应用大剂量青霉素钾盐可产生脑毒性－肌痉挛，Coombs 阳性溶血性贫血，白细胞下降。

4. 注意事项 本品与重金属，特别是铜、锌、汞呈配伍禁忌。

5. 药物相互作用

◆青霉素可增强华法林的抗凝作用。

◆氯霉素、红霉素、四环素类、磺胺类可干扰本品的活性，故本品不宜与这些药物合用。

◆丙磺舒、阿司匹林、吲哚美辛、保泰松和磺胺药减少青霉素的肾小管分泌而延长本品的血清半衰期。

◆本品与重金属，特别是铜、锌、汞呈配伍禁忌。

◆青霉素静脉输液中加入头孢噻吩、林可霉素、四环素、万古霉素、琥乙红霉素、两性霉素 B、去甲肾上腺素、间羟胺、苯妥英钠、盐酸羟嗪、丙氯拉嗪、异丙嗪、维生素 B 族、维生素 C 族等后将出现浑浊。

◆本品与氨基糖苷类抗生素同瓶滴注可导致两者抗菌活性降低，因此不能置同一容器内给药。

（二）半合成青霉素

1. 分类及特点

分类	代表药物	作用特点
口服耐酸青霉素	青霉素 V，苯氧甲青霉素和非奈西林	耐酸，口服吸收好，不耐酶，抗菌谱同青霉素 G，抗菌活性弱于青霉素 G，用于轻度敏感菌感染及恢复期的巩固治疗
口服耐酶青霉素	双氯西林，氟氯西林，氯唑西林，甲氧西林，苯唑西林、奈夫西林	抗菌活性弱于青霉素 G。对产青霉素酶的耐药金黄色葡萄球菌具有强大作用，双氯西林最强。除甲氧西林外，其余均耐酸，可口服和注射
广谱青霉素	氨苄西林，阿莫西林	耐酸，可口服，不耐酶，抗菌谱广。革兰阳性菌阴性菌均有效，对耐药金黄色葡萄球菌无效

2. 常用药物

（1）青霉素 V 可口服，不宜用于严重感染，主要用于 G^+ 球菌引起的轻度感染，如咽炎，扁桃体炎等。

（2）阿莫西林

①适应证　适用于敏感菌（不产 β - 内酰胺酶菌株）所致的下列感染：

◆溶血链球菌、肺炎链球菌、葡萄球菌或流感嗜血杆菌所致的中耳炎、鼻窦炎、咽炎、扁桃体炎等上呼吸道感染。

◆大肠埃希菌、奇异变形杆菌或粪肠球菌所致的泌尿生殖道感染。

◆溶血链球菌、葡萄球菌或大肠埃希菌所致的皮肤软组织感染。

◆溶血链球菌、肺炎链球菌、葡萄球菌或流感嗜血杆菌所致急性支气管炎、肺炎等下呼吸道感染；急性单纯性淋病。

◆阿莫西林亦可与克拉霉素、兰索拉唑三联用药根除胃、十二指肠幽门螺杆菌，降低消化道溃疡复发率。

②不良反应

◆胃肠道反应（假膜性肠炎）；过敏反应（皮疹、药物热和哮喘）。

◆血液系统反应（贫血、血小板减少、嗜酸性粒细胞增多等）。

◆血清氨基转移酶轻度增高及二重感染。

③注意事项

◆偶可引起过敏性休克，尤多见于有青霉素或头孢菌素过敏史的患者。

◆由于乳汁中可分泌少量阿莫西林，乳母服用后可能导致婴儿过敏。

◆丙磺舒竞争性地减少本品的肾小管分泌，两者同时应用可引起阿莫西林血浓度升高、半衰期延长。

（3）氨苄西林（Ampicillin）

◆可口服，但是食物干扰吸收，应空腹口服；临床主要用于敏感菌引起的尿路感染，呼吸道感染，伤寒胆道和肠道感染，脑膜炎等。

◆但因其耐药菌株日益增多，故对重症革兰阴性杆菌感染病因未明者不宜单独应用。

◆本品有轻微胃肠道反应，药疹发生率较高。

◆本品和氯唑西林两者联用，抗药性能互补，可用于产酶金黄色葡萄球菌及一些革兰阳性菌和少数革兰阴性菌引起的感染。

（4）匹氨西林（Pivampicillin）

◆其特点为口服吸收好，不受食物的影响，生物利用度大于90%，其他如临床应用及不良反应与氨苄西林相似。

（三）抗铜绿假单胞菌广谱青霉素

◆主要药物为羧苄西林（Carbenicillin）、哌拉西林（Piperacillin）、替卡西林（Ticarcillin）、呋苄西林（Furbenicillin）、美洛西林（Azlocillin）。

药物	作用特点	适应证	不良反应
羧苄西林	对 G⁻ 性菌作用强，对铜绿假单胞菌有特效，不耐酶	主要用于烧伤继发铜绿假单胞菌感染，敏感菌所致尿路感染等	过敏，电解质紊乱，神经毒性，出血等

续表

药物	作用特点	适应证	不良反应
哌拉西林	抗铜绿假单胞菌作用比羧苄西林强，对脆弱类杆菌及多种厌氧菌有效，不耐酶	菌血症，肺炎，烧伤后感染，耐青霉素的耐药菌感染，宜与氨基糖苷类联用	与青霉素相似。皮疹，皮肤瘙痒，胃肠道反应
替卡西林	口服不吸收，抗菌谱与羧苄西林相似，抗铜绿假单胞菌活性强 $2\sim4$ 倍，对其他革兰阳性杆菌作用更强	对铜绿假单胞菌感染有效，对呼吸道、泌尿道感染疗效也佳，可与庆大霉素联合用药	与青霉素相似
美洛西林（Azlocillin）	抗菌谱与羧苄西林相似，抗菌活性更强，对抗大肠杆菌属较替卡西林强，对耐羧苄西林和庆大霉素的铜绿假单胞菌有较好的抗菌作用	用于治疗铜绿假单胞菌感染，及大肠埃希菌等引起的感染	主要有：食欲缺乏、恶心、呕吐、腹泻、肌注局部疼痛和皮疹，都较轻

◆铜绿假单胞菌：原称绿脓杆菌。在自然界分布广泛，为土壤中存在的最常见的细菌之一。各种水、空气、正常人的皮肤、呼吸道和肠道等都有本菌存在，适宜的生存条件是潮湿的环境，是医院内感染的主要病原菌之一。

◆易感人群：患有代谢性疾病、血液病和恶性肿瘤的患者，以及术后或某些治疗后的患者易感染本菌。感染后常导致术后伤口感染，也可引起褥疮、脓肿、化脓性中耳炎等。本菌引起的感染病灶可导致血行散播，而发生菌血症和败血症。烧伤后感染了铜绿色假单胞菌可造成死亡。

（四）主要作用于革兰阴性菌的青霉素

包括美西林、匹美西林、替莫西林。

◆其中，匹美西林为美西林的双酯化合物，口服吸收完全，吸收后在血液中被酯酶水解成为具有抗菌活性的美西林而起作用。

◆食物可促进其吸收，使用方便。

三、头孢菌素类

◆根据头孢菌素的发展顺序、抗菌特点、对 β - 内酰胺酶的稳定性及适应证可将其分为四代产品。

（一）分类及适应证

分类		代表药物	适应证
第一代	注射用	头孢噻吩，头孢唑啉、头孢拉定、头孢硫脒、头孢噻啶等	用于需氧细菌引起的中度感染和部分敏感菌引起的严重感染，如敏感菌引起的呼吸系统、泌尿生殖系统、胆道感染及皮肤软组织创伤等
	口服	头孢氨苄、头孢拉定、头孢羟氨苄	
第二代	注射用	头孢呋辛、头孢替安，头孢孟多、头孢尼西、头孢雷特	作为一般革兰阴性杆菌感染的首选药物，适用于敏感菌引起的呼吸道肺炎、泌尿道、皮肤及软组织、骨组织、骨关节、菌血症、妇科等感染以及耐青霉素的淋病的治疗
	口服	头孢克洛、头孢呋辛酯，头孢丙烯	

分类		代表药物	适应证
第三代	注射	头孢噻肟、头孢他定、头孢哌酮、头孢唑肟、头孢曲松、头孢甲肟、头孢地嗪、头孢磺啶	组织穿透力强，分布广，机体各部位均可达到有效浓度。主要用于危及生命的敏感细菌所致的败血症、肺炎、尿路感染、脑膜炎、腹腔感染、盆腔感染、骨髓炎、生殖道感染、关节感染等。轻症感染不应使用
	口服	头孢克肟、头孢泊肟酯、头孢布坦、头孢地尼、头孢布烯等	
第四代（注射用）		头孢匹罗、头孢吡肟	主要用于对第三代头孢菌素耐药的革兰阴性杆菌引起的重症感染

（二）各代头孢菌素作用特点比较

作用特点		第一代	第二代	第三代	第四代
铜绿假单胞菌		-	-	+ + +	+ +
厌氧菌		-	+	+ +	+ +
G^+菌		+ + +	+ +	+	+ + +
G^-菌		+	+ +	+ +	+ + +
对酶稳定性	G^+菌	+ + +	+ + +	+ + +	+ + +
	G^-菌	-	+	+ + +	+ + +
肾毒性		+ + +	+	+	-

（三）作用机制

◆作用于细菌细胞膜上的青霉素结合蛋白结合，使转肽酶酰化，干扰细菌细胞壁的合成，使细菌生长受到抑制，以至溶解死亡。属于繁殖期杀菌药。本类药物具有抗菌作用强、耐青霉素酶、疗效高、过敏反应较青霉素少等优点，但要注意二重感染及肾脏毒性。

（四）和青霉素类比较其作用特点

◆对β内酰胺酶稳定，抗菌谱广，抗菌作用强，过敏反应少，但有一定的肾毒性。

（五）常用头孢类药物使用注意点

1. 头孢唑啉

（1）药理作用

①除肠球菌属、耐甲氧西林葡萄球菌属外，本品对其他革兰阳性球菌均有良好抗菌活性。

②肺炎链球菌和溶血性链球菌对本品高度敏感。白喉杆菌、炭疽杆菌、李斯特菌和梭状芽胞杆菌对本品也甚敏感。

③本品对部分大肠埃希菌、奇异变形杆菌和肺炎克雷伯菌具有良好抗菌活性，但对金葡菌的抗菌作用较差。

④伤寒杆菌、志贺菌属和奈瑟菌属对本品敏感，其他肠杆菌科细菌、不动杆菌和铜绿假单胞菌耐药。

⑤产酶淋球菌对本品耐药；流感嗜血杆菌仅中度敏感。革兰阳性厌氧菌和某些革兰阴性厌氧菌对本品多敏感。脆弱拟杆菌耐药。

（2）适应证：适用于治疗敏感细菌所致的中耳炎、支气管炎、肺炎等呼吸道感染、尿路感染、皮肤软组织感染、骨和关节感染、败血症、感染性心内膜炎、肝胆系统感染及眼、耳、鼻、喉科等感染。本品也可作为外科手术前的预防用药。

◆本品不宜用于中枢神经系统感染。对慢性尿路感染，尤其伴有尿路解剖异常者的疗效较差；本品也不宜用于治疗淋病和梅毒。

（3）不良反应

◆过敏反应：头孢菌素与青霉素类有交叉过敏，交叉过敏发生率约20%。

◆肾脏毒性：大剂量使用，或与氨基糖苷类抗生素联合应用时易造成肾功能障碍。

◆偶见白念珠菌二重感染。

（4）药物相互作用

①本品与下列药物有配伍禁忌，不可同瓶滴注：硫酸阿米卡星、硫酸卡那霉素、盐酸金霉素、盐酸土霉素、盐酸四环素、葡萄糖酸红霉素、硫酸多黏菌素B、黏菌素甲磺酸钠，葡萄糖酸钙。

②本品与庆大霉素或阿米卡星联合应用，在体外能增强抗菌作用。

③本品与强利尿药合用有增加肾毒性的可能，与氨基糖苷抗生素合用可能增加后者的肾毒性。

④丙磺舒可使本品血药浓度提高，血半衰期延长。

2. 头孢氨苄

（1）注意事项　有胃肠道疾病史的患者，尤其有溃疡性结肠炎、局限性肠炎或抗菌药物相关性结肠炎（头孢菌素很少产生伪膜性肠炎）者以及肾功能减退者应慎用本品。

◆对诊断的干扰：应用本品时可出现直接Coombs试验阳性反应和尿糖假阳性反应（硫酸铜法）。过敏者禁用。

（2）孕妇及哺乳期妇女用药　本品可透过胎盘，故孕妇应慎用；本品亦可经乳汁排出，虽至今尚无哺乳期妇女应用头孢菌素类发生问题的报告，但仍须权衡利弊后应用。

（3）药物相互作用

◆与考来烯胺（消胆胺）合时，可使头孢氨苄的平均血药浓度降低。

◆丙磺舒可延迟本品的肾排泄，也有报告认为丙磺舒可增加本品在胆汁中的排泄。

3. 头孢硫脒

◆是我国唯一自主研发的新型头孢菌素产品，抗菌谱广，对革兰阳性菌、肠球菌和耐甲氧西林金葡菌等疗效优于比第二、第三代头孢菌素，可部分替代万古霉素，减轻或延缓其耐药性。

◆临床适用于敏感细菌引起的呼吸道系统、肝胆系统、五官、尿道感染及心内膜炎、败血症，更适用于金葡菌、链球菌、肠球菌等革兰阳性菌引起的感染。

4. 头孢呋辛酯

（1）作用特点

◆本品为第二代头孢菌素类抗生素。口服经胃肠道吸收后，在酯酶作用下迅速水解为头孢呋辛而发挥抗菌作用。对革兰阳性球菌的活性与第一代头孢菌素相似或略差，但对葡萄球菌和革兰阴性杆菌产生的β-内酰胺酶显得相当稳定。

（2）适应证

◆本品适用于溶血性链球菌、金黄色葡萄球菌（耐甲氧西林株除外）及其他敏感菌所致成人急性咽炎或扁桃体炎、急性中耳炎、上颌窦炎、慢性支气管炎急性发作、急性支气管炎、单纯性尿路感染、皮肤软组织感染及无并发症淋病奈瑟菌性尿道炎和宫颈炎，及儿童咽炎或扁桃体炎、急性中耳炎及脓疱病等。

（3）药物相互作用

①呋塞米、依他尼酸、布美他尼等强利尿药，卡氮芥、链佐星等抗肿瘤药及氨基糖苷类抗生素等肾毒性药物与本品合用有增加肾毒性的可能。

②克拉维酸可增强本品对某些因产生β-内酰胺酶而对本品耐药的革兰阴性杆菌的抗菌活性。

③本品与丙磺舒合用可使本品的药-时曲线下面积值（AUC值）增加约50%。

④本品与抗酸药合用可减少本品的吸收。

5. 头孢孟多 （Cefamandole）

（1）作用特点 本品为半合成第二代头孢菌素，其主要特点是对革兰阴性菌作用强，优于头孢唑林。

◆对厌氧梭状芽孢杆菌、脑膜炎球菌、淋球菌、大肠杆菌、肺炎杆菌、流感杆菌及吲哚阳性变形杆菌等作用较强，特别是对嗜血杆菌属，本品最有效。

（2）适应证 临床上主要用于敏感菌所致的各种感染，如呼吸道感染、胆道感染、肾盂肾炎、尿路感染、腹膜炎、败血症及皮肤软组织、骨、关节等感染。

◆由于尿药浓度高，对尿路感染有高效。

（3）注意事项

◆用药期间饮酒时可发生恶心、呕吐、头痛、面红、低血压及呼吸困难等反应，应忌酒。

◆偶可致过敏反应，有荨麻疹及药物热等，对头孢菌素过敏者禁用。过敏体质或对青霉素过敏者慎用。

◆肾功能不全者，应减量使用；孕妇及3个月以下婴儿慎用。

◆肌注可致局部疼痛，偶可产生血栓性静脉炎。

6. 头孢克洛

◆为半合成口服抗生素，对产青霉素酶金黄色葡萄球菌、A组溶血性链球菌、草绿色链球菌和表皮葡萄球菌的作用与头孢羟氨苄相同，对不产酶金黄色葡萄球菌、肺炎球菌、奇异变形杆菌、沙门菌属的抗菌作用较头孢羟氨苄强。

◆主要适用于敏感菌所致的呼吸道感染如肺炎、支气管炎、咽喉炎、扁桃体炎等；中耳炎；鼻窦炎；尿路感染如淋病、肾盂肾炎、膀胱炎；皮肤与皮肤组织感染等；胆道感染等。

◆主要不良反应是胃肠道反应，血清病样反应也较其他抗生素多见，小儿尤其常见，典型症状包括皮肤反应和关节痛。

7. 头孢丙烯 是美国 FDA 批准的第一个用于儿童中耳炎和鼻窦炎的口服头孢菌素，服用方便，肝、肾功能影响小，依从性优于头孢克洛。对肺炎链球菌、流感嗜血杆菌等所致的下呼吸道细菌性感染有较好的疗效。

◆临床用轻、中度急性细菌性呼吸道感染，主要不良反应为胃肠道反应，常见皮疹、荨麻疹等过敏反应。

8. 头孢噻肟

◆头孢噻肟属第三代头孢菌素，可广泛分布于全身各种组织和体液中。正常脑脊液中的药物浓度很低，但脑膜炎患者应用本品后，脑脊液中可达有效浓度。

◆本品适用于敏感细菌所致的肺炎及其他下呼吸道感染、尿路感染、脑膜炎、败血症、腹腔感染、盆腔感染、皮肤软组织感染、生殖道感染、骨和关节感染等。

◆头孢噻肟可以作为小儿脑膜炎的选用药物。

9. 头孢曲松

◆其抗菌谱和抗菌活性与头孢噻肟相似，对肠杆菌科细菌等革兰阴性菌有强大活性，对铜绿假单胞菌抗菌作用差。

◆主要用于敏感致病菌所致的下呼吸道感染、尿路感染、胆道感染，以及腹腔感染、盆腔感染、皮肤软组织感染、骨和关节感染、败血症、脑膜炎等及手术期感染预防。

◆本品单剂可治疗单纯性淋病。

10. 头孢哌酮 属第三代头孢。

◆适用于敏感菌所致的各种感染如肺炎及其他下呼吸道感染、尿路感染、胆道感染、皮肤软组织感染、败血症、腹膜炎、盆腔感染等，后两者宜与抗厌氧菌药联合应用。

◆不良反应：皮疹较为多见，达 2.3% 或以上，少数病人尚可发生腹泻、腹痛、嗜酸粒细胞增多，轻度中性粒细胞减少。

◆使用注意：应用本品期间饮酒或接受含酒精药物或饮料者可出现双硫仑（disulfiram）样反应。

四、其他 β-内酰胺类

（一）碳青霉烯类（Carbapenems）

◆本类抗生素结构中虽有 β-内酰胺环，但无青霉素类和头孢菌素类的基本结构。

代表药物主要有：亚胺培南（Imipenem）、美罗培南（Meropenem）、甲砜霉素（Thiarn-phenicol）、帕尼培南（Panipenem）。

1. 亚胺培南

（1）特点：是甲砜霉素的脒基衍生物，其抗菌谱广，对 β - 内酰胺酶高度稳定，但不耐酸，不能口服，并易被肾细胞膜产生的脱氢肽酶水解灭活。

◆（2）应用：在临床可与脱氢肽酶抑制剂西司他丁（Cilastatin）1∶1 组成的复方制剂，供静脉注射。用于革兰阳性、革兰阴性需氧菌和厌氧菌引起的呼吸道、泌尿生殖系统、皮肤软组织、腹腔等部位的感染。

（3）不良反应：常见为胃肠道反应、药疹、静脉炎及血清转氨酶升高等，偶可诱发癫痫。

2. 美罗培南

◆比亚胺培南抗菌谱更广，抗菌活性更强，并且在体内不被肾脱氢酶水解，因而不需与酶抑制剂西司他丁合用。

◆临床适应证及不良反应同亚胺培南，因其不诱发癫痫，可用于脑膜炎等神经中枢感染患者。

（二）头孢菌素和单环 β - 内酰胺类

类别	代表药物	特点	适应证	不良反应
头孢菌素类	头孢西丁、头孢美唑、头孢替坦、头孢米诺	作用与头孢菌素相同。对革兰阳性菌、革兰阴性菌均有较强活性，并且对 β 内酰胺酶高度稳定	用于治疗需氧和厌氧菌引起的盆腔感染、腹腔及妇科的混合感染等	同头孢菌素
单环 β - 内酰胺类	氨曲南、卡芦莫南	对革兰阴性杆菌有强大的抗菌作用，对铜绿假单胞菌有较强的抗菌作用，对 β - 内酰胺酶稳定，对革兰阳性菌及厌氧菌无作用	敏感菌引起的败血症、呼吸道、腹腔、盆腔、皮肤软组织、尿路感染。与氨基糖苷类抗生素联用有协同杀菌作用	与其他 β - 内酰胺类抗生素的交叉过敏反应少
氧头孢烯类	拉氧头孢和氟氧头孢	抗菌谱广，对革兰阴性菌作用强，对 β - 内酰胺酶稳定，血药浓度高且持续时间长等特点，抗菌谱与第三代头孢菌素相似	本品在脑脊液、痰液中含量高，主要用于脑膜炎、呼吸道感染及败血症等的治疗	凝血酶原减少、血小板功能障碍以及血小板数量减少

五、β - 内酰胺酶抑制药

◆β - 内酰胺酶抑制药是能与内 β - 酰胺酶形成稳定的复合物，使酶的活性被抑制的，且具有弱的抗菌作用的 β - 内酰胺类抗菌药。

◆常与 β - 内酰胺类抗菌药配伍制成复方制剂，产生协同作用，使其抗菌谱扩大，抗菌作用增强，增强程度决定于配伍用的 β - 内酰胺类抗菌药的性质。

◆代表药物及作用特点

药物	复方制剂	作用特点
克拉维酸	阿莫西林 + 克拉维酸，替卡西林 + 克拉维酸	抗菌谱广，活性低，对金黄色葡萄球菌，肠杆菌，嗜血杆菌，淋病奈瑟菌、肺炎杆菌、变形杆菌等产生的 β - 内酰胺酶有强大的抑制作用
舒巴坦	氨苄西林 + 舒巴坦，头孢哌酮 + 舒巴坦	舒巴坦是半合成的 β - 内酰胺酶抑制药，抑酶谱较宽但作用较弱。性质较克拉维酸稳定
三唑巴坦	哌拉西林 + 三唑巴坦	三唑巴坦为不可逆竞争性 β - 内酰胺酶抑制药，自身抗菌作用较弱，特点是对铜绿假单胞菌、阴沟杆菌所产生的 β - 内酰胺酶有一定的抑制作用

六、双硫仑样反应

（一）定义

◆双硫仑样反应又称戒酒硫样反应，是由于应用药物（头孢类）后饮用含有酒精的饮品（或接触酒精）导致的体内"乙醛蓄积"的中毒反应。

（二）发生原因

（1）酒的主要成分是乙醇，乙醇进入体内后，首先在肝细胞线粒体内经乙醇脱氢酶的作用氧化为乙醛，乙醛再经乙醛脱氢酶的作用氧化为乙酸和乙酰辅酶 A，乙酸进入三羧酸循环生成二氧化碳和水。

（2）双硫仑又称戒酒硫，是一种戒酒药物。双硫仑可抑制肝细胞线粒体内乙醛脱氢酶的活性，导致乙醇的中间代谢物乙醛的代谢受阻，不能继续氧化为乙酸，从而使血中乙醛浓度升高。

（3）乙醛是一种毒性物质，可与体内一些蛋白质、核酸、磷脂等共价键结合，使这些物质失活，从而引起机体的多种不适。

（4）乙醛脱氢酶被抑制后需4~5天才能恢复，如果在用药期间及停药后5天内饮酒，或者使用含乙醇的药物或食物，都可能会出现双硫仑样反应，硫仑样反应的严重程度与用药剂量及饮酒量呈正相关。

（三）临床症状

表现为面部潮红、眼结膜充血、头颈部血管剧烈搏动或搏动性头痛、头晕、恶心、出汗、口干、胸痛、心率加快、血压下降、视物模糊、烦躁不安、精神错乱、严重者可导致呼吸抑制、心律失常、心绞痛、心肌梗死、急性心力衰竭、休克，甚至引起死亡。

◆一些药物如头孢哌酮钠等，也可抑制乙醛脱氢酶，导致与双硫仑相似的反应，统称为双硫仑样反应。

（四）已经证实可引起双硫仑样反应的药物

1. 头孢菌素类 头孢唑啉钠、头孢拉定，头孢氨苄；头孢尼西，头孢克洛，头孢孟多、头孢尼西、头孢替安；头孢克肟，头孢他啶，头孢曲松钠，头孢甲肟、头孢唑肟钠，头孢哌酮钠、头孢哌酮钠–舒巴坦钠；头孢西丁，头孢美唑，头孢米诺、拉氧头孢。

2. **硝基咪唑类** 包括有甲硝唑、替硝唑、奥硝唑。

3. **硝基呋喃类** 包括有呋喃妥因、呋喃唑酮。

4. **口服降血糖药** 包括有甲苯磺丁脲、氯磺丙脲、格列本脲、格列吡嗪、格列齐特、苯乙双胍。

5. **抗组胺药** 苯海拉明、茶苯海明、赛庚啶。

6. **其他** 氯霉素、琥乙红霉素、酮康唑、灰黄霉素、异烟肼等。

七、β–内酰胺类抗生素不合理用药处方审核

某医院处方笺	
科别 传染科　　姓名××× 性别 女 年龄 6岁　门诊号×××	
诊断： 水痘	R. 头孢克洛咀嚼片 0.125g×21 粒　0.125g 　　　　　　　　t. i. d.　　p. o. 　　　　　　医师＿×＿×　×年×月×日
药费×××计价员×××　调配×××　核对×××　　发药×××	

（◆病史摘要：因"发热2d，皮肤出现水疱1d"就诊）

判断	属无指征用药
原因	水痘属病毒性疾病，同属病毒感染的疾病还有普通感冒、麻疹、流行性腮腺炎等，抗生素对病毒没有任何作用，只有在明确有继发细菌感染的病毒性疾病才需应用抗生素

第三节　大环内酯类抗生素

一、概述

（一）定义

大环内酯类抗生素是一组由 2 个脱氧糖分子与 1 个大脂肪族内酯环（含 14、15 或 16 个原子）构成的具有相似抗菌作用的化合物。

（二）大环内酯类抗生素的使用现状

◆20 世纪 50 年代初红霉素 A（Erythromyein A）即已应用于临床，七十年代后期研究发现，红霉素及其衍生物不仅对某些日益流行的致病源如支原体、衣原体、军团菌、弯曲杆菌有效，而且对一些棘手的新致病原如弓形体、分枝杆菌，包括螺旋体也有活性。

◆因此，对大环内酯类抗生素的研究又再度受到重视且日趋活跃。

（三）大环内酯类抗生素的分类及特点

1. 按先后出现的顺序

类别	主要药物	作用特点
第一代	红霉素，螺旋霉素，麦迪霉素，吉他霉素，交沙霉素	抗菌谱窄，生物利用度低，消化系统反应多主要对大多数 G^+ 菌，部分 G^- 菌作用强
第二代	罗红霉素，克拉霉素，地红霉素，阿奇霉素，罗他霉素等	生物利用度高，口服吸收好，抗菌活性强，具有抗生素后效应，临床适应证范围广。克拉霉素和阿奇霉素尚可用于免疫缺陷患者的分枝杆菌属、弓形虫等感染的治疗。不良反应低，不易产生耐药性。已成为一线药物
第三代	酮内酯类：泰利霉素、噻霉素、喹红霉素	结构新、抗菌谱广、对厌氧菌有效、高效、长效、对多种耐药菌有效；不良反应少，具有快速杀菌作用；并有较长的抗生素后效应和潜在的免疫调节作用；而且可抑制大环内酯类抗生素的耐药菌

2. 按来源和结构分类

化学结构	天然品	来源	半合成品
14 元环	红霉素		罗红霉素，克拉霉素，地红霉素，泰利霉素、喹红霉素
15 元环			阿奇霉素
16 元环	螺旋霉素，乙酰螺旋霉素麦迪霉素	吉他霉素，交沙霉素、竹桃霉素、罗沙米星	

（四）大环内酯类抗生素的作用及耐药性产生机制

1. 作用机制

◆透过细胞膜，与敏感细菌的 50s 核糖体亚基可逆性结合，阻止 70s 亚基始动复合物形成。

◆抑制新合成的氨酰基—tRNA 分子从核糖体受体部位（A 位）移至肽酰基结合部位（P 位）。

◆直接与 50s 亚基上的蛋白质结合，导致核糖体结构破坏，从而抑制细菌蛋白质合成。

2. 耐药性机制

大环内酯类抗生素之间有部分或完全交叉耐药性，细菌对大环内酯类抗生素的耐药主要是由四种质粒诱导变更而形成：

（1）产生灭活酶：细菌可产生酯酶，磷酸化酶，甲基化酶，葡萄糖酶等使其破坏。例如肠杆菌产生的酯酶使大环内酯类抗生素水解而失活。

（2）靶位结构改变：细菌可合成一种甲基化酶，而改变核糖体的药物结构靶位，而产生耐药性。

（3）细菌对细胞壁、膜渗透性减少：主要是细菌的膜成分改变或出现新的成分，是要入进入细菌体内的药量减少。

（4）外排增多：某些细菌通过基因编码产生外排泵，使药物泵出增加。

（五）大环内酯类抗生素共同的不良反应

◆严重不良反应少见，常见的有：

1. 胃肠道反应　有恶心、呕吐、腹胀、腹痛、腹泻等，第二代药物因给药次数和剂量的减少而不良反应发生率较低，且患者可以耐受。

2. 肝损害　常见有阻塞性黄疸、转氨酶升高等，红霉素的酯化物易引起以胆汁淤积为主等的肝脏实质性损害，其余此类药物发生率较低，因此，凡肝功能不良患者应禁用红霉素。

3. 耳毒性　耳聋为多见，前庭功能亦可受损害，老年及肾功能不全患者或用药剂量大时容易发生，以常发生于用药后 1～2 周。

4. 心脏毒性　主要表现为心电图复极异常、心律失常、Q – T 间期延长及尖端扭转型室性心动过速，甚至可发生晕厥或猝死。

5. 二重感染　长期大剂量使用是易出现，表现为菌群失调，舌炎，伪膜性肠炎等。

6. 过敏反应　如药热、药疹、荨麻疹等。

（六）大环内酯类抗生素临床用途

（1）**链球菌感染**　敏感菌引起的急性扁桃体炎、急性咽炎、鼻窦炎、猩红热、蜂窝织炎。

◆主要是防止化脓性并发症的发生；并抑制抗链球菌抗体的形成。

（2）**军团菌病**　治疗嗜肺军团菌、麦克达德军团菌或其他军团菌引起的肺炎及社区获得性肺炎。

◆军团菌病概念：军团菌病是由军团菌科细菌所致的肺部感染。该菌存在于水和土壤中，常经供水系统、空调和雾化吸入而被吸入，引起呼吸道感染，亦可呈小的暴发流行。本病特征为肺炎伴全身性毒血症症状，严重者出现呼吸衰竭。

◆军团菌病易感人群及特点：中老年人以及有慢性心、肺、肾病、糖尿病、血液病、恶性肿瘤、艾滋病或接受抑制剂者易发本病。起病缓慢，但也可经 2～10 天潜伏期而急骤发病。

◆军团菌病临床症状：一般为乏力、肌痛、头痛和高热寒颤，有 20% 患者可有相对缓脉。痰量少，黏性，可带血，但一般不呈脓性。也可有恶心、呕吐和水样腹泻。严重者有神经精神症状。如感觉迟钝、谵妄，并可出现呼吸衰竭和休克。

（3）**衣原体、支原体感染**

◆治疗沙眼衣原体所致的眼部感染；

◆肺炎支原体、衣原体所致肺炎、急、慢性支气管炎急性发作等呼吸系统感染；

◆其他衣原体和支原体属所致的泌尿生殖系统感染。

（4）**棒状杆菌属感染**

◆红霉素能根除白喉杆菌，成年人有效率可达 90%。但不能改变白喉杆菌急性感染进程。

（5）作为对青霉素过敏的葡萄球菌、链球菌或肺炎球菌感染患者的替代用药。

（6）用于治疗弓形体病及敏感细菌所致的皮肤软组织感染。

（七）大环内酯类抗生素药物相互作用

（1）乙醇减少琥乙红霉素的口服吸收，食物亦减少除克拉霉素外的其余大环内酯类的口服吸收。

（2）大环内酯类可竞争性抑制卡马西平代谢，后者又通过 CYP 酶降低本类药物作用。

（3）大环内酯类也可抑制 CYP 酶，从而增加许多药物的浓度，如：

◆可增加茶碱的蓄积和毒性，引起应用稳定剂量华法林患者低凝血酶原血症和严重大出血。

◆环孢素的蓄积和毒性作用可能立即发生，甲泼尼龙、特非那定、麦角生物碱的浓度均可增加。

◆此外西咪替丁也抑制 CYP 酶，合用时红霉素血药浓度可能瞬间增高而造成一过性耳聋。

◆红霉素与洛伐他汀合用时可抑制其代谢而使血浓度上升，可能引起横纹肌溶解；与咪达唑仑或三唑仑合用时可减少两者的清除而增强其作用。

二、常用大环内酯类抗生素药物作用特点

（一）第一代大环内酯类药物

1. 红霉素（Erythromycin）

（1）特点：红霉素是第一个用于临床治疗的大环内酯类抗生素，曾广泛用于治疗多种感染。口服经肠道吸收，但易被胃酸破坏，临床一般采用其肠溶或酯化物制剂，包括琥乙红霉素、依托红霉素和乳糖酸红霉素等。

（2）适应证

◆军团菌病、百日咳、空肠弯曲菌肠炎和支原体肺炎的首选药。

◆厌氧菌引起的口腔感染和肺炎支原体及衣原体、溶脲脲原体等非典型病原体所致的呼吸、泌尿和生殖系统感染。

◆作为妊娠期间治疗泌尿生殖系统衣原体感染的一线药物。

◆对四环素禁忌的替代药：如婴儿期衣原体肺炎和新生儿眼炎。

（3）不良反应

◆常见胃肠道反应，少数患者可出现肝损害，个别病人可有过敏反应、耳鸣等。

2. 琥乙红霉素（Erythromycin Ethylsuccinate）

（1）作用特点：抗菌谱与抗菌作用与红霉素相仿，为红霉素的琥珀酸乙酯。

◆在胃酸中较稳定，口服后在体内释放出红霉素，广泛分布于各组织和体液中，尤以肝、胆汁和脾、肾、肺组织中的浓度为高。

◆能透过胎盘屏障，也能进入乳汁。

（2）适应证：同红霉素。

（3）不良反应：服药药数日或 1 ~ 2 周后可出现乏力、恶心、呕吐、腹痛、皮疹、发热等。

◆肝毒性发生较服用其他红霉素制剂为多见有时可出黄疸，停药后常可恢复。

（二）第二代大环内酯类药物

1. 罗红霉素（Roxithromycin）

（1）特点

◆抗菌谱与抗菌作用与红霉素相仿，对革兰阳性菌的作用略弱于红霉素，对嗜肺军团菌的作用较红霉素强。对肺炎衣原体、肺炎支原体、溶脲脲原体的抗微生物作用与红霉素相仿或稍强，口服吸收好，分布广，血药浓度高。

（2）适应证

①化脓性链球菌引起的咽炎及扁桃体炎；

②敏感菌所致的鼻窦炎、中耳炎、急性支气管炎、慢性支气管炎急性发作，肺炎支原体或肺炎衣原体所致的肺炎；

③沙眼衣原体引起的尿道炎和宫颈炎；敏感细菌引起的皮肤软组织感染。

（3）不良反应

◆主要是胃肠道反应，但发生率明显低于红霉素。

◆偶见皮疹、皮肤瘙痒、头昏、头痛、肝功能异常、外周血细胞下降等。

（4）注意事项

◆不可与麦角胺、二氢麦角胺、溴隐亭、特非那定、酮康唑及西沙必利配伍。

2. 阿奇霉素（Azithromycin）

（1）特点　是近年来发展的第二代唯一的 15 元环大环内酯类半合成衍生物。对酸稳定、胃肠道刺激少；体内分布广泛，血浆蛋白结合率低，组织内药浓度高，半衰期长（68 小时），每日可仅给药一次。

◆抗嗜肺军团菌、流感嗜血杆菌、支原体、衣原体活性高于红霉素。

◆对革兰阴性菌具有更高的抗菌活性，对包柔螺旋体作用较红霉素强，对肺炎支原体的作用则为大环内酯类中最强者。

（2）适应证　用于敏感菌所致各种感染。

（3）不良反应　发生率明显较红霉素低，轻、中度肝肾功能不良者可以应用。

（4）药物相互作用

①不宜与含铝或镁的抗酸药同时服用，后者可降低本品的血药峰浓度。

②与茶碱合用时能提高后者在血浆中的浓度，应注意检测血浆茶碱水平。

③与华法林合用时应注意检查凝血酶原时间。

④与下列药物同时使用时，建议密切观察患者出现的反应：

◆地高辛——使地高辛水平升高。

◆麦角胺或二氢麦角胺——急性麦角毒性，症状是严重的末梢血管痉挛和感觉迟钝（触物感痛）。

◆细胞色素 P450 系统代谢药——提高血清中卡马西平、特非那定、环孢素、环己巴比妥、苯妥英钠的水平。

3. 克拉霉素（clarithromycin，甲红霉素）

（1）特点　口服经胃肠道迅速吸收，但首过消除明显，生物利用度仅有 55%。

◆活性为大环内酯类抗生素中最强者，对金葡菌和化脓性链球菌的 PAE 比红霉素长 3 倍，其代谢产物 14 - 羟克拉霉素与克拉霉素具有协同抗菌活性。

（2）适应证

◆敏感菌所引起的感染：如鼻咽感染；下呼吸道感染：皮肤软组织感染；急性中耳炎、肺炎支原体肺炎、沙眼衣原体引起的尿道炎及宫颈炎等。

◆也用于军团菌感染，或与其他药物联合用于鸟分枝杆菌感染、幽门螺杆菌感染的治疗。

（3）不良反应

◆其发生率和对细胞色素 P450 酶的影响均较红霉素为低。常见有胃肠道反应、头痛、血清氨基转移酶短暂升高。

◆也可发生过敏反应，偶见肝毒性、艰难梭菌引起的伪膜性肠炎。

（4）注意事项

◆进食可影响阿奇霉素的吸收，故需在饭前 1 小时或饭后 2 小时口服。

◆由于肝胆系统是阿奇霉素排泄的主要途径，肝功能不全者慎用，严重肝病患者不应使用。用药期间定期随访肝功能。

◆治疗期间，若患者出现腹泻症状，应考虑假膜性肠炎发生。如果诊断确立，应采取相应治疗措施，包括维持水、电解质平衡、补充蛋白质等。

（三）第三代大环内酯类抗生素药物

1. 泰利霉素

◆对耐大环内酯类的呼吸道病原体如肺炎链球菌，黏膜炎莫拉菌，金葡菌，流感嗜血菌，酿脓链球菌，肺炎支原体等均有良好活性。

◆可用于治疗社区获得性肺炎（CAP），急性副鼻窦炎，慢性支气管炎急性加剧和咽喉炎等，尤其是对耐青霉素和红霉素的肺炎链球菌引起的呼吸道感染可获得良好疗效。

◆泰利霉素口服生物利用度高，耐受性好，不影响其他药物的吸收和利用，不受食物干扰，半衰期长达 10.6 小时。

◆主要在肝脏代谢，系 CYP3A4 可逆性抑制剂，经胆道和尿道排泄。其抗菌谱同红霉素，但抗菌活性强于阿奇霉素近期有个案报道其可引起心电图 QT 间期延长等不良反应，引起了业内关注。

2. 喹红霉素（cethromycin）

◆是继泰利霉素后又一倍受人们关注的酮内酯类抗生素，2001 年进入 III 期临床研究。

◆本品对大环内酯敏感及耐药呼吸道致病菌有很好的抗菌活性，对肺炎链球菌、流感嗜血杆菌具有更长的抗生素后效应，对具有主动外排耐药机制的肺炎链球菌比泰利霉素更为有效。

◆本品口服吸收良好，食物不影响其吸收，生物利用度高。

3. 桥酮类（bridged Ketolides）

◆最新研究发现，其抗菌谱更广，对呼吸道多种致病菌如金葡菌、流感杆菌等有效。对革兰阳性呼吸道致病菌的体内外抗菌活性不仅优于克拉霉素、阿奇霉素，而且比泰利霉素更强特别是对耐药肺炎链球菌、酿脓链球菌和金葡菌的抗菌活性强。

◆此外，第三代大环内酯类抗生素的酰内酯类、烯内酯类都具有很强的抗菌活性。

三、大环内酯类药物新用途展望

在大环内酯类新抗生素研发取得重大进展的同时，其抗菌作用以外的药理作用以及临床新用途也日益为人们所重视。

（1）如有心肌梗死病史患者出现衣原体感染接受阿奇霉素治疗，其心血管事件的复发率降低。目前有关阿奇霉素用于动脉硬化症的研究处于Ⅲ期临床。

（2）促胃动力作用：其拟胃动素作用在体内可激活胆碱受体，提高食管下端括约肌张力，影响胃肠电生物活动，促进胃和胆囊排空，并加速结肠运动。

◆其促胃肠力作用，可用于新生儿喂养困难，功能性消化不良，糖尿病性胃轻瘫等疾病的治疗，并可用于促进术后胃肠功能恢复，预防手术后肠粘连等，老年性便秘，慢性动力性肠梗阻，多种假性结肠梗阻，直肠扩张等，使用红霉素等治疗也可获得疗效。

（3）还有免疫调节作用，抗肿瘤作用。

（4）逆转肿瘤细胞多药耐药：红霉素逆转急非淋白血病对高三尖杉酯碱，阿糖胞苷等体内耐药，预防化疗期间感染发生。

四、大环内酯类药物不合理用药处方审核

某医院处方笺	
科别呼吸内科　　姓名×××　　性别女　　年龄 29 岁　　门诊号×××	
诊断： ①急性扁桃体炎 ②胃溃疡	R. 罗红霉素胶囊　0.15g×14 粒　0.15g　b. i. d.　p. o. 西咪替丁片　　0.2g×35 片　0.2g　t. i. d.　p. o. 　　　　　　　　0.4g　睡前 p. o. 　　　　　　　　　　　医师×× ____ ×××年×月×日
药费×××计价员×××　调配×××　核对×××　　发药×××	
（◆病史摘要："因发热、咽痛"就诊。既往有"胃溃疡"病史 1 年）	
判断　　　两药联用可使罗红霉素浓度增加，毒性增强	
原因　　　西咪替丁可抑制 CYP 酶，合用时红霉素血药浓度可能瞬间增高而造成一过性耳聋。因此，两药合 　　　　　用是禁忌的	

第四节 氨基糖苷类抗生素

一、概述

（一）氨基糖苷类抗生素定义

氨基糖苷类抗生素是一类由氨基糖与氨基环醇以苷键相结合的碱性抗生素。

（二）氨基糖苷类抗生素的分类

来源	药物
天然（链霉菌产生）	链霉素类、新霉素类（新霉素，巴龙霉素）、卡那霉素类、核糖霉素庆大霉素、西索米星，小诺米星
人工合成（小单胞菌产生）	阿米卡星、奈替米星、卡那霉素、阿贝卡星

（三）氨基糖苷类抗生素的作用机制

◆本类药品主要作用于细菌体内的核糖体，多环节抑制细菌蛋白质合成。

（1）通过抑制菌体蛋白质合成的不同环节，使其合成异常蛋白，阻碍合成蛋白质的释放。

（2）它还能增强细菌的细胞膜通透性，使细胞内钾离子、腺嘌呤、核苷酸等重要的生理物质漏失，造成细菌死亡，而呈现其抑菌或杀菌作用。

（3）属于静止期杀菌药。

（四）氨基糖苷类抗生素的适应证

（1）中、重度肠杆菌科细菌等革兰阴性杆菌感染。

（2）中、重度铜绿假单胞菌感染。治疗此类感染常需与具有抗铜绿假单胞菌作用的 β 内酰胺类或其他抗生素联合应用。

（3）严重葡萄球菌或肠球菌感染治疗的联合用药之一（非首选）。

（4）链霉素可用于结核病联合疗法。

（5）新霉素口服可用于结肠手术前准备，或局部用药。

（6）巴龙霉素可用于肠道隐孢子虫病。

（7）大观霉素仅适用于单纯性淋病。

（五）氨基糖苷类抗生素的不良反应

种类	机制与临床表现
神经肌肉阻滞	抑制突触前膜乙酰胆碱（Ach）释放与阻断突触后膜 Ach 受体所致，如链霉素、庆大霉素、小诺霉素等，不宜与肌松药合用
肾毒性	主要损害近曲肾小管上皮细胞，一般不影响肾小球。中等剂量使近曲肾小管上皮细胞肿胀，大剂量时产生急性坏死，引起间质性肾炎

种类	机制与临床表现
耳毒性	损伤第Ⅷ对脑神经，表现为①耳蜗神经损害，出现耳鸣、听力下降，甚至耳聋；②前庭功能失调，可出现平衡失调、眩晕、恶心、呕吐、眼球阵颤
过敏性反应	过敏性休克，皮疹，过敏性紫癜，血管神经性水肿，过敏致死。链霉素最易发生
造血系统毒性反应	链霉素可引起粒细胞缺乏症，卡那霉素、庆大霉素可引起白细胞减少
二重感染	用药时间过长可引起二重感染，如庆大霉素、卡那霉素、阿米卡星等
其他	少数可引起呼吸肌肉麻痹；还有部分氨基糖苷类药物可引起肝损害，出现转氨酶升高，甚至黄疸；也可引起周围神经炎，但较少见

（六）氨基糖苷类抗生素的使用注意事项

（1）本类药品与苯海拉明、美克洛嗪等镇静药，可增加耳毒性。

（2）本类药品与有肾毒性的二性霉素 B、黏菌素、多黏菌素、头孢菌素、万古霉素、右旋糖酐、甘露醇、林可霉素等和利尿剂药物如氢氯噻嗪、呋喃苯胺酸、依他尼酸等合用，可提高肾毒性发病率，甚至引起肾小管坏死。

（3）孕妇禁用，哺乳期妇女慎用。

（4）本类药的毒性与血药浓度有关，为防止血药浓度过高，本类药品严禁静推。

（5）使用时间一般不得超过 14 日。链霉素注射剂仅供肌内注射。

（6）肝肾功能障碍、老年患者、重症肌无力和震颤麻痹者慎用。

（7）与肌松剂如地西泮合用可加重神经、肌肉阻滞作用，甚至引起呼吸骤停。避免与麻醉药合用。

（七）氨基糖苷类抗生素药物相互作用

（1）本类药物不宜与其他肾毒性或耳毒性合用或先后应用，以免加重肾毒性或耳毒性。

（2）与神经肌肉阻滞药合用，可加重神经肌肉阻滞作用，导致肌肉软弱、呼吸抑制或呼吸麻痹（呼吸暂停）。

（3）本类药物不宜与两性霉素 B、头孢噻吩钠、呋喃妥因钠、磺胺嘧啶钠和盐酸四环素等（以上均为注射液）联合应用，因可发生配伍禁忌。

（4）本类药物与 β 内酰胺类（头孢菌素类或青霉素类）合用常可获得协同作用。

二、常用氨基糖苷类抗生素药物

（一）链霉素

是从链霉菌（Streptomycin）获得并用于临床的第一个氨基糖苷类抗生素，是第一个用于治疗结核病有效而且至今仍作为抗结核病的一线药物。

1. 作用特点及适应证

◆临床首选用于治疗土拉菌病和鼠疫，特别是与四环素联合用药已成为目前治疗鼠疫的最有效手段。

◆是氨基糖苷类中对铜绿假单胞菌和其他革兰阴性杆菌的抗菌活性最低的抗生素。

◆与其他抗结核药联合用于结核分枝杆菌所致各种结核病的初治病例或其他敏感分枝杆菌感染。

◆可与青霉素合用可治疗溶血性链球菌、草绿色链球菌及肠球菌等引起的心内膜炎。

2. 不良反应　是氨基糖苷类中最易引起变态反应的药物，可引起过敏性休克。发生过敏反应时可静脉注射葡萄糖酸钙注射液。

◆最常见的毒性反应为耳毒性，其前庭反应较耳蜗反应出现早，且发生率高；其次为神经肌肉阻滞作用；少见肾毒性。

（二）庆大霉素

1. 特点　1969 年由小单孢菌发酵产生并开始用于临床，通常用其硫酸盐。口服吸收很少，在痢疾急性期或肠道广泛炎性病变或溃疡性病变时，口服吸收量可有增加。

2. 临床应用

◆庆大霉素是治疗各种革兰阴性杆菌的主要药物，尤其是对沙雷菌属，为氨基糖苷类中的首选药。

◆对各种肠杆菌科（如大肠埃希菌）、变形杆菌属、志贺菌属、肠杆菌属及铜绿假单胞菌等有良好作用。

◆可与 β - 内酰胺类合用治疗严重的肺炎球菌、铜绿假单胞菌、肠球菌、葡萄球菌或草绿色链球菌感染；亦可局部用于皮肤、黏膜表面感染和眼、耳、鼻部感染。

3. 不良反应

◆其最重要的不良反应是耳毒性，对耳前庭损伤大于对耳蜗损伤，大多于用药 1 - 2 周内或停药数周后发生。

◆肾毒性：庆大霉素的肾毒性在本类药物中发生率是最高的（约 10%）。

（三）阿米卡星

1. 作用特点

◆阿米卡星是抗菌谱最广的氨基糖苷类抗生素，对革兰阴性杆菌和金葡菌作用强。

◆最突出的优点是对许多肠道革兰阴性杆菌所产生的大多数氨基糖苷类钝化酶稳定，不会失去抗菌活性。

◆口服吸收少，肌内注射后吸收迅速，血浆蛋白结合率低于 3.5%，主要分布于细胞外液，部分药物可在肾脏皮质细胞和内耳液中积蓄。

2. 临床应用

◆与半合成青霉素类或头孢菌素类合用常可获协同抗菌作用。

◆与 β - 内酰胺类联合应用治疗粒细胞缺乏或其他免疫缺陷合并严重 G^- 杆菌感染的患者，比其单独使用效果更好。

3. 不良反应

◆耳毒性：主要表现为耳蜗神经损害，发生率较高，只有少数患者出现前庭功能损伤。

◆肾毒性较庆大霉素和妥布霉素低，大多系可逆性，但亦有个别报道出现肾功能衰竭。

◆较少引起神经肌肉接头阻滞作用。

（四）异帕米星（异帕沙星）

◆对大肠埃希菌、枸橼酸杆菌、克雷伯杆菌、肠杆菌、沙雷杆菌、变形杆菌、铜绿假单胞菌等有很强的抗菌作用。

◆主要用于敏感菌所致的外伤或烧伤创口感染、肺炎、支气管炎、肾盂肾炎、膀胱炎、腹膜炎及败血症等。

◆对酶较其他同类药物稳定，耐药菌株少，与其他氨基糖苷类抗生素的交叉耐药性也少。

◆不良反应：较轻，耳毒性和肾毒性少见。

（五）奈替米星

（1）其显著特点是对多种氨基糖苷类钝化酶稳定，与β-内酰胺类联合用药对金葡菌、铜绿假胞单胞菌、肺炎球菌和肠球菌属均有协同作用。

（2）奈替米星的耳、肾毒性发生率在常用氨基糖苷类中最低，损伤程度也较轻。肾毒性仅表现为管型尿、血尿素氮或肌酐值升高等，症状大都轻微而可逆，常发生于原有肾功能损害者或剂量超过常用剂量的感染患者。

◆每日剂量大于6mg、疗程长于15天的感染患者，可出现耳毒性，表现为前庭及听力受损的症状如出现头晕、眩晕、听觉异常等。

三、氨基糖苷类抗生素联合用药

◆氨基糖苷类抗生素与β-内酰胺类抗生素联合应用的意义

意义（协同作用）	机制	
	氨基糖苷类抗生素	β-内酰胺类抗生素
抗菌谱扩大	主要作用于G⁻菌	主要作用于G⁺菌
产生双重杀菌作用	主要抑制细菌蛋白质合成	主要抑制细菌细胞壁黏肽合成
对各期细菌均有作用	作用于静止期	作用于繁殖期

四、氨基糖苷类抗生素不合理用药处方审核

某医院处方笺

科别呼吸内科　　姓名×××　性别　女　年龄55岁　　门诊号×××

诊断：　　　　　　　　　　R.
铜绿假单胞菌肺炎　　　　　①5%葡萄糖注射液　250ml
　　　　　　　　　　　　　②庆大霉素注射液　24万U　静脉滴注　q.d.
　　　　　　　　　　　　　③5%葡萄糖注射液　500ml
　　　　　　　　　　　　　④注射用多黏菌素B　50mg　　静脉滴注　每12h1次

　　　　　　　　　　　　　　　　医师××＿＿＿×××年×月×日

药费×××计价员×××　调配×××　核对×××　　发药×××

（◆病史摘要：因"发热、咳嗽、咳绿痰4d"入院）

判断	两药联用可增加不良反应
原因	庆大霉素、多黏菌素 B 都可以产生肾毒性和神经 – 肌肉阻滞作用，联合使用可使这两种不良反应的危险都增高，属禁忌用药。其他氨基糖苷类（卡那霉素、链霉素、阿米卡星、奈替米星）与多黏菌素 B 均可发生类似相互影响

第五节　四环素类抗生素

一、概述

（一）定义

是一组带有共轭四键 4 元稠合环结构的抗生素，由于它们对立克次体、多种革兰阴性菌和革兰阳性菌、衣原体、支原体、螺旋体及某些原虫均有高度抑制作用，因而称之为"广谱"抗生素。

（二）四环素类抗生素的分类

四环素类可分为天然品和半合成品两大类。

1. **天然品**　四环素（Tetracycline）、金霉素（Chlortetracyclin）（目前多作外用）、土霉素（Oxytetracycline）等。

2. **半合成品**　多西环素（Doxycycline），米诺环素（Minocycline），美他环素（Metacycline）。

（三）四环素类抗生素的发展及现状

◆1948 年，高效广谱、具有口服活性的第一个四环素类抗生素金霉素从链霉菌中提取得到。

◆在随后短短几年内，土霉素和四环素也相继被分离得到。

◆20 世纪 70 年代，对四环素类天然产物进行了各种化学修饰，制备出抗菌谱同四环素相似第二代四环素，如多西环素（Doxycycline）、美他环素（Methacycline）、米诺环素（Minocycline）。由于它们与四环素存在交叉耐药性，因而使用受到很大的限制

◆20 世纪 90 年代初，开发了第三代产品：甘氨酰四环素类（glycylcylines），与第二代相比，其具有更广的抗菌谱和更高的抗菌活性。早期出现的此类药物有甘氯米诺环素（Glycylaminommo – cycline）和甘氨去甲氧环素。

◆在对上述 2 种抗生素研究的同时，还发现了替吉环素（Tigecycline），作用优于万古霉素、合杀菌素（Synercid）和利奈唑酮（Linezolid），而且对布鲁杆菌病有显著疗效并可缩短疗程。

◆2005 年，米诺环素的衍生物替加环素（Tigecycline）研制成功，其能够克服与四环素类绝大部分相关的耐药机制，用于治疗对包括四环素在内的其他传统抗生素耐

药的病菌的感染。

◆从80年代起，人们又发现了四环素类抗生素新的用途：抑制胶原酶活力、抑制骨吸收、促进骨形成，以及多西环素和米诺环素对脑缺血引起的神经损伤具有的良好保护作用，所有这些发现都将会使此类抗生素倍受关注。

二、四环素类抗生素的共同特征

（一）体内过程

1. **吸收** 口服吸收不完全，易受食物的影响（多西环素和米诺环素除外），四环素类应避免与铁制剂、含钙、镁和铝的食品或抗酸药同服，因其与二价和三价阳离子可形成不吸收的络合物。

2. **分布** 四环素类的血浆蛋白结合率差异较大，四环素为（20%～65%），米诺环素和多西环素为（80%～95%），组织分布广泛，易进入细胞内，脑脊液中浓度低（米诺环素除外）。

◆米诺环素在无炎症情况也能进入大脑，可用于脑膜炎奈瑟菌携带状态的清除。

◆四环素类能透过胎盘屏障并集中在胎儿骨骼和牙齿。

3. **代谢和排泄**

◆四环素类部分在肝脏代谢，绝大多数药物有肝肠循环，在胆汁中的浓度可为血药浓度10～20倍。主要以原形从肾脏排泄。

◆四环素类的 $t_{1/2}$ 差别较大，据此可将此类药物分为三类：

①短效：$t_{1/2}$ 为6～8小时（金霉素、四环素、土霉素）；②中效类：$t_{1/2}$ 为12小时（地美环素、美他环素）；③长效类 $t_{1/2}$ 为16～18小时（多西环素、米诺环素）。

（二）作用机制及耐药机制

作用机制	耐药机制
（1）与细菌核糖体30S亚基的A位特异性结合，阻止氨酰基tRNA进入A位点，抑制肽链延长，进一步阻止蛋白质合成。 （2）增加细菌细胞膜通透性，使菌体内核苷酸等外漏，从而抑制细菌DNA复制	（1）细菌核糖体保护蛋白产生增多 （2）大肠埃希菌染色体突变，使进入菌体的药物减少 （3）细菌产生可以泵出四环素的基因 （4）细菌产生钝化或灭活四环素的酶

（三）适应证

（1）立克次体病：流行性斑疹伤寒、地方性斑疹伤寒、恙虫病和Q热。

（2）支原体属感染：肺炎支原体引起的非典型肺炎和溶脲脲原体引起的非特异性尿道炎。

（3）衣原体属感染：如鹦鹉热、性病、输卵管炎、宫颈炎及沙眼。

（4）细菌性感染：如布鲁菌病、霍乱、兔热病、鼠疫等。治疗布鲁菌病和鼠疫时需与链霉素等氨基糖苷类联合应用。

（5）肺炎双球菌或流感杆菌所引起的急性呼吸道感染。

（6）敏感的大肠杆菌与变形杆菌引起的尿路感染。

（7）痢疾杆菌或沙门菌属引起的痢疾或肠炎。

（8）螺旋体感染：是治疗慢性游走性红斑及回归热的最有效药物，多西环素为首选。

◆由于目前常见致病菌对四环素类耐药现象严重，仅在病原菌对该品呈现敏感时，方有指征选用该类药物。

◆由于溶血性链球菌多对该品呈现耐药，故该品不宜用于治疗溶血性链球菌感染和任何类型的葡萄球菌感染。

（9）该品可用于对青霉素类过敏的破伤风、气性坏疽、雅司、梅毒、淋病和钩端螺旋体病以及放线菌属、单核细胞增多性李斯特菌感染的患者。

（四）不良反应

1. **胃肠道症状**　如恶心、呕吐、上腹不适、腹胀、腹泻等，偶可引起胰腺炎、食管炎和食管溃疡的报道，多发生于服药后立即卧床的患者。

2. **肝毒性**　通常为脂肪肝变性，妊娠期妇女、原有肾功能损害的患者易发生肝毒性，但肝毒性亦可发生于并无上述情况的患者。

◆四环素所致胰腺炎也可与肝毒性同时发生，患者并不伴有原发肝病。

3. **变态反应**　多为斑丘疹和红斑，少数患者可出现荨麻疹、血管神经性水肿、过敏性癫痫、心包炎以及系统性红斑狼疮皮疹加重。

◆偶有过敏性休克和哮喘发生。

◆某些用四环素的患者日晒时会有光敏现象。所以，应建议患者服用该品期间不要直接暴露于阳光或紫外线下，一旦皮肤有红斑应立即停药。

4. **血液系统**　偶可引起溶血性贫血、血小板减少、中性粒细胞减少和嗜酸粒细胞减少。

5. **中枢神经系统**　偶可致良性颅内压增高，可表现为头痛、呕吐、视神经乳头水肿等。

6. **肾毒性**　原有显著肾功能损害的患者可能发生氮质血症加重、高磷酸血症和酸中毒。

7. **二重感染**

◆长期应用该品可发生耐药金黄色葡萄球菌、革兰阴性杆菌和真菌等引起的消化道、呼吸道和尿路感染，严重者可致败血症。

◆四环素类的应用可使人体内正常菌群减少，导致维生素 B 缺乏、真菌繁殖，出现口干、咽炎、口角炎、舌炎、舌苔色暗或变色等。

8. **影响牙齿和骨骼发育**　由于四环素可与牙本质和牙釉质中的磷酸盐结合，因此服用四环素可致牙齿黄染，牙釉质发育不良及龋齿，并可导致骨发育不良。

9. **前庭反应**　表现为头昏、眼花、恶心、呕吐等，其原因是四环素类聚积在内耳淋巴液并影响其功能。米诺环素相对较易发生。

10. 脑假瘤 出现头痛、颅内压升高、视神经乳头水肿。严重可发展为不可逆地视野缺损，甚至失明。

（五）药物相互作用

（1）与制酸药如碳酸氢钠同用时，由于胃内 pH 值增高，可使该品吸收减少，活性减低，故服用该品后 1～3 小时内不应服用制酸药。

（2）含钙、镁、铁等金属离子的药物，可与该品形成不溶性络合物，使该品吸收减少。

（3）与强利尿药如呋塞米等药物合用时可加重肾功能损害。

（4）与其他肝毒性药物（如抗肿瘤化疗药物）合用时可加重肝损害。

（5）降血脂药考来烯胺或考来替泊可影响该品的吸收，必须间隔数小时分开服用。

（6）该品可降低避孕药效果，增加经期外出血的可能。

（7）该品可抑制血浆凝血酶原的活性，接受抗凝治疗的患者需要调整抗凝药的剂量。

三、四环素类抗生素常用药物

（一）四环素

1. 作用特点 四环素为广谱快效抑菌剂，曾经广泛应用于临床，目前主要用作立克次体病、衣原体病、支原体病及螺旋体病的临床治疗。在无多西环素时可作为首选药物。

2. 不良反应 主要为恶心、呕吐及上腹部不适等胃肠道刺激症状；长期服药易发生二重感染；妊娠妇女、哺乳妇女及 8 岁以下的儿童服用四环素可以引起胎儿及婴幼儿牙齿变色和骨骼生长抑制。

（二）多西环素

又名脱氧土霉素，强力霉素。

1. 体内过程及特点

◆口服吸收完全而迅速，不受同服食物影响。组织穿透力较强，抗菌作用强，比四环素强 2～10 倍；分布广，半衰期长，为 12～22 小时，肝肠循环效应强，维持时间长。

◆主要在肝脏代谢，大部分以无活性的代谢物由粪便排泄，故对肠道菌丛影响极小，很少引起腹泻或二重感染

◆经肾排除少，且可重吸收，肾功能减退者 $t_{1/2}$ 延长不明显，不引起体内积蓄，肾功能不全时仍可使用，可安全治疗肾外感染。

2. 药理作用与适应证

◆其抗菌谱与四环素相似，对革兰阳性菌作用优于革兰阴性菌，对耐四环素的金葡菌有效，但对肠球菌属耐药。

◆抗菌作用具有速效、强效和长效的特点，现已取代天然四环素类作为各种适应证的首选药物或次选药物。

◆是治疗肾功能不全患者肾外感染的最安全的一种四环素类抗生素。

3. 不良反应

◆常见不良反应：胃肠道反应，易致光敏反应。

◆偶有食管炎和食管溃疡，多发生于服药后立即卧床的患者，口服药物时，大量水送服并保持直立体位 30 分钟以上可避免。其他不良反应较四环素少见。

4. 药物相互作用

（1）多西环素与肝药酶诱导剂苯巴比妥、苯妥英钠等同时用药，可使其半衰期缩短，并使血药浓度降低而影响疗效，因此应调整多西环素的剂量。

（2）可干扰青霉素的杀菌作用，应避免与青霉素合用。

（3）本品可抑制血浆凝血酶原的活性，所以接受抗凝治疗的患者需调整抗凝药的剂量。

（4）使用本品时不能联合用铝、钙、镁、铁等金属离子药物。

（三）其他药物作用比较

药物	作用及特点	适应证	不良反应
米诺环素（Minocycline，二甲胺四环素）	抗菌活性强，对 G^+ 菌的作用强于 G^- 菌，对葡萄球菌的作用更强。对耐四环素菌株有良效，对肺炎支原体、沙眼衣原体和立克次体等也有较好抑制作用。并极易穿透皮肤	各种敏感病原体所致的感染，沙眼衣原体所致的性病、淋病和酒糟鼻，也适合于治疗痤疮	前庭功能改变，表现为眩晕、恶心、共济失调等，长期用药者可出现皮肤色素沉着，需停药后几个月才能消退。一般不作为首选药
美他环素（Metacycline，甲烯土霉素）	对耐四环素、土霉素菌株仍有效，对淋病奈瑟菌具一定抗菌活性，与四环素类不同品种之间存在交叉耐药	主要用于耐药菌引起的感染	不良反应有胃肠道症状，也可发生肝脂肪变性，某些患者日晒时可能有光敏现象

四、四环素类抗生素不合理处方审核

某医院处方笺

科别呼吸内科　　姓名×××　性别 女　年龄36 岁　　门诊号×××

诊断：
①急性支气管炎
②癫痫

R.
①苯妥英钠片　0.1g×21 片　0.1g　t.i.d.　p.o.
②多西环素片　0.1g×14 片　0.1g　b.i.d.　p.o.

医师＿＿×××年×月×日

药费×××　计价员×××　　调配×××　核对×××　　发药×××

（◆病史摘要：因"发热、咳嗽 2d"就诊。既往有癫痫病史 1 年，应用苯妥英钠抗癫痫）

判断	两药合用可使多西环素血药浓度降低
原因	多西环素主要经肝代谢。苯妥英钠可诱导肝药酶，从而加速多西环素的代谢，使血药浓度降低，常规剂量的多西环素达不到最低治疗浓度

第六节　氯霉素类抗生素

一、概述

（一）分类

1. 氯霉素（Chloramphenicol）

2. 甲砜霉素（Thiamphenicol）

（二）定义

氯霉素是一种由委内瑞拉链丝菌分离提取的抗生素，属抑菌性广谱抗生素。

◆敏感菌有：肠杆菌科细菌及炭疽杆菌、肺炎球菌、链球菌、李斯特菌、葡萄球菌等。衣原体、钩端螺旋体、立克次体也对本品敏感。

（三）氯霉素类抗生素的发展及使用现状

◆20 世纪 40 年代，曾被作为一种疗效较好的抗生素用于治疗伤寒、立克次体病及感染性疾病。

◆但很快又因致死性再生障碍性贫血和灰婴综合征等严重毒性而限制其临床使用。

◆20 世纪 70 年代以来，临床耐氨苄青霉素的流感嗜血杆菌和脆弱拟杆菌引起的感染逐渐增多，治疗较困难，而氯霉素对这类感染又有较好疗效，使得人们对氯霉素在临床治疗中的地位又有了新的评价。

◆80 年代后，由于耐氯霉素菌株不断增多，加上喹诺酮类和头孢菌素类众多新品种的出现，氯霉素仅限用于治疗那些危及生命又无其他药物可用的疾病。

二、氯霉素类抗生素药物

（一）氯霉素

1. 体内过程

（1）吸收与分布：口服后吸收迅速而完全，血浆蛋白结合率为 50%~60%，吸收后广泛分布于全身组织和体液，在肝、肾组织中浓度较高。

◆可透过血－脑屏障进入脑脊液中，也可透过胎盘屏障进入胎儿循环，还可透过血－眼屏障进入房水、玻璃体液，并可达治疗浓度；尚可分泌至乳汁、唾液、腹水、胸水以及滑膜液中。

（2）代谢与排泄：在肝内游离药物的 90% 与葡萄醛酸结合为无活性的氯霉素单葡萄糖醛酸酯，由肾小管分泌排泄。氯霉素为酶抑制剂。

2. 作用机制　主要是通过阻断细菌菌体蛋白质合成，而呈现抑菌作用，属于抑菌剂。

3. 适应证

（1）用于伤寒和其他沙门菌属感染：

◆为敏感菌株所致伤寒、副伤寒的选用药物，由沙门菌属感染的胃肠炎一般不宜应用本品，如病情严重，有合并败血症可能时仍可选用。

◆在成人伤寒、副伤寒沙门菌感染中，以氟喹诺酮类药物为首选（孕妇及小儿不宜用该类药）。

（2）细菌性脑膜炎：耐氨苄西林的 B 型流感嗜血杆菌脑膜炎或对青霉素过敏的肺炎链球菌、脑膜炎奈瑟菌性脑膜炎、敏感的革兰阴性杆菌脑膜炎，本品可作为选用药物之一。

（3）脑脓肿：尤其耳源性，常为需氧菌和厌氧菌混合感染。

（4）严重厌氧菌感染：如脆弱拟杆菌所致感染，尤其适用于病变累及中枢神经系统者，可与氨基糖苷类抗生素联合应用治疗腹腔感染和盆腔感染，以控制同时存在的需氧和厌氧菌感染。

（5）无其他低毒性抗菌药可替代时治疗敏感细菌所致的各种严重感染：如由流感嗜血杆菌、沙门菌属及其他革兰阴性杆菌所致败血症及肺部感染等，常与氨基糖苷类合用。

（6）立克次体感染，可用于 Q 热、落基山斑点热、地方性斑疹伤寒等的治疗。

4. 不良反应

（1）造血系统的毒性反应：是氯霉素最严重的不良反应。有两种不同表现形式：

①与剂量有关的可逆性骨髓抑制，常见于血药浓度超过 25mg/L 的患者，临床表现为贫血，并可伴白细胞和血小板减少。

②与剂量无关的骨髓毒性反应，常表现为严重的、不可逆性再生障碍性贫血。临床表现有血小板减少引起的出血倾向，以及由粒细胞减少所致感染征象，如高热、咽痛、黄疸等。

（2）溶血性贫血：可发生在某些先天性葡萄糖－6－磷酸脱氢酶不足的患者。

（3）灰婴综合征：典型的病例发生在出生后 48 小时内即给予高剂量的氯霉素，治疗持续 3~4 日后可发生灰婴综合征，表现为腹胀、呕吐、紫绀、微循环障碍，体温不升、呼吸不规则。

◆机制：早产儿和新生儿体内葡萄糖醛酸转移酶（氯霉素需在其作用下脱毒和降解）活性低，且肾脏排泄功能不足，而造成药物在体内积蓄。

（4）周围神经炎和视神经炎：常在长程治疗时发生，及早停药，常属可逆，也有发生视神经萎缩而致盲者。

（5）消化道反应：可有腹泻、恶心、呕吐等。

（6）过敏反应较少见。可致各种皮疹、日光性皮炎、血管神经性水肿。一般较轻，停药后可迅速好转。

（7）二重感染：可致变形杆菌、铜绿假单胞菌、金黄色葡萄球菌、真菌等的肺、胃肠道及尿路感染。

5. 药物相互作用

◆与降血糖药（如甲苯磺丁脲）同用时，由于蛋白结合部位被替代，可增强其降糖作用，因此需调整该类药物剂量，同用时仍须谨慎。

◆长期口服含雌激素的避孕药，如同时服用氯霉素，可使避孕的可靠性降低，以及经期外出血增加。

◆氯霉素具有维生素 B_6 拮抗剂的作用或使后者经肾排泄量增加，可导致贫血或周围神经炎的发生，两药合用时机体对维生素 B_6 的需要量增加。

◆氯霉素可拮抗维生素 B_{12} 的造血作用，因此两者不宜同用。

◆与某些骨髓抑制药合用时，可增强骨髓抑制作用，如抗肿瘤药物、秋水仙碱、羟基保泰松、保泰松和青霉胺等，同时进行放射治疗时，亦可增强骨髓抑制作用，须调整骨髓抑制剂或放射治疗的剂量。

◆苯巴比妥、利福平等肝药酶诱导剂与本品同用时，可增强其代谢，致使血药浓度降低。

◆与林可霉素类或红霉素类等大环内酯类抗生素合用可发生拮抗作用。

◆与抗癫痫药（乙内酰脲类）合用，可导致此类药物的代谢降低，可使作用增强或毒性增加。

（二）甲砜霉素

◆与氯霉素是同一类抗生素，仅是氯霉素苯环上的硝基为一甲砜基所取代，其抗菌谱与氯霉素相似。

◆甲砜霉素主要从肾脏排泄，尿中活性浓度较氯霉素高，故肾功能不良时需减小剂量。

◆虽然也有血液系统毒性，但均为可逆性变化，不出现再生障碍性贫血。有的国家认为其疗效优于氯霉素。

第七节　林可霉素和多肽类抗生素

一、林可霉素类抗生素

（一）代表药物

1. **林可霉素**（Lincomycin，洁霉素）

2. **克林霉素**（Clindamycin，氯林可霉素，氯洁霉素）

（二）林可霉素类抗生素的来源

1. **林可霉素**　是由链丝菌产生的林可胺类碱性抗生素。

2. **克林霉素**　是以氯离子取代林可霉素分子中第 7 位的羟基半合成而得的衍生物。

（三）体内过程

1. **吸收**　林可霉素口服吸收差；克林霉素口服收迅速而完全，且不受食物的影响。

2. 分布　两药血浆蛋白结合率高（克林霉素是 92% ~ 94%；林可霉素是 77% ~ 82%）。在体内分布广泛，在骨组织可达更高浓度，是治疗金葡菌所致骨髓炎的首选药物。

◆可透过胎盘屏障进入胎儿血内，两药均不能透过血脑屏障，但用于治疗弓形体脑炎时，可在脑组织达到有效浓度。

3. 代谢与排泄　两药主要在肝脏代谢，部分代谢产物有抗菌活性。克林霉素经胆汁或尿液排泄中，其原形药物仅有 10% 排入尿中，难达有效治疗浓度。

◆注射给药停药后，其在粪便中的抗菌活性可持续约 5 天，在结肠中可持续抑制克林霉素敏感细菌的生长 2 周之久。

（四）药理作用

◆林可霉素类的抗菌谱与大环内酯类相似，一般为抑菌剂，高浓度有杀菌作用。克林霉素的抗菌活性比林可霉素强 4 ~ 8 倍。

1. 对各类厌氧菌作用强　尤为突出的是产黑素类杆菌、消化球菌、消化链球菌、产气荚膜杆菌以及梭杆菌。

2. 对 G+ 菌有较高抗菌活性　其中对金葡菌、表皮葡萄球菌、溶血性链球菌、草绿色链球菌和肺炎链球菌作用较强。

3. 对部分 G− 菌也敏感　如脑膜炎奈瑟菌、淋病奈瑟菌、沙眼衣原体等。

◆对肺炎支原体、真菌和病毒无效。

（五）作用机制

与大环内酯类相同。主要是结合到细菌核糖体 50S 亚基上，通过阻断转肽酶作用和 mRNA 移位而抑制细菌蛋白质合成。

◆由于它们在细菌核糖体 50S 亚基上的结合点与红霉素和氯霉素相同或相近，不宜同时使用。

（六）耐药性与耐药机制

◆两药可呈完全交叉耐药，与大环内酯类也存在交叉耐药性。

◆耐药机制：同大环内酯类耐药机制。

（七）适应证（克林霉素）

（1）适用于由链球菌属、葡萄球菌属及厌氧菌等敏感菌株所致的感染。

（2）中耳炎、鼻窦炎、化脓性扁桃体炎、肺炎；皮肤软组织感染。

（3）在治疗骨和关节感染、腹腔感染、盆腔感染、脓胸、肺脓肿、骨髓炎、败血症等疾病时，可根据情况单用或与其他抗菌药联合应用。

（八）不良反应（克林霉素）

1. 胃肠道反应　包括恶心、呕吐、腹痛、腹泻等症。

◆严重者有腹绞痛、腹部压痛、严重腹泻（水样或脓血样），伴发热、异常口渴和疲乏（假膜性肠炎）。腹泻、肠炎和假膜性肠炎等可出现于治疗中或停药后。

2. 过敏反应   通常以轻到中度的麻疹样皮疹最为多见，其次为水疱样皮疹和荨麻疹。

◆偶见多形红斑，剥脱性皮炎，部分表现为 Stevens – Johnson 综合征。

3. 其他   可出现肝功能异常、肾功能异常，偶见中性粒细胞减少和嗜酸性粒细胞增多等。

（九）药物相互作用

（1）与阿片类镇痛药合用，本品的呼吸抑制作用与阿片类的中枢呼吸抑制作用可因累加现象而有导致呼吸抑制延长或引起呼吸麻痹（呼吸暂停）的可能，故必须对病人进行密切观察或监护。

（2）与含白陶土止泻药同用，可使克林霉素的吸收显著减少，故两者不宜同时服用，须间隔一定时间（至少 2 小时）。

（3）本品具神经肌肉阻断作用，与抗肌无力药合用时将导致后者对骨骼肌的效果减弱。

（4）氯霉素或红霉素在靶位上均可置换本品，或阻抑后者与细菌核糖体 50s 亚基的结合，体外试验显示本品与红霉素具拮抗作用，故本品不宜与氯霉素或红霉素合用。

二、多肽类抗生素

（一）分类

分类	代表药物	来源
万古霉素类	万古霉素（Vancomycin）	由东方链球菌得到
	去甲万古霉素（Norvancomycin）	从诺卡菌属培养滤液得到
	替考拉宁	来自放线菌
多黏菌素类	多黏菌素 B、多黏菌素 E、多黏菌素 M	从产孢子多黏菌素的培养液分离获得
杆菌肽类	杆菌肽	自苔藓样杆菌或枯草杆菌培养液中分离获得

（二）各类作用比较

种类	作用特点	作用机制	适应证	不良反应
万古霉素类	繁殖期快速杀菌剂，主要作用于 G⁺ 菌，包括敏感的葡萄球菌，以及耐甲氧西林的金黄色葡萄球菌（MRSA）和表皮葡萄球菌（MRSE）	通过组织抑制肽聚糖合成，而抑制细胞壁合成	仅用于严重的 G⁺ 菌感染，如 MRSA 和 MRSE 所致心内膜炎、骨髓炎、肺炎、败血症或软组织感染	主要有耳毒性、肾毒性及变态反应等
多黏菌素类	属繁殖期和静止期杀菌剂，主要作用于 G⁻ 菌，特别是对大肠埃希菌，肠杆菌及铜绿假单胞菌	增加细胞膜通透性，使其内的磷酸盐、核苷酸等成分外漏，致细菌死亡	铜绿假单胞菌引起的败血症、泌尿道感染，耐药 G⁻ 菌引起的脑膜炎及败血症	变态反应、耳毒性及神经毒性等

续表

种类	作用特点	作用机制	适应证	不良反应
杆菌肽类	主要作用于 G⁺ 菌，尤其是对金黄色葡萄球菌和链球菌作用强大，细菌对其耐药性产生缓慢，仅限于局部应用，全身应用肾毒性大	抑制细菌细胞壁合成中的磷酸化过程，同时对细胞膜也具一定损伤作用	葡萄球菌属、溶血性链球菌、肺炎链球菌等敏感菌所致的皮肤软组织感染	过敏反应；偶有发生严重全身者

三、林可霉素类抗生素不合理用药处方审核

<table>
<tr><td colspan="4" align="center">某医院处方笺</td></tr>
<tr><td colspan="4">科别 泌尿内科　姓名×××　性别 男　年龄54岁　　门诊号×××</td></tr>
<tr><td>诊断：
急性前列腺炎</td><td colspan="3">R.
①5%葡萄糖注射液　250ml
②注射用克林霉素　0.6g　静脉滴注　每12h 1次

医师____　×××年×月×日</td></tr>
<tr><td colspan="4">药费×××计价员×××　调配×××　核对×××　　发药×××</td></tr>
<tr><td colspan="4">（◆病史摘要：因"发热、尿急、尿频、尿痛3d"就诊）</td></tr>
<tr><td>判断</td><td colspan="3">抗生素选用不当</td></tr>
<tr><td>原因</td><td colspan="3">引起急性前列腺炎主要的致病菌主要是大肠埃希菌，约占80%。治疗急性前列腺炎宜选用在前列腺组织和前列腺液中可达到有效浓度的抗菌药物，如氟喹诺酮类、磺胺类、大环内酯类、氨基糖苷类、头孢菌素类等。克林霉素仅对 G⁺ 菌及厌氧菌有效</td></tr>
</table>

第八节　人工合成抗菌药物

一、磺胺类

（一）定义

◆磺胺类药（Sulfonamides）是1932年代发现的人工合成的对氨苯磺酰胺的衍生物，能有效防治全身性细菌感染的第一类化疗药物。

（二）分类及特点

分类		代表药物	适应证
全身感染用	短效	磺胺异噁唑（SIZ）	尿路感染，生殖道感染
	中效	磺胺嘧啶（SD）	流行性脑脊髓膜炎
	长效	磺胺甲噁唑（SMZ）	多用于复方制剂
		磺胺甲氧嘧啶	尿路感染
		磺胺多辛（SDM）	已少用，轻症感染，链球菌感染

续表

分类		代表药物	适应证
肠道应用		柳氮磺胺吡啶	非特异性结肠炎，溃疡性结肠炎的首选药
皮肤外用		磺胺嘧啶银	皮肤铜绿假单胞菌感染，烧伤后感染
		磺胺米隆	烧伤后感染
眼科外用		磺胺醋酰钠	沙眼，结膜炎，角膜炎
磺胺增效剂		甲氧苄啶（TMP）	常与磺胺药合用治疗各种感染
复方制剂	增效联磺	TMP + SMZ + SD	呼吸道感染，尿路感染，肠道感染
	复方磺胺甲噁唑	TMP + SMZ（中效）	脑膜炎，败血症

（三）发展与现状

◆1935～1944 年是磺胺药物的兴盛时代，大批磺胺药物问世：磺胺噻唑、磺胺嘧啶、二甲基胺嘧啶等，有效地治疗了很多细菌感染病人。

◆由于其具有的较严重的不良反应，加上 1942 年青霉素问世，其他抗生素也异军突起，使 1945～1954 年磺胺药物的发展处于低潮期，仅有磺胺异噁唑、磺胺二甲基异嘧啶等个别药物在临床上应用。

◆随后二三十年，许多毒性小，副作用少，容易吸收，效果好以及作用时间长的新型磺胺药物如磺胺甲基异噁唑、磺胺苯吡唑相继问世。

◆70 年代中期，磺胺类与甲氧苄啶的协同作用被发现以及磺胺甲噁唑（SMZ）与甲氧苄啶（TMP）复方制剂的面世，磺胺类药物又在临床重新受到重视。

◆目前本类药物在临床上已大部分被一些抗生素及喹诺酮类药物取代。但由于其某些方面不可取代的优势，故在临床治疗感染的药物中仍占一定地位。

（四）优势及缺点

优势	缺点
①有对某些特殊感染性疾病（如流脑、鼠疫）有独特疗效 ②使用方便、性质稳定、价格低廉 ③抗菌谱广，包括脑膜炎奈瑟菌、溶血性链球菌、肺炎链球菌、金黄色葡萄球菌、大肠埃希菌、变形杆菌等	①抗菌活性不高，易产生耐药性，本类药物之间有交叉耐药性 ②全身感染，用药次数多 ③选择性低，不良反应多，但对立克次体不仅不能抑制、反而可刺激其生长

（五）体内过程

1. **吸收**　大多数全身应用的磺胺药口服易吸收，吸收率通常在 90% 以上，用于肠道感染的磺胺药，口服难以吸收，可在肠道内保持较高浓度。

2. **分布**　血浆蛋白结合率高，大多在 80%～90%，除磺胺嘧啶为 20%～25% 外。可广泛渗入全身组织及各种细胞外液，并能透过血脑屏障进入中枢神经系统和脑脊液，也能进入乳汁和通过胎盘屏障，胎儿血药浓度可达母体血药浓度的 50%～100%。

3. **代谢**　主要在肝脏经乙酰化代谢，代谢产物无抗菌活性。

◆柳氮磺吡啶在小肠遭分解出的磺胺吡啶和 5‑氨基水杨酸盐，前者有抗菌活性，后者有抗炎作用。

4. 排泄 主要以原形或乙酰化代谢产物经肾小球滤过而从尿中排泄，部分药物可经肾小管重吸收，少量从乳汁、胆汁及粪便排出。

（六）作用机制

竞争性抑制二氢叶酸合成酶，干扰叶酸的代谢，抑制细菌生长繁殖。

（七）适应证

◆主要用于治疗呼吸道感染、胃肠道感染、尿路感染、支气管炎、伤寒、菌痢、流脑等。

（八）不良反应

1. 血液系统 易引起粒细胞减少、血小板减少及再生障碍性贫血。

2. 肝脏损害 表现为黄疸、肝功能减退，严重者可发生肝坏死。

3. 肾损害 用药期间应监测肾功能，肾功能减退、失水、休克及老年患者应用本类药物易加重或出现肾损害，应避免使用；

4. 神经系统反应 少数病人出现头痛头晕、乏力失眠等精神症状

◆在用药期间，不应从事高空作业和驾驶。

5. 过敏反应 多见，并可表现为严重的渗出性多形红斑、中毒性表皮坏死松解型药疹等，严重的可以引起剥脱性皮炎。

◆过敏体质及对其他药物有过敏史的患者应尽量避免使用本类药物。

6. 泌尿系统损害 表现为磺胺结晶尿，血尿，尿痛，尿闭等。

◆用药期间应多喝水，同服碳酸氢钠可碱化尿液，用药时间不宜过长，也不宜空腹服用。

（九）药物相互作用

（1）勿与酸性药物同服：一些酸性药物如盐酸氯丙嗪、盐酸金霉素、维生素 C、氯化铵、胃蛋白酶合剂、吐根合剂等，不宜与磺胺类药物合用。

◆原因：这些药物可酸化尿液，使磺胺类药物的代谢产物乙酰磺胺在尿液中的溶解度降低而析出结晶，产生结晶尿而损害肾脏。

（2）磺胺药特别是复方增效磺胺制剂，不能与多种药物如青霉素、四环素类、碳酸氢钠、氯化钙、氯丙嗪、维生素 C、维生素 B_1、复方氯化钠溶液等配伍，须单独使用。

（十）磺胺增效剂

甲氧苄啶 Trimethoprim（甲氧苄氨嘧啶 TMP）

1. 作用机制 本品有抑制二氢叶酸还原酶的作用，可阻碍四氢叶酸合成。

◆常与磺胺类药物配伍使用：磺胺类药物竞争性抑制二氢叶酸合成酶，妨碍二氢叶酸合成。两者合用，可使细菌的叶酸代谢受到双重阻断，因而抗菌作用大幅提高（可增效数倍至数十倍）。

2. 适应证 常与磺胺药合用治疗肺部感染、急慢性支气管炎、菌痢、尿路感染、肾盂肾炎、肠炎、伤寒、疟疾等。

（十一）不合理用药处方审核

<table>
<tr><td colspan="2" align="center">某医院处方笺</td></tr>
<tr><td>科别　泌尿内科　　　姓名×××　性别　男　年龄32岁　　门诊号×××</td></tr>
</table>

诊断： 急性膀胱炎。	R. 复方磺胺甲噁唑片　12片　　2片　b. i. d.　p. o. 维生素 C 片　　0.3g×9片　0.3g　t. i. d.　p. o. 医师＿＿＿×××年×月×日

药费×××计价员×××　　调配×××　核对×××　　　发药×××

（◆病史摘要：因"尿频、尿痛、尿急2d"就诊）

判断	两药合用可加剧不良反应
原因	维生素 C 系酸性药物，进入人体后，代谢成草酸及二酮古乐糖酸，可使尿液呈酸性。磺胺药在酸性尿中溶解度降低，容易析出沉淀，引起结晶尿、少尿、尿痛、尿闭及血尿等症状。复方磺胺甲噁唑与维生素 C 不宜合用

二、喹诺酮类

（一）定义

◆喹诺酮类（quindone）药物是指人工合成的含有 4 – 喹酮母核的一类抗菌药物。

（二）发展与现状

◆1962 年，第一个含有 4 – 喹酮母核的抗菌药物 – 萘啶酸（nalidixic acid）被发现，以其特有的特点，开辟了抗菌药物研究和使用的新途径。

◆40 多年来，国内外对喹诺酮类药物的结构不断进行修饰，并对其含氟基团加以改造，又陆续开发出多种新型药物投入临床使用。

◆该类药物的抗菌谱逐渐拓宽，从单一抗革兰阴性菌的窄菌谱，发展到成为抗革兰阳性菌、厌氧菌、分枝杆菌、军团菌、支原体和衣原体的广谱抗菌药。

（三）分类

分类	主要药物	作用特点
第一代药物	萘啶酸，西诺星（Cinoxaci）	其抗菌谱窄，对部分 G^- 杆菌有效，口服吸收差，仅用于敏感细菌所致的尿路感染，现已淘汰
第二代药物	吡哌酸（PPA）	抗 G^- 菌活性增强，用于尿路感染和肠道感染，不良反应小于第一代，现用的很少
第三代氟喹诺酮类药物	诺氟沙星，氧氟沙星，左氧氟沙星，培氟沙星，环丙沙星	抗菌谱广、活性强、组织渗透性好，对铜绿假单胞菌和革兰阳性菌，特别是对肺炎链球菌和葡萄球菌的抗菌活性明显增强，并对分枝杆菌、军团菌、支原体、衣原体有杀灭作用，是临床应用最多的一类喹诺酮类抗菌药

续表

分类	主要药物	作用特点
第四代药物	格帕沙星、莫西沙星、吉米沙星、曲伐沙星、克林沙星、司帕沙星	可作用于衣原体、支原体等病原体，且对革兰阳性菌和嗜氧菌的活性作用显著强于第三代，其中司帕沙星对结核分枝杆菌的强度是第三代喹诺酮类的 3～30 倍，与异烟肼和利福平相当，可用于耐药的金葡菌感染

（四）作用机制

喹诺酮类药物为杀菌剂，杀菌浓度与抑菌浓度相同或为抑菌浓度的 2～4 倍。主要是通过干扰细菌 DNA 拓扑异构酶 II（DNA 回旋酶）和拓扑异构酶 IV，阻碍 DNA 超螺旋的形成，从而抑制 DNA 的合成和复制而导致细菌死亡。

（五）体内过程

1. 吸收 口服吸收迅速而完全，除诺氟沙星和环丙沙星外，其余药物的生物利用度均达 80%～95%。

◆氟喹诺酮类可和二价和三价阳离子螯合形成难以吸收的螯合物，如钙、镁、锌离子等，因而不能与含有这些离子的食品和药物同服。

2. 分布 由于血浆蛋白结合率低（14%～30%），吸收后可广泛分布于各组织和体液（因血浆蛋白结合率低）。

◆氧氟沙星和环丙沙星可通过正常或炎症脑膜进入脑脊液并达到有效治疗浓度；左氧氟沙星具有较强组织穿透性，可在细胞内达到有效治疗浓度。

3. 代谢与排泄 大多数主要是以原形经肾小管分泌或肾小球滤过由肾脏排出。少数药物在肝脏代谢或经粪便排出。

◆培氟沙星、诺氟沙星和环丙沙星尿中排出量较少，在尿中可长时间维持杀菌作用。氧氟沙星和环丙沙星在胆汁中的浓度可远远超过血药浓度。

（六）不良反应

1. 胃肠道反应 发生率为 2%～20%，主要表现为胃部不适，恶心，消化不良，腹泻等。

2. 中枢神经系统反应 表现为失眠、头晕、头痛，烦躁、焦虑、抽搐、精神异常，视力损害，可出现复视、色觉分辨力改变。女性及 45 岁以下人群的发生率高。

◆此类药物引起中枢神经系统反应从大到小依次为：氟罗沙星 > 诺氟沙星 > 司氟沙星 > 环丙沙星 > 依诺沙星 > 氧氟沙星 > 培氟沙星 > 左氧氟沙星。

◆特别是当氟喹诺酮与茶碱或非甾体抗炎药联合用药时常见。

3. 皮肤及光敏反应 尤以光毒性反应为多见。直接或间接暴露于阳光或紫外线下均可引起，主要表现为皮肤轻度红斑至严重的疱疹。

◆喹诺酮类抗菌药发生光毒性反应从大到小依次为：洛美沙星 > 氟罗沙星 > 司氟沙星 > 依诺沙星 > 培氟沙星 > 环丙沙星 > 诺氟沙星 > 氧氟沙星 > 左氧氟沙星。

4. 心脏毒性 莫西沙星、加替沙星、左氧氟沙星和司帕沙星等可引起心脏病患者的 Q‑T 期间延长。

5. 肌肉及软骨损害 损伤多种幼龄动物负重关节的软骨，可发生关节病变、肌腱炎或肌腱断裂等，儿童用药后还可出现关节痛及关节水肿。

◆肌腱断裂一般发生在 50 岁以上患者中，多见于男性，与皮质类固醇合用可增加此类不良反应的发生。

◆可引起肌腱炎的药物有培氟沙星、诺氟沙星、环丙沙星、依诺沙星和司氟沙星等。

◆本类药物不推荐用于儿童及骨骼生长期的患儿。

6. 肝、肾损害 最常见的肝损害是转氨酶和碱性磷酸酶升高，程度大多轻微。

◆肾毒性少见，偶有血尿和间质性肾炎、急性肾功能不全的报道。大剂量使用，部分患者可出现结晶尿。

7. 变态反应 平均发生率为 0.6%，可出现血管神经性水肿、皮肤瘙痒和皮疹等过敏症状，偶见过敏性休克。

（七）常用药物

1. 诺氟沙星（Norfloxacin）

（1）作用特点

◆是氟喹诺酮药物中第一个使用的药物，也是依诺沙星，培氟沙星和环丙沙星的原型药物。空腹时口服吸收迅速但不完全，约为给药量的 30%～40%。

◆广泛分布于各组织、体液中，但未见于中枢神经系统。

◆血清蛋白结合率为 10%～15%，血消除半衰期（$t_{1/2}$）为 3～4 小时，肾功能减退时可延长至 6～9 小时。

（2）适应证 适用于敏感菌所致的尿路感染、淋病、前列腺炎、肠道感染和伤寒及其他沙门菌感染。

（3）不良反应

①胃肠道反应：主要表现为腹部不适恶心，呕吐，或疼痛，腹泻等。

②中枢神经系统反应：可有头昏、头痛、嗜睡或失眠。

③过敏反应：皮疹、皮肤瘙痒，偶可发生渗出性多形性红斑及血管神经性水肿。少数患者有光敏反应。

④偶可发生：癫痫发作、精神异常、意识障碍、幻觉、震颤；血尿、发热、皮疹等间质性肾炎表现；静脉炎；结晶尿；关节疼痛。

⑤少数患者可发生血清氨基转移酶升高、血尿素氮增高及周围血象白细胞降低，多属轻度，并呈一过性。

（4）注意事项

◆本品宜空腹服用，并同时饮水 250ml。为避免结晶尿的发生，宜多饮水，保持 24 小时排尿量在 1200ml 以上。

◆肾功能减退者，需根据肾功能调整给药剂量。

◆应用氟喹诺酮类药物可发生中、重度光敏反应。应用本品时应避免过度暴露于阳光，如发生光敏反应需停药。

◆葡萄糖-6-磷酸脱氢酶缺乏患者服用本品，极个别可能发生溶血反应。

◆喹诺酮类包括本品可致重症肌无力症状加重，呼吸肌无力而危及生命。重症肌无力患者应用喹诺酮类包括本品应特别谨慎。

◆肝功能减退时，如属重度（肝硬化腹水）可减少药物清除，血药浓度增高，肝、肾功能均减退者尤为明显，均需权衡利弊后应用，并调整剂量。

◆原有中枢神经系统疾病患者，例如癫痫及癫痫病史者均应避免应用，有指征时需仔细权衡利弊后应用。

◆本品即使在正常剂量下也会干扰反应能力，因此驾驶员或机器操作者应慎用。

◆使用本品过程中，若出现严重和持续的腹泻应警惕伪膜性肠炎的发生，应立即停药并采取适当的治疗措施。

◆孕妇及哺乳期妇女、18岁以下青少年禁用。

（5）药物相互作用

◆尿碱化剂可减少本品在尿中的溶解度，导致结晶尿和肾毒性。

◆本品与茶碱类合用时可能由于与细胞色素P450结合部位的竞争性抑制，导致茶碱类的肝清除明显减少，血消除半衰期（$t_{1/2}$）延长，血药浓度升高，出现茶碱中毒症状，如恶心、呕吐、震颤、不安、激动、抽搐、心悸等，故合用时应测定茶碱类血药浓度和调整剂量。

◆环孢素与本品合用，可使前者的血药浓度升高，必须监测环孢素血浓度，并调整剂量。

◆与抗凝药华法林同用时可增强后者的抗凝作用，合用时应严密监测患者的凝血酶原时间。

◆丙磺舒可减少本品自肾小管分泌约50%，合用时可因本品血浓度增高而产生毒性。

◆与呋喃妥因有拮抗作用，不推荐联合应用。

◆多种维生素，或其他含铁、锌离子的制剂及含铝或镁的制酸药可减少本品的吸收，建议避免合用，不能避免时在本品服药前2小时，或服药后6小时服用。

2. 环丙沙星（Ciprofloxacin）

（1）体内过程

◆口服吸收不完全，生物利用度为38%~60%，在氟喹诺酮类中仅高于诺氟沙星。

◆广泛分布至各组织、体液（包括脑脊液），蛋白结合率约为20%~40%。

◆可在肝脏部分代谢，代谢物仍具较弱的活性。原形药物从尿中的排出量与给药途经有关，口服时为29%~44%，静脉滴注时为45%~60%。

（2）抗菌作用

◆革兰阴性杆菌的体外抗菌活性是目前临床应用的氟喹诺酮类中最高者。

◆对铜绿假单胞菌、肠球菌、肺炎球菌、葡萄球菌、链球菌、军团菌、淋病奈瑟菌及流感嗜血杆菌的抗菌活性亦优于其他同类药物。

◆对某些耐氨基糖苷类及第三代头孢菌素类的耐药菌株仍有抗菌活性。

（3）适应证

◆主要用于治疗敏感菌引起的泌尿道、胃肠道、呼吸道、骨关节、腹腔及皮肤软组织等感染。

（4）不良反应

◆常见胃肠道反应，也出现神经系统症状，偶见变态反应、关节痛或一过性转氨酶升高，静滴时血管局部有刺激反应。

3. 氧氟沙星（Ofloxacin）

◆口服吸收迅速而完全，生物利用度为89%，体内分布广泛，胆汁中药物浓度高。

◆其突出特点是在脑脊液中浓度高，尿中排出量居各种氟喹诺酮类之首，且尿中药物浓度在服药48小时后仍维持在杀菌水平。

◆氧氟沙星具有广谱抗菌作用，体内抗菌活性约为诺氟沙星的3~5倍，对结核杆菌、非典型分枝杆菌、沙眼衣原体也有抗菌活性。对厌氧菌的抗菌活性差。

◆在临床主要用于敏感菌所致的泌尿道感染、呼吸道感染、胆道感染、皮肤软组织感染、耳鼻喉感染及眼睛感染。

◆不良反应少见且较轻，主要是胃肠道反应，偶见神经系统症状和转氨酶升高，长期大剂量应用可出现轻微精神功能障碍。

4. 左氧氟沙星（Levofloxacin）

◆为氧氟沙星的左旋光学异构体，抗菌谱广、抗菌作用强，其抗菌活性为氧氟沙星的2倍。其水溶性是氧氟沙星的8倍，更易制成注射剂。

◆吸收后广泛分布于体内各组织中。主要以原型药由尿中排出。

◆对葡萄球菌和链球菌的活性是环丙沙星的2~4倍，对厌氧菌的抗菌活性为环丙沙星的4倍，对肠杆菌科的活性与环丙沙星相当。

◆临床主要用于敏感菌引起的各种急慢性感染及难治性感染。

◆不良反应远低于氧氟沙星，是目前已上市氟喹诺酮类药物中最小者，主要是胃肠道反应。偶见血中尿素氮升高、倦怠、发热、心悸、味觉异常等。

5. 其他药物特点

药物	特点	适应证	不良反应
洛美沙星	口服吸收完全，生物利用度为90%~98%，对繁殖期和抑制期细菌均有迅速杀菌作用，并具有明显的PAE	敏感菌引起的呼吸道、泌尿道、消化道、皮肤、软组织和骨组织感染	发生率约3.5%，主要表现为胃肠道反应、神经系统症状、变态反应等；特别需要注意的是光敏反应
氟罗沙星	对 G^+ 菌和 G^- 菌、分枝杆菌、厌氧菌、支原体、衣原体均具有强大抗菌活性	敏感菌所致的呼吸系统、泌尿生殖系统及皮肤软组织感染	发生率可高达20%，主要是胃肠道反应，神经系统反应为，个别患者出现光敏反应

续表

药物	特点	适应证	不良反应
司氟沙星	口服吸收好，肝肠循环明显，对肺炎球菌及环丙沙星敏感的葡萄球菌和链球菌等作用强，但易耐药	敏感菌引起的外科、妇科、胃肠道、呼吸道、泌尿生殖道、皮肤软组织等感染	神经系统、胃肠道反应，过敏反应，偶见转氨酶升高，光敏反应率较高，用药期间及停药后 3～5 天需严格避光
莫西沙星	口服吸收不受进食影响，不经细胞色素 P450 酶代谢，在肾脏代谢 45%，肝脏代谢 52%，轻度肝肾功能损害患者无须调整剂量	治疗上呼吸道和下呼吸道感染、慢性支气管炎急性发作、社区获得性肺炎以及皮肤和软组织感染	不良反应发生率低，未见严重不良反应，几乎无光敏反应
加替沙星	口服易吸收，生物利用度高，组织浓度是血浆 1.5 倍以上，在肺实质及肺泡巨噬细胞中可达到很高浓度	用于院内外呼吸道及泌尿道生殖系、皮肤软组织、耳鼻喉感染	最常见恶心，呕吐，腹泻，头痛，神志不清

6. 即将上市的新一代喹诺酮类药物　格林沙星、普利沙星、帕珠沙星、贝罗沙星。

（八）喹诺酮类抗菌药物不合理用药处方分析

某医院处方笺

内科	姓名×××	性别 女	年龄 38 岁	门诊号×××

诊断：
①急性肠炎
②口腔溃疡

R.
左氧氟沙星胶囊　0.1g×12 粒　0.2g　b. i. d.　p. o.
葡萄糖酸锌片　70mg×6 片　70mg　b. i. d.　p. o.

医师____ ×××年×月×日

药费×××　计价员×××　调配×××　核对×××　发药×××

（◆病史摘要：因"腹泻 2d"就诊。既往有"口腔溃疡"病史半个月）

判断	两药合用可影响吸收
原因	氟喹诺酮类可和二价和三价阳离子螯合，如钙、镁、锌等。葡萄糖酸锌与左氧氟沙星同时服用，可形成难以吸收的螯合物。其他锌剂（硫酸锌、枸橼酸锌等）均可发生类似相互作用。 ◆避免左氧氟沙星与葡萄糖酸锌同时服用。或者两者分开服（间隔时间不少于 2h），可不同程度地避免此种相互影响

三、硝基呋喃类

（一）特点

抗菌谱广、细菌产生耐药性小、口服血药浓度低，不适用于全身性感染，主要用于泌尿道感染。

（二）常用药物

1. 呋喃妥因（Nitrofurantoin，呋喃坦啶）

（1）体内过程

◆口服易吸收，与食物同服可增加其吸收，减少胃肠道刺激。在大多数组织难以达到有效治疗浓度，仅骨髓中的浓度与尿浓度接近。

◆尿中原形药物排出率可达40%。肾功能不全者、新生儿和婴儿的肾排出量减少。在酸性尿中杀菌作用增强。

（2）药理作用　有效地杀灭能引起下尿路感染的 G⁺ 和 G⁻ 菌，包括大肠埃希菌、肠球菌、肺炎克雷伯杆菌和葡萄球菌等。

（3）作用机制　主要是其活性产物通过抑制乙酰辅酶 A 等多种酶而干扰细菌糖代谢，并损伤 DNA。

（4）适应证　主要用于敏感菌引起的急性下尿路感染、慢性菌尿症及反复发作的尿路感染。

（5）不良反应

①可见胃肠道反应，与食物或牛奶同服可缓解这些症状。

②亦可发生皮疹、药物热、粒细胞减少、肝炎等变态反应，有葡萄糖－6－磷酸脱氢酶缺乏者尚可发生溶血性贫血。

③偶可发生头痛、头昏、嗜睡、肌痛、眼球震颤等神经系统不良反应。

④偶可引起发热、咳嗽、胸痛、肺部浸润和嗜酸粒细胞增多等急性肺炎表现，停药后可迅速消失。

（6）药物相互作用

◆与可导致溶血的药物合用时，有增加溶血反应的可能。

◆与肝毒性药物合用有增加肝毒性反应的可能；与神经毒性药物合用，有增加神经毒性的可能。

◆丙磺舒和苯磺唑酮均可抑制呋喃妥因的肾小管分泌，导致后者的血药浓度增高和（或）血清半衰期延长，而尿浓度则见降低，疗效亦减弱，丙磺舒等的剂量应予调整。

2. 呋喃唑酮

（1）作用与机制

①对革兰阳性及阴性菌均有一定抗菌作用，在一定浓度下对毛滴虫、贾第鞭毛虫也有活性。

②口服吸收少，肠内浓度高。

③其作用机制为干扰细菌氧化还原酶从而阻断细菌的正常代谢。

（2）适应证

◆主要用于敏感菌所致的细菌性痢疾，肠炎、霍乱，也可以用于也可用于尿路感染，贾第鞭毛虫病、滴虫病等。

◆与制酸剂等药物合用于治疗幽门螺杆菌所致的胃窦炎。

（3）不良反应

◆主要有恶心，呕吐、腹泻、头痛、头晕、药物热、皮疹、肛门瘙痒、哮喘、直立性低血压、低血糖、肺浸润等。

◆偶可出现溶血性贫血、黄疸及多发性神经炎。

（4）注意事项

①一般不宜用于溃疡病或支气管哮喘患者。

②口服本品期间饮酒，则可引起双硫仑样反应，服药期间和停药后 5 天内，禁止饮酒。

（5）药物相互作用

①与三环类抗抑郁药合用可引起急性中毒性精神病，应予避免。

②本品可增强左旋多巴的作用。

③拟交感胺、富含酪胺食物、食欲抑制药、单胺氧化酶抑制剂等可增强本品作用。

（三）硝基呋喃类药物不合理用药处方审核

某医院处方笺

科别内科　　　姓名×××　　性别男　　年龄39 岁　　　门诊号×××

诊断： 急性肠炎	R. 呋喃唑酮片　0.1g×9 片　0.1g　t.i.d.　p.o. 医师＿＿＿×××年×月×日

药费×××计价员×××　　调配×××　　核对×××　　　发药×××

◆病史摘要："腹泻，腹痛 2d"就诊（病人应用呋喃唑酮抗感染，服药后吃较多腊肉）

判断	呋喃唑酮合用含酪胺的食物可致酪胺反应
原因	含酪胺的食物，在酪胺到达全身循环前已被单胺氧化酶（MAO）代谢失活。呋喃唑酮为单胺氧化酶抑制药，既能使内源性去甲肾上腺素蓄积，又会使酪胺代谢受阻，呋喃唑酮与含酪胺的食物同服，可致酪胺反应，发生高血压危象 ◆服用呋喃唑酮期间忌食用含酪胺的食物。常见的含酪胺的食物还有乳酪、葡萄酒、扁豆、腌鱼、腊肉、香肠、肝等

四、硝基咪唑类

（一）分类

硝基咪唑类药物的发现共经历了四代：

1. **第一代**　代表药物甲硝唑。

2. **第二代**　代表药物替硝唑。

3. **第三代**　代表药物奥硝唑。

4. **第四代**　代表药物塞克硝唑。

（二）常用药物

1. 甲硝唑（Metronidazole，灭滴灵）

（1）特点

①口服吸收良好，生物利用度可达90%。

②血浆蛋白结合率低，体内分布广，能通过血脑屏障，药物有效浓度能够出现在唾液、胎盘、胆汁、乳汁、羊水、精液、尿液、脓液和脑脊液中。

（2）作用与机制

①可抑制阿米巴原虫的氧化还原反应，使原虫氮链发生断裂，并有强大的杀灭滴虫的作用。

②甲硝唑对厌氧微生物有杀灭作用，它在人体中还原时生成的代谢物也具有抗厌氧菌作用，抑制细菌的脱氧核糖核酸的合成，从而干扰细菌的生长、繁殖，最终致细菌死亡。

（3）适应证

①用于治疗肠道和肠外阿米巴病（如阿米巴肝脓肿、胸膜阿米巴病等）。

②还可用于治疗阴道滴虫病、小袋虫病和皮肤利什曼病、麦地那龙线虫感染等。

③目前还广泛用于厌氧菌感染的治疗。

（4）不良反应

◆15%～30%病例出现不良反应，以消化道反应最为常见，包括恶心、呕吐、食欲不振、腹部绞痛，一般不影响治疗；神经系统症状有头痛、眩晕，偶有感觉异常、肢体麻木、共济失调、多发性神经炎等，大剂量可致抽搐。

◆少数病例发生荨麻疹、潮红、瘙痒、膀胱炎、排尿困难、口中金属味及白细胞减少等，均属可逆性，停药后自行恢复。

（5）注意事项

①本品可抑制酒精代谢，用药期间应戒酒，饮酒后可能出现腹痛、呕吐、头痛等症状。

②对诊断的干扰：本品的代谢产物可使尿液呈深红色。

③原有肝脏疾患者剂量应减少。出现运动失调或其他中枢神经系统症状时应停药。重复一个疗程之前，应做白细胞计数。厌氧菌感染合并肾功能衰竭者，给药间隔时间应由8小时延长至12小时。

④孕妇及哺乳期妇女禁用。

（6）药物相互作用

◆本品能增强华法林等抗凝药物的作用；与土霉素合用可干扰甲硝唑清除阴道滴虫的作用。

2. 其他药物作用比较

药物	特点	适应证	不良反应
替硝唑	疗效高，疗程短，半衰期长，耐受性好，分布广，可与其他抗生素联合应用于各个领域	用于厌氧菌感染的预防和治疗	少。偶有恶心，呕吐，皮疹
奥硝唑	可作用于厌氧菌，阿米巴虫及毛滴虫	用于治疗厌氧菌，阿米巴虫及毛滴虫引起的各种疾病	轻度头晕，头痛，胃肠道反应，肌无力等

续表

药物	特点	适应证	不良反应
赛克硝唑	具有抗原虫和厌氧菌作用，对泌尿生殖器滴虫，肠道及组织内阿米巴原虫有较强杀灭作用	治疗各种急慢性肝肠阿米巴病及尿道，女性阴道，男性前列腺等滴虫	食欲不振，恶心呕吐，少数病人有腹泻，口中有刺鼻金属味，偶见头痛，白细胞减少

五、噁唑烷酮类

1. 噁唑烷酮（2 – hydroxyethyl）

◆是一种极具发展前途的新型合成抗菌药物。

◆作用机制还不明确，它是抑制蛋白质合成最早期阶段，核糖体 50S 亚基是其作用靶位，通过靠近 30S 界面的 50S 亚基结合，以阻止 70S 起始复合物的形成。

◆是继磺胺类、喹诺酮类药物之后第三大类全合成抗菌药物。

2. 利奈唑胺（linezdid）

◆为噁唑烷酮类的合成抗生素，可用于治疗由需氧的革兰阳性菌引起的感染。利奈唑胺通过与其他抗菌药物不同的作用机制抑制细菌的蛋白质合成，因此与其他类别的抗菌药物间不具有交叉耐药性。

◆利奈唑胺与细菌 50S 亚基上核糖体 RNA 的 23S 位点结合，从而阻止形成 70S 始动复合物，前者为细菌转译过程中非常重要的组成部分。

◆用于需氧的和兼性的革兰阳性致病菌：粪肠球菌（包括耐万古霉素的菌株）、屎肠球菌（万古霉素敏感的菌株）、表皮葡萄球菌（包括耐甲氧西林的菌株）、嗜血葡萄球菌属、草绿色链球菌属。需氧的和兼性的革兰阴性致病菌：多杀巴斯德菌。

3. 苯并噁嗪

◆噁唑烷酮化合物，能克服利奈唑胺耐药性，体内抗菌活性是利奈唑胺的数倍，而且具有良好药代动力学性质，有可能实现剂量低，每日 1 次的理想治疗方案。

六、药物相互作用

◆喹诺酮类、磺胺类、硝基咪唑类药物与其他药物联用时的相互作用

合成抗菌药	其他药物	相互作用的结果
诺氟沙星	氨茶碱	使后者血药浓度增加，可出现中毒
	氨基糖苷类	产生协同作用
	β – 内酰胺类	产生协同作用
环丙沙星	碳酸氢钠 碳酸钙	减低溶解度可导致结晶尿和肾毒性增加
	硫糖铝	影响环丙沙星的吸收，应避免同时服用
	非甾体类抗炎药	可增加中枢神经系统的毒性，可发生惊厥的危险
	咖啡因	使后者清除率减少，中枢神经系统毒性增加
	茶碱类	可致茶碱血药浓度增高，出现恶心、呕吐、震颤、不安、激动、抽搐、心悸等

合成抗菌药	其他药物	相互作用的结果
磺胺类	口服抗凝药	阻止后者代谢，使抗凝作用增强
	甲磺丁脲	使后者降糖作用增强
	苯妥英钠	毒性作用增强
	氨茶碱	使后者血药浓度增加，作用增强
	乙醇	增加后者的神经毒性
	食母生	可减弱磺胺药的抗菌作用
	乳酶生	磺胺药的抗菌作用可使后者作用失效
甲硝唑	庆大霉素 氨苄西林钠	不宜直接与甲硝唑注射剂配伍（混浊、变色）
	乙醇	抑制后者代谢，服药期间饮酒可发生"双硫样"反应
	口服抗凝药	抑制后者代谢，使后者抗凝作用增强
	抗胆碱药	治疗消化性溃疡，可提高疗效
	抗生素	可增加抗感染范围和增强抗感染作用
	碳酸锂	使后者血药浓度升高，有时可达锂中毒水平
替硝唑	抗凝药	使后者抗凝作用增强
奥硝唑	维库溴铵	增强后者的肌肉松弛作用
	苯巴比妥	可加快前者的消除
	雷尼替丁	可加快前者的消除，并可影响凝血功能
	口服抗凝药	可使后者抗凝作用增强

第九节　抗结核药物

一、概述

（一）结核病

结核杆菌属于分枝杆菌属。结核病是由于结核杆菌感染所致的慢性传染性疾病，以肺结核最常见，其他还有结核性脑膜炎，肾结核、骨结核等。

◆全球结核病在 20 世纪 90 年代后出现全面回潮，每年全世界因结核病死亡的人数比所有传染病死亡的总和还要多，达 300 万人。在全世界范围内，结核病占感染性疾病致死的首位。

我国结核病疫情也不容乐观，是全球 22 个结核病高负担国家之一，约 5.5 亿人感染了结核分枝杆菌，国内现有活动性肺结核患者约 500 万人，传染性肺结核患者高达约 200 万人，每年约有 13 万人死于结核病。

（二）分枝杆菌的特点

（1）生长缓慢，可处于休眠状态而对药物不敏感。

（2）分枝杆菌的细胞壁富含脂质，使得许多药物不易穿透。

（3）结核杆菌常生活在巨噬细胞内或结核纤维化（或干酪样或厚壁空洞）的病灶内，而使药物不易接近。

◆故结核杆菌感染均需长期治疗，早期治疗及联合用药治疗。

（三）抗结核药物发展简况

◆1944 年，链毒素的问世开创了抗结核药物治疗的新时代。

◆1946 年氨基水杨酸开发成功，1950 年乙胺丁醇如期研制，1951 年异烟肼顺利应用于临床，这些都无声宣告了结核病从此进入了化学治疗（简称化疗）时代。

◆1952 年吡嗪酰胺、1955 年环丝氨酸以及 1956 年乙硫异烟胺和卡那霉素的先后问世为结核病的治疗添砖加瓦。

◆1965 年利福平的问世被认为是结核病化疗史上具有里程碑意义的重大事件。随后结核病的治疗进入了"短程化疗时代"，结核病也因此迎来了"防有办法，治有措施"的好时机。

◆20 世纪 90 年代中期耐药结核病席卷全球，再次威胁到人类的生命健康，全球的结核病防治工作面临着严峻的考验和挑战。

（四）药物分类

◆目前临床上根据抗结核病药的疗效强弱、不良反应多少和病人能否耐受等情况把抗结核病药分为第一线和第二线抗结核药，也可按作用机制分类。

分类方法	类别	主要药物
按效应及不良反应分	第一线抗结核病药（首选）	异烟肼、利福平及其类似药物、链霉素、乙胺丁醇、和吡嗪酰胺
	第二线抗结核病药（次选）	对氨基水杨酸、环丙沙星、氧氟沙星、环丝氨酸、卷曲霉素、阿米卡星、卡那霉素、乙硫异烟胺
	新型抗结核病药	利福喷丁、利福定、司帕沙星
按作用机制分	阻碍细菌细胞壁合成	环丝氨酸、乙硫异烟胺
	干扰菌体 RNA 合成，细胞膜通透性加强	链霉素、卡那霉素、卷曲霉素
	抑 mRNA 合成	利福平
	影响二氢叶酸的合成，干扰结核分枝杆菌代谢	对氨基水杨酸
	通过多种机制作用	异烟肼、乙胺丁醇
	结核分枝杆菌内的酰胺酶脱去酰胺基，产生杀灭结核杆菌作用	吡嗪酰胺

◆新近的研究及临床实践表明，氧氟沙星及左氧氟沙星、环丙沙星等对耐结核杆菌均有较好的治疗作用。

二、常用抗结核药物

（一）一线抗结核药

1. 异烟肼（Lsoniazid）又名雷米封（Rimifon）。

（1）特点　口服方便、价格低廉、疗效高、毒性小等。

◆是目前最有效的抗结核病药，是治疗各种结核病的首选药。

（2）体内过程

①吸收与分布：口服吸收率高，可达90%，达峰时间1~2h。

◆吸收后迅速广泛分布于全身各组织器官，在肾脏组织、关节腔、脑脊液中含量均较高。

◆易穿透细胞膜，可作用于细胞内的结核杆菌。

②代谢与排泄：主要在肝脏经乙酰化而代谢失活，代谢物经肾脏排出体外。

◆异烟肼在肝脏被乙酰化的速度存在种族和遗传的差别，由于其在肝脏的代谢快慢不同，临床应注意调整给药方案。

（3）药理作用　选择性作用于结核杆菌，具有强大的抗结核杆菌的作用，对细胞内、外的结核杆菌均有效。

◆其在体内的抗结核杆菌强度与结核杆菌所接触的药物浓度呈正相关，增殖期较静止期的结核杆菌对异烟肼更为敏感。

◆结核杆菌对单用异烟肼易产生耐药性，临床应用时应与其他抗结核病药联合使用，可有效防止或延缓耐药性的产生，增强抗结核病的疗效，缩短疗程。

（4）适应证　单用适用于各型结核病的预防。

◆与其他抗结核药联合，适用于各型结核病的治疗，包括结核性脑膜炎以及其他分枝杆菌感染。

（5）不良反应　本药在治疗量时不良反应较少，使用大剂量时或慢代谢型病人较易发生不良反应，发生率约为5.4%。

①神经系统毒性：主要是周围神经炎，表现为手、脚麻木、震颤等，也可引起中枢神经系统症状，如眩晕、失眠等。

◆原因是：维生素B_6在体内主要参与神经递质的合成，异烟肼的结构与维生素B_6相似，可竞争性抑制维生素B_6的生物作用并促进其排泄，从而产生神经毒性。

◆此种反应易出现在儿童、营养不良及嗜酒者。异烟肼大剂量中毒可用等剂量的维生素B_6对抗。

②肝损伤：用药期间可出转氨酶升高、黄疸、多发性肝小叶坏死等表现，易发生在35岁以上及快代谢型的患者，肝功能不良者慎用。

③其他：有视力模糊或视力减退，合并或不合并眼痛（视神经炎）；发热、皮疹、血细胞减少及男性乳房发育等。

（6）药物相互作用

◆服用异烟肼时每日饮酒，易引起本品诱发的肝脏毒性反应，并加速异烟肼的代谢，因此需调整异烟肼的剂量，并密切观察肝毒性征象。应劝告患者服药期间避免酒精饮料。

◆含铝制酸药可延缓并减少异烟肼口服后的吸收，使血药浓度减低，故应避免两者同时服用，或在口服制酸剂前至少1小时服用异烟肼。

◆与抗凝血药（如香豆素或茚满双酮衍生物）合用时，由于抑制了抗凝药的酶代谢，使抗凝作用增强。

◆与环丝氨酸同服时可增加中枢神经系统不良反应（如头昏或嗜睡），需调整剂量，并密切观察中枢神经系统毒性征象，尤其对于从事需要灵敏度较高的工作的患者。

◆与利福平合用时可增加肝毒性的危险性，尤其是已有肝功能损害者或为异烟肼快乙酰化者，因此在疗程的头3个月应密切随访有无肝毒性征象出现。

◆与肾上腺皮质激素（尤其泼尼松龙）合用时，可增加异烟肼在肝内的代谢及排泄，导致后者血药浓度减低而影响疗效，在快乙酰化者更为显著，应适当调整剂量。

◆与乙硫异烟胺或其他抗结核药合用，可加重后二者的不良反应。与其他肝毒性药合用可增加本品的肝毒性，因此宜尽量避免。

◆不宜与酮康唑或咪康唑合用，因可使后两者的血药浓度降低。

◆与苯妥英钠或氨茶碱合用时可抑制二者在肝脏中的代谢，而导致其血药浓度增高，故异烟肼与两者先后应用或合用时，苯妥英钠或氨茶碱的剂量应适当调整。

◆与对乙酰氨基酚合用时，由于异烟肼可诱导肝细胞色素P450，使前者形成毒性代谢物的量增加，可增加肝毒性及肾毒性。

◆与卡马西平同时应用时，可抑制其代谢，使卡马西平的血药浓度增高，而引起毒性反应；卡马西平可诱导异烟肼的微粒体代谢，形成具有肝毒性的中间代谢物增加。

2. 利福平

（1）药动学特点　是穿透力强，但个体差异大。本药有肝药酶诱导作用，可促进自身代谢，多次用药可使其半衰期缩短。

（2）药理作用特点

①抗菌谱广：对结核杆菌、麻风杆菌、耐药金黄色葡萄球菌等G^+菌、G^-菌、某些病毒和沙眼衣原体均有作用。

②抗菌作用强：对结核杆菌的抗菌强度与异烟肼相当，对繁殖期和静止期细菌、细胞内、外的结核杆均有效。

（3）适应证　可用于各种类型的结核病，常与其他抗结核病药合用以增强疗效，防止或延缓耐药性的产生。

◆本药与其他药物联合用于麻风、非结核分枝杆菌感染的治疗。

◆与万古霉素（静脉）可联合用于甲氧西林耐药葡萄球菌所致的严重感染。

◆与红霉素联合方案可用于军团菌属严重感染。

（4）不良反应

①消化道反应　最为多见，口服本品后可出现厌食、恶心、呕吐、上腹部不适、腹泻等胃肠道反应，发生率为1.7%~4.0%，但均能耐受。

②肝毒性　为本品的主要不良反应，发生率约1%。在疗程最初数周内，少数患者可出现血清氨基转移酶升高、肝肿大和黄疸，大多为无症状的血清氨基转移酶一过性升高，在疗程中可自行恢复，老年人、酗酒者、营养不良、原有肝病或其他因素造成

肝功能异常者较易发生。

③变态反应 大剂量间歇疗法后偶可出现"流感样症候群",表现为畏寒、寒战、发热、不适、呼吸困难、头昏、嗜睡及肌肉疼痛等,发生频率与剂量大小及间歇时间有明显关系。偶可发生急性溶血或肾功能衰竭,目前认为其产生机制属过敏反应。

④其他 患者服用本品后,大小便、唾液、痰液、泪液等可呈橘红色。偶见白细胞减少、凝血酶原时间缩短、头痛,眩晕,视力障碍。

(5)药物相互作用

◆饮酒可致利福平性肝毒性发生率增加。

◆对氨基水杨酸盐可影响本品的吸收,导致其血药浓度减低;如必须联合应用时,两者服用间隔至少6小时。

◆与异烟肼合用肝毒性发生危险增加,尤其是原有肝功能损害者和异烟肼快乙酰化患者;与乙硫异烟胺合用可加重其不良反应。

◆与咪康唑或酮康唑合用,可使后两者血药浓度减低,故本品不宜与咪唑类合用。

◆利福平为酶诱导剂,可使其他药物药效减弱,半衰期缩短,如本品可促进雌激素的代谢或减少其肠肝循环,降低口服避孕药的作用,导致月经不规则,月经间期出血和计划外妊娠。所以,患者服用本品时,应改用其他避孕方法。

◆丙磺舒可与本品竞争被肝细胞的摄入,使本品血药浓度增高并产生毒性反应。但该作用不稳定,故通常不宜加用丙磺舒以增高本品的血药浓度。

(6)利福平类似物

①利福定(Rifandin)和利福喷丁(Rifapentine)

◆其抗菌谱、抗菌活性及抗菌机制等均与利福平相同,抗结核杆菌作用分别比利福平强倍和8倍。

◆可特异性地抑制细菌依赖 DNA 的 RNA 多聚酶,从而阻碍 mRNA 的合成,对结核分枝杆菌和麻风分枝杆菌有强大的杀灭作用,对一些其他细菌也有抑制作用。

◆与异烟肼、乙胺丁醇等抗结核病药物合用可使疗效增强,利福定和利福喷丁二者的半衰期均较利福平长。

◆细菌对利福平和两种药物之间存在有交叉耐药性。

②利福布丁(Rifabutin)

◆本品与利福平无完全交叉耐药性,可用于耐药、复治结核病例,细胞内鸟分枝杆菌感染及艾滋病的治疗。

3. 其他一线药物作用比较

药物	抗菌谱	活性	耐受性	不良反应
异烟肼	结核分枝杆菌	+++	易	外周神经炎,肝脏毒性
链霉素	G^+、G^-、结核分枝杆菌	++	易	肝损害,耳毒性
吡嗪酰胺	结核分枝杆菌	++	易	肝损害,抑制尿酸排泄,诱发痛风
乙胺丁醇	结核分枝杆菌	++	较慢	视神经炎

（二）部分二线抗结核病药作用比较

药物	作用特点	适应证	不良反应
对氨水杨酸	毒性低，抗菌作用弱。竞争性抑制其二氢叶酸合成酶，影响二氢叶酸的合成，阻碍细菌蛋白质合成	同异烟肼，单用效果差	胃肠道刺激多见，少数病人可在肾脏析出结晶，用药期间还可干扰甲状腺摄碘
乙硫异烟胺	作用强于链霉素，弱于异烟肼，耐药性易产生	对异烟肼、链霉素耐药者	胃肠道反应及肝损伤
卷曲霉素	抑制结核分枝杆菌	耐药的结核患者	肾损害，耳毒性
环丝氨酸	作用弱于异烟肼和链霉素	复治耐药结核患者	胃肠道反应，中枢神经系统反应如头痛，眩晕，震颤等

◆抗结核药与其他药物联用时的相互作用

抗结核药	其他药物	相互作用的结果
异烟肼	苯妥英钠	可提高后者血药浓度，使作用强度和毒性反应显著增强
	口服抗凝药	增强抗凝效应，易发生出血
	氯丙嗪	使治疗作用与毒性均增强
	苯巴比妥	
	胰岛素	降糖作用增强，易致低血糖
	利福平	增加肝脏毒性
	乙胺丁醇	加重后者对视神经的损害
	左旋多巴	可发生高血压、心动过速、皮疹等不良反应
	含铝抗酸药	减少前者的吸收
	维生素 B_6	前者为后者的拮抗剂，可导致周围神经炎
	酒精	易引起异烟肼诱发的肝脏毒性反应，并加速前者的代谢
	酮康唑、咪康唑	可使后两者的血药浓度降低
	对乙酰氨基酚	可增加肝毒性及肾毒性
	卡马西平	使卡马西平的血药浓度增高，而引起毒性反应
利福平	抗酸药	使前者吸收明显减少
	β受体阻断药	降低后者的降压效果
	口服避孕药	可加速后者代谢，降低避孕效果
	口服抗凝药	抗凝作用降低
乙胺丁醇	氢氧化铝	可减少前者的吸收

三、抗结核药不合理用药处方审核

某医院处方笺	
科别呼吸内科　　姓名×××　　性别女　年龄 41 岁　　门诊号×××	

诊断：	R.
①左侧结核性胸膜炎	①复方氢氧化铝片　84 片　　4 片　t. i. d.　p. o.
②胃溃疡	②异烟肼片　　0.1g×21 片　0.3g　q. d.　p. o.

医师____ ×××年×月×日

药费×××计价员×××调配×××核
对×××发药×××

（◆病史摘要：因"发热、左侧胸痛 2 周"就诊。既往有"胃溃疡"病史 2 年）

判断	两药合用可减少异烟肼口服后的吸收
原因	复方氢氧化铝的成分：每片含氢氧化铝 0.24g、三硅酸镁 0.105g、颠茄流浸膏 0.0026ml；氢氧化铝和颠茄可延长胃排空时间，从而使异烟肼吸收减慢，使其峰浓度降低；重要的是异烟肼在胃肠道中可与 Mg^{2+}、Al^{3+} 等阳离子形成螯合物，从而影响其吸收。应避免两药同用或在口服异烟肼至少 1h 后再服用复方氢氧化铝片

四、抗结核新药研究进展

（一）新利福霉素类衍生物

近 20 余年共计开发了 10 余种新利福霉素类衍生物，迄今仅剩 3 种：利福布汀（Rifabutin，Rfb）、利福喷汀（Rifapentine，Rft）和利福拉吉（Rifalazil，Rfz），研究较多的是前两者。

1. **Rfb** 对耐利福平结核分枝杆菌有一定的抗菌活性，对非结核分枝杆菌具有较强的抗菌作用，其最大优点是对肝脏细胞色素 P450 酶 3A 亚家族系统的诱导作用最弱。当人类免疫缺陷病毒/结核分枝杆菌双重感染同时需要抗逆转录病毒治疗时，使用 Rfb 较利福平具有很大的优越性。

2. **Rft** 是长效利福霉素，其血浆半衰期达 14~18 小时，Rft 的 PAE 最长可达 104 小时，适合用于结核病的间歇治疗。

◆有研究表明 Rft 和 Rfb 对低耐利福平菌株仍保留一定的杀菌活性，尤以 Rfb 的效果更为显著，因此，在不能组成有效方案时，Rft 和 Rfb 仍然是耐多药结核病（MDR－TB）化疗中的可选药物，但不是核心药物。

（二）新型氟喹诺酮类药物

最近，世界卫生组织（WHO）推荐治疗结核病的氟喹诺酮类药物包括氧氟沙星（Ofx）、左氧氟沙星（Lfx）和莫西沙星（Mfx），目前最为引人关注的是 Mfx。其作用机制为抑制结核分枝杆菌 DNA 旋转酶（拓扑异构酶）的 A 亚单位，该酶是细菌 DNA 复制的基础，Mfx 为杀菌药。

◆国内外多项研究的结果已经肯定了氟喹诺酮同类药物的抗结核作用，而且在巨噬细胞中与吡嗪酰胺有协同作用。

◆但随着氟喹诺酮类药物的滥用，结核分枝杆菌对氟喹诺酮类药物的耐药程度越来越严重，明显影响了氟喹诺酮类药物的治疗效果，应引起重视。

（三）新型大环内酯类药物

新型大环内酯类药物的特点为脂溶性好，易透过分枝杆菌的脂质层，组织细胞内浓度高，酸稳定性强，在吞噬溶酶体酸性环境中可长期保持活性。

◆克拉霉素为同类药物中抗分枝杆菌活性最强者，与 Rfb 合用是治疗 AIDS 合并 MAC 感染的最有效药物。

（四）其他类新抗结核药物

1. 二芳基喹啉类

◆代表性药物是 TMC207，也称 R207910。其作用机制为抑制细菌的三磷酸腺苷（ATP）合成酶，其作用的靶位为 ATP 合成酶的低聚体亚单位 C（AtpE）。

◆最新研究表明，TMC207 仅对分枝杆菌 ATP 合成酶有选择性抑制作用，而对真核生物（如人类）的线粒体 ATP 合成酶无抑制作用。

◆TMC207 对敏感的结核分枝杆菌菌株和耐药菌株（包括耐链霉素、异烟肼、利福平、乙胺丁醇、吡嗪酰胺和氟喹诺酮类药物）具有同等的抗菌活性，与传统的抗结核药物之间无交叉耐药性。对大多数非结核分枝杆菌病（NTM）均具有良好的抗菌作用，且耐药突变率低。

2. 硝基咪唑吡喃类

◆主要药物有 PA824 和 OPC67683，其作用机制为抑制蛋白质和细胞壁脂质的合成，仅对结核分枝杆菌复合群具有抗菌活性，对繁殖期和非繁殖期结核分枝杆菌或持存菌（Persister）均有杀菌作用，对敏感和耐药商株均有较强的抗菌活性，与传统的抗结核药物之间无交叉耐药性。OPC67683 I 期和 II b 期临床试验研究正在进行中。

3. 噁唑烷酮类

◆研究显示，恶唑烷酮类药物中的利奈唑胺（Linezolid，LZd）对敏感结核分枝杆菌菌株和耐药菌株具有同等的抗菌活性，对快速增殖期和静止期菌群均有抗菌作用，对 NTM 有较强的抑菌作用，选择出耐药突变菌株的可能性很小。

4. 其他　如二胺类（代表药物 SQ109）、吡咯类化合物（代表药物 LL－3858）以及吩噻嗪类中的甲硫达嗪均处在临床试验研究中。

第十节　抗病毒药

一、概述

（一）病毒的定义

◆病毒是微生物中最小的生命实体，为非细胞生物。

◆是细胞内寄生的微生物病毒，仅含有一种核酸（DNA 或 RNA），它们必须在活细胞内才能增殖，需利用宿主细胞的代谢系统生存并繁殖复制。

（二）病毒的增殖过程

（1）病毒表面特异性吸附蛋白与细胞表面受体（病毒受体）相互作用后，病毒吸附到宿主细胞。

（2）病毒通过注射式侵入、细胞内吞、膜融合等方式进入宿主细胞。

（3）脱壳后感染核酸，并利用宿主细胞的代谢系统，进行病毒核酸和蛋白质的生物合成，并将颗粒装配成熟。

（4）最后从宿主细胞释放出，再感染新的细胞。

（三）病毒的特点

◆病毒基因组小，复制周期短，在复制过程中的变异率高，生存力强。

◆故病毒发病率高（80%的传染病为病毒引起），具有流行广、传播快、致病性强等。

（四）抗病毒药的作用机制

可通过阻止病毒增殖的任何一个环节而达到抑制病毒增殖的目的。

（1）竞争细胞表面的受体，阻止病毒吸附：如肝素。

（2）阻止病毒穿入或脱壳：如金刚烷胺。

（3）阻止病毒合成：如碘苷，阿糖腺苷。

（4）提高免疫力，增强宿主抗病毒能力：如干扰素。

（五）抗病毒药物分类

◆多数抗病毒药对宿主细胞也有一定的毒性，抗病毒谱较窄，临床疗效有限，因而临床应用受到限制。

◆目前临床上应用的抗病毒药，根据作用机制可分为下列几类：

分类		主要药物
抗人类免疫缺陷病毒药（HIV）	核苷反转录抑制药（NRTI）	齐夫多定、扎西他滨、司他夫定、拉米夫定、去羟肌苷
	非核苷反转录抑制药	地拉韦啶、奈韦拉平、依法韦仑
	蛋白酶抑制药（PIs）	利托那韦、奈非那韦、沙奎那韦、莫地那韦和安普那韦
抗流感病毒药		金刚烷胺、金刚乙胺、利巴韦林、奥赛米韦、扎拉米韦
抗疱疹病毒药		阿昔洛韦、伐昔洛韦、更昔洛韦、磷甲酸、曲氟尿苷、碘苷
抗肝炎病毒药		干扰素、拉夫米定

二、核苷反转录酶抑制药（NRTI）

（一）抗 HIV 药

◆本类药物主要有嘧啶衍生物和嘌呤衍生物，均为天然核苷酸人工合成药。

1. 齐多夫定（Zidovudine，叠氮胸苷，AZT）

◆是美国 FDA 第一个被批准用于治疗艾滋病病毒感染的药物，属脱氧胸苷衍生物。

（1）作用与机制

◆在艾滋病毒（HIV）感染的细胞内，在胸苷激酶和胸苷酸激酶的作用下转化为活性三磷酸体（AZTTP），以假底物形式竞争 HIV 逆转录酶，并渗入到正在合成的单链 DNA 中，抑制其增长，阻碍病毒的复制和繁殖。

◆在活化细胞内的抗 HIV 作用强于静止细胞。对人体细胞 DNA 聚合酶的影响小，因而不抑制人体细胞增殖。

（2）适应证

①齐多夫定与其他抗逆转录病毒药物联合使用，用于治疗人类免疫缺陷病毒（HIV）感染的成年人和儿童。

②由于齐多夫定显示出可降低 HIV 的母－婴传播率，齐多夫定亦可用于 HIV 阳性怀孕妇女及其新生儿。

③本品也能治疗 HIV 诱发的痴呆和血栓性血小板减少症。

（3）不良反应

①骨髓抑制作用：主要表现在巨细胞性贫血和粒细胞减少，用药期间应定期检查血象，肝功能不全者易引起毒性反应。

②其他：有头痛、恶心、呕吐、肌痛。剂量过大可引起焦虑，精神错乱和震颤。

（4）药物相互作用

①齐多夫定主要通过生成无活性的葡萄糖苷酸代谢物而被清除。那些主要通过肝脏代谢，特别是通过葡糖醛酸化作用而被清除的药物有可能对齐多夫定的代谢产生影响

②本品常与拉米夫定或去羟肌苷合用，但不能与司他夫定合用，因为二者互相拮抗。

2. 其他抗 HIV 药

药物	作用特点	适应证	不良反应
扎西他滨（Zalcitabine）	单用时疗效不及齐多夫定，常被推荐与齐多夫定和一种蛋白酶抑制药三药合用	临床用于 AIDS 及其综合征	剂量依赖性外周神经炎，也可引起胰腺炎。应避免与司他夫定、去羟胸苷、氨基糖苷类及异烟肼同服
司他夫定（Stavudine）	对 HIV－1 和 HIV－2 均有作用，与去羟胸苷或拉米夫定合用可产生协同效果	不能耐受齐多夫定或其治疗无效的患者	外周神经炎，胰腺炎、关节炎、血清转氨酶升高。忌与齐多夫定合用
拉米夫定（Lamivudine）	抗病毒作用与齐多夫定相同，口服生物利用度与司他夫定相似	常与司他夫定或齐多夫定合用治疗 HIV 感染	主要为头痛、失眠、疲劳及胃肠不适

（二）非核苷反转录酶抑制剂（NNRTIs）

◆NNRTIs 均可口服给药，生物利用度高，在体内经 CYP3A 广泛代谢形成羟基化代谢产物，经尿排泄。

◆NNRTIs 与 NRTIs 和 PIs 合用可协同抑制 HIV 复制，若单独应用时，HIV 可迅速产生耐药性。

◆NNRTIs 常见不良反应为皮疹，轻者可继续服药，重者应立即停药。其他还有药热、恶心、腹泻、头痛、疲劳和嗜睡，注意监视肝功能。

（三）蛋白酶抑制剂

◆主要药物有利托那韦、奈非那韦等。

◆选择性抑制 HIV 蛋白酶，阻止前体蛋白裂解，导致未成熟感染性病毒颗粒堆积，有效对抗 HIV。

◆对 HIV-1 病毒复制有很强的抑制作用，但对人细胞蛋白酶的亲和力很弱。

◆本类药物主要不良反应有恶心、呕吐、腹泻、感觉异常、可致脂肪重新分布、胰岛素抵抗等。

三、抗流感病毒药

（一）流感病毒

1. **定义** 流感即流行性感冒，是由流感病毒引起的急性呼吸道传染病，能引起心肌炎、肺炎等多种并发症。

◆流感病毒是一种能造成人、狗、马、猪及禽类等患流行性感冒的 RNA 病毒，可借由空气迅速传播，在世界各地常会有周期性的大流行。

2. **组成** 病毒颗粒由外膜和核衣壳组成，外膜的外表面有一些糖蛋白突起，是流感病毒抗原结构的主要成分。分两种：

（1）血凝素突起（HA）：能凝集红细胞，帮助病毒吸附到宿主细胞（被侵染细胞）的细胞膜上而侵入细胞。

◆HA 抗原在人体内可激发机体针对性的产生特异性的 HA 抗体，此抗体具有预防流感的作用。

（2）神经氨酸突起（NA）：其能促使被感染的细胞释放出新产生的病毒颗粒，是流感病毒继续扩散和繁殖不可缺少的。与 HA 一样，NA 也是一种重要的流感病毒抗原。

3. **分类** 根据核蛋白的抗原性，流感病毒分为甲、乙、丙三型，都能感染（甲型规模最大，乙型次之，丙型极少引起流行）。

4. **药物发展状况**

（1）金刚烷胺是 20 世纪 60 年代在美国首先批准上市的第一种抗病毒药物。

（2）金刚乙胺 1987 年在法国问世，1993 年获 FDA 审评通过。

（3）1999 年奥司他韦在瑞典面世。次年，美国批准用于预防流感病毒，2005 年获得 SFDA 批准。

（二）常用抗流感病毒药

1. **金刚烷胺（Amantadine）和金刚乙胺（Rimanladine）**

（1）**体内过程** 本品口服吸收完全，口服给药 3~4 小时血药浓度达到峰值，在体内不被代谢，90% 的药物以原形自肾脏排泄。半衰期为 12~17 小时。

（2）**作用与机制**

◆作用于具有离子通道的蛋白而影响病毒脱壳，抑制病毒核酸释放入胞浆，因此抑制甲型流感病毒早期的复制和增殖。

◆通过影响血凝素而干扰病毒组装，仅对亚洲甲型流感病毒有效。

（3）适应证　主要用于亚洲甲型流感的预防和治疗，综合疗效优于利巴韦林

（4）不良反应

①中枢神经系统反应：常见头痛，兴奋、失眠、震颤、共济失调、语言不清等，严重者可出现神经错乱、癫痫样症状。

②◆胃肠道反应：恶心、呕吐、腹泻、厌食等；并有致畸作用。

2. 金刚乙胺

◆其抗病毒作用比金刚烷胺强 4～10 倍；不良反应的发生率和严重程度均低于金刚烷胺。

3. 奥司他韦（Oseltamivir）

（1）体内过程　磷酸奥司他韦经胃肠道吸收迅速，75% 进入体循环，分布容积约 23L，在很多组织和器官均可达到有效血药浓度，如肺、支气管、鼻黏膜、中耳和气管。

◆经肝脏和肠壁酯酶转化为活代谢产物（奥司他韦羟酸盐），半衰期为 6～10 小时，由肾脏排泄。

（2）作用与机制　神经氨酸酶是病毒表面的一种糖蛋白，其活性对新形成的病毒颗粒从被感染细胞中释放和感染性病毒在体内的进一步播散至关重要。

◆奥司他韦是选择性的流感病毒神经氨酸酶抑制剂，能抑制甲型和乙型流感病毒的神经氨酸酶活性，从而抑制流感病毒的复制和播散。

（3）适应证　用于成人和 1 岁以上儿童的甲型和乙型流感治疗；13 岁以上青少年的甲型和乙型流感的预防。

（4）不良反应　常见恶心和呕吐，症状呈一过性，往往在第一次服药时发生。

◆其他有失眠、头痛和支气管炎等。

（5）药物相互作用

◆磷酸奥司他韦作为病毒药物可能会抑制活疫苗病毒的复制，故除非临床需要，在使用减毒活流感疫苗两周内不应服用磷酸奥司他韦，在服用磷酸奥司他韦后 48h 内也不应使用减毒活流感疫苗。

4. 其他药物

药物	使用状况	适应证	不良反应
扎那米韦（Zanamivir）	口服无效，一般采用鼻内或吸入用药。用药宜早，预防用药可使感染率下降	甲型和乙型流感预防和治疗，对耐药病毒仍有抑制作用	恶心、呕吐和支气管痉挛，与中枢兴奋药合用可加强中枢神经的兴奋，严重者可引起惊厥和心律失常
奥塞米韦（Oseltamivir）	强效的选择性的流感病毒神经氨酸酶抑制，对 A 型、B 型流感病毒都有效	治疗流行性感冒	恶心、呕吐、腹泻、头晕、鼻塞、咽痛、咳嗽、疲劳等
盐酸阿比多尔（Arbidol Hydrochloride）	具有较强的抗流感病毒活性，通过抑制流感病毒脂膜和宿主细胞的融合而阻断病毒的复制	防治甲型和乙型流感及其他急性呼吸道病毒感染	不良事件发生率约为 6.2%，主要表现为恶心、腹泻、头昏和血清转氨酶增高

四、抗疱疹病毒药物

(一)疱疹病毒

1. **定义** 是一群中等大小双股 DNA 病毒,根据理化性质分为 α、β、γ 三个亚群。

2. **分类机特点**

(1) α 疱疹病毒:增裂速度快,引起细胞病变。例如:

①单纯疱疹病毒(HSV)Ⅰ型:引起口唇疱疹、口腔溃疡及疱疹性角膜炎。

②HSV – Ⅱ型:引起外生殖器及腰部以下皮肤疱疹、宫颈癌。

③水痘 – 带状疱疹病毒(CZV):可在儿童初次感染引起水痘;也可由体内的病毒,受到某些刺激后复发引起带状疱疹。

(2) β 疱疹病毒(如巨细胞病毒 CMC):生长周期长,感染细胞形成巨细胞。巨细胞病毒经胎盘侵袭胎儿,导致新生儿病毒血症、畸胎等。

(3) γ 疱疹病毒(如 EB 病毒):感染的靶细胞是淋巴细胞,可至淋巴增生,引起传染性单核细胞增多症、鼻咽癌等。

(二)常用抗疱疹病毒药物

1. **阿昔洛韦(Aciclovir,无环鸟苷,ACV)** 为人工合成的嘌呤核苷类抗病毒药。

(1) 体内过程

①口服吸收差,约 15%~30% 由胃肠道吸收,进食对血药浓度影响不明显。

②蛋白结合率低,能广泛分布至各组织与体液中,包括脑、皮肤、胎盘。

③在肝内代谢,主要代谢物占给药量的 9%~14%,经尿排泄。血消除半衰期($t_{1/2}$)约为 2.5 小时。

④主要经肾由肾小球滤过和肾小管分泌而排泄,约 14% 的药物以原形由尿排泄,经粪便排泄率低于 2%,呼出气中含微量药物。

(2) 作用与机制 对疱疹病毒的选择性高,具有广谱的抗疱疹病毒活性,对单纯疱疹、带状疱疹病毒均有很强的作用。

◆其作用机制为在疱疹病毒感染的细胞内转化为三磷酸无环鸟苷,对病毒 DNA 聚合酶产生抑制作用,阻止病毒 DNA 的复制过程。

(3) 适应证

①单纯疱疹病毒感染:用于生殖器疱疹病毒感染初发和复发病例,对反复发作病例口服本品用作预防。

②带状疱疹:服用于免疫功能正常者带状疱疹和免疫缺陷者轻症病例的治疗。

③免疫缺陷者水痘的治疗。

(4) 不良反应与禁忌

①偶有头晕、头痛、关节痛、恶心、呕吐、腹泻、胃部不适、食欲减退、口渴、白细胞下降、蛋白尿及尿素氮轻度升高、皮肤瘙痒等。

②长程给药偶见痤疮、失眠、月经紊乱。

③肝肾功能不全、脑水肿或哺乳期妇女慎用，孕妇禁用。

（5）药物相互作用

①与齐多夫定（Zidovudine）合用可引起肾毒性，表现为深度昏睡和疲劳。

②与丙磺舒竞争性抑制有机酸分泌，合并用丙磺舒可使本品的排泄减慢，半衰期延长，体内药物量蓄积。

2. 西多福韦（Cidofovir） 属抗巨细胞病毒药

（1）是新型的胞嘧啶核苷膦酰基甲醚衍生物，由美国 Gilead 公司开发，可抑制 DNA 多聚酶的作用、阻断 DNA 的合成，而不依赖病毒激酶。

（2）抗病毒谱广，包括单纯疱疹病毒、带状疱疹病毒、巨细胞病毒及其他病毒（例如 EB 病毒、带状疱疹病毒、腺病毒、乙型肝炎病毒），还包括胸苷激酶耐药株和某些膦甲酸耐药株。

（3）用药方便，每周用药 1 次，持续 2 周，然后每 2 周用药 1 次。

3. 其他药物作用比较

药物	特点	适应证	不良反应
伐昔洛韦（Valaciclovir）	口服吸收后在体内被迅速彻底地转化为阿昔洛韦，生物利用度高，体内抗病毒活性优于阿昔洛韦	作用机制、耐药性及适应证与 ACV 相同	偶有轻度胃部不适、头晕等；肾功能不全者哺乳期妇女慎用；孕妇禁用
喷昔洛韦（GCV）	为 ACV 的代谢产物，能缓解疱疹症状、缩短病毒感染期	适用于严重带状疱疹患者	偶见用药局部灼热感、疼痛、瘙痒等
更昔洛韦（ganeiclovir, GCV）	为 ACV 的同系药，作用相似，但对抑制巨细胞病毒效果好，约强百倍	只用于巨细胞病毒性感染性肺炎、肠炎及视网膜炎	常见有骨髓抑制，贫血、中枢神经系统症状如精神异常、紧张
碘苷（IDU）	竞争性抑制胸腺嘧啶核苷酸合成酶，阻碍病毒的 DNA 合成，并进入病毒 DNA 内部，导致翻译错误，干扰病毒的复制，降低感染力	仅限局部用于眼部或皮肤疱疹病毒和牛痘病毒感染，对急性上皮型疱疹性角膜炎疗效显著	主要有刺激、疼痛、眼睑过敏、角膜损伤等，此外还可抑制骨髓，有致畸和致突变作用等，孕妇忌用
阿糖腺苷（Vidarabine, Ara-A）	在体内被代谢为阿糖次黄嘌呤核苷，抑制病毒 DNA 的复制，在抑制病毒 DNA 聚合酶方面起协同作用，还可抑制疱疹病毒（HSV）	主要用于 HSV 脑炎、角膜炎；新生儿单纯疱疹、艾滋病患者合并带状疱疹等	常见胃肠道反应；骨髓抑制作用（白细胞和血小板减少），偶见震颤、共济失调等神经方面的反应
曲氟尿苷（Trifluridline）	系广泛局部应用药物，主要抑制 HSV-Ⅰ型、Ⅱ型，牛痘病毒和一些腺病毒	疱疹性和上皮角膜炎，及对其他药物治疗无效患者	应用时可引起浅表眼部刺激，甚则出血

五、抗肝炎病毒药物

（一）病毒性肝炎

1. 定义 病毒性肝炎是由几种不同的嗜肝病毒（肝炎病毒）引起的以肝脏炎症和坏死病变为主的一组感染性疾病，是法定乙类传染病。

2. 特点 传染性较强、传播途径复杂、流行面广泛、发病率高等。

3. 分类 目前已确定的有甲型、乙型（HBV）、丙型（HCV）、丁型（HDV）及戊型病毒性肝炎五种类型，其中：

（1）甲型和戊型病毒性肝炎主要表现为急性肝炎。

（2）乙型、丙型、丁型病毒性肝炎可以呈急性肝炎或慢性肝炎的表现，并有发展为肝硬化和肝细胞癌的可能。

（3）病毒性肝炎是一种常见病，我国主要流行乙型肝炎。

（二）药物作用及治疗原则

◆药物主要用于慢性病毒性肝炎和急性丙型肝炎，急性肝炎一般采用对症治疗；对重型肝炎也是如此，若使用干扰素反而可加重病情。

◆目前抗病毒药物只有抑制而无根治作用，临床常以干扰素和利巴韦林合用治疗慢性病毒性肝炎和急性丙型肝炎。

（三）核苷类似药

1. 拉米夫定（Lamivudine）

（1）体内过程 拉米夫定口服吸收良好，食物可使本品的达峰时间延迟，峰浓度下降，但生物利用度不变，半衰期为 5～7 小时。

◆本品的血浆蛋白结合率低，可以通过血脑屏障而进入脑脊液。本品主要在肝脏代谢，并以代谢物的形式经肾脏排泄。

（2）作用与机制 抗病毒作用强而持久，能提高机体的免疫功能，但病毒易产生耐药性；可使少数免疫功能缺陷病人体内病毒变异和病情恶化，限制了长期使用。

◆机制为：体内磷酸化产物抑制 HIV 病毒的逆转录酶，对 HIV 的复制有很强的抑制作用，对乙肝病毒（HBV）的 DNA 多聚酶也有抑制作用，产生抗 HBV 的作用。

（3）适应证 适用于乙型肝炎病毒复制的慢性乙型肝炎。

（4）不良反应与禁忌 常见的有上呼吸道感染样症状、头痛、恶心、身体不适、腹痛和腹泻，症状一般较轻并可自行缓解。

◆妊娠 3 个月内的患者不宜使用本品，妊娠 3 个月以上的患者使用本品需权衡利弊，哺乳妇女服用本品时暂停哺乳。

（5）药物相互作用

①拉米夫定与具有相同排泄机制的药物（如甲氧苄啶、磺胺甲噁唑）同时使用时，拉米夫定血浓度可增加40%，无临床意义，但有肾脏功能损害的患者应注意。

②与齐多夫定合用可增加后者的血药峰浓度（C_{max}），但不影响两者的消除和药时曲线下面积。

2. 利巴韦林

（1）特点 口服易吸收，脂类食物促进其吸收，主要在肝脏代谢，经肾脏排出。$t_{1/2}$ 为 27～36 小时，对多种 DNA 和 RNA 病毒有效，为广谱抗病毒药。

（2）作用与机制 本品对甲型、乙型流感病毒、副流感病毒、呼吸道合胞病毒、麻疹病毒、乙型脑炎病毒、甲型肝炎病毒和人免疫缺陷病毒（HIV）等均有抑制作用。

◆机制为：抑制细胞单磷酸鸟苷（GMP）的合成，从而抑制多种病毒核酸的合成。

（3）适应证

①口服应与干扰素联用，治疗甲型和丙型肝炎患者；

②气雾疗法用于治疗甲型或乙型流感病毒；

③静脉给药用于流行性出血热或麻疹并发肺炎的患者；

④局部可用于带状疱疹、生殖器疱疹、单胞病毒角膜炎、流行性结膜炎，也可用于病毒引起的鼻炎、咽炎。

（4）不良反应

①口服或静滴给药常见的不良反应有贫血、乏力等，停药后即消失；

②较少见的不良反应有疲倦、头痛、失眠、食欲减退、恶心、呕吐、轻度腹泻、便秘等；

③并可致红细胞、白细胞及血红蛋白下降。

④有致畸作用，孕妇禁用，老年人不推荐应用。

（5）药物相互作用　本品与齐多夫定同用时有拮抗作用，因本品可抑制齐多夫定转变成活性型的磷酸齐多夫定。

3. 其他药物

药物	特点	适应证
阿德福韦酯（Adefovir dipivoxil）	为广谱抗病毒药，作用机制为抑制病毒合成，快速有效降低乙肝患者血清中病毒的 DNA	可作拉米夫定耐药者抗病毒治疗；需长期服药
恩替卡韦（Entecavir）	可选择性抑制乙肝病毒，疗效优于拉米夫定，耐药发生率也低	治疗成人伴有病毒复制活跃，血清转氨酶持续增高的慢性乙型肝炎患者
苦参素片	直接对抗清除肝病病毒，阻断病毒DNA的复制和变异，对各种肝病、包括脂肪肝有独特的疗效	对肝脾肿大有特效，对临床上腹胀、口干口苦，小便发黄，有很强的升白作用，也可用于放化疗时的肿瘤病人，以增强免疫力

（四）生物制剂

1. 干扰素（Interferon）

（1）定义　是机体细胞在病毒感染，受其刺激后在体内产生的一类抗病毒的糖蛋白物质。

（2）分类及作用

①Ⅰ型（IFN－α、IFN－β、IFN－W）：具有抗病毒作用。

②Ⅱ型（IFN－γ）：对巨噬细胞、中性粒细胞和自然杀伤细胞（NK）有很强活化作用。

（3）作用特点　IFN 口服无效，需注射给药。主要通过抗病毒作用和免疫调节作用而抗病毒感染。

◆IFN－α为广谱抗病毒药，通过激活宿主细胞的某些酶来降解病毒的 mRNA，抑制蛋白质合成，在病毒感染的各个阶段发挥作用，防止再感染。

◆IFN-α2b 用于治疗慢性病毒性肝炎、尖锐湿疣、生殖器疱疹。

（4）适应证

◆临床用于多种病毒感染性疾病，如慢性病毒性及活动性肝炎、流感及其他上呼吸道感染、病毒性心肌炎、流行性腮腺炎、疱疹性角膜炎、带状疱疹等，亦用于抗肿瘤。

（5）不良反应　有流感样综合征，如一过性发热、寒战、头痛、乏力、恶心、呕吐等。

◆也可发生骨髓暂时抑制、皮疹及肝功能障碍，停药后消退。

2. 胸腺肽 α

◆为一组免疫活性肽，可诱导 T 细胞分化成熟，调节其功能。

◆临床用于慢性肝炎、艾滋病、其他病毒性感染和肿瘤治疗。

3. 乙肝疫苗（Hepatitis B vaccine）

◆分类及特点

分类	性质	特点
第一代	血液疫苗	曾对防治乙肝流行发挥了作用，但存在传播艾滋病和肝炎潜在危险，又有成本高、生产周期长的缺点
第二代	乙肝基因工程疫苗	接种者约有 10% 不产生应答反应，另有 5%~10% 接种者产生低应答
第三代	重组疫苗	1998 年用于临床。能诱导更高的血清阳转率和机体应答反应，产后应立即给婴儿接种，学龄前和学龄儿童亦应接种

六、抗病毒药物相互作用

◆抗病毒药与其他药物联用时的相互作用

抗病毒药	其他药物	相互作用的结果
阿昔洛韦	干扰素	治疗水痘、带状疱疹等病毒感染呈现协同作用
	阿糖胞苷	有协同作用，并限制耐受性的产生
	哌替啶	与大剂量前者联用可发生哌替啶中毒
	左旋咪唑	治疗病毒性角膜炎呈协同作用
金刚烷胺	抗菌药物	可提高抗感染能力
	乙醇	可使中枢抑制作用增强
	抗帕金森病药	可增强抗胆碱作用

七、抗病毒药不合理用药处方审核

	某医院处方笺					
科别呼吸内科	姓名×× ×	性别　男	年龄 32　岁	门诊号× × ×		
诊断：	R.					
	①氯化钠注射液　　250ml					
上呼吸道感染	②阿昔洛韦注射液　0.5g　静脉滴注 q. d.					

医师＿＿　× × ×年×月×日

续表

药费×××　计价员×××　　调配×××　　核对×××　　发药×××

（◆病史摘要：因"发热2d"就诊）

判断	阿昔洛韦用于上呼吸道感染，属于超适应证用药
原因	阿昔洛韦主要作用于HSV－Ⅰ型、HSV－Ⅱ型及水痘、带状疱疹病毒（CZV），其说明书中明确提示：适用于单纯疱疹病毒感染、带状疱疹、免疫缺陷者水痘的治疗。可改用其他具有适应证的药物

第十一节　抗真菌药

一、概述

（一）真菌

1. 定义　真菌（fungus）是一种真核生物。最常见的真菌是各类蕈类，另外也包括霉菌和酵母。

2. 分类　真菌的种类多，一般将真菌分为浅部真菌和深部真菌。

（1）浅部致病真菌：多为各种癣菌，多侵犯皮肤、毛发、指（趾）甲和黏膜等部位，其发病率高（占皮肤病的20%～25%），但致死率低。

（2）深部致病真菌：有白色念珠菌（也可以导致浅部真菌病如鹅口疮等）、新型隐球菌等，多侵犯深部组织和内脏器官，其发病率低，但致死率高（可达80%）。

3. 真菌感染

（1）种类　近年来，人类真菌感染性疾病的发病率有上升趋势，病情也有所加重，其致病机制复杂，一般将真菌感染分为浅部感染和深部感染。

◆表浅真菌感染：是由癣菌侵犯皮肤、毛发、指（趾）甲等体表部位造成的，发病率高，危害性较小。

◆深部真菌感染：是由念珠菌和隐球菌侵犯内脏器官及深部组织造成的，发病率低，危害性大。在所有的抗深部真菌感染药物中，只有氟康唑和氟胞嘧啶能透过血－脑屏障，治疗中枢神经系统真菌感染。

（2）主要致病原因

◆在手术中、癌症、艾滋病和疾病危重状态的治疗中大量使用广谱抗微生物药，破坏了微生物平衡。

◆免疫抑制疗法降低了人类对真菌的抵抗力；常规抗微生物药对真菌无效。

（二）抗真菌药

1. 定义　抗真菌药物（antifungal agents）是指具有抑制真菌生长和繁殖或杀灭真菌的药物。

2. 分类　根据化学结构可分为5类：多烯类、咪唑类、丙烯胺类、抗生素类及其他。

分类		主要药物
按化学结构分	咪唑类 唑类	克霉唑（Clotrimazole）、酮康唑（Ketoconazole）、咪康唑（Miconazole）、益康唑、硫康唑
	三唑类	氟康唑（Fluconazole）、伊曲康唑（Itraconazole）
	多烯类	两性霉素 B（Amphotericin B）、制霉菌素（Nystatin）、曲古霉素（Trichomycin）
	嘧啶类	氟胞嘧啶（Flucytosine）
	丙烯胺类	萘替芬（Natifine）、特比萘芬（Terbinafine）
	抗生素类	灰黄霉素（Griseofulvin）
按用途分	治疗浅表真菌感染药	特比萘芬、克霉唑、酮康唑、咪康唑、伊曲康唑、灰黄霉素、制霉菌素
	治疗深部真菌感染药	两性霉素 B、氟胞嘧啶、氟康唑、酮康唑、伊曲康唑

3. 作用机制

（1）作用于真菌细胞膜，损伤膜的完整性，使真菌细胞内的生理物质漏失而起抑菌作用，如两性霉素 B。

（2）真菌细胞中去氨基，生成具有抗代谢作用的尿氟嘧啶，干扰真菌核酸生成，如氟胞嘧啶（Flucytosine）。

（3）作用于真菌的细胞膜，抑制细胞膜脂质的合成，改变其通透性，影响真菌细胞对生理物质的摄取，并使这些物质自细胞中漏失而死亡，如咪唑类抗真菌药。

二、常用抗真菌药物

（一）抗浅表真菌感染药

1. 丙烯胺类　特比萘芬。

（1）体内过程

①口服吸收良好，有首过效应，血浆蛋白结合率高达 99%，广泛分布于全身各组织。连续用药可使皮肤中药物浓度比血药浓度高 75%。

②本药在肝脏代谢，代谢物经肾脏排出。肝、肾功能不全者 $t_{1/2}$ 延长，对肝药酶无明显影响。

（2）作用与机制

①特比萘芬对浅部真菌如皮肤真菌、曲霉菌、皮炎芽生菌、荚膜组织胞浆菌有杀菌作用，但对酵母菌和白色念珠菌无效。

②体外抗皮肤真菌活性比酮康唑强 20~30 倍，比伊曲康唑强约 10 倍。

③抗菌机制：是通过抑制角鲨烯环氧酶（真菌合成麦角固醇的关键酶），使麦角固醇合成受阻，从而破坏真菌细胞膜的屏障保护功能。

（3）适应证

◆主要用于皮肤癣菌引起的甲癣、体癣、手癣、足癣等。治疗指甲真菌病 12 周，治愈率可达 90%。

（4）不良反应　发生率低，约 5%~10%，且较轻微。

◆主要有胃肠反应，可出现皮肤瘙痒、皮疹等，很少引起肝损伤。

2. 多烯类　制霉菌素（Nystatin）

◆多烯类抗真菌药，具广谱抗真菌作用，对念珠菌属的抗菌活性高，新型隐球菌、曲菌、毛霉菌、小孢子菌、荚膜组织浆胞菌、皮炎芽生菌及皮肤癣菌通常对本品亦敏感。

◆本品可与真菌细胞膜上的甾醇相结合，致细胞膜通透性的改变，以致重要细胞内容物漏失而发挥抗真菌作用。

◆本品口服后胃肠道不吸收，给常用口服量后血药浓度极低，对全身真菌感染无治疗作用。几乎全部服药量自粪便内排出。局部外用亦不被皮肤和黏膜吸收。口服用于治疗消化道念珠菌病。

3. 唑类（Azoles）　抗真菌药。

（1）共同特点

①抗菌谱广，对浅表真菌和深部真菌均有效；真菌对唑类抗真菌药很少产生耐药性。

②抗菌机制相同，能选择性抑制真菌甾醇 $-14\alpha-$ 去甲基酶，使细胞膜麦角固醇合成受阻，细胞膜屏障作用被破坏。

③均在肝脏代谢，可不同程度地抑制人的细胞色素 P450 酶系统，从而可干扰肾上腺激素和性腺激素的生物合成，使用药者出现男子乳腺发育、妇女不孕、月经异常等，也可影响其他药物代谢。

④不良反应有轻微胃肠不适、肝功异常、影响其他药物或（和）体内甾醇类生物活性物质的作用。

（2）具体药物

药物	特点	适应证	不良反应
酮康唑	酸性环境有利于药物吸收，对人细胞色素 P450 影响较大，其不良反应和药物相互作用较多	多种浅部和深部真菌感染，如皮肤真菌感染、指甲癣以及白色念珠菌等引起的全身感染	常见的有胃肠反应，有时可引起过敏性皮炎、月经紊乱、男性乳房增大、性欲减退和肝损伤等
咪康唑	口服吸收差，血浆蛋白结合率为90%，在肝代谢灭活	局部用于治疗皮肤、黏膜真菌感染，口服可用于轻度食道真菌感染；静脉注射用于治疗多种深部真菌感染	全身用药不良反应较多，如恶心、呕吐、腹泻、头晕、皮疹、血小板减少等；静脉注射可引起畏寒、发热、心律不齐、血栓性静脉炎等
伊曲康唑	脂溶性高，口服吸收较好、是唑类中抗真菌作用最强的，对人的毒性作用较小，疗效较好	广泛用于浅部真菌感染和深部真菌感染，可取代酮康唑	耐受性良好，常见的不良反应是消化道症状；少数患者可出现头痛、头晕、皮肤瘙痒、药疹等，孕妇禁用
氟康唑	口服吸收良好，不受食物、抗酸药、H_2 受体阻滞药的影响，抗菌活性强，比酮康唑强 5～20 倍，主要自肾排泄	用于全身性或局部念珠菌、隐球菌等真菌感染以及预防易感人群（如接受化疗或放疗患者或艾滋病患者）真菌感染	消化系统反应，过敏反应，肝毒性，头晕头痛等
克霉唑	口服吸收差，静脉给药不良反应重且多	仅局部用于浅部真菌病和肤黏膜念珠菌感染	较多

（二）抗深部真菌感染药

1. 多烯类抗生素

两性霉素 B（Amphotericin B） 是从链丝菌培养液中提取的抗真菌抗生素。

（1）体内过程

①口服和肌注均难吸收，且局部刺激性大，故临床采用缓慢静脉滴注给药。

②血浆蛋白相结合率较高（90%以上），药物浓度在肝脏、脾脏中较高，脑脊液内较低，约为血药浓度的 2%~3%，故真菌性脑膜炎时须鞘内注射。

③该药主要在肝脏中代谢，经肾排出。该药体内消除速度缓慢。

（2）作用与机制

①作用：其抗菌谱广，对几乎所有的真菌均有抗菌作用，如白色念珠菌、新型隐球菌、皮炎芽生菌、球孢子菌属等。

②机制：与真菌细胞膜上的麦角固醇相结合，干扰细胞膜的通透性，进而使细胞膜的屏障作用被破坏，细胞内的重要物质外漏，无用物或对真菌有毒的物质内渗，使真菌的生命力下降甚至死亡。

◆此外，由于本药损伤真菌细胞膜，使其他药物更易进入真菌细胞内，因此与其他抗真菌药（如氟胞嘧啶和唑类抗真菌药）合用可出现协同作用。

◆因细菌细胞膜上无类固醇，故该药对细菌无效。

◆人体内的肾小管细胞膜和红细胞膜上有类固醇，故易引起肾损伤和红细胞膜损伤。真菌很少对本药产生耐药性，耐药机制不清楚。

（3）适应证　两性霉素 B 是目前治疗深部真菌感染的首选药。

◆静脉滴注给药用于真菌性肺炎、心内膜炎，尿路感染等。

◆鞘内注射用于真菌性脑膜炎；口服可用于肠道真菌感染。

◆局部可用于治疗指甲、皮肤黏膜等浅部真菌感染。

（4）不良反应　较多且重。

①与注射相关的不良反应：初次注射可出现寒战、呕吐、体温升高及静脉炎等。

◆静脉注射过快可致惊厥、心律失常；鞘内注射可引起惊厥和化学性蛛网膜炎。

②缓慢出现的不良反应

◆肾脏损伤，几乎所有用药者在疗程中均可出现不同程度的肾脏损伤，表现为氮质血症，可伴有肾小管酸中毒及钾离子和镁离子排出增多。

◆贫血，可能与肾小管损伤，使红细胞生成素减少以及红细胞膜损伤有关；肝功异常，较少见。

（5）药物相互作用

①合用其他有肾损伤的药物（如氨基糖苷类、卷曲霉素、多黏菌素类、万古霉素等）可使肾脏的毒性增强。

②与肾上腺皮质激素合用可使低钾血症发生率增高。

③本药所诱发的低钾血症可增强强心苷类药物的毒性，加强神经肌内阻断药的作用。

④尿液碱化药能促进本药排出，可防止或缓解肾小管酸中毒。

2. 唑类

◆作为广谱抗真菌药，唑类抗真菌药不仅可用于治疗浅部真菌感染，也可用于治疗深部真菌感染，如酮康唑、伊曲康唑和氟康唑。

3. 嘧啶类抗真菌药

氟胞嘧啶（Flucytosine）：又称5-氟胞嘧啶，化学结构与化疗药物5-氟尿嘧啶相似。

◆氟胞嘧啶特点

基本作用	具体内容
体内过程	口服吸收迅速完全，吸收率可达80%，蛋白结合率低，体内分布广泛，易穿透血脑屏障，大部分以原型经肾排泄
抗菌谱	抗菌谱较两性霉素B窄，对隐球菌属、念珠菌属和球拟酵母菌具有较高抗菌活性；对着色真菌、少数曲霉菌属有一定抗菌活性；对其他真菌的抗菌作用较差
抗菌机制	在胞嘧啶脱氨酶作用下转化为活性产物5-氟尿嘧啶，代替尿嘧啶参与真菌的核酸代谢，从而干扰真菌细胞的DNA和RNA的合成
适应证	主要用于念珠菌、隐球菌和其他敏感真菌所引起的肺部感染、尿路感染、败血症、心内膜炎等的治疗；疗效不如两性霉素B，临床上常将两药合用治疗深部真菌感染
不良反应	可引起皮疹及胃肠道反应；骨髓抑制，表现为白细胞减少、血小板较少、贫血等；肝损伤，使血清转氨酶升高；也可引起肾损伤，孕妇及哺乳期妇女不宜使用
药物相互作用	本药与两性霉素B、唑类抗真菌药合用可产生协同作用（两性霉素B可破坏真菌细胞膜，使氟胞嘧啶更易进入真菌细胞内）

三、抗真菌药物相互作用

◆抗真菌药与其他药物联用时的相互作用

抗真菌药	其他药物	相互作用的结果
酮康唑	口服抗凝药	可增强后者的抗凝作用
	抗酸药	降低前者的吸收达60%
	苯妥英钠	可使前者的血药浓度降低
	苯巴比妥	
	口服避孕药	可降低后者的作用，引起月经间期出血
	特非那丁、阿司咪唑、西沙必利	抑制细胞色素P450代谢致后者血药浓度升高，导致QT间期延长，严重心律失常（尖端扭转室速）并可致死亡
	利福平、异烟肼	可增强酮康唑的代谢，降低血药浓度，导致治疗失败
	抗胆碱药	可使酮康唑的吸收明显减少
	H_2受体阻断药	
	奥美拉唑	
	硫糖铝	
	两性霉素B	两者有拮抗作用
氟康唑	磺脲类降糖药	可延长后者的半衰期，发生低血糖反应
	利福平	可加快前者的消除，使其半衰期缩短20%
	环孢素	可使后者血药浓度增加

抗真菌药	其他药物	相互作用的结果
两性霉素B	强心苷	增强潜在的后者毒性
	万古霉素	增加肾毒性
	氨基糖苷类	
	抗肿瘤药	
	糖皮质激素	可引起钾丢失和水钠潴留，导致心脏的不良反应
	氟胞嘧啶	有协同作用，也可增强前者的毒性
伊曲康唑	特非那丁、阿斯咪唑、西沙必利	因抑制细胞色素 P450 代谢，引起后者血药浓度升高，致 Q – T 间期延长，严重心律失常（尖端扭转型室性心动过速），并可致死亡
	地西泮、洛伐他汀、口服降糖药	可使后者的血药浓度升高，不良反应增加
	利福平	明显降低前者的生物利用度，降低疗效
	卡马西平	
	苯巴比妥	
	苯妥英钠	

四、抗真菌药物不合理用药处方审核

某医院处方笺

科别皮肤科　　姓名×××　性别女　年龄 44 岁　门诊号×××

诊断：　　　　　　　　　　　R.
①股癣　　　　　　　　　　酮康唑片　　　0.2g×7 片　0.2g　q. d.　p.o.
②十二指肠溃疡　　　　　奥美拉唑肠溶片　20mg×7 片　20mg　q. d　p. o.

医师×× ＿＿＿　×××年×月×日

药费×××计价员×××　调配×××　核对×××　　发药×××

（◆病史摘要：因"臀部出现红斑伴瘙痒 2 个月"就诊。既往有"十二指肠溃疡"病史 2 年）

判断	两药合用可影响酮康唑吸收
原因	酮康唑的溶解和吸收均需要酸性环境。奥美拉唑有明显的抑酸作用，可使胃内 pH 升高，从而导致酮康唑的吸收减少，因此两者不宜合用，其他质子泵抑制药（泮托拉唑、雷贝拉唑）均可与酮康唑发生类似影响 ◆两药应分开服用，如服酮康唑间隔 2h 后，再服用奥美拉唑，对酮康唑吸收的影响较小

五、抗真菌药物的研究进展

（一）抗真菌药物临床使用现状

目前，治疗深部真菌感染的药物主要有两性霉素 B、氟胞嘧啶、氟康唑、伊曲康唑等，在临床治疗中取得了较好效果，但这些药物都存在一定的毒性，限制了其大量和长期应用。

◆又由于近年来广谱抗生素、糖皮质激素、免疫抑制剂以及抗肿瘤药物的广泛应用和侵入性治疗方法的大量开展，而导致菌群失调和机体对真菌的抵抗力降低，致使深部真菌感染的发病率日趋增高。

深部真菌感染难以治疗且危害性大，常可危及生命。因此，深部真菌感染治疗越来越引起人们的重视，已成为具有挑战性的课题。

（二）抗真菌药物发展前景

◆最近，人们发现了与现有抗真菌药物作用机制不同的一类药物，这类药物（如卡泊芬净和米卡芬净）的作用靶点主要为真菌细胞壁，其可通过抑制真菌细胞壁的葡聚糖的生物合成而产生杀菌作用。

◆由于人体细胞不存在细胞壁，因此该类药物具有抗菌活性高及不良反应低的优点，已成为抗真菌药物开发的热点。

（三）抗真菌药物未来展望

随着唑类抗真菌药物的广泛应用，使真菌耐药性的问题日趋严重，给抗真菌治疗带来新的和更严峻的挑战。

◆为了减少真菌耐药性的产生，临床上需要合理使用抗真菌药，同时改善感染宿主的免疫功能。此外，需要研究人员不断发现新的靶点，开发更多的高效低毒的广谱抗真菌药物。

第十二节　抗寄生虫药

◆在人体内寄生的主要寄生虫有原虫和蠕虫，蠕虫包括吸虫、线虫和绦虫。

◆19世纪50年代我国流行的"五大寄生虫病"——钩虫病、丝虫病、血吸虫病、疟疾和黑热病分别由钩虫、丝虫、血吸虫、疟原虫和杜氏利什曼原虫感染所致。

◆当今，疟疾、血吸虫病等仍在全球范围内严重威胁着人类的健康，值得重视。

一、抗阿米巴病药

（一）阿米巴病

1. 定义　阿米巴病（amoebiasis）是由溶组织内阿米巴原虫所引起的传染性寄生虫疾病。

2. 特点　在人体内最常侵犯的部位是结肠黏膜，原虫在该处形成溃疡而引起阿米巴痢疾，易迁延为慢性，有复发倾向。

◆迁徙性感染可遍及全身各个部位，大致可分为肠道内和肠道外感染，肠外侵犯以肝脏为多。

3. 病因及发病过程

◆溶组织阿米巴分滋养体和包囊两期，在肠腔中呈共栖状态。当宿主营养不良，免疫功能减退，有继发肠道细菌感染或存在其他增强虫体致病力因素时，溶组织内阿米巴虫则显示明显的侵袭性，导致临床发病。

①以阿米巴包囊为感染体，在肠腔内脱囊而出成为小滋养体，在结肠内与肠道菌丛共生。

②小滋养体在随宿主肠内容下移过程中，又逐渐转变成包囊。

◆此时并无症状，称为排包囊者，是重要的传染源。包囊对外界环境抵抗力较强，在一般温度中能生存2~4周。

③小滋养体在一定条件下侵入肠壁，发育为大滋养体，不断破坏肠壁黏膜和黏膜下层组织，引起阿米巴痢疾、阿米巴肠炎等肠道阿米巴病。

④大滋养体不能形成包囊，但可随血液循环流至肝和其他器官引起阿米巴炎症和脓肿，统称为肠外阿米巴病。

◆因此其生活史基本形式是包囊－小滋养体－包囊。

（二）抗阿米巴病药物分类

分类		主要药物
抗肠内外阿米巴病药		甲硝唑、替硝唑、奥硝唑
抗肠内阿米巴病药	卤化喹啉类	喹碘方（Chiniofon），氯碘羟喹、双碘喹啉
	抗生素类	四环素、土霉素、巴龙霉素、红霉素
抗肠外阿米巴病药		氯喹（Chloroquine）、依米丁、去氢依米丁
杀灭包囊的抗阿米巴病药	二氯酰胺类	二氯尼特

（三）常用抗阿米巴病药物

1. 甲硝唑（Metronidazole） 又称灭滴灵，为咪唑衍生物。

（1）体内过程

◆口服吸收迅速而完全，生物利用度可达90%~100%。

◆血浆蛋白结合率为10%~20%，体内组织分布广，能通过血脑屏障和胎盘。

◆主要在肝中代谢，10%以下的药物以原形由尿液中排出，70%以上的药物主要以羟基和酸性代谢物经肾排出，其他排泄方式尚有阴道分泌液、乳汁和唾液。

（2）药理作用与适应证

①抗阿米巴作用

◆对组织内和肠腔内阿米巴大滋养体均有很强的杀灭作用，为目前治疗阿米巴病的首选药物。但其肠腔内浓度较低，不适用于无症状排包囊者。

②抗滴虫作用：对阴道滴虫亦有直接杀灭作用，是治疗滴虫病的特效药。

◆口服后可出现于阴道分泌物、精液和尿中，故对女性和男性泌尿生殖道滴虫感染都有良好疗效。治疗量时对阴道内正常菌群无影响。

③抗贾第鞭毛虫作用：是目前治疗贾第鞭毛虫病最有效的药物，治愈率在90%以上。

④抗厌氧菌作用：目前可广泛用于厌氧菌感染的治疗。

（3）不良反应与禁忌证

①15%～30%病例出现不良反应，以消化道反应最为常见，一般不影响治疗。

②神经系统症状有头痛、眩晕，偶有感觉异常、肢体麻木、共济失调、多发性神经炎等，大剂量可致抽搐。

③少数病例发生荨麻疹、潮红、瘙痒、膀胱炎、排尿困难、口中金属味及白细胞减少等，均属可逆性，停药后自行恢复。

④长期、大量口服有致癌作用，对细菌有致突变作用，妊娠早期禁用，以防引起胎儿畸形。

（4）药物相互作用

①甲硝唑干扰乙醛代谢，如服药期间饮酒，可出现急性乙醛中毒，引起腹部不适、恶心、呕吐、头痛和味觉改变等。

②本品能增强华法林等抗凝药物的作用。与土霉素合用可干扰甲硝唑清除阴道滴虫的作用。

2. 其他药物作用比较

药物	作用特点	适应证	主要不良反应
替硝唑	疗效优于甲硝唑，不良反应明显少于甲硝唑，生物利用度高、血药浓度达峰快	阿米巴肝脓肿的首选药，及阴道滴虫病的治疗	较轻
奥硝唑	第三代新型硝基咪唑类衍生物. 疗效显著，其原药和中间代谢物均有活性	厌氧菌感染引起的多种疾病，男女泌尿生殖道毛滴虫感染，贾第鞭毛虫感染以及阿米巴病的治疗	轻度胃部不适、口中异味、胃痛、及困倦
二氯尼特	口服肠内吸收，主要从尿中排泄能有效杀灭包囊，是目前最有效的杀包囊药	无症状带阿米巴包囊者首选药，及急、慢性阿米巴痢疾和阿米巴肝脓肿	毒性小，有轻微胃肠道不适感，大剂量可致流产
喹碘方	口服不易吸收，肠腔浓度高，主要作用于肠腔内阿米巴病	轻型痢疾及无症状带虫者	大剂量致腹泻、恶心，肝肾功能不全，甲亢及碘过敏者禁用
氯喹	口服吸收完全，肝中浓度高，肠腔浓度低，可杀灭阿米巴滋养体	甲硝唑无效或禁忌的阿米巴肝脓肿，适用于肠腔外阿米巴病	长期大量使用可致心律失常及视网膜病变
依米丁	直接杀灭组织中阿米巴滋养体，对包囊无作用	急性阿米巴痢疾、肠外阿米巴病不能用甲硝唑者	毒性大，可有中毒性心肌炎，胃肠刺激
抗生素（巴龙霉素等）	作用强，直接杀灭阿米巴原虫，并抑制肠道共生菌生长	肠内浓度高，可用于急、慢性阿米巴痢疾	不良反应轻微

3. 各型阿米巴病的药物选择

临床类型	首选药	次选药
无症状携带者	二氯尼特	巴龙霉素
慢性轻中型肠道感染	甲硝唑	二氯尼特
严重肠道感染（痢疾）	甲硝唑，二氯尼特	巴龙霉素

续表

临床类型	首选药	次选药
急性肠病	甲硝唑，替硝唑，依米丁	巴龙霉素
阿米巴肝脓肿	甲硝唑，替硝唑	依米丁，氯喹
脑、皮肤脓肿	甲硝唑，替硝唑	依米丁

二、抗疟原虫药物

（一）疟疾

1. **定义**　疟疾是由按蚊叮咬传播的疟原虫所引起的寄生虫性传染病，表现有间歇性寒战、高热，继之大汗后缓解。

2. **分类**　寄生于人体的疟原虫主要有四种，即间日疟原虫、三日疟原虫、恶性疟原虫和卵形疟原虫，分别引起间日疟、三日疟、恶性疟和卵形疟。

◆我国以间日疟多见，常出现复发，而恶性疟原虫可侵入脑部及内脏，可引起凶险发作，病情严重，病死率高。

3. **疟原虫生活史及发病机制**　疟原虫的生活史可分为两个阶段：有性生殖阶段（孢子增殖），在雌性按蚊体内进行；无性生殖阶段（裂体增殖），在人体内进行。

◆疟原虫在不同发育阶段对抗疟药的敏感性不同。

（1）有性生殖阶段

◆按蚊刺吸疟原虫感染患者血液时，患者体内的各期疟原虫随血液进入蚊胃内，雌雄配子体结合成合子，合子进一步发育产生大量子孢子。

◆子孢子转运到按蚊的唾液腺内，当按蚊叮咬人时，子孢子随唾液进入人体，成为疟疾流行传播的根源。

（2）无性生殖阶段　分为人体肝细胞内发育和红细胞内发育两个阶段。

①红细胞外期：受感染的雌性按蚊刺吸入血时，子孢子随唾液进入人体，后随血流侵入肝细胞发育、裂体增殖，形成大量裂殖体。

◆此期不发生症状，为疟疾的潜伏期，一般为 10～14 天。

②红细胞内期：肝细胞内生成的大量裂殖子破坏肝细胞后被释出，进入血液，侵入红细胞，经滋养体发育成裂殖体，最后破坏红细胞，释放大量裂殖子及其他代谢产物、细胞碎片等，刺激机体体温中枢，引起患者寒战、高热等临床症状。

◆释放出的裂殖子可再侵入其他正常红细胞，反复循环，引起临床症状反复发作。

（二）抗疟药

1. **定义**　抗疟药（Antimalarial drugs）是指作用于疟原虫生活史不同阶段，用于预防或治疗疟疾的药物。

2. 分类

分类	代表药	作用环节
主要用于控制症状的药物	氯喹、奎宁、青蒿素	杀灭红细胞内的增殖体，阻断疟原虫无性生殖周期
主要用于控制远期复发和传播的药物	伯氨喹	杀灭间日疟继发性红细胞外期的子孢子及各种疟原虫的配子体
主要用于病因预防的药物	乙胺嘧啶	杀灭原发性红细胞外期的疟原虫

（三）常用的抗疟药

1. 氯喹（Chlorquine）

（1）体内过程

①口服吸收快而完全，广泛分布于全身，被感染的红细胞内的药物浓度比正常红细胞内高 20～25 倍，比血浆浓度高约 100 倍。

②大部分在肝脏代谢，少部分以原形经肾排泄，代谢、排泄速度均较慢。

（2）作用与适应证

①抗疟作用　主要作用于疟原虫红细胞内期，具有起效快、疗效高、作用持久的特点，是目前用于控制疟疾症状的首选药。

◆不能用于病因性预防和根治，但可根治恶性疟，因恶性疟原虫无红外期。

◆氯喹也能预防性抑制疟疾症状发作，在进入疫区前 1 周和离开后 4 周期间，每周服药一次即可。

◆抗疟作用机制氯喹分子可插入到疟原虫 DNA 双螺旋之间形成复合物，从而影响疟原虫的 DNA 复制和 RNA 的转录，最终影响疟原虫的分裂与繁殖；同时还可抑制疟原虫对血红蛋白的消化，作用于血红素，抑制疟原虫的正常代谢。

②抗肠道外阿米巴病作用：可杀灭阿米巴滋养体。由于在肝脏中浓度高，对阿米巴肝脓肿有效。

③免疫抑制作用：对免疫功能紊乱性疾病如类风湿关节炎、系统性红斑狼疮等有效。

（3）不良反应

①用于治疗疟疾时，不良反应较轻且少，停药后可自行消失。

◆口服一般可能出现的反应有：头晕、头痛、眼花、食欲减退、恶心、呕吐、腹痛、腹泻、皮肤瘙痒、皮疹甚至剥脱性皮炎、耳鸣、烦躁等。反应大多较轻，停药后可自行消失。

②长期用药对视网膜有损害，还可导致耐药性产生，这与恶性疟原虫细胞膜转运氯喹的机制改变有关。

（4）药物相互作用

①本品与保泰松同用，易引起过敏性皮炎。

②与氯丙嗪等合用，易加重肝脏负担。

③本品对神经－肌肉接头有直接抑制作用，链霉素可加重此不良反应。

④洋地黄化后应用本品易引起心脏传导阻滞。

⑤本品与肝素或青霉胺合用，可增加出血机会。

⑥本品与伯氨喹合用可根治间日疟。

⑦与氯化胺合用，可加速排泄而降低血中浓度。

⑧与单胺氧化酶抑制剂合用可增加毒性。

⑨与氟羟强的松龙合用易致剥脱性红皮病。

⑩与氯喹同类物（氨酚喹、羟基氯喹等）同用时，可使氯喹血中浓度提高。

2. 其他药物作用比较

药物	作用特点与机制	适应证	不良反应
奎宁	对各种疟原虫的红细胞内期裂殖体均有杀灭作用，但弱于氯喹，抗疟机制和氯喹相似	控制各型疟疾症状及耐氯喹的恶性疟，尤其是脑型疟	金鸡纳反应、心律失常、低血压、中枢神经系统紊乱及过敏
青蒿素	高效、速效、低毒，对各种疟原虫红细胞内期裂殖体有快速杀灭作用，易透过血脑屏障	对氯喹耐药或对多药耐药的恶性疟，对脑性疟效果好	很少。偶见恶心、呕吐、短暂发热等
伯氨喹	体内分布广，肝脏中浓度最高，可杀灭红细胞外期的间日疟和各种疟原虫的配子体。毒性较大	用于控制疟疾的复发和传播，很少产生耐药性	头晕、乏力、呕吐、紫绀、腹痛等，大剂量可引起高铁血红蛋白血症
乙胺嘧啶	口服吸收慢，消除缓慢，作用持久，抑制二氢叶酸还原酶，阻止疟原虫核酸合成。毒性小	控制恶性疟疾症状发作；控制传播	长期大剂量服用可能干扰人体叶酸代谢，引起巨幼红细胞性贫血
磺胺类和砜类	主要用于耐氯喹的恶性疟疾。其作用机制是：与 PABA 竞争二氢叶酸合成酶，而抑制疟原虫二氢叶酸的合成；同时可抑制疟原虫红细胞内期的增殖		

三、抗蠕虫药

（一）蠕虫病

1. 定义　蠕虫病是蠕虫寄生于人体引起的疾病。

2. 分类　常见的蠕虫病有蛔虫、钩虫、蛲虫和鞭虫，另外还有绦虫引起的绦虫病。

3. 传染源及途径　蠕虫病的传染源是虫卵和幼虫，传播途径可自口、皮肤及自身感染等。

◆蠕虫寄生人体后可掠夺宿主营养，排泄对人体有害的代谢产物，阻塞某些道或挤压、破坏某些组织而致病。

（二）抗肠蠕虫药

1. 定义　抗肠蠕虫药，又称驱肠虫药，是指用于驱除或杀灭寄生于肠道蠕虫的药物。

2. 分类及代表药物

分类	主要药物
驱肠线虫药	阿苯达唑、甲苯咪唑、左旋咪唑、哌嗪、噻嘧啶恩波吡维胺
驱绦虫药	吡喹酮、氯硝柳胺（Niclosamide）

（三）临床常用抗蠕虫药物

1. 阿苯达唑（Albendazole） 又称丙硫咪唑。

（1）作用特点 属广谱驱肠虫药，高效、低毒、具有显著的杀灭幼虫、抑制虫卵发育的作用。

◆不溶于水，在肠道内吸收缓慢。2~3h 血浆浓度达高峰，半衰期约 8h，分布广，可透过血－脑屏障，脑组织内也有一定浓度。

（2）作用与机制 本品能杀灭蛔虫、绦虫、钩虫及鞭毛虫等的成虫及虫卵。

◆其抗虫机制为：抑制寄生虫对葡萄糖的摄取，导致虫体糖原耗竭，同时抑制虫体内延胡索酸还原酶系统，阻碍 ATP 的生成，使虫体失去能量供应而死亡。

（3）适应证 临床用于治疗上述线虫单独引起的感染或多种线虫混合感染。

◆对猪肉绦虫、牛肉绦虫所致的寄生虫病也有很高疗效。对某些肠道外寄生虫也有作用。

（4）不良反应及注意事项

①可见恶心、呕吐、腹泻、口干、乏力、发热、皮疹或头痛，停药后可自行消失。

②治疗蛔虫病时，偶见口吐蛔虫的现象。

③孕妇、哺乳期妇女及 2 岁以下小儿禁用。

④严重肝、肾、心功能不全及活动性溃疡病患者禁用。

⑤蛋白尿、化脓性或弥漫性皮炎、各种急性传染病以及癫痫患者不宜使用本品。

2. 甲苯咪唑（Mebendazole）

（1）特点 本药是广谱驱肠虫药，口服吸收较少，在肠道内浓度高，具有显著的杀灭幼虫、抑制虫卵发育的作用。

（2）作用 对多种肠道寄生虫如蛔虫、钩虫、蛲虫等单独或混合感染疗效显著。

（3）机制 抑制线虫对葡萄糖的摄取，使虫体糖原缺失，ATP 合成减小，能量耗竭而死亡。

（4）适应证 可用于防治钩虫蛔虫、蛲虫、鞭虫等肠道寄生虫病。

（5）不良反应 无明显不良反应。

①极少数病人有恶心、腹部不适、腹痛、腹泻等。尚可发生乏力、皮疹，罕见剥脱性皮炎、全身脱毛症、血嗜酸性粒细胞增多，均可自行恢复正常。

②严重不良反应多发生于剂量过大、用药时间过长、间隔时间过短时。

（6）注意事项

①少数病人特别是蛔虫感染较严重的病人，服药后可引起蛔虫游走，造成腹痛或口吐蛔虫，甚至引起窒息，此时应立即就医。

②肝肾功能不全者慎用；腹泻患者应在腹泻停止后服药。

③孕妇、哺乳期妇女、2 岁以下幼儿禁用。

④与西咪替丁同用时可使本品作用增强，不良反应增加。

3. 其他药物

药物	作用特点及机制	适应证	不良反应
左旋咪唑	广谱，选择性抑制虫体肌肉中的琥珀酸脱氢酶，影响虫体肌肉无氧代谢	驱蛔虫及钩虫	头晕、恶心、腹痛、偶见流感样症状
哌嗪	阻断神经肌肉接头处的胆碱受体，抑制神经肌肉传递，导致虫体麻痹随肠蠕动排出	蛔虫及蛲虫	本品不易吸收，不良反应少见
氯硝柳胺	抑制绦虫线粒体内 ADP 的无氧磷酸化和抑制葡萄糖摄取，从而杀死其头端和近端节片	牛肉绦虫。猪肉绦虫也有效	口服不吸收、偶见消化道反应
恩波吡维胺	干扰肠虫呼吸酶系统，并阻滞肠虫对葡萄糖的利用，影响其生长繁殖	治疗蛲虫病首选	毒性低，偶有胃肠道不适，粪便成橙红色
噻嘧啶	高效、广谱，具有明显的烟碱样作用，并能抑制胆碱酯酶，造成 Ach 堆积，产生去极化，使虫体痉挛麻痹	蛔虫、钩虫、蛲虫等，鞭虫无效	轻，依次是胃肠不适，头昏、发热。可与哌嗪类作用互相拮抗
吡喹酮	新型、广谱，对各种吸虫、牛肉及猪肉绦虫均有强效	蛲虫首选，亦用于姜片虫	主要是腹部不适

（四）本类药物特殊注意事项

◆据国内多项药物流行病学研究表明，左旋咪唑、甲苯咪唑、阿苯达唑等三种咪唑类驱虫药均可引起脑炎综合征，多在服药后 10～40 天逐渐出现精神神经方面的症状和体征。

◆因此，国家药品不良反应监测中心建议患者在使用本类药物时需在医师指导下使用，并严格掌握适应证和禁忌证；医生开处方时应详细询问患者的过敏史、家族过敏史；有咪唑类驱虫药过敏史或家族过敏史者禁用，对其他药物有过敏史者慎用。

第十三节　抗感染药的联合应用

一、概述

（一）联合用药的目的

发挥药物的协同作用以增强疗效，延缓或减少耐药菌的产生。

（二）不合理联合用药的危害

（1）联合应用可能会产生药物配伍禁忌，同时联合用药物越多，产生不良反应的可能性越大。如：

◆青霉素同分子量较大的胺类（普鲁卡因、异丙嗪、氯丙嗪）配伍即可发生分解反应而产生沉淀；

◆四环素与青霉素配伍可使青霉素的有机酸游离出来；

◆异烟肼与酚磺乙胺、对氨基水杨酸钠配伍后毒性增大。

（2）不合理的联合应用有时还会产生拮抗作用。

（三）联合用药的指征

联合用药一般为两种机制不同的抗菌药物联合应用，主要适用于：

（1）病原体未明的重症感染。

（2）混合感染：抗菌药联合治疗旨在覆盖绝大多数已知或可疑的致病菌，如腹膜炎。

（3）单一抗菌药不能控制的重症感染：特别是医院感染，败血症等。

（4）为减少毒性：联合用药的协同作用可使单一抗菌药物剂量减小，因而可减少不良反应，特别是减少与药物剂量相关的毒性反应。

（5）为减少耐药：需长期用药并防止细菌耐药性产生，如结核病；或免疫功能低下的患者。

（四）联合用药的结果

联合用药可产生：

1. 协同作用　是指两药联合应用所产生的效应明显超过两者分别应用时效应和。

◆其判断指标：为两药联合的 PAE 值比两种药物单用之和延长 1 小时为协同，相近为相加，与单用时 PAE 较大值相近为无关，比单用 PAE 较小值还小者为拮抗。

2. 拮抗作用

（1）概念：是指两种或两种以上药物联合时，其抑菌或杀菌作用明显低于每种药物单独应用，这种现象称为联合用药的拮抗作用。

（2）发生机制：拮抗作用的主要机制有两点：

①抑菌剂抑制杀菌剂的杀菌作用或者诱导灭活酶的产生。如四环素、大环内酯类、氯霉素等抑制了 β - 内酰胺类抗生素等的杀菌作用，产生拮抗作用。

②某些革兰阴性菌如肠杆菌、铜绿假单胞菌、黏质沙雷菌等可诱导 β - 内酰胺酶产生，水解亚胺培南、头孢西丁、氨苄西林等。

（五）抗菌药物分类

按作用性质可分为：

1. 繁殖期杀菌药　如 β - 内酰胺类抗生素（青霉素类、头孢菌素类）。

2. 静止期杀菌药　如氨基糖苷类、多黏菌素等，它们对繁殖期、静止期细菌都有杀菌作用。

3. 快速抑菌药　如四环素类、大环内酯类、氯霉素类。

4. 慢速抑菌药　如磺胺类药物等。

◆联合用药时需协同用药，一般二联即可。

（六）抗菌药物的不良反应

1. 毒性反应

（1）神经、精神系统毒性：

①第Ⅷ对脑神经损害：例如氨基糖苷类等。

②神经－肌肉接头阻滞：例如氨基糖苷类、多黏菌素类等。

③中枢精神症状：例如头孢类、庆大霉素、四环素类、磺胺类、氟喹诺酮类等。

（2）肝脏毒性：例如四环素、酯化红霉素、利福平、异烟肼、磺胺类、氟康唑、酮康唑等。

（3）肾脏毒性：例如氨基糖苷类、头孢唑林、两性霉素 B、万古霉素、抗病毒药等。

（4）心脏毒性：例如大环内酯类等。

（5）血液毒性：例如氯霉素、磺胺类、氟喹诺酮类、头孢孟多、头孢哌酮等。

◆抗生素等许多药物均可引起血恶液质，虽然少见但可致命。血恶液质与抗生素的应用显著相关。

◆在各类抗生素中，头孢菌类抗生素导致血恶液质的危险最大。也需要警惕服用米氮平患者出现的血液恶液质迹象（发热、喉痛、瘀点等）。

◆血恶液质主要包括中性粒细胞减少、粒细胞缺乏症、溶血性贫血、血小板减少症、两种血细胞减少、各类血细胞减少或再生障碍性贫血。

2. 过敏反应

（1）皮疹：几乎所有抗菌药物都能引起皮疹，但以青霉素、磺胺药多见。

（2）药物热：一般在用药后 7 ~ 12 天，为弛张热或稽留热型，主要诊断依据为：

①应用抗菌药物后感染得到控制，体温下降后再上升；

②虽有发热，但一般情况良好，不能以原有感染或继发感染解释；

③尚伴有皮疹或嗜酸性粒细胞增多等其他变态反应表现；

④停用抗菌药物后，体温在 1 ~ 2 天内迅速下降或消退。

3. 二重感染　二重感染即菌群交替症。是抗菌药物应用过程中出现的新的病原菌感染，多为耐药金葡菌、表葡菌，某些 G⁻杆菌（铜绿假单胞菌、产气杆菌、变形杆菌等）、真菌和厌氧菌。

4. 细菌耐药性　产生的原因有：

（1）灭活或钝化酶形成。

（2）抗菌药物的渗透障碍（膜通透性的改变）。

（3）细菌的抗菌药物靶位改变。

（4）主动外排系统（efflux system）。

二、抗感染药合理应用原则

◆联合用药的目的是为了最大程度的发挥抗菌作用，降低毒副反应、减少细菌耐药性，其基本原则包括：

（一）明确病因，针对性选药

对病菌性感染，首先需在临床诊断的基础上预测最有可能的致病菌，并根据其对

各种抗敏感度与耐药的变迁，可选择适当的药物进行经验治疗

◆确定感染部位，致病菌种类，及其对抗菌药敏感度为抗菌药合理应用的前提。

（二）运用 PK/PD 原理指导临床用药

◆药动学和药效学结合模型（Pharmacokinctic and pharmacodynamic model，PK/PD model）探讨的是药物的药量与药物效应之间的转换过程。

◆大量研究表明，抗生素的抗菌作用与血药浓度或作用时间之间存在相关性。

1. 时间依赖性（或非浓度依赖性）抗菌药物

即药物的杀菌活性与药物浓度维持在 MIC（最低抑菌浓度）以上时间的长短有关。

◆当药物浓度继续增高时，其杀菌活性和速率并无明显改变，而当药物浓度低于 MIC 值时，细菌可重新生长繁殖。

◆多数 β－内酰胺类、林可霉素类、部分大环内酯类抗生素属于时间依赖性药物。

2. 浓度依赖性抗菌药物　此类药一般具有首剂效应。

◆特点是对其致病菌的杀菌作用取决于峰浓度，而与作用时间关系不密切，即药物浓度越高，杀菌作用越强。

◆一般在最小中毒剂量范围内。通过提高此类药物的剂量而提高临床疗效。

◆氨基糖苷类、奎诺酮类、部分大环内酯类及两性霉素等属于此类药物。

（三）根据患者的生理病理情况合理用药

患者的生理病理状况可影响药物的作用，生理与病理状况不同，抗菌药在具有不同的生理与病理状态的个体内，其吸收、分布、代谢与排泄过程也不同。

◆不同个体使用的抗菌药品种、剂量、疗程也应有所不同。

1. 新生儿　因肝药酶发育不全，肾脏排泄能力差，一些毒性大的抗菌药物，如主药经肝脏代谢的药物（如氯霉素、磺胺类），主要自肾排泄的药物（如氨基糖苷类、万古霉素、多黏菌素类、四环素类），应避免应用。

2. 儿童　应避免使用对儿童生长发育有影响的药物如，四环素、氟喹诺酮类等。

3. 妊娠期　选择抗菌药物应考虑药物对胎儿的影响。

（1）妊娠早期避免应用的药物　甲氧苄嘧啶（TMP）、甲硝唑、乙胺嘧啶、利福平、金刚烷胺。

（2）妊娠后期避免应用的药物　磺胺药、氯霉素。

（3）妊娠全程避免使用的药物　四环素、红霉素酯化物、氨基苷类、喹诺酮类、万古（去甲万古）霉素、异烟肼、磺胺药＋TMP、呋喃妥因、阿糖腺苷、氯霉素、乙胺嘧啶。

（4）权衡利弊后慎用的药物　氨基糖苷类、异烟肼、氟胞嘧啶、氟康唑、万古（去甲万古）霉素、甲硝唑和利福平。

（5）妊娠期均可应用的药物　青霉素类、头孢菌素类、其他 β 内酰胺类、磷霉素。

（6）妊娠期妇女抗菌药物的用药分类（FDA）

A 类　对人类的胚胎发育无危险性。

B类　动物实验对胚胎发育未增加危险，但尚无人类研究资料；或动物实验对胚胎发育有不良作用，但人类研究无危险性。

C类　人类及动物均无足够资料；或动物实验对胚胎发育有不良作用，但人类研究无足够资料。

D类　已证实对人类胚胎发育的危险，但药物的应用仍利大于弊。

X类　对人类胚胎发育有害，且肯定弊大于利。

（7）妊娠期妇女抗菌药物的用药分类表（FDA）

A类	B类	C类	D类	X类
青霉素类	青霉素类	克拉霉素	链霉素	（利巴韦林）
头孢菌素类	头孢菌素类	复方新诺明	妥布霉素	
其他β内酰胺类	大环内酯类	氯霉素	四环素类	
磷霉素	克林霉素	氟喹诺酮类		
	磷霉素	万古霉素		
	甲硝唑	异烟肼		

4. 哺乳期

◆通常情况下，母乳中抗菌药物不超过哺乳期患者每日用药量的1%。

◆氟喹诺酮类、四环素类、大环内酯类、氯霉素、磺胺甲噁唑、甲氧苄啶、甲硝唑等在乳汁中分泌量较高。

◆青霉素类、头孢菌素类等β内酰胺类和氨基糖苷类等在乳汁中含量低。

◆无论乳汁中药物浓度如何，均存在对乳儿潜在的影响，并可能出现不良反应。

◆哺乳期患者治疗时应避免选用氨基糖苷类、喹诺酮类、四环素类、氯霉素、磺胺类等药物。

◆哺乳期患者应用任何抗菌药物时，均宜暂停哺乳。

5. 老年人　因其肝、肾等器官功能减退，组织器官退化及免疫功能降低，应尽量使用不良反应小的杀菌药物，若需要，可减量应用β-内酰胺类抗菌药物。

6. 肾功能不全者　肾功能不全时，抗菌药物排泄量将减少，可导致蓄积中毒。此类病人选药时除抗感染治疗的一般原则外，还应考虑肾功能损害的程度及药物对肾脏毒性的大小。

◆不宜或尽量避使用的药物：有四环素类、磺胺类、头孢噻啶等。

◆必须酌情减量的药物：氨基糖苷类、羧苄西林、多黏菌素类、万古霉素等。

◆需适当调整剂量的药物：包括青霉素类和大部分头孢菌素类。

◆肾功能不全者宜选用主要经肝、胆系统排泄或虽然经肾排泄却无明显肾毒性或在体内代谢率较高的品种，如大环内酯类、利福平、β-内酰胺类。

7. 肝功能不全者　在选用抗菌药物时，应考虑使用此类抗菌药物发生毒性反应的可能性。

（1）主要由肝脏代谢但无明显毒性反应发生，仍可应用或减量使用的药物：包括大环内酯类（酯化物除外）、林可霉素、克林霉素等。

（2）主要经肝清除，可产生毒性反应，应避免使用的药物：红霉素酯化物、利福平、四环素、氨苄西林酯化物、异烟肼、两性霉素B、磺胺类、酮康唑、咪康唑等。

（3）严重肝功能减退，需要减量的药物：有酰脲基类青霉素中的哌拉西林、美洛西林，阿洛西林。

（4）肝功能减退时，药物主要由肾脏清除，则不需调整剂量的药物：有氨基糖苷类、青霉素、头孢唑啉、头孢他啶、万古霉素类、多黏菌素等。

（5）肝肾功能均减退时，需减量使用的药物：主要有头孢哌酮、头孢噻肟、头孢曲松、头孢噻吩等。

8. 糖尿病患者谨慎选用抗感染药物

◆糖尿病患者人体防护功能差，易发生感染，且发展很快，其感染后应用抗感染药的原则是：及早治疗，最好静脉注射（不要肌注，肌注吸收慢）。

◆注意服用磺酰脲类降血糖药的患者禁用磺胺类药物（可导致低血糖反应）。

（四）严格控制抗感染药物的预防用药

随便应用抗菌药物并不能减少感染的发生，有时反而会促进不良反应的发生。

◆预防性应用抗菌药物的主要适应证

①严重创伤、开放性骨折、火器伤、腹内空腔脏器破裂、有严重污染和软组织破坏的创伤等。②大面积烧伤。③结肠手术前肠道准备。④急症手术病人的身体其他部位有化脓性感染。⑤营养不良、全身情况差或接受激素、抗癌药物等的病人需作手术治疗时。⑥进行人造物留置手术。⑦有心脏瓣膜病或已植有人工心脏瓣膜者，因病需作手术时。

（五）防止和杜绝抗菌药物滥用

◆严格限制和禁止抗菌药物在无用药指征时的使用是防止和杜绝抗菌药物滥用的重要措施之一。

1. 病毒感染 常见的上呼吸道感染如感冒、流感等，多属病毒感染，应用抗菌药物治疗无效。即使扁桃体炎，可能为链球菌感染，也只要用青霉素治疗即可。

◆同样，婴幼儿秋冬季腹泻和春季流行性腹泻，多由病毒感染所致，也不应随意自行服用抗菌药物，应及时就医对症下药。

2. 发热 发热原因不明者，除病情严重并怀疑为细菌感染者外，一般不宜服用抗菌药物。以免延误诊断及治疗

3. 腹泻、肠炎者 腹泻未必都是细菌感染所致，如腹部受凉引起的肠蠕动加快，对鱼虾及乳制品等食物过敏引起的变态反应等都会引起腹泻，此类腹泻没有细菌感染，不应选用抗菌药物治疗。

4. 局部应用 由于局部用药易使细菌产生耐药性和过敏反应，故尽量不在皮肤和黏膜局部应用抗菌药物，尤其青霉素等应禁用，头孢菌素也应慎用。

◆可选用专供皮肤和黏膜局部应用的抗菌药物，如新霉素、磺胺醋酰钠、杆菌肽、

莫匹罗星等。

（六）联合应用抗生素、防止滥用的原则

1. 严格掌握联合用药的指征
2. 严格控制联合用药的药物间相互作用
3. 正确应用 3R 原则

Right time　恰当的时机。

Right patient　合适的患者。

Right antibiotic　正确的抗菌药物。

三、常见病原微生物感染及用药

感染微生物（或疾病）	首选药物	可（次）选药物
肺炎支原体及衣原体	大环内酯类	多西环素，氟喹诺酮类
厌氧菌	阿莫西林/克拉维酸；氨苄西林/舒巴坦	克林霉素，甲硝唑
淋球菌，淋病	头孢曲松或大观霉素	氟喹诺酮类，多西环素
肺炎支原体，嗜肺军团菌，流感嗜血杆菌	青霉素；氨苄西林、阿莫西林或大环内酯类	第一代头孢菌素或大环内酯类
炭疽杆菌	青霉素	大环内酯类、四环素
肺炎链球菌	青霉素、氨苄（阿莫）西林	红霉素、第一代或第二代头孢菌素
大肠杆菌	磺胺增效剂、氟哌酸	环丙沙星、氧哌嗪青霉素、第二代头孢菌素、氨苄青霉素＋舒巴坦
痢疾杆菌	氟喹诺酮类、黄连素	复方磺胺甲噁唑，阿莫西林，呋喃唑酮，第一、二代或第二代头孢菌素
肠杆菌科细菌	第二代或第三代头孢菌素单用或联合氨基糖苷类	氟喹诺酮类，β－内酰胺酶抑制剂复方，碳青霉烯类
肺炎杆菌	庆大霉素、四环素	第一代头孢菌素、氧哌嗪青霉素、氟嗪酸、氨苄青霉素＋舒巴坦
革兰阴性杆菌	第二代或第三代头孢菌素	氟喹诺酮类，β－内酰胺类/β－内酰胺酶抑制剂
流感嗜血杆菌	氨苄西林/（舒巴坦）；阿莫西林/（克拉维酸）	第一或第二代头孢菌素，氟喹诺酮类
军团菌属	红霉素等大环内酯类	氟喹诺酮类
膀胱炎（大肠埃希菌、肠球菌属）	呋喃妥因，磷霉素、头孢氨苄，头孢拉定、阿莫西林	头孢氨苄，头孢拉定，复方磺胺甲噁唑，氟喹诺酮类、呋喃妥因
空肠弯曲菌肠炎	氟喹诺酮类	红霉素等大环内酯类
沙眼衣原体	四环素	大环内酯类
莱姆病（面神经麻痹）	多西环素，阿莫西林	头孢曲松
细菌性结膜炎	氧氟沙星	庆大霉素、环丙沙星
病毒性结（角）膜炎	酞丁胺、碘苷、阿糖腺苷	利巴韦林、阿昔洛韦
真菌感染	氟康唑、两性霉素 B	氟胞嘧啶（联合用药）

续表

感染微生物（或疾病）	首选药物	可（次）选药物
疖，痈	苯唑西林或氯唑西林	第一代头孢菌素、克林霉素、红霉素，复方磺胺甲噁唑
淋巴管炎，急性蜂窝织炎	青霉素、阿莫西林	第一代头孢菌素、红霉素、克林霉素
牙周炎，冠周炎	阿莫西林、甲硝唑	乙酰螺旋霉素、交沙霉素
急性牙周脓肿	阿莫西林、甲硝唑	
口腔黏膜白念珠菌	制霉菌素局部应用	氟康唑
非淋菌尿道炎	多西环素、大环内酯类	氟喹诺酮类

四、抗感染药不合理用药处方审核

某医院处方笺

<u>科别呼吸内科</u>　姓名×××　性别女　年龄 53 岁　门诊号×××

诊断：　　　　　　　　　　　R.
肺炎链球菌肺炎　　　　　　　①氯化钠注射液　　200ml
　　　　　　　　　　　　　　②注射用头孢哌酮钠 3g　静脉滴注每 12h 1 次

　　　　　　　　　　　　　　医师××＿＿＿　×××年×月×日

药费×××计价员×××　调配×××　核对×××　　发药×××

（◆病史摘要：因"发热、咳嗽 2d"入院。体检：体温 38℃。胸部正位片：右肺中叶实变影）

判断	头孢哌酮钠用于肺炎链球菌肺炎属抗生素选用不当
原因	肺炎链球菌肺炎的致病菌为肺炎链球菌，治疗应首选青霉素钠，次选红霉素或头孢唑林钠。对于肺炎链球菌肺炎，第三代头孢菌素的疗效不及第一代头孢菌素和青霉素钠

第五章

抗恶性肿瘤药

第一节 概 述

一、恶性肿瘤

（一）简介

恶性肿瘤（癌症）是严重危害人类生命及健康的重大疾病，常见且多发。其死亡率仅次于心血管系统疾病而居第二位。

◆肿瘤的发生是多种因素影响的综合结果，除遗传因素外，还与后天的生活习惯、环境因素以及长期患某种慢性疾病有关，即由生物体内正常细胞在内因和外因长期作用于下发生的质的改变，进而导致过度增殖而形成的病变。

◆目前对肿瘤的研究，已经成为人类社会关注的焦点和 21 世纪医学研究的重点。近几年来，对白血病、恶性淋巴瘤等的治疗有了突破，但对占恶性肿瘤 90% 以上的实体瘤的治疗未能达到满意的效果。

（二）治疗手段

目前用于治疗肿瘤的手段主要有手术治疗、放射治疗、化学治疗等。

二、抗恶性肿瘤药

（一）简介

抗肿瘤药物正从传统的细胞毒性药物，向针对机制的多环节作用的新型抗肿瘤药物发展，目前国内外关注的抗肿瘤作用的新靶点包括：细胞信号转导分子，肿瘤新生血管，端粒酶，癌基因和抑癌基因等。

（二）分类

目前国际上常用的抗肿瘤药有 80 多种，大部分属于直接杀伤肿瘤细胞的细胞毒性药物。

◆传统的分类方法是根据其来源和作用机制分类，也可根据药物作用的分子靶点分类。常见的分类及代表药物列表如下：

1. 根据来源和化学结构分类

分类依据	类别	主要药物
根据来源和化学结构分类	烷化剂	氮芥类、乙烯亚胺类、亚硝脲类、甲烷磺酸酯类等
	抗代谢物	如叶酸、嘧啶、嘌呤拮抗药等
	抗肿瘤抗生素	蒽环类抗生素、丝裂霉素、博来霉素、放线菌素类等
	抗肿瘤植物药	长春碱类、喜树碱类、紫杉醇类以及三尖杉生物碱类等
	激素类	肾上腺皮质激素、雌激素、雄激素等及其拮抗药
	其他	铂类以及酶制剂等

2. 根据生化机制分类

分类依据	作用环节	代表药物
干扰核酸生物合成	阻止嘧啶类核苷酸合成的抗代谢药	如氟尿嘧啶等
	阻止嘌呤类核苷酸合成的抗代谢药	如巯嘌呤等
	抑制二氢叶酸还原酶的药	如甲氨蝶呤等
	抑制 DNA 多聚酶的药	如阿糖胞苷
	抑制核苷酸还原酶的药	如羟基脲
	直接破坏 DNA 并阻止其复制的药物	如烷化剂、丝裂霉素、博来霉素等
	干扰转录过程阻止 RNA 合成的药物	放线菌素 D 及蒽环类的柔红霉素、多柔比星（阿霉素）等
影响蛋白质合成的药物	影响纺锤丝形成的药物	如长春碱类和依托泊苷
	干扰核蛋白体功能的药物	如高三尖杉酯碱
	干扰氨基酸供应的药物	如门冬酰胺酶
影响激素的药物		肾上腺皮质激素、雄激素、雌激素等

3. 根据药物对肿瘤细胞增殖周期的作用分类

分类	特点	药物
周期非特异性药（CCNSD）	杀灭增殖细胞群中各期细胞，对 G_0 期细胞亦有杀灭作用	烷化剂：氮芥、环磷酰胺、噻替派、卡莫司汀、氮甲、甲基苄肼等
		抗癌抗生素：多柔比星、柔红霉素、放线菌素 D、丝裂霉素
		其他（泼尼松、抗瘤锑、顺铂等）
周期特异性药物（CCSD）	仅对增殖周期中的某一期有较强的作用	如抗代谢药：甲氨蝶呤、巯嘌呤、氟尿嘧啶、阿糖胞苷等，对 S 期作用显著
植物药：长春碱、长春新碱、秋水仙碱，主要作用于 M 期		

三、肿瘤细胞增殖周期

肿瘤组织主要由三种细胞群组成，分别为增殖细胞群、非增殖细胞群和无增殖能力细胞群。

（一）增殖细胞群

1. 概念 增殖细胞群是指不断按指数分裂增殖的细胞，这部分细胞占肿瘤全部细胞群的比例称为生长比率（Growth factor，GF）。

◆增长迅速的肿瘤，GF 值较大，接近 1，对药物敏感，化疗效果好，如由这类细胞所引起的急性白血病。增长缓慢的肿瘤，GF 值较小，在 0.5 以下，对药物敏感性低，化疗效果也差，如多数实体瘤。

2. **分类** 细胞从一次分裂结束到下一次分裂完成这一间隔，称一个细胞周期。按细胞内 DNA 含量的变化可将处于增殖周期中的细胞分为四期：

（1）G_1 期（DNA 合成前期）：此期主要为 DNA 合成作准备。

（2）S 期（DNA 合成期），此期进行 DNA 复制，同时也合成 RNA 和蛋白质。

（3）G_2 期（DNA 合成后期），此期 DNA 合成停止，但继续合成 RNA 和蛋白质，为分裂做好准备。

（4）M 期（分裂期），此期又可分为前、中、后、末四个时相。

◆经过此期，细胞分裂为两个子细胞。子细胞一部分进入增殖周期，另一部分可处于 G_0 期。

（二）非增殖细胞群（G_0 期细胞）

这类细胞有潜在增殖能力，但暂不分裂，当增殖周期中的细胞因化疗或其他因素大量伤亡时，G_0 期细胞即可进入增殖周期，成为肿瘤复发的根源。G_0 期细胞对药物敏感性低，也是肿瘤化疗中的主要障碍。

（三）无增殖能力细胞群

此类细胞不进行分裂，最后老化死亡。

第二节 常用抗恶性肿瘤药

一、干扰核酸生物合成的药物

（一）作用机制

其化学结构与核酸代谢的必需物质如叶酸、嘌呤、嘧啶等相似。因此，可通过竞争同一酶系或以"伪"原料的形式阻断或干扰核酸的代谢，阻止细胞分裂增殖。

◆此类药物属于细胞周期特异性药物，主要作用于 S 期细胞。

（二）常用药物

药物	适应证	不良反应	药物相互作用
甲氨蝶呤（MTX）	各型急性白血病，特别是急性淋巴细胞白血病；对恶性淋巴瘤、绒毛膜上皮癌及非霍奇金淋巴瘤等效果也较好	①胃肠道反应，如口腔炎、口唇溃疡等；②骨髓抑制；③肝毒性；④肾脏损害；⑤生殖毒性，因此孕妇禁用	与乙醇同服可增加肝脏毒性；可升高尿酸浓度，降低抗痛风药作用；可增加抗凝血作用；与水杨酸盐等同用，可抑制本品的肾排泄而导致血清药浓度增高

续表

药物	适应证	不良反应	药物相互作用
5 - 氟尿嘧啶 (5 - FU)	消化道肿瘤，如结肠癌、直肠癌、胃癌等；也可治疗乳腺癌、卵巢癌、绒毛膜上皮癌、恶性葡萄胎、头颈部鳞癌、皮肤癌、肝、膀胱癌等	①胃肠道反应，如恶心、胃炎等；②骨髓抑制，主要为白细胞减少、血小板下降；③脱发、手足综合征等；长期应用可导致神经系统毒性	甲氨蝶呤、甲硝唑及四氢叶酸可影响氟尿嘧啶的抗癌作用或毒性；别嘌呤醇可以降低5 - 氟尿嘧啶所引起的骨髓抑制
6 - 巯嘌呤 (6 - MP)	主要用于急性淋巴细胞白血病的维持治疗	常见胃肠道反应和骨髓抑制；偶见肝脏损害或高尿酸血症	别嘌呤醇可抑制巯嘌呤代谢，明显地增加巯嘌呤的效能与毒性
羟基脲 (HU)	对慢性粒细胞白血病效果较好，也可用于恶性黑色素瘤的治疗	对慢性粒细胞白血病效果较好，也可用于恶性黑色素瘤的治疗	可能减少5 - 氟尿嘧啶转变为活性代谢物，二者合用应慎重
阿糖胞苷 (Ara - C)	对急性粒细胞白血病疗效最好；与其他药物联合用于恶性淋巴瘤、肺癌、消化道癌、头颈部癌	骨髓抑制和胃肠道反应；少见肝功异常、发热及血栓性静脉炎；孕妇及哺乳期妇女忌用	四氢尿苷可增加阿糖胞苷的血药浓度，延长其血浆半衰期，作用加强

二、直接破坏 DNA 结构与功能的药物

（一）烷化剂

1. 氮芥（Mechlorethamine） 氮芥是最早用于临床并取得突出疗效的烷基化抗肿瘤药物，为双氯乙胺类烷化剂的代表。

（1）作用与机制 与鸟嘌呤第 7 位氮共价结合，形成 DNA 链间或链内的交叉联结，阻止 DNA 复制，发挥杀伤肿瘤细胞的作用。

（2）适应证 主要用于恶性淋巴瘤，尤其是霍奇金病的治疗，腔内给药对控制癌性胸腔、心包腔及腹腔积液有较好疗效。

（3）不良反应 主要表现为骨髓抑制、胃肠道反应、脱发及生殖毒性。

2. 其他药物

药物名称	适应证	不良反应
环磷酰胺 (CTX)	恶性淋巴瘤、多发性骨髓瘤、白血病、乳腺癌及卵巢癌等；可用于类风湿关节炎、儿童肾病综合征以及自身免疫疾病的治疗	骨髓抑制，可出现化学性膀胱炎，孕妇慎用。本品可升高血清尿酸水平，与抗痛风药如别嘌呤醇、秋水仙碱、丙磺舒等同用时，需调整剂量
卡莫司汀 (Marmustine)	主要用于脑瘤，对于脑转移瘤和脑膜白血病亦有效	骨髓抑制，可引起白细胞和血小板减少
噻替派 (Thiotepa)	卵巢癌、乳腺癌、膀胱癌、消化道癌、肺癌及癌性胸腹水等	骨髓抑制，可引起白细胞和血小板减少

（二）破坏 DNA 的抗生素

药物	适应证	不良反应
丝裂菌素 C（Mitomycin C）	各种实体肿瘤如胃癌、肺癌及乳腺癌，也适用于肝癌、胰腺癌及头颈部肿瘤	骨髓抑制，心、肝、肾功能损害。本品与多柔比星同时应用可增加心脏毒性
博来霉素（Bleomycin, BLM）	头、颈、口腔、食管、阴茎、外阴及宫颈等部位的鳞状上皮癌，也可用于淋巴癌和睾丸癌	最严重的不良反应为肺毒性，可引起肺间质性肺炎或肺纤维化；可引起发热反应、脱发及过敏等

（三）破坏 DNA 的铂类

铂类有顺铂和卡铂，主要是通过破坏 DNA 的结构与功能发挥抗肿瘤作用，属于细胞周期非特异性药物。

1. 顺铂（Cisplatin，DDP） 顺铂是第一个具有抗癌活性的金属配合物。

（1）作用与机制

◆顺铂是以二价铂、两个氯原子和两个氨分子结合的重金属络合物，类似于双功能烷化剂，可与 DNA 的嘌呤和嘧啶碱基交联而破坏 DNA 的结构，主要抑制 DNA 复制过程；

◆高浓度时可抑制 RNA 及蛋白质合成，亦可损伤细胞膜上结构。

（2）特点 抗癌谱广、作用强、与多种抗肿瘤药有协同作用且无交叉耐药等。

（3）适应证 对非精原细胞性睾丸癌效果好，对于卵巢癌、前列腺癌、睾丸癌、肺癌、鼻咽癌及成骨肉瘤等多种实体肿瘤均能显示疗效。

（4）不良反应 肾脏毒性较为严重，为其剂量限制毒性；骨髓抑制，胃肠道反应最常见；尚有神经毒性如听力损伤、过敏反应、肝功能损伤等。

（5）药物相互作用

◆甲氨蝶呤及博来霉素主要经肾脏排泄，顺铂所致的肾损害会延缓上述两种药物的排泄，导致毒性增加。

2. 卡铂（Carboplatin，CBP）

◆其作用与顺铂相似，但其肾毒性、耳毒性、神经毒性明显低于顺铂。

◆主要用于不能耐受顺铂治疗所致呕吐的晚期卵巢癌、睾丸癌、头颈部癌、肺癌等。卡铂最主要的不良反应为骨髓抑制。

三、干扰转录过程及阻止 RNA 合成的药物

◆此类药物多为抗生素类，主要通过插入 DNA 或引起 DNA 链断裂及干扰转录过程而发挥作用。

药物	适应证	不良反应	药物相互作用
放线菌素 D（Dactinomycin，DACT）	抗癌谱较窄，一般均与其他药物联合应用。肾母细胞瘤、绒毛膜上皮癌，睾丸癌亦有效	可引起白细胞及血小板减少等骨髓抑制；胃肠道反应；可致脱发、色素沉着对妊娠者可引起畸胎	维生素 K 类药物可降低其效价，应避免同服；放线菌素 D 有放疗增敏作用，但可能会引起放疗部位出现过敏或炎症，应加以注意
多柔比星（Doxo-rubicin ADM）	急性白血病、淋巴瘤；对乳腺癌、肺癌、胃癌、膀胱癌等多种实体肿瘤亦有治疗作用	常见骨髓抑制、口腔溃疡、脱发等不良反应；较为严重是心脏毒性	与有潜在心脏毒性的药物，如 5 - 氟尿嘧啶、环磷酰胺、顺铂、钙通道阻滞药等同用时，需在整个治疗期间密切监测心脏功能
柔红霉素（DRN）	第一代蒽环类抗肿瘤抗生素，用于耐药的急、慢性粒细胞性白血病，恶性淋巴瘤等。主要的不良反应为骨髓抑制、胃肠道反应和心脏毒性		

四、影响蛋白质合成与功能的药物

药物	作用机制	适应证	不良反应
长春碱 （Vinblastine VLB）	影响微管蛋白活性	主要用于急性白血病、恶性淋巴瘤及绒毛膜上皮癌的治疗	胃肠道反应；另有周围神经毒性，有指（趾）尖麻木等症状。骨髓抑制为剂量限制性毒性
紫杉醇（Paclitaxel-taxol）	影响微管蛋白活性	卵巢癌和乳腺癌；对肺癌、大肠癌、黑色素瘤、头颈部癌、淋巴瘤、脑瘤等也有一定疗效	骨髓抑制为剂量限制性毒性；尚有胃肠道反应、周围神经病变、心脏毒性和过敏反应
三尖杉酯碱（Har-ringtonine，HRT）	干扰核蛋白体功能	急性早幼粒细胞白血病、急性单核细胞性白血病、急性粒细胞性白血病及恶性淋巴瘤	骨髓抑制，胃肠道反应和心脏毒性
L-门冬酰胺酶（ASP）	干扰氨基酸供应	主要用于急性淋巴细胞白血病的治疗，单独应用时易产生耐药性	胃肠道反应、过敏反应、肝损害、神经及精神毒性等

◆与别嘌呤醇、秋水仙碱或丙磺舒合用，会降低此类药物疗效。

五、影响激素平衡的抗肿瘤药物

某些肿瘤（内分泌腺及生殖器肿瘤）如甲状腺癌、乳腺癌、前列腺素癌等与体内相关激素失衡有关，应用某些激素或其拮抗药可调节激素的失衡状态，发挥抑制肿瘤生长的目的。

主要药物有：

1. 糖皮质激素类药

◆临床用于恶性肿瘤治疗的糖皮质激素有泼尼松（Prednisone）、泼尼松龙（Prednisolone）和地塞米松（Dexamethasone）等。

◆主要用于急性淋巴细胞白血病及恶性淋巴细胞瘤，起效快，但不持久，易产生耐药性；常联合应用，以增强疗效。

◆长期应用可能促使肿瘤生长，应谨慎。

2. 雌激素及抗雌激素类药

（1）常用的雌激素类药有雌二醇（Estradiol）及己烯雌酚（Diethylstilbestrol）等，主要用于前列腺癌。还可用于晚期或停经 5 年以上的绝经期乳腺癌。

（2）常用的抗雌激素药有他莫昔芬（Tamoxifen）及雷洛昔芬（Raloxifen），主要用于治疗乳腺癌。

3. 雄激素及抗雄激素类药

（1）常用的雄激素类药有丙酸睾酮（Testosteronepropionate）、氟甲睾酮（Fluoxymesterone）等，多用于绝经前或绝经后的晚期乳腺癌患者，尤其对于合并有骨转移的患者效果较好。不良反应主要表现为男性化，皮脂腺分泌增加、多毛、脱发、声音变粗、闭经等症状，上述症状常可于停药后自行消失。

（2）常用的抗雄激素类药有氟他胺（Flutamide）及尼鲁米特（Nilutamide）等，它们可与前列腺细胞上的二氢睾酮受体结合，阻断睾酮的作用，用于前列腺癌的治疗。

4. 孕激素类药

◆主要药物有甲羟孕酮（Medroxyprogesterone，MPA）及甲地孕酮（Megestrol），均为黄体酮的衍生物，可抑制垂体分泌促性腺激素。

◆可用于治疗子宫内膜癌、乳腺癌和肾癌。

◆治疗剂量大时可出现类库欣征，长期应用可致肝功能异常。

5. 芳香化酶抑制药：氨鲁米特

◆作用与机制：①可阻断芳香化酶而抑制雌激素的生成，从而减少雌激素对乳腺癌的促进作用，起到抑制肿瘤生长的效果；②还可阻止肾上腺中的胆固醇转变为孕烯醇酮，从而抑制肾上腺皮质中自体激素的生物合成。

◆适应证：可用于治疗绝经期和晚期乳腺癌；还可用于皮质醇增多症（库欣综合征）。

◆不良反应：本品可诱导肝药酶，加速自身及其他药物代谢；可引起发热、皮疹等过敏反应及嗜睡、眩晕、共济失调、眼球震颤等神经系统毒性。

六、其他抗恶性肿瘤药

药物	机制	适应证	不良反应
吉非替尼（Gefitinib）	为表皮生长因子受体（EGFR）酪氨酸激酶抑制剂，可阻断肿瘤组织的生长、转移及血管生成	晚期或转移的非小细胞肺癌（NSCLC）用其他药物治疗失败的二线治疗	不同于细胞毒类药物，不良反应轻，主要涉及生殖和心脏系统毒性
索拉非尼（Nexavar）	是一种多激酶抑制剂，可同时抑制多种存在于细胞内及表皮的激酶	临床用于治疗不能手术的晚期肾细胞癌	常见不良事件为腹泻、皮疹、BP升高、手足部皮肤反应等
卡培他滨（Capecitabine）	其代谢产物 5 - 去氧 - 5 - 氟尿苷（5 - DFUR），在胸苷磷酸化酶催化下转化为 5 - 氟尿苷起作用	临床上主要用于结直肠癌、乳腺癌及胃癌的治疗	不良反应主要有可逆性胃肠道反应以及手足综合征（如发红、肿胀及水泡）等
比卡鲁胺（Bicalutamide）	通过竞争雄激素受体而拮抗雄激素对前列腺的刺激作用	主要配合外科手术或与黄体生成素释放激素（LHRH）类似物联合应用治疗晚期前列腺癌	男性女性化、面色潮红、瘙痒、肠胃不适，暂时性肝功异常等

第三节　抗恶性肿瘤药不合理用药处方审核

某医院处方笺			
科别肿瘤科	姓名××× 性别女	年龄 34 岁	门诊号×××

诊断：　　　　　　　　　　　　R.

①上呼吸道感染　　　　　　阿司匹林肠溶片　0.3g×21 片　0.3g　t. i. d. p. o.

②绒毛膜上皮癌　　　　　　甲氨蝶呤片　25mg×7 片　25mg　q. d. p. o.

医师×× ＿＿＿ ×××年×月×日

药费×××计价员××× 调配××× 核对××× 发药×××

（◆病史摘要："因发热2天"就诊。有绒毛膜上皮癌5个月）

判断	两药联用可使甲氨蝶呤血药浓度增加，毒性增强。
原因	①甲氨蝶呤，对绒毛膜上皮癌的疗效较好，但毒性较大。其进入体内后约50%与血浆蛋白结合，50%~90%以原型形式经肾排泄 ②合用阿司匹林后，由于阿司匹林可抑制前列腺素的合成，从而使肾灌流减少，从而使甲氨蝶呤的清除减少，不良反应增加 ③阿司匹林与血浆蛋白有较高的亲和力，可置换与血浆蛋白结合的甲氨蝶呤 ④阿司匹林与甲氨蝶呤有共同的清除途径，竞争在肾的清除 ◆正在服用甲氨蝶呤治疗的患者，应避免再给予阿司匹林 ◆吲哚美辛、保泰松与甲氨蝶呤均可发生类似的相互影响

第六章

中枢神经系统用药

第一节 镇静催眠药及抗焦虑药

一、概述

（一）定义

镇静催眠药是一类能引起镇静和近似生理性睡眠的药物，本类药物还兼具抗焦虑作用。

◆焦虑是指一种缺乏明显客观原因而产生的内心不安或无根据的恐惧，是人们遇到某些事情如挑战、困难或危险时出现的一种正常的情绪反应。焦虑通常情况下与精神打击以及即将来临的、可能造成的威胁或危险相联系，主观表现出感到紧张、不愉快，甚至痛苦以至于难以自制，严重时会伴有植物性神经系统功能的变化或失调。

1. **催眠药** 能诱导和维持近似生理性睡眠的药物。

2. **镇静药** 是指能消除烦躁、恢复安静情绪的药物，仅有轻度的中枢抑制作用。一般可引起思睡，但不造成睡眠状态。

◆二者之间并无本质的区别，只是存在量的差异。随着剂量的增加，它们对中枢神经系统抑制的程度逐渐加深，还可产生抗惊厥和麻醉作用。

◆没有一种催眠药可以产生自然的睡眠。

3. **抗焦虑药** 是一种主要用于缓解焦虑和紧张的药物。以苯二氮䓬类为主，包括利眠宁、地西泮及其衍生物。这类药物治疗效果好，安全范围较大，副作用较小，兼具抗焦虑、松弛肌紧张、抗癫痫及镇静安眠等作用，临床应用最为广泛。

（二）镇静催眠药的主要作用

◆小剂量可减轻白天的焦虑及苦恼，用大剂量则可诱导晚间的睡眠。它们常应用于下面几种情况：

（1）帮助病人渡过一个突然的悲痛状态（比如，失去亲人）。

（2）减轻因某种疾病或环境引起的长期烦恼，通过短期用药恢复睡眠习惯。

（3）其他情况，如：高血压，外科手术前（可与镇痛剂合用），或一些精神科疾病等。

（三）镇静催眠药物分类

分类		代表药物
苯二氮䓬类		地西泮、硝西泮、氟硝西泮、奥沙西泮、氯氮䓬
巴比妥类		苯巴比妥、异戊巴比妥、硫喷妥钠
其他类	传统药物	水合氯醛、甲丙氨酯（眠尔通）、甲喹酮
	新型药物	扎来普隆（Zaleplon），唑吡坦（Zolpidem），佐匹克隆（Zopiclone）、丁螺环酮（Buspirone）
	非传统药物	阿片类：如二氢可待因酮、罗通定 组胺受体阻断剂：如苯海拉明、苯吡拉明 抗抑郁药：如阿米替林、多赛平、米氮平、曲唑酮 抗精神病药：如奥氮平、利培酮
	进展药物	拉米替隆（褪黑素受体激动剂），硫加宾（Tiagabine）

二、临床常用药物

（一）苯二氮䓬类药物

苯二氮䓬类（benzodiazepines，BDZ）药物有 20 余种，以地西泮为代表。

1. 地西泮（Diazepam，安定）

◆地西泮是苯二氮䓬类目前临床上较常用的镇静催眠及抗焦虑药。口服吸收完全，与血浆蛋白结合率较高，主要经肝药酶转化，因存在肝肠循环，故连续使用易蓄积。对肝药酶几无诱导作用，不影响其他药物代谢。

◆选择性高，安全范围较大，作用持久，嗜睡及运动失调等不良反应轻。

（1）药理作用及临床应用

地西泮作用	作用特点	临床应用
抗焦虑	小剂量即可产生明显抗焦虑作用，显著改善患者的紧张、忧虑、恐惧及失眠症状	惊恐症，焦虑症，疗效显著，为治疗多种原因所致焦虑症的首选药
镇静催眠	①缩短入睡时间，延长睡眠持续时间，减少觉醒次数；②治疗指数高，对呼吸、循环影响小；③对快波睡眠时相影响小，停药后反跳现象较轻，大剂量且不引起全身麻醉	治疗失眠症；肌紧张性头痛
抗惊厥、抗癫痫	具有抑制病灶异常放电向周围脑细胞扩散的作用	①缓解炎症引起的反射性肌肉痉挛；②静脉注射治疗癫痫持续状态；③抗惊厥
中枢性肌肉松弛	作用较强，小剂量抑制脑干网状结构下行系统对脊髓运动神经元的易化作用，大剂量则抑制脊髓的多突触反射，引起肌肉松弛	家族性、老年性和特发性震颤；可用于麻醉前给药
遗忘作用	地西泮较大剂量时可以干扰记忆通路的建立，从而影响近事记忆	产生不良反应

（2）作用机制　目前认为 BDZ 类药物的作用机制与其选择性地作用于大脑边缘系统，与中枢苯二氮䓬受体（BDZ 受体）结合而促进 γ - 氨基丁酸（GABA）的释放或突

触传递功能有关。

◆γ-氨基丁酸（GABA）系中枢神经系统内的主要抑制性递质。在中枢神经系统内存在有能与 BDZ 特异结合的 BDZ 受体。BDZ 受体实际上是 GABA 受体-氯离子通道复合体，也就是说，BDZ 受体和 GABA 受体均在同一复合体上。

◆GABA 受体可分为两种：GABA$_A$ 和 GABA$_B$ 受体。GABA 激动 GABA$_A$ 受体，打开氯离子通道，使细胞膜对氯离子通透性增加，使细胞膜外大量氯离子内流，引起神经细胞发生超极化而产生抑制效应。

◆苯二氮䓬类药物与 BDZ 受体结合，并不能使 Cl⁻ 通道开放，但可促进 GABA 与 GABA$_A$ 受体结合，使 Cl⁻ 通道开放频率增加，有更多的氯离子从细胞膜外流向细胞内，导致神经元放电减少从而加强 GABA 的抑制效应。

（3）不良反应

①神经系统反应：治疗量连续用药可出现嗜睡、头昏、乏力等反应。

◆大剂量偶致共济失调。过量可致急性中毒，可致昏迷及呼吸抑制。

②耐受性和依赖性：长期应用可产生耐受性和依赖性，突然停药可出现戒断症状，不宜长期用药。

③过敏反应：少数病人可发生皮疹、过敏性荨麻疹、白细胞减少、肝功能异常，甚至黄疸等。

④可通过胎盘屏障，引起畸胎，尤其是妊娠早期更易发生。

⑤遗忘作用。地西泮较大剂量时可以干扰记忆通路的建立，从而影响近事记忆。

（4）禁忌证　急性青光眼、重症肌无力患者，孕妇、妊娠期妇女、新生儿禁用；对本品过敏及肝肾功能损害者慎用。

（5）注意事项

①严重的精神抑郁可使病情加重，甚至产生自杀倾向，应采取预防措施。

②严重的急性乙醇中毒，可加重中枢神经系统抑制作用。

③急性或隐性发生闭角型青光眼可因本品的抗胆碱能效应而使病情加重。

④低蛋白血症时，可导致易嗜睡、难以唤醒等。

⑤严重慢性阻塞性肺部病变，可加重呼吸衰竭。

⑥外科或长期卧床病人，咳嗽反射可受到抑制。

（6）药物相互作用

①地西泮能增强其他中枢抑制药的作用，如吩噻嗪类、麻醉药类、抗惊厥药和镇痛药等，联合用药时应注意适当减量。

②与地高辛合用可使地高辛的半衰期延长，作用增强。

③与地尔硫䓬合用，可降低地尔硫䓬的血药浓度。

④与利福平合用，可使本品血药浓度降低。

2. 同类其他药物作用特点比较

类别	药物	作用特点	临床用途	不良反应及注意事项
长效类激动剂	氯氮䓬	药理作用与地西泮相似，但效价不及地西泮	主要用于焦虑症、神经官能症和失眠，也用于控制酒精戒断症状	与地西泮相似，久用有蓄积性
	氟西泮	作用与地西泮相似，但其催眠作用强	短期主要用于治疗各型失眠，尤适用于对其他催眠药物不能耐受的患者	眩晕、嗜睡、共济失调；偶致精神紊乱；肝、肾疾病和呼吸功能不全者慎用；长期应用可产生依赖性
中短效类激动剂	硝西泮	催眠作用良好，服药 15～30 分钟可入睡，维持 6～8 小时，引起近似生理睡眠，醒后无明显后遗作用	用于治疗失眠，及多种癫痫，尤其适用于婴儿肌阵发性发作及肌阵发性发作，还用于高热惊厥和麻醉前给药	个别患者有失眠、激动不安、幻觉等。老年人用量需减半。肺功能不全者禁用。与乙醇合用有致死的报道，服药期间应禁酒
	氟硝西泮	久用可蓄积，部分经乳汁分泌。作用和硝西泮相似，镇静、催眠和肌松作用强	主要用于各种类型的失眠，也用于诱导麻醉	诱导麻醉时大多数病人有轻度呼吸抑制
	氯硝西泮	主要在肝脏代谢，代谢产物去甲氯硝西泮活性低，经肾排泄。抗惊厥、抗癫痫作用强	抗惊厥和各型癫痫，尤以对小发作和肌阵挛性发作疗效最佳。还可用于治疗舞蹈症、多动症、恐惧症和神经痛	常见有嗜睡、头昏、共济失调、行为紊乱异常兴奋、神经过敏易激惹（反常反应）、肌力减退
	劳拉西泮	肝脏代谢产物无活性，从尿中排出。抗焦虑及抗惊厥作用较强，催眠作用较弱	治疗焦虑症、失眠和酒精戒断症状，也用于癫痫辅助治疗	反复用药较易产生依赖性
	艾司唑仑	镇静催眠、抗惊厥、抗焦虑作用强，肌松弛作用弱	各种类型的失眠、焦虑症、癫痫、惊厥和麻醉前给药	用于催眠，一般无后遗作用，个别患者有轻度乏力、口干、头胀、嗜睡等不适
	奥沙西泮	与地西泮相似，有较强的抗焦虑及抗惊厥作用，催眠作用较弱	治疗焦虑症、失眠和酒精戒断症状，也用于癫痫辅助治疗	反复用药较易产生依赖性
短效类	咪达唑仑	水溶性，作用强、短，麻醉上可取代地西泮	同地西泮，可麻醉前给药	安全范围大，无戒断症状
	三唑仑	催眠作用强而短，诱导入睡迅速，体内积蓄少，宿醉反应小	同地西泮，用于各种失眠	嗜睡，头痛头晕，较大剂量可致记忆缺失，久用依赖性较强
拮抗剂	氟马西尼	本身无药理作用，可特异地竞争性拮抗苯二氮䓬类和受体结合	用于苯二氮䓬类药物过量中毒鉴别诊断及抢救	恶心，焦躁不安，有癫痫史者可诱发癫痫

（二）巴比妥类

1. 药物分类

巴比妥类药物（Barbiturates）是传统的镇静催眠药，主要包括长效类（苯巴比妥）、中效类（戊巴比妥、短效类（司可巴比妥）和超短效类（硫喷妥）四类。本类药物不良反应多，耐受性和依赖性均较 BDZ 类严重，故作为镇静催眠药已被 BZ 所替代。

2. 药理作用

（1）对中枢的抑制作用随着剂量加大，表现为镇静、催眠、抗惊厥及抗癫痫。

（2）大剂量对心血管系统、呼吸系统有明显的抑制，过量可麻痹延髓呼吸中枢致死。

（3）可诱导葡萄糖醛酸转移酶结合胆红素从而降低胆红素的浓度。

3. 作用机制 通过延长神经细胞的氯离子通道开放时间，增加氯离子通透性，使细胞膜超极化，拟似 γ-氨基丁酸（GABA）的作用。

4. 适应证 用于治疗焦虑、失眠（用于睡眠时间短早醒患者）、癫痫及运动障碍。

◆也可用作抗高胆红素血症药及麻醉前用药。

5. 不良反应 常见有：①后遗效应；②耐受性；③依赖性；④对呼吸系统的影响（呼吸深度抑制是巴比妥类药物中毒致死的主要原因）；⑤少数病人服用后可出现过敏反应，偶可引起剥脱性皮炎。

（三）其他镇静催眠药

1. 水合氯醛

（1）作用特点及适应证

①起效迅速，不缩短 REMS 睡眠，无后遗效应，可用于顽固性失眠或对其他催眠药效果不佳的患者。

②抗惊厥作用，弱于地西泮及巴比妥类，可用于小儿高热、子痫以及破伤风等惊厥。

（2）不良反应及注意事项

①安全范围较小，酒精可增强其作用；

②有特殊臭味，刺激性大，口服易引起恶心、呕吐及上腹部不适等。

◆临床常用10%稀释液5~15ml 口服或灌肠。

③严重心、肝、肾疾病患者禁用（因大剂量能抑制心肌收缩，缩短心肌不应期，对心、肝、肾实质性脏器有损害）。

④久用也可产生耐受性和依赖性。

2. 甲丙氨酯

（1）特点 又称眠尔通。抗焦虑、镇静催眠作用和中枢性肌肉松弛作用均较弱。

（2）适应证 临床用于治疗焦虑性神经症，缓解焦虑、紧张、不安、失眠等症状，尤其适用于老年失眠患者。

◆还用于治疗肌张力过高或肌肉僵直的疾病和癫痫小发作。

（3）不良反应 常见有嗜睡，可见有无力、头痛、晕眩、低血压与心悸，偶见皮疹、骨髓抑制等。

◆禁用于白细胞减少者及对本品过敏者。

3. 唑吡坦

（1）作用特点与用途 催眠作用强，起效快，能缩短入睡时间，延长睡眠时间，但不减少 REM 睡眠。无抗焦虑、肌松和抗惊厥作用。

◆用于偶发失眠和暂时失眠患者。

（2）不良反应　本药不良反应较轻，偶见恶心、困倦、记忆减退、抑郁、意识障碍、共济失调、肌无力，性功能障碍等。

◆老年人和肝功能不良者减半，主张短期应用，应用时间不超过四周。

（3）注意事项

①有肝、肾功能不全者，本药的血浆清除时间可延长。

②本品可加重精神抑郁患者的症状。

③有酒精或药物滥用、依赖史者，对本品可能产生依赖性。

④急性酒精中毒者应用本药时可发生致命危险。

⑤本药可加重患有严重慢性阻塞性肺病或有睡眠呼吸暂停综合征者疾病的症状。

（4）禁忌证　有过敏史者、严重呼吸功能不全、睡眠呼吸暂停综合征者禁用。

◆严重及急慢性肝功能不全者、肌无力者禁用。

4. 佐匹克隆

（1）作用及特点

①有抗焦虑、抗惊厥和肌松作用，高效、低毒、成瘾性小。

②能缩短入睡潜伏期，延长睡眠时间，减少夜间觉醒和早醒次数。

③催眠时明显延长 SWS 期，对 REM 睡眠无明显作用；对记忆功能几无影响。

④作用机制是通过与苯二氮䓬结合位点结合，增强 GABA 的抑制作用，但其结合方式不同于 BZ 类药物。

⑤主要短期用于失眠的治疗，可作为 BDZ 良好的替代品。

（2）不良反应　常见不良反应为味觉障碍，如金属味和口苦。

◆少见胃肠功能障碍、口干、眩晕、困倦、头痛；

◆偶见轻度头晕、共济失调、过敏等。

（3）注意事项

①哺乳期妇女禁用，因其在乳汁中浓度较高。

②大量长期用本药后突然停药可引起戒断症状，用药时间不宜超过 4 周。

③驾驶、操作机械、高空作业等患者禁用，因其困倦可能延续到第 2 天。

④对肌无力者需进行监护，呼吸、肝肾功能不全者应慎用或减量应用。

⑤老年和体弱或肝功能不全患者用量减半，睡前服用；15 岁以下儿童不宜应用。

⑥服用本药期间应严禁饮酒，因酒精的效应可被增强。

⑦重症肌无力、失代偿呼吸功能不全者、严重睡眠呼吸暂停综合征者及对本药过敏者禁用。

5. 丁螺环酮

（1）作用特点　是一种新型的抗焦虑药，具有显著的抗焦虑作用，而无镇静、催眠、抗惊厥、抗癫痫和中枢性肌松作用。

◆口服吸收快而完全，约 0.5～1 小时血药浓度达高峰，在肝脏中代谢。

（2）作用机制

◆是作为一个 5 – HT_1A 受体的部分激动剂作用于 5 – 羟色胺 1A 受体，抑制 5 – HT 神经递质的转换、降低 5 – HT 神经系统的功能，而发挥抗焦虑效应。

（3）适应证　主要用于治疗广泛性焦虑，适用于焦虑性激动、内心不安和紧张等急、慢性焦虑状态。

（4）不良反应　较苯二氮䓬类轻，有头痛、头晕、恶心、呕吐及胃肠功能紊乱等。

◆与苯二氮䓬类之间没有交叉耐受性；目前尚未发现其依赖性。

（5）禁忌证　青光眼、重症肌无力、白细胞减少及对本品过敏者禁用，儿童禁用。

（6）注意事项

①用药期间应定期检查肝功能与白细胞计数。

②肝肾功能不全者、肺功能不全者慎用；老年患者用药剂量应减少。

③用药期间不宜驾驶车辆、操作机械或高空作业；服药期间勿饮酒。

④药物相互作用：本品与单胺氧化酶抑制剂合用可致血压增高。

三、镇静催眠药不合理用药处方审核

<table>
<tr><td colspan="3"></td><td>某医院处方笺</td><td colspan="2"></td></tr>
<tr><td>科别神经内科</td><td>姓名×××</td><td>性别女</td><td colspan="2">年龄24 岁</td><td>门诊号×××</td></tr>
<tr><td colspan="2">诊断：
急性地西泮中毒</td><td colspan="4">R.
硫酸镁 15g　洗胃后导泻

医师××____　×××年×月×日</td></tr>
<tr><td colspan="6">药费×××计价员×××　　调配×××　核对×××　　发药×××</td></tr>
<tr><td colspan="6">（◆病史摘要：因"自服大量地西泮30min"入院）</td></tr>
<tr><td>判断</td><td colspan="5">地西泮合用硫酸镁，可加重不良反应</td></tr>
<tr><td>原因</td><td colspan="5">地西泮属中枢抑制药，而口服硫酸镁导泻时，在其少量吸收后，对中枢神经亦有抑制作用，故中枢抑制药中毒时不宜选用硫酸镁导泻，以免加重中毒</td></tr>
</table>

四、镇静催眠药研究进展

（一）褪黑素

由松果体腺分泌的一种吲哚类物质，由 5 – 羟色胺代谢产生，有诱发睡眠作用，可调节睡眠觉醒周期。

◆主要用于治疗生理节律紊乱引起的睡眠节律障碍，包括睡眠时相延迟综合征、时差反应、倒班工作所致失眠等，对老年人失眠效果更好。

◆5 – 羟色胺缺乏可影响褪黑素（melatonin）的产生，但 5 – 羟色胺缺乏引起失眠是否与褪黑素有关尚待进一步证实。

（二）硫加宾

◆硫加宾（Tiagabine）为 GABA 再摄取抑制剂，抑制 GABA 的摄取，增加突触间隙 GABA 的浓度：加波沙朵（Gaboxadol），选择性地与 GABA $- \alpha_1$ 受体结合，被称为"选择性突触外 GABA $- \alpha$ 受体激动剂"。

目前上述两药均已进入临床试验，试验显示能缩短入睡时间，延长慢波睡眠和整体睡眠时间，提高睡眠质量。

第二节 抗帕金森病药

一、概述

（一）帕金森病定义及分类

1. 定义

◆帕金森病（Parkinson's disease，PD）又称震颤麻痹（Paralysis agitans），是锥体外系功能失调引起的一种慢性中枢神经系统退行性疾病，是中老年人的常见病，多发病，如不及时进行有效治疗，病情将呈慢性进行性加重，晚期往往全身僵硬，不能活动，严重影响生活质量。

2. 分类
临床按不同病因分为①原发性②动脉硬化性③脑炎后遗症④化学中毒性（CO 及抗精神病药物中毒）等四类，但都表现出相同症状，总称为帕金森氏综合征（Parkinsonism）。

（二）帕金森病的临床表现

主要表现为静止性震颤、肌强直、运动迟缓或少动和姿势步态异常，常伴有自主神经功能障碍、智能减退、痴呆及记忆障碍等症状。

1. **震颤（tremor）** 往往是首发症状，肢体和头面部不自主震颤，在安静时尤为明显，又称静止性震颤。病情严重时呈持续性，只有在睡眠后消失。

2. **肌强直（muscular rigidity）** 即肌张力增高，表现为屈肌和伸肌张力同时增高而呈"铅管样强直"。伴震颤者，则肢体被动运动，同时出现断续停顿，像齿轮样转动。

3. **运动减少（bradykinesia）** 主要表现为随意运动减少、始动困难和动作徐缓，如弯腰行走困难。面部运动减少，表情呆板，称为"面具脸"。

4. **姿势和步态异常** 由于肌强直而出现特殊的姿势。步态由于起步困难，走路前冲，呈碎步，不能及时停步或转弯等。

5. **其他** 如精神抑郁、焦虑等，部分患者后期合并智力减退。

（三）帕金森病的临床分期

根据临床症状还可将帕金森病分为以下五期：

Ⅰ期　一侧症状，轻度功能障碍。

Ⅱ期　两侧肢体和躯干症状，姿势反应正常。

Ⅲ期　轻度姿势反应障碍，生活自理，劳动能力丧失。

Ⅳ期　明显轻度姿势反应障碍，生活和劳动能力丧失，可站立，稍可步行。

Ⅴ期　需帮助起床，限于轮椅生活。

（四）帕金森病的病理机制

1. 锥体外系的 2 个重要通路

（1）黑质－纹状体通路：神经递质为中枢神经系统抑制性递质为多巴胺（DA），对脊髓前角神经元起抑制作用；

（2）胆碱能通路：其神经递质为中枢神经系统兴奋性递质乙酰胆碱（Ach），对脊髓前角神经元起兴奋作用；

◆正常时，这两条神经通路功能处于平衡状态，共同调节运动功能。

◆PD 的主要病理变化在中脑黑质和纹状体。

2. PD 发病机制的多巴胺缺失学说

◆该学说认为，中枢神经系统正常时，Ach/DA 两种递质保持动态平衡，共同参与调节机体的运动功能。PD 患者黑质病变，DA 合成或释放减少，以致纹状体 DA 显著降低，引起脑内 DA 与 Ach 平衡失调，导致黑质纹状体 DA 能神经功能低下，而胆碱能神经功能相对占优势，因而出现震颤麻痹症状。

二、常用抗帕金森病药物

（一）药物分类

抗帕金森病药（Antiparkinsonism drugs）治疗作用的基础在于恢复 DA 能和 Ach 能神经系统功能的平衡状态，根据药物作用机制，可分为拟多巴胺类药和中枢抗胆碱类药两大类。

1. 拟多巴胺类药

（1）多巴胺前体药：左旋多巴。

（2）左旋多巴的增效药：卡比多巴，苄丝肼，司来吉兰，雷沙吉兰，托卡朋，恩他卡朋。

（3）多巴胺受体激动剂：溴隐亭，培高利特，普拉克索，罗匹尼罗，阿扑吗啡。

（4）促多巴胺释放药：金刚烷胺。

2. 中枢抗胆碱药　苯海索，苯扎托品。

（二）代表药物

1. 左旋多巴（Levodopa）　是酪氨酸的羟化物，在体内是合成多巴胺的前体物。

（1）体内过程

①口服在小肠经主动转运迅速被吸收，但起效慢，用药 2～3 周后出现体征的改善，1～6 个月后才达最大疗效，且个体差异较大。

②吸收后约 95% 在外周组织经多巴脱羧酶脱羧而生成多巴胺（不易透过血－脑屏障），约有 1% 的左旋多巴进入中枢神经系统发挥治疗作用。

③经儿茶酚氧位甲基转移酶（COMT）代谢，代谢产物由肾脏排泄。

◆代谢过程需消耗较多 COMT，而 COMT 中的甲基主要来自食物中的蛋氨酸，故长期应用此药可导致蛋氨酸缺乏。

（2）作用机制　在脑内经多巴脱羧酶脱羧转变为 DA，补充黑质－纹状体通路中 DA 的不足，使 DA 和 ACh 趋于平衡而发挥抗 PD 作用。

（3）药理作用及临床应用

①治疗帕金森病：特点为：

◆肌僵直和运动困难效果好，对肌震颤效果差。

◆对轻症及年轻患者效果好，对重症及老年患者效果差。

◆吩噻嗪类等抗精神病药所引起的帕金森综合征无效。

◆远期疗效有降低趋势（一般治疗后的 3～4 年内效果较好，可维持 7～8 年，此后疗效逐渐减弱甚至消失）。

②治疗肝昏迷：机制为肝性脑病发病机制的"伪递质学说"，要点如下：

◆正常机体蛋白质代谢产物苯乙胺和酪胺都在肝内被氧化解毒。

◆肝功能障碍时，血中苯乙胺和酪胺可升高，在神经细胞内经 β－羟化酶分别生成假性递质苯乙醇胺和羟苯乙胺。

◆二者作为伪递质取代正常的递质 NA，妨碍神经系统的正常功能。

◆左旋多巴在中枢可转化为 NA，恢复中枢神经功能，使肝昏迷患者苏醒，但不能改善肝功能。

（4）不良反应　左旋多巴中枢和外周的不良反应较多，是由于其在体内生成 DA 所致。

①常见的不良反应有：

◆恶心，呕吐，食欲减退（DA 刺激延脑催吐化学感受区所致）。

◆直立性低血压（继续用药可产生耐受，使得低血压症状减轻）。

◆头、面部、舌、上肢和身体上部的异常不随意运动，精神抑郁，排尿困难。

②较少见的不良反应有：

◆高血压（与 MAO 抑制剂、拟交感胺合用或剂量过大所致）。

◆心律失常（DA 兴奋外周 β 受体所致）、溶血性贫血，偶见消化性溃疡出血和穿孔。

（5）注意事项

①高血压、心律失常、糖尿病、支气管哮喘、肺气肿、肝肾功能障碍、尿潴留者慎用。

②有骨质疏松的老年人，用本品治疗有效者，应缓慢恢复正常的活动，以减少引起骨折的危险。

（6）禁忌证

◆严重精神疾患、严重心律失常、心力衰竭、青光眼、溶血性贫血，严重器质性病变或内分泌疾病患，消化性溃疡和有惊厥史者禁用。

◆本品可分泌入乳汁，也会减少乳汁分泌；动物实验表明本品可引起内脏和骨骼畸形。孕妇及哺乳期妇女应禁用。

（7）药物相互作用

①本品与非选择性单胺氧化酶抑制剂合用可致急性肾上腺危象。

②本品与罂粟碱或维生素 B_6 合用，可降低本品的药效。

◆维生素 B_6 为多巴脱羧酶的辅酶，合用可增加左旋多巴在外周的脱羧，加重不良反应。

③本品与乙酰螺旋霉素合用，可显著降低本品的血药浓度，药效减弱。

④本品与耗竭中枢 DA 的利血平合用，可抑制本品的作用，应避免合用。

⑤本品与抗精神病药物合用，因为两者互相拮抗，应避免合用。

⑥本品与甲基多巴合用，可增加本品的不良反应并使甲基多巴的抗高血压作用增强。

⑦高蛋白饮食能与左旋多巴竞争主动转运系统，可降低其生物利用度。

⑧与多潘立酮（Domperidone）合用，可减少左旋多巴的外周不良反应。

◆因多潘立酮属外周多巴胺受体阻断剂，不能进入中枢。

2. 卡比多巴（Carbidopa）

◆卡比多巴是较强的氨基酸脱羧酶（AADC）抑制剂，它不能透过血—脑屏障，单独使用无治疗作用。

◆抑制左旋多巴在外周脱羧生成 DA，使进入中枢的左旋多巴增多，提高脑内 DA 的浓度。

◆卡比多巴与左旋多巴按 1：10 剂量合用可使后者的有效剂量减少大约75%．两药合用比单用左旋多巴效果更好，已成为治疗 PD 的常规用药。

◆不良反应似左旋多巴，同类药物有苄丝肼（Benserazide），作用与卡比多巴相似。

3. 金刚烷胺

（1）药理作用及机制

◆其抗帕金森病机制主要是促进纹状体多巴胺的合成和释放，减少神经细胞对多巴胺的再摄取，其疗效比抗胆碱药强，比左旋多巴、溴隐亭弱。

◆并有抗乙酰胆碱作用，从而改善帕金森病患者的症状。原为抗病毒药。

（2）适应证

◆帕金森病、帕金森综合征、药物诱发的锥体外系疾患。

◆一氧化碳中毒后帕金森综合征及老年人合并有脑动脉硬化的帕金森综合征。也用于防治 A 型流感病毒所引起的呼吸道感染。

（3）不良反应　常见眩晕、失眠和神经质，恶心、呕吐、厌食、口干、便秘。少见白细胞减少、中性粒细胞减少。

◆偶见抑郁、焦虑、幻觉、精神错乱、共济失调、头痛，罕见惊厥。

（4）药物相互作用

①与乙醇合用，使中枢抑制作用加强。

②与其他抗帕金森病药、抗胆碱药、抗组胺药、吩噻嗪类或三环类抗抑郁药合用，可使抗胆碱反应加强。

③与中枢神经兴奋药合用，可加强中枢神经的兴奋，严重者可引起惊厥或心律失常。

4. 苯海索

（1）药理作用及机制

◆选择性阻断纹状体的胆碱能神经通路，而对外周作用较小，从而有利于恢复帕金森病患者脑内多巴胺和乙酰胆碱的平衡，改善患者的帕金森病症状。

（2）适应证：用于帕金森病、帕金森综合征。也可用于药物引起的锥体外系疾患。

（3）不良反应

◆常见口干、视物模糊等，偶见心动过速、恶心、呕吐、尿潴留、便秘等。

◆长期应用可出现嗜睡、抑郁、记忆力下降、幻觉、意识混浊。

（4）药物相互作用

①与乙醇或其他中枢神经系统抑制药合用时，可使中枢抑制作用加强。

②与金刚烷胺、抗胆碱药、单胺氧化酶抑制药帕吉林及丙卡巴肼合用时，可加强抗胆碱作用，并可发生麻痹性肠梗阻。

③与单胺氧化酶抑制剂合用，可导致高血压。

④与制酸药或吸附性止泻剂合用时，可减弱本品的效应。

⑤与氯丙嗪合用时，后者代谢加快，可使其血药浓度降低。

⑥与强心苷类合用可使后者在胃肠道停留时间延长，吸收增加，易于中毒。

5. 其他药物作用比较

分类	药物	作用及机制	临床应用	不良反应
拟多巴胺药	司来吉兰	抑制单胺氧化酶，使脑内 DA 降解减少，纹状体多巴胺增多，合用可加强左旋多巴的疗效	与复方左旋多巴合用有协同作用，可减少后者用量及不良反应	焦虑，失眠，幻觉等精神症状
	溴隐亭	直接激动黑质－纹状体通路中多巴胺受体，对外周受体作用较弱，属高效抗震颤麻痹药	多与复方多巴制剂合用治疗 PD，还用于回乳、催乳素分泌过多和肢端肥大症等	较多，有胃肠道反应、直立性低血压及精神障碍等
	培高利特	激动黑质－纹状体通路中多巴胺受体	用于对左旋多巴效果不好或不能耐受的患者，也用于溢乳症和高催乳素血症	不良反应与溴隐亭相似

分类	药物	作用及机制	临床应用	不良反应
抗胆碱药	苯扎托品	抗胆碱、抗组胺和局部麻醉作用，机制同苯海索	用于治疗帕金森病和药物引起的帕金森症状	似苯海索，外周副作用轻
	丙环定	同苯海索	常与左旋多巴合用治疗早期轻症PD，以及药物引起的帕金森综合征	与阿托品相似而较弱

三、抗帕金森病不合理用药处方审核

某医院处方笺

科别精神科　　姓名×××　性别女　　年龄42岁　　门诊号×××

诊断：	R.
①帕金森病	左旋多巴片　0.25g×84 片　1g　t.i.d　po
②缺铁性贫血	硫酸亚铁片　0.3g×21 片　0.3g　t.i.d　po

医师×× ＿＿＿ ×××年×月×日

药费×××计价员×××　调配×××　核对×××　　发药×××

（◆病史摘要：因"面色苍白，乏力2个月"就诊。既往有"帕金森病"病史3年，口服左旋多巴治疗）

判断	左旋多巴合用硫酸亚铁，可使左旋多巴疗效降低
原因	①硫酸亚铁同服左旋多巴，其内含有的 Fe^{2+} 能与左旋多巴分子结构中两个游离的酚羟基产生络合反应，从而生成左旋多巴－铁络合物，影响其吸收，进一步使疗效降低 ②其他口服铁剂（如葡萄糖酸亚铁、富马酸亚铁、多糖铁复合物、琥珀酸亚铁、右旋糖酐铁、乳酸亚铁等）与左旋多巴合用均可发生类似反应 ◆两药不宜同时服用，应分开服用，并应间隔 2~3h 为宜

第三节　抗抑郁药

一、概述

（一）定义

抑郁症是一类常见的严重危害人类身心健康的精神疾病，近些年来在全世界范围内发病率升高，对人类健康已构成了极大威胁。症状复杂多样，常被人忽略。

抗抑郁药是一类主要用来治疗以情绪抑郁为突出症状的精神疾病的药物。其特点是只能消除抑郁病人的抑郁症状，而不能使正常人的情绪提高。

（二）抑郁症的病因

抑郁症的发病机制尚不明确，目前抑郁症发病机制的研究主要集中在生物医学范畴，但社会心理因素在抑郁症发病过程中也起重要作用。研究发现单次足够严重的应

激事件或长期慢性应激常会导致抑郁。社会心理因素在抑郁症的发生及改善病情等方面的作用还需进一步探索和研究。主要的生物医学因素有：

（1）在多种学说中，单胺假说占有主导地位。有许多研究资料支持单胺学说。

（2）"单胺学说"认为抑郁症系脑内单胺类递质 NA 不足，中枢单胺能神经功能下降所引起，其证据为：

◆抗抑郁症药通过增强中枢单胺类神经递质的生物活性而产生作用。

◆而抗肾上腺素药，如利舍平（利血平，reserpine）排空脑内单胺类递质，可以诱发抑郁症。

（3）脑内缺乏 5 - HT，5 - HT 功能不足，DA 神经功能低下也是导致抑郁症的病因，自杀的抑郁症患者脑中 5 - HT 浓度偏低。

（三）抗抑郁症药物的作用及分类

1. 作用　大多数抗抑郁症药主要通过提高中枢单胺能神经元的功能，特别是 5 - HT 能神经元和 NA 能神经元功能发挥抗抑郁作用。

2. 分类　目前，根据化学结构及作用机制不同，可将抗抑郁症药分为七类：

分类	代表药物	作用机制及特点
三环类抗抑郁药（TCAs）	阿米替林、丙咪嗪、氯丙咪嗪、多塞平、地昔帕明	通过稳定细胞膜作用，阻止肾上腺素能神经末梢对 NA 的再摄取，增加突触间隙及受体周围 NA 浓度和 5 - HT 含量，起治疗作用
单胺氧化酶抑制剂（MAOIs）	吗氯贝胺，异丙肼，苯乙肼	通过抑制单胺氧化酶活性，而使中枢 NA、5 - HT 等单胺类递质分解减少，起改善作用。
NA 再摄取抑制药（NRAIs）	地昔帕明、马普替林、普罗替林、阿莫沙平、瑞波西汀	选择性抑制突触前膜 NA 的再摄取，增强中枢神经系统 NA 的功能，几乎不影响 5 - HT 的再摄取
选择性 5 - HT 再摄取抑制药（SSRIs）	氟西汀、帕罗西汀、舍曲林、西肽普兰、氟伏沙明	选择性抑制突触前膜 5 - HT 的再摄取，增加突触间隙内 5 - HT 的浓度，提高 5 - HT 能神经的传导。对其他递质和受体作用甚微
选项性 5 - HT 及 NA 再摄取抑制剂（SNRIs）	文拉法辛、度洛西汀、曲唑酮	同时抑制 5 - HT 和 NA 的再摄取，而对肾上腺素能受体、胆碱能受体及组胺受体无亲和力
NA 和特异性 5 - HT 能抗抑郁症药（NaSSAs）	米氮平	阻断突触前膜 α_2 肾上腺素受体，削弱 NA 和 5 - HT 释放的抑制作用，使 NA 和 5 - HT 释放增加
NA 及 DA 再摄取抑制剂（NDRIs）	布普品（安非他酮）	抑制多巴胺和去甲肾上腺素的再摄取，增加多巴胺能及去甲肾上腺素能功能

二、常用抗抑郁药物

（一）三环类抗抑郁药

1. 简介

◆三环类（TCAs）是较早应用于临床的 NE 及 5 - HT 功能增强剂，属于第一代单胺再摄取抑制剂，以丙咪嗪为代表药物，被认为是一类经典而有效的抗抑郁剂。不仅可抑制 5 - 羟色胺（5 - HT）和去甲肾上腺素（NA）突触前膜再摄取，而且具有抗胆碱作用。口服吸收好，抑郁症病人服药后却出现精神振奋，情绪提高，表现出明显的抗抑郁作用。适用于各类型抑郁症（精神分裂症伴发的抑郁症状疗效较差）。

◆但多数 TCAs 同时抑制多种受体系统，从而导致明显的不良反应，特别是丙咪嗪，选择性低而造成不良反应涉及面广，程度重，过量时易造成致死，且患者对药物的耐受性及依从性差。这些因素都在很大程度上限制了它们在临床上的使用。

◆此类药品的不良反应主要来自抗胆碱作用，如口干、便秘、尿潴留、视力模糊及眼内升高等，最严重的是心脏毒性，尤其是老年患者更易发生，如体位性低血压、心律失常、房室传导阻滞、心力衰竭、心肌梗死等。

2. 代表药物　阿米替林。

（1）药动学特点口服吸收好，生物利用度为31%～61%，蛋白结合率82%～96%，半衰期（$t_{1/2}$）为31～46小时，表观分布容积（Vd）5～10L/kg。

◆主要在肝脏代谢，活性代谢产物为去甲替林，自肾脏排泄，可分泌入乳汁，老年病人由于代谢和排泄能力下降，对本品敏感性增强，应减少用量。

（2）适应证　用于治疗各种抑郁症，尤适用于治疗焦虑性或激动性抑郁症。

（3）不良反应：治疗初期可能出现抗胆碱能反应，如多汗、口干、视物模糊、排尿困难、便秘等。

◆中枢神经系统不良反应可出现嗜睡，震颤、眩晕。可发生体位性低血压。偶见癫痫发作、骨髓抑制及中毒性肝损害等。

（4）注意事项

①用药期间不宜驾驶车辆、操作机械或高空作业。

②孕妇慎用，哺乳期妇女使用期间应停止哺乳。

③6岁以下儿童禁用，6岁以上儿童酌情减量。

④老年患者用药应从小剂量开始，视病情酌减用量。

（5）药物相互作用

①与乙醇或其他中枢神经系统抑制药合用，中枢神经抑制作用增强。

②与舒托必利合用，有增加室性心律失常的危险，严重可至尖端扭转心律失常。

③与肾上腺素、去甲肾上腺素合用，易致高血压及心律紊乱失常。

④与可乐定合用，后者抗高血压作用减弱。

⑤与抗惊厥药合用，可降低抗惊厥药的作用。

⑥与氟西汀或氟伏沙明合用，可增加两者的血浆浓度，出现惊厥，不良反应增加。

⑦与阿托品类合用，不良反应增加。

⑧与单胺氧化酶合用，可发生高血压。

（二）单胺氧化酶抑制剂（monoamine oxidase inhibitors，MAOIs）

1. 临床使用发展状况

◆MAOIs 是20世纪50年代初期最早发现的抗抑郁症药，传统的药物有异丙肼、苯乙肼、反苯环丙胺等。因其不良反应严重，治疗时可引起严重的肝损害和高血压危象等毒性反应（原因是该类药缺乏选择性以及对酶抑制作用的不可逆性）而被淘汰。

◆直到近年来新的可逆性选择性 MAOls 研制成功，如吗氯贝胺（moclobemide），临床又重新使用此类药物。

2. 代表药物 吗氯贝胺。

（1）**优点** 抑酶作用快，停药后酶活性恢复快。

◆无心脏毒性及抗胆碱能作用，无体位性低血压、体重增加及性功能障碍等不良反应，亦不损伤记忆力。不良反应明显低于三环类及同类药物。

（2）**作用及机制** 单胺氧化酶（Monoamine Oxidase，MAO）是一种存在于细胞内的线粒体酶，可分为 MAO - A 和 MAO - B 两型，MAO - A 选择性使 NA 和 5 - HT 脱胺，MAO - B 可使苯乙胺脱胺。

◆吗氯贝胺可选择性抑制 MAO - A，从而使中枢 NA、5 - HT 等单胺类递质分解减少，突触间隙内的递质浓度增加，起到改善抑郁症状的作用。

（3）**适应证** 适用于各种抑郁症。尤其是内源性、不典型抑郁，精神性和反应性抑郁。

（4）**注意事项**

①肝、肾功能严重不全者慎用，用药期间应定期检查血象、心、肝、肾功能。

②用药期间不宜驾驶车辆、操作机械或高空作业。

③本品禁止与其他抗抑郁药物同时使用，以避免引起"高 5 - 羟色胺综合征"的危险。

④使用中枢性镇痛药（度冷丁、美沙芬）、麻黄碱、伪麻黄碱或苯丙醇氨患者禁用本品。

⑤患者有转向躁狂倾向时应立即停药。

⑥由其他抗抑郁药换用本品，建议停药 2 周后再开始使用本品；氟西汀应停药 5 周再开始使用本品。

⑦精神错乱、嗜酪细胞瘤、甲状腺功能亢进患者禁用。

⑧儿童禁用，孕妇慎用。哺乳期妇女使用本品时应停止哺乳。

（4）**药物相互作用**

◆与西咪替丁合用，可延缓本品的代谢。

◆与酪胺含量高的食物（如奶酪）同服可能引起高血压，患有高血压的老年患者应限制食用大量乳酪食品。

（三）NA 再摄取抑制剂（norepinephrine reuptake inhititors，NRAIs）

1. 作用及特点 本类药物共同特点是起效快，而镇静作用、抗胆碱作用和降压作用均比 TCAs 弱。

◆能选择性抑制突触前膜 NA 的再摄取，适用于脑内以 NA 缺乏为主的抑郁症，尤其适用于老年抑郁症。

2. 代表药物

（1）马普替林

①适应证：适用于各型抑郁症。对精神分裂症后抑郁也有效。

②不良反应：抗胆碱能症状，程度较轻，多发生于服药的早期。

◆中枢神经系统可出现嗜睡，失眠或激动，用药早期可能增加患者自杀的危险性。

◆其他有皮疹，体位性低血压及心电图异常改变，以传导阻滞为主。偶见癫痫发作及中毒性肝损害。

③药物相互作用

◆与氟西汀合用，两者血药浓度均增高，不宜合用。

◆与抗组胺药合用，可加强抗胆碱能作用；与甲状腺激素合用，可增加心律失常。

◆西咪替丁可使本品的血药浓度增加。

◆与可乐定、胍乙啶合用，可使后者的降压作用减弱。

（2）瑞波西汀

◆主要用于重型抑郁症，对其他抗抑郁药治疗无效的患者也有较好疗效。

◆优点为较少发生认知和精神运动障碍，几乎无性功能障碍，也少有体重增加和镇静作用，患者耐受性好。

（四）选择性 5 - HT 再摄取抑制剂（selective serotonin reuptake inhibitors，SSRIs）

1. 作用特点

◆20 世纪 80 年代后期，SSRIs 出现使 TCAs 和 MAOIs 逐渐退出临床治疗抑郁症的中心，目前在抗抑郁症新药中是开发最多的一类，保留了与 TCAs 相似的疗效并克服了 TCAs 诸多不良反应，比较安全，已成为一线抗抑郁症药。

◆本类药物具有抗抑郁和抗焦虑双重作用，很少引起镇静作用，不损害精神运动功能，对心血管和自主神经系统功能影响很小。

◆多数 SSRIs 起效缓慢，用药 4~6 周才产生明显疗效。

◆尽管 SSRI 在治疗抑郁症与 TCAs 同样有效，而不良反应更少，然而，有证据表明 SSRIs 在治疗某些抑郁亚群时比 TCAs 疗效差。

2. 适应证

◆多用于脑内 5 - HT 减少所致的抑郁症，也可用于病因不清但其他药物疗效不佳或不能耐受其他药物的抑郁症患者。

◆临床主要治疗各种类型的抑郁症和强迫症，尤其是对于不能耐受 TCAs 及有自杀倾向的病人。还可以治疗焦虑症，慢性疼痛，惊恐症等。

3. 常用药物

（1）氟西汀（Fluoxetine）

①体内过程

◆口服吸收良好，达峰值时间 6~8 小时，血浆蛋白结合率 80%~95%；血浆消除半衰期为 48~72 小时，在肝代谢生成去甲基活性代谢产物去甲氟西汀，其活性与母体相同，半衰期较长。

②药理作用

◆氟西汀是一种强效选择性 5 – HT 摄取抑制剂，比抑制 NA 摄取作用强 200 倍。

◆对抑郁症的疗效与 TCAs 相当，耐受性与安全性优于 TCAs。对强迫症、贪食症亦有效。

③适应证：抑郁症及其伴随的焦虑症；强迫症及暴食症。

④不良反应

◆胃肠道反应：恶心、呕吐，腹泻，腹痛，便秘（可能与 5 – HT 受体激动后一起胃肠功能紊乱有关）；皮疹或荨麻疹。

◆神经失调：如头痛、眩晕，焦虑、神经质及失眠、昏昏欲睡及倦怠、震颤、惊厥。

◆性功能障碍：性欲降低，阴茎勃起不良，射精障碍等。

⑤注意事项

◆因本药半衰期较长，故肝肾功能较差者或老年病人，应适当减少剂量。

◆有发生狂躁或轻躁症的可能，对有自杀意图的高危病人，在最初用药时应予以严密监视。有癫痫史者、妊娠或哺乳期妇女及儿童慎用。

⑥药物相互作用

◆勿与单胺氧化酶抑制剂（MAOI）合用，也不应在 MAOI 停药 14 天内使用，停用本药至少 5 周以上才能开始使用 MAOI。

◆与其他抗抑郁药合用时，其他抗抑郁药的血浓度会增加 2 倍以上。可能增加或降低锂的血浓度。可延长安定的半衰期。

（2）其他药物特点比较

药物	作用特点	适应证	主要不良反应
帕罗西汀（Paroxetine）	起效快，迅速改善焦虑和失眠。有抗胆碱副作用，对心脏影响及镇静作用弱	各型抑郁症。亦可治疗强迫症、惊恐障碍或社交焦虑障碍等，疗效显著	性功能障碍、抗胆碱、乏力、嗜睡、失眠、体重增加等。突然停药可见撤药综合征
舍曲林（Sertraline）	强效 SSRIs，可增加 DA 释放，改善病人的认知能力和注意力	对强迫症有效。对女性和老年抑郁症患者比较适宜	消化不良口干、恶心、腹泻、男性射精延迟、失眠、出汗等
氟伏沙明（Fluvoxamine）	无镇静或兴奋、抗胆碱及抗组胺作用，对 MAO 无影响	各种类型的抑郁症、强迫症、社交焦虑症、惊恐障碍等	儿童少年应用该药安全。偶有转氨酶升高，心动过缓，低血压

（五）5 – HT 及 NA 再摄取抑制剂（serotonin and norepinephrine reuptake inhibitors，SNRIs）

1. 作用特点 是继 SSRIs 类后，20 世纪 90 年代初发展起来的抗抑郁症药，其安全性及耐受性较好无 TCAs 和 MAOI 常有的不良反应。

◆主要用于抑郁症和广泛性焦虑症，也可用于强迫症和惊恐发作，对 SSRIs 无效的严重抑郁症患者也有效。

2. **代表药物** 文拉法辛

（1）作用特点：起效快，不良反应轻，与组胺、胆碱及肾上腺素受体几无亲和力。

（2）适应证：临床既可抗抑郁症，也可抗焦虑（包括惊恐障碍的治疗）。

（3）不良反应

①胃肠道不适：如恶心、厌食、腹泻等。

②中枢：头痛、不安、无力、嗜睡、失眠、头晕或震颤等。大剂量时可诱发癫痫。

③少见不良反应：有过敏性皮疹及性功能减退。

④心血管：可引起血压升高，且与剂量呈正相关。

◆突然停药可见撤药综合征如失眠、焦虑、恶心、出汗、震颤、眩晕或感觉异常等。

（4）药物相互作用

①与选择性5-羟色胺再摄取抑制剂或与单胺氧化酶抑制剂合用时，可引起高血压、僵硬、肌阵挛、不自主运动、焦虑不安、意识障碍乃至昏迷和死亡。因此，在由一种药物转换为另一种药物治疗时，需停7～14日。

②与奎尼丁合用时，可使本品血药浓度升高。

③与β-受体阻滞剂普萘洛尔、美多洛尔、噻吗咯尔或与三环类抗抑郁药阿米替林、氯米帕明、丙咪嗪或与抗心律失常药普鲁帕酮，可待因和美沙芬等合用，可竞争性地抑制本品的代谢。

④与西咪替丁合用时，可使本品清除率降低。

3. **其他药物比较**

药物	作用特点	适应证	不良反应
度洛西汀（Duloxetine）	2002年FDA批准用于治疗重症抑郁患者	治疗抑郁症、压力性尿失禁及疼痛等。尤其适用于女性抑郁症患者	主要的有恶心、口干、便秘、食欲低下、疲劳、嗜睡和出汗增多
曲唑酮（Trazodone）	抗抑郁及镇静作用明显，适于夜间给药。同时具有抗焦虑作用，对性功能影响小	适用于老年患者或伴有心血管疾病的抑郁患者	常见有嗜睡、疲乏、头昏、失眠、和震颤等；少见口干、便秘；是较安全的抗抑郁药

（六）NA和特异性5-HT能抗抑郁症药

是近年开发的具有NA和5-HT双重作用机制的新型抗抑郁症药。

◆代表药物米氮平（Mirtazapine，Remeron）米氮平具有抗焦虑、镇静作用。同时还可避免SSRIs类相关的副作用，如焦虑、恶心及性功能障碍等。

◆米氮平起效比SSRIs快，安全、耐受性好，适用于治疗各种抑郁症，尤其是伴有焦虑、失眠的抑郁症。对其他类抗抑郁症药无作用的抑郁症也可试用。

◆最常见的不良反应是嗜睡，口干、食欲和体重增加（与其抗组胺作用有关），偶有直立性低血压（因其可轻度阻断中枢和外周 α_1 受体）。

（七）NA 及 DA 再摄取抑制剂（norepinephrine and dopamine reuptake inhibitors，NDRIs）

◆代表药布普品（Bupropion，安非他酮），特点为：

（1）属于单环胺酮化合物，是一新型抗抑郁症药，主要抑制多巴胺和去甲肾上腺素的再摄取，用于 5 - HT 系统。疗效与 TCAs 和 SSRIs 相当，而不良反应较少。

（2）口服吸收快，可增加 SSRI 的抗抑郁作用。

（3）对食欲和性欲都没有影响（因其对 5 - HT 再摄取无抑制作用）。

（4）该药对睡眠过度、进食过度的单相抑郁和双相抑郁均有效。

（5）剂量较大时，有诱发癫痫的可能。

（6）本药还可用于戒烟，可减轻烟草戒断症状及抽烟欲望。

三、抗抑郁药不合理用药处方审核

某医院处方笺

科别消化科　　　姓名×××　　性别女　　年龄47岁　　门诊号×××

诊断：	R.
①慢性胃炎	①阿米替林片　　20mg×21 片　25mg　t. i. d. p. o.
②抑郁症	②硫糖铝咀嚼片 0.25g×84 片　1.0g　t. i. d. p. o.

医师×× ＿＿＿ ×××年×月×日

药费×××计价员×××　　调配×××　　核对×××　　发药×××

（◆病史摘要：因"上腹痛3周"就诊。既往有"抑郁症"病史半年）

判断	阿米替林合用硫糖铝，可使阿米替林作用减弱
原因	硫糖铝可明显影响阿米替林的吸收，使其血药浓度明显降低，明显减弱其抗抑郁作用；两药间隔 2~3 小时分别给药，可避免相互影响

第四节　抗精神病药

一、概述

（一）定义

1. 精神病　又称精神分裂症，是一种类以思维，情感，行为之间不协调，以精神活动与现实脱离为主要特征的常见的精神病。其病因与遗传因素（如早期脑损伤或神经发育障碍、危险环境因素（生活压力，性格类型，神会关系，心理素质，病毒感染等）有关。

2. 抗精神病药（Antipsychotic drugs）

◆又称强安定药或神经阻滞剂（Neuroleptic），是一组用于治疗精神分裂症及其他精神病性精神障碍的药物。在通常的治疗剂量不影响患者的智力和意识，但能有效地控制患者的精神运动兴奋、幻觉、妄想、敌对情绪、思维障碍和异常行为等精神症状。

（二）发病机制

◆研究认为精神分裂症与脑内多巴胺能（dopamine，DA）、5-羟色胺能、谷氨酸能和胆碱能神经系统功能紊乱有关，主要是由于中枢 DA 递质系统功能活动过强。

脑内 DA 分 5 个亚型，D_1、D_2、D_3、D_4、D_5亚型。D_1、D_5 为 D_1 类受体，D_2、D_3、D_4亚型为 D_2 类受体。

研究表明人类中枢 DA 神经系统主要有四个通路：

1. **中脑-边缘通路** 主要控制情绪反应，是人的情感表达中枢。

2. **中脑-皮质通路** 主要与认知、思想，理解、逻辑推理能力有关。

3. **结节-漏斗通路** 主要控制的是垂体激素的分泌。

4. **黑质-纹状体通路** 控制的是椎体外系功能（主要是保持受体姿势，协调肌肉运动）。

◆目前认为精神分裂症患者是由于其大脑皮质前额叶（中脑-边缘通路）和皮层下结构纹状体、伏膈核（中脑-皮质通路）的 DA 功能亢进所致。

（三）精神病的临床分型

◆根据临床症状分为 I 型和 II 型。前者以阳性症状（幻觉和妄想）为主，后者则以阴性症状（情感淡漠、主动性缺乏等）为主。

1. **I 型** 阳性症状：指异常亢进，表现为幻觉、妄想、思维紊乱、情感异常、行为障碍等。

2. **II 型** 阴性症状：指精神功能减退或缺失，包括思维贫乏，情感平淡，意志活动减退，社交能力明显降低。

（四）抗精神病药药物分类

抗精神病药主要用于治疗精神分裂症，对其他精神病的躁狂症状也有效，目前分为第一代（又称典型抗精神病药）和第二代（又称非典型抗精神病药）。

	药物分类	代表药物	作用特点
第一代	吩噻嗪类	氯丙嗪、奋乃静、氟奋乃静、三氟拉嗪、硫利达嗪	阻断 DA 受体，选择性低，易引起催乳素水平升高、产生锥体外系反应，对精神分裂症的阴性症状疗效不佳
	硫杂蒽类	氯普噻吨、氟哌噻吨	
	丁酰苯类	氟哌啶醇、氟哌利多、匹莫齐特	
第二代	特异性 DA 受体阻断剂	五氟利多、舒必利	对 DA 受体及 $5-HT_1$ 受体均有较强的阻断作用，避免了第一代抗精神病药的某些缺点，对精神分裂症的阳性症状和阴性症状均有一定疗效
	5-HT 受体阻断药	利胆色林	
	$5-HT_2$ 及 D_2 受体阻断药	利培酮、氯氮平、喹硫平	

二、常用抗精神病药物

（一）吩噻嗪类

1. 氯丙嗪（Chlorpromazine）

（1）作用特点、机制、用途及不良反应

	药理作用	作用特点	机制	用途或导致不良反应
中枢神经系统	抗精神病作用	可迅速控制精神分裂症患者的躁狂症状，减少或者消除幻觉、妄想等症状	阻断与情绪和思维有关的中脑边缘系统的 DA_2 受体而产生作用	用于治疗 I 型精神分裂症及躁狂症。对 II 型患者无效甚至会加重病情
	镇吐作用	作用强大，小剂量可抑制催吐化学敏感区的 DA 受体	大剂量直接抑制呕吐中枢	治疗呕吐和顽固性呃逆。对前庭受刺激引起的呕吐无效
	降温作用	可降低发热体温，和正常体温。与外界环境有协同降温作用	抑制下丘脑体温调节中枢	用于低温麻醉和人工冬眠（冬眠合剂：氯丙嗪，异丙嗪，哌替啶）
	安定作用	可产生乏力，嗜睡	阻断脑干网状上行激活系统	镇静，催眠，加强其他中枢抑制药的作用
自主神经系统	血压下降	并可翻转肾上腺素的升压作用	阻断外周 α 肾上腺素受体	产生体位性低血压不良反应
	口干、便秘，视力模糊	治疗量下出现	阻断外周 M 胆碱受体	角膜和晶状体浑浊，或眼压升高
内分泌系统	增加催乳素的释放，	使血中催乳素的浓度升高	阻断结节－漏斗系统中的 D_2 受体，抑制下丘脑的正常生理功能	引起乳房肿大和溢乳等不良反应
	抑制促性腺激素的释放	引起排卵延迟及停经		引起阳痿
	抑制促皮质素的分泌	ACTH 分泌下降，致糖皮质激素分泌下降		引起不良反应，如粒细胞减少
	抑制垂体生长激素分泌	轻度抑制	生长激素分泌下降	抑制儿童生长（也可试用于治疗巨人症）
其他	产生椎体外系症状反应	长期大量服用时产生	阻断黑质－纹状体通路 DA 受体	帕金森综合征、静坐不能、急性肌张力障碍

（2）禁忌证

◆对本品过敏者禁用。常见的过敏反应为皮疹、接触性皮炎、剥脱性皮炎、粒细胞减少、哮喘、紫癜等。

◆严重肝功能不良、昏迷、青光眼、有癫痫病史、乳腺癌、糖尿病、骨髓抑制者禁用。

◆婴幼儿、冠心病及患有心血管病的老年人慎用。

（3）药物相互作用

①与乙醇或其他中枢神经系统性抑制药合用时中枢抑制作用加强。

②与舒托必利合用，有发生室性心律紊乱的危险，严重者可致尖端扭转心律失常。

③与抗高血压药合用易致体位性低血压。

④本品与阿托品类药物合用，不良反应加强。

⑤本品与碳酸锂合用，可引起血锂浓度增高，导致脑病及脑损伤，引起运动障碍。

⑥抗酸剂可以降低本品的吸收，苯巴比妥可加快其排泄，因而减弱其抗精神病作用。

⑦与单胺氧化酶抑制剂及三环类抗抑郁药合用，两者的抗胆碱作用加强，不良反应加重。

2. 三氟拉嗪（Trifluoperzaine） 与氯丙嗪比较其特点为：

（1）作用机制与氯丙嗪相同。

（2）抗精神病作用与镇吐作用均比氯丙嗪强。

（3）催眠、镇静作用较弱，尚有抗组胺及抗抽搐作用。

（4）锥体外系不良反应多见，症状较轻。

（5）心血管系统剂量过大时可引起心动过速、心悸，诱发心绞痛等。

（6）与甲基多巴合用，可使血压升高；与肾上腺素合用可增加后者的不良反应。

3. 奋乃静（Perphenazine）

◆抗精神病作用和镇吐作用均较氯丙嗪强，但其镇静作用较弱。

◆对慢性精神分裂症疗效好，常用于年龄较大或有幻想症的患者，对躁动等症状的控制作用不如氯丙嗪。其较易引起锥体外系症状。

4. 氟奋乃静（Fluphenazine）

◆抗精神病作用强，约为氯丙嗪的 25 倍，但镇静作用弱。

◆锥体外系反应比奋乃静更多见。

（二）硫杂蒽类

药物	作用与适应证	不良反应
氯普噻吨（Chlorprothixene）	抗抑郁作用弱，可用于焦虑性神经官能症、更年期抑郁症、带有焦虑或抑郁情绪的精神分裂症患者	锥体外系反应较少。偶有肝功能损伤、粒细胞减少及皮疹产生
氟哌噻吨（Flupenthixol）	有一定的抗抑郁焦虑作用，适用于治疗抑郁症或伴焦虑抑郁情绪的精神分裂症患者。并有特殊的 DA 受体激动效应	常见锥体外系反应，偶有猝死病例。妊娠及肝肾功能不全这慎用。禁用于躁狂症患者

（三）丁酰苯类

代表药物	作用及适应证	不良反应
氟哌啶醇（Haloperidol）	选择性阻断 D_2 受体，抗精神病剂镇吐妄想作用强，适用于具有阳性症状、躁狂症或兴奋不安伴幻觉妄想症状的精神病患者	锥体外系反应多见且严重；内脏毒性小；对心血管系统影响较轻；具有致畸作用
氟哌利多（Droperidol）	药理作用与氟哌啶醇相似，但代谢快，作用时间维持短。临床主要用于用于精神分裂症和躁狂症兴奋状态。及用于增强镇痛药的镇痛作用，常与芬太尼合用	锥体外系反应较重且常见；还可出现口干、视物模糊、乏力、便秘等；尚可引起血浆中泌乳素浓度增加

续表

代表药物	作用及适应证	不良反应
匹莫齐特（Pimozide）	抗幻觉、抗妄想作用强，镇静、降压、抗胆碱等副作用较弱。临床用于治疗精神分裂症、躁狂症和秽语综合征	锥体外系反应则较强，可致室性心律失常，禁用于心脏病的患者

（四）非经典抗精神病药物

◆目前临床常用的非经典抗精神病药物主要是通过阻断 5 - HT 受体而发挥抗精神病作用。这些药物多数对 5 - HT 受体阻断作用强于其阻断 D_2 受体的作用，协调 5 - HT 与 DA 系统的相互作用和平衡，即使长期应用也几无锥体外系反应发生。

1. 氯氮平（Clozapine）

◆属于苯二氮䓬类，为第一个不典型的抗精神病药，是广谱神经安定药。

（1）作用及机制

①特异性阻滞 5 - HT_2A 受体和 D_1 受体，对 D_4 受体的也有阻滞作用，对黑质 - 纹状体的 D_2 受体亲和力弱，故锥体外系反应轻。

②抗胆碱（M_1），抗组胺（H_1）及抗肾上腺素受体作用。

③能直接抑制脑干网状结构上行激活系统，具有强大镇静催眠作用。

（2）适应证

◆对 I 型和 II 型精神分裂症患者都有效，慢性患者亦有效，适用于急性与慢性精神分裂症的各个亚型，对幻觉妄想型、青春型效果好。

◆也用于治疗躁狂症或其他精神病性障碍的兴奋躁动和幻觉妄想。并可以减轻与精神分裂症有关的情感症状（如：抑郁、负罪感及焦虑）。

（3）不良反应

◆镇静作用强和抗胆碱能不良反应较多、并引起食欲增加和体重增加。

◆可引起心电图异常改变及脑电图改变或癫痫发作、血糖增高。

◆严重不良反应为粒细胞缺乏症及继发性感染（可能由于免疫反应引起）。

（4）禁忌证 严重心、肝、肾疾患、昏迷、谵妄、低血压、癫痫、青光眼、骨髓抑制或白细胞减少者禁用。对本品过敏者禁用。

（5）药物相互作用

◆与乙醇或与其他中枢神经系统抑制药合用可增加中枢抑制作用。

◆与抗高血压药合用有增加体位性低血压的危险。

◆与抗胆碱药合用可增加抗胆碱作用。

◆与地高辛、肝素、苯妥英钠、华法令合用，可加重骨髓抑制作用。

◆与碳酸锂合用，有增加惊厥、恶性综合征、精神错乱与肌张力障碍的危险。

◆与氟伏沙明、氟西汀、帕罗西汀、舍曲林等抗抑郁药合用可升高血浆氯氮平与去甲氯氮平水平。

◆与大环内酯类抗生素合用可使血浆氯氮平浓度显著升高，并有报道诱发癫痫发作。

2. 其他非典型药物作用比较

药物	作用特点及适应证	不良反应
五氟利多（Pen-fluridol）	长效，阻断 D_2 受体，抗精神病及镇吐作用强。适用于急、慢性精神分裂症，对幻觉、妄想等症状有较好疗效	锥体外系反应最常见
奥氮平（Oanzapine）	对 $5-HT_1$、D_1、D_2、M、H_1 和 α_1 受体均有明显阻断作用；能有效抑制 DA 和 $5-HT$ 激动剂所诱发的行为，对阴性症状的疗效优于氟哌啶醇	锥体外系反应轻，常见不良反应为体位性低血压和体重增加
舒必利（Sulpiride）	选择性地阻断中脑－边缘系统 D_2 受体，锥体外系副作用较少。适用于急、慢性精神分裂症，对情绪低落、抑郁、顽固性恶心呕吐等症状亦有治疗作用	高血压和嗜铬细胞瘤患者禁用（使血中儿茶酚胺浓度升高）；躁狂患者禁用（可诱发躁狂）
利培酮（Risperidone）	对 D_2 和 $5-HT_2$ 受体均有较强阻断作用，对其他受体作用弱。对精神分裂症患者的认知功能障碍和继发性抑郁有治疗作用	常见不良反应为失眠，焦虑，头痛，口干，剂量过大还会引起体位性低血压
齐拉西酮（Ziprasidone）	对患者的阳性和阴性症状均有治疗作用，并能有效改善认知功能和抑制焦虑症状。可用于对其他抗精神分裂症药无效患者的治疗	长期使用锥体外系不良反应明显；但较少引起体重增加、糖脂代谢异常及直立性低血压。可延长心脏传导

三、抗精神病药物不合理用药处方审核

某医院处方笺

<u>科别消化科</u>　　　姓名×××　　性别女　　年龄 40 岁　　门诊号×××

诊断：	R.
顽固性呃逆	①氯丙嗪片　　　25mg×42 片　　50mg　t. i. d. p. o. ②甲氧氯普胺片　10mg×42 片　　20mg　t. i. d. p. o. 医师××＿＿＿＿　×××年×月×日

药费×××计价员×××　　调配×××　　核对×××　　　发药×××

　（◆病史摘要：因"呃逆2天"就诊）

判断	两药合用可致不良反应增加
原因	氯丙嗪和甲氧氯普胺两药均能阻断中枢多巴胺受体，可明显增加其锥体外系的不良反应，两药应避免合用

第五节　解热镇痛抗炎药

一、概述

（一）定义

解热镇痛抗炎药是一类具有解热、镇痛、抗炎、抗风湿作用的药物。

◆它们在化学结构上虽属不同类别,但具有相似的药理作用、作用机制和不良反应。由于其抗炎作用与糖皮质激素不同,故本类药物又称为非甾体抗炎药(non - steroidal anti - inflammatory drugs, NSAIDs)。

(二)解热镇痛抗炎药的作用机制

◆是通过抑制炎症细胞花生四烯酸(AA)代谢酶——环氧化酶(Cycloxygenase, COX)的活性,减少炎症介质—各种前列腺素(prostaglandin, PG)的合成,而产生特定的药理作用。

◆近年来,研究证实,COX 主要有 COX - 1 和 COX - 2 两种异构同工酶,其特征比较如下:

种类	分布	功能	特点
COX - 1	存在于大部分组织(血管、肾脏和胃)	参与合成正常细胞活动所需要的生理性 PG,维持机体的正常生理功能,具有生理作用	属结构型酶
COX - 2	主要存在于炎症细胞内	参与机体的病理生理过程。引起炎症和机体不良反应。 ◆主要参与防御及免疫反应	属诱导酶,机体无异常刺激时很少出现。 ◆在被诱导后即可产生

◆大部分传统的 NSAIDs 可同时抑制两类酶,即 COX - 1 和 COX - 2。

◆NSAIDs 对 COX - 2 的抑制作用是其治疗作用的基础,而对 COX - 1 的抑制则是引起不良反应的主要原因。

◆近年来研究发现,还存在其他的 COX 同工酶存在,COX - 3 是新发现的 COX - I 同工酶,在细胞中以诱导的方式表达,其作用还有待于进一步的研究。

(三)解热镇痛抗炎药物分类 根据 NSAIDs 对 COX 作用的选择性可将其分为两大类药物:

1. 非选择性 COX - 1 抑制药 包括:

◆水杨酸类:如水杨酸钠,乙酰水杨酸。

◆苯胺类:如对乙酰氨基酚、非那西丁。

◆乙酸类:如吲哚美辛、舒林酸、双氯芬酸等。

◆丙酸类:如布洛芬、萘普生、芬布芬、酮洛芬。

◆灭酸类:如甲酚那酸,甲氯酚那酸。

◆烯醇酸类:如吡罗昔康。

◆吡唑酮类:如保泰松,羟基保泰松。

◆烷酮类:如奈丁美酮。

2. 选择性的 COX - 2 抑制药 包括:

◆二芳基吡唑类(塞来昔布);二芳基呋喃酮类(罗非昔布);

◆磺酰苯胺类(尼美舒利);烯醇酸类(美洛昔康)。

（四）解热镇痛抗炎药共同药理作用及作用机制

药理作用		作用特点	作用机制
解热作用		降低发热者的体温，而对体温正常者几无影响	下丘脑 PGE_2 合成，使升高的体温调定点恢复到正常水平
镇痛作用		本类药物镇痛作用属中等强度，对剧痛无效。由于作用部位在外周，故不产生欣快感与成瘾性	防止炎症时 PG 的合成，而产生镇痛作用。有研究表明其镇痛作用还和外周神经的抗知觉作用有关
抗炎抗风湿作用		显著抑制风湿、类风湿炎症的渗出，减轻炎症引起症状。但不能根治，也不能完全防止炎症发展及并发症的发生	稳定溶酶体膜；抑制炎症反应时炎症部位 PG 合成；抑制缓激肽合成；抑制白细胞游走及吞噬功能
其他	抑制血小板聚集	抑制作用强大且不可逆	抑制 PG 合成酶（COX），减少血栓素 A_2（TXA_2）形成
	诱导肿瘤细胞凋亡、抑制其增殖以及抗新生血管形成	对肿瘤的发生、发展及转移均可能有抑制作用	抑制 PG 的生成、激活半胱氨酸天冬氨酸－3（caspase－3）和 caspase－9
	抑制组织损伤	长期应用可能会加重组织损伤	可以清除过量的氧自由基

此外，NSAIDs 尚有预防和延缓阿尔茨海默病发病，延缓角膜老化等作用。

（五）解热镇痛抗炎药的不良反应及注意事项

1. 胃肠道不良反应

◆胃肠功能紊乱是最常见的应用 NSAIDs 的不良反应，主要表现为上腹不适、隐痛、恶心、呕吐、饱胀、嗳气、食欲减退等消化不良症状。

◆长期口服非甾体抗炎药的患者中，大约有 10%~25% 的患者发生消化性溃疡。

◆发生机制：①抑制 COX－1，从而减少 PG 的合成，阻断了 PG 抑制胃酸分泌、保护胃黏膜的作用；②对胃黏膜也有直接刺激作用。

2. 皮肤反应
特异体质者可出现皮疹、血管神经性水肿、哮喘等过敏反应。

3. 肝脏不良反应

◆在治疗剂量下，能导致 10% 的患者出现肝脏轻度受损的生化异常，轻者表现为转氨酶升高，重者可引起肝细胞变性坏死。

4. 肾脏系统

◆治疗剂量对正常人肾功能损伤小，但在某些病理情况下如心脏病，肝肾疾病、高血压、糖尿病等状态下可引起尿蛋白及肾功能减退，水肿、高血钾，严重者可引起间质性肾炎。

◆其主要原因是 NSAIDs 抑制了对维持肾脏血流量方面有重要作用的 PGs 的合成。

5. 血液系统

◆可引起粒细胞减少、再生障碍性贫血、凝血障碍等，其发生率因药而异。

◆吲哚美辛、保泰松、双氯芬酸引起再生障碍性贫血危险度较大。

◆血小板减少、过敏性血小板减少性紫癜和其他血液病也均有少数报道。

6. 神经系统

◆大多数 NSAIDs 可出现头痛、眩晕、耳鸣、耳聋、失眠、抑郁、麻木等。

◆有些症状不常见，如多动、兴奋、幻觉、震颤等，发生率一般小于 5%。中毒时可出现谵妄、惊厥、木僵、昏迷以及反射消失。

7. 心血管系统

◆有研究发现，NSAIDs 能明显干扰血压，使平均动脉压上升。另有报道，服用罗非昔布后发生心血管事件的相对危险性增加了。

8. 妊娠期的不良反应

◆NSAIDs 被认为是诱发妊娠期急性脂肪肝的潜在因素。

◆孕妇服用阿司匹林可导致产前、产后和分娩时出血；并可延长妊娠，抑制分娩。

◆吲哚美辛可能会引起某些胎儿短肢畸形、阴茎发育不全。

二、常用解热镇痛抗炎药物

（一）非选择性环氧酶抑制药

该类药物对环氧酶无选择性抑制。

◆各类药物均具有镇痛作用，但在抗炎作用方面则各具特点，如乙酰水杨酸和吲哚美辛的抗炎作用较强，某些有机酸的抗炎作用中等，而苯胺类几乎无抗炎作用。

1. 水杨酸类　本类药物中最常用的是乙酰水杨酸，又称阿司匹林（Aspirin）。

（1）药理作用及临床应用

①解热镇痛及抗炎抗风湿作用

◆解热镇痛作用强，临床上常与其他的解热镇痛药配成复方，用于治疗感冒发热、头痛、牙痛、神经痛、肌肉关节痛、痛经等。

◆抗炎、抗风湿作用也较强，对类风湿关节炎也可迅速镇痛，消退关节炎症，减轻关节损伤，目前仍是首选药。

②影响血栓形成　血栓素 A_2（TXA_2）是强大的血小板释放剂及聚集的诱导剂。

◆低浓度阿司匹林能使 PG 合成酶活性中心的丝氨酸乙酰化失活，不可逆地抑制血小板环氧酶，减少血小板中 TXA_2 的生成，达到抗凝作用。

◆高浓度时，能直接抑制血管壁中 PG 合成酶，减少前列环素（prostacyclin，PGI）合成。PGI_2 是 TXA_2 的生理对抗剂，它的合成减少可促进血栓形成。

◆对一过性脑缺血发作者，服用小剂量乙酰水杨酸，可防止血栓形成。

③其他作用

◆阿司匹林可降低胆管内的 pH，用于治疗胆道蛔虫病。

◆大剂量阿司匹林还能促进尿酸排泄，也可用于治疗痛风。

◆阿司匹林还能抑制角膜组织中糖原的生成，使人体角膜组织保持弹性，延缓角膜老化过程。

（2）不良反应及注意事项　短期服用副作用少，长期大量抗风湿应用时则有不良反应出现。主要有：

①胃肠道反应　预防措施：饭后服药，可同服抗酸药，胃黏膜保护剂或服用肠溶片。

②凝血障碍　一般剂量即可抑制血小板聚集，延长出血时间。

◆大剂量（5g/d 以上）或长期服用，能抑制凝血酶原形成，引起凝血障碍，加重出血倾向，可服用维生素 K 加以预防。

◆严重肝损害、低凝血酶原血症、维生素 K 缺乏等均应避免服用乙酰水杨酸；手术前后一周应停用。

③过敏反应　某些患者服药后可诱发哮喘，称为"阿司匹林哮喘"，重者可引起死亡。

◆发生机制：阿司匹林可使 PG 合成受阻，而由花生四烯酸生成的白三烯及其他脂氧酶代谢产物增多，内源性支气管收缩物质占优势，导致支气管痉挛。

◆肾上腺素对此病无效，可用糖皮质激素和抗组胺药治疗。有哮喘和慢性荨麻疹病史者禁用，过敏体质者应慎用。

④水杨酸反应　大剂量（5g/d）服用时可出现为头痛、头晕、恶心、呕吐、耳鸣、听力和视力下降等中毒反应，称水杨酸反应。

◆严重者可出现高热、脱水、过度呼吸、惊厥、意识模糊甚至精神错乱。

采取措施：应立即停药，静脉滴注碳酸氢钠以碱化尿液，促进药物排泄。

⑤瑞夷综合征（Reye's syndrome）

◆病毒感染（如流感、水痘、麻疹、流行性腮腺炎等）伴有发热的儿童服用阿司匹林后，出现发热、惊厥、频发呕吐、颅内压增高、昏迷及严重肝功能异常等症状称瑞夷综合征。

◆虽然少见，但可致死。故病毒感染患儿、发热伴脱水的患儿应慎用阿司匹林。

⑥对肝、肾脏的影响。

（3）药物相互作用

①本品不宜与抗凝血药（如双香豆素、肝素）及溶栓药（链激酶）同用（因本药与血浆蛋白结合力强，可使其他合用药物得血浆游离浓度增高）。

②本品与糖皮质激素（如地塞米松等）同用，可增加胃肠道不良反应。

③可置换磺酰脲类降血糖药，致低血糖反应

④抗酸药如碳酸氢钠等可增加本品自尿中的排泄，使血药浓度下降，不宜同用。

⑤可妨碍甲氨蝶呤、呋塞米等弱碱性药物从肾小管排泌而造成蓄积中毒。

⑥如与其他药物同时使用可能会发生药物相互作用，详情请咨询医师或药师。

（4）其他用药注意事项

①本品为对症治疗药，用于解热连续使用不超过 3 天，用于止痛不超过 5 天，症状未缓解请咨询医师或药师。

②不能同时服用其他含有解热镇痛药的药品（如某些复方抗感冒药）。

③年老体弱患者应在医师指导下使用。

④服用本品期间不得饮酒或含有酒精的饮料。

⑤对本品过敏者禁用，孕妇、哺乳期妇女禁用。

⑥痛风、肝肾功能减退、心功能、肝肾功能不全患者慎用。

2. 苯胺类 代表药物对乙酰氨基酚（Acetaminophen）

◆对乙酰氨基酚是非那西汀（Phenacetin）的活性代谢产物，但毒性显著小于非那西汀。其解热镇痛作用类似于阿司匹林，抗炎作用弱，毒副作用少，较易耐受，应用广泛。

◆但在急性过量时可造成严重的肝脏损伤。

（1）体内过程

①口服吸收完全，药物与血浆蛋白结合的比率不固定。治疗剂量的药物其 90%～100% 于第一天经肾脏排出。半衰期为 2～3 小时，肝功能减退时可延长。

②对乙酰氨基酚 60% 与葡萄糖醛酸结合，35% 与硫酸结合失活后经肾排泄，极少部分经细胞色素 P450 代谢为对肝有毒性的羟化物。

③治疗剂量的药物其 90%～100% 于第一天经肾脏排出。

◆治疗剂量时，药物与肝脏谷胱甘肽的巯基反应，不产生明显的毒性；大剂量服用后，毒性代谢产物可耗竭肝脏的谷胱甘肽，进而与肝细胞中某些蛋白的巯基反应，造成肝细胞坏死。

（2）适应证 用于儿童普通感冒或流行性感冒引起的发热，也用于缓解轻至中度疼痛如头痛、关节痛、偏头痛、牙痛、肌肉痛、神经痛、痛经。

（3）不良反应

①治疗剂量时，不良反应少，偶见皮疹或其他过敏反应，严重者伴有药物发热。

②过量急性中毒（成人单次剂量 10～15g 或 150～250mg/kg）可致肝坏死。

③长期大量用药会导致肝肾功能异常。肝肾功能不全者慎用。

（4）注意事项

①对乙酰氨基酚片为对症治疗药，用于解热连续使用不超过 3 天，用于止痛不超过 5 天，症状未缓解请咨询医师或药师。

②3 岁以下儿童因肾功能不全应避免使用。

③对本品过敏者禁用，对阿司匹林过敏者慎用。

④不能同时服用其他含有解热镇痛药的药品（如某些复方抗感冒药）。

⑤服用对乙酰氨基酚片期间不得饮酒或含有酒精的饮料。

（5）药物相互作用

◆应用巴比妥类（如苯巴比妥）或解痉药（如颠茄）的患者，长期应用本品可致肝损害。

◆本品与氯霉素同服，可增强后者的毒性。

3. 吡唑酮类 包括氨基比林、保泰松及其代谢产物羟基保泰松。

（1）作用特点

◆氨基比林可引起致命性粒细胞缺乏症，已不再单独使用，仅用于某些复方制剂。

◆羟基保泰松可在体内蓄积，产生毒性。保泰松可诱导肝药酶，加速自身代谢。

（2）适应证

◆主要用于治疗风湿性关节炎，风湿、类风湿关节炎，强直性脊柱炎。

◆大剂量可减少肾小管对尿酸盐的再吸收，促进尿酸盐排泄，可用于治疗急性痛风。

（3）不良反应与注意事项

①本药毒性大，故用药剂量不宜过大，用药时间不宜过长。

②用药时宜忌盐，孕妇禁用，儿童忌用，老年患者慎用。

（4）药物相互作用

◆本药能抑制香豆素类抗凝药和磺酰脲类降糖药的代谢，可明显增强其作用及毒性。

◆与利尿剂氨苯蝶啶合用可引起肾功能损害。

◆应避免与其他具有骨髓抑制作用的药物合用。

4. 其他有机酸

（1）吲哚美辛（Indomethacin，消炎痛）

①体内过程

◆口服吸收完全，食物或服用含铝及镁的制酸药可稍使吸收缓慢，吸收入血后，约有99%与血浆蛋白结合。在肝脏代谢为去甲基化物和去氯苯甲酰化物，又可水解为吲哚美辛重新吸收再循环。

②药理作用及机制　是最强的 PG 合成酶抑制药之一，具有抗炎、解热及镇痛作用，其机制是通过对环氧酶的抑制而减少前列腺素的合成。

③适应证　关节炎、软组织损伤和炎症、解热以及用于治疗偏头痛、痛经、手术后痛、创伤后痛等。

④不良反应　胃肠道反应、神经系统、肾脏毒性、各型皮疹、造血系统反应、过敏反应。

⑤药物相互作用

◆与对乙酰氨基酚长期合用可增加肾脏毒性，与其他非甾体抗炎药同用时消化道溃疡的发病率增高。与阿司匹林可增加出血倾向。

◆饮酒或与下列药物合用可增加胃肠道溃疡或出血的危险：阿司匹林、肾上腺皮质激素、抗凝药及溶栓药（因本品与之竞争性结合蛋白）、秋水仙碱等。

◆本品可使以下同服药物的血浓度升高而增加毒性：硝苯地平、维拉帕米，洋地黄类药物（抑制其从肾脏清除）、降糖药、甲氨蝶呤、抗病毒药齐多夫定（清除率降低）、锂盐（因可减少锂自尿排泄）。

◆与呋塞米同用时，可减弱后者排钠及抗高血压作用。其原因可能是由于抑制了肾脏内前列腺素的合成。

◆与氨苯蝶啶合用时可致肾功能减退（肌酐清除率下降、氮质血症）。

◆丙磺舒可减少本品自肾及胆汁的清除，增高血药浓度，使毒性增加，合用时须减量。

（2）舒林酸（Sulindac）

①作用特点　强度是吲哚美辛的50%。但其硫化代谢产物抑制PG合成的能力是药物本身的500倍。

②适应证　类风湿关节炎、骨性关节炎、强直性脊椎炎，也可用于治疗急性痛风。

③不良反应　胃肠道不良反应及肾毒性低，药物与食物同服可减少胃肠道刺激，但可干扰药物的吸收，使血药浓度下降。

（3）双氯芬酸、甲芬那酸（甲灭酸）、氯芬那酸（氯灭酸）

药物	特点	适应证	不良反应
双氯芬酸	抗炎作用为芬酸类中最强者	各种急性疼痛，慢性风湿及类风湿关节炎、强直性脊柱炎，骨关节炎、急性痛风等	副作用极小，偶致肝功能异常、白细胞减少、少尿、水肿、皮疹
甲芬那酸	镇痛作用较强，解热作用持久，抗炎作用弱	牙痛、头痛、神经痛、创口痛等，也用于风湿及类风湿关节炎	消化道、神经系统反应，过敏及血液系统反应。偶致血液系统反应、暂时性肝功能及肾功能异常
氯芬那酸	同甲芬那酸	主要用于风湿性及类风湿关节炎	氯芬那酸不良反应较少，常见头晕及头痛

（4）布洛芬（Ibuprofen）：是苯丙酸的衍生物，是最早使用的此类药物。

①适应证

◆用于缓解轻至中度疼痛如头痛、关节痛、偏头痛、牙痛、肌肉痛、神经痛、痛经。也用于普通感冒或流行性感冒引起的发热。

②不良反应与禁忌证

◆胃肠道反应轻，易耐受，严重不良反应低于阿司匹林。

◆少数病人出现过敏、转氨酶升高、头痛、头晕、视力模糊、下肢水肿或体重骤增。

◆孕妇、哺乳期妇女及对其他非甾体抗炎药过敏者禁用。

③药物相互作用

◆本品与其他解热、镇痛、抗炎药物同用时可增加胃肠道的副作用，并可能导致溃疡。

◆与肝素、双香豆素等抗凝药同用时，可导致凝血酶原时间延长，增加出血倾向。

◆与地高辛、甲氨蝶呤、口服降血糖药物同用时，能使这些药物的血药浓度增高，不宜同用。

◆与呋塞米（呋喃苯胺酸）同用时，后者的排钠和降压作用减弱；与抗高血压药同用时，也降低后者的降压效果。

④其他同类药物还有萘普生（Naproxen）、非诺洛芬（Fenoprofen），酮洛芬（Keto-profen）、卡洛芬（Carprofen）、氟比洛芬（Flurbiprofen）、吡洛芬（Pirprofen）、吲哚布芬（Indobufen）、噻洛芬酸（Tiaprofenic acid）等。

（5）吡罗昔康（Piroxlcam，炎痛喜康）

①药理作用：抑制 PG 合成，作用迅速持久；抑制软骨中黏多糖酶和胶原酶活性，减轻软骨破坏，抑制炎症反应。

②适应证：用于缓解各种关节炎及软组织病变的疼痛和肿胀的对症治疗。

③不良反应：胃肠不良反应发生率 20%，其中约 3.5% 的患者需停药。

◆其他系统不良反应低于 3%。

④药物相互作用：饮酒或与其他抗炎药同服时，胃肠道不良反应增加。

◆与双香豆素等抗凝药同用时，后者效应增强，出血倾向显著，用量宜调整。

◆与阿司匹林同用时，本品的血药浓度可下降到一般浓度的 80%，同时胃肠道溃疡形成和出血倾向的危险性增加。

⑤同类药物还有氧昔康（Oxicams）、替诺昔康（Tenoxicam）、氯诺昔康（Lornoxi-cam）。

（6）牛磺酸（Taurine）

◆是中药牛黄的成分之一，也是人体一种内源性氨基酸，属于中枢抑制性递质。

◆能调节神经组织兴奋性，也能调节中枢 5 – HT 系统或儿茶酚胺系统的作用。

◆有解热、镇静、镇痛、抗炎、抗风湿、抗惊厥等作用。

◆可提高机体非特异性免疫功能。用于缓解感冒初期的发热。牛磺酸的解热作用属于对症治疗，连续应用不得超过 3 天。

（二）选择性环氧酶 – 2 抑制药

1. **作用特点**　近年来发现的新型解热镇痛抗炎药——选择性 COX – 2 抑制剂，如塞来昔布、罗非昔布、美洛昔康、尼美舒利等，与传统的非选择性 COX – 2 抑制剂相比，其抗炎作用明显增加，副作用减少。

◆但越来越多研究表明，选择性 COX – 2 抑制剂在减少胃肠道不良反应的同时，可能引起心血管系统等更为严重的不良反应。如患者服用罗非昔布等选择性 COX – 2 抑制剂后出现心脏病发作、卒中的可能性成倍增加，这使得近年来对选择性 COX – 2 抑制剂临床应用的利弊问题争论不休。

◆目前，COX – 2 抑制剂的效果与实际安全性仍有待进一步确定。因此，临床用药应综合考虑、权衡利弊，减少不良反应的发生。

2. **常用药物**

药物	作用特点	适应证	不良反应及注意
美洛昔康	COX – 2 的选择性抑制作用比 COX – 1 高 10 倍，因此具有较强的抗炎作用。较其他 NSAIDs 更具有安全性	适用于类风湿关节炎、疼痛性骨关节炎的治疗	不良反应较少，患者可耐受。有感光过敏反应

续表

药物	作用特点	适应证	不良反应及注意
塞来昔布	选择性抑制 COX - 2，抑制 PGs，PGI$_2$ 合成，不影响 TAX$_2$ 合成。具有解热，镇痛及抗炎作用	风湿、类风湿关节炎和骨关节炎，术后疼痛、牙痛和痛经	有血栓形成倾向的患者需慎用，对磺胺过敏者禁用
尼美舒利	作用强选择性抑制 COX - 2，可抑制血小板聚集，抗过敏，抑制金属蛋白酶	类风湿关节炎、骨关节炎、术后疼痛、痛经等	胃肠道不良反应少而轻
罗非昔布	具有解热、镇痛，抗炎作用。可选择性抑制 COX - 2，PGs 合成减少，不抑制血小板聚集	骨关节炎	胃肠道不良反应轻；增加心血管系统不良反应的危险

◆塞来昔布与 CPY2C9 抑制剂合用，如氟康唑、氟伐他汀和扎鲁司特等，可增加其血药浓度，合用时应注意剂量调整，以免增加不良反应。

三、本类药物不合理用药处方审核

某医院处方笺

科别呼吸内科　　姓名×××　性别 女　年龄 50 岁　门诊号×××

诊断：　　　　　　　　　　　　R.
①急性支气管炎　　　　　　　　①氯化铵片　　0.3g×42 片　0.6g　t.i.d. p.o.
②风湿性关节炎　　　　　　　　②阿司匹林片　0.3g×42 片　0.6g　t.i.d. p.o.

医师××____×××年×月×日

药费×××计价员×××　　调配×××　　核对×××　　发药×××

（◆病史摘要：因"咳嗽、咳痰 5 天"就诊。既往有"风湿性关节炎"病史半年）

判断	两药合用可增加不良反应的发生率
原因	阿司匹林本身属酸性药物，可刺激胃黏膜，当与酸性药物合用时可增强对胃部的刺激。同时，氯化铵还会增加阿司匹林的胃肠道吸收及肾小管的重吸收，从而增加毒性反应，两药应避免合用

四、本类药物研究进展及展望

◆非甾体抗炎药（NSAIDs）临床应用广泛，具有解热、镇痛、抗炎、抗风湿作用的药物，是目前临床治疗风湿病的首选药。但其不良反应如消化道损害、肝肾损害发生率较高，使其在预防血栓形成、抗风湿性疾病中的长期应用受到一定限制。

因此，为了克服这些不良反应，提高药物疗效，开发新型的非甾体药物，成为此类药物研究的重要内容。目前的研究主要集中在以下几方面。

（一）剂型改造

将非甾体抗炎药传统片剂改为 NSAIDs 缓（控）释剂、肠溶片、泡腾片、栓剂。新的剂型不但可以减少药物对胃肠的刺激，同时也方便了患者服药。

◆目前常用的有布洛芬缓释剂（芬必得）、双氯芬酸缓释剂、阿司匹林肠溶片及栓剂等。

（二）开发新的无活性前提药

◆无活性的 NSAIDs 前提药不良反应发生率低，萘丁美酮（Nabumetone）即是一种无活性的前体药，临床报道该药其不良反应发生率较双氯芬酸、吡罗昔康明显减少。

（三）复方制剂的研制

将传统的非甾体类抗炎药和胃肠道保护剂联合制成复方制剂，这样既可保留前者的抗炎作用，又能极大降低药物的不良反应，尤其是胃肠道反应，如奥湿克（Arthrotec），每片含米索前列醇（Misoprostol）200 μg 和双氯芬酸（Diclofenac）50μg。

◆临床试验证明奥湿克与双氯芬酸具有同样的抗炎、抗风湿作用，而对胃肠道的副作用则明减少。

（四）结构修饰

在 NSAIDs 的结构基础上进行加工修饰，产生了一些新药。一氧化氮释放型非甾体类抗炎药就是其中的一种。

◆NO 作用和 PGs 相似，可参与调节多种生理功能，同时 NO 还是保护胃黏膜的重要介质，因此 NO 型 NSAIDs 的抗炎、镇痛活性比其母体药物强，而对胃及肾的不良反应则明显降低。

◆目前已经形成了很多非甾体类抗炎药的复方制剂，如新阿司匹林片（阿司匹林钙片）、氨酚待因片、氨糖美辛片等。

（五）选择性 COX－2 抑制剂

◆20 世纪 90 年代初，人们认为 COX－1 是生理性酶，COX－2 是病理性酶。

◆20 世纪 90 年代末，关于 COX 理论有了新的认识：人们认为不能将 COX－1、COX－2 分离，因此，目前虽已有少数几个药物上市销售，但其疗效及不良反应尚需进一步评价。

第六节　抗痛风药

一、概述

（一）痛风及抗痛风药的定义

1. **痛风**　是体内嘌呤代谢紊乱所引起的一种疾病，表现为高尿酸血症，尿酸盐在关节、肾及结缔组织中析出结晶。急性发作时，尿酸盐微结晶沉积于关节而引起局部粒细胞浸润及炎症反应，治疗不及时可发展为慢性痛风性关节炎、肾病等。

2. **抗痛风药**　是一类能抑制尿酸生成或促进尿酸排泄，减轻痛风炎症的药物。

（二）抗痛风药物的分类

1. **控制关节症状的药物**　主要包括秋水仙碱和非甾体抗炎药。

2. **控制高尿酸血症的药物**　又可分为：

（1）抑制肾小管对尿酸盐重吸收、促进尿酸排泄：如丙磺舒、苯溴马隆。

（2）抑制尿酸生成的药物：别嘌呤醇等。

二、常用抗痛风药物

（一）抑制尿酸生成药

◆别嘌醇（Allopurinol，别嘌呤醇）

1. 药理作用与作用机制

（1）抑制黄嘌呤氧化酶，阻止次黄嘌呤和黄嘌呤代谢为尿酸，从而减少尿酸的生成。

◆使血和尿中的尿酸含量降低到溶解度以下水平，防止尿酸形成结晶沉积在关节及其他组织内。

◆有助于痛风病人组织内的尿酸结晶重新溶解。

（2）通过对次黄嘌呤 – 鸟嘌呤磷酸核酸转换酶的作用，抑制体内新的嘌呤的合成。

2. 适应证

◆主要用于①原发性和继发性高尿酸血症；②反复发作或慢性痛风者；③痛风石；④尿酸性肾结石和（或）尿酸性肾病；⑤有肾功能不全的高尿酸血症。

3. 不良反应　停药后一般均能恢复正常。

（1）皮疹：可呈瘙痒性丘疹或荨麻疹。

（2）胃肠道反应：包括腹泻、恶心、呕吐和腹痛等。

（3）白细胞减少，或血小板减少，或贫血，或骨髓抑制，均应考虑停药。

（4）其他：有脱发、发热、淋巴结肿大、肝毒性、间质性肾炎及过敏性血管炎等。

4. 药物相互作用

◆饮酒、氯噻酮、依他尼酸、呋塞米、美托拉宗、吡嗪酰胺或噻嗪类利尿剂均可增加血清中尿酸含量。

◆与氨苄西林同用时，皮疹的发生率增多，尤其在高尿酸血症患者。

◆与抗凝药如双香豆素、茚满二酮衍生物等同用时，抗凝药的效应可加强。

◆本品与硫唑嘌呤或巯嘌呤同用时，后者的用量一般要减少 1/4 ~ 1/3。

◆与环磷酰胺同用时，对骨髓的抑制可更明显。与尿酸化药同用时，可增加肾结石形成的可能。

◆国外曾报道数例患者在服用本品期间发生原因未明的突然死亡。

（二）促进尿酸排泄药

◆常用药物比较

药物	药理作用特点	适应证	不良反应及禁忌
丙磺舒（Probenecid）	竞争性抑制肾小管对尿酸的再吸收，增加尿酸排泄	用于慢性痛风，急性痛风无效	较少，肾功能不全、溃疡病及对磺胺过敏者禁用，孕妇慎用
苯溴马隆（Benzbromarone）	通过减少肾小管对尿酸的再吸收而促进其排泄	慢性痛风	头痛、恶心、腹泻，偶见过敏。严重肾功能不全者慎用。水杨酸类可拮抗本药，不能合用

（三）抑制痛风炎症药

代表药物秋水仙碱（Colchicine）。

1. 作用及作用机制

◆本品主要通过以下方式起到控制关节局部的疼痛、肿胀及炎症反应的作用：

（1）改变细胞膜功能，包括抑制中性白细胞的趋化、黏附和吞噬作用。

（2）抑制磷脂酶 A_2，减少单核细胞和中性粒细胞释放前列腺素和白三烯。

（3）抑制局部细胞产生白介素 -6。

◆但是秋水仙碱不影响尿酸盐的生成、溶解及排泄，因而无降血尿酸作用。

2. 适应证

◆用于治疗痛风性关节炎的急性发作，预防复发性痛风性关节炎的急性发作。

3. 不良反应　本药毒性大，与剂量大小有明显相关性，口服较静脉注射安全性高。

（1）胃肠道症状：腹痛、腹泻、呕吐及食欲不振发生率可达 80%，严重者可造成脱水及电解质紊乱等表现。长期服用者可出现严重的出血性胃肠炎或吸收不良综合征。

（2）肌肉、周围神经病变：表现为近端肌无力和（或）血清肌酸磷酸激酶增高，同时可出现周围神经病变，表现为麻木、刺痛和无力。

（3）骨髓抑制：出现血小板减少，中性粒细胞下降，甚至再生障碍性贫血。

（4）休克：表现为少尿、血尿、抽搐及意识障碍。死亡率高，多见于老年人。

（5）致畸：文献报道 2 例 Down 综合征婴儿的父亲均为因家族性地中海热而有长期服用秋水仙碱史者。

（6）其他：脱发、皮疹、发热及肝损害等。

4. 注意事项

（1）如发生呕吐、腹泻等反应，应减小用量，严重者应立即停药。

（2）骨髓造血功能不全，严重心脏病、肾功能不全及胃肠道疾患者慎用。

（3）用药期间应定期检查血象及肝、肾功能。对老年人应减少剂量。

（4）女性患者在服药期间及停药以后数周内不得妊娠。

5. 药物相互作用

（1）本品可导致可逆性的维生素 B_{12} 吸收不良。

（2）本品可使中枢神经系统抑制药增效，拟交感神经药的反应性加强。

三、抗痛风临床新药进展

1. 拉布立酶

◆是尿酸氧化酶遗传学上的衍生物，能够将难溶的尿酸迅速转化为可溶性的尿囊素，最终被肾脏分泌排泄，对急性高尿酸血症和肾衰竭有预防治疗作用。

◆有研究发现拉布立酶单剂静脉给药，具有良好的耐受性，无副作用，对急性肾损伤的高尿酸血症婴儿患者是一种新的有效的治疗方式。

2. Fexbuxostat

◆是黄嘌呤氧化酶/脱氢酶选择性抑制剂药，于 2009 年由美国食品药品管理局（FDA）批准用来治疗高尿酸血症。是继 1964 年别嘌呤醇在美国上市之后的又一种治疗高尿酸血症的药物。

◆临床实验表明，降低到相同的血清尿酸浓度，Fexbuxostat 的剂量远低于别嘌呤醇。该药耐受性良好，可降低呕吐、关节痛等不良反应概率。是继 1964 年别嘌呤醇在美国上市之后的又一种治疗高尿酸血症的药物。

3. 钙通道阻滞药（CCBs）

◆长效硝苯地平和西尼地平在高血压和胰岛素抵抗产生的低氧环境下，能够减少骨骼肌中尿酸前体物质的生成，具有降低血浆尿酸浓度的作用，因此可以用来治疗高尿酸血症。

第七节　影响脑血管、脑代谢的药物即促智药

一、概述

（一）脑的功能

◆脑的功能非常复杂。支配人的语言、运动、听觉、视觉、嗅觉等生命活动，并调节消化、呼吸、循环、泌尿、神经、生殖等生命过程。

脑功能维持正常依赖于脑组织最基本单位——神经细胞的结构和功能的完整及神经细胞（神经元）之间信息传递的畅通。

（二）脑功能障碍发病的原因

◆临床上各种导致神经细胞的结构和功能的完整性遭到破坏，阻碍神经元间信息传递的因素，都可以导致上述脑功能障碍。如各种物理因素、化学因素、生物因素，包括神经细胞缺血、机械损伤、放射线照射、药物中毒、病毒、细菌感染等，均可导致临床上各种脑功能障碍。

（三）促智药定义

促智药物（Nootropic drug）是比利时 Ginrges 于 1972 年首次定义的一类新型中枢神经系统药物。

◆促智药物是指能选择性地作用于大脑皮质和海马，对活动不正常的神经细胞进行激活、保护并促进神经细胞恢复功能的药物，同时也能够促进学习、增强记忆力，又称大脑激活药（Cereboactive drugs）。临床上可用于治疗各种因素引起的脑损伤。

（四）促智药物作用的方式

促智药物与精神抑制药（安定药）、抗抑郁药、抗焦虑药、精神兴奋药和致幻剂等

五类精神药物均不同。

◆促智药本身没有直接的血管活性，也没有中枢兴奋作用，它是通过对脑细胞中生物能量代谢（葡萄糖、ATP、蛋白质、RNA、类脂等）的同化作用，而发挥持久的代谢促进作用。当神经细胞代谢因缺氧、CO 中毒、创伤等致紊乱时，这种促进作用尤为明显。

◆目前，临床应用的促进脑功能恢复及促智药主要是针对上述脑病发生的共同机制，结合脑病发生的不同原因，从不同角度保护神经细胞免受上述各种因素的损伤，从而改善脑的功能。

◆临床上可用于治疗由各种物理或化学因素引起的脑功能损伤、脑缺氧以及慢性脑功能不全。对于老年人由于衰退而引起的脑功能障碍（如痴呆）也有一定裨益。

（五）促智药物分类

◆临床应用的药物主要包括以下几类：

分类		作用	代表药物
改善脑供血、恢复脑功能的药物	溶栓剂	促进血管再通	降纤酶、巴曲酶
	钙拮抗剂	扩张血管改善供血	尼莫地平、氟桂利嗪
	血管扩张剂	直接作用于血管平滑肌	萘呋胺、尼麦角林、曲克芦丁
	改善脑功能	改善血循环、降低血黏度	己酮可可碱
		改善微循环	双氢麦角碱、银杏叶提取物
改善脑代谢的药物		保护脑组织和促进修复再生	胞磷胆碱、神经节苷脂、γ–氨酪酸及其衍生物
		激活脑代谢改善脑功能	吡拉西坦、茴拉西坦、奥拉西坦
改善胆碱能神经传递功能的药物		胆碱酯酶抑制剂	多奈哌齐（Donepezil）、卡巴拉汀
		M 受体激动药	槟榔碱（Arecane）、占诺美林

（1）有些药物可以通过维持细胞膜上 $Na^+ - K^+ - ATP$ 酶、$Ca^{2+} - Mg^{2+} - ATP$ 酶的活性；促进蛋白质合成；作为神经递质或激素的前体；发挥促进脑功能恢复。

（2）此外还有正在研究中的神经生长因子增强剂。

二、常用促智药物

（一）改善脑供血恢复脑功能的药物

1. 尼麦角林（Nicergoline） 本品为半合成麦角碱衍生物。

（1）药理作用

①阻滞 α–受体作用和扩血管作用。

②加强脑细胞能量的新陈代谢，增加氧和葡萄糖的利用。

③促进神经递质多巴胺的转换而增加神经的传导，加强脑部蛋白质的合成，善脑功能。

（2）适应证

①改善脑动脉硬化及脑中风后遗症引起的意欲低下和情感障碍。

◆如反应迟钝、注意力不集中、记忆力衰退、缺乏意念、忧郁、不安等。

②急性和慢性周围循环障碍。

◆如肢体血管闭塞性疾病、雷诺综合征、其他末梢循环不良症状。

③也适用于血管性痴呆，尤其在早期治疗时对认知、记忆等有改善，并能减轻疾病严重程度。

（3）不良反应　未见严重不良反应的报道。可有低血压、头晕、胃痛、潮热、面部潮红、失眠等。

◆临床试验中，可观察到血液中尿酸浓度升高，但是这种现象与给药量和给药时间无相关性。

（4）禁忌证　近期心肌梗死、急性出血、严重的心动过缓、直立性调节功能障碍、出血倾向和对尼麦角林过敏者。

（5）注意事项

◆在治疗剂量时对血压无影响，但对敏感患者可能会逐渐降低血压。

◆慎用于高尿酸血症的患者或有痛风史的患者。肾功能不全者应减量。

◆本品不用于孕妇、哺乳妇女及儿童。

（6）药物相互作用　可能会有增强降血压药的作用。

◆由于尼麦角林是通过 CYTP450 2D6 代谢，不排除与通过相同代谢途径的药物有相互作用。

2. 尼莫地平

（1）药理作用及机制

①易通过血－脑屏障，对脑组织具有高度选择性，可选择性地作用于脑血管平滑肌，扩张脑血管，增加脑血流量，改善脑供血，显著减少血管痉挛引起的缺血性脑损伤。

②可有效阻滞钙离子进入细胞内，拮抗神经细胞内钙超载导致的神经元损伤，从而保护神经元，稳定其功能。

③此外尚具有保护和促进记忆、促进智力恢复的作用，能改善老年性脑损伤患者的记忆障碍，有抗抑郁、改善意识的作用。

④最新循证医学结果证明它能有效改善卒中后的认知功能。

（2）适应证　适用于各种原因的蛛网膜下隙出血后的脑血管痉挛和急性脑血管病恢复期的血液循环改善。

（3）不良反应　大量临床实践证明，蛛网膜下隙出血者应用尼莫地平治疗时约有11.2%的病者出现不良反应。

◆最常见的不良反应有：血压下降、肝炎、皮肤刺痛、胃肠道出血、血小板减少。

◆偶见一过性头晕、头痛、面潮红、呕吐、胃肠不适等。

（4）注意事项

①脑水肿及颅内压增高患者须慎用。

②尼莫地平的代谢产物具有毒性反应，肝功能损害者应当慎用。

③本品可引起血压的降低。在高血压合并蛛网膜下隙出血或脑卒中患者中，应注意减少或暂时停用降血压药物，或减少本品的用药剂量。

④可产生假性肠梗阻，表现为腹胀、肠鸣音减弱。当出现上述症状时应当减少用药剂量和保持观察。

⑤避免与β-阻断剂或其他钙拮抗剂合用。

⑥本药物可由乳汁分泌，哺乳妇女不宜应用；动物实验提示本品具有致畸性。

（5）药物相互作用

①本品与其他作用于心血管的钙离子拮抗剂联合应用时可增加其他钙离子拮抗剂的效用。

②与西咪替丁合用可抑制尼莫地平的代谢。

3. 曲克芦丁（Troxerutin）

◆又名维脑路通、羟乙基芦丁，是芦丁经羟乙基化半合成水溶性黄酮类化合物。

（1）药理作用　本品能抑制血小板的聚集，有防止血栓形成的作用。

◆同时还可对抗由5-羟色胺、缓激肽引起的血管损伤，增加毛细血管抵抗力，降低毛细血管通透性，可防止血管通透性升高引起的水肿。

（2）适应证

①适用于慢性静脉功能不全所致的静脉曲张。

②缺血性脑血管病引起的偏瘫、失语，心肌梗死前综合征。

（3）不良反应　偶有过敏、胃肠道反应，表现为恶心及便秘。

◆个别患者静脉点滴时可有心血管及肝脏毒性反应，急性脑水肿或心律失常。

4. 桂利嗪

（1）药理作用与机制

①阻止血管平滑肌的钙内流，引起血管扩张而改善脑循环及冠脉循环，特别对脑血管有一定的选择作用。

②抑制磷酸二酯酶，阻止cAMP分解成无活性的5'-AMP，从而增加细胞内的cAMP浓度。

③抑制组胺、5-羟色胺，缓激肽等多种生物活性物质的释放，并拮抗NA及血管紧张素等缩血管物质。

（2）适应证

◆用于脑血栓形成、脑栓塞、脑动脉硬化、脑出血恢复期、蛛网膜下隙出血恢复期、脑外伤后遗症、内耳眩晕症、冠状动脉硬化及由于末梢循环不良引起的疾病等治疗。

◆近年来有关文献报道，本品可用于慢性荨麻疹，老年性皮肤瘙痒等过敏性皮肤病。

199

（3）不良反应

◆常见嗜睡、疲惫、某些患者可出现体重增加（一般为一过性）。

◆长期服用偶见抑郁和锥体外系反应，如运动徐缓、强直、静坐不能、口干、肌肉疼痛及皮疹。

（4）禁忌及注意事项

①本药品过敏史，或有抑郁症病史的病人禁用此药。

②疲惫症状逐步加重者应当减量或停药。

③严格控制药物应用剂量，当应用维持剂量达不到治疗效果或长期应用出现锥体外系症状时，应当减量或停服药。

④患有帕金森病等锥体外系疾病时，应当慎用本制剂。

⑤驾驶员和机械操作者慎用，以免发生意外。

（5）药物相互作用

①与乙醇、催眠药或镇静药合用时，加重镇静作用。

②与苯妥英钠、卡马西平联合应用时，可以降低桂利嗪的血药浓度。

5. 氟桂利嗪

◆本品是一种钙通道阻断剂。能防止因缺血等原因导致的细胞内病理性钙超载而造成的细胞损害。

（1）药理作用与机制

①缓解血管痉挛：对血管收缩物质引起的持续性血管痉挛有持久的抑制作用，尤其对基底动脉和颈内动脉明显。

②前庭抑制作用：能增加耳蜗小动脉血流量，改善前庭器官循环。

③抗癫痫作用，本品可阻断神经细胞的病理性钙超载而防止阵发性去极化，细胞放电，从而避免癫痫发作。

④保护心肌，明显减轻缺血性心肌损害。

⑤尚有改善肾功能之作用，可用于慢性肾功能衰竭；另外本品还有抗组胺作用。

（2）适应证　①脑供血不足，椎动脉缺血，脑血栓形成后等；②耳鸣，脑晕；③偏头痛预防；④癫痫辅助治疗。

（3）不良反应　最常见的不良反应为：瞌睡和疲惫，某些患者还可出现体重增加（或伴有食欲增加），这些反应常属一过性的。

◆长期用药时，偶见下列严重的不良反应：

①抑郁症，有抑郁病史的女性患者尤其易发生此反应。

②锥体外系症状（如运动徐缓、强直、静坐不能、口颌运动障碍、震颤等）老年人，较易发生。

（4）禁忌证　禁用于有抑郁症病史、帕金森病或其他锥体外系疾病症状的患者。

（5）药物相互作用

◆与乙醇、催眠药或镇静药合用时可出现中枢神经系统的过度镇静作用。

◆本品对心脏收缩和传导无影响，使用 β – 受体阻断剂的病人本品并不禁忌。

（二）促进脑代谢、保护和修复脑细胞，恢复脑功能的药物

1. 吡拉西坦（Piracetam） 属于 γ – 氨基丁酸的环形衍生物。

（1）体内过程

◆吡拉西坦口服易吸收，30～40 分钟后血中药物浓度达峰值，清除半衰期 4～6 小时，易通过血脑屏障，达到脑和脑脊液，肝脏不能代谢，98% 药物以原型形式从尿和粪便中排出。

（2）药理作用和机制

①促进脑内 ADP 转化为 ATP，提高脑内 ATP/ADP 比值；

②促进脑组织对葡萄糖、氨基酸和磷脂的利用，促进脑内蛋白质和核酸的合成；

③激活、保护和修复大脑神经细胞；

④促进乙酰胆碱合成并正增强神经兴奋的传导，具有促进脑内代谢作用。

◆对抗由物理因素、化学因素所致的脑功能损伤。对缺氧所致的逆行性健忘有改进作用。可以增强记忆，提高学习能力。

（3）适应证

①适用于多种原因（如急、慢性脑血管病、脑外伤、各种中毒性脑病）所致的记忆减退及轻、中度脑功能障碍，中老年记忆衰退，痴呆。

②也可用于儿童智能发育迟缓。对巴比妥、氰化物、CO、乙醇中毒后的意识障碍有一定疗效。

（4）不良反应

①消化系统：常见有恶心、腹部不适、纳差、腹胀、腹痛等，症状的轻重与服药剂量直接相关。

②中枢神经系统：包括兴奋、易激动、头晕、头痛和失眠等，但症状轻微，且与服用剂量大小无关。停药后以上症状消失。

③偶见轻度肝功能损害，表现为轻度转氨酶升高，但与药物剂量无关。

（5）注意事项

◆肝肾功能障碍者慎用并应适当减少剂量。

◆本品易通过胎盘屏障，故孕妇禁用；新生儿禁用。

（6）药物相互作用

◆本品与华法林联合应用时，可延长凝血酶原时间，可诱导血小板聚集的抑制。

◆在接受抗凝治疗的患者中，同时应用吡拉西坦时应特别注意凝血时间，防止出血危险，并调整抗凝治疗的药物剂量和用法。

2. 二氢麦角碱

（1）药理作用与机制

①作用于脑部神经传递过程，刺激多巴胺和 5 – 羟色胺受体，阻断 α – 肾上腺素受体。

②扩张脑血管，抑制 ATP 酶和腺苷酸环化酶，减少 ATP 分解，改善受损害的脑代

谢功能，并缩短脑循环时间。

③有稳定脑血管张力的作用，这是二氢麦角碱对偏头痛有预防作用的原因。

（2）适应证　①改善与老年化有关的精神退化的症状和体征。②急慢性脑血管病后遗的功能、智力减退的症状。③轻中度血管性痴呆。④血管性头痛。

（3）不良反应　胃肠道不适，潮红，头痛，眩晕，鼻塞，皮疹，心动过缓，严重可致低血压。

（4）注意事项与禁忌证

◆严重肾衰及肝功能损害、脓毒症患者禁用。

◆严重心脏病（特别是伴有心动过缓）患者应禁用。

◆冠心病（心绞痛、无症状性心肌缺血等）禁用。

◆血管疾病患者（有脑血管病史，雷诺现象）、颞动脉炎患者禁用。

◆孕妇及哺乳期妇女禁用，驾驶员慎用。

（5）药物相互作用

①与环孢素合用时，将改变环孢素的药代动力学。

②与多巴胺联合应用时，可诱导周围血管痉挛，特别是肢体远端血管收缩。

③本品可加强抗高血压药物和硝基类药物的效果。

④与细胞色素 P450 抑制剂联合用药时可增加本药的血药浓度，从而导致外周血管收缩，应避免使用。P450 抑制剂包括有：

◆大环内酯类抗生素（如红霉素、克林霉素、三乙酰竹桃霉素、螺旋霉素、交沙霉素）。

◆吡咯类抗真菌剂（如酮康唑、伊曲康唑、伏立康唑）。

◆蛋白酶抑制剂或反转录酶抑制剂（如利托那韦、茚地那韦、那非那韦、地拉夫定）。

◆甲氰咪胍。

3. 其他药物作用比较

药物	作用与机制	适应证	不良反应
茴拉西坦	通过血脑屏障选择性作用于中枢神经系统。激活脑代谢，保护神经细胞，刺激谷氨酸受体而促智	适用于中、老年记忆减退和脑血管病后的记忆减退	较安全，偶有轻微口干、厌食、便秘、嗜睡。可加重 Huntington 舞蹈病者症状
奥拉西坦	促进磷酰胆碱和磷酰乙醇胺合成，促进脑代谢，改善智力和记忆	轻中度血管性、老年性痴呆以及脑外伤等症引起的记忆与智能障碍	毒性极低。经临床试验尚未发现明显不良反应。过敏者禁用。肾功能不全者应慎用
胞磷胆碱	①参与卵磷脂合成，促进脑功能恢复②增加脑血流量而促进脑物质代谢③增强脑干网状结构激活系统的功能，增强锥体外系的功能	①急性颅脑外伤和脑手术引起的意识障碍及脑卒中所致偏瘫的患者②试用于脑梗死、药物急性中毒、严重感染所致意识障碍	对人和动物无明显的毒性。偶可致失眠、头痛、头晕、恶心、呕吐、厌食、面部潮红、兴奋等

续表

药物	作用与机制	适应证	不良反应
脑蛋白水解物	可通过血脑屏障，促进脑内蛋白质的合成，影响呼吸链，具有抗缺氧的保护能力，改善脑内能量代谢。激活腺苷酸环化酶和催化其他激素系统	用于颅脑外伤、脑血管病后遗症伴有记忆减退及注意力集中障碍的症状改善	偶见过敏反应。癫痫患者、严重肾功能不良者、孕妇、哺乳期妇女及过敏者禁用。合用抗抑郁药可发生不良的相互作用
吡硫醇（维生素 B_6 的衍生物）	系维生素 B_6 的衍生物，能促进脑内葡萄糖及氨基酸代谢，改善全身同化作用，增加颈动脉血流量，增强脑功能。对边缘系统和网状结构亦有一定作用	适用于脑外伤、脑炎等的头晕胀痛、失眠、记忆力减退、注意力不集中、情绪变化的改善；亦用于脑动脉硬化、老年痴呆性精神症状等	偶可引起恶心、皮疹等，停药后即可恢复还可引起肝功能损伤。动物实验可引起子代唇裂，孕妇慎用

（三）改善胆碱能神经传递功能的药物

1. 多奈哌齐（Donepezil）

（1）特点

◆多奈哌齐是第二代可逆性的乙酰胆碱酯酶（AchE）抑制剂。由美国 FDA 批准用来治疗阿尔茨海默病（AD）。与第一代药物他克林相比，具有选择性和专属性高，剂量低，不良反应少，毒性低，病人易耐受等优点，是治疗中轻度 AD 最有价值的药物。

（2）药动学

◆口服吸收良好，相对生物利用度 100%，吸收速率，程度及给药时间均不受食物影响。达峰时间 3~4 小时，$t_{1/2}$ 约 70 小时，血浆蛋白结合率是 96%，经肝脏 CYP450 同工酶 CYP2D6 和 CYPY4 代谢，由肾脏排泄。

（3）药理作用与机制

◆普遍认为，AD 的认知指征和症状的发病机制是由于中枢胆碱能神经递质的缺乏。

◆多奈哌齐通过抑制 AchE，减少乙酰胆碱水解而增加中枢 Ach 的含量，从而提高 AD 病人的认知能力和综合功能。曾有报道显示，多奈哌齐用于治疗脑外伤的记忆障碍有一定价值。

（4）不良反应

◆临床试验中最常见的有恶心、呕吐，腹泻，失眠、头晕，疲劳、肌肉痉挛等，多于胆碱能作用有关，一般都是轻微和暂时性的。

◆目前尚无肝脏毒性报道，尚不需监测肝功能。

（5）药物相互作用

①与其他抗胆碱药有干扰作用，与抗胆碱酯酶药有协同作用。

②酮康唑和奎尼丁在体外可抑制多奈哌齐的代谢。

③茶碱，西咪替丁，华法林和地高辛不减少多奈哌齐的消除，但从消除途径，有潜在药物相互作用。

2. 利斯的明（Rivastigmine）

◆1997 年底在瑞士上市，目前已获准在欧洲、亚洲及南美洲的一些国家使用，属于第二代胆碱酯酶抑制药。

◆口服迅速吸收，达峰时间约1h，血浆蛋白结合率约40%，易于通过血脑屏障。

◆通过抑制中枢AchE活性增加中枢乙酰胆碱含量，来改善患者的认知能力，包括注意力，记忆力及方位感的改善。

◆与多奈哌齐不同的是，本药还可抑制丁酰胆碱酯酶。

◆临床适用于患有心脏、肝脏以及肾脏等疾病的AD患者，以及中、轻度患者。

◆不良反应轻，安全、耐受性好，最常见的有恶心、呕吐及腹泻。

三、促智药物研究进展

（一）现状

目前，临床应用较多的改善脑血管病变或其他多种因素导致的脑功能障碍，可以通过不同的机制减轻神经细胞损伤，延迟其死亡，延长治疗的时间窗。

◆至今已开发114项49种神经保护药物应用于临床，随着研究的不断深入，一些新型的药物也不断涌现，经临床应用显示其均有神经保护作用，如谷氨酸拮抗剂、谷氨酸释放抑制剂（罗吡唑）、γ-氨基丁酸受体激动剂（氯美噻唑）、神经营养因子、自由基清除剂、细胞膜调节剂（神经节苷脂）等。

（二）发展

现今临床进一步的研究主要集中在以下几个方面。

（1）研究和开发促进神经细胞的轴突再生和发芽的药物。

神经生长因子对调节中枢神经元存活和轴突生长，对效应神经元的化学、机械性损伤的修复起重要作用。

◆最新研究显示，中枢神经系统存在多能神经干细胞，可以在神经生长因子的作用下分化形成神经元。因此，神经生长因子类药物的研究是此类药物研究的热点之一。

（2）基因药物治疗也是促进脑功能恢复药物研究的一个重要方向。

◆通过构建高效特异性靶向载体和探索简便易行的基因转移途径，将基因药物定向注入脑内，提高药物在局部脑组织的浓度来发挥更好的治疗作用。

（3）新近的研究发现，Meynert基底核神经元的退行性性变及皮层胆碱能神经功能降低与学习记忆及认知功能减退有关，因此，促智药研究的另一个重要方向是增加中枢神经系统的胆碱能神经元功能。这类药物包括：

①乙酰胆碱前体—卵磷脂和胆碱；

②胆碱酯酶的抑制剂—毒扁豆碱、他克林（Tacrine）、安理申（Aricept）及哈伯因（haperzine A）；

③胆碱受体激动剂——占诺美林（Xanomeline）、米拉美林（Milameline）。

◆此外，改善去甲肾上腺素、5-HT系统的功能，以及弥补谷氨酸、多巴胺、P物质等的不足也是目前研究较多的方面。

第七章

心血管系统用药

第一节 抗高血压药

一、概述

（一）定义

抗高血压药（antihypertensive drugs）：是一类能有效控制血压，防止心、脑、肾等重要器官损伤的药物。

◆许多大规模临床调查表明，合理应用抗高血压药，不仅可以降低过高的血压，改善症状，控制危险因素，使血压持续地维持于正常状态而且可以延缓血压持续升高引起的心、脑、肾等重要脏器的病理变化过程，防止和降低高血压并发症如脑卒中、冠心病、糖尿病等所致的病死率和病残率，提高患者的生活质量，并延长其寿命。

◆若能配合非药物治疗，如低盐饮食、减少饮酒、控制体重、改变生活方式等，将会取得更好的效果。

（二）高血压的诊断标准及分级

1. 诊断标准

◆世界卫生组织规定高血压的诊断标准：在未用抗高血压药的情况下，非同日 3 次测量，成人静息时收缩压在 18.7kPa（140mmHg）以上，或舒张压在 12.0kPa（90mmHg）以上者均可诊断为高血压。

2. 分级

血压分级	收缩压（mmHg）	舒张压（mmHg）
正常值	<120	<80
正常高值	120~139	80~89
Ⅰ级	140~159	90~99
Ⅱ级	160~179	100~109
Ⅲ级	≥180	≥110
单纯收缩期高血压	≥140	<90

（三）维持正常血压需具备的条件

（1）心脏正常的收缩和舒张。

（2）血管正常的收缩和舒张。

（3）有效的循环血量。

◆以上任何因素发生改变均可引起人体血压的波动。

（四）高血压的发病机制

◆高血压病的发病机制尚未完全明了，但已知高血压的发生、发展与体内许多系统的神经–体液调节机制紊乱有关，其中重要的有交感神经–肾上腺素系统及肾素–血管紧张素系统（rennin angiotensin system，RAS）。

◆此外，血管缓激肽–激肽–前列腺素系统、血管内皮–L–精氨酸–NO系统、内皮素（endothelin，ET）、神经肽Y（neuropeptide Y，NYP）、降钙素基因相关肽（calcitonin generelated peptide，CGRP）等都参与血压的调节。

（五）抗高血压药的分类

动脉血压形成的基本因素是心排血量和外周血管阻力。心排血量受心脏功能、回心血量和血容量的影响，外周血管阻力受小动脉紧张度的影响。抗高血压药可分别作用于上述不同的环节，产生降压作用。根据抗高血压药物的作用部位或机制，可将其分为以下几类：

按作用机制分类		常用代表药物
◆利尿药		氢氯噻嗪、吲哒帕胺、呋塞米、螺内酯等
肾上腺素受体阻断药	α_1受体阻断药	哌唑嗪、特拉唑嗪、乌拉地尔等
	◆β受体阻断药	普萘洛尔、美托洛尔、阿昔洛尔、卡维地洛
	α及β受体阻断药	拉贝洛尔
◆影响AngⅡ的药物	血管紧张素转化酶（ACE）抑制药	卡托普利、依那普利、福辛普利等
	血管紧张素Ⅱ受体（AT）阻断药	氯沙坦、厄贝沙坦、缬沙坦等
◆钙通道阻滞药		硝苯地平、尼群地平、尼索地平，氨氯地平
中枢降压药		可乐定、甲基多巴、莫索尼定
血管舒张药	直接舒张血管药	肼屈嗪、硝普钠等
	钾通道开放药	米诺地尔、吡那地尔、二氮嗪等
NA能神经末梢阻断药		利血平、胍乙啶
其他新型抗高血压药物		沙克太宁、酮色林

注：带◆标记的药物为目前临床常用的一线抗高血压药。α_1受体阻断药、中枢降压药及血管扩张药等较少单独使用，但在联合用药和复方制剂中仍常用。

二、常用抗高血压药

（一）利尿剂

1. 氢氯噻嗪

（1）作用特点　口服有效、降压作用温和、长期用药很少产生耐受性、可加强降压药的降压作用，可单用于轻度高血压，也可与其他降压药联合应用于中、重度高血压。

（2）作用机制

◆初期用药，通过排钠利尿，使得有效血容量减少，心排血量减少而降压。

◆长期用药，因利尿排钠，使得血管平滑肌细胞内 Na^+ 减少，经 $Na^+ - Ca^{2+}$ 交换机制，细胞内 Ca^{2+} 减少。

◆同时由于血管壁扩血管物质如缓激肽、前列腺素等生成增多，且对缩血管物质反应性降低，使得血管平滑肌舒张，血压下降。

（3）临床应用　可单独用于轻度、早期高血压。

◆与其他降压药合用，治疗中、重度及原发性高血压。大多数患者一般在用药2～4周内出现血压下降。

（4）不良反应　长期大量使用常导致电解质紊乱，如低钠血症、低钾血症、低镁血症、高钙血症、高尿酸血症，另外还可对脂质代谢、糖代谢产生不良影响。

◆因此高血压合并糖尿病、痛风、高脂血症的患者慎用。

2. 呋塞米（Furosemide）　降压作用强，时间短，适用于高血压危象，急性水肿或严重肾功能不良者，可产生耳毒性，避免和氨基糖苷类抗生素合用。

3. 吲哒帕胺（Indapamide）　属于非噻嗪类利尿药。

◆该药口服吸收迅速，生物利用度达93%以上，是一种强效、长效的降压药。一次口服给药，降压作用可维持24小时。

◆常单独应用于轻、中度高血压。不良反应较少，对血糖、血脂无明显影响，适用于高血压伴有高脂血症的患者。

4. 螺内酯（Spironolactone）　属于低效利尿药，作用温和。

◆通过阻断醛固酮受体，抑制水钠潴留，降低血压。

◆由于醛固酮可引起血管顺应性下降、内皮功能紊乱，因此本品在降压的同时可保护靶器官。适用于高血压伴有低钾血症或原发性醛固酮增多症的患者。

（二）肾上腺素受体阻断药

1. β受体阻滞剂

（1）作用特点

◆均具有抗高血压作用，单独应用时降压强度与利尿剂相似，无明显耐受性。

◆作用缓慢，温和，不引起直立性低血压及水钠潴留，脑卒中，心肌梗死发生率低。

◆无内在拟交感活性（ISA）的 β 受体阻断药可升高血浆三酰甘油浓度，降低 HDL–胆固醇。

◆有内在拟交感活性的 β 受体阻断药对血脂影响很小或无影响。

（2）作用机制

◆阻断心脏 β_1 受体，降低心肌收缩力及心排血量；同时阻断 β_1 受体使肾小球旁器肾素分泌减少，阻断 RAS 系统。

◆阻断交感神经末梢突触前膜 β_2 受体，抑制正反馈作用，减少去甲肾上腺素的释放。

◆还可通过血脑屏障进入中枢神经系统，阻断中枢神经系统 β 受体，使外周交感神经活性降低；并增加前列环素（PGI）的合成。

（3）不良反应

◆可诱发支气管痉挛：原因是阻断了支气管平滑肌上的 β_2 受体。

◆可抑制心功能和心脏传导，原因是抑制心脏 β_1 受体；另，停药有反跳想象。

（4）常用药物

①普萘洛尔（Propranolol）

药理作用特点	临床应用	禁忌证
◆非选择性 β 受体阻断药，对 β_1 和 β_2 受体具有相同的亲和力，无内在拟交感活性。 ◆降压作用出现缓慢，服后 2~3 周才开始降压，立位和卧位的收缩压和舒张压都能明显降低。 ◆脂溶性高，口服吸收完全，肝首关消除显著，F 约为 25%，$t_{1/2}$ 为 3~5 小时 ◆个体差异较大，用药应从小剂量开始，逐渐增至治疗量，长期应用不产生耐受性	◆单独应用可治疗轻、中度高血压，与噻嗪类利尿药合用可加强降压作用 ◆适用于伴有心排血量和肾素活性偏高，以及伴有心绞痛和脑血管病变患者	支气管哮喘、心源性休克、房室传导阻滞、重度或急性心力衰竭、窦性心动过缓、糖耐量异常、血脂异常以及肾病患者

②美托洛尔（Metoprolol）

◆口服吸收迅速完全，吸收率大于 90%，但肝脏代谢率达 95%，首过效应为 25%~60%，故生物利用度仅为 40%~75%。

◆与普萘洛尔（PP）相似，食物可增加口服本品的血药浓度达空腹时的一倍。

◆本品对 β_1–受体有选择性阻断作用，无内在拟交感活性，无膜稳定作用，降压作用强于普萘洛尔，并能降低血浆肾素活性。

◆低剂量主要作用于心脏，对血管和支气管平滑肌的收缩作用较弱，因此对呼吸道的影响也较小，对伴有阻塞性肺疾病患者相对安全。

③比索洛尔（Bisoprolol）

◆本品是选择性 β_1–肾上腺素能受体阻滞剂。无内在拟交感活性和膜稳定作用。口服比索洛尔 3~4 小时后达到最大效应。由于半衰期为 10~12 小时，比索洛尔的效应可以持续 24 小时。比索洛尔通常在 2 周后达到最大抗高血压效应。

◆由于药物从肾脏和肝脏清除的比例相同，轻中度肝、肾脏功能异常患者不需要进行剂量调整。

2. 肾上腺素 α_1 受体阻断药

◆α_1 受体阻断药能选择性阻断 α_1 受体，舒张小动脉和静脉，降低外周阻力，使血压下降。代表药物包括哌唑嗪、特拉唑嗪（Terazosin）、乌拉地尔（Urapidil）等。

（1）哌唑嗪（Prazosin）

①作用特点　口服易吸收，F 为 60%，$t_{1/2}$ 为 2.5 ~ 4 小时，血浆蛋白结合率为 90%，降压作用可持续 10 小时。

②药理作用与作用机制

◆是选择性较强的 α_1 受体阻断药，对 α_1 受体的亲和力远高于对 α_2 受体的亲和力。

◆可舒张小动脉和静脉，降低外周阻力，对肾血流量和肾小球滤过率无影响，降压时心率加快不明显，不增强血浆肾素活性。

◆长期应用还能改善脂质代谢，降低血浆三酰甘油、总胆固醇、低密度脂蛋白，升高高密度脂蛋白。

③临床应用　适用于轻、中度特别是伴有高脂血症或前列腺肥大的高血压患者。

◆与利尿药、β 受体阻断药合用可增强其降压效果。

④不良反应

◆部分患者首次应用后出现"首关效应"，常表现为严重的直立性低血压、眩晕、晕厥、心悸等，若将首剂药量改为 0.5mg 临睡前服用，可减轻或避免这种不良反应。

◆长期用药可引起水钠潴留。

（2）特拉唑嗪（Terazosin）

◆口服吸收完全，作用强度弱于哌唑嗪，F 为 90%，$t_{1/2}$ 为 12 小时。

◆该药首次应用时少见晕厥反应，主要为眩晕、头痛、乏力以及鼻黏膜充血等。

3. 肾上腺素 α 及 β 受体阻断药

（1）拉贝洛尔（Labetalol）

①药理作用　本药在阻断 β 受体的同时兼有阻断 α_1 受体的作用，降压作用中等偏强，降压时血管扩张，外周阻力下降，心率减慢。

②适应证　适用于中、重高血压及高血压急症，合用利尿药可增强其降压效果。

③不良反应及禁忌　少数患者用药后可出现疲乏、眩晕、头痛，上腹部不适等症状。

◆大剂量还可引起直立性低血压。支气管哮喘者禁用。

（2）卡维地洛（Carvedilol）

◆卡维地洛可阻断 β_1、β_2 及 α_1 受体，高浓度时尚有钙拮抗作用。口服首关消除现象显著，生物利用度为 25% ~ 35%。

◆近年来的研究证实卡维地洛具有抗氧化及心脏和神经保护作用。

◆不良反应与普萘洛尔相似，但不影响血脂代谢。

◆用于治疗轻、中度高血压或伴有肾功能不全、糖尿病的高血压患者。

（三）肾素 - 血管紧张素 - 醛固酮系统抑制药

1. 肾素 - 血管紧张素系统（RAS）

RAS 是由肾素、血管紧张素及其受体构成的重要体液调节系统。RAS 不仅存在于循环系统，也存在于心脏、脑等组织中。循环及组织中 RAS 活性变化与高血压、充血性心力衰竭等心血管疾病的发病密切相关。

◆其中血管紧张素Ⅱ（AngⅡ）直接激动血管平滑肌细胞的 AngⅡ受体（AT_1受体），在高血压的发展中起重要作用。

◆AngⅡ具体作用①收缩血管；②促感神经递质释放；③促进血管平滑肌和心肌细胞重构；④促进醛固酮的合成与分泌，增加水钠潴留。

2. 血管紧张素转化酶（ACE）抑制药

（1）卡托普利（Captoril）又名巯甲丙脯酸，是第一个口服有效的 ACE 抑制药。

①体内过程

◆口服吸收快，1~1.5 小时血药浓度达峰值，作用持续 6~8 小时，生物利用度约65%。

◆主要经肾脏清除，肾功能低下者其血浆清除率降低，应减少用量。

②药理作用

◆体内外均能抑制 ACE，通过降低血浆 AngⅡ浓度，而产生降压作用，强度中等。

◆降压时不伴有反射性心率加快；可使肾血管阻力降低，增加肾血流量，改善胰岛素抵抗，对脂质代谢无影响。

③降压机制

◆抑制血浆与组织中 ACE，减少 AngⅡ的生成，舒张血管，降低外周血管阻力。

◆抑制缓激肽降解，促进 NO 和前列环素（PGL）生成，产生舒血管效应。

◆减少醛固酮分泌，减少水钠潴留。

◆缓解或逆转 AngⅡ引起的心肌与血管重构。

◆减弱 AngⅡ对交感神经末梢突触前膜 AT_1 受体的作用，减少去甲肾上腺素释放，降低交感神经活性。

④临床应用

◆适用于各型高血压，对原发性高血压和肾性高血压均有明确的疗效。

◆尤其适用于合并有糖尿病及胰岛素抵抗、左心室肥厚、心功能不全、急性心肌梗死的高血压患者，可明显改善患者生活质量且无耐受性。

◆与利尿药及 β 受体阻断药合用治疗重型或顽固性高血压疗效较好。

⑤不良反应

不良反应种类	特点及发生原因
刺激性干咳	用药半年以上发生率较高（约5%~20%）。可能原因：卡托普利抑制缓激肽和 P 物质代谢，导致这些物质在肺血管床蓄积
血锌降低	久用可出现皮疹、瘙痒、嗜酸粒细胞增多、味觉缺失等青霉胺样反应。原因：其结构中含—SH 基
血管神经性水肿	少数患者可出现，表现为咽喉、唇、口腔等部位急性水肿，停药后会迅速减轻或消失
高血钾	出现在伴有肾功能不全或服用保钾利尿药、补钾制剂及 β 肾上腺素受体阻断药的患者
中性粒细胞减少	少数患者用药后出现，当肾有实质性病变时易发生蛋白尿
致畸反应	孕妇应用可引起胎儿畸形、胎儿发育不全等，孕妇禁用

⑥药物相互作用

◆与利尿药同用使降压作用增强，但应避免引起严重低血压，故原用利尿药者宜停药或减量。本品开始用小剂量，逐渐调整剂量。

◆与其他扩血管药同用可能致低血压，如需合用，应从小剂量开始。

◆与潴钾药物如螺内酯、氨苯蝶啶、阿米洛利同用可能引起血钾过高。

◆与内源性前列腺素合成抑制剂如吲哚美辛同用，将使本品降压作用减弱。

◆与其他降压药合用，降压作用加强，应注意剂量变化和血压监测。

（2）依那普利（Enalapril）

◆本品为前体药，需在体内被肝酯酶水解转化为活性代谢物苯丁羟脯酸（Enalaprilat，依那普利酸），才能与 ACE 持久结合而发挥作用。

◆抑制 ACE 的作用较卡托普利强 10 倍。口服后 1~2 小时起效，最大降压作用出现在服药后 6~8 小时，作用持续时间较长，可每日给药一次。

◆长期应用能逆转左室肥厚和改善大动脉顺应性。临床主要用于高血压及慢性心功能不全的治疗。因结构中不含—SH，故无青霉胺样反应。

（3）雷米普利（Ramipril）

◆口服吸收后在肝脏内代谢成为活性代谢物雷米普利拉（ramiprilat）。降压作用较依那普利强且起效快，抑制 ACE 作用时间超过 24 小时，具有持久降压作用。

◆可用于轻度至中度高血压和慢性心功能不全。

（4）福辛普利（Fosinopril）

◆是第一个批准上市的含有磷酸基的 ACEI 类药物。本品口服吸收缓慢，主要在胃肠黏膜和肝脏中转化为含有 POO—活性基团的福辛普利酸发挥疗效。

◆通过肝肾双通道消除，故单独存在肝功能或肾功能减退的患者服本品时一般不需减少剂量，也较少引起药物蓄积中毒。

◆其降压作用缓和而持久，副作用较少，老年患者的耐受性更好。

3. 血管紧张素Ⅱ受体阻断药

◆作用特点：与 ACE 抑制药相比，有作用专一的特点，具有良好的降压作用，而没有 ACE 抑制药的咳嗽、血管神经性水肿等不良反应。

（1）氯沙坦（Losartan）：为第一个用于临床的 AT_1 受体阻断药。

①体内过程

口服吸收迅速，首关消除明显，生物利用度为 33%，血浆蛋白结合率高于 98%。大部分经肝脏代谢随胆汁排泄，仅有少量经尿排出。

②药理作用与机制

◆对 AT_1 受体有高度选择性拮抗作用，在体内可转化为活性更强的代谢产物。

◆氯沙坦选择性阻断 AT_1 受体后，AngⅡ的作用受到抑制，导致血压下降。

◆由于阻止了 AngⅡ促心血管细胞增生肥大的作用，长期用药能抑制心血管重构，有益于高血压与慢性心功能不全的治疗。

◆可增加肾血流量，保持肾小球滤过率，还可促进尿酸的排泄，从而减轻应用利尿药后引起的高尿酸血症。

③临床应用

◆可治疗各型高血压，尤其对伴有糖尿病、肾病和慢性心功能不全患者有良好疗效。

◆若用药3~6周后血压下降仍不理想，可与利尿药或钙通道阻滞药合用，增强疗效。

④不良反应与注意事项

◆少数患者用药后出现眩晕，干咳发生率比服用 ACEI 明显少，对血中脂质及葡萄糖含量无影响，也不引起直立性低血压。

◆禁用于孕妇、哺乳期妇女及肾动脉狭窄者。低血压及严重肾功能不全、肝病患者慎用；同时应避免与补钾或留钾利尿剂合用以免引起高血钾。

（2）缬沙坦（Valsartan）

①药理作用及特点

◆对 AT_1 受体的亲和力比对 AT_2 受体的亲和力强 24000 倍。生物利用度 25%，$t_{1/2}$ 为 6~8 小时。

◆原发性高血压患者口服缬沙坦 80mg 后，4~6 小时可获最大降压效果，降压作用可持续 24 小时。

◆缬沙坦长期给药也能逆转左室肥厚和血管壁增厚。可单用或与其他抗高血压药物合用治疗高血压。

②不良反应及注意事项

◆不良反应发生率较低，主要有头痛、头晕、疲乏等，咳嗽发生率明显低于ACEI，且不引起首剂低血压反应。

◆低钠或血容量不足、肾动脉狭窄、严重肾功能不全、胆汁性肝硬化或胆道梗阻患者，服用缬沙坦有可能引起低血压。

◆与保钾利尿剂、钾制剂或含钾的盐代用品合用时，可使血钾升高。

◆肝肾功能不全者，以及孕妇与哺乳期妇女禁用。

（3）厄贝沙坦（Irbesartan）

◆厄贝沙坦是强效、长效的 AT_1 受体阻断药，通过选择性地阻断 Ang Ⅱ 与 AT_1 受体的结合，抑制血管收缩和醛固酮的释放，产生降压作用。

◆其对 AT_1 受体的选择性比 AT_2 受体高 8500~10000 倍，比氯沙坦强约 10 倍，但其作用仅稍强于氯沙坦活性代谢物。

◆口服易吸收，吸收程度为 60%~80%，其吸收不受食物的影响，给药后 1.5~2 小时血浆药物浓度达峰值，血浆蛋白结合率为 90%，主要经肝代谢。

◆原发性高血压患者一次口服 150mg，用药后 3~4 小时降压作用达峰值，持效 24 小时以上。

◆可单用或与其他抗高血压药物合用治疗高血压。厄贝沙坦用于高血压合并糖尿病性肾病患者，能减轻肾损害，减少尿蛋白，增加肌酐清除率。

（4）同类药物

◆坎地沙坦（Candesartan）：具有强效、长效、选择性较高等特点。长期应用能逆转左室肥厚，对肾脏也有保护作用。

（四）钙通道阻滞药

◆钙通道（Calcium channel）是跨膜蛋白质分子在细胞膜上形成的一个亲水性小孔，允许细胞外 Ca^{2+} 进入细胞内。钙通道阻滞药（Calcium channel blockers，CCB）指在通道水平上选择性阻滞 Ca^{2+} 从细胞外流入细胞内的药物，又称钙拮抗药（calcium antagonists）。

1. **分类**　按药物发现及应用时间的先后顺序以及其作用特点的不同，把钙通道阻滞药分为三代：

分类	代表药物	作用特点	结构类型
第一代	硝苯地平，尼莫地平	短效类，其起效快，作用持续时间短，一日需多次给药	二氢吡啶类
	维拉帕米	对血管和心脏均有作用，但对血管的抑制作用不如二氢吡啶类	苯烷胺类
	地尔硫䓬	心脏的 Ca^{2+} 通道阻滞作用明显强于血管	苯硫氮䓬类
	氟桂利嗪		二苯基哌嗪
第二代	尼群地平、尼莫地平、尼索地平、伊拉地平、马尼地平、尼伐地平	中效类，作用时间延长，对血管的选择性作用较高，反射性交感神经激活作用减低	二氢吡啶类
	硝苯地平控释制剂	控制药物释放速度，作用时间延长	二氢吡啶类
第三代	氨氯地平、拉西地平、乐卡地平	长效类，高度选择性作用于血管，对心脏的负性肌力作用更轻微，其起效慢，作用时间很长，降压时不引起反射性交感神经活性增强	二氢吡啶类

2. **作用特点**

◆降压的同时不降低心、脑，肾等重要器官的血流量，有时还能改善其血流量。对高血压伴有糖尿病、肾病者效果好。

◆长期应用可逆转或改善高血压所致的心肌肥厚和血管增生，改善心脏功能，增加血管顺应性，保护靶器官。

◆有抗动脉粥样硬化作用，降压作用的同时不影响血脂及血糖代谢。

◆第一代钙通道阻滞药导致外周阻力下降的同时可反射性引起交感神经活性增强而使心率加快。

3. **临床应用**

（1）抗高血压：各类钙离子阻滞剂降压均有效，临床一般选用长效二氢吡啶类或缓释制剂以有效控制血压，减少因血压下降过快而致的反射性交感神经兴奋的不良反应。

（2）抗心绞痛：Ca^{2+} 通道阻断药适合于治疗变异型心绞痛。

◆对劳力型心绞痛，与 β 受体阻断药合用比单用 Ca^{2+} 通道阻断药更有效，而更少引起反射性交感神经兴奋带来的不良反应。

◆对不稳定型心绞痛和心肌梗死的疗效有待进一步证明。

（3）抗心律失常：适用于治疗室上性心动过速、心房颤动和心房扑动的患者。

◆与二氢吡啶类相比，维拉帕米和地尔硫䓬能有效阻断窦房结和房室结的慢 Ca^{2+} 通道，减慢房室传导，增加房室结不应期，减少心房颤动和心房扑动患者的心室率。

（4）慢性心衰：长效制剂氨氯地平有改善心衰症状，降低死亡率的趋势。

（5）肥厚性心肌病

◆高血压和心衰最后可发展成肥厚性心肌病。细胞内游离 Ca^{2+} 浓度升高，在此病的发生和发展过程中起着重要作用。

◆Ca^{2+} 通道阻断药通过调节细胞 Ca^{2+} 代谢而阻遏或逆转肥厚性心肌病的发展。

（6）其他应用

◆Ca^{2+} 通道阻断药维拉帕米和非选择性 Ca^{2+} 通道阻断药桂利嗪和氟桂利嗪（Flunarizine）用于防治偏头痛。

◆尼莫地平、氟桂利嗪也用于治疗脑血管功能障碍性疾病。

◆所有二氢吡啶类 Ca^{2+} 通道阻断药均可用于改善雷诺病（肢端血管痉挛性疾病），也可用于孕妇早产的预防。

4. 不良反应

◆罕见的严重毒性是心脏抑制，如心跳骤停、心动过缓、房室传导阻滞和心衰。短效制剂的心脏毒性大于长效制剂和缓释制剂。

◆与 β 受体阻断药合用心脏不良反应发生率增加。其他不良反应包括皮肤发红、头晕、恶心、便秘、肢端组织水肿等。

5. 常用 Ca^{2+} 通道阻断药

（1）硝苯地平（Nifedipine）

①作用特点　本药是最早应用也是目前临床应用最广的二氢吡啶类 Ca^{2+} 通道阻断药。口服吸收快而完全，但首过效应强。

◆本药对外周小动脉和冠状动脉的扩张作用强，降压快速，增加冠脉血流量，但作用时间较短。因快速扩张动脉血管和降压，常致反射性交感神经兴奋，而对降低心肌氧耗量不利。此外：

◆尚有一定抑制 ADP 和胶原诱导血小板聚集和抗动脉粥样硬化作用。

◆临床主要用于高血压和变异型心绞痛治疗；对劳力型心绞痛常需与 β 受体阻断药合用。也用于改善雷诺病的临床症状。

②不良反应

a. 常见 ADR

◆服药后出现外周水肿（与剂量相关）。

◆头晕；头痛；恶心；乏力和面部潮红（10%）。

◆一过性低血压（5%），多不需要停药（与剂量相关）。

◆个别患者发生心绞痛，可能与低血压反应有关。还可见心悸；鼻塞；胸闷；胃肠反应；骨骼肌发炎；关节僵硬；精神紧张；睡眠紊乱；视力模糊等（2%）。

◆晕厥（0.5%），减量或与其他抗心绞痛药合用则不再发生。

b. 少见 ADR

◆贫血；白细胞减少；血小板减少；紫癜；过敏性肝炎；齿龈增生；抑郁；偏执（<0.5%）。

c. 可能产生的严重 ADR

◆心肌梗死和充血性心力衰竭发生率4%；肺水肿的发生率2%；心律失常和传导阻滞的发生率各小于0.5%。

d. 过敏反应

对本品过敏患者可出现过敏性肝炎、皮疹，甚至剥脱性皮炎等。对硝苯地平过敏者禁用。

③药物相互作用

◆硝酸酯类与本品合用控制心绞痛发作，有较好的耐受性。

◆β受体阻滞剂合用本品，绝大多数患者有较好的耐受性和疗效，但个别患者可能诱发和加重低血压、心力衰竭和心绞痛。

◆合用洋地黄，本品可能增加血地高辛浓度，提示在初次使用、调整剂量或停用本品时应监测地高辛的血药浓度。

◆蛋白结合率高的药物如双香豆素类、苯妥英钠、奎尼丁、奎宁、华法林等与本品同用时，这些药的游离浓度常发生改变。

◆西咪替丁与本品同用时本品的血浆峰浓度增加，注意调整剂量。

④妊娠及哺乳期妇女用药

◆无详尽临床用药研究资料。临床上有硝苯地平用于高血压的孕妇。

◆硝苯地平可分泌入乳汁，哺乳妇女应停药或停止哺乳。

⑤老年患者用药：硝苯地平在老年人的半衰期延长，应用时注意调整剂量。

（2）氨氯地平（Amlodipine）为第三代二氢吡啶类钙离子阻断药。

①体内过程 口服吸收慢而完全，生物利用度高，在肝脏内代谢慢，原形从肾脏排出不足10%，血浆 $t_{1/2}$ 长（50小时左右）。因此起效慢，作用时间长，恒定，用药期间血浆药物浓度波动度小。

②药理作用 与硝苯地平相似，包括改善冠脉血流，降低外周血管阻力和血压，抗血小板聚集和抑制动脉粥样硬化形成。

③适应证 用于高血压和变异型心绞痛治疗，与β受体阻断药合用治疗劳力型心绞痛。

◆氨氯地平不引起明显反射性交感神经兴奋，也较少增加肾素分泌，适合用于伴有慢性心衰的高血压和冠心病的治疗；有报道能改善心衰症状，降低死亡率。

④不良反应　轻微，发生率明显低于硝苯地平，主要为踝部水肿和使用初期面部轻度潮红。

◆给正在使用洋地黄制剂、利尿剂和 ACEI 的严重慢性心衰患者合用，未见心血管并发症和死亡率增加。对有肾功能不全者，也无须调整药物用量。

（3）尼莫地平（Nimodipine）

①特点　为对脑血管的扩张作用明显强于外周血管。

②适应证　临床主要用于脑血管功能不足所致疾病治疗，如蛛网膜下隙出血致脑血管痉挛及脑卒中治疗，用药时间越早，疗效越好。

◆亦用于偏头痛的预防和治疗，各种原因脑供血不足所致的系列症状，如注意力不集中、头晕、健忘、突发性耳聋等。

③不良反应　常用剂量 ADR 发生率与硝苯地平相似，且随用药剂量和用药次数的增加而增加。

（4）尼卡地平（Nicardipine）　临床主要用于高血压、变异型和劳力型心绞痛及脑血管血供不足所致病症的治疗。不良反应与尼莫地平相似。

（5）尼群地平（Nitredipine）　$t_{1/2}$ 比硝苯地平长，临床主要用于高血压和心绞痛治疗。不良反应与硝苯地平相似，但较轻微。

（6）非洛地平　有报道此药对伴慢性心衰的高血压患者较为有效和安全。不良反应与硝苯地平相似。

（7）维拉帕米（Verapamil）

①药理作用及作用机制

◆能明显降低窦房结的自律性和延长有效不应期，抑制房室结的传导和心肌收缩力。

◆显扩张外周小动脉和冠状动脉血管，降低血管阻力，解除冠脉痉挛，降低血压，降低心肌耗氧量。对其他非血管平滑肌也有一定松弛作用。

②适应证

◆心绞痛：变异型心绞痛；不稳定性心绞痛；慢性稳定性心绞痛。

◆心律失常：与地高辛合用控制慢性心房颤动和（或）心房扑动时的心室率。

◆预防阵发性室上性心动过速的反复发作；及原发性高血压。

③不良反应：发生率在 1%～10% 的主要有：

◆便秘（7.3%）；眩晕、轻度头痛（3.5%）；恶心（2.7%）；低血压（2.5%）；头痛（2.2%）。

◆外周水肿（2.1%）；充血性心力衰竭（1.8%）；窦性心动过缓，Ⅰ度、Ⅱ度或Ⅲ度房室阻滞；皮疹（1.2%）；乏力；心悸。

◆转氨酶升高，伴或不伴碱性磷酸酶和胆红素的升高，这种升高有时是一过性的，甚至继续使用维拉帕米仍可消失。

④药物相互作用

◆维拉帕米可增加卡马西平、环胞素、阿霉素、茶碱的血药浓度。

◆苯巴比妥、维生素 D、苯磺唑酮和雷米封通过增加肝脏代谢降低维拉帕米的血浆浓度。

◆西米替丁可能提高维拉帕米的生物利用度。

◆维拉帕米抑制乙醇的消除，导致血中乙醇浓度增加，可能延长酒精的毒性作用。

◆少数病例报道维拉帕米和阿司匹林合用，出血时间较单独使用阿司匹林时延长。

◆与 β 受体阻滞剂联合使用，可增强对房室传导的抑制作用。

◆与胺碘酮合用可能增加心脏毒性。

◆有报道维拉帕米增加病人对锂的敏感性（神经毒性）。

◆有报道维拉帕米可使地高辛血药浓度提高 50%～70%，两药合用应降低地高辛用量。

（8）地尔硫草（Diltiazem）：属苯硫氮草类 Ca^{2+} 通道阻断药。

①适应证

◆主要用于心绞痛的治疗，特别是变异型心绞痛和稳定型心绞痛，能明显减少心绞痛发作频率，降低硝酸酯类用量和提高运动耐量。

◆也用于高血压治疗，降压效果与硝苯地平相当。

◆也可用于改善雷诺症和食管痉挛症状，对偏头痛亦有一定预防作用。

②不良反应

◆发生率较低，主要为心动过缓、传导阻滞、低血压、踝部水肿、头痛、头晕等。

（五）中枢性降压药

1. 可乐定 （Clonidine）

（1）降压机制

①激动中枢 α_2 受体，降压同时可引起镇静等副作用。

②作用于延髓腹外侧核吻侧端咪唑啉受体，降低外周交感神经张力。

③激动外周交感神经突触前膜的 α_1 受体及其相邻的咪唑啉受体，引起负反馈，从而减少神经末梢对去甲肾上腺素的释放。还与释放内啡肽有关。

（2）药理作用

①降压：作用中等偏强，起效快。静脉注射后可见血压短暂升高，随后血压持久下降，且伴有心率减慢、心排血量减少。

②其他：镇静、抑制胃肠运动和分泌作用。

（3）适应证　①中度高血压（不作为第一线用药）；②高血压危象（应静脉滴注给药）；③偏头痛、绝经期潮热、痛经，以及戒绝阿片瘾毒症状。

（4）不良反应及注意事项

①常见不良反应：镇静、嗜睡、口干、便秘（呈剂量相关性，发生率约50%）。

②性功能降低（阳痿），恶心、厌食、呕吐，荨麻疹，血管神经性水肿和风疹，及短暂肝功能异常。

③戒断综合征：少数患者在突然停药后可出现短时的交感神经功能亢进现象，如心悸、出汗、血压突然升高等。

④本品可通过乳汁分泌。此药只有必要时方可应用于妊娠及哺乳期妇女。老年人对降压作用较敏感，肾功能随年龄增长降低，应用时须减量，并注意防止体位性低血压。

（5）药物相互作用

①与乙醇、巴比妥类或镇静药等中枢神经抑制药合用，可加强中枢抑制作用。

②与β受体阻滞剂合用后停药，可增加可乐定的撤药综合征危象，故宜先停用β受体阻滞剂，再停可乐定。

③与三环类抗抑郁药，及非甾体类抗炎药合用，减弱可乐定的降压作用。

2. 莫索尼定（Moxonidine）

（1）特点：为第二代中枢性降压药，口服易吸收，因与咪唑啉受体结合牢固，作用时间长，可一日给药一次。

（2）机制：主要通过激动延髓腹外侧核吻侧端的咪唑啉受体而发挥降压效应。

（3）适应证：用于治疗轻、中度高血压。

（4）不良反应：少数患者用药后出现眩晕、消化道不适症状。由于莫索尼定对中枢作用较弱，因此嗜睡、口干等不良反应较少见。

3. 甲基多巴（Methyldopa）

◆甲基多巴与可乐定相似，降压作用中等偏强。降低肾血管阻力作用明显，又不减少肾血流量和肾小球滤过率，适用于治疗中度高血压，特别是适用于肾功能不良的高血压患者。

（六）去甲肾上腺素能神经末梢阻断药

1. 代表药物　有利舍平（利血平，Reserpine）、胍乙啶（Guanethidine）。

2. 作用特点　前者抑制囊泡的摄取功能使囊泡空虚作用缓而持久；后者影响递质的释放功能。

◆两者最终都能导致肾上腺素能神经末梢无法正常释放递质。因不良反应较多，现已少用，传统的复方制剂尚含有利舍平（长期应用易导致抑郁）。

（七）血管扩张剂

1. 直接扩血管剂

◆本类药物能直接松弛血管平滑肌，降低外周阻力，不抑制交感神经活性，不引起直立性低血压。

◆久用后，神经内分泌及自主神经反射作用能抵消药物的降压作用，合用利尿剂及β受体阻断药可加以纠正。

硝普钠（Sodium nitroprusside）

◆降压作用强，起效快，维持时间短。对小动脉、小静脉及微静脉均有扩张作用。主要用于高血压危象、高血压脑病、伴有急性心肌梗死或心力衰竭的高血压患者。

◆长期和大剂量应用时会出现硫氰化物蓄积中毒。一般在血压得到控制后，应及早改用其他口服降压药。肾功能不全者慎用。

2. 钾通道开放剂

（1）作用特点及机制　钾通道开放剂是近年来发现的一类新型舒张血管平滑肌的药物，目前主要用于高血压的治疗。

◆钾通道几乎存在于所有细胞中，是一类细胞膜离子通道。具有多种重要功能如维持细胞的膜电位，调节细胞自主活动、兴奋性及动作电位等。

◆钾通道开放剂能促进血管平滑肌细胞膜钾通道开放，细胞内钾离子外流增加，使细胞膜超极化而致使电压依赖性 Ca^{2+} 通道不能开放，使 Ca^{2+} 内流减少，血管平滑肌松弛，血压下降。

（2）代表药物

①吡那地尔（Pinacidil）

◆主要用于轻、中度高血压的治疗，与利尿剂、β 受体阻断药合用可提高疗效，并能减轻水肿和心率加快等副作用。

◆主要不良反应为水肿（发生率 25%～50%），其他常见不良反应有头晕、嗜睡、乏力、心悸、T 波改变、直立性低血压、颜面潮红、鼻黏膜充血及多毛症等。

②咪诺地尔（Minoxidil）

◆咪诺地尔为作用强大的小动脉扩张药，降压时能反射性兴奋交感神经。口服吸收完全，作用较持久，一次给药作用可维持 24 小时以上。

◆临床上主要用于治疗顽固性高血压及肾性高血压，与 β 受体阻断药或利尿剂合用可提高疗效。其不良反应有水钠潴留、心悸、多毛症。

◆促进毛发生长可能与其激活毛发杆蛋白的特殊基因而促进毛发杆的生长和成熟有关，故可用于治疗男性脱发。

（八）其他新型抗高血压药物

1. 沙克太宁（Cicletanine）（西氯他宁）

◆能增强血管平滑肌合成前列环素，并可通过不同途径降低细胞内钙如对抗组胺诱导的 Ca^{2+} 内流、减少苯肾上腺素及血管紧张素激发的 Ca^{2+} 内流，引起血压平滑肌松弛，血压下降。

◆大剂量时尚有利尿作用，降压同时伴有心率轻度减慢。耐受性较好。

◆不良反应少，偶见消化系统功能障碍（上腹痛、腹泻）、乏力、尿频、痒疹。无直立性低立压及停药反应。对肝肾功能、血糖、血脂及电解质水平等无明显影响。

2. 酮色林（Ketanserin）

◆为 5 - 羟色胺受体阻断药，对 5 - HT 受体有选择性阻滞作用，可明显降低高血压的外周阻力及肾血管阻力，对正常人无降压作用。

◆对有阻塞性血管病变者，可改善下肢血流供应。对雷诺病者可改善组织的血流灌注，使皮肤血流增加。

◆用于治疗各型高血压，也用于治疗充血性心力衰竭、雷诺病及间歇性跛行。

◆不良反应有头晕、疲乏、浮肿、口干、体重增加。不宜与排钾利尿药合用。

3. 波生坦（Bosentan）

◆是一种特异性的双重内皮素受体拮抗剂，内皮素是一种有力的血管收缩素，能够促进纤维化、细胞增生和组织重构。

◆波生坦可降低肺和全身血管阻力，从而在不增加心率的情况下增加心排泄量。

三、各类抗高血压药的相互作用

◆各类药物之间作用

分类		相互作用的药物	相互作用的结果
利尿剂	噻嗪类	碳酸钙	高钙血症，代谢性碱中毒
	螺内酯	甲氧苄啶	低钠血症，老年人易发
		普鲁本辛	噻嗪类吸收延迟，吸收量增加
		阿司匹林	减轻螺内酯利尿作用
	吲达帕胺	降糖药	降糖作用减弱
	阿司匹林		诱发痛风
β受体阻断剂	口服降糖药		增加低血糖发生的频率和严重程度
	利福平		可使β受体阻断剂代谢及消除加速
	美托洛尔	哌唑嗪	导致严重低血压
CCB	阿司匹林		使抗凝作用增强
	万古霉素		使万古霉素引起低血压和红斑的发生率增加
	强心苷		可使地高辛血药浓度增加，增强药理作用并加重不良反应；禁止合用
ACEI类	降糖药		导致低血糖
	非甾体抗炎药		降压作用减弱，加剧肾衰
	螺内酯		高钾血症，并可能伴有心律失常或心脏停止在舒张状态

四、抗高血压药不合理用药处方审核

				×××医院处方笺	
科别心血管科	姓名×××	性别女	年龄60岁	门诊号×××	

诊断：原发性高血压

R.
①螺内酯片 　20mg×21片　20mg　t. i. d. p. o.
②卡托普利片 　25mg×21片　25mg　t. i. d. p. o.

医师××____×××年×月×日

药费×××计价员×××　调配×××　核对×××　发药×××

（◆病史摘要："头晕2周"就诊。血压：170/105mmHg）

判断	卡托普利合用螺内酯可引起血钾过高
原因	（1）卡托普利为血管紧张素转化酶抑制药，其作用机制为可阻止血管紧张素Ⅱ的合成，抑制醛固酮的分泌 （2）螺内酯为醛固酮受体拮抗药，可拮抗醛固酮的保钠排钾作用 （3）两药合用可致严重的高血钾，甚至可引起高血钾猝死

五、抗高血压药物的研究进展

人体血压的调节与体内许多系统或组织都有密切关系，在合理使用现有的几大类抗高血压药物的基础上，研究开发新型抗高血压药是新药研究的重点之一，有些新药在用于临床或在临床前的研究中，已取得了一定成效。

（一）肾素抑制药

肾素（Renin）的作用是促进血管紧张素原转化为血管紧张素Ⅰ，抑制肾素的活性可使肾素－血管紧张素－醛固酮系统的限速过程受阻，导致体内 Ang Ⅰ、Ang Ⅱ及醛固酮含量下降，进而引起血管舒张，水钠排出量增加，血压下降。

由于肾素在体内作用单一，肾素抑制剂的不良反应相对较少，不太可能产生类似应用 ACEI 而产生的干咳等不良反应。

◆2007 年，美国 FDA 批准的一种新型抗高血压药阿利克仑（Aliskiren），是一种口服有效，作用强的非肽类肾素抑制剂。研究表明，阿利克仑能直接抑制肾素，降低血浆肾素活性，抑制血管紧张素原转化为 Ang Ⅰ。其无论单用，还是与其他抗高血压药物联用，均能取得较好疗效。

（二）新型 AT_1 受体阻断药

奥美沙坦酯（Olmesartan medoxomil）是新型 AT_1 受体阻断药，2002 年获得美国 FDA 批准上市用于治疗高血压，主要通过选择性地阻断血管平滑肌的 AT_1 受体，而抑制 Ang Ⅱ的缩血管作用。

（三）内皮素受体阻断药

内皮素（Endothelin，ET）是一种强大的血管收缩物质，除具有强烈的血管收缩作用并可促进其他血管收缩物质，如 5－HT、Ang Ⅱ等的释放，在高血压发病机制中具有一定的作用。

◆在许多心血管疾病中，血浆和组织的内皮素浓度均有增加，表明内皮素在这些疾病中起病理作用。在肺动脉高压，血浆内皮素浓度与预后不良紧密相关。

◆内皮素受体分 A、B 两型，即 ET_A 和 ET_B，ET_A 受体主要分布于心血管组织，ET_B 受体则分布于肾、肺等心血管外组织。新药有：

1. **波生坦（Bosentan）** 是一种口服的作用于 ET 受体的非选择性受体拮抗剂。

2. **BM S2182874** 是一种口服有效的特异性 ET_A 受体拮抗剂，对多种高血压动物模良好的降压作用，具有心血管靶器官保护作用。

◆这些结果说明，将内皮素受体作为一个新的靶点，会为我们提供发展新型抗高血压药物的可能。

（四）NPY 受体阻断药

神经肽 Y（NPY）与去甲肾上腺素共同存在于交感神经末梢，具有缩血管，增强内源性缩血管物质与抑制内源性舒血管物质的效应，可致血管平滑肌细胞增殖和心肌肥厚。

NPY 具有三种受体亚型（Y_1，Y_2，Y_3），广泛分布于中枢神经系统和外周组织和器官，参与多系统功能调节。

◆A – trinositol 是一种肌醇类似物，对突触后膜 Y_1 和 Y_2 受体均具有高度特异性的阻断作用，经研究证实具有降压作用，是目前开发的非肽类 NPY 受体拮抗剂中有应用前景的药物。

（五）基因治疗

目前，高血压基因治疗已从基因抑制和基因增强两个策略入手研究。

◆基因抑制主要采用反义技术和 Decoy 技术，主要研究在血管紧张素原和 AT_1 受体的基因抑制；基因增强主要研究采用人组织激肽释放酶基因来治疗高血压。

第二节　抗心绞痛药

一、概述

（一）心绞痛定义

心绞痛（angina pectoris）是冠状动脉粥样硬化性心脏病的常见症状，是由冠状动脉供血不足，引起心肌急剧的、暂时的缺血与缺氧导致的心前区剧痛临床综合征。

◆主要表现为突然发生的位于胸骨后的压榨性或闷胀性疼痛，可放射至心前区、左肩和左上肢。常发生于劳累或情绪激动时，持续数分钟，休息或用硝酸酯制剂后症状消失。

（二）分型

类型	特点
稳定型（典型性）（劳累性型）心绞痛（effort angina）	由特定的劳累性活动、情绪激动，寒冷、饱餐、吸烟、心动过速或其他增加心肌耗氧量的因素所诱发，持续数分钟，休息或舌下含用硝酸甘油后症状迅速消失。发作是在体力活动的当时而不是在其后。约占心绞痛的 2/3
变异型（自发性型）心绞痛（angina pectoris at rest）	心绞痛发作与心肌耗氧量增加无明显关系，通常心绞痛的疼痛持续时间较长，程度较重，并且不易为硝酸甘油所缓解。发作常无明显诱因，多发生于安静状态
混合性心绞痛（mixed angina）	心肌需氧量增加或无明显增加时都可发生心绞痛，是上述两种心绞痛混合表现

（三）病因

心绞痛的发作是由于心肌需氧和供氧的平衡失调。

◆心肌细胞只能在有氧的情况下工作，当供氧不能满足耗氧的需求时，即发生能量代谢障碍和功能衰竭。因此心肌对氧的需求急剧增高及冠状动脉供血不足是导致心绞痛的病理生理机制。

1. 供氧减少

◆心肌细胞主要通过增加冠状动脉血流量来提高供氧。正常情况下，冠状动脉循环有很大的储备力，其血流量可随机体的生理情况而有明显变化。

◆但在冠状动脉粥样硬化导致冠状动脉狭窄或当冠状动脉发生痉挛时，冠状动脉血流量就会减少，一旦心脏负荷突然加重，使心肌需氧量增加时，遂可引发心绞痛。

2. 耗氧增加

心肌耗氧量的变化与心绞痛的发生和发展有着密切的关系。正常情况下，心脏所需能量几乎完全由其本身的有氧代谢来供给，但当发生病理性变化时，心肌耗氧量则会急剧增加。其主要决定因素如下：

（1）心室壁张力（ventricular wall tension）：心室壁张力与心室内压力及心室容积成正比。当收缩期动脉血压增高、舒张末期心室容积增大时，心室壁张力增加，引起心肌耗氧量增多。

（2）心肌收缩力（myocardial contractility）：当心肌收缩力增加或收缩速度加快时，均可使心肌的机械做功增加而使心肌耗氧量增多。

（3）心率（heart rate）：每分钟射血时间＝每搏射血时间×心率。射血时心室壁张力增大，每分钟射血时间增加，使心肌耗氧量增加。

二、常用抗心绞痛药物

常用的抗心绞痛药只能缓解症状，不能从根本上改变冠状动脉粥样硬化时心血管的病理改变。目前临床上常用的治疗心绞痛的药物主要有三类：

◆硝酸酯类：包括硝酸甘油、硝酸异山梨酯、单硝酸异山梨酯和戊四硝酯等。

◆β肾上腺素受体阻断药。

◆钙通道阻滞药。

这三类药均可降低心肌耗氧量，其中硝酸酯类及钙通道阻滞药能扩张冠状动脉而增加心肌供氧。近年来的研究还发现 ACEI 可通过其对血管的保护作用起到抗冠状动脉粥样硬化、抗血小板聚集的作用，在抗心绞痛治疗中起到很好的作用。

（一）硝酸酯类药物

1. 结构特点

◆均有硝酸多元酯结构，脂溶性高，分子中的—O—NO$_2$，是发挥疗效的关键结构，其中以硝酸甘油最常用。

2. 药理作用

（1）扩张冠状动脉，降低冠脉阻力，增加冠状循环的血流量和缺血区的血液灌注。

（2）扩张周围血管，减少静脉回心血量，降低心室容量、心排出量和血压，减低心脏前后负荷和心肌需氧，从而缓解心绞痛。

（3）大剂量应用硝酸甘油，还能扩张动脉系统，减轻心脏后负荷，降低动脉血压，故适用于伴有高血压、主动脉瓣返流的病人。

（4）由于硝酸酯类药物减轻心脏前后负荷的作用，其有助于延缓、减轻心室重构，保护心脏功能。

（5）具有一定的抗凝作用：故有助于防治血小板聚集和冠状动脉血栓形成。

2. 适应证

（1）心绞痛发作期的治疗。

（2）缓解期预防心绞痛发作的治疗。

（3）伴有高血压、主动脉瓣返流的病人。

（4）无禁忌证或病人能够耐受，心绞痛病人均应首选硝酸酯类药物。

3. 具体药物

（1）硝酸甘油（Nitroglycerin）

硝酸甘油是硝酸酯类的代表药，用于治疗心绞痛已有一百多年的历史，具有起效快、疗效肯定、使用方便、经济等优点，至今仍是防治心绞痛最常用的药物。

①体内过程

◆硝酸甘油口服易吸收，但肝脏首关效应强，生物利用度仅为8%。

◆脂溶性高，舌下含服极易吸收，1～2分钟即可起效，持续20～30分钟，$t_{1/2}$为2～4分钟。

◆主要经肝内谷胱甘肽－有机硝酸酯还原酶降解，生成二硝酸代谢物和一硝酸代谢物，最后与葡萄糖醛酸结合由肾脏排出。

◆硝酸甘油也可经皮肤吸收，睡前将其油软膏或贴膜剂涂抹在前臂皮肤或贴在胸部皮肤，可持续有效浓度较长时间。

②药理作用

◆松弛平滑肌，尤其对血管平滑肌的作用最显著。

◆扩张体循环血管及冠状血管，导致心肌耗氧量降低，缺血区血液灌注增加。

◆释放NO，促进内源性PGI、降钙素基因相关肽等物质的生成与释放，而产生保护缺血心肌细胞的作用。

③作用机制

◆进入平滑肌或血管内皮细胞，产生一氧化氮（NO）。

◆NO通过激活鸟苷酸环化酶（GC），增加细胞内cGMP含量，进而激活cGMP依赖性蛋白激酶，减少细胞内Ca^{2+}释放和细胞外Ca^{2+}内流产生血管平滑肌松弛作用。

◆通过与内源性血管内皮舒张因子（endothelium derived relaxing factor，EDRF，即NO）相同的作用机制松弛平滑肌而又不依赖于血管内皮细胞，因此在内皮有病变的血管仍可发挥作用。

◆通过产生 NO 而抑制血小板聚集、黏附，也有利于冠心病的治疗。

④临床应用　能迅速缓解各种类型心绞痛的发作，也能预防心绞痛发作。

◆对急性心肌梗死者，多静脉给药，不仅能降低心肌耗氧量、增加缺血区供血，还可抑制血小板聚集和黏附，从而缩小梗死范围。

◆能降低心脏前后负荷，故可用于慢性心功能不全的治疗。

◆还可舒张肺血管、降低肺血管阻力、改善肺通气，可用于急性呼吸衰竭及肺动脉高压的患者。

⑤不良反应

◆主要不良反应是头、面、颈、皮肤血管扩张引起暂时性面颊部皮肤潮红（由其血管舒张作用所引起）。

◆搏动性头痛（由脑膜血管舒张引起），眼压升高（由眼内血管扩张引起）。

◆大剂量可出现直立性低血压及晕厥。

◆剂量过大可使血压过度下降，冠状动脉灌注压过低，并可反射性兴奋交感神经、增加心率、加强心肌收缩性，反而可使耗氧量增加而加重心绞痛发作。

◆超大剂量时还可引起高铁血红蛋白血症。

◆长期大剂量应用常可导致耐受现象，不同硝酸酯类药物之间存在交叉耐受性，停药 1~2 周后耐受性可消失。应避免大剂量给药和连续给药。

⑥药物相互作用

◆硝酸甘油与抗高血压药物合用，易发生直立性低血压，原因是其扩张血管作用可使降压作用增强，合用时宜减量。

◆与肝素同时应用可减弱肝素抗凝作用，合用时应增加肝素用量，而停用硝酸甘油时因肝素剂量过大，易致凝血障碍导致出血症状，故停用硝酸甘油时应减少肝素用量。

◆与阿司匹林同时应用，可减少硝酸甘油在肝脏的消除，使硝酸甘油血药浓度升高。

◆与乙酰半胱氨酸合用时，能减缓硝酸甘油耐受性的产生，因乙酰半胱氨酸可提供巯基。

（2）硝酸异山梨酯（Isosorbide Dinitrate，消心痛）

◆本品经肝代谢生成异山梨醇 - 2 - 单硝酸酯和异山梨醇 - 5 - 单硝酸酯，仍具有扩张血管及抗心绞痛作用

◆本品剂量范围个体差异较大，剂量大时易致头痛及低血压，缓释剂可减少不良反应。

◆其作用及机制与硝酸甘油相似，但起效较慢，作用弱而维持时间较长。

◆主要口服用于心绞痛的预防和心肌梗死后心力衰竭的长期治疗。

（3）单硝酸异山梨酯（Isosorbide Mononi Trate）　其作用及应用与硝酸异山梨酯相似。

（二）β受体阻断剂

◆20 世纪 60 年代开始用于心绞痛的治疗，是继硝酸酯类药物之后又一类治疗缺血性心脏病的药物，现已作为一线抗心绞痛药。

可使心绞痛患者心绞痛发作次数减少、改善缺血性心电图、增加患者运动耐量、降低心肌耗氧量、改善缺血区代谢、缩小心肌梗死范围，现已作为一线抗心绞痛药。

◆临床可用于心绞痛治疗的 β 受体阻断药有十余种，其中普萘洛尔、美托洛尔和阿替洛尔最常用。

1. 药理作用

（1）降低心肌耗氧量　通过阻断 β 受体使心肌收缩力减弱、心肌纤维缩短速度减慢、心率减慢及血压降低，可明显降低心肌耗氧量。

◆但由于它抑制心肌收缩力时可增加心室容积及心室射血时间延长，导致心肌耗氧增加，但总效应仍是减少心肌耗氧量。

（2）改善心肌缺血区供血

◆由于降低心肌耗氧量，可通过冠状动脉的自身调节作用，使非缺血区的血管阻力增高，而缺血区的血管则由于缺氧呈代偿性扩张状态，促使血液流向已代偿性扩张的缺血区，增加缺血区血流量。

◆由于减慢心率，使心舒张期相对延长，有利于血液从心外膜血管流向易缺血的心内膜区。

◆增加缺血区侧支循环，增加缺血区血液灌注量，改善心功能。

（3）改善心肌代谢

◆通过阻断 β 受体，抑制脂肪分解酶活性，从而减少心肌游离脂肪酸含量。

◆改善心肌缺血区对葡萄糖的摄取和利用，改善糖代谢，减少耗氧。

◆促进氧合血红蛋白结合氧的解离而增加组织供氧。

2. 临床应用

（1）对于硝酸酯类不敏感或疗效差的稳定型心绞痛患者，疗效肯定。

（2）特别适用于伴有心率快和高血压的心绞痛患者（因其具有减慢心率和降低血压的作用）。

（3）与硝酸酯类药物合用可减少硝酸酯类药物的用量，从而减缓硝酸酯类耐受性的产生。

（4）变异型心绞痛则不宜应用。因 β 受体阻断后使 α 受体作用占优势，易致冠状动脉痉挛，从而加重心肌缺血症状。

3. 不良反应及注意事项

（1）心脏不良反应：主要为心脏功能抑制，心率减慢。

◆心动过缓、低血压、严重心功能不全者禁用。

（2）诱发和加重哮喘：特别是非选择性的 β 受体阻断药更为严重，选择性 β 受体阻断药相对较轻。

◆哮喘或慢性阻塞性肺疾病患者禁用。

（3）停药反应：长期应用 β 受体阻断药由于受体向上调节，如果突然停药，可出现反跳现象，使心动过速、心绞痛加重，甚至出现室性心律失常、心肌梗死或猝死。

◆长期应用 β 受体阻断药，应逐渐减量停药。

4. 药物相互作用

（1）与维拉帕米合用，可加重对心脏的抑制作用及降压作用。

（2）与地高辛合用，可使心率明显减慢，而致心动过缓。

（3）与吲哚美辛和水杨酸合用，可减弱降压作用。

（4）与西咪替丁合用可使肝内代谢减少，半衰期延长。

（5）与胰岛素合用，可使其降低血糖作用增强及延长（因本类药物有抑制胰高血糖素升高血糖的作用），合用时还可掩盖低血糖的症状，必须引起注意。

5. 常用药物特点比较

药物名称	选择作用的受体	膜稳定作用	有无内在拟交感活性
普萘洛尔	$\beta_1\beta_2$	+ +	无
美托洛尔	β_1	+ - -	无
阿替洛尔	β_1	- -	无
拉贝洛尔	$\beta_1\beta_2$	+	无
吲哚洛尔	$\beta_1\beta_2$	+ - -	有 + + +

6. 新型药物 卡维地洛（Carvedilol）

（1）作用与机制

◆卡维地洛是近年来发现的一种新的 β 受体阻断药，能阻断 β_1、β_2 和 α_1 体，又具有抗氧化作用。

◆通过阻断 β_1 体，抑制心脏功能；通过阻断 α_1 受体，使动脉舒张，降低外周血管阻力，心脏后负荷下降，室内压和室壁张力降低，从而降低心肌需氧量。

◆通过抗氧化作用，改善心脏血管内皮功能。

（2）适应证：卡维地洛对稳定型和不稳定型心绞痛具有显著疗效。

（3）不良反应：常见为头痛、头晕和乏力，也可发生心动过缓。

（三）钙通道阻滞药

钙通道阻滞药是预防和治疗心绞痛的主要药物，可单独应用，也可和硝酸酯类或 β 受体阻断药合用。

1. 药理作用及机制

（1）降低心肌耗氧量：主要通过扩张血管，减轻心脏负荷以及抑制心肌收缩力，减慢心率而降低耗氧。

（2）改善心肌血液供应：通过扩张冠状动脉，特别是处于痉挛状态的血管作用显著，从而增加缺血区的血液灌注。

◆促进侧支循环的开放，改善缺血区的供血和供氧。

◆阻滞 Ca^{2+} 内流，降低血小板内 Ca^{2+} 浓度，抑制血小板聚集。

（3）保护缺血心肌细胞

◆心肌缺血时，可增加细胞膜对 Ca^{2+} 的通透性，增加外钙内流或干扰细胞 Ca^{2+} 向细胞外转运，使胞内 Ca^{2+} 积聚，失去氧化磷酸化的能力，促使细胞死亡。

◆通过抑制细胞外 Ca^{2+} 内流，减轻缺血心肌细胞的 Ca^{2+} 超负荷而保护心肌细胞。

◆对急性心肌梗死者，钙通道阻滞药能缩小心肌梗死范围。

◆有报道，钙通道阻滞药还有促进血管内皮细胞产生及释放内源性 NO 的作用。

2. 临床适应证及特点

（1）用于治疗冠状动脉痉挛所致的变异型心绞痛（因此类药物有强大的扩张冠状血管作用）。

◆抑制心肌作用较弱，较少诱发慢性心功能不全（原因始此类药物具有较强的扩张外周血管及降低外周阻力的作用，血压下降后可反射性地加强心肌收缩力故可部分抵消对心肌的抑制作用）。

（2）可用于伴有外周血管痉挛性疾病的心绞痛者（因钙通道阻滞药能扩张外周血管）。

（3）尤适用于伴有哮喘和阻塞性肺疾病的患者（因钙通道阻滞药对支气管平滑肌不但无收缩作用，且具有一定程度的扩张）。

3. 常用药物

（1）硝苯地平（Nifedipine）

◆对变异型心绞痛效果好。主要原因是能有效扩张冠状动脉和外周小动脉，解除冠状动脉痉挛。

◆对稳定型心绞痛疗效不及普萘洛尔，两者合用可提高疗效，不良反应也相应减少（因其降压作用很强，可反射性加快心率，增加心肌耗氧量）。

◆硝苯地平对房室传导无影响，因而对伴有房室传导阻滞的患者较安全。

◆本药一般不易诱发心衰（因其本身对心肌的抑制作用较弱，同时其强大的血管扩张作用还可反射性地引起心肌收缩力加强）。

◆但应注意其扩张外周血管的作用较强，在血压较低时，可使低血压进一步恶化。且本药可能因反射性心动过速而增加心肌梗死的发生率。

（2）维拉帕米（Verapamil）

◆扩张冠状动脉血管的作用较强，扩张外周血管的作用弱于硝苯地平，故较少引起低血压。可用于稳定型和不稳定型心绞痛。

◆抗心律失常作用明显，因此，特别适用于伴有心律失常的心绞痛患者。

◆与 β 受体阻断药合用可明显抑制心肌收缩力和传导速度，应慎用。

◆维拉帕米可提高地高辛的血药浓度，故洋地黄化患者，合用维拉帕米时易中毒，应慎用维拉帕米。

（3）地尔硫䓬

◆选择性扩张冠状动脉，对外周血管作用较弱；具有减慢心率、抑制传导、非特异性拮抗交感的作用。

◆作用强度介于硝苯地平和维拉帕米之间，主要用于冠状动脉痉挛引起的变异型心绞痛的治疗，效果好且不良反应少。

◆对不稳定型心绞痛疗效较好。应用时较少引起低血压，并可降低心肌梗死后心绞痛的发病率。

（4）哌克昔林（Perhexilline，双环己哌啶）

◆阻止钙离子内流，明显扩张冠状动脉，增加冠状动脉血流量，并能减慢心率，降低心肌耗氧量，作用缓慢持久。

◆有抗心律失常作用，对室性心律失常疗效较好，适用于伴有心律失常的心绞痛患者。

◆还可适用于其他抗心绞痛药物无效的严重心绞痛患者的治疗和预防。

◆常见的不良反应有头痛，头晕，以及胃肠反应，如恶心，呕吐，食欲不振。

◆少数病人会出现锥体外系症状，如步态不稳，静坐不能等症状。

◆糖尿病患者慎用，肝肾功能不全者，心肌梗死急性期禁用。

4. 上述几种药物适应证及不良反应比较

药物	适应证	不良反应
硝苯地平（Ifedipine）	变异型心绞痛	头痛，面部潮红，乏力，眩晕，消化道症状，水钠潴留
维拉帕米（Verapamil）	稳定型心绞痛及伴有心律失常的心绞痛患者	面部潮红，乏力，眩晕，皮疹，消化道症状，心动过缓，房室传导阻滞。禁用于急性心肌梗死
地尔硫䓬	劳累型心绞痛、变异型心绞痛	头痛，面部潮红，皮疹及消化道不适
哌克昔林（Perhexilline）	伴有心律失常的心绞痛患者	周围神经炎、颅内压升高和肝功能障碍，不作首选药

（四）其他抗心绞痛药物作用比较

药物	作用及机制	临床适应证	不良反应及注意
尼可地尔（Nicorandil）	促进细胞钾离子通道开放，释放 NO，冠状动脉流量增加	变异型心绞痛，不易产生耐受性	头痛、失眠、面部潮红和恶心等
吗多明（Molsidomine）	其代谢产物可作为 NO 供体，自发释放 NO	稳定型心绞痛的治疗，不易产生耐受性	头痛、面部潮红和眩晕等，停药后可自行消失
卡波罗孟（Carbocromen）	选择性扩张冠状血管，长期使用能促进侧支循环形成，并且能抑制血小板的聚集，防止血栓形成	①预防心绞痛的发作；②预防手术、麻醉时引起的冠状动脉循环障碍及心律失常的发生	食欲减退、恶心、呕吐、头痛和失眠等
双嘧达莫（Dipyridamole）	增强腺苷功能，扩张冠状动脉及小阻力血管，并具有抗血小板聚集作用	用于心绞痛的诊断及预防血栓形成	应用期间可减少心肌缺血区的血供

三、抗心绞痛药物的联合应用

（一）各类抗心绞痛药物的临床评价

1. β 受体阻断剂

◆可明显降低心绞痛的发作次数和死亡率，是治疗稳定型和不稳定型心绞痛的一线药物，不同的 β 受体阻断药临床效果各异，其中疗效较好的有比索洛尔、美托洛尔和卡维地洛，因其具有心脏保护作用，属脂溶性。

◆非脂溶性的药物如阿替洛尔和纳多洛尔不能降低心肌梗死后患者的死亡率。

◆糖尿病患者具有发生冠心病的高风险，不宜使用钙通道阻滞药治疗，因此具有使用 β 受体阻断药的强指征，但胰岛素依赖型和易发生低血糖的患者慎用。

2. 钙通道阻滞剂 是治疗变异型心绞痛的一线药物，与 β 受体阻断药相比，钙通道阻滞药的优势包括：

（1）舒张冠状动脉，增加心肌血供，防止运动、寒冷等诱发的冠状动脉痉挛；

（2）舒张支气管平滑肌，可用于哮喘与阻塞性呼吸道疾病的患者。

3. 硝酸酯类 本类药物对稳定型、不稳定型和变异型心绞痛都有效，可缓解急性发作，提前用药可预防发作，急性心肌梗死患者亦可缩小梗死面积。

◆硝酸酯类连续使用 2 周即产生耐受性，通常与 β 受体阻断药或钙通道阻滞药联合应用。

（二）抗心绞痛药的联合用药

因为不同种类抗心绞痛药物的作用机制不同，提示联合用药时可减少用量、增强疗效和减少副作用。

1. 硝酸酯类与 β 受体阻断药合用

影响心肌耗氧因素	β 受体阻断剂	硝酸酯类药物	联合用药结果
心肌收缩力	减弱	增强	不变或减弱
心率	减慢	加快	减慢
心室容积	扩大	缩小	不变或缩小
心室壁张力	增加	下降	不变
射血时间	延长	缩短	缩短
侧支循环血量	增多	增多	明显增加
动脉血压	降低	降低	明显降低

◆但应注意的是硝酸酯类和 β 受体阻断剂合用时，剂量应减小，尤其是开始剂量，以防直立性低血压。

2. 钙通道阻滞药与 β 受体阻断药合用

◆如心绞痛不能用一种 β 肾上腺素受体阻断药所控制时，可加二氢吡啶类钙通道阻滞药以缓解心绞痛，特别是有冠状动脉痉挛时。

◆但二者均有心脏抑制作用，可能导致传导阻滞和心力衰竭。

◆氨氯地平负性肌力作用最轻，合用较为安全。

3. 钙通道阻滞药与硝酸酯类合用

◆联合应用硝酸酯类和钙通道阻滞药对解除严重的劳累型和血管痉挛性心绞痛的效果超过单用任何一种药物。

◆因硝酸酯类主要降低前负荷，而钙通道阻滞药主要降低后负荷，在降低耗氧量的净效应上两者作用相加，但是能产生过度的血管舒张和血压下降。

◆特别在伴有心衰、病窦综合征或房室结传导障碍的劳累型心绞痛患者，提倡同时给予硝酸酯类和硝苯地平，但可引起心率过快。

4. 钙通道阻滞药、β受体阻断药和硝酸酯类合用

药物	心脏前负荷	心脏后负荷	心率	心肌收缩力	心外膜冠状血管
钙通道阻滞剂		降低	减慢		扩张
硝酸酯类	降低		加快	加强	扩张
β受体阻滞剂			减慢	减慢	

◆在合用两种抗心绞痛药未能控制病情时，同时采用上述三种药物可使病情得到改善。它们的合用无论是理论上还是临床实践，都表明具有有益的作用。

（三）各型心绞痛的药物治疗

心绞痛发作类型		硝酸酯类	钙通道阻滞剂	β受体阻断药	阿司匹林
预防发作		硝酸甘油	硝苯地平	美托洛尔，阿替洛尔	
急性发作控制	稳定型	硝酸甘油			
	变异性	硝苯地平			
稳定型		长效类	根据患者对药物的反应性而定	根据患者对药物的反应性而定	
变异型		加钙通道阻滞剂	可单选或加硝酸酯类	不可选，以免加重病情	
不稳定型		顽固型患者可三类药同选			

四、抗心绞痛药物不合理用药处方审核

×××医院处方笺

<u>科别心内科</u>　　姓名×××　　性别女　　年龄56岁　　门诊号×××

诊断：　　　　　　　　　　R.
①冠心病心绞痛；　　　　①硝酸甘油片0.3mg×21片　0.3mg　t.i.d. 舌下含服
②十二指肠溃疡　　　　　②山莨菪碱片　10mg×21片　10mg　t.i.d. p.o.

医师×× ____　×××年×月×日

药费×××计价员×××　调配×××　核对×××　发药×××

（◆病史摘要："发作性胸骨后痛5天"就诊，既往有"十二指肠溃疡"病史8个月）

判断　　　山莨菪碱合用硝酸甘油可影响后者吸收

原因	山莨菪碱属 M 受体抑制剂，其通过阻断 M 受体，而减少唾液分泌，使舌下含服的硝酸甘油崩解减慢，从而影响其吸收。故应用山莨菪碱治疗期间，舌下含服硝酸甘油，可使其作用减弱

第三节　抗心律失常药

一、概述

（一）心律失常

1. 心律失常的定义　心律失常指由于冲动形成异常和（或）传导异常所导致的心动频率和节律异常，它是心脏兴奋功能紊乱、电生理活动失常的表现。

2. 心律失常的危害

◆这些电生理活动的失常不仅严重地危害心脏自身的生理功能，而且由于心脏的损伤而导致心血管系统的血流动力学受到破坏，继而损伤心脏对人体各器官组织的供血功能。

（二）心律失常分型

类型	表现	所用治疗药物
缓慢型心律失常	窦性心动过缓、房室传导阻滞等	异丙肾上腺素或阿托品
快速型心律失常	心房颤动、心房扑动、阵发性室上性心动过速、室性心动过速、房性早搏、室性早搏及心室颤动等	本章所介绍药物

（三）心肌的电生理和心律失常发生机制

1. 正常心肌电生理特性

◆心脏正常功能的维持有赖于其正常的电生理活动，其正常电活动的基础是组成心脏的每一个细胞动作电位活动的整体协调和平衡，而每一细胞的动作电位又取决于细胞的各种跨膜电流。

（1）心肌细胞膜电位心肌细胞在静息期，细胞膜的两侧呈内负外正的极化状态，膜内电位约为 $-90mV$，称为静息电位（Resting potential）。这是由于心肌细胞内大量的 K^+ 外流所造成的。当心肌细胞受到刺激而兴奋时，膜电位水平升高，到达阈电位，引起心肌除极和复极过程，形成动作电位（Action potential）。

◆动作电位分为以下 5 个时相：

时相	分期	引起的原因	特点说明
0 相	除极期	由大量 Na^+ 快速内流所致	电位最大上升速率 Vmax 表示兴奋传导速度
1 相	快速复极初期	由短暂 K^+ 外流和 Cl^- 内流所致。	
2 相	缓慢复极期	主要由于 K^+ 缓慢外流和 Ca^{2+} 的缓慢内流所致	此期膜电位维持在稳定水平，又称为平台期

时相	分期	引起的原因	特点说明
3 相	快速复极末期	由大量 K^+ 快速外流所致	
4 相	静息期	自律细胞则由于 Na^+ 或 Ca^{2+} 的缓慢内流，发生自发性舒张期缓慢除极。当达到阈电位时，将重新激发动作电位	当达到阈电位时，将重新激发动作电位

◆0 相至 3 相合称为动作电位时程（action potential duration，APD）。

（2）快反应细胞和慢反应细胞　心肌细胞的动作电位特征不完全相同，按照动作电位特征可分为两大类：

①快反应细胞　系指能以较快速度产生并传导兴奋的心肌细胞，包括心房肌细胞、心室肌细胞和浦肯野细胞。其动作电位 0 相除极由 Na^+ 快速内流所致，速度快、振幅大。

②慢反应细胞　包括窦房结和房室结细胞，不稳定，易除极，因此自律性高。其动作电位 0 相除极速度慢，振幅低，由 Ca^{2+} 缓慢内流所致。

（3）自律性　自律性即心肌细胞在没有外来刺激的情况下自动除极而发生节律性兴奋。心肌细胞可分为两类：

①工作细胞：有心房肌细胞和心室肌细胞，具有兴奋性、传导性、收缩性而无自律性；

②自律细胞：包括浦肯野细胞、窦房结起搏细胞和房室结细胞，具有自律性、兴奋性、传导性，而无收缩性。

（4）膜反应性　是心肌细胞在不同电位水平受到刺激时所表现的除极反应，即膜电位水平与刺激所激发的 0 相最大上升速率的关系。

◆一般 V_{max} 越大，振幅越大，冲动传导速度越快；反之，则传导速度减慢。

（5）有效不应期　Na^+ 通道在动作电位 0 相开放后失活，从 0 相开始到膜电位复极至 $-60 \sim -50mV$ 时间内，心肌细胞即使接受刺激也不能产生可扩布的动作电位，这段时间称为有效不应（effective refractory period，ERP）。

◆ERP 反映钠通道恢复有效开放所需要的最短时间。

2. 心律失常的发生机制　心律失常的发生是由于冲动形成异常或冲动传导异常，或二者兼有所引起的。

（1）冲动形成异常

①自律性升高　自律性心肌细胞动作电位 4 相缓慢除极加快、阈电位水平下降、最大舒张电位水平上升，使得膜自动除极到达阈电位的时间缩短，导致自律性增高。

◆心房肌、心室肌等非自律性心肌细胞在缺氧缺血状态下，会出现异常自律性而引起心律失常。

②后除极（after depolarization）　即心肌细胞在一次动作电位后，提前产生的除极，其频率较快、振幅较小。后除极又可分为：

◆早后除极　主要由于 Ca^{2+} 内流增多所引起，发生在动作电位的 2 相或 3 相复极中。

◆迟后除极　主要是由于细胞内 Ca^{2+} 过多，而诱发 Na^+ 短暂内流所致，发生在完全复极的 4 相中。

③触发活动　当后除极振幅达到阈值时可引起新一次的激动，称为触发活动。

（2）冲动传导异常

①单纯性传导障碍　包括传导减慢、传导阻滞、递减传导、传导速度不均一等。传导减慢或，传导阻滞可以是短暂性的或持久性的。

②折返激动　折返激动是指一个冲动下传后，可顺着另一条途径折回，再次兴奋原已兴奋过的心肌细胞。它是引起早搏、心动过速、扑动和颤动的重要机制之一。

二、常用抗心律失常药物

（一）抗心律失常药的基本电生理作用

电生理作用	作用部位	代表药物
降低自律性	抑制心脏工作肌和传导系统细胞等快反应细胞 4 相 Na^+ 内流	奎尼丁
	抑制窦房结、房室结等慢反应细胞 4 相 Ca^{2+} 内流	维拉帕米
	减慢 4 相除极，使自律性降低；促进 K^+ 外流而增大最大舒张电位，使膜电位与阈电位的距离加大而降低自律性	苯妥英钠
减少后除极与触发活动	抑制早后除极的内向 Ca^{2+} 流，从而减少早后除极的发生	钙拮抗剂
	抑制迟后除极的细胞内 Ca^{2+} 过多，而诱发 Na^+ 短暂内流	钙拮抗剂和钠通道阻滞药
改变膜反应性	促进 K^+ 外流，增加最大静息电位，增加膜反应性，加快传导速率，从而消除单向阻滞	苯妥英钠、利多卡因
	抑制 Na^+ 内流，通过减弱膜反应性而减慢传导速率，使单向阻滞变为双向阻滞，从而消除折返	奎尼丁
延长 ERP	抑制 Na^+ 通道，从而延长 ERP，使更多冲动落入 ERP 而消除折返	奎尼丁、普鲁卡因胺、胺碘酮
	同时缩短 APD 和 ERP，但缩短 APD 的程度大于缩短 ERP 的程度，使 ERP/APD 增大，即相对延长 ERP 而消除折返	利多卡因、苯妥英钠

（二）抗心律失常药的分类

◆按 Vaughan Williams 分类法，根据电生理机制将抗心律失常药分为四大类，其中 I 根据对钠通道阻滞程度的不同，又将其分为 IA、IB、IC 三个亚类。

药物类别	作用机制		代表药物
I 类：钠通道阻滞药	阻滞心肌细胞膜快钠通道，从而抑制 Na^+ 内流	IA 类	奎尼丁、普鲁卡因胺，丙吡胺
		IB 类	利多卡因、苯妥英钠，美西律
		IC 类	普罗帕酮、氟卡尼，莫雷西嗪

续表

药物类别	作用机制	代表药物
Ⅱ类：β肾上腺素受体拮抗药	①阻断心肌的β受体，对抗儿茶酚胺类对心脏的兴奋作用；②阻滞Na^+、Ca^{2+}内流和促进K^+外流，减慢自律性和传导；③延长动作电位时程和有效不应期	普萘洛尔、美托洛尔、阿替洛尔、醋丁洛尔
Ⅲ类：延长动作电位时程药	抑制多种钾电流，延长心室肌、心房肌细胞及传导组织的动作电位时程和有效不应期	胺碘酮、索他洛尔、溴苄铵等
Ⅳ类：钙拮抗药	阻滞心肌慢钙通道，抑制Ca^{2+}内流，从而降低窦房结自律性，减慢房室结传导，消除折返激动	维拉帕米、地尔硫䓬

（三）不同类型心律失常的药物选择

心律失常类型	常用药物
窦性心动过速	β受体阻断药、维拉帕米、胺碘酮、普鲁卡因胺、普罗帕酮
阵发性房性心动过速	β受体阻断药、维拉帕米、地尔硫䓬、钠通道阻滞药
室性早搏	普鲁卡因胺，丙吡胺，美西律，胺碘酮强心苷中毒引起：首选苯妥英钠
心房扑动、心房颤动	奎尼丁、氟卡尼、胺碘酮、强心苷类、维拉帕米、β受体阻断药（减慢心室率）、丙吡胺（防止复发）
室性期前收缩	钠通道阻滞药、胺碘酮
阵发性室性心动过速	β受体阻断药、维拉帕米、地尔硫䓬、钠通道阻滞药
心室颤动	利多卡因、普鲁卡因胺、胺碘酮
强心苷中毒引起的心律失常	苯妥英钠、利多卡因、β受体阻断剂、维拉帕米

（四）常用抗心律失常药不良反应及注意事项

常用药物	主要不良反应	注意事项
奎尼丁	胃肠反应；金鸡纳反应；过敏反应，心血管（低压，传导阻滞）	①肝功能不全，肾衰竭者慎用 ②重度房室阻滞，严重心肌损害，高血钾患者禁用
丙吡胺	低血压，心脏抑制，口干，便秘，尿潴留	伴有充血性心力衰竭及青光眼患者禁用
普鲁卡因胺	胃肠道反应；窦性停搏，房室阻滞（大剂量），红斑狼疮样综合征（久用）	房室阻滞对本品过敏，红斑狼疮（包括有既往史者）、低钾血症、过敏者禁用
利多卡因	中枢症状（嗜睡，眩晕等）；心脏毒性（窦性心动过缓，房室传导阻滞）	传导阻滞及过敏者禁用
苯妥英钠	静注速度太快可致窦性心动过缓，低血压，室颤，呼吸抑制，叶酸代谢异常	严重心功能不全，心动过缓者禁用
普罗帕酮	胃肠反应；心律失常，加重心衰	心源性休克和严重传导阻滞者禁用
普萘洛尔	窦性心动过缓，房室传导阻滞，诱发心衰和哮喘，影响脂质和糖代谢（久用）	有相关病症者应慎用；忌突然停药以免引起反跳现象
胺碘酮	胃肠反应（食欲减退等）；角膜色素沉着和甲状腺功能紊乱（因含有碘）	碘过敏，甲状腺功能失调者禁用
索他洛尔	多与β受体阻断剂有关（如心动过缓，低血压，支气管痉挛等）	用药时应有心电图监护；避免与排钾利尿剂合用

续表

常用药物	主要不良反应	注意事项
维拉帕米	心脏抑制，低血压	心动过缓、房室阻滞者、心功能不全者慎用；避免和β受体阻断药合用
地尔硫䓬	胃肠道反应；头痛，头晕，面部潮红	传导阻滞者；收缩压低于90mmHg及对本品过敏者禁用

三、抗心律失常药不合理用药处方审核

×××医院处方笺

科别心血管科　　姓名×××　　性别女　　年龄59岁　　门诊号×××

诊断：
原发性高血压并高血压性心脏病，心房颤动

R.
普萘洛尔片　10mg×42片 20mg t. i. d. p. o.
胺碘酮片　0.2g×21片 0.2g t. i. d. p. o.

医师×× ＿＿　×××年×月×日

药费×××　计价员×××　　调配×××　　核对×××　　发药×××

（◆病史摘要：因"头晕2年，心悸、气促3周"就诊。血压：175/105mmHg。心电图：心房颤动）

判断	胺碘酮合用普萘洛尔可产生协同作用，同时也会增加不良反应
原因	胺碘酮可抑制窦房结及房室传导系统；而普萘洛尔属于肾上腺素β受体阻断药，可作用于窦房结使其自律性降低，并延长房室结不应期，及减慢房室传导。两药合用，致作用相加，可引起心率减慢，加重房室传导阻滞 ◆注：胺碘酮与其他肾上腺素β受体阻断药如美托洛尔均可发生类似相互作用

第四节　血脂调节药

一、概述

（一）血脂组成

血脂是血浆或血清中脂类的总称，包括胆固醇（cholesterol，Ch）、三酰甘油（triglyceride，TG）及磷脂（phospholipid，PL），游离脂肪酸（free fatty acid FFA）、脂溶性维生素及固醇类激素等。

◆其中胆固醇（Ch）可分为游离胆固醇（free cholesterol，FC）和胆固醇酯（cholesterolester，CE），合称为总胆固醇（total cholesterol，TC）。

◆血脂与载脂蛋白（apoprotein，Apo）结合成脂蛋白（lipoprotein，Lp），后溶于血浆，并进行转运和代谢。

◆Lp可分为乳糜微粒（CM）、极低密度脂蛋白（VLDL）、低密度脂蛋白（ILDL）和高密度脂蛋白（HDL）。

（二）血脂异常与相关疾病

◆各种脂蛋白在血浆中有基本恒定的浓度以维持相互间的平衡，如果比例失调则为脂代谢失常。某些血脂或脂蛋白高出正常范围则称为高脂血症。脂蛋白代谢与血浆脂蛋白水平紊乱，是引起动脉粥样硬化（VS）的主要因素。

◆大量研究资料表明，高血脂症是脑卒中、冠心病、心肌梗死、猝死的危险因素。此外，高血脂症也是促进高血压、糖耐量异常、糖尿病的一个重要影响因素。

◆高血脂症还可导致脂肪肝、肝硬化、胆石症、胰腺炎、眼底出血、失明、周围血管疾病、跛行、高尿酸血症。所以必须高度重视高血脂的危害，积极的预防和治疗。

（三）血脂调节药定义

血清低密度脂蛋白增高是与冠心病特别相关的因素，而血清中高密度脂蛋白增高对冠心病有预防作用，所以治疗时应选用那些既能降 TG，TC 及 LDL，又能升高 HDL 的药物。因此此类药物称作血脂调节药物。

二、常用血脂调节药物

◆临床按作用效果分为三类

分类		药物
降 TC、和 LDL	①HMG－CoA 还原酶抑制剂（他汀类）	洛伐他汀，普伐他汀，辛伐他汀，氟伐他汀、阿伐他汀，瑞舒伐他汀等
	②胆汁酸螯合剂	考来烯胺，考来替泊
	③酰基辅酶 A 胆固醇酰基转移酶抑制剂	加亚油酰胺
降 TG、和 VLDL	①贝特类	吉非贝齐、非诺贝特、环丙贝特、苯扎贝特等
	②烟酸	烟酸、阿昔莫司
降低血浆脂蛋白（a）		烟酸、烟酸戊四醇酯、烟酸生育酚酯、阿昔莫司、新霉素、多沙唑嗪

（一）HMG－CoA（羟甲戊二酰单酰辅酶 A）还原酶抑制剂（亦称他汀类）

1. 药理作用

（1）调血脂作用　可有效降低血浆胆固醇浓度，减少 VLDL 的合成，明显抑制 LDL 的生成，对 HDL 略有升高。

（2）非调血脂作用

◆改善血管内皮功能，抑制血管平滑肌细胞的增殖和迁移，抑制氧化型 LDL 形成及其对血管内皮的损伤；

◆抑制血小板聚集和抗血栓形成，提高纤溶活性；

◆减少动脉壁泡沫细胞形成，具有稳定和缩小动脉粥样硬化斑块的作用；

◆抑制细胞黏附，减弱单核细胞和巨噬细胞的分泌功能从而产生抗炎作用；

◆最近也有报道他汀类药物可以降低骨质疏松患者骨折的危险，还可降低脑卒中的发生率。

2. 作用机制

◆Ch 合成：肝细胞以乙酰辅酶 A（乙酰 CoA）为原料，经 HMG－CoA 还原酶催化 HMG－CoA 生成甲羟戊酸（MVA），再进一步经鲨烯生成胆固醇。

◆他汀类与 HMG－CoA 的结构相似，且和 HMG－CoA 还原酶的亲和力高出 HMG－CoA 数千倍，对该酶发生竞争性抑制，使 Ch 合成受阻。

◆除使血浆 Ch 浓度降低外，还通过负反馈调节导致肝细胞表面 LDL 受体代偿性增加及活性增强，致使血浆 LDL 浓度降低，继而导致 VLDL 代谢加快，再加上肝脏合成及释放 VLDL 减少，也导致 VLDL 及 TG 相应下降。

◆HDL 的升高，可能是由于 VLDL 减少的间接结果。

3. 临床用途

（1）治疗原发性高胆固醇血症、杂合子家族性高胆固醇血症和以胆固醇增高为主的混合型高脂血症。

（2）有其他的动脉粥样硬化危险因素患者的一级预防。

（3）2 型糖尿病和肾病综合征引起的继发性高胆固醇血症的治疗。

（4）也用于防止血管成形术后再狭窄、心脑血管急性事件预防等。

（5）缓解器官移植的排斥反应和治疗骨质疏松症。

4. 不良反应　他汀类药物安全性、耐受性好，不良反应轻微。常见有：

◆胃肠道反应、头痛、失眠、肌痛。少数患者出现肝炎、血清转氨酶升高。

◆长期或高剂量服用可出现严重的不良反应，包括横纹肌溶解症，其特征是肌痛、无力、肌肉坏死，肌酸磷酸激酶（CK）升高。

◆有时还伴有肌红蛋白尿，严重者可致急性肾衰竭，在用药中需高度警惕。对有肌痛者应检测 CK，必要时停药。

◆孕妇、有活动性肝病者、肝功能不全者禁用。原有肝病史者慎用。

◆在严重疾病，创伤或大手术期间，应停用他汀类药物。

5. 药物相互作用

（1）他汀类与胆汁酸螯合剂联合应用，降低血清 TC 及 LDL－C 的效应增强。

（2）与贝特类或烟酸联合应用可增强降血清 TG 的效应，但是也能提高肌病的发生率。

（3）与香豆素类抗凝药同时应用，有可能使凝血酶原时间延长，应注意检测凝血酶原时间，及时调整抗凝血药的剂量。

（4）与含有炔诺酮和乙炔雌二醇合用时，能增加其 AUC。

（5）与地高辛合用时，多次给药后，可增高地高辛的稳态血药浓度。

（6）与抑制 CYP 代谢途径的药物合用，可使体内他汀类药物浓度升高，增加肌病的危险性。

◆如环孢素、红霉素、西咪替丁、维拉帕米、伊曲康唑和酮康唑、利托那韦

（Ritonavir）、他克莫司和地拉韦啶（Delavidine）等。

6. 常用他汀类药物介绍

（1）洛伐他汀（Lovastatin） 是第一个上市使用的他汀类药物。需在体内水解为β-羟酸为主的活性代谢产物后发挥作用。

◆可降低 TC、TG、VLDL 和 LDL，并升高 HDL，临床主要用于高胆固醇血症和混合型高脂血症患者的治疗，也用于冠心病的预防。

（2）辛伐他汀（Simvastatin） 为洛伐他汀羟基化产物，与 HMG-CoA 还原酶亲力高，降脂作用强于洛伐他汀，是目前治疗高脂血症首选的药物之一。

（3）普伐他汀（Pravastatin） 可高度选择性抑制肝脏胆固醇成，除降血脂作用外，且具有抗炎作用。

◆主要用于饮食不能控制的 Ⅱa 和 Ⅱb 型高脂血症患者。

（4）氟伐他汀（Fluvastatin） 为第一个全合成的他汀类药物，结构中具有一个氟苯吲哚环的甲内酯衍生物。

◆主要通过阻止 HMC-CoA 还原酶的底物和产物而发挥降血脂作用。同时，尚能抑制血小板聚集，并能改善胰岛素抵抗。

（5）阿伐他汀（Atorvastatin） 降脂作用与其他他汀类相似，降低 TG 作用强于辛伐他汀，应慎用于横纹肌溶解的易感人群。

（6）瑞舒伐他汀（Rosuvastatin） 是 20 世纪 80 年代末筛选得到的被誉为"超级他汀"的高效药。

◆其降低 LDL 作用优于其他他汀类，增加 HDL 作用明显，强化治疗可使动脉粥样硬化病变消退。

（二）胆汁酸螯合剂

1. 作用机制

◆胆汁酸是胆汁的主要成分，胆汁酸在肝脏以胆固醇为原料进行合成，机体胆汁酸的合成为胆固醇代谢提供重要排泄途径，也是肠道内胆固醇吸收所必需的物质。

◆胆汁酸螯合剂（bile-acid sequestrants）为大分子碱性阴离子交换树脂，不溶于水，在肠腔内不被重吸收，但可与带正电荷的胆汁酸结合，阻止胆汁酸的肝肠循环及反复利用，从而消耗大量的 Ch，进而发挥降低血胆固醇及 LDL 的作用。

2. 常用药物

（1）考来烯胺

①药理作用 可降低血浆总胆固醇和低密度脂蛋白浓度，但对血清甘油三酯浓度无影响或使之轻度升高。

②适应证 可用于 Ⅱa 型高脂血症，高胆固醇血症。

◆还可用于胆管不完全阻塞所致的瘙痒。

◆但对单纯甘油三酯升高者无效。

③不良反应 多发生于服用大剂量及超过 60 岁的病人。

◆较常见　便秘；烧心感；消化不良；恶心、呕吐；胃痛。

◆较少见　胆石症；胰腺炎；胃肠出血或胃溃疡；脂肪泻或吸收不良综合征；嗳气；肿胀；眩晕；头痛。

◆有报道，长期服用本品偶尔可致骨质疏松。

④注意事项　便秘患者慎用。

◆合并甲状腺功能减退症、糖尿病、肾病、血蛋白异常或阻塞性肝病患者，服用本品同时应对上述疾病进行治疗。

◆长期服用应注意出血倾向；年轻患者用较大剂量易产生高氯性酸中毒。

◆长期服用本品同时应补充脂溶性维生素（以肠道外给药途径为佳）。

⑤药物相互作用

◆可延缓或降低其他与之同服的特别是酸性药物的吸收，减少肝肠循环。

◆这些药物包括：噻嗪类利尿药、普萘洛尔、地高辛和其他生物碱类药物、洛哌丁胺、保泰松、巴比妥酸盐类、雌激素、孕激素、甲状腺激素、华法林及某些抗生素，避免药物相互作用的发生，可在本品服用前 1 小时或服用后 4～6 小时再服用其他药物。

（三）贝特类

又称苯氧酸类（fibric acids），第一个贝特类药物氯贝特于 1967 年在美国获批，因可显著地降低 TC 和 VLDL 作用而被广泛应用于临床，但不良反应严重，现已少用。

新型贝特类药物包括吉非贝齐（Gemfibrozil）、非诺贝特（Fenofibrate）、环丙贝特（Ciprofibrate）和苯扎贝特（Bezafibrate）等，作用强、毒性低。

1. 体内过程

◆本类药物口服吸收迅速而完全，生物利用度约为 90%，达峰时间为 2～4 小时，血浆蛋白结合率为 92%～96%。降血脂作用在治疗后 2～5 天开始出现，4 周左右达高峰。

◆$t_{1/2}$ 不完全相同，吉非贝齐和苯扎贝特为 1～2 小时，非诺贝特为 20 小时，环丙贝特为 17～42 小时。

◆大部分在肝脏转化，主要与葡萄糖醛酸结合，代谢产物主要经肾排泄，少量由胆汁、乳汁排泄。

2. 药理作用　降低血浆 TG、VLDL、TC 和 LDL，升高 HDL，但不降低 Lp（a）；可使血浆 TG 降低 20%～60%，一般 3～4 周达最大效应。

◆本类药物还可通过抗凝血、抗血栓和抗炎等非调血脂作用治疗 AS。

3. 作用机制　贝特类药的作用机制复杂，可能包括：

（1）使脂蛋白脂酶（LPL）合成活性增强，使血浆中乳糜微粒、VLDL 分解代谢加速，降低血浆中 TG 及 VLDL 水平。

（2）抑制乙酰辅酶 A 羧化酶，减少脂肪酸从脂肪组织进入肝脏合成 TG 和 VLDL，使肝脏合成 VLDL 减少。

（3）增加 HDL 的合成，减慢 HDL 的清除。

4. **临床应用** 主要用于以 TG 或 VLDL 升高为主的原发性高脂血症，以及Ⅲ型和混合型高脂血症。

◆长期应用可稳定动脉粥样硬化斑块，降低冠心病的死亡率。

5. **不良反应及注意事项**

◆最常见不良反应是胃肠道症状，如恶心、腹痛、腹泻，少数患者出现过敏反应。

◆偶有肌痛、转氨酶升高、尿素氮增加；严重肝肾疾病者、孕妇、儿童禁用。

6. **药物相互作用**

◆与他汀类合用，可引起肌痛和肌酸磷酸激酶浓度升高。

◆与口服抗凝血药合用可增强其活性，应适当减少抗凝血药的剂量。

（四）烟酸类

1. **烟酸（Nicotinic Acid）** 又称尼古丁酸，属于 B 族维生素。大剂量的烟酸对多种高脂血症有效。

（1）体内过程 口服吸收迅速而完全，生物利用度 95%，达峰时间为 30～60 分钟，血浆蛋白结合率低，2/3 以原形从肾脏排泄。$t_{1/2}$ 为 20～45 分钟。

（2）药理作用

①调血脂作用：通过抑制肝脏合成 TG 以及抑制 VLDL 的分泌，而降低 LDL、TG 水平，同时增高 HDL 水平。

②抗动脉粥样硬化及冠心病的作用：通过降低独立的致动脉粥样硬化危险因子 Lp（a）水平发挥作用。

③与他汀类药物合用可进一步降低 TG 和（或）升高 HDL。

（3）作用机制 与下列作用有关：

◆抑制脂肪组织中脂肪酶活性，使 TG 水解受抑制，从而使 FFA 生成减少，肝脏合成 TG 的原料减少；

◆抑制肝脏 FFA 生成、酯化并增加载脂旨蛋白 B 的降解，使 TG 合成减少，也降低了 VLDL 的水平，使得 LDL 降低；

◆减少 HDL 的分解代谢而使 HDL 水平升高；

◆促进脂蛋白脂酶的活性，使 CM 和 VLDL 中 TG 的清除加速。

（4）临床应用

①适用于 I 型以外的各型原发性高脂血症。

②以Ⅱ、Ⅲ、Ⅳ、Ⅴ型为宜，对于Ⅴ型高脂蛋白血症是首选药。

③与胆酸结合树脂或贝特类药物合用可提高疗效。

（5）不良反应及注意事项 由于烟酸降血脂用量较大，不良反应多。

◆开始常有皮肤潮红及瘙痒等。皮肤潮红可能与释放 PGI_2 有关，合用阿司匹林，可使此类反应明显减轻，且还能延长其半衰期。

◆烟酸刺激胃肠道引起恶心、呕吐、腹泻，加重溃疡病，餐时或餐后服用可以减轻。

◆大剂量用药可导致腹泻、头晕、乏力、皮肤干燥、瘙痒、眼干燥、恶心、呕吐、胃痛、高血糖、高尿酸、心律失常、肝毒性反应。

◆禁忌证有痛风、青光眼、溃疡病、低血压、肝功异常、2 型糖尿病和孕妇等。

（6）药物相互作用

①异烟肼可阻止烟酸与辅酶Ⅰ结合而致烟酸缺少，故服异烟肼时宜适量补充烟酸或烟酰胺。

②烟酸与血管扩张剂（如胍乙啶等降血压药）不宜合用。

2. 阿西莫司（Acipimox） 又称甲氧吡嗪，是烟酸的异构体。

◆口服吸收快而全，不与血浆蛋白结合，$t_{1/2}$较长约为 2 小时，在体内也不被代谢，原形由尿排出。

（1）药理作用：与烟酸类似，调血脂作用更强而持久，可使血浆 TG 降低约 50%，并因抑制肝脂肪酶的活性减少 HDL 分解，而升高 HDL。

（2）临床应用：适用于 2 型糖尿病和痛风患者的高脂血症。

（3）不良反应：较烟酸少而轻，不易导致血糖和血尿酸的升高。

（五）抗氧化剂

◆防止氧自由基的形成以及阻止脂蛋白的氧化修饰，已成为阻止高脂血症、动脉粥样硬化发生与发展的重要措施。因氧自由基（oxygen free radical，OFR），可直接损伤血管内膜，导致细胞功能障碍，同时氧化修饰脂蛋白，与动脉粥样硬化的形成密切相关。

1. 普罗布考（Probucol）

（1）药理作用与机制

①抗氧化作用：低剂量的普罗布考就能有效地阻止氧自由基对 LDL 氧化修饰作用，保护血管内皮，抑制 Lp（a）、VLDL 的氧化，增强 HDL 抗氧化作用。

②调血脂作用：能降低血浆 TC 和 LDL - C 浓度，同时明显降低 HDL - C，对 VLDL、TG 影响较小。

③抗动脉粥样硬化抑制内皮细胞对 LDL 的摄取，防止巨噬细胞转化成泡沫细胞，使动脉粥样硬化斑块形成延缓或消退。

（2）临床应用

◆与其他调血脂药合用治疗各种类型高胆固醇血症。长期使用可降低冠心病的发病率。

◆可使纯合子家族性高胆固醇血症患者的皮肤和肌腱的黄色瘤消退。

（3）不良反应与注意事项

◆本品最常见的不良反应为胃肠道不适，腹泻的发生率大约为 10%，还有胀气、腹痛、恶心和呕吐。

◆其他少见的反应有：头痛、头晕、感觉异常、失眠、耳鸣、皮疹、皮肤瘙痒等。

◆有报道发生过血管神经性水肿的过敏反应。

◆罕见的严重的不良反应有：心电图 Q - T 间期延长、室性心动过速、血小板减少等。心肌损伤者禁用。

◆不宜与延长 Q - T 间期的药物合用，如奎尼丁、胺碘酮、索他洛尔、特非那定等药物。

（4）药物相互作用

①本品与可导致心律失常的药物，如三环类抗抑郁药及抗心律失常药和吩噻嗪类药物合用时，应注意不良反应发生的危险性增加。

②本品能加强香豆素类药物的抗凝血作用。

③本品能加强降糖药的作用。

④本品与环孢素合用时，与单独服用环孢素相比，可明降低后者的血药浓度。

（六）多烯脂肪酸类

◆又称不饱和脂肪酸类（polyunsaturated fatty acids. PUFA）。根据不饱和双键开始出现的位置不同，可将其分为 ω - 3（或 n - 3）型和 ω - 6（或 n - 6）型两大类。

1. ω - 3 型 PUFA

（1）代表药物：代表性 ω - 3 型 PUFA 有二十碳五烯酸（EPA）和二十二碳六烯酸（DHA）。

（2）来源：EPA 和 DHA 主要来自海洋生物，在海洋藻类、海鱼及贝类脂肪中含量丰富。

（3）作用特点与机制：

◆EPA 和 DHA 可能通过抑制肝脏 TG 和 Apo - B（载脂蛋白 B）的合成，提高 LPL 活性，促进 VLDL 分解，发挥调血脂作用。

◆与 ω - 6 类 PUFA 相比，ω - 3 类的调血脂作用更强，其可显著降低 VLDL、TG 水平，继而降低 TC 和 LDL 水平，并升高 HDL 水平。

（4）适应证：

①主要用于高三酰甘油血症。

◆ω - 3 类可与胆固醇结合成酯使胆固醇易于转运、代谢和排泄，而发挥降总 TC 的作用。另外 ω - 3 还可使胆固醇重新分配，使其较多地沉积于血管壁以外的组织中，减少血管壁中胆固醇的含量。

②长期应用能预防动脉粥样硬化形成，并使斑块消退。

◆EPA 和 DHA 还可抑制血小板聚集、降低全血黏度、扩张血管、抑制内皮生长因子和增强内皮舒张因子（EDRF）的功能等。

2. ω - 6 型 PUFA

◆ω - 6 型 PUFA 包括亚油酸（linoleic acid，LA）和亚麻酸（γ - linolenic acid，γ - LNA），主要来源于植物油，如月见草油、玉米油、葵花子油和亚麻油等。

◆其降血脂作用较弱，主要降低 TC 和 LDL - C 水平，升高 HDL 水平。常用月见草油（evening primrose oil）和 LA，具有调血脂和抗 AS 作用。

三、血脂调节药不合理用药处方审核

×××医院处方笺

科别内分泌科　　姓名×××　性别男　　年龄 58 岁　门诊号×××

诊断：　　　　　　　　　　　　　　R.
①单纯性肥胖症　　　　　　　　　　吉非罗齐片　0.3g×28 片　0.6g　b.i.d.　p.o.
②混合型血脂异常　　　　　　　　　辛伐他汀片 10mg×14 片　20mg　q.d 晚饭时 p.o.

医师××____　×××年×月×日

药费×××计价员×××　　调配×××　核对×××　　发药×××

（◆病史摘要："因肥胖 2 年"就诊。体重指数：29.2kg/m²。血胆固醇：11.7mmol/L；三酰甘油：2.2mmol/L）

判断	辛伐他汀合用吉非罗齐可增加不良反应发生
原因	他汀类是目前降低密度脂蛋白胆固醇作用最强的调脂药，如辛伐他汀、洛伐他汀、普伐他汀等。他汀类药物的不良反应包括偶可引起横纹肌溶解症 ◆当其与贝特类药物（吉非罗齐、非诺贝特等）合用时不但可增强其调脂效果，同时也会增加横纹肌溶解症的发生率，以及提高急性肾衰的发生率

四、血脂调节药物研究进展

近年来，随着人们对血浆脂蛋白调节因子及其调节机制的认识及研究不断深入，作用于新靶点且疗效显著的血脂调节药物将不断涌现。主要有：

（一）过氧化物酶体增殖激活受体激动剂

◆过氧化物酶体增殖激活受体（PPAR）属于核受体基因家族的转录因子，参与介导体内血脂的代谢，主要分为 PPARα、PPARγ 和 PBARδ 三型，它们通过调控相关基因的表达而发挥调血脂的作用。

◆前述贝特类药物属 PPAR 激动剂，其调血脂作用的可能机制是通过激活 PPARα 而发挥作用。

◆罗格里扎（Ragaglitazar）为 PPARα 和 γ 双重受体激动剂，对 Ⅱ 型糖尿病患者，可升高 HDL，降低 TG，并增强胰岛素敏感性，现处于Ⅲ期临床研究中。

◆此外同类药物还有 Muraglitazar 和 Tesaglitazar。另外，PPARδ 选择性激动剂 GW501516 的研究结果显示，它可致恒河猴 HDL 升高 80%，LDL 降低 29%。

（二）胆固醇酯转移蛋白抑制剂

◆胆固醇酯转移蛋白（CETP）的主要功能是促进 HDL 中胆固醇酯与 VLDL 和 CM 中 TC 进行交换，使 HDL 颗粒减少。研究发现遗传性 CETP 缺失的患者，其血中 HDL 升高，而 LDL 呈中等程度下降，提示 CETP 抑制剂有可能成为升高 HDL 的有效药物。

◆托切普（Torcetrapib）为 CETP 抑制剂，正处于临床Ⅲ期研究中，其单独或与阿伐他汀联合使用，均可显著升高低 HDL 胆固醇酯患者 HDL 水平，同时也降低血浆 LDL。此外，CETP 不可逆抑制剂 JTT－705 也显示出明显的升高高脂血症患者 HDL 的作用。

（三）微粒体甘油三酯转移蛋白抑制剂

微粒体甘油三酯转移蛋白是 VLDL 聚集过程中的重要调节因子，研究中的抑制剂 BMS－212122，可显著降低仓鼠和猴 TC 和 LDL 水平。

◆此外，影响胆固醇合成另一途径的药物如鲨烯合成酶抑制剂 YM－53601，鲨烯加氧酶抑制剂 FR－194738 以及鲨烯环化酶抑制剂 LF05－0038 等均显示出显著降低血浆 TC 和 TG 的作用。

（四）肝脏 X 受体（LXR）激动剂

肝脏 X 受体激动剂是配体活化的转录因子，属于核受体超家族。有同工型，LXRα 和 LXRβ，两者均为涉及脂肪代谢基因的中心调节因子。

◆合成的 LXR 激动剂可抑制小鼠动脉粥样硬化的发展，L－783483 可以激动 LXR，同时又是选择性 PBAR δ 激动剂，在动物实验中可治疗动脉粥样硬化。上述两个药物均在临床研究中。

第八章

消化系统用药

第一节　抗消化性溃疡药

一、概述

（一）常用药物种类

◆消化性溃疡（peptic ulcer）的发病主要是黏膜局部损伤和保护机制之间平衡失调的结果。保护性因素（黏液/HCO_3^-屏障和黏膜修复）减弱或者是损伤因素（胃酸、胃蛋白酶和幽门螺旋菌）增强均可导致消化性溃疡。当今的治疗主要着眼于减少胃酸和增强胃黏膜的保护作用。

1. **抗酸药**　也称中和胃酸药，是指能降低胃内酸度从而降低胃蛋白酶的活性和减弱胃液消化作用的药物。是治疗消化性溃疡病特别是十二指肠溃疡病的主要药物之一。

2. **抑酸药**　并不在胃内直接中和胃酸，而是通过各种途径来抑制胃酸分泌的药物。

3. **黏膜保护药**　是指一类具有保护和增强胃黏膜防御功能的药物，通称为胃黏膜保护药。

4. **抗幽门螺杆菌药**

（二）各类代表药物及作用机制

分类		代表药物	作用机制
抗酸药		氢氧化镁、三硅酸镁、氢氧化铝、碳酸钙、碳酸氢钠	在胃内可直接中和胃酸，升高胃内容物的pH，从而解除胃酸对胃、十二指肠黏膜的侵蚀及对溃疡面的刺激
抑酸药	H_2受体阻断药	西咪替丁、雷尼替丁、法莫替丁和尼扎替丁	阻断胃壁细胞基底膜上的受H_2体，抑制基础胃酸和夜间胃酸的分泌
	M胆碱受体阻断药	哌仑西平和替仑西平	阻断M受体阻断，降低胃酸分泌
	胃泌素受体阻断药	丙谷氨	竞争性地阻断胃泌素受体，减少胃酸分泌
	质子泵抑制药	奥美拉唑、兰索拉唑、潘多拉唑和雷贝拉唑	抑制H^+，K^+-ATP酶的活性，抑制H^+分泌，并减少胃蛋白酶分泌

续表

分类		代表药物	作用机制
黏膜保护药	黏膜保护药衍生物	米索前列醇，恩前列醇	通过增强胃黏膜的细胞屏障、黏液－碳酸氢盐屏障来发挥作用
	铝、铋制剂	硫糖铝、枸橼酸铋钾	吸附胃蛋白酶并降低其活性，覆盖于溃疡表面形成保护层
	抗幽门螺杆菌药	阿莫西林、庆大霉素、克拉霉素、四环素和甲硝唑等	通过对幽门螺杆菌的抑制和杀灭，减少细胞毒素的产生，从而修复黏膜损伤

二、常用抗消化性溃疡药物

（一）抗酸药

1. 药理作用

◆通过直接中和胃酸，减少酸对胃肠黏膜的侵袭和刺激，同时导致酸度下降，胃蛋白酶的活性也下降，还可缓解溃疡引起的疼痛等症状。

◆理想的抗酸药应该作用迅速、持久，不吸收、不产气，不引起腹泻或便秘，对黏膜有保护作用。单一药物很难达到这一要求，故临床常用复方制剂治疗溃疡。

2. 适应证

◆主要用于治疗消化性溃疡和反流性食管炎。

◆由于受 H_2 体阻断药等新型抗消化性溃疡药的不断出现，抗酸药的应用明显下降。但本类药物价格低，不良反应少，与受体 H_2 阻断药合用疗效显著，仍将作为有效的抗溃疡病药物继续使用，同时还可用于预防应激性溃疡和治疗卓－艾（Zollinger－Ellison）综合征。

卓－艾综合征（Zollinger－Ellison syndrome，ZES）系由发生在胰腺的一种非 β 胰岛细胞瘤或胃窦 G 细胞增生所引起的上消化道慢性难治性溃疡。由前者所引起的消化性溃疡称之为卓－艾综合征 II 型，而由后者引起的称之为 I 型。临床表现为顽固性消化性溃疡和腹泻。

3. 常用抗酸药作用比较

◆各种抗酸药的吸收程度不同，含有 Al^{3+} 和 Ca^{2+} 的制剂吸收较少。对肾功能正常的人，Al^{3+} 和 Mg^{2+} 的蓄积对机体影响不大，但对肾功能不良的人，吸收进入体内的 Al^{3+} 可能导致骨质疏松和脑病等。

药物	药理作用及特点	不良反应
氢氧化镁	抗酸作用强且起效快，持续时间久	Mg^{2+} 有导泻作用，少量吸收后经肾排出，如果肾功能不良者可引起血镁过高
三硅酸镁	抗酸作用较弱，作用慢而持久，对溃疡面具有保护作用	轻度腹泻，很少单用
氢氧化铝	抗酸作用较强，作用慢而持久、收敛、止血作用	长期服用可影响肠道对磷酸盐的吸收，且可引起便秘

药物	药理作用及特点	不良反应
碳酸钙	作用较强，作用快而持久，不引起全身性酸碱平衡紊乱	可产生 CO_2 气体。进入小肠的 Ca^{2+} 可促进胃泌素（gastrin）的分泌，引起反跳性胃酸分泌增多。可引起便秘
碳酸氢钠	抗酸作用强，起效快而作用短暂	中和胃酸时可产生 CO_2，引起暖气、腹胀。口服可被肠道吸收，导致碱血症

（二）抑制胃酸分泌药

◆胃酸分泌受多种因素影响。每种因素都影响到最终生理过程——壁细胞对 H^+ 的分泌。

◆壁细胞内存在两条主要的信号传导系统：cAMP 依赖性途径和 Ca^{2+} 依赖性途径。两条途径均可激活 H^+，K^+ – ATP 酶（质子泵）。

◆抑制任何相关受体（M、H_2 和胃泌素受体）、第二信使和 H^+，K^+ – ATP 酶等关键环节，均可以有效减少胃酸的分泌。常用药物主要有以下几类：

1. H_2 受体阻断药

（1）作用特点

◆不但可以阻断胃壁细胞基底膜上的 H_2 受体，其对胃泌素及 M 受体激动药引起的胃酸分泌也有抑制作用。

◆但在突然停药时，会导致胃酸分泌反跳性增加。

（2）适应证：用于缓解胃酸过多引起的胃痛、胃灼热感（烧心）、反酸。

（3）常用药物作用比较

药物	药理作用特点	不良反应
西咪替丁	①抑制基础胃酸、夜间和各种刺激引起的胃酸分泌②抑制胃蛋白酶分泌，保护胃黏膜	长期用药或加大剂量时可出现：男性乳房肿胀、泌乳现象、性欲减退、腹泻、眩晕或头痛、肌痉挛或肌痛、皮疹、脱发等
雷尼替丁	抑制胃酸作用是西咪替丁的 4~10 倍，远期疗效优于西咪替丁	①常见的有恶心、皮疹、便秘、乏力、头晕等；②对肾、性腺功能和中枢神经的不良反应较轻。③少数患者服药后引起轻度肝功能损伤，肝功可恢复正常
法莫替丁	①作用强，持续时间长，药效是西咪替丁的 40~50 倍，是雷尼替丁的 7~10 倍②对肝药酶无影响，无抗雄激素作用，不影响催乳素	不良反应少，罕见脉率增加、血压上升，偶见转氨酶升高等肝功能异常，皮疹、荨麻疹

（4）药物相互作用

药物	药物相互作用
西咪替丁	①当与氢氧化铝、氧化镁等抗酸剂合用时，本品的吸收可能减少 ②本品与硝西泮、地西泮、茶碱、普萘洛尔、苯妥英钠及阿司匹林等同用时，均可使这些药物的血药浓度升高，作用增强，出现不良反应，甚至是毒性反应 ③本品与氨基糖苷类抗生素如庆大霉素等同用时可能导致呼吸抑制或呼吸停止

续表

药物	药物相互作用
雷尼替丁	①与华法林、利多卡因、地西泮、普萘洛尔等经肝代谢的药物伍用时，雷尼替丁的血药浓度不会升高而出现毒副反应 ②与抗凝血药、抗癫痫药配伍用时，要比西咪替丁为安全 ③与普鲁卡因胺并用，可使普鲁卡因胺的清除率降低 ④可减少肝脏血流量，因而与普萘洛尔、利多卡因等代谢受肝血流量影响大的药物合用时，可延缓这些药物的作用
法莫替丁	①丙磺舒会抑制法莫替丁从肾小管的排泄，与本品同用时，应咨询医师 ②本品不宜与其他抗酸剂合用，如含氢氧化铝、镁的抗酸剂可降低法莫替丁的生物利用度，降低其吸收和血药浓度 ③本品对茶碱、华法林、地西泮和硝苯地平的药代动力学有轻度影响，同时使用时应咨询医师

2. M 胆碱受体阻断药

◆与 M_1 受体的亲和力较高，主要阻断 M_1 受体。其降低胃酸分泌的作用弱于西咪替丁，可使基础胃酸生成减少 40% ~ 50%，但预防溃疡病复发作用与西咪替丁相同。哌仑西平和替仑西平效能相对较弱，且有明显的抗胆碱不良反应，已较少应用。

3. 胃泌素受体阻断药

◆丙谷氨（Proglumide）：其化学结构与胃泌素的终末端相似，可竞争性地阻断胃泌素受体，减少胃酸分泌。由于丙谷氨比 H_2 体阻断药疗效差，现已很少用于溃疡病的治疗。因其能阻断胆囊收缩素受体，有试用于促进胃排空和治疗胰腺炎的报道。

4. 质子泵抑制药（proton pump inhibitor）

又称 H^+，K^+ – ATP 酶抑制药，是一类新型的抗消化性溃疡药。由于疗效确切，不良反应少，近年来被临床广泛应用。质子泵抑制药为"前体药"，需要在酸性环境中活化产生作用。

（1）奥美拉唑（Omeprazole）

①体内过程

◆口服吸收迅速，血浆蛋白结合率高。主要经肝脏代谢，血浆半衰期约 1 ~ 2 小时。对慢性肾衰和肝硬化的患者，口服 1 次/日，一般不会引起药物在体内蓄积，但对严重的肝病患者仍应减量。

◆本类药物应在饭前或餐时服用，因为食物可促进胃酸分泌。不能与其他抗酸药如 H_2 受体阻断药同时服用，否则疗效减弱。

②药理作用及机制

◆本品为脂溶性弱碱性药物，易浓集于酸性环境中。口服后可特异地分布于胃黏膜壁细胞的分泌小管中，并在高酸环境下转化为亚磺酰胺的活性形式，通过二硫键与壁细胞分泌膜中的 H^+，K^+ – ATP 酶（又称质子泵）的巯基呈不可逆性的结合，生成亚磺酰胺与质子泵的复合物，从而使该酶失去活性，不可逆地抑制质子泵，阻断胃酸分泌的最后步骤，对正常人及溃疡病患者的胃酸分泌均有抑制作用。

◆由于胃内 pH 升高，可反射性地引起胃泌素分泌增加。动物实验证明奥美拉唑对阿司匹林、乙醇、应激所致的胃黏膜损伤有保护作用。此外，奥美拉唑也对幽门螺杆菌有抑制作用。

③适应证　适用于胃溃疡、十二指肠溃疡、应激性溃疡、反流性食管炎和卓－艾综合征（胃泌素瘤）。

◆治疗消化性溃疡作用与 H_2 受体阻断药相同。

◆治疗反流性食管炎疗效优于 H_2 受体阻断药。

◆Zollinger – Ellison 综合征，应用奥美拉唑 30～360mg/d，可完全抑制胃酸分泌，使症状迅速消失，溃疡愈合。

◆幽门螺杆菌阳性患者，合用抗菌药物，可使细菌转阴率达80%～90%，并明显降低溃疡的复发率。与奥美拉唑比较，其他质子泵抑制药如兰索拉唑等对胃和十二指肠溃疡的愈合作用无明显差异。

④不良反应

◆本品耐受性良好，常见不良反应是腹泻、头痛、恶心、腹痛、胃肠胀气及便秘，偶见白细胞减少，血清转氨酶及胆红素增高、外周神经炎，皮疹、眩晕、嗜睡、失眠等，这些不良反应通常是轻微的，可自动消失，与剂量无关。

◆长期治疗未见严重的不良反应，但在有些病例中可发生胃粘膜细胞增生和萎缩性胃炎。

⑤药物相互作用　奥美拉唑主要经 CYP2C19 和 CYP3A4 酶代谢，对肝药酶有抑制作用

◆应避免与地西泮、苯妥英钠、华法林、硝苯地平、地高辛、西沙必利、奎尼丁、环孢素、咖啡因和茶碱同时使用。

◆应避免与口服咪唑类抗真菌药如酮康唑、伊曲康唑、咪康唑及氟康唑等同时使用。

◆奥美拉唑与克拉霉素联合用药可增加中枢神经系统（主要是头痛）及胃肠道不良反应的发生率。

（2）其他药物：与奥美拉唑比较，其他质子泵抑制药如兰索拉唑等对胃和十二指肠溃疡的愈合作用无明显差异。

药物	F/%	峰时间/h	$t_{1/2}$（h）	作用持续时间	药酶抑制现象	不良反应发生率
奥美拉唑	30～40	1.5	0.5～1.5	12～24	有	1.1～1.8
兰索拉唑	85（个体差异大）	1.5	1.3～1.7	24	有	0.8～3.8
潘多拉唑	70～80	1.0	1.3	24	无	少见

（三）黏膜保护药

胃可以通过多种机制如胃上皮细胞紧密连接、上皮细胞表面黏蛋白层、胃黏膜产生的前列腺素及向黏液层分泌碳酸氢盐等来保护胃黏膜免受胃酸的损害。黏膜保护药主要是通过增强胃黏膜的细胞屏障、黏液－碳酸氢盐屏障来发挥抗溃疡作用。

1. **米索前列醇**（Misoprostol）

（1）作用特点

◆米索前列醇为前列腺素 E（prostaglandin E，PGE）的衍生物。性质稳定，口服吸收良好，$t_{1/2}$ 为 1.6～1.8 小时。单次给药后 30 分钟起效，60～90 分钟达到高峰，持续 3 小时。对基础胃酸分泌、食物、组胺和胃泌素等引起的胃酸分泌均有抑制作用，使胃蛋白酶的分泌也减少。

（2）作用与机制

◆动物实验和临床研究证明，米索前列醇有提高黏液和 HCO_3^- 的分泌、促进胃黏膜受损上皮细胞的重建和增殖、增加胃黏膜血流等作用，从而提高胃黏液屏障和黏膜屏障功能。

（3）适应证

◆临床用于治疗胃和十二指肠溃疡，并预防二者的复发。

◆对长期应用非甾体抗炎药引起的消化性溃疡、胃出血，作为细胞保护药有特效。

◆因能引起子宫收缩，尚可用于产后止血。

（4）不良反应：最常见的不良反应为腹泻。尚有头痛、头晕等。

（5）禁忌证

◆心、肝、肾疾病患者及肾上腺皮质功能不全者。

◆有使用前列腺素类药物禁忌者，如青光眼、哮喘及过敏体质者。

◆可使肠炎患者病情恶化，故该病患者应禁用。孕妇及 PG 过敏者也禁用。

2. **恩前列素**（Enprostil）

◆其作用与米索前列醇相似，特点是抑制胃酸分泌作用持续时间长。因能抑制胃泌素分泌，对长期服用奥美拉唑引起的胃泌素增高有明显的对抗作用。

3. **硫糖铝**（Sucralfate）

（1）作用与机制

◆口服后在胃酸中解离为氢氧化铝和硫酸蔗糖复合物。前者有抗酸作用，后者为黏稠多聚体，与病灶表面带正电荷蛋白质结合形成保护膜，牢固地黏附于上皮细胞和溃疡基底部，防止胃酸和消化酶的侵蚀，并能与胃酸和胆汁酸结合，有利于黏膜上皮再生和溃疡愈合。

◆硫糖铝的黏膜保护作用还与刺激局部 PG 及表皮生长因子的生成有关。

（2）适应证

◆临床主要用于治疗消化性溃疡、反流性食管炎、慢性糜烂性胃炎，有较好疗效。硫糖铝在酸性环境中才能发挥作用，应在饭前 1 小时空腹服用，并且服药后 30 分钟内禁用抗酸药或胃酸分泌抑制药。

（3）不良反应

◆较常见的不良反应是便秘（约 2%）。少见或偶见的有腰痛、腹泻、恶心、眩晕、嗜睡、口干、消化不良、疲劳、皮疹、瘙痒、背痛及胃痉挛。

◆少量 Al^{3+} 可被吸收，肾衰患者应特别谨慎。

（4）药物相互作用

◆本品与四环素类、西咪替丁、苯妥英钠、华法林、酮康唑、各种维生素、氟喹诺酮或地高辛等同时服用，可减少这些药物的吸收，故不应同服（因硫糖铝在胃中形成黏液层，影响这些药的生物利用度），可在服用这些药 2 小时后再服用硫糖铝。

◆与多酶片合用时，两药的疗效均降低。

4. 枸橼酸铋钾（Bismuth potassium citrate）

（1）作用与机制

◆本品能吸附胃蛋白酶并降低其活性，覆盖于溃疡表面形成保护层，以减少胃酸、胃蛋白酶等对溃疡面的刺激，促进溃疡愈合。抗消化性溃疡作用与 H_2 受体阻断药相似，但复发率较西咪替丁低。

（2）适应证　用于慢性胃炎及缓解胃酸过多引起的胃痛、胃灼热感（烧心）和反酸。

（3）不良反应与禁忌证

◆服药期间口内可能带有氨味，并可使舌苔及大便呈灰黑色，停药后即自行消失；偶见恶心、便秘。

◆严重肾病患者及孕妇禁用，以免血铋过高出现脑病和骨营养不良。

（4）药物相互作用

◆牛奶和抗酸药可干扰本品的作用，不能同时服用。

◆与四环素同服会影响后者吸收。

5. 其他胃黏膜保护药

药物	作用与应用	不良反应	药物相互作用
思密达	可覆盖消化性黏膜，增加胃黏液合成，使胃中磷脂含量增加，促进上皮修复，有抗幽门螺杆菌作用	发生率低，主要是胃肠道反应	发生率低，主要是胃肠道反应
替普瑞酮	属萜烯类衍生物，可增加黏液分泌、合成、促进 PGE_2 合成，减轻溃疡症状	轻微，个别患者有胃肠道反应，皮肤瘙痒，ALT、AST 轻度升高	发生率低，主要是胃肠道反应
麦滋林	主要由谷氨酰胺组成，可增加胃黏膜 PGE_2 的合成，增加黏液分泌，增强黏膜保护屏障	同替普瑞酮	同替普瑞酮
胶体果胶铋	形成氧化铋胶体，促进黏液分泌，抗幽门螺杆菌	粪便呈黑褐色，停药后 1~2 天内粪便色泽转为正常。严重肾功能不全者及孕妇禁用	不得与牛奶同服。不能与强力制酸药同服，否则可降低疗效

◆ALT 丙氨酸转氨酶；AST 谷草转氨酶。

（四）抗幽门螺杆菌药

1. 简介

◆两位澳大利亚科学家及医生 Barry Marshall 和 Robin Warren 发现了幽门螺杆菌，

以及该细菌在胃炎及胃溃疡中所扮演的角色，使消化性溃疡的治疗获得了巨大的进步，两位科学家因此获得了 2005 年诺贝尔生理学和医学奖。

幽门螺杆菌（HeLicobacter pylori，Hp）为革兰阴性厌氧菌，在胃、十二指肠的上皮表面生长。Hp 产生多种酶及细胞毒素，使黏膜损伤，是慢性胃炎、消化性溃疡和胃腺癌等胃部疾患发生发展中的一个重要致病因子。

◆研究表明，80%~90% 的溃疡病患者都有胃部的 Hp 感染。根除 Hp 可以明显增加溃疡的愈合率，减少复发率。因此，预防溃疡复发的焦点主要集中在根除胃及十二指肠溃疡患者的 Hp 上。

2. 常用药物

尽管在体外，Hp 对多种抗菌药物非常敏感，但在体内这些抗菌药物对 Hp 的效果却不佳。可能是药物在胃内的停留时间有限，难以透过黏膜层，使感染部位不能达到有效浓度有关。

◆抗 Hp 感染，除了抗溃疡药中的铋制剂、硫糖铝等有弱的作用外，临床常用的抗菌药物有阿莫西林、庆大霉素、克拉霉素、四环素和甲硝唑等。

◆单用一种抗菌药治疗 Hp 感染效果差，且容易导致耐药，常以 2~3 种药联合应用。

◆临床常采用奥美拉唑、阿莫西林和甲硝唑三联用药，也可采用奥美拉唑、阿莫西林、克拉霉素、甲硝唑、铋制剂联合治疗。一般连续 10~14 日给药优于短期治疗，根治率可达 90%。

◆此外，质子泵抑制药或 H_2 受体阻断药可以明显增强 pH 依赖性抗生素如阿莫西林或克拉霉素的抗菌作用。

三、抗消化性溃疡药不合理用药处方审核

×××医院处方笺

科别消化科　　　姓名×××　　性别　男　年龄42　　　门诊号×××

诊断：
十二指肠溃疡

R.
①枸橼酸铋钾胶囊 0.3g×28 粒　0.6g　b.i.d. p.o.
②雷尼替丁胶囊　0.15g×14 粒　0.15g　b.i.d. p.o.

医师____×××年×月×日

药费×××计价员×××　调配×××　核对×××　　发药×××

（◆病史摘要：因"发作性腹痛 3 个星期"就诊）

判断	雷尼替丁可干扰枸橼酸铋钾的作用
原因	枸橼酸铋钾的作用机制是需在胃液 pH 的条件下，在溃疡表面或溃疡基底肉芽组织形成一种坚固的氧化铋胶体沉淀，成为保护性薄膜，从而隔绝胃酸、酶及食物对溃疡黏膜的侵蚀作用。雷尼替丁是一抗酸药，能选择性阻断 H_2 受体，而减少胃酸分泌，干扰枸橼酸铋钾作用，服用枸橼酸铋钾前后 30 分钟不宜同服雷尼替丁

第二节　助消化药

一、定义

◆助消化药（Digestants）是一类能促进食物消化或促进消化液分泌的药物，多为消化液中的成分。用于消化道功能减弱和消化不良等病症的治疗。

二、常用药物

药物	药理作用	适应证	不良反应与注意事项
稀盐酸	服用后可使胃内酸度增加，胃蛋白酶活性增强	适用于慢性胃炎、胃癌、发酵性消化不良，	常与胃蛋白酶同服
胃蛋白酶（Pepsin）	助消化	辅助治疗由于胃酸和消化酶分泌不足引起的消化不良和胃蛋白酶缺乏症	常与稀盐酸同服。不能与碱性药物配伍使用
胰酶（Pancreatin）	来源于牛、羊、猪等动物的胰腺，主要含有胰蛋白酶、胰淀粉酶、胰脂肪酶	消化不良、食欲不振、胰液分泌不足；或慢性胰腺炎引起的消化障碍	在酸性环境中易被破坏，一般制成肠衣片吞服，服用时不要嚼碎
乳酶生（Lactasin）	为活乳酸杆菌的干制剂，能分解糖类产生乳酸，提高肠内容物的酸性，抑制肠内腐败菌的繁殖，减少发酵和产气	主要用于消化不良、腹泻和小儿消化不良性腹泻。与氨基酸干酵母联用，可增强疗效	不宜与抗酸药、抗菌药或吸附剂同服，以免降低疗效
干酵母（Dried yeast）	为麦酒酵母菌的干燥菌体，含多种 B 族维生素、叶酸及麦芽糖酶等	用于消化不良、食欲不振，辅助治疗维生素 B 缺乏症	宜嚼服，用量过大可引起腹泻

第三节　止吐药与促胃肠动力药

一、概述

（一）定义

恶心、呕吐是一种比较复杂的神经反射性调整反应。多种因素如恶性肿瘤的化学治疗、胃肠疾病、晕动病、内耳眩晕症、怀孕早期及外科手术等均可引起恶心和呕吐。

◆中枢的催吐化学感受区（CTZ）、前庭器官、内脏等传入冲动作用于延脑呕吐中枢，使呕吐中枢发出传出冲动到达效应部位引起呕吐。参与中枢催吐的受体有多巴胺（DA）受体、胆碱能（M）受体和组胺（H）受体，它们的阻断药均有不同程度的抗呕吐性质。

◆近来证明，5 - 羟色胺（5 - HT）也是一个重要的催吐递质，$5 - HT_3$ 受体阻断药已用于临床。

1. **止吐药**（antiemetic drugs） 是可以通过影响呕吐的不同环节而发挥止吐作用的药物。

2. **促胃肠动力药**（gastrointestinal prokinetic agents，**胃动力药**） 是指能增加胃肠动力和胃肠物质转运的药物。

◆这些药物在药理学作用和化学结构上各不相同，但它们对治疗胃运动功能减弱的患者具有同样重要作用，有些胃肠促动药还可作为止吐药。常用的止吐药和胃肠促动力药分述如下：

（二）药物分类

药物分类		代表药物	作用机制
H$_1$受体阻断药		苯海拉明、茶苯海明、异丙嗪和桂利嗪	作用于 H$_1$ 受体，抑制前庭功能，产生中枢镇静和止吐作用
M 胆碱受体阻断药		东莨菪碱	降低迷路感受器的敏感性，抑制前庭小脑通路的传导，产生抗晕动病作用
多巴胺受体阻断药	吩噻嗪类	氯丙嗪、三氟拉嗪和硫乙拉嗪	阻断延脑 CTZ 和呕吐中枢的多巴胺受体，有效止吐
	苯甲酰胺类	甲氧氯普胺、多潘立酮、西沙比利、莫沙必利	促进 ACh 释放，也可对抗 5－HT 受体而激活5－HT$_4$受体，此外，还有对抗中枢和外周 DA 受体作用
5－HT$_3$受体阻断药		昂丹司琼、格拉司琼、托烷司琼和多拉司琼	通过由 5－HT$_3$、5－HT$_4$受体介导的胆碱能抑制性和兴奋性中间神经元产生作用

二、常用止吐药与促胃肠动力药物

（一）H$_1$受体阻断药

1. 茶苯海明

（1）适应证 用于防治晕动病（如晕车、晕船、晕机）所致的恶心、呕吐。

（2）不良反应 常见有迟钝、思睡、注意力不集中、疲乏、头晕，也可有胃肠不适。罕见有幻觉、视力下降、排尿困难、皮疹等反应。

（3）注意事项

◆服药期间不得驾驶机、车、船、从事高空作业、机械作业及操作精密仪器。

◆服用本品期间不得饮酒或含有酒精的饮料。不得与其他中枢神经抑制药（如一些镇静安眠药）及三环类抗抑郁药同服。

◆老年人慎用，孕妇、新生儿及早产儿禁用。

（4）药物相互作用

◆本品与乙醇或其他镇静助眠药并用有协同作用，应避免同时服用。

◆本品能短暂地影响巴比妥类等的吸收。

◆本品与对氨基水杨酸钠同用时，后者的血药浓度降低。

2. 异丙嗪

（1）不良反应 主要为困倦、思睡、口干，偶有胃肠道刺激症状，高剂量时易发生锥体外系症状；老年人用药多发生头晕、痴呆、精神错乱和低血压。

（2）注意事项

◆服药期间不得驾驶机、车、船、从事高空作业、机械作业及操作精密仪器。孕妇、哺乳期妇女和老年人慎用。

◆下列情况慎用：急性哮喘、膀胱颈梗阻、骨髓抑制、心血管疾病、昏迷、闭角型青光眼、肝肾功能不全、高血压、胃溃疡、前列腺肥大、幽门或十二指肠梗阻、多痰、癫痫及黄疸等患者。

（3）药物相互作用

①本品可增强抗胆碱药如阿托品的作用；

②与镇静、催眠药、抗过敏药并用可增加本品对中枢神经的抑制作用；

③与氨基糖苷类抗生素、水杨酸制剂和去甲万古霉素等耳毒性药同用时，耳毒性症状可被掩盖而不易发现。

（二）M 胆碱受体阻断药

1. 东莨菪碱

（1）不良反应　常有口干，眩晕，严重时瞳孔散大，皮肤潮红，灼热，兴奋，烦躁，谵语，惊厥，心跳加快等。

（2）使用注意事项

①前列腺肥大者慎用，对本品有过敏史者禁用。

②青光眼者禁用。前列腺肥大者慎用。

③严重心脏病，器质性幽门狭窄或麻痹性肠梗阻者禁用。

（3）药物相互作用　不能与抗抑郁、治疗精神病和帕金森病的药物合用。

2. 盐酸苯环壬酯（Phencynonate）

◆属国产药物，也有类似的抗晕动病作用，但由于其选择性较强，因此副作用相对较少。

（三）多巴胺受体阻断药

1. 甲氧氯普胺（Metoclopramide）　又称灭吐灵、胃复安，为对氨基苯甲酸的衍生物，与普鲁卡因胺的化学结构相似。

（1）体内过程

◆甲氧氯普胺口服吸收迅速，1～2 小时达高峰，生物利用度约75%。半衰期为4～6 小时，分布于大多数组织，容易进入血－脑屏障和胎盘，乳汁中的浓度高于血浆，在肝脏以硫酸化和葡萄糖醛酸形式结合。30% 以原形经肾脏排出。

（2）药理作用及机制

①主要作用于延脑 CTZ，阻断多巴胺 B 受体，较高剂量也可作用于 $5-HT_3$ 受体，发挥止吐作用。

②甲氧氯普胺可提高小肠平滑肌的运动；增加贲门括终肌张力，松弛幽门，加速胃的排空；促进肠内容物从十二指肠向回盲部推进，发挥胃动力药的作用。

（3）适应证

◆主要用于治疗胃轻瘫及慢性消化不良引起的恶心、呕吐。

◆口服可预防各种原因包括妊娠引起的呕吐。由于静脉注射高剂量也能耐受。

◆常用于肿瘤放疗和高致吐化疗药如顺铂、环磷酰胺等引起的呕吐（因静脉注射耐受剂量高）。

（4）不良反应

◆大剂量静脉或长期应用可引起明显的锥体外系症状，也可出现疲劳、精神抑郁症状。

◆由于甲氧氯普胺可促进催乳素释放，偶见溢乳、男性乳房发育（因其可促进催乳素释放）。孕妇慎用。可降低地高辛的生物利用度，合用时须注意。

（5）药物相互作用

①与对乙酰氨基酚、左旋多巴、锂化物、四环素、氨苄青霉素、乙醇和安定等同时使用时，胃内排空增快，使后者在小肠内吸收增加；

②与乙醇或中枢抑制药等同时并用，镇静作用均增强；

③与抗胆碱能药物和麻醉止痛药物合用有拮抗作用；

④与抗毒蕈碱麻醉性镇静药并用，甲氧氯普胺对胃肠道的能动性效能可被抵消；

⑤由于其可释放儿茶酚胺，正在使用单胺氧化酶抑制剂的高血压病人，使用时应注意监控；

⑥与扑热息痛、四环素、左旋多巴、乙醇、环孢霉素合用时，可增加其在小肠内的吸收；

⑦与阿扑吗啡并用，后者的中枢性与周围性效应均可被抑制；

⑧与西咪替丁、慢溶型剂型地高辛同用，后者的胃肠道吸收减少，如间隔 2 小时服用可以减少这种影响；本品还可增加地高辛的胆汁排出，从而改变其血浓度；

⑨与能导致锥体外系反应的药物，如吩噻嗪类药等合用，锥体外系反应发生率与严重性均可有所增加。

2. 多潘立酮（Domperidone） 又称吗丁啉（Motilium），为苯咪唑类衍生物。

（1）体内过程

◆口服吸收迅速，但其生物利用度15%，15~30分钟血药浓度达到峰值。半衰期为 7~8 小时。大部分经肝脏代谢，主要经肠道排出。

（2）药理作用

◆为外周多巴胺受体阻滞药，直接作用于胃肠壁，可增加食管下部括约肌张力，防止胃－食管反流，增强胃蠕动，促进胃排空，协调胃与十二指肠运动，抑制恶心、呕吐，并能有效地防止胆汁反流，不影响胃液分泌。

◆本品不易通过血－脑脊液屏障，对脑内多巴胺受体无抑制作用，因此，无锥体外系等神经、精神不良反应。

（3）适应证

①缓解由胃排空延缓、胃肠道反流、食管炎引起的消化不良症状。

②治疗功能性、器质性、感染性、饮食性、放射性治疗或化疗所引起的恶心、呕吐等。

（4）不良反应

◆偶见轻度腹部痉挛、口干、皮疹、头痛、腹泻、神经过敏、倦怠、嗜睡、头晕等。

◆有时导致血清泌乳素水平升高、溢乳、男子乳房女性化等，但停药后即可恢复正常。

（5）药物相互作用

◆不宜与唑类抗真菌药如酮康唑、伊曲康唑，大环内酯类抗生素如红霉素，HIV蛋白酶抑制剂类抗艾滋病药物及奈法唑酮等合用。

◆抗胆碱能药品如痛痉平、溴丙胺太林、山莨菪碱、颠茄片等会减弱本品的作用，不宜与本品同服。

◆抗酸药和抑制胃酸分泌的药物可降低本品的生物利用度，不宜与本品同服。

3. 西沙必利（Cisapride）

◆为胃动力药，可加速食物在胃、小肠直至结肠的运动，可能与其促使肠壁肌层神经丛释放 ACh 有关。

◆不引起锥体外系和催乳素释放的不良反应，可见短暂的腹部痉挛、腹鸣或腹泻，头痛头晕，偶见可逆性肝功异常，有严重心脏毒性报告，甚至死亡。

4. 莫沙必利（Mosapride）　也属于此类药物。

（四）5 – HT$_3$受体阻断药

◆5 – HT$_3$是胃肠道中重要的神经递质，主要存在于黏膜嗜铬细胞和肠肌间神经丛中，影响胃肠的分泌和运动。在肠黏膜中，5 – HT$_3$以局部激素（autocoid）起作用，并引起蠕动反射，以应答局部刺激。

药物	$t_{1/2}$（h）	作用机制	适应证	不良反应
昂丹司琼	3 ~ 4	选择性阻断到中枢神经系统和胃肠道5 – HT$_3$受体，有强止吐作用	化疗及放疗引起的恶心呕吐，还可用于其他类型如外科手术引起的呕吐。对晕动病及多巴胺受体激动药去水吗啡引起的呕吐无效	少，仅有轻度头痛、头晕、嗜睡及胃肠不适。用药过量会出现视觉障碍，严重便秘，低血压及短暂房室传导阻滞
格拉司琼	9.0 ~ 11.6	同昂丹司琼	同昂丹司琼，但作用更强	同上
多拉司琼	7.9	同昂丹司琼	同昂丹司琼，但作用更强	同上
托烷司琼	7.3	同上	作用与昂丹司琼相当	同上

三、本类药物不合理用药处方审核

×××医院处方笺

科别内科　　姓名×××　性别　女　年龄41岁　　门诊号×××

诊断：　　　　　　　　　　R.
慢性胃炎　　　　　　　　　①甲氧氯普胺片　　5mg×42 片　　10mg　t. i. d. p. o.
　　　　　　　　　　　　　②多潘立酮片　　　10mg×21 片　　10mg　t. i. d. p. o.

　　　　　　　　　　　　　　　　　　　医师＿＿＿×××年×月×日

药费×××计价员×××　调配×××　核对×××　　发药×××

（◆病史摘要：因"上腹痛、纳差2个月"就诊。胃镜：慢性胃炎）

判断	两药联用可导致不良反应增多
原因	多潘立酮与甲氧氯普胺同属多巴胺受体拮抗药，为胃肠促动药，作用基本相似，合用可导致易引起锥体外系不良反应加剧，溢乳、男性乳房发育等症状出现明显

第四节　泻药和止泻药

一、泻药

（一）定义

　　泻药（Laxatives）是刺激肠蠕动、增加肠内容物、软化粪便、润滑肠道促进排便的药物。临床主要用于治疗功能性便秘。按作用机制，泻药可分为容积性泻药、渗透性泻药、刺激性泻药和粪便软化剂。

（二）药物分类及性质

分类	代表药物	作用机制及适应证	不良反应
渗透性泻药	硫酸镁、硫酸钠	口服后在肠道内很少吸收，在肠腔内形成高渗透压而吸引水分，扩张肠道，刺激肠壁，促进蠕动。硫酸镁用于排肠毒素，阻塞性黄疸	反射性引起盆腔充血，脱水。肾功能不全、心脏病和电解质紊乱者应慎用或禁用
	乳果糖等	在小肠内不易吸收，提高肠内渗透压，产生轻泻作用；降低肠内 pH，减少肠内氨的生成；并形成铵离子不被吸收，从而明显降低血氨	水，电解质紊乱而致肝性脑病恶化
容积性泻药	甲基、羧甲基纤维素及亲水胶质如琼脂	口服后不易被肠壁吸收，引起肠容积增大而刺激肠壁，使肠推进性蠕动增强而引起排便。可用于防治功能性便秘	1～3d 自然排便，无严重不良反应
刺激性泻药（又称接触性泻药）	二苯甲烷衍生物：酚酞和比沙可啶	这类药物或其代谢产物刺激结肠产生推进性蠕动，降低电解质和水的净吸收。用于慢性便秘	肠炎、皮炎、出血倾向。不良反应多，有致癌性，现已较少使用
蒽醌类	番泻叶和芦荟	在肠内形成蒽醌，增加肠蠕动	

续表

分类	代表药物	作用机制及适应证	不良反应
刺激性泻药（又称接触性泻药）	蓖麻油及其他	分解成蓖麻油酸主要作用于小肠，刺激水和电解质的分泌，加速小肠转运	有不愉快的味道和对肠黏膜神经元有强大的毒性作用，孕妇忌用，忌与脂溶性驱肠虫药同服
阴离子表面活性剂	多库内酯	通过乳化粪便、水和脂肪使粪便软化。对肠黏膜作用类似刺激性泻药。临床用于保持软便，避免排便用力	
润滑性泻药	液状石蜡	产生局部润滑作用并通过软化粪便而发挥作用，适用于老人、幼儿便秘	长期应用影响脂溶性维生素及 Ca^{2+}、磷的吸收，老年人偶可致脂性肺炎
	甘油	有局部润滑作用，数分钟内引起排便，适用于老人及儿童	

（三）泻药的临床应用及注意事项

（1）便秘可根据不同情况选药，排出毒物，应选硫酸镁等盐类泻药。

（2）一般便秘以接触性泻药为宜。老人、儿童、动脉瘤和肛门手术者以润滑性泻药较好。

（3）泻药禁用于恶心、呕吐、急性腹泻或任何原因未明的腹痛。

（4）有电解质和肾功能损害症状的患者慎用。

（5）年老体弱、妊娠及月经期妇女一般禁用剧烈泻药。

二、止泻药

腹泻是多种疾病的症状，治疗时应主要针对其病因，但对腹泻剧烈而持久的患者，可引起水、电解质紊乱，可适当给予止泻药物。

◆治疗腹泻的药物分止泻药，吸附药和收敛药。

（一）止泻药

◆止泻药（Antidiarrheal drugs） 是能抑制肠道蠕动或保护肠道免受刺激而制止腹泻的药物。常用的止泻药如下：

1. 阿片制剂（Opioids）

◆阿片制剂为有效的止泻药而被广泛应用。主要通过肠神经、上皮细胞和肌肉上的阿片受体起作用，增强肠平滑肌张力，减慢胃肠推进性蠕动，使粪便干燥而止泻。

◆此类制剂的特点是止泻作用较强，但易产生依赖性，长期应用可成瘾。多用于较严重的非细菌感染性腹泻。

2. 地芬诺酯（Diphenoxylate）

（1）药理作用：地芬诺酯是哌替啶的衍生物，可代替阿片制剂。

◆对肠道作用类似吗啡，直接作用于肠平滑肌，通过抑制肠黏膜感受器，消除局部黏膜的蠕动反射而减弱蠕动。

◆同时可增加肠的节段性收缩，从而延长肠内容物与肠黏膜的接触，促进肠内水分的回吸收。配以抗胆碱药阿托品，协同加强对肠管蠕动的抑制作用。

（2）不良反应：少见，服药后偶见口干、恶心、呕吐、头痛、嗜睡、抑郁、烦躁、失眠、皮疹、腹胀及肠梗阻等，减量或停药后消失。

（3）使用注意事项

①本品长期应用时可产生依赖性，但显然较阿片为弱，肝病患者及正在服用成瘾性药物患者宜慎用；腹泻早期和腹胀者应慎用。

②只宜用常量短期治疗，以免产生依赖性。

③由痢疾杆菌、沙门菌和某些大肠杆菌引起的急性腹泻，细菌常侵入肠壁黏膜，由于本品能降低肠运动，推迟病原体的排除，反而延长病程。故本品不能作为细菌性腹泻的基本治疗药物。

（4）药物相互作用

①地芬诺酯本身具有中枢神经系统抑制作用，因其可加强中枢抑制药的作用，故不宜与巴比妥类、阿片类、水合氯醛、乙醇、格鲁米特或其他中枢抑制药合用；

②与单胺氧化酶抑制剂合用可能有发生高血压危象的潜在危险；

③与呋喃妥因合用，可使后者的吸收加倍。

3. 洛哌丁胺（Loperamide）

（1）药理作用　洛哌丁胺化学结构与地芬诺酯相似。除直接抑制肠蠕动，洛哌丁胺还可减少肠壁神经末梢释 ACh，也可作用在肠黏膜阿片受体，减少胃肠分泌。洛哌丁胺的止泻作用较强，且不易进入中枢。

（2）适应证　适合成人及 5 岁以上儿童，本药主要用于：

◆各种原因引起的非感染性急、慢性腹泻的对症治疗。

◆用于回肠造瘘术患者可减少其排便体积及次数，增加粪便稠度。

◆也可用于肛门直肠手术后的病人，以抑制排便失禁。

（3）不良反应　较轻，可出现过敏如皮疹等，消化道症状如口干、腹胀、食欲不振、胃肠痉挛、恶心、呕吐、便秘，以及头晕、头痛、乏力等。

（4）注意事项

◆对于伴有肠道感染的腹泻，必须同时应用有效的抗生素治疗。

◆不应用于需要避免抑制肠蠕动的患者，尤其是肠梗阻、胃肠胀气或便秘的患者。

◆腹泻患者常发生水和电解质丧失，应适当补充水和电解质。

◆用药过程中出现便秘或 48 小时仍无效者应停药。

◆本品全部由肝脏代谢；肝功能障碍者，可导致体内药物相对过量，需慎用。并注意中枢神经系统中毒反应。

（5）禁忌证：①2 岁以下儿童；②伴有高热和脓血便的急性菌痢；③应用广谱抗生素引起的伪膜性肠炎病人。

（二）收敛药和吸附药

1. 概念

（1）收敛药：是能沉淀组织内部蛋白质的药物。

（2）吸附药（Adsorbents）：是能有效地从气体或液体中吸附其中某些成分的固体物质。

◆本类药主要是通过收敛作用（如抑制肠壁炎性渗出）或吸附作用（如吸附肠内气体、毒物等），来阻止这些物质对肠壁的刺激作用，减少肠蠕动，而发挥止泻作用。同时吸附剂还可阻止毒物的吸收。

2. 常用药物

药物	药理作用	适应证
鞣酸蛋白（Tannalbin）	在肠中释放出鞣酸，其与肠黏膜表面蛋白质形成沉淀，附着在肠黏膜上，形成保护膜，减少炎性渗出物，起收敛止泻作用	用于急性胃肠炎及各种非细菌性腹泻、小儿消化不良等
次水杨酸铋、次碳酸铋	能与肠道中的毒素结合，保护肠道免受刺激，达到收敛止泻作用	常用于腹泻、慢性胃炎。近年来多用于治疗幽门螺杆菌感染
药用炭（类似的吸附剂尚有白陶土和矽炭银等）	能吸附肠内气体、液体、细菌及毒物等，又可阻止其对肠壁产生刺激作用，起止泻和阻止毒物吸收的双重作用	可用于腹泻、胃肠胀气及食物中毒等

第五节　微生态制剂

一、微生态制剂定义

微生态学（Microecology）：是研究正常微生物与其宿主相互依赖、相互制约的边缘科学，是一门细胞和分子水平的生态学。只有保持微生态平衡，才能使人类适应内部微环境及外部大环境，保持机体健康。

◆微生态调节剂（Microbioecologics，Microecologicalmodulator）：是一类能恢复肠道内正常菌群生态平衡的活细菌制剂，用以预防和治疗菌群失调，以及由菌群失调导致的多种病症。它是根据微生态学原理，利用机体内正常菌群成员或对其有促进作用的其他无害微生物等物质制备而成。

二、微生态制剂常用药物

目前根据微生态调节剂的组成，将其分为三种，即益生菌（Probiotics）、益生素，以及将二者结合起来的合生素。

（一）益生菌

1. 概念

◆又称促生素、利生素、生菌素、益康素、活菌制剂等，是用以改善宿主微生态平衡而发挥有益作用，达到提高宿主健康水平和健康状态的活菌制剂及其代谢产物。

2. 种类　目前已发现的益生菌大体可分成三大类：

①乳杆菌类，如嗜酸乳杆菌、干酪乳杆菌、詹氏乳杆菌、拉曼乳杆菌等。

②双歧杆菌类，如长双歧杆菌、短双歧杆菌、卵形双歧杆菌、嗜热双歧杆菌等。

③革兰阳性球菌，如粪链球菌、乳球菌、中介链球菌等。此外，有一些酵母菌亦可归人益生菌的范畴。机体内有益的细菌或真菌主要有乳酸菌、双歧杆菌、放线菌、酵母菌等。

3. 药理作用与适应证

①预防或改善腹泻：补充益生菌有助于平衡肠道菌群及恢复正常的肠道 pH，缓解腹泻症状。

②提高宿主的免疫功能：主要是通过增加巨噬细胞的活性及增加抗体水平促进和调节免疫而发挥作用。

◆在人体肠道内存在着非常发达的免疫系统，益生菌可以通过刺激肠道内的免疫功能，将过低或过高的免疫活性调节至正常状态。益生菌这种免疫调节的作用也被认为有助于抗癌与抑制过敏性疾病。

③预防阴道感染：嗜酸乳杆菌可抑制阴道内白色念珠菌的繁殖。

④降低血脂、胆固醇及降解体内的有毒、致癌物质，产生抗肿瘤和抗突变活性。

⑤缓解乳糖不耐受症状：乳杆菌可帮助人体分解乳糖，缓解腹泻、胀气等不适症状。

⑥长期补充益生菌还有助于防止骨质丢失，预防骨质疏松症。

4. 服用方法

◆服用时需注意于饭前 1 小时或饭后服用，以避开胃酸分泌高峰。必须服抗生素时，应尽量先服益生菌，相隔 0.5～1 小时再服用抗生素。

（二）益生素

1. 概念

◆又称益生元（Prebiotics），是一种有取代或平衡微生物系统中一种或多种菌系作用的微生物添加物，而且不被宿主消化的物质。

狭义上讲，它是一种激发自身菌种繁殖生长，同时抑制别种菌系生长的微生物添加剂（包括活的微生物及其发酵产物）。益生素多为非消化性食物成分，目前最具开发前景的益生元是功能低聚糖

2. 作用与机制　　益生素的机制主要是通过改变生长或营养条件，促进有益菌群的生长，抑制非生理性菌的生长。

①在胃肠道上部不被降解利用，直接进入大肠内被双歧杆菌和乳酸杆菌等有益菌所利用，有害菌对其利用率极低或不能利用，从而使有益菌大量生长繁殖。

②不仅作为双歧杆菌等的增殖因子，还具有抗衰老、润肠通便、抑菌、防癌和抗癌、提高免疫力等多种活性。

3. 应具备的性质

①能提高肠内有益菌群的构成和数量。

②在胃肠道的上部不被水解和吸收。

③选择性刺激肠内有益菌（双歧杆菌等）的生长或激活其代谢功能。

④能增强宿主机体的健康状态。

（三）合生素

◆又称合生元（Synbiotics），是指益生菌与益生元结合使用的生物制剂，其特点是可同时发挥益生菌和益生元的作用，既能发挥益生菌的生理活性，又可选择性地增加这种菌的数量，使得益生菌的作用更加显著。

◆合生素的使用效果相当于或优于抗生素，而其成本低于抗生素等抗菌药物，并且不存在药物残留的问题，是今后微生态调节剂发展的一个方向。

三、微生态制剂使用注意事项

（1）本类药物制剂为活菌制剂，切勿将本品置于高温处，应于干燥低温处（2～8℃）保存，效期一年。溶解时水温不宜超过40℃。

（2）避免与抗菌药同服。

（3）对本品过敏者禁用，过敏体质者慎用。

（4）本品性状发生改变时禁止使用。

（5）请将本品放在儿童不能接触的地方。

（6）儿童必须在成人监护下使用。

（7）如正在使用其他药品，使用本品前请咨询医师或药师。

四、微生态制剂药物相互作用

◆抗菌药与本品合用时可减低其疗效，故不应同服，必要时可间隔3小时服用。

◆铋剂、鞣酸、药用碳、酊剂等能抑制、吸附活菌，不能合用。

五、微生态制剂具体品种特点

制剂	药理作用与特点	适应证
双歧杆菌制剂	双歧杆菌是存在于肠道内的厌氧菌，在保持肠道的菌群平衡方面起着重要作用。本品直接补充正常生理性细菌，调节肠道菌群，能抑制肠道中对人体具有潜在危害的菌类甚至病原菌	各种原因引起的肠道菌群失调以及失调引起的多种病症（如急、慢性腹泻、肠炎及便秘等）
乳酶生	本品为活肠球菌的干燥制剂，在肠内分解糖类生成乳酸，使肠内酸度增高，从而抑制腐败菌的生长繁殖，并防止肠内发酵，减少产气，因而有促进消化和止泻作用	用于消化不良、腹胀及小儿饮食失调所引起的腹泻、绿便等
地衣芽孢杆菌	①拮抗葡萄球菌、酵母样菌等致病菌活性，促进双歧杆菌、乳酸杆菌、拟杆菌、消化链球菌生长；②促使机体产生抗菌活性物质，杀灭致病菌；③通过夺氧生物效应使肠道缺氧，有利于大量厌氧菌生长	用于细菌或真菌引起的急、慢性肠炎、腹泻；以及其他原因引起的胃肠道菌群失调的防治
乳酸菌素	在肠道形成保护层，阻止病原菌、病毒的侵袭；刺激肠道分泌抗体，提高肠道免疫力；选择性杀死肠道致病菌，保护促进有益菌的生长；调节肠黏膜电解质、水分平衡；促进胃液分泌，增强消化功能	用于肠内异常发酵、消化不良、肠炎和小儿腹泻

六、微生态制剂不合理用药处方审核

×××医院处方笺

科别内科　　姓名×××　性别　男　年龄38　　门诊号×××

诊断：	R.
急性肠炎	①乳酶生片　0.3g×63 片　0.9g　t. i. d. p. o. ②诺氟沙星胶囊　0.1g×42 粒　0.2g　t. i. d. p. o.
	医师___　×××年×月×日

药费×××计价员×××　调配×××　核对×××　发药×××

判断	两药同服可降低乳酶生药效
原因	乳酶生为活肠球菌的干燥制剂，能分解糖类产生乳酸，提高肠内容物的酸性，抑制肠内病原体的繁殖。诺氟沙星可使肠球菌灭活，从而降低药效 ◆乳酶生与不宜与诺氟沙星同时服用，可在服乳酶生 2～3 小时后再服诺氟沙星 其他抗菌药（如红霉素等）均可与乳酶生发生类似的相互作用

第六节　肝胆疾病辅助用药

一、概述

（一）胆汁与胆汁酸

◆肝胆系统疾病在临床上多表现为黄疸和肝功异常。

胆汁的成分较为复杂，其有机固体成分主要包括：胆盐、磷脂、胆固醇、胆色素等。其中胆盐是由胆汁酸与钠、钾等形成的盐，而胆汁酸是胆固醇经肝细胞转化而生成的，胆汁酸主要包括胆酸、鹅去氧胆酸、去氧胆酸、石胆酸等。

◆胆汁酸有多种生理作用，包括：①调节胆固醇的合成；②促进食物中脂类物质及脂溶性维生素的吸收；③调节胆汁的分泌；④促进胆汁中胆固醇的溶解等。

◆肝胆疾病辅助用药主要包括利胆药和保肝药两类。

（二）药物分类及作用

◆肝胆疾病辅助用药主要包括利胆药和保肝药两类

1. 利胆药　是一类能促进胆汁分泌或胆囊排空的药物。该类药物通过促进胆汁的分泌与胆囊排空作用，可用于辅助治疗胆囊炎、胆石症等疾病。

2. 护肝药　也称保肝药是指能够改善肝脏功能、促进肝细胞再生、增强肝脏解毒能力的药物。

二、常用肝胆辅助药物

（一）利胆药

1. 去氢胆酸（Dehydrocholic acid）

◆本品为胆酸的氧化衍生物，可促进肝细胞分泌含水量高的胆汁，从而使胆汁变得稀薄，流动性增加，发挥胆道冲洗作用。

◆临床上可用于胆石症、胆道感染等。但禁用于胆道梗阻及严重肝肾功能不良者。

2. 熊去氧胆酸（Ursodeoxycholic acid）

◆本品可促进胆汁酸的分泌，降低胆汁中胆固醇的含量，从而促进胆结石表面胆固醇的溶解。此外尚有免疫调节作用、肾上腺皮质激素受体功能调节作用、清除自由基作用和抗氧化作用。

◆临床上主要用于治疗胆固醇型胆结石，也可用于治疗胆囊炎、原发性胆汁性肝硬化、原发性硬化性胆管炎、胆汁性消化不良等。

◆主要不良反应为腹泻。胆道完全阻塞、严重肝功不良及孕妇禁用。

3. 硫酸镁（Magnesium sulfate）

◆本品口服或灌入十二指肠均可产生利胆作用。临床用于胆囊炎、胆石症、十二指肠引流检查。

4. 桂美酸（Cinametic acid）

◆本品促进胆汁排泄作用强而持久，能松弛奥迪括约肌，解痉止痛，也可促使血中的胆固醇分解成胆酸排出，因此能降低血中胆固醇含量。

◆临床用作胆石症、胆囊炎、胆道感染的辅助用药。主要不良反应为轻度腹泻。

5. 胆酸钠（Sodium tauroglycocholate）

本品能刺激肝细胞分泌含固体成分较多的胆汁，促进食物中脂肪的乳化，脂溶性维生素的吸收。

◆临床用于胆瘘肠道内缺乏胆盐的患者，以补充其胆盐之不足，也可用于脂肪消化不良、慢性胆囊炎等疾病。

（二）护肝药

◆目前，临床上使用的保肝药种类繁多，包括维生素类、促进肝脏解毒药、促进肝细胞代谢药、抗脂肪肝药、抗纤维化药等，约有上百种，但疗效较确切的却为数不多。

1. 联苯双酯（Bifendate）　为我国创制的肝炎辅助治疗药，属国家基本药物。

（1）药理作用　本品能明显诱导细胞色素 P450，增强肝细胞的代谢能力，减轻多种肝毒性物质引起的肝损害，保护肝细胞，降低谷丙转氨酶（GPT），促进肝细胞再生，改善肝功能。

（2）适应证　临床适用于急、慢性肝炎及长期单项谷丙转氨酶升高的患者。可改善肝病患者的肝区疼痛、乏力、腹胀等症状。

（3）不良反应　主要为轻度恶心，但也有报道用药后肝功能损害加重者，一旦出现，停药后可望恢复。

2. 肝细胞生长素（hepatocyte growth factors，HGF）

（1）药理作用

①刺激肝细胞合成 DNA，促进肝细胞再生

②增强肝脏枯否氏细胞的吞噬功能，阻止来自肠道的有毒物对肝细胞的损害

③抑制肿瘤坏死因子（TNF）的活性，拮抗 $Na^+ - K^+ - ATP$ 酶活性抑制因子的作用，从而使肝坏死后的再生修复。

（2）适应证　临床用于辅助治疗重症肝炎，慢性活动性肝炎，肝硬化等。可显著降低转氨酶，减轻黄疸，改善患者自觉症状。

（3）不良反应　偶可引起低热，过敏体质者慎用。

3. 水飞蓟宾（Silibillin，水飞蓟素）　为从水飞蓟果实中提出的一种黄酮类化合物。

◆可显著保护和稳定肝细胞膜，阻止多种毒物对肝脏的损害，也能参与多种生理生化过程，如胆汁的分泌，体内废物的排除等。

◆适用于慢性迁延性肝炎、慢性活动性肝炎、早期肝硬化、中毒性肝炎的辅助治疗。

◆未见明显不良反应。

4. 其他护肝药　齐墩果酸（Oleanolic acid）、核糖核酸（Ribonucleic acid，RNA）、葡萄糖醛酸内酯（Gucurolactone）等。

三、肝病辅助用药的研究进展

（一）研究现状

（1）现在普遍认为氧自由基的大量产生是导致肝细胞损伤的机制之一，而维生素 E、谷胱甘肽（Glutathione）、褪黑素（Melatonin）、硫普罗宁（Tiopronin）等具有明显抗氧化作用，能抑制自由基形成或清除自由基。

◆随着对肝细胞损伤机制研究的深入，这些原用于其他疾病治疗的药物，现也已被用于治疗肝病，作为护肝药使用。

（2）钙通道阻滞药（Calcium channel blocker）如地尔硫䓬（Diltiazem）、尼群地平（Nitrendipine）等可通过阻断钙通道，从而阻止酒精、内毒素及缺血再灌注引起的肝细胞损伤，改善肝的微循环，起到较好的保护肝细胞作用。

（3）某些细胞因子如胰岛素样生长因子 - 1（Insulin - like growth factor，IGF - 1）能提高超氧化物歧化酶（SOD）及过氧化氢（H_2O_2）的活性，提高细胞清除自由基的能力。

◆肝细胞生长刺激物能调节肝细胞膜对 Na^+、Ca^{2+} 的通透性，促进肝细胞合成 DNA，从而促进肝细胞再生，现也已被用于肝病的辅助治疗。

（4）现已发现多种植物性的中药具有明显保肝作用，其中有的已找出了有效成分，

已阐明的有效成分结构类型包括：三萜、环烯醚单萜苷、姜黄素类，木脂体（Lignan）、黄酮（Chromocor）、蒽醌，甾体生物碱等。另外，鞣酸中的鞣花鞣酸、二氢鞣花鞣酸也有显著的保肝活性。

（二）存在的问题

肝是一个代谢负荷极重的器官，许多内源性物质和大多数进入体内的外源性物质均需经肝代谢，其中有的外源性物质本身或其代谢产物又对肝有毒性作用。

◆很多保肝药效果尚不够理想，而且这些药也有可能加重肝代谢负荷，因此临床使用一定要慎重，不能盲目，不能认为使用护肝药越多越好。开发和研究保肝护肝作用强，疗效好，而又不加重肝代谢负荷的药物，将是肝病辅助用药的一个研究发展方向。

第九章

呼吸系统用药

第一节 平 喘 药

一、概述

（一）平喘药定义

1. 哮喘（Asthma） 为一种慢性炎症性呼吸道疾病，主要病理表现为支气管高反应性或支气管痉挛，小气道阻塞，呼吸困难。主要病理变化为炎症细胞浸润、黏膜下组织水肿、血管通透性增加，平滑肌增生、上皮脱落，细胞浸润包括肥大细胞、嗜酸粒细胞、巨噬细胞、淋巴细胞和中性粒细胞。

2. 平喘药（Antiasthmatic drugs） 是用于缓解、消除或预防支气管哮喘的药物。主要适应证为哮喘和喘息性的支气管炎。

◆临床常用的平喘药按作用方式可分为支气管扩张药、抗炎平喘药和抗过敏平喘药。

（二）平喘药分类

	分类	代表药物	作用机制
支气管扩张药	拟肾上腺素药	肾上腺素、异丙肾上腺素、麻黄碱、沙丁胺醇、克仑特罗、特布他林、氯丙那林、丙卡特罗	①激动 β_2 体，激活腺苷酸环化酶而增加平滑肌细胞内 cAMP 浓度，松弛支气管平滑肌；②激动 α 受体使呼吸道黏膜血管收缩，减轻黏膜水肿，有利于改善气道阻塞；③激动肥大细胞膜上的 β 受体，抑制过敏介质释放，预防过敏性哮喘的发作
	茶碱类	氨茶碱、胆茶碱、甘氨酸茶碱钠、二羟丙茶碱、丙羟茶碱	①抑制磷酸二酯酶的活性，使气道平滑肌细胞内 cAMP 的含量提高，气道平滑肌张力降低，气道扩张；②促进内源性肾上腺素和 NA 的释放，引起气道平滑肌松弛；③阻断腺苷，对抗哮喘发作
	M 受体阻断药	异丙溴托铵	选择性阻断呼吸道平滑肌上 M 胆碱受体
抗炎平喘药		倍氯米松、布地奈德、奈多罗米钠	诱导磷脂酶 A_2 抑制蛋白的产生，抑制细胞膜磷脂释放花生四烯酸，从而使白三烯及前列腺素的合成减少，使小血管收缩，渗出减少，降低气道反应性

续表

分类	代表药物	作用机制
抗过敏平喘药	色甘酸钠	在肥大细胞膜外侧通道部位与 Ca^{2+} 形成复合物，加速 Ca^{2+} 通道的关闭，使细胞外 Ca^{2+} 内流受到抑制，从而阻止肥大细胞脱颗粒释放过敏介质

二、常用抗平喘药物

（一）支气管扩张药

1. 肾上腺素受体激动药

（1）非选择性肾上腺素受体激动药　该类药物作用特点为选择性低，平喘作用快而强大，不良反应多，可激动心脏 β_1 引起心动过速，甚至心律失常，口服无效，常采用吸入给药，代表药物为：

①异丙肾上腺素（Isoprenaline）

◆主要用于支气管哮喘急性发作。

◆常见不良反应有心率加快、心悸，肌震颤现象，与激动骨骼肌上的 β_2 受体有关。增加剂量，可产生严重的心律失常，甚至室颤而死亡。尤其是当患者严重缺氧时，心肌更为敏感，应特别注意。

②麻黄碱（Ephedrine）

◆作用与肾上腺素相似，但作用较弱，其特点是口服有效，作用缓慢、温和、持久。麻黄碱可兴奋中枢，引起失眠，故已少用，仅与其他药物配伍治疗轻症哮喘、喘息性气管炎和预防哮喘发作。

（2）选择性 β_2 肾上腺素受体激动药

①沙丁胺醇（Salbutamol）

◆口服 0.5h 起效，2～3 小时达最大效应，可维持 1～6 小时。气雾吸入 5 分钟起效，作用最强时间在 1～1.5 小时，维持 3～4 小时。

◆对 β_2 受体作用强于 β_1 受体，对 α 受体无作用，对支气管扩张作用强而持久，对心血管系统影响很小，是目前较为安全常用的平喘药。

◆常见的不良反应有恶心、多汗、头晕、肌肉震颤、心悸等。

②克仑特罗（Clenbuterol）

◆为强效选择性 β_2 受体激动药，松弛支气管平滑肌作用为沙丁胺醇的 100 倍。

◆口服吸收迅速而完全，10～20 分钟起效，2～3 小时达血药峰浓度，维持 4～6 小时；气雾吸入 5～10 分钟起效，维持 2～4 小时。

◆适用于防治哮喘、喘息性气管炎，以及伴可逆性气管阻塞的慢性支气管炎和肺气肿等。

◆心血管系统不良反应较少，少数患者有心悸、手指细震颤、口干、头晕等现象，继续用药一般能逐渐消失。心脏病、高血压、甲亢患者应慎用。

③特布他林（Terbutaline）

◆作用与沙丁胺醇相似。既可口服，又可注射。皮下注射 5 ~ 15 分钟生效，0.5 ~ 1 小时达高峰，持续 1.5 ~ 5 小时，气雾吸入后 5 ~ 15 分钟见效，作用持续 4 小时左右。重复用药易致蓄积作用。

④其他同类药物

药物名称	作用特点	适应证	不良反应
氯丙那林（Clorprenaline）	对 β_2 受体选择性的激动作用低于沙丁胺醇。有明显的支气管舒张作用，但对心脏的兴奋作用较弱，仅为异丙肾上腺素的1/3	主要用于支气管哮喘、哮喘型支气管炎、慢性支气管炎合并肺气肿，可止喘并改善肺功能	用药初期 1 ~ 3 天，个别患者可见心悸，手指震颤、头痛及胃肠道反应。继续服药，多能自行消失
丙卡特罗（Procaterol）	对支气管平滑肌的 β_2 受体有较高的选择性，可舒张支气管平滑肌，还具有一定的抗过敏作用和促进呼吸道纤毛运动	主用于支气管哮喘、喘息性支气管炎、伴有支气管反应性增高的急性支气管炎、慢性阻塞性肺部疾病	偶有口干、鼻塞、倦怠、恶心、胃部不适、肌颤、头痛、眩晕或耳鸣；亦可发生皮疹、心律失常、心悸、面部潮红等

2. 茶碱类

（1）氨茶碱（Aminophylline）

①体内过程

◆口服、直肠和注射给药吸收迅速，全身组织分布，血浆药物浓度 t_{max} 为 1 ~ 2 小时，血浆蛋白结合率为60%。消除速率有明显的个体差异。治疗剂量按一级消除动力学消除，而高浓度时，由于代谢酶的饱和，转为零级消除动力学消除，易造成在体内蓄积。

◆大部分经肝脏代谢后经肾脏排泄，约 10% ~ 15% 以原形排泄，肾功能减退时对茶碱的消除率无明显影响，一般不需要调整剂量。

②药理作用

◆松弛气道平滑肌　有较强的直接松弛气道平滑肌作用，但强度不及 β 受体激动药。

◆改善呼吸功能：增加膈肌收缩力，兴奋呼吸，使呼吸深度增强，但呼吸频率不增加。

◆强心作用：增强心肌收缩力，降低右心房压力，增加冠状动脉血流量；并有微弱的利尿作用。

适应证	支气管哮喘	急性哮喘病：采用氨茶碱缓慢静脉注射，可缓解气道痉挛，改善通气功能
		慢性哮喘：可用于预防发作和维持治疗
		哮喘持续状态：配伍肾上腺素受体激动剂，可使疗效提高
	用于治疗慢性阻塞性肺疾病	
	用于心源性哮喘的治疗	
不良反应	①茶碱类舒张平滑肌有效血浆浓度为 10 ~ 20μg/ml。早期多见有恶心、呕吐、头痛、不安、失眠、易激动等 ②超过 20μg/ml 即可引毒性反应，严重时可出现心律失常；血清中茶碱超过 40μg/ml，可发生发热、失水、惊厥等症状，严重的甚至呼吸、心跳停止 ③茶碱类的生物利用度和消除速度个体差异较大，因此临床应定期监测血药浓度，及时调整用量以避免出现茶碱类中毒反应	

⑤氨茶碱药物相互作用

◆地尔硫䓬、维拉帕米可干扰茶碱在肝内的代谢，与本品合用，增加本品血药浓度和毒性。

◆西咪替丁可降低本品肝清除率，合用时可增加茶碱的血清浓度和（或）毒性。

◆某些抗菌药物，如大环内酯类的红霉素、罗红霉素、克拉霉素、氟喹诺酮类的依诺沙星、环丙沙星、氧氟沙星、左氧氟沙星、克林霉素、林可霉素等可降低茶碱清除率，增高其血药浓度，尤以红霉素和依诺沙星为著，当茶碱与上述药物伍用时，应适当减量。

◆肝药酶诱导剂苯妥英钠、利福平、卡马西平、异烟肼可增加茶碱的清除率。茶碱也干扰苯妥英的吸收，两者血浆中浓度均下降，合用时应调整剂量

◆与美西律合用，可减低茶碱清除率，增加血浆中茶碱浓度，需调整剂量。

（2）其他药物作用比较

药物	作用特点	适应证	不良反应
胆茶碱	作用与氨茶碱相似。口服易吸收，对胃肠刺激小，对心脏和神经系统的影响较少	适用于支气管哮喘，也用于心源性哮喘	同氨茶碱，但较轻
甘氨茶碱钠	作用与氨茶碱相似，口服易吸收，对胃的刺激性小，可耐受较大剂量	支气管哮喘和哮喘型慢性支气管炎；也可用于治疗急性心功能不全和心源性哮喘；还用于治疗胆绞痛等	同氨茶碱
二羟丙茶碱	平喘作用比茶碱稍弱，心脏兴奋作用仅为氨茶碱的 $1/20 \sim 1/10$，对心脏和神经系统的影响较少，尤适用于伴心动过速的哮喘患者	适用于支气管哮喘、喘息型支气管炎、阻塞性肺气肿等缓解喘息症状。也用于心源性哮喘，尤适用于不能耐受茶碱的哮喘病例	参见氨茶碱
丙羟茶碱	丙羟茶碱为茶碱衍生物，其作用机制与茶碱相似	可用于支气管哮喘和哮喘型慢性支气管炎，与 β 受体激动剂合用可提高疗效	大剂量可致中枢兴奋，可预服镇静药防止

3. M 胆碱受体阻断药 异丙溴托铵（Ipratropium bromide）

◆为阿托品的异丙基衍生物，对呼吸道平滑肌有较高选择性。

雾化吸入时，不易从气道吸收，口服也不易从消化道吸收，只在局部发挥舒张平滑肌作用。故没有阿托品样的全身性不良反应，也不影响痰液分泌。

◆主要用于防治支气管哮喘和喘息性慢性支气管炎。

（二）抗炎平喘药

糖皮质激素是目前治疗哮喘最有效的药物，也是哮喘持续状态或危重发作的重要抢救药物。

◆近年应用吸入治疗方法，充分发挥了糖皮质激素对气道的抗炎作用，也避免了全身性不良反应。但近年来发现长期吸入糖皮质激素能使气道上皮基底膜变厚，平滑肌增生，不可逆地增加气道反应性。

1. 倍氯米松

◆为地塞米松的衍生物，其局部抗炎作用较前者强数百倍，气雾吸入，直接作用

于气道发挥抗炎平喘作用，能取得满意疗效，且无全身不良反应。

◆每日吸入 0.4mg 与口服泼尼松龙（Prednisolone）7.5mg/d 的疗效相当。药效高峰在用药后 10 天出现，故需预先用药。

◆长期应用不抑制肾上腺皮质功能，可以长期低剂量或短期高剂量应用于中度或重度哮喘患者。哮喘持续状态的患者因不能吸入足够的气雾，不能发挥作用，故不宜应用。

◆常用量对肾上腺皮质功能无影响；长期吸入，可发生口腔霉菌感染，宜多漱口。

2. 布地萘德（Budesonide） 布地萘德系不含卤素的吸入型糖皮质激素，局部抗炎作用、应用及不良反应与倍氯米松相同。用于控制或预防哮喘发作。

◆对糖皮质激素依赖型哮喘患者，本药是一个可替代口服激素的较理想的药物。

（三）抗过敏平喘药

1. 肥大细胞膜稳定剂

（1）色甘酸钠（Cromolyn sodium）（详见第十三章抗变态反应药物）。

（2）酮替芬（Ketotifen）（详见第十三章抗变态反应药物）。

（3）奈多罗米钠（Nedocromil sodium, tilade）。

◆是目前抗炎作用最强的非甾体抗炎平喘药，可抑制肥大细胞释放白三烯、组胺等炎症介质，对嗜酸粒细胞、中性粒细胞及巨噬细胞的功能均有抑制，使呼吸道微血管渗出减少，从而降低呼吸道的高反应性。

◆长期吸入本品可使病情明显改善。对糖皮质激素依赖患者可减少激素的用量，甚至可停用激素。作用强于色甘酸钠，推荐用于慢性哮喘的维持治疗或替代其他平喘药。

◆此外，本类药物还有抑制 IgE 生成药、5 - 脂氧酶活性抑制药等已进入临床研究。

2. 抗白三烯药　（详见第十三章抗变态反应药物）

（1）孟鲁司特（Montelukast）。

（2）扎鲁司特（Zafirlukast）。

三、平喘药不合理用药处方审核

×××医院处方笺		
科别呼吸内科　　　姓名×××　　性别 女　年龄57 岁　　门诊号×××		
诊断： 慢性支气管炎急性发作。	R. ①氨茶碱片　　0.1g×42 片　0.2g　t. i. d. p. o. ②环丙沙星片　0.25g×28 片　0.5g　b. i. d. p. o.	
	医师____×××年×月×日	
药费×××计价员×××　　调配×××　　核对×××　　　发药×××		

（◆病史摘要：因"咳嗽、咳痰、喘息 4 年，加重 10d"就诊）

判断	两药联用可使氨茶碱浓度增高
原因	环丙沙星可抑制氨茶碱的代谢，通过改变其分布容积，导致氨茶碱的总清除率降低，从而使其血药浓度升高，可出现严重胃肠不适，恶心、呕吐等症状，少数还会出现心动过速和头痛等不良反应 ◆其他喹诺酮类药物如依诺沙星、氧氟沙星、左氧氟沙星等与氨茶碱均可发生类似的相互作用

四、平喘药物研究进展

（一）β受体激动剂

在哮喘的治疗上，β_2肾上腺素能受体激动剂为治疗哮喘的药物中最广泛使用的一类药物，目前正在研制已上市的此类药的几种新的剂型和新的化合物。

（二）M受体阻滞剂

◆由于其可引起口干、痰液黏稠、中枢神经系统兴奋等副作用限制了其临床使用。新近研制的M_1及M_3受体阻滞剂克服了这些副作用，日益受到临床重视，如新近上市的长效胆碱药溴化泰乌托品（Tiotropium bromide），对M_3受体具有选择性抑制作用，仅需每天1次吸入给药。

（三）茶碱类药物

1. 茶喘平（Theophylline） 为无水茶碱微粒制剂。

2. 优喘平（Elixophyline） 是一种新型无水茶碱缓释片。

◆小剂量、长效控释制剂为茶碱类药物今后发展方向。

（四）其他

（1）近来研发了一种磷酸二酯酶-4（PDE-4）抑制剂，在多种离体动物实验中发挥抑制磷酸二酯酶-4的作用，包括抑制细胞因子的合成、细胞增殖和趋化、炎性介质的释放等，有望在今后的哮喘治疗中发挥重要的作用。

（2）为减少和降低糖皮质激素的全身不良反应，糖皮质激素类药物已由口服、注射等给药途径逐渐转向呼吸系统局部靶位给药的研究上。

第二节　镇咳药与祛痰药

一、镇咳药

（一）镇咳药定义

◆镇咳药（Antitussives） 是作用于咳嗽反射的中枢或外周部位，抑制咳嗽反射的药物。

（二）镇咳药分类

分类	代表药物	作用特点
中枢性镇咳药	可待因、喷托维林、右美沙芬	作用强，用于干咳，有痰者慎用
外周性镇咳药	苯佐那酯	作用较弱，可用于多种原因引起的咳嗽
双重作用镇咳药	苯丙哌林	作用强，用于干咳

（三）常用镇咳药物

1. 可待因

◆又称甲基吗啡，是阿片所含的生物碱之一。镇咳作用强度约为吗啡的1/4。可待因对咳嗽中枢有较高选择性，镇咳剂量不抑制呼吸，成瘾性比吗啡弱，是目前最有效的镇咳药。

◆主要用于剧烈的刺激性干咳，也用于中等强度的疼痛，其镇痛作用强度约为吗啡的1/7~1/10。作用持续4~6小时。

◆过量易产生兴奋、烦躁不安等中枢兴奋症状。久用也可成瘾，应控制使用。

2. 右美沙芬（Dextromethorphan）

（1）药理作用及特点

◆本品为中枢性镇咳药，可抑制延脑咳嗽中枢而产生镇咳作用。其镇咳作用与可待因相等或稍强。一般治疗剂量不抑制呼吸，长期服用无成瘾性和耐受性。常与抗组胺药合用。

（2）适应证　用于干咳，包括上呼吸道感染（如感冒和咽炎）、支气管炎等引起的咳嗽。

（3）不良反应

◆可见头晕、头痛、嗜睡、易激动、嗳气、食欲缺乏、便秘、恶心、皮肤过敏等，但不影响疗效。停药后上述反应可自行消失。过量可引起神志不清，支气管痉挛，呼吸抑制。

（4）药物相互作用

◆不宜与乙醇及其他中枢神经系统抑制药物并用，因可增强对中枢的抑制作用。

◆不得与单胺氧化酶抑制剂及抗抑郁药并用。

3. 其他镇咳药作用

药物	作用特点与机制	适应证	不良反应及禁忌
喷托维林（Pentoxyverine）	可选择性抑制咳嗽中枢，其作用强度为可待因的1/3。并有局麻作用，能抑制呼吸道感受器及松弛支气管平滑肌	适用于上呼吸道感染引起的咳嗽	偶见轻度头痛、头晕口干、恶心等。青光眼患者禁用（因有阿托品样作用）
苯佐那酯（Benzonatate）	通过抑制肺牵张感受器，阻断肺-迷走神经反射，抑制咳嗽冲动的传导，而产生镇咳作用。镇咳强度略弱于可待因，有较强的局麻作用	临床用于干咳、阵咳，也用于支气管镜等检查前预防咳嗽	轻度嗜睡，头痛；注意服用时不宜嚼碎，以免引起口腔麻木感

续表

药物	作用特点与机制	适应证	不良反应及禁忌
苯丙哌林（Benproperine）	松弛平滑肌，抑制肺及胸膜牵张感受器引起的肺－迷走神经反射，也可直接抑制咳嗽中枢。镇咳作用强于可待因	口服后 10～20 分钟显效，维持 4～7 小时，适用于刺激性干咳	有口干、困倦、头晕、腹部不适、厌食、皮疹等。服用时勿嚼碎

二、祛痰药

（一）祛痰药定义

能使痰液变稀易于排出的药物称祛痰药（Expectorants）。

（二）祛痰药作用机制

◆增加呼吸道分泌，稀释痰液或降低其黏稠度，使痰易于咳出，改善咳嗽和哮喘症状。因此，祛痰药还能起到镇咳、平喘作用。

（三）常用祛痰药物

药物		作用与机制	适应证	不良反应及禁忌
促黏液分泌药	氯化铵	刺激胃黏膜的迷走神经末梢，反射性地增加呼吸道腺体分泌使痰液变稀而祛痰	很少单独使用，多配成复方制剂应用	服用大量时可产生酸中毒。溃疡病及肝肾功能不良者慎用
	甘油醚	刺激胃黏膜使呼吸道腺体分泌增加，痰液被稀释，易于咳出，从而产生祛痰作用	用于呼吸道感染引起的咳嗽、多痰	胃肠不适、头晕、嗜睡和过敏等。肺出血、肾炎和急性胃肠炎患者及妊娠 3 个月内妇女禁用
溶解黏痰药	乙酰半胱氨酸	结构中的巯基能使黏痰中的二硫键断裂，使黏蛋白分解成小分子的肽链，使痰的黏滞性降低，易于咳出	吸入用于黏痰阻塞气道、咳痰困难者	雾化吸入时不宜与铁、铜、橡胶和氧化剂接触，也不宜与青霉素头孢菌素、四环素混合，以免降低抗生素活性
	羧甲基半胱氨酸	可使黏液中黏蛋白双硫链（—SS）断裂，使痰液黏稠度下降而易于咳出	用于慢性支气管炎、呼吸道感染等引起痰液稠厚，咳痰困难	偶有轻度头晕、恶心、胃部不适、腹泻、胃肠道出血、皮疹等。有消化道溃疡病史患者慎用；避免与强镇咳药同时应用，以免使稀化的痰液堵塞气道
	溴己新	直接作用于支气管腺体，促使黏液分泌，使痰的黏稠度降低，痰液变稀而易于咳出，另外还有镇咳作用	慢性支气管炎、哮喘及支气管扩张症痰液不易咳出患者	少数患者用药后可产生恶心、胃部不适，偶见血清氨基转移酶升高；溃疡病及肝功能不良患者慎用
	氨溴索	能增加呼吸道黏膜浆液腺的分泌，减少黏液腺分泌，从而降低痰液稠度，促进肺表面活性物质的分泌，增加支气管纤毛运动，使痰液易于咳出	适合痰液黏稠而不易咳出者。但应避免与中枢性镇咳药（如右美沙芬等）同时使用	偶见皮疹、恶心、胃部不适、食欲缺乏、腹痛、腹泻。孕妇及哺乳期妇女慎用。与抗生素（阿莫西林、头孢呋新、红霉素、强力霉素）同时服用，可导致抗生素在肺组织浓度升高

三、本类药物不合理用药处方审核

×××医院处方笺

科别呼吸内科	姓名×××	性别女	年龄55岁	门诊号×××

诊断： 急性支气管炎	R. ①头孢氨苄胶囊　0.125g×84粒　0.5g　t. i. d. p. o. ②乙酰半胱氨酸片0.2g×21片　0.2g　t. i. d. p. o.

医师××＿＿＿×××年×月×日

药费×××计价员×××　　调配×××　　核对×××　　　发药×××

（◆病史摘要：因"咳嗽、咳痰1周"就诊）

判断	两药合用可使头孢氨苄作用减弱
原因	乙酰半胱氨酸可减弱头孢氨苄的抗菌活性；头孢氨苄胶囊与乙酰半胱氨酸应间隔2～3小时分开口服 ◆注意：乙酰半胱氨酸与其他口服头孢菌素（头孢羟氨苄）合用也可发生类似的相互作用

四、本类药物研究进展

（一）祛痰药

1. **司坦类（Steine）**　在祛痰药的研究上，司坦类化合物是一类新型祛痰药，因其结构中含有封闭的巯基，在体内被代谢为活性游离巯基衍生物而发挥作用。

◆目前厄多司坦（Erdosteine）、福多司坦（Fudosteine）、立氟司坦（Lifusteine）均已在国外先后上市，其中厄多司坦已由国内开发上市。预计它将是乙酰半胱氨酸、羧甲基半胱氨酸等同类药的更新换代产品。

2. **缓激肽受体拮抗剂**　神经调节的黏液分泌主要是通过毒蕈碱乙酰胆碱能受体，但仍有部分是由另一类神经递质速激肽通过缓激肽受体引发的。

◆第一个缓激肽受体拮抗剂CP-963445已处于待上市阶段，可明显抑制吸烟等刺激感觉神经释放速激肽所诱导的气道黏液分泌。其他几种非肽类缓激肽受体拮抗剂如CP-99994正处于临床开发阶段，其是一种是P物质拮抗剂，可结合选择性和高亲和力的神经激肽。

（二）镇咳药

在镇咳药的研究上，随着对咳嗽反射机制研究的深入，相继开发了选择性阿片类和阿片类似受体激动药、辣椒素受体拮抗药、速激肽受体拮抗药、神经激肽受体拮抗药、前列腺素类合成抑制药、钾通道开放药、5-羟色胺受体拮抗药等。

第十章

内分泌及代谢系统用药

第一节 治疗糖尿病的药物

一、概述

(一)糖尿病的定义

◆糖尿病（Diabetes mellitus）是常见的内分泌代谢障碍，是由遗传、免疫和环境等因素导致的胰岛素分泌或作用缺陷，或者两者同时存在引起糖、脂肪、蛋白质代谢异常，以慢性血糖升高为主要表现的一组临床综合征。

糖尿病的发病率日益上升，已成为全世界发病率和死亡率最高的三大疾病之一。糖尿病病程发展中出现各种慢性合并症，成为致残、致死的主要原因。

(二)糖尿病的分型

糖尿病在临床可分类为 1 型和 2 型糖尿病。

1 型（胰岛素依赖型，insulin-dependent diabetes mellitus，IDDM）：是由多种因素引起的自身免疫机制紊乱所导致的 β 细胞破坏、胰岛素分泌缺乏，为儿童及青少年最常见的内分泌疾病。大多发病较快.病情较重，症状明显且严重，常发生酮症酸中毒，必须应用胰岛素治疗。

2 型（非胰岛素依赖型，noninsulin-dependent diabetes mellitus，NIDDM）：是由于 β 细胞功能低下，胰岛素相对缺乏与胰岛素抵抗所致。

特点	1 型糖尿病	2 型糖尿病
所占比例	<10%	>90%
发病年龄	多在 30 岁以前	多在 40 岁以后
胰岛素分泌量	很低	正常或略低
胰岛素治疗	100% 依赖	无依赖性，约有 25% 需用
发病情况	急	慢
主要症状	三多一少（体瘦）	无明显症状，多数伴有体胖
酮症	常见	少见
慢性并发症	数年后发生，早期多伴血管病变	常先于糖尿病出现，大血管病变及微血管病变
死亡原因	约 40% 的患者死于肾衰竭	约 10% 的患者死于肾衰竭，70% 的患者死于心脑动脉硬化

（三）抗糖尿病药物分类

分为胰岛素和口服降血糖药两大类。

1. 胰岛素

（1）简介　胰岛素是一种小分子蛋白质，由51个氨基酸残基排列成A、B两条肽链，中间由二硫键连接组成。一般多由猪、牛胰腺提得。结构有种属差异，虽不直接妨碍在人体发挥作用，但可以成为抗原，引起过敏反应。

◆目前可以通过重组DNA技术利用大肠埃希菌合成胰岛素，还可以将猪胰岛素β链第30位的丙氨酸用苏氨酸替代而获得人胰岛素。

（2）分类

◆目前胰岛素制剂按照来源、用药途径等可分为注射用普通胰岛素、基因重组人胰岛素及口服胰岛素等几类。

◆依据起效快慢、活性达峰时间及作用持续长短又可分为速效胰岛素、中效胰岛素及长效胰岛素三种，其特点对比如下：

胰岛素注射剂分类		给药途径	作用时间（小时）			给药时间和次数
			起效	达峰	持续	
短效	正规胰岛素	静脉	立即	0.5	2	急救用
		皮下	20～30min	2～3	6～12	餐前15～30min，3～4次/d
	半慢胰岛素锌混悬液	皮下	0.5～1.0	2～8	12～16	餐前15～30min，3～4次/d
	结晶锌胰岛素	静脉	立即	0.5	2	急救时
		皮下	20～30min	2～4	6～12	餐前15～30min，3～4次/d
中效	低精蛋白锌胰岛素	皮下	1～2	6～12	18～24	餐前1h，1次/d，或早、晚餐前1h各1次
	慢胰岛素锌混悬液	皮下	1～2	6～12	18～24	同上
	珠蛋白锌胰岛素	皮下	1～2	6～12	12～18	同上
长效	精蛋白锌胰岛素	皮下	4～6	14～20	24～36	早餐前或晚餐前1h，1次/d
	特慢胰岛素锌混悬液	皮下	4～6	16～18	30～36	同上
胰岛素吸入剂		口腔吸入	起效快，似短效，0.5～1.5			餐前

2. 人胰岛素类似物

人胰岛素类似物		代表药物	作用特点及适应证
分类	速效胰岛素类似物	门冬胰岛素	主要适用于1型糖尿病和餐后血糖控制不佳的2型糖尿病患者，一般和长效胰岛素联合应用。使用不当可能引起低血糖反应
	超长效胰岛素类似物	甘精胰岛素	用于2型糖尿病6岁以上儿童及成人1型糖尿病患者的高血糖症。与中效胰岛素相比，甘精胰岛素生物效应更强，低血糖反应更少，并且临床使用方便

3. 口服降血糖药

分类		代表药物	作用特点
磺酰脲类	第一代药物	甲苯磺丁脲、氯磺丙脲	应用最早的药物，现已少用
	第二代药物	格列苯脲、格列吡嗪、格列齐特、格列波脲、格列喹酮等	活性较第一代强数十至上百倍，现临床多选用此类药
	第三代药物	格列美脲	不但有降糖作用，还可抑制血小板聚集
双胍类		二甲双胍、苯乙双胍	口服易吸收、作用时间短
胰岛素增敏药（噻唑烷二酮类化合物，TZD）		（噻唑烷二酮类）罗格列酮、环格列酮、吡格列酮、恩格列酮	改善β细胞功能，改善胰岛素抵抗及相关代谢紊乱
α-葡萄糖苷酶抑制剂		阿卡波糖、伏格列波糖和米格列醇等	降低餐后血糖
其他类		瑞格列奈、依帕司他、依克那肽	新型降血糖药

二、常用糖尿病治疗药物

（一）胰岛素

1. 注射用普通胰岛素

（1）体内过程

①普通胰岛素口服无效，因易被消化酶破坏，因此必须注射给药。

②皮下注射吸收快，代谢快，作用时间短，尤其以前臂外侧和腹壁明显。$t_{1/2}$为9～10分钟，但作用可持续数小时。

③主要在肝、肾灭活，经谷胱甘肽转氨酶还原二硫键，再由蛋白水解酶水解成短肽或氨基酸，也可被肾胰岛素酶直接水解，10%以原形自尿液排出。

◆严重肝肾功能不良者能影响其灭活。为延长胰岛素的作用时间，可制成中效及长效制剂。

◆所有中、长效制剂均为混悬剂，不可静脉注射。

（2）药理作用

①对糖代谢的作用

◆加速葡萄糖的利用：能促进葡萄糖易化扩散，使葡萄糖自细胞外转入细胞内加速其利用；又能提高葡萄糖激酶和己糖激酶活性，使进入细胞内的葡萄糖转化为6-磷酸葡萄糖；还能增进磷酸果糖激酶及丙酮酸脱氢酶的活性，加速葡萄糖的酵解和氧化。

◆促进糖原的合成与贮存：能降低蛋白激酶的活性；使活化型糖原合成酶增加，促进肝糖原、肌糖原的合成与贮存；抑制糖原分解和糖原异生。

②对脂肪代谢作用

◆胰岛素是调节脂肪合成的主要激素，能促进葡萄糖进入脂肪细胞，促进脂肪合成并抑制其分解，减少游离脂肪酸和酮体生成。

③对蛋白质代谢的作用能促进氨基酸进入细胞内，促进核酸和蛋白质合成，抑制

其分解。

④本品与葡萄糖同用可促使钾离子从细胞外液进入组织细胞内。

（3）作用机制

◆胰岛素通过与靶组织中胰岛素特异性受体结合，使受体 β 亚基上的酪氨酸蛋白激酶（TPK）被激活，启动细胞内磷酸化连锁反应，促进各种物质代谢而产生生物效应。

◆肝、肌肉和脂肪细胞是主要靶组织。

（4）临床应用

①胰岛素依赖型糖尿病：胰岛素为首选治疗药物，需长期用药。

②非胰岛素依赖型糖尿病：经饮食控制或口服降血糖药疗效不佳者，已发生了糖尿病的严重并发症如糖尿病肾病、视网膜病变、糖尿病足、心脑血管并发症、严重感染等，需要胰岛素治疗。

③继发性糖尿病：因胰腺切除，胰腺疾病、垂体疾病药物及化学物质等原因引起的糖尿病。

④糖尿病伴合并症：如严重感染、高热、创伤、手术、消耗性疾病、妊娠等各型糖尿病。用胰岛素控制血糖。

⑤糖尿病伴并发症：如酮症酸中毒、高渗性昏迷及乳酸性酸中毒伴发的高血糖症状等。需用胰岛素小剂量持续静脉滴注，每 2 小时监测血糖、尿糖和尿酮体，根据病情调整剂量。

⑥纠正细胞内缺钾胰岛素与葡萄糖同用能促使钾离子进入细胞内，纠正细胞内缺钾及高钾血症，防治心律失常。

（5）不良反应

①低血糖反应　轻者出现饥饿感、出汗、心悸等症状，给予糖水或进食后即可好转。

◆严重者出现烦躁、意识障碍、昏迷、休克等，应立即抢救，可给予50%葡萄糖静脉注射。出现低血糖反应时，必须鉴别低血糖昏迷、酮症酸中毒性及非酮症性糖尿病昏迷。

②过敏反应

◆原因：胰岛素制剂具有抗原性，它作为异体蛋白进入人体后可产生相应抗体并引起过敏反应，多数为使用牛胰岛素所致。

◆过敏反应表现一般轻微，可出现注射部位瘙痒、红肿，少数有荨麻疹、血管神经性水肿，偶可引起过敏性休克。

◆防治措施：轻者可更换注射部位，给予抗组胺药口服；如出现过敏性休克，应立即停药抢救。必要时可以换高纯度制剂或是人胰岛素。

③胰岛素性水肿　用胰岛素治疗、血糖控制后可发生水钠滞留而引起水肿，可能与胰岛素促进肾小管重吸收钠有关。

④屈光失调　在用胰岛素治疗后由于血糖迅速下降，影响晶状体及玻璃体内渗透压，使晶状体内水分逸出而屈光下降，发生远视，患者出现视物模糊，但仅为暂时现象。

⑤局部反应

◆注射部位可出现红肿、硬结、皮下脂肪萎缩等，多由杂质所致，使用高纯度后少见。还可出现皮下脂肪纤维增生，可能与胰岛素有促进局部脂肪组织生长的作用有关。

◆防治措施：可更换注射部位，减少局部反应，也可更换高纯度或人胰岛素制剂。

⑥胰岛素耐受性

◆又称胰岛素抵抗，在少数患者中发生。表现为糖尿病患者应用正常或高于正常浓度的胰岛素只能引起低于正常的生物效应，可分为急进型和慢性型两种。

⑦体重增加：老年糖尿病患者更多见，在注射胰岛素后引起腹部肥胖，为高胰岛素血症的表现，改用纯化胰岛素制剂后已很少见。

（6）药物相互作用

◆能升高和降低血糖的药物都会影响糖尿病患者用药的效果，需注意调整剂量。

◆如口服降糖药、水杨酸盐、乙醇、β受体阻断药、血管紧张素转换酶抑制剂等，均具有降血糖的作用，胰岛素与这些药物合用时应适当减小剂量。

◆与口服避孕药、甲状腺激素、噻嗪类等药物合用时，宜适当增加剂量。

2. 基因重组人胰岛素

◆重组人胰岛素是通过生物工程，在基因重组的生物体内合成生产的。

◆其化学组成和结构与从人体提取的胰岛素完全一样，作用机制、临床应用等均与注射用胰岛素相同，但其没有异体抗原性．使用更加安全。

3. 单组分人胰岛素　包括中性人胰岛素和诺和灵 R（novolin R）。

◆本品为短效胰岛素，适应证同胰岛素。更适合用于应用其他胰岛素发生变态反应、脂肪萎缩等糖尿病患者。

◆不良反应同胰岛素。注意从小剂量开始应用，过量可引起低血糖反应。

（二）人胰岛素类似物

重组人胰岛素类似物是通过生物工程合成生产的。目前应用于临床的主要有两类：速效胰岛素类似物和超长效胰岛素类似物。

1. 速效胰岛素类似物　与人胰岛素比较，有以下优点：

（1）便于灵活应用。常规的短效人胰岛素起效时间是 30 分钟（餐前 30 分钟注射），而速效胰岛素类似物的起效时间是 10 分钟，这使得患者在注射后可立即进食，为糖尿病治疗提供了更快、更方便的选择。

（2）模拟了人生理性的胰岛素分泌模式，能快速起效并快速恢复，能更较好地控制餐后血糖水平。

（3）药物吸收较稳定，在个体内的变化以及个体间的差异较小。

2. 超长效胰岛素类似物 与人胰岛素比较，有以下优点：

（1）它是一种转基因来源的胰岛素类似物，比常规长效胰岛素作用时间更长，主要用于 24 小时长效控制血糖。

（2）与速效胰岛素类似物联合应用，能更好地模拟正常人的生理性胰岛素分泌，使糖尿病患者的血糖水平得到 24 小时理想控制。

（三）口服降血糖药

除胰岛素外，凡能促进人体组织对葡萄糖的摄取和利用，降低血糖，可以口服的药物均称为口服降血糖药。

◆口服降糖药具有口服有效，使用方便的特点。临床常用的口服降血糖药有磺酰脲类、双胍类、胰岛素增敏剂、α-葡萄糖苷酶抑制剂、餐时血糖调节剂等。

1. 磺酰脲类

（1）体内过程

本类药物口服吸收迅速而完全，与血浆蛋白结合率高。多数药物在肝内经氧化成羟基化合物，并迅速经肾排泄。但氯磺丙脲则主要以原形由肾小管分泌排泄，故其作用时间长。

（2）药理作用及机制

①降血糖作用：对正常人和胰岛功能尚存的糖尿病患者均有降血糖作用，但对严重糖尿病患者或胰岛功能完全丧失的患者无效。

◆作用机制主要是：刺激胰岛 β 细胞释放胰岛素；增强胰岛素与靶组织及受体的结合能力；激活糖原合成酶和 3-磷酸甘油脂肪酰转移酶，促进葡萄糖的利用以及糖原和脂肪的合成。

②对水排泄的影响：格列本脲具有抗利尿作用，但不降低肾小球滤过率，这是促进抗利尿激素分泌和增强其作用的结果。氯磺丙脲能促进抗利尿激素的分泌并增强其作用，而发挥抗利尿作用，可用于尿崩症。

③对凝血功能的影响：为第三代磺酰脲类的特点。

◆能使血小板黏附力减弱、血小板数目减少；还刺激纤溶酶原的生成，恢复纤溶活性，改善微循环。对预防或减轻糖尿病患者微血管并发症有一定作用。

（3）适应证

①用于胰岛功能尚存的 2 型糖尿病且单用饮食控制无效者。

②应用于尿崩症只用氯磺丙脲，可明显减少尿量；而与氢氯噻嗪合用可提高疗效。

（4）不良反应

①胃肠道反应：常见恶心、呕吐、胃痛、厌食和腹泻等，多与剂量有关。偶见黄疸和肝功能损害。

②低血糖：氯磺丙脲和格列本脲可引起持久性低血糖，为较严重的不良反应，处理不当可引起不可逆损伤或死亡。

◆老年患者和肝肾功能不全者更易发生，故老年糖尿病患者及肾功能不良者忌用。

新型磺酰脲类降糖药较少引起低血糖。

③过敏反应：主要是皮疹、红斑、粒细胞减少、血小板减少、溶血性贫血等。

④中枢神经系统反应：大剂量氯磺丙脲可引起精神错乱、嗜睡、眩晕、共济失调等。

（5）药物相互作用

①乙醇可抑制糖原异生和肝葡萄糖输出，服药期间患者饮酒会发生低血糖反应；

②磺酰脲类属血浆蛋白结合率高的药物，与其他血浆蛋白结合率较高的药物可发生竞争置换，使本类药物游离型增多、作用增强而诱发低血糖。

◆这些药物包括保泰松、磺胺类、双香豆素类、水杨酸类、青霉素以及甲氨蝶呤。

③其他药物：如糖皮质激素、噻嗪类利尿药、氯霉素以及口服避孕药等均可降低磺酰脲类的降血糖作用，应予注意。

2. 双胍类 常用的包括二甲双胍（Metformine）和苯乙双胍（Phenformine）。

（1）体内过程 两药口服均易吸收。

◆二甲双胍吸收快，在体内不与血浆蛋白结合，肝代谢少，大部分以原形从尿中排泄，$t_{1/2}$约1.5小时，作用短，肾功能损害及老年人慎用。

◆苯乙双胍吸收后，$t_{1/2}$为3小时，约1/3以原形从尿中排泄，降糖作用可维持4~6小时。

（2）药理作用

①特点：能明显降低糖尿病患者血糖水平，但对正常人血糖无明显影响。

◆还能降低高血脂患者的低密度和极低密度脂蛋白、三酰甘油及胆固醇，能延缓糖尿病患者血管并发症的发生。

②机制：促进脂肪组织对葡萄糖的摄取、减少葡萄糖经肠道吸收、增加肌肉组织中糖的无氧酵解、减少肝内糖异生、增加胰岛素与受体的结合能力、抑制胰高血糖素的释放等。

（3）适应证

①轻、中度2型糖尿病患者，尤其是有胰岛素耐受的肥胖的患者，及单用饮食控制无效者。

②与胰岛素或磺酰脲类合用治疗中、重度患者，以增强疗效，减少胰岛素的用量。

（4）不良反应 常见胃肠刺激症状，发生率较磺酰脲类高。

◆长期大量应用本类药物可导致维生素 B_{12} 及叶酸缺乏，引起巨幼红细胞性贫血。

◆苯乙双胍因无氧酵解增加易引起乳酸性酸中毒。故应用时应严格掌握适应证，并应限制剂量（每日不超过75mg），对肝、肾功能不全，充血性心力衰竭和尿酮体阳性者应禁用。

3. 胰岛素增敏药

◆为一类新型糖尿病治疗药，主要为噻唑烷二酮类化合物（TZD），能显著改善胰岛素抵抗及相关代谢紊乱，对糖尿病的治疗具有重要意义。

（1）代表药物　主要有罗格列酮（Rosiglitazone）、环格列酮（Ciglitazone）、吡格列酮（Pioglitazone）、恩格列酮（Englitazone）等。

（2）药理作用

①改善胰岛素抵抗、降低高血糖：

◆在口服常规降糖药失效，改用胰岛素控制效果仍不理想的患者中，加用罗格列酮可明显减少每日胰岛素的用量，使血糖和糖化血红蛋白稳定地维持在较好水平。

②改善脂肪代谢紊乱：能显著降低2型糖尿病患者血浆高血糖和三酰甘油水平，增加总胆固醇和HDL – C的水平。增强LDL对氧化修饰的抵抗能力。

③改善胰岛β细胞功能：机制有：

◆增加患者胰岛的面积、密度和胰岛中胰岛素含量。

◆减少细胞死亡，阻止胰岛β细胞的衰退。

◆降低游离脂肪酸水平，保护胰岛β细胞。

（3）适应证

◆用于其他降血糖药疗效不佳的2型糖尿病患者，尤其是有胰岛素抵抗的糖尿病患者。可单独应用，亦可与磺酰脲类或胰岛素联合应用。

（4）不良反应　主要有嗜睡、水肿、头痛、胃肠刺激症状等。

◆本类药物具有良好的安全性和耐受性，不良反应少，低血糖发生率低，主要有嗜睡、水肿、头痛、胃肠刺激症状等。

4. α – 葡萄糖苷酶抑制剂　目前用于临床的有阿卡波糖（Acarbose）、伏格列波糖（Voglibose）和米格列醇（Miglitol）等。

（1）体内过程

◆口服后很少吸收，生物利用度1%～2%，约50%以原形随粪便排出，35%被肠道细菌和各种淀粉酶分解代谢，少量代谢物可被吸收并经肾排泄。

（2）药理作用

①特点：单用或和其他降糖药合用可降低患者的餐后高血糖，使血糖平稳地维持至一定水平。

◆长期应用可降低空腹血糖和糖化血红蛋白浓度，增加机体对胰岛素的敏感性，改善胰岛素抵抗，降低心血管并发症。

②作用机制：

◆食物中的糖类经唾液淀粉酶和胰淀粉酶消化成为寡糖、三糖及双糖，再被小肠上的α – 葡萄糖苷酶分解为单糖（葡萄糖、果糖）后才能被小肠吸收。

◆α – 葡萄糖苷酶抑制药通过竞争性抑制α – 葡萄糖苷酶，减慢碳水化合物水解生成葡萄糖的速度并延缓其吸收，控制善后血糖的升高。

（3）适应证

①主要用于轻、中度2型糖尿病，尤其适用于空腹血糖正常而餐后血糖明显升高者。

②也可与胰岛素联合用于 1 型糖尿病的治疗。

③对应用磺酰脲类或胰岛素疗效不佳者，加用本类药物可明显降低餐后血糖，血糖波动减小，可适当减少磺酰脲类或胰岛素的用量。

（4）不良反应及注意事项

①常见腹胀、腹泻或便秘等胃肠道反应，继续用药可逐渐减轻或消失。

◆患有肠炎、肠梗阻和消化性溃疡的患者慎用。

②个别患者出现低血糖反应；用药量过大，偶见个别患者转氨酶升高，停药后可恢复正常。

◆有肝病史者应避免大剂量用药，并定期检查肝功能；对该类药物过敏者、孕妇、哺乳期妇女和 18 岁以下患者禁用。

5. 其他类

（1）瑞格列奈（Repaglinide）　为苯甲酸类衍生物，为促胰岛素分泌的新型短效口服降糖药。

①体内过程：口服吸收迅速，15 分钟起效，达峰时间为 30 ~ 60 分钟，血浆蛋白结合率大于 98%。几乎全部在肝内代谢，半衰期约为 1 小时。

②药理作用：与磺酰脲类相似，可刺激胰腺分泌释放胰岛素，最大特点是近似于胰岛素的生理性分泌，可以与食物同时服用，有效控制糖尿病患者的餐后高血糖。

③作用机制

◆可能是通过与胰岛 β 细胞膜上的特异性受体结合，阻滞胰岛 β 细胞上 ATP 敏感性 K^+ 通道，减少 K^+ 外流，使 β 细胞去极化，开放钙离子通道，增加钙内流，促进胰岛素分泌。

④适应证：主要用于 2 型糖尿病患者，适用于老年糖尿病患者和轻度糖尿病肾病患者。

◆因其结构中不含硫，可用于对磺酰脲类药物过敏者。

⑤不良反应：主要是腹痛、腹泻、恶心等胃肠道反应和过敏反应。

◆低血糖反应较磺酰脲类药物少见；极少数病例报告开始治疗时偶见暂时性视觉异常。

（2）依帕司他（Epalrestat）

①作用特点　是一种非竞争性醛糖还原酶抑制剂。

◆醛糖还原酶是多元醇代谢通路中的关键限速酶，可催化葡萄糖转化为山梨醇。

◆山梨醇能影响神经细胞功能，其在神经元内蓄积可引起糖尿病性支配感觉运动的外周神经损害，出现麻木感、疼痛、震动感觉异常等症状。

◆醛糖还原酶活性升高可导致多种糖尿病并发症的发生。依帕司他能可逆性地抑制多元醇代谢中的醛糖还原酶，减少葡萄糖转化为山梨醇，产生预防或延缓糖尿病并发症的效应。

②适应证

◆临床用于预防和治疗糖尿病并发的末梢神经病变，改善感觉异常等症状。

③不良反应　偶见过敏、胆红素和转氨酶升高、消化系统不良反应等。

◆在实验动物可经乳汁排泄，哺乳期妇女禁用。偶见过敏、胆红素和转氨酶升高、消化系统不良反应等。

（3）依克那肽（Exenatide）：为 GLP－1 受体激动剂，含有 39 个氨基酸残基，于 2005 年 4 月获美国 FDA 批准上市。为注射用药，生物利用度为 65%~75%。

①作用机制

◆胰高血糖素样肽－1（GLP－1）可促进胰岛素的合成和分泌（呈葡萄糖依赖性地），并能减轻体重，在血浆中能迅速被二肽基肽酶Ⅳ（DPPⅣ）降解；

◆糖尿病和肥胖病患者的 GLP－1 分泌减少，且分泌的 GLP－1 可能因糖基化而导致生理活性减弱。

②药理作用　有改善胰岛素抵抗和降低高血糖的作用。

◆降低体内糖基化血红蛋白和脂肪酸水平，改善糖代谢紊乱引起的一系列代谢障碍。

◆延缓胃排空，降低体重依克那肽可抑制餐后胃蠕动及分泌功能，延长胃排空；同时降低食欲，减少食物摄入，降低体重。

③适应证　治疗血糖控制不充分的 2 型糖尿病患者。可与二甲双胍、磺酰脲类药物、TZDs 联合应用，安全有效地降糖。但不能用于 1 型糖尿病患者以及酮症酸中毒的抢救。

④不良反应　常见的有低血糖，恶心、呕吐、腹泻、头痛以及消化不良等。

三、本类药物不合理用药处方审核

×××医院处方笺

科别内分泌科　　姓名×××　性别　男　年龄 66　　门诊号×××

诊断：	R.
①2 型糖尿病；	格列齐特片　80mg×14 片　80mg　b. i. d. p. o.
②类风湿关节炎。	保泰松片　0.1g×42 片　0.2g　t. i. d. p. o

医师＿＿×××年×月×日

药费×××计价员×××　调配×××　核对×××　　发药×××

（◆病史摘要：因"四肢关节疼痛 3 年，多饮、多尿、多食及消瘦 5 个月"就诊）

判断	两者合用会使血糖过度降低，使病人出现饥饿、头晕、心悸、出汗等低血糖反应，严重者还会出现昏迷不醒
原因	本例为老年患者，排泄减慢，半衰期延长。格列齐特为第二代磺脲类降糖药，口服吸收快，保泰松可与磺酰脲类药物发生竞争置换，增强其作用，会导致血糖骤降，二药不宜合用

第二节　甲状腺激素及抗甲状腺药

一、概述

（一）定义

甲状腺激素（Thyroid hormone）是由甲状腺球蛋白的酪氨酸残基经碘化、偶联而成，是维持机体正常代谢，促进生长发育必不可少的激素，但是分泌过多过少都会引起疾病。

1. 甲状腺功能减退症

◆当甲状腺功能减退时，甲状腺激素合成、分泌减少，可引起呆小病或黏液性水肿等甲状腺功能减退症，简称甲低，须补充甲状腺激素治疗。

2. 甲状腺功能亢进

◆是由于多种原因所致甲状腺激素产生和分泌过多引发以代谢紊乱为特征的临床综合征，简称甲亢，典型病变以毒性弥漫性甲状腺肿（Graves 病）最常见。

治疗可用手术切除，也可用抗甲状腺素药物暂时或长期消除甲亢症状。常用的抗甲状腺药物有硫脲类、碘化物、放射性碘和 β 肾上腺素受体阻断药等。

（二）药物分类

1. 甲状腺素

2. 抗甲状腺素药

二、甲状腺素

（一）种类

甲状腺是机体最大的内分泌器官，合成和分泌甲状腺激素，包括：

1. 四碘甲状腺原氨素（Thyroxine，T_4）

2. 三碘甲状腺原氨酸（Triiodothvronine，T_3）

◆其结构较为独特，均含有无机碘。

（二）生物合成和分泌

◆T_4和T_3在体内的合成与贮存是在甲状腺球蛋白（TG）上进行的。

1. 碘的摄取　食物中的碘被小肠吸收后、绝大部分聚集在甲状腺。

◆正常时甲状腺中碘化物度是血中浓度的 25 倍，甲亢时可达 250 倍。原因是甲状腺腺泡细胞上有碘泵，具有强大的摄碘集碘的能力。

2. 碘的合成

◆摄入的碘化物在过氧化物酶的氧化作用下活化，活化的碘与腺球蛋白分子中的酪氨酸残基结合，生成一碘酪氨酸（Monoiodotyrosine，MIT）和二碘酪氨酸（Diiododotyrosine，DIT）。

3. 碘的偶联

◆在过氧化物酶的作用下一分子 MIT 和一分子的 DIT 偶联在一起形成 T_3，两分子 DIT 偶联在一起形成，T_4 合成的 T_4 和 T_3 仍在甲状腺球蛋白分子上，贮存在滤泡腔内的胶质中。

4. 释放

在蛋白水解酶的作用下甲状腺激素与甲状腺球蛋白分离后释放到血液中。正常甲状腺中的激素主要为 T_4，T_3/T_4 比值为 1/10，在缺碘及甲状腺功能亢进时，甲状腺激素水平会增加。

5. 调节

垂体分泌的促甲状腺激素（TSH），可促进甲状腺激素合成和分泌；而 TSH 的分泌又受到下丘脑分泌的促甲状腺激素释放激素（TRH）的调节。

◆应激状态或某些疾病均通过 TRH 影响甲状腺功能；而血中的 T_4 和 T_3 的浓度对 TSH 和 TRH 的释放都有负反馈调节作用。

（三）体内过程

（1）T_3、T_4 口服都易吸收，生物利用度分别为 90%～95% 和 50%～70%。

（2）两者与血浆蛋白结合率均在 99% 以上，但 T_3 的亲和力低于 T_4，游离浓度可为 T_4 的 10 倍。

（3）严重黏液性水肿的患者口服吸收不良，需要肠外给药。

（4）T_3 作用快而强，但维持时间短，$t_{1/2}$ 为 2 天。T_4 作用弱而慢，维持时间长，$t_{1/2}$ 为 5d。

（5）T_4，T_3 均可通过胎盘和进入乳汁，故在妊娠期和哺乳期慎用。

（四）生理、药理作用

1. 维持正常生长发育

甲状腺激素能促进蛋白质的合成和中枢神经系统及长骨的发育。

◆在胎儿脑发育期间，如果缺碘、可使胚胎神经细胞轴突和树突形成发生障碍，神经髓鞘形成延缓，导致智力低下。

◆如果在小儿生长发育期间碘缺乏，可引起骨骺不能形成，生长停滞，由此产生身材矮小、智力愚笨的呆小病（克汀病）。

◆成年人甲状腺激素分泌不足，则引起黏液性水肿，表现为神经兴奋性降低、记忆力减退、反应迟钝等。

2. 促进代谢和产热

（1）糖代谢：增加糖原分解和糖的氧化利用，使血糖不变或略增。

（2）脂肪代谢：可加速脂肪分解，促进胆固醇氧化，使血清胆固醇下降。

（3）蛋白质代谢：正常量使蛋白质合成增加，促进生长发育，大剂量反而会促进蛋白质分解。

（4）水盐代谢：甲状腺功能低下者 Na^+、Cl^- 潴留，细胞间液增加，大量黏蛋白沉积于皮下组织，产生黏液性水肿。同时使代谢障碍，红细胞生成素分泌减少，骨髓生成红细胞减少，引起贫血。

（5）能量代谢：甲状腺功能亢进患者的基础代谢率可增高 35% 左右；而功能低下患者的基础代谢率可降低 15% 左右。

3. 提高机体交感 – 肾上腺系统的感受性

◆可提高机体对儿茶酚胺的反应性，因而在甲亢时出现神经过敏、急躁、震颤、心率加快、心排血量增加及血压增高等现象，甲低患者的症状相反。

（五）作用机制

（1）T_3、T_4 可与细胞膜上受体结合，也可被动转运入胞内，与胞浆结合蛋白（cytosol binding protein，CBP）结合并与游离的 T_3、T_4 形成动态平衡。

（2）甲状腺激素与其受体结合后，加速蛋白质和各种酶的生成，从而产生生理效应。

（3）"非基因作用"，通过与受体结合，增加葡萄糖、氨基酸等摄入细胞内，导致多种酶和细胞活性加强。

（六）临床应用

1. 呆小病 治疗应从小剂量开始，逐渐增加剂量，有效者应终身治疗，并随时调整剂量。

2. 黏液性水肿 亦应从小剂量开始，逐渐增至足量，老年及心血管疾病患者增量宜缓慢，以防过量诱发或加重心脏病变。

3. 单纯性甲状腺肿 以食用含碘食盐、食物预防为主，由于缺碘所致者应补碘，未发现明显原因者可给予适量甲状腺激素。

4. T_3 抑制试验 服用 T_3 后摄碘率比用药前对照值下降 50% 以上为单纯性甲状腺肿，摄碘率下降小于 50% 为甲亢。

5. 其他 ①甲亢患者药物治疗过程中加服 T_4 有利于减轻突眼、甲状腺肿大及防止发生甲状腺功能减退；②甲状腺癌手术后应用 T_4，可抑制残余的甲状腺癌变组织，减少复发。

（七）不良反应

（1）甲状腺激素过量时，可出现心悸、手震颤、多汗、体重减轻、失眠等甲亢症状，严重者可腹泻、呕吐、发热、脉搏快而不规则，甚至有心绞痛、心力衰竭、肌肉震颤或痉挛。

（2）本药可通过胎盘和进入乳汁，妊娠和哺乳期应注意。

（八）同类药物

左甲状腺素（Levothyroxine；T_4）

◆左甲状腺素为人工合成的四碘甲状腺原氨酸，作用与人的天然甲状腺素相同，为临床最常用的甲状腺激素替代药物。临床应用及不良反应与甲状腺激素相似。

三、抗甲状腺药物

◆目前抗甲状腺药（antithyroid drugs）有硫脲类、碘和碘化物、放射性碘和 β 受体阻断药等四类。常用的抗甲状腺药物是硫脲类化合物。

分类		代表药物	药理作用
硫脲类	硫氧嘧啶类 咪唑类	甲硫氧嘧啶、丙硫氧嘧啶 甲巯咪唑、卡比马唑	①抑制甲状腺激素的合成；②抑制外周组织的 T_4 转化为 T_3；③免疫抑制作用
碘及碘化物		有碘化钾、碘化钠、复方碘溶液（卢戈液）	①小剂量碘可合成甲状腺素；②大剂量碘可抗甲状腺素
放射性碘		^{131}I	①可被甲状腺摄取浓集，产生 β 射线，起到类似手术切除部分甲状腺的作用；②产生 γ 射线，可在体外测得。
β 受体拮抗药		普萘洛尔、氧烯洛尔、阿替洛尔、美托洛尔	①阻断 β 受体，减少甲状腺素的分泌；②改善甲亢所致的心率加快及心肌收缩力增强症状

（一）硫脲类

1. 体内过程　口服吸收迅速，生物利用度为 80%，血浆蛋白结合率约 75%，分布于全身各组织，以甲状腺浓集较多，主要在肝脏代谢。

◆$t_{1/2}$：丙硫氧嘧啶 2 小时，甲硫氧嘧啶 6~8 小时，甲巯咪唑 4~6 小时。

◆卡比马唑为甲巯咪唑的衍生物，在体内转化成甲巯咪唑而发挥作用。作用缓慢，不宜用于甲亢危象。

◆硫脲类药物能通过胎盘，妊娠妇女慎用或不用；乳汁浓度也高，服用本类药物的妇女不应哺乳。

2. 临床应用

（1）甲亢的内科治疗：适用于轻症和不宜手术或放射性碘治疗的患者。若剂量适当，症状可在 1~2 个月内得到控制，疗程 1~2 年。

（2）甲亢手术的术前准备

◆为减少甲状腺次全切除手术患者在麻醉和手术后的合并症及甲状腺危象，在术前应先服用硫脲类药物，使甲状腺功能恢复或接近正常。

◆由于服用硫脲类后 TSH 分泌增多，使腺体增生，组织脆而充血，不利于手术进行，须在手术前 2 周左右加服大量碘剂，使腺体缩小变硬、减少充血，以利于手术进行及减少出血。

（3）甲状腺危象的治疗

◆除消除诱因、对症治疗外，主要给大剂量碘剂以抑制甲状腺激素释放，同时应用硫脲类（常选用丙硫氧嘧啶）阻止甲状腺素合成，剂量约为治疗量的 2 倍，疗程一般不超过 1 周。

3. 不良反应　约有 3%~12% 用药者可发生不良反应，其中丙硫氧嘧啶和甲巯咪唑不良反应发生较少，甲硫氧嘧啶不良反应发生较多。

（1）过敏反应：过敏反应最常见，表现为皮肤瘙痒、药疹，少数伴有发热，应密切观察，一般不需停药也可消失，可用抗组胺的药物治疗。

（2）消化道反应：有厌食、呕吐、腹痛、腹泻等，严重者可见黄疸和中毒性肝炎。

（3）粒细胞缺乏症：为最严重不良反应，发生率为 $0.3\% \sim 0.6\%$。一般发生在治疗后的 $2 \sim 4$ 个月内，老年人较易发生，应定期检查血象。

◆应注意与甲亢本身引起的白细胞数偏低相区别，发生咽痛、发热等反应时应立即停药，可恢复正常。罕见血小板减少症。

（4）甲状腺肿及甲状腺功能减退：长期用药后，可使血清甲状腺激素水平显著下降。反馈性增加 TSH 分泌而引起腺体代偿性增生、腺体增大、充血，甲状腺功能减退，及时发现并停药常可治愈。

4. 注意事项 本类药物易通过胎盘和进入乳汁，妊娠时慎用或不用，哺乳妇女禁用；

◆此外硫脲类药物可使 TSH 分泌增加，而 TSH 能促进甲状腺癌的发展；

◆结节性甲状腺肿合并甲亢及甲状腺癌患者禁用。

5. 药物相互作用

◆与抗凝药合用，可增强抗凝作用。

◆高碘食物或药物的摄入可使甲亢病情加重，使抗甲状腺药需要量增加或用药时间延长。故在服用本品前避免服用碘剂。

◆磺胺类、对氨基水杨酸、保泰松、巴比妥类、酚妥拉明、妥拉唑林、维生素 B_{12}、磺酰脲类等都有抑制甲状腺功能和甲状腺肿大的作用，如与硫脲类同用，可能增加抗甲状腺效应故合用本品须注意。

（二）碘及碘化物

碘是人体内必需的微量元素之一，此类药物都以碘化物形式从胃肠道吸收，在血中以无机碘离子形式存在。

1. 药理作用及适应证 不同剂量的碘化物对甲状腺功能可产生不同的作用。

（1）小剂量的碘可预防单纯性甲状腺肿。

（2）大剂量碘有抗甲状腺作用，主要是抑制甲状腺激素的释放，还能拮抗 TSH 促进激素释放作用。主要应用于：

①甲亢的手术前准备：一般在术前 2 周给予复方碘溶液，能使腺体缩小变韧、血管减少，利于手术进行及减少出血；

②甲状腺危象的治疗：可将碘化物加到 10% 葡萄糖溶液中静脉滴注，也可服用复方碘溶液，其抗甲状腺作用发生迅速，并在两周内逐渐停服，需同时配合服用硫脲类药物。

◆大剂量碘的抗甲状腺作用快而强，$1 \sim 2$ 天起效，$10 \sim 15$ 天达最大效应，但却不能单独用于甲亢治疗用药，其原因是：

◆当腺泡细胞内碘离子浓度高到一定程度，细胞摄碘即自动降低，胞内碘离子浓度下降，从而失去抑制激素合成的效应，这就是碘化物不能单独用于甲亢治疗的原因。

2. 不良反应

（1）一般反应　咽喉不适、口内金属味、呼吸道刺激、鼻窦炎和眼结膜炎症状及唾液分泌增多、唾液腺肿大等，停药后可消退。

（2）过敏反应于用药后立即或几小时内发生，表现为发热、皮疹、皮炎，也可有血管神经性水肿，严重者出现喉头水肿，可致窒息。一般停药可消退，加服食盐和增加饮水量可促进碘排泄。必要时采取抗过敏措施。

3. 注意事项　孕妇和哺乳妇女慎用，因碘能进入乳汁和通过胎盘可引起新生儿和婴儿甲状腺功能异常或甲状腺肿，严重者可压迫气管而致命。

4. 药物相互作用

◆与抗甲状腺药物合用，可能致甲状腺功能低下和甲状腺肿大。

◆与血管紧张素转换酶抑制剂合用或保钾利尿剂合用时，易致高钾血症，应监测血钾。

◆与锂盐合用时，可能引起甲状腺功能减退和甲状腺肿大。

◆与^{131}I合用时，将减少甲状腺组织对^{131}I的摄取。

（三）放射性碘

◆碘的放射性同位素有^{131}I、^{125}I、^{123}I等几种。临床应用的放射性碘（Radioiodine）是^{131}I，其$t_{1/2}$为8天，用药后1个月可消除90%，2个月可消除99%以上。

1. 临床应用

（1）甲状腺摄碘功能检查

（2）甲亢的治疗

◆目前北美（尤其在美国）近70%的甲亢患者首选^{131}I治疗，而在包括我国在内的亚洲及欧洲国家，仍采用抗甲状腺药物治疗，近年来^{131}I治疗逐渐增加。

◆^{131}I适用于不宜手术或手术后复发及硫脲类治疗无效或过敏的甲亢者。^{131}I作用缓慢，一般用药1个月见效，3~4个月后甲状腺功能恢复正常。但有个体差异。

2. 不良反应

（1）剂量过大时，可使甲状腺激素大量释放而发生甲状腺危象。

（2）可致永久性甲状腺功能减退；及放射性损伤。

3. 注意事项

（1）我国药典规定，20岁以下患者、妊娠或哺乳的妇女及肾功能不佳者不宜使用。

◆原因：儿童甲状腺组织处于生长期，对辐射效应较敏感；卵巢也是碘浓集之处，放射性碘可能对遗传产生影响。

（2）甲状腺危象、重症浸润性突眼症及甲状腺不能摄碘者禁用。

（四）β肾上腺素受体拮抗药

1. 作用与机制

◆β受体阻断药是治疗甲亢及甲状腺危象时有价值的辅助治疗药物，主要通过阻

断心脏 β_1 受体而起作用，同时也能适当减少甲状腺激素的分泌及外周组织 T_4 脱碘成为 T_3，以阿替洛尔与美托洛尔最为常用。

2. 临床应用

（1）控制甲亢症状。

（2）甲状腺危象时静脉注射本药能帮助患者度过危险期。

（3）甲亢手术之前准备应用大量 β 受体阻断药做甲状腺术前准备，不会致腺体增大变脆，甲亢患者如因故需紧急手术（甲状腺或其他手术）时也可用 β 受体阻断药保护患者。

3. 禁忌证

◆伴有充血性心力衰竭者禁用。非选择性或缺乏内在活性的 β 受体阻断药对有支气管哮喘、慢性阻塞性肺病、糖尿病者禁用。

第三节　肾上腺皮质激素类药

一、概述

（一）肾上腺皮质激素定义

1. 肾上腺皮质激素（Adrepocortical hormones）　是肾上腺皮质所分泌的激素的总称。肾上腺皮质可分为三个区，每个区合成和分泌的激素不同。

2. 性激素　由肾上腺皮质网状带分泌性。

◆糖皮质激素（Glucocorticoids）：主要由肾上腺皮质束状带分泌：如氢化可的松和可的松。

◆盐皮质激素（Mineralocorticoids）：主要由肾上腺皮质球状带合成和分泌：包括醛固酮和去氧皮质酮，临床上主要用于慢性肾上腺皮质功能减退症，以纠正水、电解质紊乱。

◆临床常用的是糖皮质激素。

（二）糖皮质激素分类

糖皮质激素类药物根据其作用时间长短及用药途径分为：

分类	代表药物	半衰期（$t_{1/2}$）	一次用药维持时间
短效类	可的松和氢化可的松	约90min	8~12 小时
中效类	泼尼松（强的松），泼尼松龙，甲泼尼龙，曲安西龙	>200min	12~36 小时
长效类	地塞米松，倍他米松	>300min	36~72 小时
外用	氟轻松		

（三）糖皮质激素的剂量与作用

◆糖皮质激素作用广泛而复杂，且与剂量密切相关。在生理剂量下影响物质代谢过程，如糖代谢、蛋白质代谢、脂肪代谢和水盐代谢等；

◆当应激状态时，机体分泌大量糖皮质激素，通过允许作用等使机体适应内环境变化所产生的强烈刺激。

◆超生理剂量的糖皮质激素有抗炎、免疫抑制、抗休克等广泛的药理作用，但同时也产生许多不良反应，使用时需谨慎。

（四）人体生物节律

◆正常人糖皮质激素的分泌有昼夜节律性。一般早晨血中浓度最高，而后逐渐降低。对于保持正常睡眠活动的个体，一般在每日上午 8～10 时为分泌高峰（约 450nmol/L），随后逐渐下降（下午 4 时约 110nmol/L），午夜 12 时最低。

◆此昼夜节律变化主要是由 ACTH（促肾上腺皮质激素）介导的。临床用药可随这种节律进行，以减少对肾上腺皮质功能的影响。

二、糖皮质激素

（一）体内过程

1. **吸收** 口服吸收快而完全。氢化可的松口服后 1～2 小时血药浓度达峰值。水溶性注射剂可作肌内注射或静脉注射给药。

◆局部给药：可经皮肤或黏膜吸收，因此，长期大面积给药仍可导致全身性作用。

2. **分布**

（1）天然品氢化可的松入血后约90%与血浆蛋白结合，其中80%与皮质激素结合球蛋白（Corticosteroid – binding globulin，CBG）特异性结合，10%与白蛋白结合。

（2）人工合成品也能与转运蛋白结合，但蛋白结合率略低，约为70%。

◆CBG 特点：主要在肝脏合成，血浆中 CBG 的浓度有限，当药物浓度过高时，因饱和特性，往往导致游离浓度升高。肝病、肾脏疾病或甲状腺功能亢进的老人，因血中 CBG 水平降低，也会使游离型药物增加，较易发生不良反应。

3. **代谢** 主要在肝脏代谢，代谢物大部分从尿排出。

（1）可的松和泼尼松需要在肝脏中转化为氢化可的松和泼尼松龙才有生理活性，因此严重肝功能不全时，只能用氢化可的松和泼尼松龙。

（2）氢化可的松的半衰期约 1.5 小时，介导的代谢酶主要是 CYP3A4。

◆肝功能不全时，可使半衰期延长，甲状腺功能亢进、妊娠或口服避孕药物，或与一些代谢酶诱导剂如苯巴比妥合用，代谢加快。

◆而一些人工合成品不易被代谢，半衰期可达 3～4 小时或更长。

（二）糖皮质激素的生理效应

1. **糖代谢** 可增加肝糖原、肌糖原合成和升高血糖作用。机制是促进糖原异生，降低葡萄糖分解和组织对葡萄糖的利用。

◆此类药物尚有抗胰岛素作用，促进血糖升高。久用可诱导糖尿病。

2. 蛋白质代谢 促进蛋白质分解和抑制蛋白质的合成作用，导致血中游离氨基酸的含量和尿中氮排出增加，造成负氮平衡。

◆久用可致慢、肌肉消瘦、皮肤变薄、伤口愈合延缓等。

3. 脂肪代谢 短期使用对脂肪代谢无明显影响。

◆大剂量长期应用：则可增高血浆胆固醇，激活四肢皮下的脂酶，促进脂肪分解，重新分布，形成向心性肥胖，表现为满月脸，水牛背等。

4. 水盐代谢 有较弱的盐皮质激素样作用，长期大量应用可出现保钠排钾的作用，进而诱发高血压与水肿。但在继发性醛固酮增多症时，糖皮质激素则表现为抗醛固酮和拮抗利尿激素的作用，显示排钠利尿的功效。

◆同时糖皮质激素能抑制钙、磷在肠道吸收和在肾小管内重吸收，使尿钙排出增加，血钙降低，用会造成骨质疏松。

5. 核酸代谢 糖皮质激素通过影响敏感组织中的核酸代谢来实现对各种代谢的影响。

◆研究发现，糖皮质激素可诱导合成某些特殊 mRNA，表达一种抑制细胞膜转运功能的蛋白质，从而抑制细胞对葡萄糖、氨基酸等物质的摄取，以致细胞合成代谢受到抑制。

6. 应激反应 糖皮质激素可增强机体对应激的抵抗力。

◆当机体处于应激状态时，可分泌大量糖皮质激素，通过机体自身调节等来适应内外环境所产生的强烈刺激，保护机体免受伤害。若缺乏此类激素，则可引起机体的代谢失调，甚至死亡。

（三）糖皮质激素的药理作用

1. 抗炎作用

◆糖皮质激素具有强大的抗炎作用，对物理、化学、病原体、免疫等各种因素引起的炎症和炎症的不同阶段均有明显的非特异性抑制作用。

（1）炎症早期：可减轻渗出、水肿、毛细血管扩张、白细胞浸润及吞噬反应，从而改善红、肿、热、痛等症状。

（2）炎症后期：可抑制毛细血管和成纤维细胞的增生，延缓肉芽组织生成，防止粘连及瘢痕形成，减轻后遗症。

◆需要注意的是：糖皮质激素的抗炎作用是非特异性的、短暂的和抑制性的，而炎症反应是机体的一种防御性反应。

◆糖皮质激素在抑制炎症反应、减轻炎症症状的同时，也降低机体的防御功能，可致感染扩散、阻碍伤口愈合，因此在使用该类药物时应同时采取针对病因治疗的措施。

2. 免疫抑制作用

◆治疗剂量的糖皮质激素能抑制细胞免疫反应如迟发性过敏反应、异体器官移植的排斥反应，并能缓解一些自身免疫症状。大剂量的糖皮质激素还可以抑制体液免疫反应。

3. 抗毒作用

（1）能对抗细菌内毒素对机体的刺激性反应，减轻细胞损伤，缓解毒血症症状，提高机体对内毒素的耐受力，用于感染中毒性休克的治疗。

（2）可能的机制

◆糖皮质激素逆转内毒素引起的 NO 合酶活性增加，从而降低 NO 水平。

◆增加血管对其他血管活性物质的反应性。

◆升高血糖水平，从而使机体有足够能量对抗感染、创伤、恐惧等应激反应。

4. 抗休克 大剂量糖皮质激素可用于各种严重休克，尤其是中毒性休克。可能的机制：

（1）扩张痉挛收缩的血管，加强心肌收缩力。

（2）降低血管对某些收缩血管活性物质的敏感性，使微循环血流动力学恢复正常，改善休克状态。

（3）稳定溶酶体膜，减少心肌抑制因子的形成。

5. 退热作用 该类药物可能抑制体温中枢对致热原的反应。同时由于能稳定溶酶体膜，使内源性致热原的释放减少，从而使升高的体温下降。

6. 中枢兴奋作用 通过对中枢糖皮质激素受体的作用，提高中枢神经系统的兴奋性，能影响情绪、行为，出现欣快、失眠、激动甚至精神失常等。大剂量有时可致儿童惊厥或癫痫样发作。

7. 允许作用 有些激素并不能直接作用于器官、组织或细胞而产生生理效应，但却为另一种激素的生理学效应创造了条件，这种现象称为允许作用。

◆例如只有在糖皮质激素存在的情况下，儿茶酚胺才能发挥它对心血管的作用，而糖皮质激素本身对血管平滑肌没有收缩作用。

8. 对血液成分的影响

◆糖皮质激素能刺激骨髓造血功能，使红细胞和血红蛋白含量增多。

◆大剂量使血小板及纤维蛋白原浓度升高，凝血时间缩短。

◆促使中性粒细胞数目增多，但却抑制其游走、消化、吞噬等功能；并能减少淋巴细胞、嗜酸性粒细胞数目。

9. 刺激消化腺分泌 长期应用可诱发或加重胃、十二指肠溃疡。

10. 抑制成骨细胞活力 长期应用可诱发或加重骨质疏松症。

（四）糖皮质激素的临床应用

1. 替代治疗 用于急性或慢性肾上腺皮质功能不全症，脑垂体前叶功能减退症及肾上腺次全切术后的补充治疗。

2. 严重感染或预防炎症后遗症

（1）严重急性感染：对一些严重感染，用糖皮质激素作辅助治疗，常可迅速缓解症状，减轻炎症，保护心、脑等重要器官，帮助患者度过危险期，如中毒性菌痢、中毒性肺炎、重症伤寒、败血症等。需注意的是：

◆必须同时应用足量有效的抗感染药物进行治疗。

◆病毒性感染一般不宜应用激素，以免因用药后机体的防御功能降低促进病毒感染扩散。

（2）防止某些炎症后遗症：对于人体重要器官或组织的炎症，即使感染不严重也应早期应用糖皮质激素。如胸膜炎、风湿性心瓣膜炎、损伤性关节炎、睾丸炎等，目的是为防止组织粘连或瘢痕形成等后遗症。

3. 自身免疫性疾病　如类风湿疾病、全身性红斑狼疮、重症肌无力和慢性活动性肝炎等，糖皮质激素可缓解症状但不能根治。一般采用综合疗法，不宜单用，以免引起严重不良反应。

4. 过敏性疾病　主要用于病情严重病例或其他抗过敏药物无效时的辅助治疗。

◆如血清病、过敏性皮炎、荨麻疹、过敏性鼻炎、支气管哮喘、血管神经性水肿、过敏性血小板减少性紫癜和过敏性休克等过敏性疾病，对病情严重病例或其他抗过敏药物无效时，可用糖皮质激素作辅助治疗。

5. 器官移植排斥反应　抑制异体器官移植后的排斥反应，常与环孢素 A 等免疫抑制剂联合应用。

6. 休克　适用于各种休克，在针对休克病因治疗的同时，应用糖皮质激素可帮助患者度过危险期。应用原则为：及早、短时、大剂量使用，见效后立即停药。

◆对感染中毒性休克，须在有效抗菌药物治疗的基础上使用。

7. 血液病　多用于治疗儿童急性淋巴细胞性白血病，有较好的疗效。还可用于再生障碍性贫血、粒细胞减少症、血小板减少症和过敏性紫癜等的治疗，但停药后易复发。

8. 局部应用

◆对一般性皮肤病，如湿疹、肛门瘙痒、接触性皮炎、牛皮癣等均有疗效，多采用氢化可的松、氢化泼尼松或氟轻松等软膏、霜剂或洗剂局部用药。

◆当肌肉韧带或关节劳损时，可将醋酸氢化可的松或醋酸氢化泼尼松混悬液加入1% 普鲁卡因注射液，肌内注射，也可注入韧带压痛点或关节腔内以消炎止痛。

9. 其他

◆可用于呼吸系统疾病如支气管哮喘、慢性阻塞性肺疾患的急性加重。

◆还可用于心血管系统疾病的急症如严重心肌梗死、急性非特异性心包炎等。

（五）糖皮质激素的不良反应

◆糖皮质激素在应用生理剂量替代治疗时无明显不良反应，不良反应多发生在应用药理剂量时，而且与疗程、剂量、用药种类、用法及给药途径有密切关系。

1. 长期大剂量应用引起的不良反应

（1）医源性肾上腺皮质功能亢进症　又称类肾上腺皮质功能亢进综合征或库欣综合征，是过量激素引起物质代谢和水盐代谢紊乱的结果。

◆表现为向心性肥胖、满月脸、水牛背、肌无力与肌萎缩、皮肤变薄、痤疮、多毛、浮肿、高血压、高血脂、低血钾、糖尿等。

◆停药后一般可自行恢复正常。必要时可对症治疗，并采用低盐、低糖、高蛋白饮食。

（2）诱发或加重感染

◆原因是糖皮质激素可降低机体防御功能。故在治疗严重感染性疾病时，必须同时给予有效、足量、敏感的抗菌药物。

（3）消化系统并发症　可刺激胃酸或胃蛋白酶的分泌并抑制胃黏液分泌，可诱发或加剧胃、十二指肠溃疡，甚至发生出血和穿孔。

◆少数患者可诱发胰腺炎或脂肪肝。

（4）心血管系统并发症　长期应用糖皮质激素，由于水钠潴留和血脂升高可引起高血压和动脉粥样硬化。

（5）骨质疏松　可发生于所有年龄的患者，与治疗用量和持续时间有关。严重者可发生自发性骨折。可能与糖皮质激素可直接抑制成骨细胞，并促进钙、磷排泄有关。

（6）其他　可引起骨的缺血性无感染坏死，比较常见，常发生于股骨头和肱骨头。

◆还可引起伤口愈合延迟、肌肉萎缩、儿童生长缓慢、精神失常、白内障与青光眼、糖尿病等，均需引起注意。

2. 停药反应

（1）医源性肾上腺皮质功能不全

①长期大剂量应用：尤其是连日给药的患者，体内糖皮质激素超过正常水平，反馈抑制腺垂体分泌 ACTH，造成内源性肾上腺皮质分泌功能减退甚至肾上腺皮质萎缩。

②突然停药：内源性糖皮质激素不能立即分泌补足，可出现肾上腺皮质功能不全症状。因此停药应缓慢。

（2）反跳现象

◆长期用药因减量太快或突然停药所致原病复发或加重的现象，称为反跳现象。可能是患者对激素产生的依赖性或病情尚未完全控制所致。

◆若出现常需加大剂量再行治疗，待症状缓解后再逐渐减量、停药。

（六）糖皮质激素的禁忌证

◆有严重的精神病和癫痫病史者、活动性消化性溃疡、新近胃肠吻合术、骨折、创伤修复期、角膜溃疡、肾上腺皮质功能亢进症。

◆严重高血压、糖尿病、孕妇、抗菌药物不能控制的感染如水痘、麻疹、真菌感染等。

（七）糖皮质激素与其他药物相互作用

（1）非甾体消炎镇痛药可加强其致溃疡作用。

（2）可增强对乙酰氨基酚的肝毒性。

（3）与两性霉素 B 或碳酸酐酶抑制剂合用，可加重低钾血症，长期与碳酸酐酶抑制剂合用，易发生低血钙和骨质疏松。

（4）与蛋白质同化激素合用，可增加水肿的发生率，使痤疮加重。

（5）与抗胆碱能药（如阿托品）长期合用，可致眼压增高。

（6）三环类抗抑郁药可使其引起的精神症状加重。

（7）与降糖药如胰岛素合用时，因可使糖尿病患者血糖升高，应适当调整降糖药剂量。

（8）甲状腺激素可使其代谢清除率增加，故甲状腺激素或抗甲状腺药与其合用，应适当调整后者的剂量。

（9）与避孕药或雌激素制剂合用，可加强其治疗作用和不良反应。

（10）与排钾利尿药合用可致严重低钾血症，并由于水钠潴留而减弱利尿药的排钠效应。

（11）与免疫抑制剂合用，可增加感染的危险性，并可能诱发淋巴瘤或其他淋巴细胞增生性疾病。

（12）可增加异烟肼在肝脏代谢和排泄，降低异烟肼的血药浓度和疗效。

（八）糖皮质激素用法及疗程

1. 小剂量替代疗法

◆为对因治疗，须长期应用，用于腺垂体功能减退和肾上腺皮质次全切除术后等的治疗。

2. 大剂量突击疗法 用于急性、重症、危及生命疾病的抢救，如严重中毒性感染及各种休克。疗程一般不超过 3 天。

3. 一般剂量长程疗法

◆适用于反复发作、病变范围广泛的慢性病，如风湿性关节炎、肾病综合征等。开始用泼尼松口服 10～20mg 或其他制剂的等效量，每日 3 次，病情控制后逐渐减量，每 3～7 日减 5～10mg，直至最小维持量，维持数月。

◆根据糖皮质激素分泌的昼夜节律性，维持量有两种给药法：

①每日晨给药法：早晨 7～8 时 1 次给予可的松或氢化可的松等短效作用的糖皮质激素。

②隔日晨给药法：每隔一日早晨 7～8 时给予泼尼松和泼尼松龙等中效作用的糖皮质激素。

三、糖皮质激素类药物不合理用药处方审核

××× 医院处方笺

科别皮肤科　　姓名×××　　性别　男　年龄　52　　门诊号×××

诊断：　　　　　　　　　　　R.
①足癣；　　　　　　　　　　①酮康唑片　0.2g×7 片　0.2g　q. d. p. o.
②类风湿关节炎。　　　　　　②泼尼松片　5mg×42 片　10mg　t. i. d. p. o.

医师____　×××年×月×日

药费×××　计价员×××　　调配×××　　核对×××　　发药×××

（◆病史摘要：因"双脚趾间、足底瘙痒 40 天"就诊。既往有"类风湿关节炎"病史 5 年，正在服用泼尼松）

判断	酮康唑可抑制泼尼松代谢
原因	酮康唑为广谱抗真菌药，口服可有效地治疗深部、皮下及浅表真菌感染，并可局部用药用于治疗表浅部真菌感染
	◆同时酮康唑还是肝药酶抑制剂，可抑制泼尼松在肝的代谢，使泼尼松的血药浓度升高。治疗真菌感染时，泼尼松血浓度升高可导致免疫抑制过度而使真菌感染扩散

四、肾上腺皮质激素类药物研究进展

◆糖皮质激素虽然作用广泛，但其严重的不良反应使临床使用受到限制。为了增强它的疗效，减轻不良反应，科学家们一直在进行不懈的努力。

脂质体包裹激素等靶向药物、亚硝基糖皮质激素、选择性受体激动剂等药物的相继出现，使糖皮质激素这一古老的药物在应用上有可能会有新的突破。具体有：

（一）亚硝基糖皮质激素

在传统糖皮质激素分子上连有一个由一氧化氮（NO）衍生出的脂肪族或芳香族分子，代表药物有 NO - 泼尼松（NCX - 1015）和 NO - 氢化可的松（NCX - 1004），这两种药物均能缓慢释放具有抗炎作用的一氧化氮。

◆由于一氧化氮与糖皮质激素的协同作用，NO - 泼尼松的抗炎作用明显增强，动物实验表明，NO - 泼尼松无活化破骨细胞的作用，与泼尼松相比，不易引起骨质疏松，显示了较好应用前景，但仍需做进一步的研究以证实其是否适用于临床。

（二）选择性糖皮质激素受体激动剂（SECBAs）

作用于糖皮质激素受体不同受点的一类药。

已经合成的具有良好前景的选择性糖皮质激素受体激动剂类药物有非固醇类糖皮质激素受体调节剂，作用于脑内受体的 AL - 438、LCD5552 能抑制炎症基因表达，而不影响其他基因的表达；

◆选择性糖皮质激素受体激动剂 ZK216348 在动物实验中表现出良好的抗炎作用，且不良反应较小。

（三）靶向药物

靶向给药系统是目前一种较为理想的药物制剂类型，利用靶向给药系统作靶向治疗将会提高一些药物的治疗作用。为了进一步增加药物的靶向作用。减少不良反应，可采用脂质体包裹糖皮质激素，将其做成靶向药物，选择性地聚集在炎症部位。

（四）其他优化传统激素药物的治疗方法

包括能够定时释放糖皮质激素的剂型等。

第四节　骨质疏松用药

一、概述

（一）骨质疏松症定义

◆骨质疏松症（Osteoporosis）：系由多种原因引起的骨密度和骨质量下降，骨微结构破坏，造成骨脆性增加，从而容易发生骨折的一组全身性骨病。

（二）骨质疏松症特点

单位体积内骨量减少，骨皮质变薄，海绵骨骨小梁数目及大小均减少，髓腔增宽，骨荷载功能减弱，从而产生腰背、四肢疼痛，脊柱畸形，骨脆性增加，最终可导致骨折。

（三）骨质疏松症好发人群

多见于中、老年人。

（四）骨质疏松症分型

骨质疏松症分为原发性和继发性两类

1. 原发性骨质疏松　是指不伴有引起骨质疏松的其他疾病，包括绝经后骨质疏松（Ⅰ型）或老年性骨质疏松（Ⅱ型）。

2. 继发性骨质疏松　是由其他病因引起的，主要因素如：

◆性腺功能不足，某些内分泌性疾病（甲状腺功能亢进、肾上腺功能亢进、甲状旁腺功能亢进等）；

◆胃肠功能、肝肾功能障碍，长期运动量减少，钙摄入不足以及长期使用糖皮质激素类药物等。

（五）骨质疏松症病因

1. Ⅰ型　主要病因为性激素不足，以女性为多，发病年龄多在 51~70 岁。

◆表现为骨量加速丢失、松质骨丢失明显。

2. Ⅱ型　其主要病因为年龄的老化，患者男女之比约为 1:2，发病年龄多大于 70 岁。

◆表现为骨量缓慢丢失，松质骨与皮质骨丢失速率大致相等。

（六）骨质疏松症临床症状

骨质疏松症本身包括三大类症状：

1. 疼痛　患者可有腰背酸痛或周身酸痛，负荷增加时疼痛加重或活动受限，严重时翻身、起坐及行走有困难。

2. 脊柱变形　骨质疏松严重者可有身高缩短和驼背。椎体压缩性骨折会导致胸廓畸形，腹部受压，影响心肺功能等。

3. 骨折 非外伤或轻微外伤发生的骨折为脆性骨折。是低能量或非暴力骨折。

◆发生脆性骨折的常见部位为胸、腰椎、髋部、桡、尺骨远端和肱骨近端。

（七）抗骨质疏松症药物分类

目前治疗骨质疏松症的药物分为两大类：

（1）以抑制骨吸收为主的骨吸收抑制剂。

（2）以促进骨形成为主的骨形成促进剂。

二、常用治疗骨质疏松的药物

（一）骨吸收抑制剂

1. 雌激素及其类似物

（1）雌激素（Estrogens） 雌激素是防治原发性I型骨质疏松症的首选药，该疗法称为激素替代疗法（Hormone replacement therapy，HRT）。

①作用与机制：雌激素主要通过作用于成骨细胞核内的特异受体发挥作用。具体通过下列三种途径：

◆通过下丘脑－垂体－性腺轴系统，调节雌激素及受体的合成；

◆通过钙代谢激素调节系统，促进降钙素的分泌和活性维生素 D 的合成而增加肠钙的吸收；

◆通过调节成骨细胞－破骨细胞信号转导系统发挥作用。

②适应证：主要应用于治疗绝经后骨质疏松症。

◆许多临床研究证明了 HRT 是预防绝经后骨质疏松和骨折的有效方法，一般在绝经后 5~8 年疗效最明显。

◆有报道 HRT 应用 6 年以上，髋部骨折的危险性可降低 50%，将雌激素与孕激素联合治疗半年可使骨密度增加 8%~10%。

③不良反应：主要是增加绝经后阴道出血、子宫内膜癌及乳腺癌的发生率，以及深静脉血栓形成和肺栓塞的发生率。

◆将雌激素与孕激素、雄激素等联合用药，可以减少其用量，减轻不良反应。

④常用药物：结合雌激素、17β－雌二醇、己烯雌酚、尼尔雌醇及乙炔雌二醇等。

（2）选择性雌激素受体调节剂（SERMs）

①分类 按其结构可分为三大类型：

种类	代表药物	说明
三苯乙烯衍生物	三苯氧胺	又称他莫昔芬 Tamoxifen，TAM
苯并噻吩衍生物	萘氧啶（Nafoxidine，NAF）	目前尚未见临床研究报道
苯并噻吩衍生物	雷诺昔芬（Raloxifene，RAL）	同类药物还有屈诺昔芬、米普昔芬、艾多昔芬、左美洛昔芬等
新一代选择性雌激素受体调节剂	巴多昔芬（Bazedoxifene）和拉索昔芬（Lasofoxifene）	

②作用与机制

◆SERMs可与雌激素受体结合，选择性地作用于不同组织的雌激素受体，在不同的靶组织分别产生类雌激素或抗雌激素作用；

◆对骨骼系统、脂肪代谢和脑组织具有雌激素激活作用，抑制破骨细胞介导的骨吸收、降低血清胆固醇和低密度脂蛋白；

◆对乳腺和子宫则具有雌激素拮抗作用，抑制乳腺细胞和子宫内膜上皮细胞的增生。

③适应证　主要用于治疗绝经后骨质疏松症及乳腺癌。

④不良反应与禁忌

◆常见的不良反应是潮热和腿部痉挛痛，但一般不严重，很少导致停药；

◆较少见的严重不良反应是深静脉血栓栓塞，长期制动可能会增加这一风险；

◆禁用于：怀孕或可能怀孕的妇女及哺乳期妇女；活动性或陈旧性静脉血栓性事件的患者以及有严重肝脏疾病者。

（3）植物雌激素（Phytoestrogens）

①特点：是一类存在于植物中的结构与雌激素相似并具有弱雌激素效能的天然化合物。

◆包括异黄酮（Isoflavones）、木酚素（Lignans）和库玛斯坦（Coumestans）三大类。

◆异黄酮主要存在于豆类植物中。

②作用：对于雌激素水平低者，植物雌激素表现为弱雌激素样作用；对于雌激素水平较高者，则表现为抗雌激素样作用。

◆原因是：当它与雌激素受体结合后，活性更高的体内雌激素就不能再与之结合而产生激素效应，避免了过多雌激素对细胞的破坏，因而对与雌激素有关的乳腺癌、子宫出血等病变有一定的抑制作用。

③常用药物　依普黄酮（Ipriflavone，异丙氧黄酮）

◆广泛存在于苜蓿类牧草中，是异黄酮的衍生物。

◆可逆转氢化泼尼松诱导的血清碱性磷酸酶活性升高，增加尿钙排泄，使降低的骨灰重恢复正常，增加血清降钙素含量，提高骨密度。

◆主要用于骨质疏松症的防治。

◆长期用药的耐受性和安全性良好，无明显毒副作用；仅有轻微的胃肠道反应。

2. 双膦酸盐类（Bisphosphonates）　是1969年Fleisch等通过机体内存在的焦膦酸化合物对石灰化有抑制作用得到启发而合成的化合物，现已发展成为一类抗代谢性骨病的重要药物。

（1）分类　根据研制时间的先后不同，目前将双膦酸盐类药物分为三代：

分类	代表药物	特点
第一代	替膦酸钠、氯屈膦酸钠	作用较弱且抑制骨矿化，胃肠道副作用大
第二代	帕米膦酸钠、阿仑膦酸钠	一般无胃肠道及发热等副作用
第三代	唑来膦酸钠、利塞膦酸钠、伊班膦酸钠、奥帕膦酸钠等	可引起上消化道功能紊乱及胃肠道反应

（2）体内过程

①口服主要在小肠吸收，吸收率通常仅为给药量的 1%～10%。

②与食物同服或有钙存在下，吸收显著减少。

③药物与骨质中的磷酸钙有强的亲和力，吸收量的 20%～70% 摄入钙化组织，特别是骨中，剩余药物经肾排泄。

（3）作用与机制　目前认为主要通过以下途径抑制破骨细胞介导的骨吸收：

①抑制破骨细胞前体的分化和募集，抑制破骨细胞形成；

②破骨细胞吞噬二膦酸盐，导致破骨细胞凋亡；并附着于骨表面，影响破骨细胞活性；

③干扰破骨细胞从基质接受骨吸收信号；通过成骨细胞介导，降低破骨细胞活性。

（4）适应证　①主要用于骨质疏松症；②也可用于由多发性骨髓瘤、乳腺癌、前列腺癌及肺癌等恶性肿瘤骨转移引起的骨代谢异常所致的高钙血症；③还可用于防治变形性骨炎（Paget disease）。

（5）不良反应　主要有消化道反应和抑制骨矿化。

①消化道反应最常见的是恶心、腹泻及胃、十二指肠溃疡，少数人发生腐蚀性食管炎。

②抑制骨矿化主要见于第一代的依替膦酸盐，它是唯一可致骨软化的药物。

③静脉给药时，由于药物与钙形成络合物导致低血钙症而表现出急性毒性。

④大剂量时还可产生肾脏、肺等的损害。

⑤此外，双膦酸盐类药物还可引起眼的严重不良反应，表现为色素膜炎、非特异性结膜炎、巩膜外层炎、巩膜炎等。

（6）禁忌证　胃、食管反流性疾病患者慎用。

◆食管狭窄、食管失弛缓症或其他食物排空障碍疾病患者禁用。

3. 降钙素（Calcitonin，CT）

（1）定义　是 1961 年发现的第二个钙代谢调节剂，为哺乳动物甲状腺滤泡旁细胞（简称 C 细胞）及低等动物终鳃体分泌的由 32 个氨基酸残基共同组成的多肽激素。

（2）来源　应用的降钙素主要来自鲑鱼（鲑降钙素，Salcalcitonin）、鳗鱼（依降钙素为合成鳗降钙素，Elcatonin）、猪（猪降钙素）、人等。

◆来源不同的降钙素，其结构中氨基酸的顺序不同，活性亦异。

◆从鲑鱼中获得的降钙素比从其他哺乳动物中分离出的降钙素对人的降钙作用要高 20～50 倍。

（3）药理作用与机制　降钙素与甲状旁腺素（PTH）相互协调与制约，共同维持血钙的平衡。

①当血钙浓度高于正常值时，可刺激降钙素分泌增加而降低血钙；血钙浓度低于正常值时，可刺激增加甲状旁腺素分泌，并反馈性地抑制降钙素的分泌而使血钙升高。

②降钙素对肾的作用是直接抑制肾小管对钙磷的重吸收，增加钙磷等排泄，降低血钙和血磷。

◆破骨细胞上有降钙素受体，降钙素可以降低破骨细胞的数目和功能，延缓破骨细胞。

发育成熟，对成骨细胞有一定的刺激作用，适用于高转换型骨质疏松症。

◆降钙素尚具有中枢性镇痛作用，对于伴有骨痛的骨质疏松患者效果更佳。

（4）适应证　①各种原因导致的骨质疏松症。②继发于乳腺癌、肺癌和其他恶性肿瘤骨转移所致的高钙血症。③变形性骨炎。④甲状旁腺功能亢进症，维生素 D 急性或慢性中毒。⑤痛性神经营养不良症或 Sudeck 病。

（5）不良反应　部分病人可出现：

①过敏反应（如皮肤瘙痒、皮疹、喘息等）。

②消化系统反应（如恶心、呕吐、腹痛、腹泻、食欲不振等）。

③神经系统反应，如头痛、双手针刺感、眩晕、耳鸣、震颤。

④心血管系统：面部潮红伴发热感、心悸、血压升高等的不良反应。

◆注射给药时可引起注射部位炎症，睡前使用或用药前给予止吐药可减轻不良反应。

◆大剂量作短期治疗时，少数病人易引起继发性甲状旁腺功能低下。

◆长期应用会出现降钙素"逃逸"现象，即疗效降低甚至无效（可能与降钙素受体数目减少及 PTH 的相反作用有关）。

（6）注意事项

①对降钙素过敏者禁用，使用前必须进行皮肤试验。

②治疗过程中如出现耳鸣、眩晕、哮喘、便意应停用。

③长期卧床治疗的患者，每日需检查血液生化指标和肾功能。

④妊娠和哺乳期妇女禁用，儿童不推荐使用。

4. 钙剂（Calcium）和维生素 D（Vitamin D）　是治疗骨质疏松症的基础药物。

◆一般认为，绝经后骨质疏松症和老年性骨质疏松症的发病机制与机体内活性维生素 D_3 水平降低以及骨组织中的钙丢失有密切关系。

（1）特点　维生素 D 是体内可以合成并长期贮存的物质。

①吸收后的维生素 D 本身并无生物活性，可贮存在血浆、肝、脂肪和肌肉内，经血液转送至肝脏转化生成钙二醇，继而在肾脏内进一步羟化成为钙三醇（Calcitriol）后发挥激素作用。

②钙三醇口服吸收快，具有较钙二醇更高的激素样活性，对钙、磷代谢的作用较

钙二醇约高200倍，对骨盐形成的作用约高100倍。

（2）分类

①钙剂

类别	代数	主要药物
无机钙	第一代补钙产品	碳酸钙、磷酸钙、氧化钙，或者来自于经过机械加工的动物贝壳、骨骼等
有机酸钙	第二代钙剂	葡萄糖酸钙、乳酸钙、柠檬酸钙、醋酸钙等
有机钙	第三代钙剂	氨基酸螯合钙、L-苏糖酸钙

②维生素D_3

分类	特点
骨化三醇	又名1，25-二羟基维生素D_3、罗盖全、钙三醇
la（OH）D_2	是1，25-二羟基维生素D_3的前体，需经肝内25-羟化酶作用后才转化成真正的活性维生素D_3而发挥作用
普通维生素D	须经过肝脏和肾脏中特定的酶激活后才具有活性

◆单纯补钙往往达不到理想的效果，主张钙剂与维生素D、雌激素、氟化物等药物联合应用，以增强疗效。

（3）药理作用

①钙三醇的主要作用是升高血浆钙、磷水平，以促进骨的钙化，这种作用主要是通过促进肠钙吸收来实现的。

②钙三醇还可直接刺激成骨细胞，并促使血和骨中柠檬酸与钙形成复合物，转运至新骨，从而有利于钙盐沉着。

◆钙是骨质矿化的主要原料，有了足够的钙才能有效地发挥维生素D_3的催化效果，达到增强骨质正常钙化的作用。

③维生素D对骨无机盐代谢的影响是双向的，既可以促进新骨钙化，又可促进钙从骨中游离出来，使骨盐不断更新，以维持钙的平衡。

◆维生素D与甲状旁腺素协同作用，可促进破骨细胞的溶骨作用。

◆更年期妇女绝经后雌激素缺乏，使维生素D活化障碍，体内活性维生素D_3水平降低，导致小肠对钙的吸收减少，出现负钙平衡，从而继发甲状旁腺分泌亢进，导致骨破坏增加。

◆老年人由于户外活动少，日光照射不足，血浆活性维生素D_3水平降低。而且其体内两种合成活性维生素D_3的酶活性降低，进一步导致活性维生素D_3的生成减少。

（4）适应证

①用于原发性骨质疏松及糖皮质激素诱发的继发性骨质疏松症。

◆尤其适用于老年患者，是治疗骨质疏松症的基础药物。

②也可用于佝偻病、骨软化病等的治疗。

（5）不良反应　用药过量可引起高钙血症、高尿钙症。

◆长期使用可引起尿路结石，肾钙化引起肾功能不全。表现为眩晕、恶心、呕吐、腹痛、肌无力、精神紊乱、烦渴、多尿、骨痛、肾钙质沉着，严重可导致心律不齐等。

◆用药期间应定期监测血清钙、尿钙。

（6）药物相互作用

①与酶诱导剂（如巴比妥类或抗惊厥类药）合用，可加速骨化三醇在肝脏的代谢，同时应用时需适当增加骨化三醇的剂量。

②噻嗪类利尿剂可使肾脏钙的重吸收增加，骨化三醇与其联用时可增加高钙血症的危险性，应注意监测血钙。

③高血钙对同时应用洋地黄类药物的患者易诱发心律失常，临床上此两类药物联合应用时，应调整各药的服药时间，并注意监测血钙。

（二）骨形成促进剂

1. 氟化物　是目前作用最强的骨同化药物。

（1）常用品种　主要有氟化钠（NaF）、单氟磷酸钠（MFP）、肠衣片氟化钠（EC－NaF）、缓释氟化钠（SR－NaF）。

（2）作用与机制

①氟为亲骨元素，氟离子可取代羟基磷灰石晶体中的羟基基团而形成氟磷灰石晶体，通过减少骨盐结晶的溶解性和反应性，而减少骨的吸收。

②能促进成骨细胞株的有丝分裂，进而促进成骨细胞的增生。

③促进胰岛素、表皮生长因子及胰岛素样生长因子的有丝分裂，间接促进成骨细胞的增生。

◆氟化物主要增加小梁骨的骨密度，皮质骨无明显改善。

（3）适应证　适用于治疗Ⅰ型骨质疏松症，与钙剂、雌激素等联合用药有协同作用。

（4）不良反应　毒性较小。

①治疗时可引起周围关节痛，称之为下肢疼痛综合征（LFPS）；

②长期大剂量应用可致骨硬化，骨强度下降。

◆现主张采用间歇缓释方法，以减轻胃肠道刺激症状和下肢疼痛综合征。

2. 甲状旁腺激素多肽片段　甲状旁腺激素（Parathyroid hormone，PTH）是由甲状旁腺主细胞分泌的含有84个氨基酸的直链肽，分子量为9000。

（1）药理作用　PTH能高效、选择性地增加成骨细胞的活性及数量，刺激成骨细胞形成新骨。

◆可预防雌激素水平下降而导致的骨量丢失，且能逆转骨量丢失，并可显著增加骨密度。

（2）适应证　主要用于治疗骨质疏松症及骨折，可显著降低绝经后妇女发生骨折的危险。

（3）临床药物

◆特立帕肽（Teriparatide）：即重组人甲状旁腺激素 1 – 34（rhPTH 1 – 34）。

①应用背景　2002 年美国 FDA 批准用于绝经后女性骨质疏松症以及高度骨折风险的男性骨质疏松症（包括性腺功能减退引起的继发性骨质疏松症）的治疗。

②结构特点

◆具有与天然甲状旁腺激素 N 端 34 个氨基酸序列相同的结构，可以与 PTH – 1 受体结合，发挥 PTH 对骨骼与肾脏的生理作用；同时不存在 C 端肽对骨代谢的不利影响。

③药理作用　通过增加成骨细胞的活性及数量而促进骨生长，增加骨密度，降低骨折风险。

◆可与其他治疗骨质疏松症的药物联合应用，增强疗效。

④不良反应　注射后常见的不良反应有头晕、背痛、恶心和下肢痉挛等，多为一过性。

◆少见的不良反应有心律失常、耳聋等。

3. 雄激素（Androgenic hormone）及同化激素类（Anabolic steroids）

（1）常用制剂　主要有睾酮、双氢睾酮、美雄酮、羟甲烯龙、苯丙酸诺龙、癸酸诺龙、司坦唑醇。

（2）药理作用　雄激素及同化激素通过促进成骨细胞的产生而增加骨量。

（3）适应证　适用于由于衰老、运动减少、服用糖皮质激素导致的骨质疏松。

（4）不良反应　主要是肝脏毒性、男性化、血清脂蛋白异常等，限制了其长期应用。

4. 他汀类（Statins）药物

（1）药理作用与应用背景

①此类药物原为降胆固醇药物，是胆固醇合成过程中 3 – 羟基 – 3 – 甲基戊二酰辅酶 A（HMG – CoA）还原酶的抑制剂。

②1988 年发现辛伐他汀（Simvstatin）对骨质疏松有治疗作用。

③研究表明，他汀类药物可刺激骨形态发生蛋白基因表达和蛋白质分泌，并提高成骨细胞碱性磷酸酶的活性。

◆还可明显促进新骨形成，增加骨密度，恢复微结构，增加其强度。

（2）临床使用状况　临床回顾性研究显示：

①他汀类药物对原发性和继发性骨质疏松症患者的骨密度均有提高效果。

②老年妇女服用后在降低胆固醇的同时，髋骨骨密度明显增加，也可明显降低骨折发生的危险性。

③对于骨质疏松伴有高胆固醇血症患者给予他汀类药物，在降低胆固醇的同时可使股骨颈、脊椎及全身骨折的危险性均降低。

（3）前景　他汀类药物主要作用于肝细胞的 HMG – CoA 还原酶，而在其他组织中的分布浓度非常低，所以其作为一种骨合成代谢药，用作全身骨刺激剂值得进一步研究。

5. 锶盐

（1）特点　其是一种对骨代谢具有双向调节作用的药物，于 2004 年底在欧洲获准上市。

◆锶盐可保持骨更新的速度，在保持骨形成的同时减少骨吸收，改善骨骼的机械强度，但不影响骨骼的矿化及不改变骨结构的晶体。

（2）代表药物　雷尼酸锶（Strontium ranelate）：由两个稳定的锶原子和一分子的雷尼酸组成。

（3）药理作用

①微量元素锶离子参与骨的钙化，并且具有刺激成骨细胞骨形成和抑制破骨细胞骨吸收的双重功能，可以改善骨骼的机械抗性，不影响骨骼矿化，不改变骨结构晶体。

②雷尼酸锶能优化骨吸收与骨形成。

◆一方面在成骨细胞富集的细胞中，增加胶原蛋白与非胶原蛋白的合成，通过增强前成骨细胞的增殖而促进成骨细胞介导的骨形成；

◆另一方面，能剂量依赖地抑制前破骨细胞的分化，从而抑制破骨细胞介导的骨吸收，具有双重药理作用。

（4）适应证　用于治疗绝经后的骨质疏松以降低椎骨及髋骨骨折的发生。

（5）不良反应　该类药物的副反应较少，主要是胃肠道不适。

（6）药物相互作用

①食物、牛奶以及含钙的药物抑制雷尼酸锶的吸收，至少应相隔 2 小时服用，宜睡前服药。②二价离子锶与喹诺酮或四环素可形成络合物，影响雷尼酸锶吸收，故不宜同服。

第五节　口服避孕药

一、概述

（一）避孕药定义

生殖是一个复杂的生理过程，包括精子及卵子的形成、成熟、排放、受精、着床及胚胎发育等多个环节，阻断其中任何一个环节均可达到避孕或终止妊娠的目的。

◆避孕药是指阻碍受孕或防止妊娠的药物。是在现今使用的避孕方法中比较安全、有效、方便和理想的措施。临床应用的大多为女性避孕药，男性用药较少。

（二）口服避孕药物分类

目前使用的口服避孕药有短效口服避孕药和长效口服避孕药两类，本类药物多为不同类型雌激素和孕激素组成的复方制剂，目前常用的甾体避孕药多属此类。

药物分类	代表药物	特点或用法
短效口服避孕药	复方炔诺酮片、复方甲地孕酮片和复方炔诺孕酮片	本类药物不受月经周期的限制，每个时期均可影响孕卵着床
长效口服避孕药	炔雌醚和不同孕激素类（如炔诺酮或氯地孕酮等）配伍制成的复方制剂	月经周期第 5 天服 1 片，以后每隔 25 或 28 天服 1 片
多相片剂	炔诺酮双相片、三相片和炔诺孕酮三相片	为使服用者的性激素水平近似正常月经水平，减少经期出血的发生率而制成

二、常用口服避孕药物

（一）主要抑制排卵的避孕药物

1. 药理作用与机制

（1）抑制排卵：抑制排卵作用较为明显，用药期间避孕效果达 90% 以上。

◆外源性雌激素和孕激素主要通过负反馈机制抑制下丘脑 GnRH（促性腺激素释放激素）释放，从而使腺垂体分泌 FSH（促卵泡成熟激素）、LH（黄体生成激素）减少，使卵泡生长成熟过程受阻。停药后可很快恢复排卵功能。

（2）抗着床：抑制子宫内膜的正常增殖，使其退化萎缩，影响受精卵的着床。

（3）影响子宫和输卵管平滑肌的正常活动：可改变受精卵在输卵管的运行速度，使受精卵不能适时到达子宫。

（4）使宫颈黏液变得更黏稠：不利于精子进入子宫腔；造成子宫内膜变化与受精卵的发育在时间上不能步调一致，干扰受精卵的发育。

（5）抑制黄体酮甾体激素的生物合成。

2. 不良反应

（1）类早孕反应：用药初期少数妇女出现头晕、食欲不振、恶心、呕吐等类早孕反应。继续用药 2 ~ 3 个月后，则可减轻或消失。

（2）子宫而规则性出血或闭经：因体内激素失去平衡，少数妇女呈现点滴出血或月经样出血，约有 1% ~ 2% 的妇女发生闭经，连续闭经 2 ~ 3 个月者应停药。

（3）乳汁减少：可使少数哺乳妇女泌乳减少。

（4）凝血功能：可增强凝血功能，诱发血栓性静脉炎、肺栓塞等，应予注意。

（5）其他：可能出现肝功能轻度损害、痤疮、皮肤色素沉着等。

3. 使用注意事项
充血性心力衰竭或有其他水肿倾向者、急、慢性肝炎及子宫肌瘤等患者应慎用或禁用。

◆如出现乳房肿块，应立即停药。宫颈癌患者禁用。

4. 药物相互作用

◆CYP 酶诱导剂如苯巴比妥、苯妥英钠及利福平等可加速甾体避孕药的代谢，如合用可影响避孕效果，甚至导致突破性出血。

◆长期口服广谱抗生素如氨苄西林，可减少肠道菌丛，抑制肠道中雌激素结合物的水解而妨碍雌激素的重吸收，可能影响避孕效果。

◆雌激素类药物可降低抗凝血药如双香豆素类的抗凝作用，可使三环类抗抑郁症药代谢减慢。

5. 口服避孕药举例

（1）复方炔诺酮片（口服避孕药片Ⅰ号）

①成分：本品为复方制剂，每片含主要成分炔诺酮0.6mg、炔雌醇0.035mg。

②药理作用：本品中的炔诺酮能阻止孕卵着床，并使宫颈黏液稠度增加，阻止精子穿透。炔雌醇能抑制促性腺激素分泌，从而抑制卵巢排卵。

◆两种成分配伍，增强避孕作用，又减少了不良反应。

③适应证：用于女性口服避孕。

④不良反应：a. 类早孕反应；b. 突破性出血（多发生在漏服药时，必要时可每晚加服炔雌醇0.01mg），闭经；c. 精神压抑、头痛、疲乏、体重增加、面部色素沉着；d. 肝功能损害或使肝良性腺瘤相对危险性增高；e. 35岁以上的吸烟妇女服用本品，患缺血性心脏病危险性增加；f. 可能引起高血压。

⑤禁忌证：高血压、心血管病、糖尿病、高脂血病、精神抑郁症及40岁以上妇女禁用。

◆乳腺癌、生殖器官癌、阴道有不规则出血、肝功能异常或近期有肝病或黄疸史、深部静脉血栓、脑血管意外者禁用。

⑥药物相互作用

◆可使避孕效果降低的药物：有抗菌药（尤其是口服广谱抗菌药）、药酶诱导剂（如利福平、苯巴比妥、苯妥英等），应避免同时服用。

◆本品可减弱抗高血压药、抗凝血药以及降血糖药的疗效。

◆本品可增强三环类抗抑郁药的疗效。

（2）复方炔诺孕酮甲片

①成分：本品为复方制剂，每片含炔诺孕酮0.3mg、炔雌醇0.03mg。

②不良反应：同复方炔诺酮片，偶见过敏反应。

③禁忌证：同复方炔诺酮片。

④注意事项

◆服用本品时应当每年进行体检，在体检过程中向医师说明正在服用本品。

◆出现下列症状时应停药：怀疑妊娠、血栓栓塞、视觉障碍、高血压、肝功能异常、精神抑郁、缺血性心脏病等。

◆按规定方法服药，漏服药不仅可发生突破性出血，还可导致避孕失败。一旦发生漏服，除按常规服药外应在24小时内加服1片。

◆哺乳期妇女应于产后半年开始服用。

◆如欲怀孕，应停药并采取其他避孕措施，停药半年后再怀孕。

（二）主要干扰着床的避孕药物

◆此类药物又称探亲避孕药，可使子宫内膜功能，形态发生变化，而影响孕卵着床。多用大剂量。

1. 常用药物的剂量和用法

药物	剂量（mg）	用法
甲地孕酮（探亲避孕1号片）	2.0	探亲当天中午服1片，以后每晚服1片，直至分居，分居次日晨再服1片
炔诺孕酮（探亲避孕片）	5.0	同居当晚服1片，同居10天以内，每晚1片，连服10天。同居半月，连服14片。超过半月，服完14片后接着服避孕片Ⅰ号或Ⅱ号
左炔诺孕酮	0.75	口服，在房事后72小时内服第1片，隔12小时后服第2片。只在无防护措施或其他避孕方法偶然失误时使用。首次服用时间越早越好

2. 药物举例　左炔诺孕酮片

（1）药理作用　本品为速效、短效避孕药，避孕机制是显著抑制排卵和阻止孕卵着床，并使宫颈黏液稠度增加，精子穿透阻力增大，从而发挥速效避孕作用。

（2）不良反应

◆可见月经改变，多数表现为服药当月的月经提前或延后。

◆可见轻度恶心、呕吐、乳房触痛、头痛、眩晕、疲劳等症状，一般不需处理，可在24小时后自行消失，如症状较重或持续存在应向医师咨询。

◆可有子宫异常出血，若出血不能自行消失，应及时去医院就诊，警惕异位妊娠的存在。

（3）禁忌证　已知或可疑妊娠者禁用、其他禁忌证同复方炔诺孕酮片。

（4）注意事项

◆本品是用于避孕失误的紧急补救避孕药，不是引产药。

◆本品不能作为常规避孕方法，不推荐频繁使用，服药后至下次月经前应采取可靠的避孕措施。

◆如服药后2小时内发生呕吐，应立即补服1片。

◆如逾期1周月经仍未来潮，有可能妊娠，应进行妊娠检测，或进一步咨询医师。

◆服药后约3~5周如出现子宫不规则出血或严重下腹疼痛，应及时就医以排除异位妊娠。

◆本品用于17岁以上人群，17岁以下如需使用请咨询医师。

◆建议哺乳期妇女服用本品后暂停授乳至少3天，在此期间应定时将乳汁挤出。

（5）药物相互作用　如与其他药物（尤其是苯巴比妥、苯妥英钠、利福平、卡马西平、大环内酯类抗生素、咪唑类抗真菌药、西咪替丁以及抗病毒药等）同时使用可能会发生药物相互作用。

三、口服避孕药不合理用药处方审核

××× 医院处方笺

科别泌尿科　　姓名 ×××　性别　女　年龄 25　　门诊号 ×××

诊断：	R.
急性膀胱炎	①复方炔诺酮片　7 片　1 片　q. d. p. o.
	②阿莫西林胶囊　0.25g×42 粒　0.5g　t. i. d.　p. o.

医师____ ××× 年 × 月 × 日

药费 ×××　计价员 ×××　　调配 ×××　核对 ×××　　发药 ×××

（◆病史摘要：因"尿频、尿急、尿痛 2d"就诊。患者正在服用复方炔诺酮避孕）

判断	两药合用可降低避孕效果
原因	（1）阿莫西林是广谱青霉素，可抑制肠道内细菌的生长繁殖，而雌激素和孕激素主要以葡萄糖醛酸络合物的形式经胆汁排泄
	（2）这些络合物在肠道中被细菌分解，经肝肠循环重吸收，最终经尿液排泄
	（3）应用口服避孕药的妇女，给予阿莫西林后，可妨碍避孕药中雌激素和孕激素的重吸收而使药效降低，可致突破性出血和避孕失败。复方炔诺酮与阿莫西林同用期间，应附加其他避孕措施

第十一章

泌尿系统和男科用药

第一节 利 尿 药

一、概述

（一）定义

利尿药是一类直接作用于肾脏，抑制肾小管对水和电解质的重吸收，增加水和电解质排泄，产生利尿、消肿、降压作用的药物。

◆临床上主要用于治疗各种原因引起的水肿，也可用于某些非水肿性疾病，如高血压、心功能不全、肾结石、高钙血症等。

（二）药物分类及作用部位

常用利尿药按效能和作用部位分为高效、中效和低效利尿药三类。

分类		作用部位	代表药物
高效能利尿剂		髓袢升支粗段	呋塞米（速尿）、布美他尼、依他尼酸（利尿酸）
中效能利尿剂		远曲小管近端	噻嗪类（氢氯噻嗪、氯噻嗪），类噻嗪类（吲达帕胺、氯噻酮、美托拉宗、喹乙宗）
低效能利尿剂	碳酸苷酶抑制药	近曲小管	乙酰唑胺、醋甲唑胺
	保钾利尿药	近曲小管、集合管	氨苯蝶啶，阿米洛利
	醛固酮拮抗药	近曲小管、集合管	螺内酯

（三）尿的生理学基础及药物作用机制

尿液的形成过程主要包括肾小球滤过、肾小管和集合管的重吸收与分泌。

1. 肾小球的滤过作用

◆正常成人每日由肾小球滤过的原尿约180L，而终尿量只有 1 ~ 2L，这是由于99%原尿被肾小管重吸收。

◆因此，在正常情况下，利尿药是通过抑制肾小管和集合管重吸收而发挥利尿作用。

2. 肾小管重吸收作用

（1）近曲小管　原尿中 60%~65% 的 Na^+ 在此段被重吸收。

◆近曲小管上皮细胞内的碳酸酐酶可催化 H_2O 和 CO_2 生成 H_2CO_3，后者解离出 H^+ 与 HCO_3^- 通过 H^+-Na^+ 交换使 Na^+ 被重吸收。

◆碳酸酐酶抑制剂乙酰唑胺，能抑制碳酸酐酶的活性，减少 H^+-Na^+ 交换，使 Na^+ 的重吸收减少而发挥利尿作用，但由于以下各段对 Na^+ 的再吸收代偿性增多，故利尿作用弱，现已少用。

（2）髓袢升支粗段髓质和皮质部：此部位是高效能利尿药的作用部位，原尿中约 30%~35% 的 Na^+ 在此段重吸收，但不伴有水的重吸收。基本过程如下：

①对 Na^+ 的重吸收，依赖于管腔膜上的 $Na^+-K^+-2Cl^-$ 共同转运系统，该系统可使管腔液内的 Na^+、K^+、Cl^- 同向转运到细胞内。

②随着 Na^+、K^+、Cl^- 的再吸收，原尿渗透压逐渐降低，尿液稀释。

③转运到髓质间液中的 Na^+、K^+、Cl^- 在逆流倍增机制的作用下与尿素一起共同形成髓质高渗区，低渗尿流经集合管时，在抗利尿激素调节下，大量的水被再吸收，尿液又被浓缩。

④细胞内的 K^+ 扩散返回管腔，形成 K^+ 的再循环，造成管腔内正电压，并驱动 Mg^{2+}、Ca^{2+} 再吸收。

◆因此，作用于髓袢升支粗段的皮质和髓质部药物增加 Na^+、Cl^-、Mg^{2+}、Ca^{2+} 的排出，影响肾脏的稀释功能，同时也降低肾脏的浓缩功能，因此可产生强大的利尿作用。

◆呋塞米等作用于此段。

（3）远曲小管

①远曲小管近端：再吸收原尿中 10% 的 Na^+，主要是在 Na^+-Cl^- 共同转运子的作用下完成。随着 NaCl 的重吸收，小管液被进一步稀释。

◆中效能利尿药仅抑制远曲小管起始段对 Na^+、Cl^- 的重吸收，降低肾的稀释功能，不影响肾的浓缩功能。如噻嗪类利尿药。

②远曲小管远端和集合管：重吸收原尿中 5% 的 Na^+，通过 H^+-Na^+ 交换和 K^+-Na^+ 交换方式进行。其中 K^+-Na^+ 交换受醛固酮调节，醛固酮能促进远曲小管和集合管对 Na^+ 的重吸收，并分泌 K^+。

◆低效能利尿药螺内酯和氨苯蝶啶作用于此段，产生保钾排钠的利尿作用，故又称为保钾利尿药。

二、常用利尿药物

（一）高效能利尿药（袢利尿药）

1. 呋塞米（Furosemide，速尿）

（1）药理作用及机制

①作用于髓袢升支粗段的髓质部和皮质部，抑制 $Na^+ - K^+ - 2Cl^-$ 共同转运系统，减少 $NaCl$ 重吸收，排出大量水，Na^+、K^+、Cl^- 而产生利尿作用，同时也增加 Mg^{2+} 和 Ca^{2+} 的排出。

②抑制前列腺素分解酶的活性，使前列腺素 E2 含量增高，从而扩张肾血管，增加肾血流量，这也是本药用于预防急性肾功能衰竭的理论基础。

（2）适应证

①严重水肿　对各类严重心、肝、肾性水肿均有效，主要用于其他利尿药无效的顽固性水肿和严重水肿。

②急性肺水肿和脑水肿　急性肺水肿可作首选，对于脑水肿，呋塞米单用疗效差，常与脱水药合用。

③高血压　适用于噻嗪类药物疗效不佳尤其当伴有肾功能不全或出现高血压危象时。

④急性肾功能衰竭　主要用于急性肾衰早期，也用于甘露醇治疗无效的少尿患者，但禁用于无尿的肾衰患者。

⑤稀释性低钠血症、高钾血症及高钙血症。

⑥抗利尿激素分泌过多症（SIADH）。

⑦加速某些毒物的排泄　主要用于某些经肾排泄的药物（巴比妥类，水杨酸类）中毒的抢救。

（3）不良反应

①水和电解质紊乱　过度利尿可引起低血容量、低血钾、低血钠、低血镁、低氯性碱血症。注意补充钾。

②耳毒性　长期大剂量静脉给药可引起眩晕、耳鸣、听力下降，甚至耳聋。

◆可能与药物引起内耳淋巴液电解质成分改变而损伤耳蜗管基底膜毛细胞有关。

③高尿酸血症　与尿酸竞争有机酸分泌机制，使尿酸排泄减少，长期用药可出现高尿酸血症，诱发痛风。

④其他　久用可出现高血糖、高血脂，引起恶心、呕吐，大剂量尚可出现胃肠出血。少数患者可出现白细胞、血小板减少。亦可发生过敏反应，但少见。

（4）使用注意事项

①对磺胺药和噻嗪类利尿药过敏者对本药可能亦过敏。

②对诊断的干扰：可致血糖升高尿糖阳性。

③有下列情况时慎用：

◆无尿或严重肾功能损害者、糖尿病、高尿酸血症或有痛风病史者、严重肝功能损害者。

◆急性心肌梗死、胰腺炎或有此病史者、低钾血症倾向者、红斑狼疮、前列腺肥大等。

（5）药物相互作用

◆非甾体类消炎镇痛药能降低本药的利尿作用、并增加肾损害机会（这与前者抑制前列腺素合成减少肾血流量有关）。

◆与拟交感神经药物及抗惊厥药物合用可使利尿作用减弱。

◆与氯贝丁酯合用，两药的作用均增强并可出现肌肉酸痛强直。

◆饮酒及含酒精制剂、可引起血压下降的药物能增强本药的利尿和降压作用。

◆与抗痛风药物合用时，后者的剂量应作适当调整。

◆与降血糖药、抗凝药物和抗纤溶药物合用时可降低本药作用。

◆与两性霉素、头孢菌素、氨基糖苷类等抗生素合用可增加肾毒性和耳毒性。

◆与抗组胺药物合用时耳毒性增加易出现耳鸣头晕眩晕。

◆与锂合用肾毒性明显增加应尽量避免。

◆服用水合氯醛后静注本药可致出汗面色潮红和血压升高（主要与甲状腺素由结合状态转为游离状态增多导致分解代谢加强有关）。

◆与碳酸氢钠合用发生低氯性碱中毒机会增加。

2. 其他药物

药物	药理作用	适应证	不良反应
布美他尼	为髓袢利尿药，作用及机制同呋塞米，高效、速效、短效和低毒的特点	用于治疗各种顽固性水肿及急性肺水肿。对急慢性肾功能衰竭者尤为适宜	低钾血症的发生率较噻嗪类利尿药、呋塞米低。孕妇禁用。耳毒性发生率稍低，但仍应避免与有耳毒性的药物同时应用
依他尼酸	利尿作用及机制均与呋塞米类似	预防急性肾功能衰竭、水肿性疾病、电解质紊乱、急性药物毒物中毒等	与呋塞米相同。有较强的耳毒性，目前临床上较少用

（二）噻嗪类利尿药（中效能利尿药）

1. 氢氯噻嗪（Hydrochlorothiazide）

（1）药理作用及机制

①利尿作用

◆作用温和持久，排出较多的水、Na^+、K^+、Cl^-等。其作用机制是抑制远曲小管近端 Na^+、Cl^-共同转运系统，抑制 NaCl 的重吸收。

◆由于转运至远曲小管的 Na + 增加，促进了 $Na^+ - K^+$ 交换。尿中除排出 Na^+、Cl^-外，K^+的排泄也增多，长期服用可引起低血钾。

◆同时因 Na^+ 再吸收减少，细胞内 Na^+ 降低而促进基侧膜 $Na^+ - Ca^{2+}$ 的交换，使 Ca^{2+} 再吸收增加，可抑制高尿钙所致的肾结石。

②抗利尿作用 此类药物具有抑制磷酸二酯酶活性的作用，使环磷腺苷酸（cAMP）的分解减少，而在远曲小管和集合管细胞内含量增加，恢复对水的通透性和再吸收。

◆同时由于 Na^+、Cl^- 排出增加，血浆渗透压下降，减轻尿崩症患者的口渴感而饮水减少，尿量减少而具抗利尿作用。

③降压作用

◆噻嗪类利尿药是常用的基础降压药,用药早期通过利尿、减少血容量而降压,长期用药则通过扩张外周血管,降低外周血管阻力而产生降压作用。

(2)适应证

①用于各种原因引起的水肿,对于轻度、中度心源性水肿疗效好,是慢性心功不全的主要治疗药物之一;对肾性水肿的疗效与肾功能损害程度有关,轻度的疗效好。

②高血压病基础药物之一,多与其他降压药合用。

③尿崩症:能明显减少尿崩症患者的尿量及口渴症状。

④特发性高尿钙症伴尿结石。

(3)不良反应

①水、电解质紊乱:长期用药会引起低钾、钠、镁、氯血症,代谢性碱血症等。

②高血糖:可能是因其抑制了胰岛素的分泌以及减少组织对葡萄糖的利用。

③高脂血症:本类药物可使血清胆固醇增加5%~15%,并增加低密度脂蛋白的含量。

④高尿酸血症:干扰肾小管排泄尿酸,少数可诱发痛风发作,由于通常无关节疼痛,故高尿酸血症易被忽视。

⑤过敏反应,如皮疹、荨麻疹等,但较为少见。

⑥血白细胞减少或缺乏症、血小板减少性紫癜等,亦少见。

⑦其他,如胆囊炎、胰腺炎、性功能减退、光敏感、色觉障碍等,但较罕见。

(4)药物相互作用

◆非甾体类消炎镇痛药尤其是吲哚美辛,能降低本药的利尿作用,与前者抑制前列腺素合成有关。

◆考来烯胺(消胆胺)能减少胃肠道对本药的吸收,故应在口服考来烯胺1小时前或4小时后服用本药。

◆与抗痛风药合用时,后者应调整剂量。

◆使抗凝药作用减弱,主要是由于利尿后机体血浆容量下降,血中凝血因子水平升高,加上利尿使肝脏血液供应改善,合成凝血因子增多。

◆洋地黄类药物、胺碘酮等与本药合用时,应慎防因低钾血症引起的副作用。

◆与锂制剂合用,因本药可减少肾脏对锂的清除,增加锂的肾毒性。

2. 其他药物的作用

药物	每日口服剂量(mg)	特点(与氢氯噻嗪比较)
氢氯噻嗪	50~100	相比较药物
氯噻酮	50~100	利尿强度相等,作用持久,对钾离子影响小
喹乙宗	50~100	利尿作用强,且持久
吲达帕胺	2.5~10	利尿强度相等,对碳酸酐酶抑制作用强
美托拉宗	2.5~10	利尿作用强,且持久

（三）保钾利尿药（低效利尿药）

1. 螺内酯（Spironolactone） 又称安体舒通，是低效能利尿剂。

（1）药理作用及机制

◆醛固酮与远曲小管细胞质内盐皮质激素的胞质受体结合成醛固酮–受体复合物，后转位进入细胞核，进而调控 Na^+、K^+ 转运、主要功能是保 Na^+、排 K^+。

◆螺内酯及其代谢产物结构与醛固酮相似，可与胞质中的盐皮质激素受体结合，阻止醛固酮–受体复合物的核转位，产生拮抗醛固酮的作用。

（2）适应证

①与高、中效利尿药合用治疗顽固性水肿，防止低血钾。适用于治疗与醛固酮升高有关的顽固性水肿，对肝硬化和肾病综合征水肿患者较为有效。

②充血性心力衰竭：一方面通过排 Na^+、利尿消除水肿，另外还可通过抑制心肌纤维化等多方面的作用而改善患者的状况。

（3）不良反应

①抗雄激素作用：出现男性乳房女性化、性欲减退，女性月经不调、多毛症等，甚至乳腺癌；长期应用还可引起高血钾

②消化道反应：口渴、恶心、呕吐、腹痛、便秘、腹泻、胃溃疡等。

③中枢反应：头痛、倦怠、嗜睡、皮疹、肌肉痉挛、粒细胞缺少。

2. 其他药物的作用

药物	作用特点	不良反应
氨苯蝶啶	作用于远曲小管和集合管，阻滞 Na^+ 通道，减少 Na^+ 重吸收	口干、乏力、胃肠不适；高血钾、尿素氮水平上升；过量可干扰叶酸代谢诱发巨幼红细胞性贫血；还可形成肾结石
阿米洛利	作用机制与氨苯蝶啶相似，为目前保钾性利尿中作用最强的药物	消化道反应、中枢头晕、无力、轻度精神或视力异常、肌肉痉挛、眼压升高等；合用含钾制剂可诱发严重的高钾血症
乙酰唑胺	作用于近曲小管，通过抑制碳酸酐酶而产生利尿作用及降低眼内压	过敏反应（骨髓抑制、皮肤毒性、磺胺样肾损害）、高氯性酸中毒、低钾、肾结石

三、利尿药不合理用药处方审核

×××医院处方笺

科别 心内科　　姓名××× 性别 女 年龄59　　门诊号×××

诊断：　　　　　　　　　　　　　　R.
①冠心病并全心衰竭，心功能Ⅱ级；②　①氢氯噻嗪片　25mg×21 片　25mg　t. i. d.　p. o.
高胆固醇血症　　　　　　　　　　　②考来烯胺散　4g×24 袋　4g　t. i. d.　p. o.

医师＿＿＿×××年×月×日

药费×××计价员××× 调配×××　核对×××　　发药×××

（◆病史摘要：因"活动后心悸、气促2个月"就诊。体检：下肢轻度水肿。血胆固醇：8.9mmol/L，三酰甘油：1.4mmol/L）

判断	两药合用，考来烯胺可降低氢氯噻嗪的利尿作用
原因	考来烯胺为苯乙烯型强碱性阴离子交换树脂，可与氢氯噻嗪形成络合物，减少氢氯噻嗪在肠道的吸收 两药不宜同用，或在服用考来烯胺1h前或4h后服用氢氯噻嗪

第二节 脱 水 药

一、概述

（一）脱水药定义

脱水药是一类能迅速提高血浆渗透压，使组织脱水的药物，因有渗透性利尿作用，又称为渗透性利尿药。

（二）脱水药代表药物

包括甘露醇（Mannitol）、山梨醇（Sorbitol）、高渗葡萄糖（Hypertonic glucose）。

（三）脱水药共同特性

静脉注射后不易通过毛细血管进入组织；易经肾小球滤过；不易被肾小管再吸收；体内不被代谢或少被代谢。

二、常用脱水药物

（一）甘露醇（Mannitol）

1. 药理作用及机制

（1）组织脱水作用　静脉注射后，由于本药不易经毛细血管进入组织，能迅速提高血浆胶体渗透压，使组织间液向血浆转移而产生组织脱水作用，可降低颅内压和眼压。

（2）利尿作用

◆静脉注射后使血浆渗透压升高，血流容量增加，肾小球滤过率增加，减少髓袢升支和集合管对NaCl和水的再吸收而利尿。

（3）导泻作用　甘露醇口服用药则造成渗透性腹泻，可用于从胃肠道消除毒性物质。

2. 临床适应证

①脑水肿及急性肺水肿，是有效地降低颅内压的首选药；

②青光眼急性发作和患者术前降眼压；

③预防急性肾衰：能在肾小管液中发生渗透效应，阻止水分再吸收，维持足够的尿流量。且使肾小管内有害物质被稀释，从而保护肾小管免于坏死，预防急性肾衰竭。

◆导泻：常用于肠道外科手术、结肠镜检查前的肠道清洁准备，也可用于急性中毒的导泻（如有机磷中毒）。

3. 不良反应　注射过快时可引起一过性头痛、眩晕、心动过速、也可引起胸痛、寒战、发热；还可导致急性肺水肿，加重活动性颅内出血。

4. 禁忌证　已确诊为急性肾小管坏死的无尿患者、慢性心功能不全者、严重脱水者、颅内活动性出血者、孕妇。

（二）其他药物作用比较

药物	特点	应用	不良反应及注意事项
50%高渗葡萄糖	易代谢，可扩散，作用弱而不持久	与甘露醇合用治疗脑水肿和急性肺水肿	停药后，可出现颅内压回升而引起反跳，糖尿病患者禁用或慎用。
甘油果糖	通过高渗透性脱水，使脑水分含量减少，降低颅内压，起效较缓，持续时间较长	用于脑血管病、脑外伤、脑肿瘤、颅内炎症及其他原因引起的急慢性颅内压增高，脑水肿等症	①一般无不良反应，大量、快速输入时可产生乳酸中毒，血尿，有时可出现高钠，低钾血症 ②严重循环系统功能障碍、尿崩症、糖尿病患者慎用。有遗传性果糖不耐症患者禁用
山梨醇	是甘露醇的同分异构体，大部分在肝内转化为果糖而失去渗透性，故其作用弱于甘露醇。应用、不良反应、注意事项同甘露醇		

三、治疗水肿的药物选择

◆水肿是过多液体在组织间隙或体腔内积聚的一种常见病理过程，它不是独立的疾病，而是多种疾病的一种重要的病理表现，常见有心源性水肿、肾性水肿，肝性水肿、急性肺水肿及脑水肿等。

◆利尿药能通过排钠、排水而治疗各类水肿。在应用利尿药治疗水肿时，应同时注意针对水肿的病因进行治疗，限制钠盐的摄入等。

（一）心源性水肿

◆治疗心源性水肿除改善心功能外，还需应用利尿药减轻心脏负荷及消肿；

◆对轻、中度心源性水肿，常选用噻嗪类中效利尿药，如氢氯噻嗪等；

◆对严重水肿患者，常选用高效利尿药。但应从小剂量开始，逐渐增加剂量，以免过度利尿使回心血量过少，影响重要脏器供血。并应同时防治低血钾，以免加重心律失常。

（二）肾性水肿

分为肾炎性水肿和肾病性水肿。肾炎性水肿常见病因为急、慢性肾炎。

1. 肾炎性水肿　常见病因主要是急、慢性肾炎。

◆急性肾炎一般不用利尿药治疗，主要是采用低盐饮食和卧床休息以消退水肿，但当尿量明显减少时可选用氢氯噻嗪。

◆慢性肾炎患者水肿可选用噻嗪类利尿药，疗效欠佳时可合用高效能或保钾利尿药。

2. **肾病性水肿**　常见于肾病综合征。除严格限制钠盐摄入外，可酌情应用噻嗪类利尿药、高效利尿药或保钾利尿药，以取得较好疗效。

（1）急性肾功能不全者：常选用高效利尿药。

（2）慢性肾功能不全患者：可用呋塞米治疗，但大剂量呋塞米可导致有效血容量减少和降低肾小球滤过率，故在临床可采用透析治疗。

（三）肝性水肿

肝硬化时，因血浆胶体渗透压下降以及对醛固酮、抗利尿激素灭活能力下降而形成腹水。

◆一般宜先采用保钾利尿药治疗，如螺内酯。

◆若疗效不佳，可合用噻嗪类利尿药或高效利尿药，但应注意防止水、电解质紊乱，否则会加速肝功能衰竭和诱发肝昏迷。

（四）急性肺水肿和脑水肿

1. **肺水肿**　应用高效利尿药，通过减少血容量和回心血量、扩张血管，增加静脉血容量，降低左心室舒张末压，达到消除肺水肿的治疗目的。

2. **脑水肿**　呋塞米合用甘露醇能提高血浆渗透压，通过使脑组织脱水，而降低颅内压而减轻脑水肿症状。

第三节　良性前列腺增生治疗药物

一、概述

（一）前列腺与前列腺增生

◆前列腺（Prostata）是男性附属性腺中最大的不成对的实质器官，由腺组织和平滑肌组织构成。其最重要的生理功能是分泌前列腺液。

◆前列腺液起液化的作用，利于精子的活动，前列腺还有控制尿液、精液排出的功能。

◆前列腺增生症指良性前列腺增生（benign prostatic hyperplasia，BPH），亦称前列腺肥大（prostatic hypertrophy，PH）。是一种与年龄密切相关的多发和病情进展缓慢的老年男性疾病 BPH 通常在 50 岁左右发病，51～60 岁的发病率约 40%，61～70 岁约 70%，71～80 岁约 80%，81 岁以上约 90%。

◆前列腺增生症的病因与睾丸因素引起雄雌激素代谢紊乱及双氢睾酮增多有关，再加上前列腺慢性炎症未彻底治疗、尿道炎刺激、酗酒、辛辣食物、缺乏锻炼或不规律性生活等。

（二）良性前列腺增生症的病因

1. 病理原因

◆BPH 的病因尚未被阐明，目前认为与年龄增长及睾丸激素引起雄雌激素代谢紊乱及双氢睾酮增多有关。

◆在前列腺生长发育和增长过程中，睾丸分泌的雄激素（Androgen）可作用于前列腺基质细胞及其受体，从而诱导各种可溶性生长因子合成，来调节腺上皮的生长和分化。

◆雄激素主要是睾酮（Testosterone），研究表明，睾酮需在 5α 还原酶（5α-reductase）的作用下转化为双氢睾酮（Dihydrotestosterone，DHT），DHT 也必须与雄激素受体结合后才能发挥对前列腺的作用，以刺激前列腺增生。

2. 激素因素　多种激素如雌激素、催乳素、胰岛素等和各种不同的生长因子均可通过各种不同及相似的途径，作用于前列腺组织细胞，使其增生肥大。

3. 生活因素　如遗传、吸烟、饮食、尿道炎刺激、酗酒、辛辣食物、缺乏锻炼或不规律性生活肥胖、性生活高血压、糖尿病等。

（三）前列腺增生症的临床表现

◆前列腺增生的早期症状并不明显，随着病情的进展症状逐渐明显。主要分为两类：

1. 因增生前列腺阻塞尿路产生的梗阻性症状　如尿频、尿急、尿痛、排尿无力、血尿、夜尿增多及潴留。

2. 因尿路梗阻引起的并发症　如感染、肾盂积水、尿毒症等。

（四）前列腺增生症的药物治疗

1. 治疗原则　药物治疗 BPH，只有缓解症状，不能根治。因此，原则上只适用于无手术指征的患者。

2. 治疗目的

（1）通过消除雄激素对前列腺的作用，减少膀胱出口梗阻的静力因素。

（2）通过缓解交感神经递质对前列腺平滑肌的兴奋作用，使之松弛，减轻膀胱出口的动力因素。目前常用的前列腺增生症治疗药物有 α-肾上腺素受体阻断药、5α-还原酶抑制药、孕激素类、雄激素受体阻断药和芳香酶抑制药等。

3. 药物分类

分类	代表药物
α-肾上腺素受体阻断药	特拉唑嗪、阿夫唑嗪、多沙唑嗪、坦索罗辛（Tamsulosin）
5α-还原酶抑制药	非那雄胺（Finasteride）、依立雄胺
孕激素类	黄体酮，醋酸甲羟孕酮，醋酸甲地孕酮、醋酸氯地孕酮，醋酸环丙氯地孕酮
雄激素受体阻断药	氟他胺（Flutamide）舍尼通（Cerniton）
芳香酶抑制药	睾内酯（Testolactone）

二、常用良性前列腺增生症治疗药物

（一）α₁肾上腺素受体阻断药

◆$α_1$肾上腺素受体阻断药可作用于膀胱颈、前列腺被膜和前列腺内的平滑肌细胞的$α_1$肾上腺素受体，阻滞肾上腺素能递质的释放，可使前列腺平滑肌松弛，尿道闭合压降低，尿道梗阻症状改善，尿流通畅。

1. 特拉唑嗪（Terazosin）

（1）药理作用　为长效选择性$α$肾上腺素受体阻断药，扩张容量血管和阻力血管，降低外周血管阻力。

◆松弛膀胱和前列腺平滑肌、降低膀胱阻力、尿道阻力和压力，缓解良性前列腺肥大而引起的排尿困难症状。

（2）适应证　主要用于治疗状较轻、前列腺体积增生较小的良性前列腺增生症。

◆治疗轻、中度原发性高血压，可单独使用或与其他抗高血压药物如利尿剂或$β$受体阻滞剂合用。

（3）不良反应　较轻微。

①常见头晕、头痛、嗜睡、乏力、鼻塞、面红、恶心、口麻及外周组织水肿。

②易出现直立性低血压，罕见阳痿、疲倦和精神抑郁。

③首剂现象：发生率为1%，常在给药0.5～2小时出现，促发因素为失水、低钠及运动后。

（4）使用注意事项

①孕妇及哺乳期妇女慎用，用药期间应停止哺乳。

②为避免发生首剂现象，首次剂量一天不宜超过1mg，并且最好在睡前服用。

③用药期间可能使血细胞比容、血红蛋白、白细胞计数、总血浆蛋白及白蛋白减少。

④严重肝肾功能不全者慎用，对本品过敏者及12岁以下的儿童禁用。

（5）药物相互作用

①与吲哚美辛或其他非甾体抗炎镇痛药合用可使可使本药降压作用减弱。

②拟交感胺类与本品同用可使前者的升压和后者的降压作用均减弱。

③与噻嗪类和其他抗高血压药合用，会产生低血压，应予注意。

2. 同类其他药物作用比较

药物	作用特点与适应证	不良反应及用药注意事项
阿夫唑嗪（Alfuzosin）	具有类似哌唑嗪的作用，与特拉唑嗪相比，阿夫唑嗪对血压的影响较小轻、中度高血压，良性前列腺增生，尤其是梗阻症状较为明显者	◆不良反应：①直立性低血压；②抑制肾上腺素能神经功能；③其他如头昏、眩晕、恶心、腹泻、乏力等 ◆与钙通道阻滞剂或其他降压药物合用时，可增加其降压效果及血管扩张作用，可引起严重的低血压

续表

药物	作用特点与适应证	不良反应及用药注意事项
多沙唑嗪（Duxazosin）	对BPH的作用同特拉唑嗪。此外还可轻度降低总胆固醇、低密度脂蛋白胆固醇和三酰甘油，刺激脂蛋白酶活性和减少胆固醇吸收率。适用于高血压，良性前列腺增生	◆常见有头晕、头痛、乏力；少见有心律失常、恶心、嗜睡、神经质等。 ◆首剂现象的发生与剂量有关，促发因素为失水、低钠及运动后 ◆西咪替丁可轻度增加本品血药浓度。他同特拉唑嗪
坦索罗辛（Tamsulosin）（是一种新型的α_1受体阻断药）	可选择性阻断α_1受体及前列腺与膀胱平滑肌，缓解梗阻症状。改善BPH患者的排尿困难、夜间尿频及残尿感等症状。但不影响前列腺的大小，临床主要用于BPH	①对血压一般无影响，偶有血压下降、心率加快、头晕、恶心和胃部不适食欲不振等症状；②偶可有皮疹、鼻塞、水肿、吞咽困难等。合用降压药时，应密切注意血压变化；③肾功能不全患者慎用

（二）5α还原酶抑制药

1. 非那雄胺（Finasteride）

（1）适应证

◆适用于治疗已有症状的良性前列腺增生症（BPH）：

①改善症状；②降低发生急性尿潴留的危险性；③降低需进行经尿道切除前列（TURP）和前列腺切除术的危险性。

（2）不良反应　非那雄胺具有良好的耐受性，不良反应多轻微、短暂。有文献报道：

①发生率≥1%不良反应的，主要是性功能受影响（阳痿、性欲减退、射精障碍）、乳房不适（乳腺增大、乳腺疼痛）和皮疹。

②该品使用一年的不良事件的发生率如下（括号内为安慰剂对照组）：

◆阳痿：8.1%（3.7%）；性欲减退：6.4%（3.4%）；精液量减少：3.7%（0.8%）；射精障碍：0.8%（0.1%）；乳腺增大：0.5%（0.1%）；乳腺疼痛：0.4%（0.1%）；皮疹：0.5%。

③使用该品二至四年累计的发生率呈下降趋势。

（3）使用注意事项

①使用本品前应排除与良性前列腺增生（BPH）类似的其他疾病，如感染、前列腺癌、尿道狭窄、膀胱低张力、神经源性紊乱等。

②非那雄胺主要在肝脏代谢，肝功能不全者慎用。

③肾功能不全患者不需调整给药剂量。

2. 依立雄胺

（1）药理作用　与非那雄胺相比，本品对睾酮和NADPH都无竞争作用，是非竞争性5α还原酶抑制药，提高睾酮的浓度并不会减弱其抑制作用。

◆依立雄胺能使增生的前列腺萎缩，从而改善前列腺增生的相关症状。

（2）不良反应与注意事项

◆可见恶心、食欲减低、头晕、失眠、性欲下降、射精量下降、耳鸣等。

◆因药物起效缓慢，一般需连续服用 4 个月以上，方可评价临床是否有效。

（三）孕激素类

◆孕激素主要由黄体分泌，大剂量孕激素可反馈性地抑制垂体前叶分泌间质细胞刺激激素（ICSH），减少睾酮分泌，并通过抑制黄体生成素和阻断雄性激素受体，使血清睾酮水平下降，睾酮作用减弱，从而使增生的前列腺体积缩小。

◆孕激素口服无效。不良反应主要是胃肠道症状、精神抑郁、嗜睡或失眠、乳房胀痛及腹痛、性欲减退或阳痿等。

（四）雄激素受体阻断药

1. 氟他胺（Flutamide）

（1）药理作用雄激素竞争雄激素受体，并与雄激素受体结合成复合物，进入细胞核，与核蛋白结合，拮抗雄激素对前列腺的促增生作用。

（2）临床应用　BPH、晚期前列腺癌。

（3）不良反应与注意事项　少数患者有乳头疼痛，女性化乳房，腹泻等。

◆个别患者有肝功能损害、精子数减少、面部潮红及血清睾酮反馈性升高等内分泌紊乱现象。

◆妇女、儿童及肝功能障碍者禁用；长期应用本品，应定期检查精子数量。

（4）药物相互作用　与新双香豆素合用可发生凝血酶时间延长，因此必须检测凝血酶原时间，以此决定首剂和维持抗凝剂的用量。

2. 舍尼通（Cerniton）

◆又名阿魏酰 γ 丁二胺/植物生长素，是瑞典科学家在裸麦花粉的特殊提取物中，发现对治疗前列腺增生症有一定效果的成分。

◆可特异性阻断 DTH 与前列腺雄激素受体结合过程，从而抑制前列腺增生。

◆不良反应轻，个别患者可有轻微腹胀、胃灼热、恶心等。

（五）芳香酶抑制药

睾内酯（Testolactone）

◆能阻断雄激素转化为雌激素，从而显著降低血清雌酮、雌二醇水平，而使增生的前列腺缩小，改善排尿困难。肌内注射有疼痛感和导致轻度脱发。

第四节　勃起功能障碍用药

一、概述

（一）勃起功能障碍定义

阴茎勃起的生理机制涉及性刺激过程中阴茎海绵体内一氧化氮（NO）的释放。NO

激活鸟苷酸环化酶导致环磷酸鸟苷（cGMP）水平增高，使海绵体内平滑肌松弛，血液充盈。

◆勃起功能障碍（Erectile dysfunction，ED）：是指男性阴茎持续地或反复地不能达到或维持足够硬度的勃起以完成满意的性生活，既往称为阳痿（Impotence，IMP）。

（二）勃起的正常生理机制

◆阴茎勃起这个复杂的神经血管反应的完成需要三种血流动力学的协调作用，分别是①增加动脉血流；②海绵体平滑肌松弛；③减少阴茎静脉回流。

◆其中海绵体平滑肌及阴茎动脉血管舒张是勃起的关键因素。

◆目前认为导致海绵体平滑肌和动脉血管平滑肌舒张的主要因素有三种：①一氧化氮（NO）；②前列腺素 EI（PGEI）；③血管活性肠肽（Vasoactive intestinal polypeptide，VIP）。

（三）ED 诊断及发病原因

◆一般认为，除创伤、手术造成的勃起功能障碍外，病程至少应在 3 个月以上者方能诊断为 ED。

◆ED 是男性的常见病。在 40 ~ 70 岁的男性中的发病率高达 52%，全球约有数亿男性患有不同程度的 ED。

◆现代社会人们的生活节奏不断加快，心理因素，环境因素，家庭因素，工作压力，不良的生活方式，和某些药物（如降压药，利尿剂，催眠药，抗抑郁药及抗胆碱药等），使得本病的发生率不断增加。

二、常用治疗勃起功能障碍的药物

（一）口服治疗药物分类

1. 激素类　如十一酸睾酮。

2. 非激素类　主要有：

（1）5 - 型磷酸二酯酶（PDE - 5）抑制药：如西地那非。

（2）肾上腺素能受体阻断药：如育亨宾等。

（二）口服治疗常用药物

1. 西地那非（Sildenafil）

（1）体内过程

◆口服吸收迅速，绝对生物利用度约为 40%，高脂饮食可影响其吸收，峰浓度可降低 29%；西地那非及其代谢产物的半衰期约为 4 小时。

◆本品及其在循环中主要代谢产物（N 去甲基化物）的血浆蛋白结合率均为 96%，主要通过肝脏的微粒体酶 CYP3A4（主要途径）和 CYP2C9（次要途径）清除。

◆代谢物为 N - 甲西地那非，具有与西地那非相似的 PDE 选择性。

◆主要以代谢产物的形式从粪便中排出，一小部分从尿中排出（约为口服剂量的 13%）。

（2）药理作用

◆西地那非通过抑制阴茎海绵体内的 PDE-5 活性，提高 cGMP 的浓度，增强 NO 的作用，即性刺激时，NO 释放造成的 cGMP 增加可因西地那非对 PDE-5 的抑制而增强，从而促进了阴茎海绵体平滑肌的松弛，使阴茎勃起。

◆西地那非对离体人阴茎海绵体平滑肌无直接松弛作用，因此在没有性刺激这个前提下，西地那非在通常剂量下是不起作用的。

（3）作用机制

◆西地那非通过选择性抑制 PDE-5，增强一氧化氮（NO）-cGMP 途径，升高 cGMP 水平而导致阴茎海绵体平滑肌松弛，使勃起功能障碍患者对性刺激产生自然的勃起反应。

（4）临床适应证

◆临床上适用于功能性和器质性原因引起的 ED。如：

①由服用药物（抗抑郁症药、抗高血压药、抗精神病药和利尿药）引起的 ED；

②因疾病（高血压、糖尿病、抑郁症。冠状动脉疾病、冠状动脉搭桥术后、脊髓损伤等）导致的 ED。

（5）不良反应

◆发生率 >2% 的不良反应有呼吸道感染、背痛、流感样症状、关节痛、消化不良和视觉异常，发生率 <2% 的不良反应则涉及系统较多。

◆西地那非上市后报告的不良反应有以下四方面。

①心血管系统：有发生心肌梗死、心脏性猝死、心律失常、低血压、脑出血、一过性局部缺血性休克和高血压等。

②泌尿生殖系统：勃起时间长、异常勃起、血尿等。

③神经系统：焦虑、癫痫发作等。

④特殊感觉及眼症状：复视、短暂视觉丧失或视力下降、视觉蓝绿模糊、光感增强、结膜炎、眼出血、眼肿胀和压迫感、眼压增高、玻璃体剥离、黄斑周围水肿等。

（6）注意事项

◆禁用：①对其过敏患者；②正使用硝酸甘油、硝普钠或其他有机硝酸盐者；③勃起功能正常者及儿童。

◆慎用：①阴茎畸形者或可引起阴茎异常勃起疾病者；②色素视网膜炎或其视网膜畸形者；③高或低血压、心力衰竭或缺血性心脏病者；④出血性疾病或消化性溃疡活动期者；⑤近期内曾发生心肌梗死、脑卒中、休克或致死性心律失常者；⑥驾驶员和高空作业者（因本品可发生视觉异常）。

◆其他：①长期服用会产生药物依赖和心理依赖，久而久之会造成永久性阳痿；②若发生勃起时间延长（超过 4 小时）或异常勃起（痛性勃起超过 6 小时）时，要立即就诊，否则阴茎组织可能受到损害而导致永久性勃起功能丧失。

（7）药物相互作用

①与有机硝酸酯类合用时，因其对 PDE－5 的抑制，阻止 cGMP 的降解，增强硝酸酯类的降血压作用；

②与肝微粒体代谢酶抑制药酮康唑、伊曲康唑、红霉素、西咪替丁合用时，其血药浓度增高，清除率下降；

③而与药酶诱导药利福平、苯巴比妥、卡马西平、苯妥英钠、乙醇等合用，可加快其清除，血药浓度降低，以致疗效降低或丧失。

（8）同类药物　还有伐地那非（Vardenafil）、他达拉非（Tadalafil）。

◆其药理作用、不良反应以及药物相互作用等与西地那非相似。

2. 育亨宾（Yohimbine）

（1）体内过程　口服易吸收，半衰期仅 35 分钟，用药 5～7 天后才能显效，服药后 5～6 周疗效最佳，其代谢产物仍具活性且可发挥长期效应。

（2）药理作用

◆阻断神经节前 α_2 肾上腺素受体，使血管平滑肌扩张，阴茎血流量增加。

◆还能增加外周交感神经兴奋性，从而诱发阴茎充血而勃起。

（3）临床应用　功能性勃起功能障碍，有效率约 46%；对器质性勃起功能障碍无效。

（4）不良反应　主要是中枢和胃肠症状，一般能耐受；偶见有头痛、头晕、皮肤潮红、震颤、激动、排尿困难、恶心、腹泻及胃部不适等。

（5）注意事项　严重肾病及对其过敏者禁用，伴有肾病、心脏病、溃疡病患者慎用。

（6）相互作用　不宜与中枢降压药可乐定同时服用。

◆因可乐定是 α_2 肾上腺素受体激动药，与本品有拮抗作用。

3. 酚妥拉明（Phentolamine）

（1）药理作用　通过阻断 α_1 受体和 α_2 受体，抑制肾上腺素受体和去甲肾上腺素作用，促使血管扩张，外周阻力下降，使心脏和阴茎海绵体平滑肌舒张，促使阴茎勃起。

（2）不良反应及注意事项

◆常见有低血压、心动过速、虚弱、心悸、恶心、呕吐、腹泻、食欲减退、嗜睡、鼻塞和疲乏等。

◆对本品过敏者、低血压、严重动脉硬化、心绞痛、心肌梗死、胃十二指肠溃疡者及肾功能不全者禁用。儿童、高龄者不宜使用。

4. 十一酸睾酮（Testosterone undercanoate）

（1）药理作用及临床应用

◆为睾酮衍生物，主要用于治疗内分泌性的 ED。

◆还用于由男子性功能低下、勃起障碍、男性更年期综合征（如性欲减退、精神和体力活动减退）、精子生成异常而引起的不育、雄激素缺乏引起的骨质疏松等。

（2）不良反应 可刺激前列腺增长、改变性欲，还可引起水钠潴留、血红蛋白升高、Cl⁻水平降低、情绪不稳定、暴力倾向等。

（三）舌下含服药物

阿扑吗啡（Apomorphine）

1. 体内过程

◆血浆 $t_{1/2}$ 41~45 分钟。体内总蛋白结合率 >99.9%。本品吸收与给药途径密切相关。成人皮下注射后和经鼻给药后均在 5~10 分钟起效；舌下给药后 25~30 分钟起效。

◆首关效应明显，舌下给药的生物利用度为 16%~18%，口服给药的生物利用度仅有 1%~2%，因此口服几乎无效。

◆本品能透过血-脑屏障，脑组织的药物浓度可达血浆中药物浓度的 6 倍。

2. 药理作用

◆为多巴胺受体激动药，作用于骶副交感神经丛，使阴茎海绵体血管扩张充血而勃起。

◆亦可激活 NOS，使 NO 合成增加，NO 吸收入血，最后增加血液流动，导致阴茎勃起。

◆阿扑吗啡不是阿片制剂，不会引起成瘾，也不会改变性欲。

3. 临床应用 适用于 ED。

4. 不良反应 主要不良反应有恶心、打哈欠、嗜睡、疲乏、低血压和头晕等。

第十二章

血液系统用药

血液具有运输、参与体液调节、维持机体内环境稳定和防御功能，由血浆和血细胞组成。当血液中血细胞和血浆成分发生数量或性质变化时，即可引起贫血、出血、血栓、休克或凝血障碍等疾病。

作用于血液和造血系统的药物主要用于治疗这些疾病，包括抗贫血药、抗凝血药、促凝血药、升高白细胞及作用于血小板的药物等。

第一节　抗贫血药

一、概述

（一）贫血

1. **定义**　贫血（Anaemia）是指外周血液在单位体积中的血红蛋白浓度、红细胞计数和（或）血细胞比容低于正常低限。

◆临床上一般指外周血中血红蛋白的浓度低于患者同年龄组、同性别和同地区的正常标准，国内的正常标准比国外的标准略低。

2. **诊断标准**

◆正常成人血红蛋白量男性为 12～16g/100ml，女性为 11～15g/100ml；红细胞计数男性为 $(4～5.5)×10^{12}/L$，女性为 $(3.5～5)×10^{12}/L$。

◆凡低于以上指标的即是贫血。

3. **临床主要表现**　面色苍白，伴有头晕、乏力、心悸、气急等症状。

4. **病因及分类**　根据病因及发病机制的不同可分：

（1）缺铁性贫血：由于铁缺乏影响血红蛋白合成所致，铁缺乏，铁摄入或吸收不良、失血、孕期铁需求增多都可能引起缺铁性贫血。

（2）巨幼红细胞性贫血：由于叶酸或维生素 B_{12} 缺乏所致。

（3）再生障碍性贫血：由于骨髓造血功能低下所致。

（4）溶血性贫血：红细胞过度损害导致。

（5）出血性贫血：由于急性大量出血引起。

（二）贫血的药物治疗

缺铁性贫血可通过铁制剂治疗，巨幼红细胞性贫血可给予叶酸和维生素 B_{12}，溶血性和出血性贫血则输血缓解，而再生障碍性贫血治疗相对比较困难。

二、常用药物

（一）铁制剂

1. 铁的作用

◆铁是机体构成血红蛋白、肌红蛋白和含铁酶等必需的元素，是合成血红素必不可少的物质。铁吸收进入骨髓，在幼红细胞线粒体内与原卟啉结合生成血红素，后者再与珠蛋白结合生成血红蛋白，进而发育为成熟的红细胞。

◆正常人对铁的需要量因不同年龄和生理状态有差别：在生长、发育时期的婴儿、儿童、青少年和孕妇，铁的需要量相对或绝对的增加，而正常成年男子和绝经后的妇女，每日从食物中只需补偿每天所丢失的1mg铁即可。

◆缺铁不仅影响红细胞系，还影响肌红蛋白的组成、细胞色素类、过氧化物酶、过氧化氢酶及线粒体酶等，引起小细胞低色素性贫血，即缺铁性贫血。

◆婴儿和儿童缺铁会不可逆地导致行为障碍、损害发育，还可能增加重金属例如铅中毒的危险性并出现异食癖。

2. 常用的铁制剂

◆主要有硫酸亚铁（Ferrous sulfate），富马酸亚铁（Ferrous fumarate），葡萄糖亚酸铁（Ferrous gluconate），枸橼酸铁铵（Ferric ammonium citrate）和右旋糖酐铁（Iron dextran）等。

（1）体内过程

◆口服铁剂或食物中外源性铁都在十二指肠和空肠上段吸收。

◆铁的主要排泄途径是以肠黏膜细胞脱落的形式，其次经胆汁、尿液和汗液排出体外。

（2）药理作用　铁是机体构成血红蛋白、肌红蛋白和含铁酶等必需的元素，是合成血红素必不可少的物质。

◆铁吸收进入骨髓，在幼红细胞线粒体内与原卟啉结合生成血红素，后者再与珠蛋白结合生成血红蛋白，进而发育为成熟的红细胞。

（3）适应证　铁剂可用于防治各种原因引起的缺铁性贫血，对失血性、营养不良、妊娠和儿童发育期等引起的缺铁性贫血疗效甚佳。

（4）不良反应

◆口服铁剂对胃肠道有刺激性，表现为恶心、腹痛和上腹部不适等，饭后服用可以减轻。

◆因铁可减少肠蠕动，引起便秘，并排黑便；同时与肠腔中硫化氢结合，减少了硫化氢对肠壁的刺激作用，也可引起便秘。

（5）注意事项与禁忌

◆用于日常补铁时，应采用预防量；治疗剂量不得长期使用，应在医师确诊为缺铁性贫血后使用，且治疗期间应定期检查血象和血清铁水平。

◆酒精中毒、肝炎、急性感染、肠道炎症、胰腺炎等患者慎用；胃与十二指肠溃疡、溃疡性肠炎患者慎用。

◆肝肾功能严重损害，尤其是伴有未经治疗的尿路感染者禁用。

◆铁负荷过高、非缺铁性贫血（如地中海贫血）、血色病或含铁血黄素沉着症患者禁用。

（6）药物相互作用

◆络合物的铁的吸收率大于无机铁，凡能将 Fe^{3+} 还原为 Fe^{2+} 的物质如谷胱苷肽及能与铁离子络合的物质，均有利于铁的吸收。

◆食物中的枸橼酸铁铵、右旋糖酐铁、山梨醇铁等铁剂均为高价铁或有机铁，胃酸、维生素 C，食物中的果糖，半胱氨酸等有助于铁的还原，可促进吸收。

◆胃酸缺乏以及食物中高磷，高钙，鞣酸等物质使铁沉淀，有碍吸收。

◆四环素易与铁络合，也不利于吸收；食物中肉类的血红素中的铁吸收最佳；蔬菜中的铁吸收较差；本品亦不应与浓茶同服。

◆硫酸亚铁还可减少左旋多巴、卡比多巴、甲基多巴及喹诺酮类药物的吸收。

（7）几种制剂特点比较

◆硫酸亚铁吸收良好，价格也低，最常用。

◆枸橼酸铁铵为三价铁，必须在体内还原为二价铁后才能吸收，故吸收差，但可制成糖浆供小儿应用。

◆右旋糖酐铁供注射应用，仅限于少数严重贫血而又不能口服者。

（二）维生素 B_{12}

◆维生素 B_{12}（Vitamin B_{12}）为含钴复合物，存在于动物内脏、牛奶和蛋黄中。

◆药用的维生素 B_{12} 为氰钴胺和羟钴胺。

1. 体内过程

◆口服 8～12 小时血药浓度达峰值，肌内注射达峰时间为 1 小时，主要分布于肝脏，少量经胆汁、胃液和胰液排入肠内，其中小部分又可吸收入血。

◆除机体需求量外，几乎皆以原形经肾脏随尿液排泄，少量由泪液、唾液、乳汁排泄。

2. 适应证 主要用于恶性贫血及巨幼红细胞性贫血。

◆也可作为肝病（肝炎和肝硬化等）、神经系统疾病（神经炎和神经萎缩等）和白细胞减少症等辅助治疗药物。

3. 作用机制

（1）恶性贫血：口服维生素 B_{12} 在胃中与胃黏膜壁细胞分泌的内因子形成维生素 B_{12} 内因子复合物，该复合物进入至回肠末端时与回肠黏膜细胞的微绒毛上的受体结合，通过胞饮作用进入肠黏膜细胞。胃黏膜萎缩所致"内因子"缺乏可影响维生素 B_{12} 吸收，引起"恶性贫血"。

（2）巨幼细胞贫血：维生素 B_{12} 在体内转化为甲基钴铵和辅酶 B_{12} 产生活性，甲基钴铵参与叶酸代谢，缺乏时妨碍四氢叶酸的循环利用，从而阻碍胸腺嘧啶脱氧核苷酸的合成，使 DNA 合成受阻，血细胞的成熟分裂停滞，导致巨幼细胞贫血。

（3）脂肪酸代谢异常

◆辅酶 B_{12} 促进脂肪代谢的中间产物甲基丙二酰辅酶 A 转变成琥珀酰辅酶 A 参与三羧酸循环，人体缺乏时引起甲基丙二酸排泄增加和脂肪酸代谢异常，同时影响神经髓鞘脂类的合成及维持有鞘神经纤维的正常功能，出现神经损害的临床症状。

4. 不良反应及注意事项

（1）利伯病（Leber disease）：即家族遗传性球后视神经炎及抽烟性弱视症。血清中维生素 B_{12} 异常升高，如使用维生素 B_{12} 治疗可使视神经萎缩迅速加剧。

（2）诱发痛风发作：痛风患者如使用本品，由于核酸降解加速，血尿酸升高，可诱发痛风发作，应加注意。

（3）神经系统损害者：在诊断未明确前，不宜应用维生素 B_{12}，以免掩盖亚急性联合变性的临床表现。

（4）维生素 B_{12} 缺乏可同时伴有叶酸缺乏，如以维生素 B_{12} 治疗，血象虽能改善，但可掩盖叶酸缺乏的临床表现；对该类患者宜同时补充叶酸，才能取得较好疗效。

（5）维生素 B_{12} 治疗巨幼细胞性贫血，在起始 48 小时，宜查血钾，以便及时发现可能出现的严重低血钾。

（6）抗生素可影响血清和红细胞内维生素 B_{12} 测定，特别是应用微生物学检查方法，可产生假性低值。在治疗前后，测定血清维生素 B_{12} 时，应加注意。

5. 药物相互作用

◆应避免与氯霉素合用，否则可抵消维生素 B_{12} 具有的造血功能。

◆体外实验发现，维生素 C 可破坏维生素 B_{12} 同时给药或长期大量摄入维生素 C 时，可使维生素 B_{12} 血浓度降低。

◆氨基糖苷类抗生素、对氨基水杨酸类、苯巴比妥、苯妥英钠、扑米酮等抗惊厥药及秋水仙碱等可减少维生素 B_{12} 从肠道的吸收。

◆消胆胺可结合维生素 B_{12}，减少其吸收。

（三）叶酸

1. 来源及作用

◆叶酸系由蝶啶、对氨基苯甲酸及谷氨酸的残基组成的水溶性 B 族维生素，为机体细胞生长和繁殖必须物质。存在于肝、肾、酵母及绿叶菜蔬如豆类、菠菜、番茄、胡萝卜等内，现已能人工合成。

◆叶酸经二氢叶酸还原酶及维生素 B_{12} 的作用，形成四氢叶酸（THFA），后者与多种一碳单位（包括 CH_3、CH_2、CHO 等）结合成四氢叶酸类辅酶，传递一碳单位，参与体内很多重要反应及核酸和氨基酸的合成。

2. 体内过程

◆口服后主要以还原型式在空肠近端吸收，5~20分钟即出现于血中，1小时后达高峰，其 $t_{1/2}$ 约为0.7小时。贫血患者吸收速度较正常人快。

◆叶酸由门静脉进入肝脏，以 N_5 –甲基四氢叶酸的形式储存于肝脏中和分布到其他组织器官，在肝脏中储存量约为全身总量的 1/3~1/2。

◆治疗量的叶酸约90%自尿中排泄，大剂量注射后2小时，即有20%~30%出现于尿中。

3. 适应证

（1）各种原因引起的叶酸缺乏及叶酸缺乏所致的巨幼红细胞贫血。

（2）妊娠期、哺乳期妇女预防给药。

4. 不良反应与禁忌

◆不良反应较少，罕见过敏反应。长期用药可以出现畏食、恶心、腹胀等胃肠症状。大量服用叶酸时，可使尿呈黄色。

◆维生素 B_{12} 缺乏引起的巨幼细胞贫血不能单用叶酸治疗。

5. 注意事项

（1）静脉注射较易致不良反应，故不宜采用；肌内注射时，不宜与维生素 B_1、维生素 B_2、维生素C同管注射。

（2）口服大剂量叶酸，可以影响微量元素锌的吸收。

（3）营养性巨幼红细胞性贫血常合并缺铁，应同时补充铁，并补充蛋白质及其他B族维生素。

（4）恶性贫血及疑有维生素 B_{12} 缺乏的病人，不宜单独用叶酸，因这样会加重维生素 B_{12} 的负担和神经系统症状。

6. 药物相互作用

（1）大剂量叶酸能拮抗苯巴比妥、苯妥英钠和扑米酮的抗癫痫作用，可使癫痫发作的临界值明显降低，并使敏感患者的发作次数增多。

（2）口服大剂量叶酸，可以影响微量元素锌的吸收。

三、抗贫血药不合理用药处方审核

×××医院处方笺		
科别消化内科　　姓名×××　性别女　年龄28岁　　门诊号×××		

诊断：	R.
①糜烂性胃炎	①西咪替丁片　0.2g×21片　0.2g　t.i.d.　p.o.
②缺铁性贫血	睡前加服0.4g
	②硫酸亚铁片　0.3g×21片　0.3g　t.i.d.　p.o.
	医师×× ＿＿＿ ×××年×月×日

药费×××计价员×××　调配×××　核对×××　发药×××

◆病史摘要：因"上腹痛1周"就诊。既往有"缺铁性贫血"病史1个月，正在服用硫酸亚铁。胃镜：糜烂性胃炎。

判断	两药合用可使硫酸亚铁疗效降低
原因	硫酸亚铁需在酸性环境中溶解，西咪替丁为 H_2 受体抑制剂，可抑制胃酸分泌，使胃内 pH 升高，从而导致硫酸亚铁的溶解度和解离度降低，吸收减少，作用减弱

第二节　升高白细胞的药物

一、概述

（一）正常白细胞

1. 白细胞定义　白细胞俗称白血球，是人体血液中非常重要的一类血细胞。白细胞在人体中担负许多重任，它具有吞噬异物并产生抗体的作用，机体伤病的损伤治愈能力，抗御病原体入侵的能力，对疾病的免疫抵抗力等。

◆人身体有不适时，经常会通过白细胞数量的显著变化而表现出来。

2. 白细胞分型　白细胞可以细分为五种类型，其中①嗜中性粒细胞占 50%~70%；②淋巴细胞占 20%~40%；③单核细胞占 3%~8%；④嗜酸性粒细胞占 1%~5%；嗜碱性粒细胞不超过 1%。正常人白细胞总数在 $(4.0~10.0) \times 10^9/L$。

（二）白细胞病理性变化

1. 白细胞增高　白细胞病理性增高非常重要，应该根据患者的具体病情进行分析判断。

◆急性细菌性感染白细胞会迅速升高，而且和感染程度呈正比。例如患者常因感冒、发热、咳嗽、疼痛等症状到医院看病，医生多通过白细胞数量的变化初步判断是否因细菌性感染而造成以上的临床症状。

◆白细胞升高往往意味着患者症状因细菌性感染而导致各身体器官和组织的急性或慢性的感染、炎症、组织损伤等情况。

2. 白细胞减少症　是指周围白细胞计数持续下降所引起的一组症状。

（1）症状　为头晕、乏力，肢体酸软，食欲减退，精神萎靡、低热、咽炎或黏膜溃疡、失眠多梦、畏寒腰酸等，易患感冒等病毒性和细菌性感染；若白细胞减少症由感染所致者，则见高热，恶寒，周身酸痛等症状。

（2）病因　临床引起白细胞减少的原因有很多，如：

◆某些病毒性感染　如流感，病毒性肝炎，风疹等；某些细菌性感染，如结核病、伤寒和副伤寒。

◆理化因素　服用药物（如解热镇痛药）、长期接触放射线、各种理化因素导致的中毒（如苯等可引起白细胞减少）、肿瘤的化疗和放疗。

◆脾功能亢进及自身免疫病。

◆**血液系统疾病** 如再生障碍性贫血、原发性粒细胞缺乏症、造血功能障碍等都会导致白细胞特别是中性粒细胞减少。

（3）当白细胞数量低于 $4 \times 10^9/L$ 时被称为白细胞减少，但其临界值往往设定为 $(2.5 \sim 4) \times 10^9/L$，也就是说低于 2.5 时肯定考虑为异常。

◆当然这些疾病的诊断还要依靠其他的检查手段才能确定。应该注意的是，当白细胞数量明显减少，特别是中性粒细胞低于 $1.0 \times 10^9/L$ 时，非常容易发生感染、反复感染，且疾病治愈较为缓慢，甚至可以引发败血症。

（三）治疗药物

（1）促白细胞生成药物临床应用种类较多，但疗效均难以确定。如维生素 B_6、利血生可用于各种粒细胞减少症。维生素 B_4、鲨肝醇、肌苷、脱氧核苷酸等对抗癌药、放疗或氯霉素等因素所致的白细胞减少有较好疗效。

◆在病因治疗同时，对上述药物可选择其中 1～2 种，服用 4～6 周，观察是否有使白细胞回升效果，切勿认为药物越多越好，而同时使用数种药物。

（2）肾上腺皮质激素可促进骨髓释放细胞进入外周血循环，当粒细胞减少是因为免疫因素引起，如系统性红斑狼疮所致时，有较好且持久的疗效。

二、常用药物

（一）粒细胞集落刺激因子

1. 概念 粒细胞集落刺激因子（G－CSF）是血管内皮细胞、单核细胞和成纤维细胞合成的糖蛋白。具有刺激粒系母细胞的增殖和分化，增强成熟粒细胞功能的作用。

2. 作用 在抗感染的非特异性细胞免疫过程中起重要作用。

◆当化脓菌或其毒素侵入人体时，G－CSF 在血清或体液中迅速升高，并在感染得到控制后又降至正常水平。所以如 G－CSF 检测阳性，则提示有细菌性感染。

3. 重组人 G－CSF 又称非格司亭，是由大肠埃希菌产生的含有 175 个氨基酸残基的糖蛋白

（1）主要作用

①促进粒细胞集落形成及造血干细胞向中性粒细胞增殖，促进中性粒细胞成熟。

②刺激成熟中性粒细胞从骨髓进入外周。

③增强中性粒细胞趋化及吞噬功能，对成熟的中性粒细胞可促进游走、吞噬、产酶、释放活性氧、杀菌和对外来异物的黏着作用。

（2）适应证

①主要用于肿瘤化疗，放疗引起的骨髓抑制。

②也用于自体骨髓移植及肿瘤化疗后严重中性粒细胞缺乏症，可缩短中性粒细胞缺乏时间，减少细菌和真菌感染的发病率。

③对先天性中性粒细胞缺乏症也有效，对某些骨髓发育不良或骨髓损害患者，可增加中性粒细胞数量，可部分或完全逆转艾滋病患者中性粒细胞缺乏。

（3）不良反应

◆患者耐受良好，可有胃肠道反应、肝功能损害和骨痛等。

◆长期静脉滴注可引起静脉炎。有药过敏史以及肝、肾、心功能严重障碍者慎用。

（4）给药方式　可采用静脉滴注或皮下注射的方式给药。

（二）粒细胞 – 巨噬细胞集落刺激因子（GM – CSF）

1. 合成部位　GM – CSF 在 T – 淋巴细胞、单核细胞、成纤维细胞、血管内皮细胞均有合成。

2. 药理作用　与白介素 3（IL – 3）共同作用于多向干细胞和多向祖细胞等细胞分化原始部位。

（1）兴奋骨髓的造血功能，刺激粒细胞、单核细胞、T 细胞的增殖，并能促进单核细胞和粒细胞的成熟，对红细胞增生也有间接影响。

（2）可增加成熟中性粒细胞的吞噬功能和细胞毒素作用。

（3）能克服放疗和化疗引起的骨髓毒性，缩短肿瘤化疗时中性粒细胞减少时间，使患者易于耐受化疗。

3. 适应证　临床主要用于预防恶性肿瘤放疗、化疗引起的白细胞减少以及并发的感染等。

4. 不良反应　一般有发热、骨及肌肉疼痛、皮下注射部位红斑。首次静脉滴注时可出现潮红、低血压等。

◆严重的不良反应为心功能不全、支气管痉挛、室上性心动过速、颅内高压、肺水肿和晕厥等。

（三）维生素 B_4（Vitamin B_4）

1. 药理作用　维生素 B_4（Vitamin B_4），化学名为腺嘌呤，是核酸的组成部分，在体内参与 RNA 和 DNA 合成，当白细胞缺乏时，它能促进白细胞增生。

◆连续用药 2 ~ 4 周，白细胞可增加。

2. 适应证　用于防治各种原因引起的白细胞减少症、急性粒细胞减少症，尤其是对肿瘤化学和放射治疗以及苯中毒以及抗甲状腺药等引起的白细胞减少症。

3. 不良反应　推荐剂量下，未见明显不良反应。

4. 注意事项　由于此药是核酸前体，应考虑是否有促进肿瘤发展的可能性，权衡利弊后选用。

第三节　升高血小板的药物

一、概述

（一）血小板的功能

血小板的功能主要是促进止血和加速凝血，同时血小板还有维护毛细血管壁完整性的功能。

（1）血小板在止血和凝血过程中，具有形成血栓，堵塞创口，释放与凝血有关的各种因子等功能。是促进血液凝固的重要因子之一。

（2）血小板还有营养和支持毛细血管内皮细胞的作用，使毛细血管的脆性减少。

（3）血小板有吞噬病毒、细菌和其他颗粒物的功能。

◆血小板因能吞噬病毒而引人注目，在血小板内没有核遗传物质，被血小板吞噬的病毒将失去增殖的可能。

◆临床上也可见到患病毒性疾病时总出现血小板减少症。因此血小板有可能与皮肤，黏膜和白细胞一样是构成机体对抗病毒的一道防线。

（二）人体血液里的"血小板减少"

◆血小板数量、质量异常可引起出血性疾病。数量减少见于血小板减少性紫癜，脾功能亢进，再生障碍性贫血和白血病等症。数量增多见于原发性血小板增多症、真性红细胞增多症等病症。

1. 定义 正常人每立方毫米血液中大约含有 10 万～30 万个血小板，它的寿命平均为 8～12 天，由于多种原因导致血小板计数结果低于参考值下限，就是血小板减少。

2. 危害 血小板减少如果严重了，可以引起一系列症状，如鼻出血，牙龈出血，口腔黏膜出血，胃肠道出血，还可出现月经血量多、血尿等。

◆皮肤上出现的大小不等的出血点或淤斑，医学上把这种病叫作"血小板减少性紫癜"。

二、常用药物

（一）重组人血小板生成素

1. 药物来源 重组人血小板生成素（rhTPO）是利用基因重组技术由中国仓鼠卵巢细胞表达，经提纯制成的全长糖基化血小板生成素，与内源性血小板生成素具有相似的升高血小板的药理作用。

2. 药理作用

◆血小板生成素（Thrombopoietin，TPO）是刺激巨核细胞生长及分化的内源性细胞因子，对巨核细胞生成的各阶段均有刺激作用，包括前体细胞的增殖和多倍体巨核细胞的发育及成熟，从而升高血小板数目。

3. 适应证 本品适用于治疗实体瘤化疗后所致的血小板减少症，适用对象为血小板低于 $50 \times 10^9/L$ 且医生认为有必要升高血小板治疗的患者。

4. 不良反应 较少发生不良反应。

◆偶有发热、肌肉酸痛、头晕等，一般不需处理，多可自行成恢复。个别患者症状明显可对症处理。

5. 禁忌证 ①对本品成分过敏者；②严重心、脑血管疾病者；③患有其他血液高凝状疾病者；④近期发生血栓病者。

◆合并严重感染者，宜控制感染后再使用本品。

（二）国产冻干重组人白细胞介素 - 11（rhIL - 11）

1. 药理作用　经多中心 II 期临床验证结果显示：

◆rhIL - 11 注射液能刺激血小板增生，减轻化疗引起的血小板下降程度，促使血小板数量恢复。

2. 用途　能治疗化疗引起的血小板降低。

3. 不良反应　rhIL - 11 主要的毒副作用为水肿、乏力、注射局部疼痛、关节肌肉酸痛、眼结膜充血、眼结膜出血、心悸、皮疹、头晕头痛等。

◆个别病人可发生心律失常，使用时必须加强心脏毒性的观察。

4. 应用前景　II 期临床验证显示：rhIL - 11 是一种对化疗药物引起的血小板减少具有预防和治疗作用的较安全、有效的药物。

第四节　止　血　药

一、概述

（一）定义

止血药即促凝血药，是指能加速血液凝固或降低毛细血管通透性，使出血停止的药物。

（二）分类与作用

（1）促凝血药（维生素 K、凝血质、酚磺乙胺等）主要通过影响某些凝血因子，促进或恢复凝血过程而止血。

（2）也可通过抑制纤维蛋白溶解系统而止血，后者亦称抗纤溶药，包括氨基己酸、氨甲苯酸、氨甲环酸等。

（3）能降低毛细血管通透性的药物（如肾上腺色腙，可用于因毛细血管损伤及通透性增加所致的出血）及某些蛇毒制剂（如巴曲酶）也常用作止血药。

二、常用药物

（一）维生素 K（Vitamin K）

1. 定义　维生素 K 是指具萘醌基的衍生物 2 - 甲萘醌，具疏水性。

2. 分类及来源　维生素 K 广泛存在于自然界，其活性与维生素 K_1 和维生素 K_2 相关。

（1）维生素 K_1 是由植物合成的，如苜蓿、菠菜等绿叶植物。

（2）维生素 K_2 则由微生物合成或由腐败鱼粉所得，人体肠道细菌也可合成维生

素 K_2。

◆维生素 K_1、K_2 均为脂溶性，其吸收需要胆汁、胰液，并与乳糜微粒相结合，由淋巴系统运输协助吸收。

◆人类 50%~60% 的维生素 K 由肠道细菌合成，在回肠内吸收，有些抗生素抑制消化道的细菌生长，影响维生素 K 的摄入。

（3）维生素 K_3、K_4：均为人工合成的水溶性维生素，口服吸收不依赖于胆汁，可直接吸收入血，在肝脏被利用。

3. 药理作用 人体维生素 K 的需要量非常少，但它却能维护正常的血液凝固功能，减少生理期大量出血，还可防止内出血及痔疮。

（1）维生素 K 是多种凝血因子的抗凝蛋白（如 γ-羧化酶）的辅酶，可在肝脏参与凝血因子 Ⅱ、Ⅶ、Ⅸ、Ⅹ、抗凝血蛋白 C 和抗凝血蛋白 S 的合成。

（2）肝脏合成上述因子后，在维生素 K 的参与下，无活性的前体蛋白分子的第 10 个谷氨酸残基（Glu）γ-羧化，羧化的因子因具有活性，可与 Ca^{2+} 和带有大量负电荷的血小板磷脂结合，参与正常的血液凝固。

（3）口服抗凝药（香豆素及其衍生物）阻断羧基谷氨酸的形成从而抑制凝集，大剂量的维生素 K_1 能逆转口服抗凝药的作用。

4. 适应证

（1）主要用于维生素 K 缺乏引起的出血，如梗阻性黄疸、胆瘘、慢性腹泻和新生儿出血等患者。

（2）也用于香豆素类和水杨酸类药物过量引起的出血。

◆长期应用广谱抗生素时应适当补充，以免维生素 K 缺乏。

◆本品对肝素引起的出血无效。外伤出血无必要使用本品。

5. 不良反应

（1）很小，但静脉注射过快可出现面部潮红、出汗、胸闷、血压下降等。葡萄糖-6-磷酸酶缺乏患者可诱发溶血。

（2）有肝脏功能损伤的患者，本品的疗效不明显，盲目加量可加重肝损伤。

6. 药物相互作用

◆口服抗凝剂（如双香豆素类）可拮抗本品作用。

◆水杨酸类、磺胺类、奎宁、奎尼丁等也影响维生素 K_4 的效果。

（二）凝血酶（Thrombin）

1. 药理作用 凝血酶是一种由凝血酶前体（血浆中的必要成分）形成的蛋白质水解酶，催化纤维蛋白原变成纤维蛋白而促使血液凝固。

◆凝血酶可直接作用于血液中的纤维蛋白原，促使其转变为纤维蛋白，发挥止血作用，还能促进上皮细胞有丝分裂，加速创伤愈合。

2. 适应证

（1）临床主要用于难以结扎止血的小血管、毛细血管以及实质性脏器的出血、外科手术后组织愈合。

（2）也用于创面、口腔泌尿道以及消化道等部位的渗血，还可用于肝素化患者，缩短穿刺部位出血的时间。

◆注意事项　本药必须直接接触创面才能起止血作用，切忌进入血管内，因其具有抗原性，可产生过敏反应。在未肝素化前，慎用本品。

3. **不良反应**　偶可致过敏反应，应及时停药。对本品有过敏史者禁用。

◆外科止血中应用本品曾有致低热反应的报道。

4. **药物相互作用**

◆本品遇酸、碱、重金属发生反应而降效。

◆为提高上消化道出血的止血效果，宜先服一定量制酸剂中和胃酸后口服本品，或同时静脉给予抑酸剂。

◆本品还可用磷酸盐缓冲液（pH 7.6）或冷牛奶溶解。如用阿拉伯胶、明胶、果糖胶、蜂蜜等配制成乳胶状溶液，可提高凝血酶的止血效果，并可适当减少本品用量。

（三）肾上腺色腙

是肾上腺素的氧化产物肾上腺色素的缩氨脲水杨酸钠盐。

1. **作用与机制**

◆能增强毛细血管对损伤的抵抗力，稳定血管及其周围组织中的酸性黏多糖，降低毛细血管的通透性，增强受损毛细血管端的回缩作用，使血块不易从管壁脱落，从而缩短止血时间，但不影响凝血过程。

2. **适应证**　适用于因毛细血管损伤及通透性增加所致的出血，如鼻衄、视网膜出血、咯血、胃肠出血、血尿、痔疮及子宫出血等。

◆也用于血小板减少性紫癜，但止血效果不十分理想。

3. **不良反应与禁忌证**　本品毒性低，大量使用者可引起精神紊乱，并易引起水杨酸样反应。如恶心、呕吐、头晕、耳鸣、视力减退等。对癫痫病人可引起异常脑电活动。

◆对水杨酸过敏者禁用。有癫痫史及精神病史的患者慎用。

4. **药物相互作用**　抗组胺药、抗胆碱药的扩血管作用可影响本品的止血效果，如合并用药应加大本品剂量。

（四）氨甲苯酸（Aminomethylbenzoic acid）和氨甲环酸（Tranexamic acid）

◆结构与赖氨酸相似，能竞争性抑制纤维蛋白溶酶原激活因子，导致纤维蛋白溶酶原不能转变为纤溶酶，从而抑制纤维蛋白的溶解，产生止血效果。

◆主要用于因原发性纤维蛋白溶解过度所引起的出血，包括急性和慢性、局限性或全身性的纤溶亢进性出血，后者常见于癌肿、白血病、妇产科意外。

◆严重不良反应少见，长期应用有可能促进血栓形成。偶有头昏、头痛、腹部不适。

◆口服避孕药或雌激素与本品合用，有增加血栓形成的危险。

◆氨甲环酸抗纤维蛋白溶解作用是氨甲苯酸的 3 倍。

三、止血药不合理用药处方审核

×××医院处方笺

科别耳鼻喉科　　姓名×××　性别女　　年龄 34 岁　　门诊号×××

诊断：　　　　　　　　　　　　R.
①鼻出血　　　　　　　　　　　①苯海拉明片　　25mg×21 片　25mg　t. i. d.　p. o.
②慢性荨麻疹　　　　　　　　　②肾上腺色腙片　2. 5mg×21 片　2. 5mg　t. i. d.　p. o.

医师××＿＿＿×××年×月×日

药费×××计价员×××　　调配×××　核对×××　　发药×××

（◆病史摘要：因"鼻出血 2d"就诊。既往有"慢性荨麻疹"病史 8 个月，正在服用苯海拉明）

判断	肾上腺色腙合用苯海拉明可使前者药效降低
原因	（1）肾上腺色腙主要作用机制是通过增强毛细血管对损伤的抵抗力，降低毛细血管的通透性，从而促进受损的毛细血管端回缩而止血 （2）而抗组胺药苯海拉明具有抗胆碱作用，由于其能扩张血管，故能减弱肾上腺色腙的血管收缩作用，降低其止血疗效

第五节　抗凝血药物

一、概述

（一）凝血

1. 凝血概念　血液凝固是由一系列凝血因子参与的复杂的蛋白质水解活化的连锁反应过程，包括内源性凝血途径和外源性凝血途径。

2. 凝血途径

（1）内源性凝血途径：是由血浆内凝血因子ⅩⅡ与受损血管内皮表面的胶原接触而被激发。

（2）外源性凝血途径：是从组织损伤释放组织因子激活凝血因子Ⅶ开始。

◆之后两条途径形成共同通路，使因子 X 被激活为 Xa，并与因子 V 由 Ca^{2+} 连接于磷脂表面，形成凝血激酶原激活物，激活凝血酶原转化为凝血酶（因子Ⅱa），继而使纤维蛋白原转化为交联状态的纤维蛋白凝血块。

（二）抗凝血药

抗凝血药（Anticoagulants）是一类通过干扰凝血因子，从而阻止血液凝固的药物，主要用于血栓栓塞性疾病的预防与治疗。

◆如肝素通过抑制某些已被激活的凝血因子活性，以及香豆素类通过抑制肝脏合成某些凝血因子而产生抗凝血作用。

二、常用药物

（一）肝素（Heparin）

1. 性质特点

（1）是由硫酸 – D 葡萄糖胺和硫酸 – L 艾杜葡萄糖醛酸、硫酸 – D 葡萄糖胺和 D – 葡萄糖醛酸两种双糖单位交替连接而成的酸性黏多糖。

（2）因最初得自肝脏，故名肝素。目前主要从牛、猪和羊肠黏膜或从牛、猪肺脏中提取。

（3）肝素不易通过生物膜，故口服和直肠给药不被吸收。常静脉注射给药。

2. 药理作用

（1）抗凝作用：肝素在体内、体外均有强大抗凝作用，可延长凝血时间和凝血酶时间，对凝血酶原时间影响较弱。

◆肝素抗凝血作用机制主要是通过增强抗凝血酶Ⅲ（antithrombinⅢ，ATⅢ）的功能来实现的。ATⅢ是凝血酶及因子ⅩⅡa、Ⅺa、Ⅸa、Ⅹa 等含丝氨酸残基蛋白酶的抑制剂，它与凝血因子通过精氨酸 – 丝氨酸肽键相结合，形成 ATⅢ – 凝血因子复合物而使凝血因子灭活。

肝素作为 ATⅢ 的辅助因子，可加速这一反应达千倍以上。

（2）其他作用还有：①促进脂蛋白酯酶从组织释放到血浆中，加速水解极低密度脂蛋白和乳糜微粒，发挥调血脂作用；但停药后血脂回升，有"反跳"现象。②抗炎作用，可抑制炎症细胞活动和炎症介质活性。③抑制血管内膜和血管平滑肌增生。④抗血小板作用，与抑制凝血酶有关。

3. 临床应用　为静脉注射抗凝血药。

◆防治血栓栓塞性疾病：用于深静脉血栓、肺栓塞、脑栓塞、急性心肌梗死、心血管手术和外周静脉术后，可防止血栓形成和扩大。

◆弥散性血管内凝血（DIC）：用于各种原因所致的 DIC，早期应用，可有效防止因纤维蛋白原及其他凝血因子耗竭而发生继发性出血。

◆体外抗凝如血液透析、输血和体外循环等。

4. 不良反应

（1）出血：发生于应用过量或机体敏感时，表现为自发性出血，出现各种黏膜出血、关节积血及伤口出血等。

（2）血小板减少症：部分患者（约5%）应用肝素 2～14 天可出现血小板减少症，一般是肝素引起的一过性血小板聚集作用所致，与免疫反应有关。停药后可恢复。

（3）其他偶见过敏反应，如皮疹、药热、鼻炎、哮喘、结膜炎和荨麻疹等。

（4）长期应用（3～6个月）可引起骨质疏松，发生自发性骨折。

5. 禁忌证　禁用于对肝素过敏、有出血倾向、血友病、血小板减少和功能不全、肝肾功能不全、消化性溃疡、严重高血压、颅内出血、先兆流产的患者及孕妇等。

（二）低分子量肝素（low-molecular-weight heparin，LMWH）

1. 来源

◆低分子量肝素是普通肝素经化学或酶法降解而得，常用的制剂有依诺肝素、替地肝素、洛吉肝素、洛莫肝素和弗希肝素等。

2. 特点　与肝素比较有以下特点：

（1）选择性抗凝血因子 Xa 活性。对凝血酶及其他凝血因子影响较小，具有抗血栓作用而又降低了出血的危险。

（2）促进组织型纤溶酶原激活物（t-PA）释放，有助于血栓溶解，故其抗血栓作用强。

（3）在体内消除速率慢，比肝素半衰期长 2~4 倍。

（4）对血小板功能影响小，血小板减少和出血的副作用发生率低。

（5）动物实验表明 LMWH 使骨骼 Ca^{2+} 丢失比肝素轻。

3. 适应证　主要用于预防骨外科术后深静脉血栓形成和肺栓塞、急性心肌梗死，不稳定型心绞痛和血液透析、体外循环等。

4. 不良反应　可引起出血、血小板减少、皮肤坏死、过邀反应、低醛固酮血症伴高血钾和短暂性转氨酶升高等不良反应。

（三）枸橼酸钠（Sodium citrate）

本品的枸橼酸根离子与血中钙离子生成难解离的可溶性络合物枸橼酸钙，导致血中游离钙离子减少，从而阻止血液凝固。

◆仅用于体外抗凝。大量输入含本品血液时，应注射适量钙剂，以预防低钙血症。

（四）水蛭素

◆水蛭素（Hirudin）是从水蛭唾液中提取并纯化的抗凝成分，现用基因重组水蛭素（lepirudin），其药理作用与天然水蛭素相同。

◆水蛭素为特异性和高效性的凝血酶抑制剂，可直接抑制凝血酶活性，阻止纤维蛋白的凝集和血小板的聚集和释放，从而产生强大而持久的抗血栓作用。

◆天然和重组水蛭素口服不易吸收，需要注射给药。

◆临床主要用于预防术后血栓形成、血管成形术后血管再狭窄、DIC 的急性期、不稳定型心绞痛、急性心肌梗死后溶栓的辅助治疗、血液透析和体外循环等。

（五）香豆素类

1. 特点与常用制剂

◆香豆素类（Coumarins）为人工合成的口服抗凝血药，基本结构是 4-羟基香豆素，药理作用相似。

◆与肝素相比，口服可发挥抗凝作用，故称口服抗凝血药。

◆常用药物有双香豆素（Dicoumarol）、华法林（Warfarin，苄丙酮香豆素）和双香豆乙酯等。

2. 体内过程

（1）华法林　口服吸收快而完全，其钠盐的生物利用度几乎为100%，与血浆蛋白结合率高，约为99%，表观分布容积小。主要在肝脏中代谢，大部分代谢产物由肾排出，半衰期较长，约40小时。

（2）双香豆素　口服吸收慢且不规则，抗凝作用持久，持续4~7天，吸收后几乎全部与血浆蛋白结合，因此，与其他血浆蛋白结合率高的药物同用时，可增加双香豆素的游离药物浓度，使其抗凝作用增强，甚至诱发出血。经肝药酶羟基化失活，代谢物自尿中排出。

3. 药理作用

◆香豆素类药物口服有效，只产生体内抗凝作用，体外无效。

◆本类药物化学结构与维生素K类似，是维生素K拮抗剂，抑制维生素K在肝由环氧化物向氢醌型转化，从而阻止维生素K的反复利用。

4. 临床应用

◆用途与肝素相同，主要口服用于防治血栓栓塞性疾病，如治疗血栓栓塞性静脉炎、降低肺栓塞的发病率和死亡率，减少外科大手术后、风湿性心瓣膜病、心房颤动、髋关节固定术后、人工置换心脏瓣膜术后等静脉血栓的发生率。也作为心肌梗死的辅助用药。

5. 不良反应

（1）主要是出血，常见的有皮肤黏膜、胃肠道、泌尿生殖道出血，最严重者为颅内出血，应严密观察。

（2）其他不良反应有胃肠反应、过敏、严重持续性头疼、腹疼、背疼、致畸性等。

（3）长期服用如突然停药，部分病人于1~3个月内可加重冠状动脉闭塞及栓塞形成。

6. 禁忌证　早孕妇女禁用；其他禁忌证同肝素。

7. 药物相互作用

（1）双香豆素

①本品可与下列药物竞争血浆蛋白，使本品血中游离型浓度增加，从而增强其抗凝血作用，增加出血倾向。

◆保泰松、羟基保泰松、消炎痛、对氨基水杨酸、甲灭酸、氯贝丁酯、水合氯醛、奎尼丁、氯霉素、四环素类、磺胺类、甲磺丁脲、消胆胺等。

②本品与酶诱导剂合用，可增加本品降解，降低疗效。

◆如灰黄霉素、苯巴比妥、苯妥英钠、利福平、维生素K、口服避孕药、肾上腺皮质激素、雌激素等。

③阿司匹林等抗血小板药可与本类药物发生协同作用；肝病时，因凝血因子生成减少也可增强其作用。

（2）华法林

①可增强本品抗凝作用的药物

◆阿司匹林、水杨酸钠、胰高血糖素、奎尼丁、吲哚美辛、保泰松、奎宁、利尿酸、甲磺丁脲、甲硝唑、别嘌呤醇。

◆红霉素、氯霉素、某些氨基糖苷类抗生素、头孢菌素类、西咪替丁、氯贝丁酯、右旋甲状腺素、对乙酰氨基酚等。

②可降低本品抗凝作用的药物

◆苯妥英钠、巴比妥类、口服避孕药、雌激素、考来烯胺、利福平、维生素 K 类、氯噻酮、螺内酯、皮质激素等。

③不能与本品合用的药物　盐酸肾上腺素、阿米卡星、维生素 B_{12}、间羟胺、缩宫素、盐酸氯丙嗪、盐酸万古霉素等。

④本品与水合氯醛合用　其药效和毒性均增强，应减量慎用。维生素 K 的吸收障碍或合成下降也影响本品的抗凝作用。

第六节　抗血小板药物

一、概述

（一）定义

抗血小板药物又称血小板抑制剂，主要通过抑制血小板代谢、干预 ADP 的诱导作用、抑制凝血酶，并阻断 GPⅡb/Ⅲa 受体等方式起作用。

（二）药物发展

（1）19 世纪中叶，人们通过显微镜技术在血液中观察到血小板。

（2）1982 年，血小板的黏附、聚集、并参与血栓形成的作用被发现。

◆寻找抑制血小板黏附作用的药物成为防治血栓性疾病的研究热点

（3）1948 年，利福尼亚医生 Lawrence Craven 博士发现，服用阿司匹林的 400 名男性患者中，无一人心脏病发作。

（4）1971 年，Vane 等证明阿司匹林能通过抑制前列腺合成而抑制血小板功能。

（5）1974 年，人们发现噻氯匹定（Ticlipidine）具有抗血小板聚而用于临床防治血栓性疾病。

（6）美国 FDA 于 1985 年批准阿司匹林用于防治血栓栓塞性疾病。

◆近几年血小板抑制剂的发展较快，这些药物作用机制不同，可以联合使用已达到协同的效果。对于心血管医学来说，血小板抑制剂具有极大的价值，目前由于该类药物的使用，血管形成术和支架放置后的再狭窄和血栓形成率都很低。

二、常用药物

（一）抑制血小板代谢的药物

◆血栓形成、炎症、伤口愈合和过敏反应的进程，都受花生四烯酸以及相关多不饱和脂肪酸代谢的调节。

◆血小板膜磷脂在磷脂酶 A_2 的作用下，释放出花生四烯酸（AA）。AA 经环氧合酶作用生成 PGG_2、PGH，后者在有血栓素 A_2（TXA_2）合成酶作用下，合成具有强烈聚集血小板作用的 TXA_2。

◆因此，抑制磷脂酶 A_2、抑制环氧合酶以及特异性地抑制 TXA_2 合成酶的药物，都将直接或间接地减少 TXA_2 的合成，因而它们对 TXA_2 合成过多所引起的疾病有治疗作用。

◆目前临床常用的一类抗血小板药是环氧合酶抑制剂，非甾体抗炎药，如吲哚美辛、保泰松、布洛芬等。

1. 环氧合酶抑制剂　阿司匹林（Aspirin），为历史悠久的解热镇痛抗炎药，小剂量还具有抗血小板聚集作用，延长出血时间，防止血栓形成。

（1）作用与机制　血小板中主要的环氧合酶产物 TXA_2 是一种不稳定的血小板聚集的诱导剂和缩血管物质，血小板内环氧合酶 I（COX – I）可催化产生 TXA_2 的环式内氧化物前体，阿司匹林将该酶活性位点附近的丝氨酸残基乙酰化，结果阻断血栓素 A_2 的生成。

（2）临床应用　可用于预防心肌脑血栓形成，降低死亡率和梗死率；也能减少短暂性脑缺血的发生率。

2. TXA_2 合成酶抑制剂和 TXA_2 受体阻断剂

◆利多格雷（Ridogrel）

（1）作用特点：利多格雷为强大的 TXA_2 合成酶抑制剂，兼有中度的 TXA_2 受体拮抗剂。

动物实验证明其对血小板血栓和冠状动脉血栓的作用比水蛭素及阿司匹林更有效。

◆临床研究还发现，利多格雷对急性心肌梗死患者的血管梗死率、复灌率及增强链激酶的纤溶作用等与阿司匹林相当。

◆但利多格雷对降低再栓塞、反复心绞痛及缺血性卒中等发生率的作用比阿司匹林强，证明利多格雷对防止新的缺血病变比阿司匹林更有效。

（2）不良反应：本品不良反应一般较轻，如轻度胃肠道反应，易耐受，未发现有出血性卒中等合并症。

◆同类药物还有匹可托安（Picotamide），其作用比利多格雷弱，不良反应轻。

3. 增加血小板内 cAMP 的药物　双嘧达莫（Pipyridamole）

（1）特点

◆双嘧达莫又名潘生丁（Persantin），原为血管扩张药，本身没有抗血栓形成的作用。

◆可抑制胶原、ADP、肾上腺素及低浓度凝血酶对血小板聚集的诱导作用。

◆在体内外均有抗血栓作用。还可延长缩短了的血小板的生存时间。

（2）作用与机制

◆抑制磷酸二酯酶活性，提高细胞内 cAMP 浓度；激活腺苷酸环化酶活性，使 cAMP 增多，抑制血小板聚集。

◆增强 PGI_2 活性，促进血管内皮细胞 PGI_2 的生成，也可阻抑动脉粥样硬化早期的病理过程，并可轻度抑制血小板的环氧合酶，使 TXA_2 合成减少。

（3）适应证

◆可用于心脏手术或瓣膜置换术，抑制血小板在损伤血管内膜和人工瓣膜表面黏附，可减少血栓栓塞的形成。

◆与华法林合用抑制心脏瓣膜修复时的血栓形成。

◆与阿司匹林合用，延长血栓栓塞性疾病的血小板生存时间，增强阿司匹林的抗血小板凝集作用。

（二）阻碍 ADP 介导的血小板活化的药物

噻氯匹啶（Ticlopidine），为噻吩吡啶衍生物，是强效抗血小板药物。

1. 体内过程

◆该药吸收快、吸收率高，服用后 8～11 小时抑制血小板聚集作用最强和阿司匹林相似，药物的半衰期短但活性作用时间长。

◆在肝脏经 CYP 酶代谢后生成有活性的代谢产物后发挥作用。

2. 药理作用

◆能特异性及选择性干扰 ADP 介导的血小板活化，从而具有抗血小板聚集和黏附作用。对胶原、凝血酶、花生四烯酸、肾上腺素及血小板活化因子等诱导的血小板聚集均有抑制作用。

◆ADP 是天然的血小板激活剂，噻氯匹啶能特异性地阻碍 ADP 介导的血小板活化，不可逆地抑制血小板聚集。

◆本药还抑制 ADP 诱导的血小板膜 GPⅡb/Ⅲa 受体复合物与纤维酶原结合位点的暴露，因而抑制血小板聚集。

3. 适应证 主要用于动脉血栓栓塞性疾病的防治，尤其适用于不能耐受阿司匹林、阿司匹林过敏或无效者。

◆噻氯匹定和阿司匹林的作用机制不同，联合应用可以产生协同作用。

4. 不良反应 最严重的不良反应是白细胞减少及血栓性血小板减少性紫癜，其他常见有恶心、腹泻、出血等。

◆同类药物氯吡格雷的作用与其相似，但副作用较少。

（三）凝血酶抑制剂

1. 药物分类 凝血酶是最强的血小板激活剂，根据药物对凝血酶的作用位点可分为：

（1）双功能凝血酶抑制剂，水蛭素可与凝血酶的催化位点和阴离子外位点结合。

（2）阴离子外位点凝血酶抑制剂，仅能通过催化位点或阴离子外位点与凝血酶结合。发挥抗凝血酶作用。

2. 代表药物 阿昔单抗（Abciximab）。

（1）特点：阿昔单抗为血小板膜 GPⅡb/Ⅲa 受体的单克隆抗体。

◆其可使 GPⅡb/Ⅲa 受体的配体如纤维蛋白原、玻璃体结合素和血管性血友病因子与该受体结合减少，从而抑制血小板的黏附和聚集。

（2）适应证

①用于经皮穿刺冠状血管成形术或动脉粥样化切除术，以防止患者发生急性心肌缺血。

②与阿司匹林和肝素合用治疗不稳定型心绞痛和心肌梗死。

③并用于防止血管成形术后血管再狭窄的发生。

（3）不良反应：最常见的是出血，也可引起低血压、恶心、呕吐、头痛和心动过缓等。

3. 同类药物 同类中非肽类 GPⅡb/Ⅲa 受体阻断药还有替罗非班、西拉非班和珍洛非班等。

◆主要用于急性心肌梗死、溶栓治疗、不稳定型心绞痛和血管成形术后防止栓塞。

第七节　溶栓药物

一、概述

（一）定义

溶栓药即纤维蛋白溶解药，是一类能激活纤溶酶，促进纤维蛋白溶解，对已形成的血栓有溶解作用的药物。

（二）纤溶系统

纤维蛋白溶解系统简称纤溶系统。

◆血液凝固和血栓形成由纤维蛋白溶解系统调节和限定，该系统功能异常可导致血栓或出血性疾病。

◆纤维蛋白溶解的主要过程是无活性的纤溶酶原，在许多因子作用下，转变为有活性的纤溶酶，纤溶酶通过降解纤维蛋白而限制血栓增大和溶解血栓。

（三）药物作用

◆溶栓药能激活纤溶系统，使血栓溶解，有效地治疗血栓栓塞症。

（四）药物分类

◆近些年来，由于血栓栓塞性疾病发病率、致残率和死亡率的增加，寻找有效的预防血栓和溶解血栓的药物和方法越来越引起人们的重视。

◆随着溶栓治疗的广泛应用，溶栓剂也由第 1 代发展到第 3 代。

分类	代表药物	特点
第一代	链激酶和尿激酶	从溶血性链球菌和人胎儿肾细胞原代培养液中或人尿中分离提得
第二代	组织型纤溶酶原激活物（t - PA）	最初是从人子宫和黑色素瘤细胞培养液中分离提取，现在均为重组 DNA 技术获得
	阿尼普酶（Anistreplase）	是链激酶与人赖 - 纤溶酶原以 1：1 分子比例形成的复合物
第三代	葡激酶与重组葡激酶（r - SK）	是金黄色葡萄球菌溶原性噬菌体合成的一种单链蛋白，应用基因工程方法制备的重组葡激酶已广泛应用于临床

二、常用药物

（一）第一代溶栓药

1. 链激酶（Streptokinase，SK）

（1）作用特点

◆是从丙组 β 溶血性链球菌培养液中提得的一种分子量为 47kDa 的蛋白质，具有一定的抗原性，可促使游离的纤溶酶原转变为有活性的纤溶酶，迅速水解血栓中纤维蛋白，导致血栓溶解。是国外应用最早、最广的一种溶栓剂。

（2）适应证：主要用于治疗血栓栓塞性疾病，静脉注射治疗急性新鲜血栓形成和栓塞，如在血栓形成不超过 6 小时内用药效果最佳。

◆对于心肌梗死者，采用早期冠脉注射，可使阻塞血管再通。

（3）不良反应与禁忌：主要为出血，严重出血可注射氨甲苯酸对抗。

◆禁用于消化性溃疡、严重高血压、新近创伤、伤口愈合中的患者。本品具有抗原性，也可见皮疹、药热等过敏反应。

2. 尿激酶（Urokinase，UK）　是由人肾细胞合成，自尿中分离而得的一种糖蛋白。

（1）作用特点：主要在肝、肾中代谢，其半衰期约 20 分钟。本品无抗原性，不引起过敏反应，适用于对 SK 过敏者。禁忌证同 SK。

◆尿激酶能直接激活纤溶酶原，可使纤溶酶原断裂成纤溶酶而发挥溶血栓作用。

（2）适应证：与 SK 相同，主要用于血栓栓塞性疾病的溶栓治疗。

◆也用于人工心脏瓣膜手术后预防血栓形成，保持血管插管和胸腔及心包腔引流管的通畅等原、凝血因子 V 和凝血因子Ⅷ等，从而发挥溶栓作用。

◆因价格昂贵，仅用于 SK 过敏或耐受者。

（二）第二代溶栓药

1. 组织型纤溶酶原激活物

（1）特点　组织型纤溶酶原激活物（Tissue - type plasminogeactivator，t - PA）是

含有 527 个氨基酸的单链丝氨酸蛋白酶。

◆是较新的纤溶药，t – PA 主要在肝中代谢，半衰期约 5 分钟。

（2）作用与机制

◆其溶栓机制是激活内源性纤溶酶原转变为纤溶酶，可选择性地激活结合在纤维蛋白上的纤溶酶原，而对循环血液中纤溶酶原作用很弱，出血副作用相对较小。

（3）适应证

◆静脉滴注用于治疗肺栓塞和急性心肌梗死，能有效溶解血栓，用后使阻塞血管再通率比链激酶高，且副作用小，且疗效优于 UK。

2. **阿克伐司**（Activase） 是未经修饰的人 t – PA。

3. **瑞替普**（Reteplase） 是去除了一些氨基酸序列的人 t – PA。

4. **阿尼普酶**（Anistreplase）

（1）特点 为纤溶酶原和链激酶激活剂复合物的乙酰化物。在体内经脱酰化作用，自发恢复激活纤溶酶原的作用。

（2）作用与机制 阿尼普酶是治疗急性心肌梗死安全而有效的药物，可降低再阻塞率，改善左室功能，提高近期和远期存活率。

◆阿尼普酶到体内慢慢去酰基后才发挥作用，因此具有一段潜伏期。

（3）适应证 常用于急性心肌梗死，可改善症状，降低病死率，也用于其他血栓性疾病。

（4）不良反应 可导致长时间血液低凝状态。

◆最常见不良反应为出血，常在注射部位或胃肠道，也可发生一过性低血压和与链激酶类似的过敏反应。

（三）第三代溶栓药

◆葡激酶与重组葡激酶（Recombinant staphylokinase，r – SK）

1. **性质特点** 葡激酶是金黄色葡萄球菌溶原性噬菌体合成的一种单链蛋白，由 136 个氨基酸组成，无二硫键。重组葡激酶是通过基因工程方法制备而得，临床已广泛应用。

2. **作用与机制** 葡激酶本身不具有酶活性，但与血栓中的纤维蛋白溶酶原有较高的亲和力，它能在血栓的部位与纤维蛋白溶酶原结合。

◆此结合物能够激活纤维蛋白溶酶原转变为纤溶酶，从而溶解血栓。

3. **适应证** 血管内给药溶栓治疗急性心肌梗死等血栓性疾病。

◆具有特异性溶栓作用，对富含血小板的血栓和收缩血栓的溶栓作用强于其他溶栓药。

4. **不良反应** 可能引起过敏反应（因其是细菌成分，属异体蛋白，有免疫原性），因此只能单次应用。大剂量可引起出血。

第十三章

抗变态反应药物

第一节 概　　述

一、变态反应

（一）变态反应的定义

变态反应（Allergic reaction）：也称为过敏反应，是机体受同一抗原物质（如细菌、病毒、寄生虫、花粉等）再次刺激后引起的组织损伤或生理功能紊乱的异常免疫反应。

◆变态反应属于异常的或病理性的免疫反应，但往往会对机体造成病理性损伤（包括生理功能紊乱或组织细胞损害）。

（二）变态反应的特点

多数变态反应具有反复发作、可逆性、特应性和间歇性等共同特征。如皮肤过敏反应、呼吸道过敏反应、胃肠道过敏反应等。

◆目前变态反应性疾病不仅是一种常见病，而且已经成为一种全球范围的流行病。

（三）变态反应的分型

变态反应发生的原因不一，临床表现各不相同。

◆1963 年 Gell 及 Coombs 根据发生机制和临床特点将变态反应分为四种类型，分别称为 I 型、Ⅱ型、Ⅲ型、Ⅳ型变态反应。

◆这四型变态反应均可引起炎症和不同程度的组织损伤，其中 I 型、Ⅱ型、Ⅲ型变态反应均为抗体参与的体液免疫反应，Ⅳ型变态反应为致敏 T 淋巴细胞介导的细胞免疫反应。

分型	常发部位	临床表现
I 型（速发型），与抗体有关	胃肠道、呼吸道、皮肤	支气管哮喘、过敏性鼻炎、药物过敏性疾病、食物过敏症等
Ⅱ型（细胞毒型），与抗体无关	红细胞、白细胞、血小板	溶血性贫血、输血反应、粒细胞减少症、血小板减少性紫癜、肺肾症状

分型	常发部位	临床表现
Ⅲ（免疫复合物型）	细胞核、关节、血管及神经	系统性红斑狼疮、慢性肾小球肾炎、类风湿关节炎、脉管炎
Ⅳ型（迟发型）	皮肤、肾、中枢神经系统、甲状腺	接触性皮炎、结核病、甲状腺炎、器官移植排斥反应、过敏性脑脊髓膜炎

◆Ⅰ型变态反应中形成的生物活性物质，主要有：组胺、5-HT、缓激肽、慢反应物质（SRS-A）。

（四）变态反应的病因或发生条件

1. 特应性体质 这是先天遗传决定的，较容易发生变态反应，并可传给下代，其概率遵循遗传法则。

2. 接触抗原 有特应性体质的人与抗原首次接触时即可被致敏，但不产生临床反应，被致敏的机体再次接触同一抗原时，就可发生反应，其时间不定，快者可在再次接触后数秒钟内发生，慢者需数天甚至数月的时间。

（五）变态反应治疗原则

◆变态反应涉及范围广，对各型变态反应性疾病至今没有专一有效的药物，针对变态反应性疾病的共同特征，原则上主要是通过纠正免疫紊乱和抑制变态反应性炎症反应进行治疗。

二、抗变态反应药物定义及分类

（一）抗变态反应药物定义

用于防治变态反应性疾病的药物称为抗变态反应药物，主要是用于控制速发型变态反应，习惯上又称为抗过敏药。

（二）抗变态反应药物分类及代表药物

分类		代表药物	特点
抗组胺药		主要是组胺 H$_1$ 受体拮抗剂苯海拉明、异丙嗪等	阻止组胺与 H$_1$ 受体结合，从而抑制其引起过敏反应
白三烯受体拮抗剂		如扎鲁司特等	通过抗白三烯受体起作用
肥大细胞膜稳定剂		色甘酸钠、黄芩苷	能稳定肥大细胞膜，阻止组胺及其他过敏反应介质
其他抗变态反应药	糖皮质激素	地塞米松、泼尼松、倍他米松等	通过抑制环加氧酶和脂氧酶，而抑制白三烯与前列腺素合成，起到抗过敏作用
	钙剂	氯化钙、葡萄糖酸钙、乳酸钙、门冬氨酸钙等	降低血管壁通透性，减少炎性渗出，减轻或缓解过敏症状

第二节 抗组胺药

一、组胺

（一）组胺定义

组胺是广泛存在于人体组织的自身活性物质，在肥大细胞和嗜碱粒细胞中合成、贮存，多种刺激均可促使其释放，可参与许多生理功能的调节．其中与外界接触的皮肤、支气管黏膜、胃肠黏膜中含量最高。

◆内源性组胺与过敏反应及组织溃疡有密切关系，是 I 型过敏反应的重要介质之一。

◆正常情况下，组胺以无活性形式存在于肥大细胞和嗜碱性粒细胞中。

◆在组织损伤、炎症、超敏反应、神经刺激等条件下，肥大细胞脱颗粒，将组胺以活性形式释放出来，作用于靶细胞膜上的组胺受体，产生炎症和超敏等病理反应。

（二）组胺与过敏反应

◆组胺为 I 型超敏反应（过敏反应）释放的主要活性介质，I 型超敏反应主要表现为皮肤黏膜充血、水肿、瘙痒、疼痛、皮疹，甚至出现呼吸困难、过敏性休克等。

（三）组胺受体分类及生理效应

可分为 H_1、H_2 和 H_3 三种亚型。在中枢神经系统，H_1、H_2 受体主要分布在突触厚膜，H_3 受体主要分布于突触前膜。

分类	兴奋时效应	激动剂	阻断剂
H_1受体	支气管、胃肠及子宫等平滑肌：收缩	组胺	苯海拉明
	皮肤血管及毛细血管等：扩张、通透性增加	倍他司汀	异丙嗪
	心房肌：收缩加强；房室结：传导减慢	2 – 甲基组胺	氯苯那敏
	房室结：传导减慢		阿司咪唑等
	中枢：产生觉醒反应		
H_2受体	胃壁细胞：胃酸及胃蛋白酶分泌增加	组胺	西咪替丁
	血管：扩张；心房肌：收缩加强	4 – 甲基组胺	雷尼替丁
	窦房结兴奋致心率加快	倍他唑	法莫替丁等
H_3受体	在中枢及外周神经末梢负反馈调节组胺合成与释放	组胺 α – 甲基组胺	硫丙咪胺

二、常用抗组胺药物

根据对组胺受体选择作用的差异，可将抗组胺药分为：

1. **H₁受体阻断药** 主要作用于皮肤、黏膜的变态反应。

2. **H₂受体阻断药** 主要作用于消化道溃疡，对皮肤、黏膜的变态反应也有一定的疗效。

◆主要用于变态反应的是 H_1 受体阻断药，但近年来发现，H_2 受体阻断药除有较强的抑制胃液分泌作用外，与 H_1 抗组胺药联合用于治疗变态反应病可发挥协同效应。

H_1 受体阻断药按年代分类

分类	主要药物	特点
第一代抗组胺药	苯海拉明、氯苯那敏、曲吡那敏、异丙嗪	中枢抑制活性强，受体特异性差，可致明显地镇静和抗胆碱作用，又称镇静性抗组胺药
第二代抗组胺药	阿司咪唑、西替利嗪、布可利嗪、左卡巴斯汀、特非那定、氯雷他定、氯马斯汀、美可洛嗪等	具有高效、长效等特点，多数无明显地镇静和抗胆碱作用，又称为非镇静抗组胺药（NSA），但长期使用，表现出较多心脏毒性
第三代抗组胺药	非索非那定、去甲阿司咪唑、左旋西替利嗪	少有镇静作用，同时心脏毒性的发生率也较低

（一）第一代抗组胺药

1. 常见药物及作用特点

氯苯那敏（Chlorpheniramine maleate） 轻度镇静。

异丙嗪（Promethazine） 明显镇静、镇吐和抗胆碱作用。

茶苯海明（Theohydramine） 明显中枢抑制作用。

赛庚啶（Cyproheptadine） 中度镇静、抗 5 - 羟色胺作用。

非尼那敏（Pheniramine） 镇静作用和抗胆碱作用。

曲吡那敏（Tripelennamine） 中枢抑制作用弱，有抗胆碱作用和明显的局部麻醉作用。

美吡拉敏（Mepyramine） 局部麻醉作用，但中枢抑制作用较弱。

羟嗪（Hydroxyzine） 抗胆碱、止吐、镇静作用较弱。

阿利马嗪（Alimemazine） 明显镇静、止吐和抗胆碱作用。

苯茚胺（Phenindamine） 抗胆碱作用，无明显中枢抑制作用。

去氯羟嗪（Dechlorohydroxyzine） 抗 5 - 羟色胺作用强，镇静作用较弱。

布克利嗪（Buclizine） 镇吐、中枢抑制作用强而持久。

美可洛嗪（Meclozine） 镇吐、防晕作用强，中枢抑制弱，并有明显抗胆碱作用。

2. 本类药物基本作用

（1）体内过程

◆本类药物口服吸收良好，效应一般维持 4~6 小时，少数更为持久。在体内分布广泛，大部分由肝代谢，极少以原形经肾排泄。

◆消除速度，儿童较成人快，严重肝病患者消除减慢。

◆本类药物可诱导肝药酶，由此促进自身代谢。

（2）作用与机制

◆经典的 H_1 受体阻断药与组胺竞争性结合靶细胞上的 H_1 受体，从而发挥抗组胺作用。

◆主要通过抑制血管渗出和减少组织水肿及抑制平滑肌收缩，而拮抗组胺引起的支气管、胃肠道等平滑肌收缩，毛细血管扩张和通透性增加。

◆亦有抗胆碱、止痛、麻醉作用。它们的抗组胺作用基本相似，但作用强度与长短不同。

（3）适应证

◆主要用于治疗对以释放组胺为主的皮肤黏膜的Ⅰ型变态反应疾病，如荨麻疹、过敏性湿疹、过敏性药疹、眼结膜炎和血管神经性水肿等。

◆在呼吸道过敏中治疗过敏性鼻炎及花粉症鼻炎的效果优于支气管哮喘。对Ⅱ、Ⅲ、Ⅳ型变态反应性疾病也有一定的疗效。

（4）不良反应及禁忌证

◆多见镇静、嗜睡、乏力等中枢抑制现象，以苯海拉明和异丙嗪最为明显，驾驶员或高空作业者工作期间不宜使用。

◆亦可见口干、厌食、便秘或腹泻等消化道反应，并偶见粒细胞减少及溶血性贫血等。

◆孕妇、哺乳期妇女慎用，新生儿、早产儿禁用。重症肌无力患者禁用。

（5）药物相互作用：服药期间若饮酒或同用其他中枢抑制药物则抗组胺药效增强。

（二）第二代抗组胺药

1. 阿司咪唑

（1）体内过程　口服吸收良好，在体内分布广泛，主要在肝内代谢。服用阿司咪唑后，2~4小时达峰值，血浆蛋白结合率高达96%，肝内代谢为去甲阿司咪唑，代谢产物仍具有 H_1 受体阻断作用。

◆本品代谢产物主要通过胆汁经粪便排出体外。

（2）作用及特点

◆与第一代抗组胺药类似，但与 H_1 受体结合的选择性高，在各种新型抗组胺药中半衰期最长，且耐受性良好。除有效用于各型荨麻疹、异位性皮炎、血管性水肿、过敏性鼻炎及花粉症外，对药物过敏、食物过敏、眩晕、支气管哮喘等亦有一定疗效。

（3）适应证　主要用于治疗常年性和季节性过敏性鼻炎、过敏性结膜炎、慢性荨麻疹和其他过敏性反应症状及体征。

（4）不良反应

①心血管系统：根据国外文献报道，超量服用本品可发生 Q-T 间期延长或室性心律失常，包括表现为晕厥的尖端扭转型室性心动过速。

②偶见体重增加，过敏反应（如：血管性水肿、支气管痉挛、光敏感、瘙痒、皮疹）。

③有个别惊厥、良性感觉异常、肌痛/关节痛、水肿、情绪紊乱、失眠、恶梦、基

转移氨酶升高和肝炎的报道。

（5）禁忌证　对本品过敏者、严重肝功能障碍者及妊娠妇女禁用。

◆存在 Q－T 间期延长和低钾血症患者禁用。

（6）药物相互作用

◆此药对中枢神经系统抑制药和酒精无增效作用。

◆红霉素、酮康唑等肝酶抑制药可抑制本品的代谢，使药物在体内积蓄而引起尖端扭转型心律失常，严重时可导致死亡。

◆禁忌与已有心律失常者的某些治疗药物合用。如：抗心律失常药、安定药（Neuroleptic）、三环类抗抑郁药、特非那丁。

◆禁忌与艾滋病毒蛋白酶抑制剂（如：利托那韦、茚地那韦），米贝拉地尔（Mibefradil），治疗剂量的奎宁合用。

2. 西替利嗪（Cetirizine）

（1）特点：起效快，作用持久。因此，既能阻断 I 型变态反应的速发相反应，亦可阻断迟发相反应。

◆无明显中枢抑制作用，除拮抗组胺的作用外，对变态反应性炎症中嗜酸粒细胞有较强的抑制趋化及活化作用，同时对炎症细胞膜的脂质代谢也有抑制作用。

（2）适应证：季节性鼻炎、常年性过敏性鼻炎、过敏性结膜炎及过敏引起的瘙痒和荨麻疹的对症治疗。

（3）不良反应及禁忌证：服后无明显的不良反应。偶有报告患者有轻微和短暂不良反应。如头痛、头晕、嗜睡、激动不安、口干、腹部不适。

◆由于本品可随乳汁分泌，故妊娠期和哺乳期妇女禁用。

◆酒后避免使用，肾功能损害者用量应减半；司机、操作机器或高空作业人员慎用。

3. 氯雷他定（Loratadine）

◆有较强止痒作用，半衰期约 20 小时，对荨麻疹及异位性皮炎的治疗效果较好，对控制变态反应的后期炎症反应亦有效。

◆主要不良反应有眩晕、头痛、瘙痒、口干、胃炎、神经质及嗜睡等。

◆孕妇及老年、儿童不宜用。

4. 左卡巴斯汀（Levocabastine）
本药以局部喷雾代替口服，直接作用于病变部位，故起效较快。用药量小，毒副作用减轻。是一种速效的 H_1 受体拮抗剂，具有高效兼长效的特性。

（三）第三代抗组胺药

1. 非索非那定（Fexofenadine）

（1）体内过程

◆非索非那定是特非那定的活性代谢产物，口服易吸收，$t_{1/2}$ 为 14.4 小时，t_{max} 为 1.3 小时，蛋白结合率 60%～70%。肝功能不全者不会明显影响本药动力学特征。

◆口服60mg后，85%以上以原形排泄，其中80%由粪便，12%由尿排出。本品不能通过血脑屏障。

（2）作用与机制

◆选择性拮抗外周 H_1 受体拮抗，可在大鼠中抑制组胺从腹膜肥大细胞释放。在实验动物中，没有观察到抗胆碱、α_1 - 肾上腺素或 β - 肾上腺素受体阻断作用，也未观察到镇静或其他中枢神经系统作用。

（3）适应证：适用于成人和6岁及6岁以上的儿童。

①季节性过敏性鼻炎：用于缓解季节过敏性鼻炎相关的症状。如打喷嚏，流鼻涕等；

②慢性特发性荨麻疹：用于治疗其引起的皮肤症状，能够减轻瘙痒和风团的数量。

（4）作用特点

①临床疗效好，选择性强，长期使用非索非那定可改善患者的生存质量，作用优于氯雷他定。

②作用迅速、持久，一天只需服用一次，利于提高患者依从性。

③副作用小，无心脏毒性，无镇静作用。

④非索非那定是特非那定的肝代谢产物，直接使用前者可减轻药物对肝脏的损伤，因而适用于肝功能衰竭患者。

（5）不良反应及禁忌证：不良反应尤其是对心脏的毒性发生率低。

◆对本品成分过敏者禁用。

◆肝肾功能不全的患者剂量需减半；功能不全者不需减量。

（6）药物相互作用

◆与红霉素、酮康唑伍用时亦会导致该品的血药浓度升高。

◆与铝、镁抗酸剂一起服用，会使本品 AUC 及 C_{max} 降低。因此不应将盐酸非索非那定与铝、镁抗酸剂在相差不多的时间内同时服用。

2. 左旋西替利嗪

◆是第二代抗组胺药西替利嗪的单一光学异构体，抗过敏起效快、作用强而持久，药效强于现有抗组胺药。

◆本药适用人群广泛，美国 FDA 将之归为妊娠期用药的 B 类（比较安全），临床用于儿童（包括婴儿）也是安全的。

◆临床用于治疗季节性或常年性过敏性鼻炎，由过敏原引起的荨麻疹及皮肤瘙痒等。

◆无镇静、嗜睡等中枢抑制作用，无第二代抗组胺药（如特非那定、阿司咪唑等）的致心律失常作用。

3. 去甲阿司咪唑　对过敏性鼻炎、过敏性皮肤病及过敏性哮喘疗效较好。

三、抗组胺药不合理用药处方分析

×××医院处方笺

科别　呼吸科　　姓名×××　性别　男　年龄　44　岁　门诊号×××

诊断：　　　　　　　　　　　R.
支气管哮喘合并感染。　　　①罗红霉素胶囊　0.15g×12 片　b. i. d. p. o.
　　　　　　　　　　　　　②阿司咪唑片　3mg×6 片　　　　q. d.　　p. o.

　　　　　　　　　　　　　　　　　医师××＿＿＿×××年×月×日

药费×××计价员×××　　调配×××　核对×××　　发药×××

（◆病史摘要：因"发作性喘息 2 年，加重 2d"就诊）

| 判断 | 阿司咪唑合用罗红霉素可导致心脏毒性增加 |
| 原因 | 大环内酯类抗菌药物（如罗红霉素、阿奇霉素、克拉霉素等）可改变第二代抗组胺药（如特非那定、阿司米唑等）的代谢，明显升高其血药浓度，可增加引起尖端扭转型室性心动过速的危险性 |

第三节　白三烯受体拮抗剂

一、概述

（一）白三烯与过敏反应

◆除组胺外，新近的研究表明白三烯在过敏反应的发生中也起着非常重要的作用，已证实许多过敏反应的症状与白三烯有关，如过敏性鼻炎等。

◆另外非甾体抗炎药诱发的阿司匹林哮喘、过敏性哮喘及运动性哮喘引起的支气管痉挛也主要由白三烯所致。

（二）白三烯与组胺

两种介质的区别在于：

（1）组胺是预先合成并贮存于肥大细胞的颗粒中。

（2）白三烯是在肥大细胞被激活后新合成。

（三）药物作用途径

药物可通过两种途径抗白三烯的作用：

（1）抑制 5－脂氧合酶。

（2）抗半胱氨酸白三烯受体。

二、常用代表药物

（一）扎鲁司特（Zafirlukast）

1. 药动学特点　口服吸收良好，血药浓度约 3 小时达峰值，但服药 2 小时可产生明显的首关效应，血浆蛋白结合率为99%。

◆本药品主要在肝脏代谢，消除半衰期约为10小时。主要经粪便排泄，经尿排泄仅为口服剂量的10%。动物实验表明本药可通过胎盘屏障，在乳汁中也有低浓度分布。

2. 作用及机制

◆可抑制各种刺激如二氧化硫、运动和冷空气引起的支气管痉挛，降低各种过敏原如花粉、毛屑等引起的速发相和迟发相变态反应。

◆选择性拮抗白三烯 D_4 和 E_4 受体，可有效预防白三烯引起的血管通透性增加、气管水肿和支气管平滑肌收缩，抑制嗜酸粒细胞、淋巴细胞和组织细胞浸润，减少因肺泡内因巨噬细胞刺激产生的过氧化物。

◆不影响前列腺素、血栓素、胆碱和组胺受体。治疗后可抑制气管收缩、减轻气管炎症的作用，从而缓解哮喘症状，减少哮喘发作，改善肺呼吸功能。

3. 适应证　主要预防由于运动和过敏原所致的哮喘发作：

◆对经肾上腺素 β 受体激动剂治疗但未获得理想疗效的患者，可作为一线用药维持治疗。

4. 不良反应及注意事项　常见为轻微头痛、胃肠道反应、咽炎，少见皮疹和氨基转移酶增高；给予较大剂量导致继发肿瘤的危险性增加。

◆肝功能障碍患者、孕妇及哺乳期妇女慎用。

5. 药物相互作用

◆与阿司匹林合用，可使扎鲁司特的血浆浓度升高。

◆与华法林合用能导致最大凝血酶原时间延长，因此在与华法林合用时，建议密切监测凝血酶原时间。

（二）孟鲁司特钠（Montelukast sodium）

1. 作用特点

◆本药为一种强效、选择性的白三烯 D_4 受体拮抗剂，能选择性抑制气管平滑肌中白三烯多肽的活性。是新一代非甾体抗炎药物。

◆可有效预防和抑制白三烯所致的血管通透性增加、气管嗜酸粒细胞浸润及支气管痉挛，减少气管因过敏原刺激引起的细胞性和非细胞性致炎物质，能抑制变应原激发的气管高反应性。

◆对二氧化硫、运动和冷空气等刺激及各种变应原如花粉、毛屑等引起的速发相和迟发相炎症反应均有抑制作用。

2. 适应证

（1）预防和长期治疗成人和儿童慢性哮喘，包括预防白天和夜间哮喘症状，可改善慢性气管炎症，改善肺功能，控制哮喘症状。

（2）预防和维持治疗阿司匹林哮喘及过敏性哮喘，亦可用于预防运动性哮喘。

（3）适用于过敏性鼻炎特别是鼻塞严重者。

3. 不良反应　本品一般耐受性良好，不良反应较轻微，通常不需中止治疗。

◆常见的不良反应有：过敏反应、头痛、嗜睡、易激惹、失眠、腹痛、恶心、呕吐、消化不良、腹泻和肌痛等。

4. 禁忌与慎用

（1）对本产品的任何成分过敏者禁用；对其他白兰烯受体拮抗剂曾发生过敏或严重不良反应者慎用。

（2）尚未研究本品在妊娠妇女中的应用，只有在十分必要的情况才在妊娠期间使用。

（3）尚不清楚本品是否经人乳汁排泄，哺乳期妇女使用时应谨慎。

（4）严重哮喘及肝脏疾病患者慎用。

5. 药物相互作用 利福平可减少本品的生物利用度。

第四节 肥大细胞膜稳定剂

一、概念

◆肥大细胞脱颗粒是过敏反应中的最重要环节。当过敏原再次进入致敏者体内，可与两个或两个以上的 IgE 分子结合，发生桥联反应，激发肥大细胞膜上一系列生化反应。钙离子向肥大细胞内流动，触发一系列酶促反应。

◆肥大细胞膜稳定剂通过稳定肥大细胞的细胞膜，阻止肥大细胞脱颗粒，从而抑制组胺、5-羟色胺慢反应物质及白三烯等炎症介质的释放，从而抑制炎症介质对组织的损害。

二、常用药物

（一）色甘酸钠（Sodium cromoglicate）

1. 体内过程

◆口服吸收仅约 1%，一般采用粉末吸入剂或溶液气雾剂吸入。干粉喷雾给药，50%~80% 沉着于口腔和咽部，仅 8% 可由肺及胃肠道进入血液循环。

◆肺中吸收迅速，吸入 15~20 分钟后即达血药峰浓度，$t_{1/2}$ 为 1~1.5 小时。由于在胃肠道吸收极少，口服或灌肠可在胃肠道内维持较高浓度，用于局部抗过敏。

2. 作用与机制 本药作用具有组织特异性，只对肺组织中的肥大细胞有阻释作用，对皮肤肥大细胞无作用。

◆可能的作用机制：①抑制细胞内环磷腺苷磷酸二酯酶，促使细胞内环磷腺苷（cAMP）的浓度增加，抑制钙离子转运进入肥大细胞内，稳定肥大细胞膜，阻止过敏介质的释放；②直接抑制引起支气管痉挛的某些反应；③抑制嗜酸粒细胞等炎症细胞的激活，降低支气管的高反应性，从而抑制由不同刺激诱发的气管痉挛性收缩。

3. 临床适应证

◆主要用于哮喘的预防性治疗。能防止变态反应或运动引起的速发和迟发性哮喘反应。应用 2 ~ 3 日，能降低支气管的高反应性。也可用于过敏性鼻炎、溃疡性结肠炎及其他胃肠道过敏性疾病。

（1）粉雾吸入预防过敏性支气管哮喘的发作，疗效显著，症状可明显改善。

（2）口服和灌肠用于溃疡性结肠炎，对溃疡性直肠炎也有疗效。

◆本品起效慢，须连续用药数天后方能显效。慢性过敏性湿疹及某些皮肤瘙痒症患者，软膏外用疗效显著。2% 滴眼液适用于结膜炎、春季角膜结膜炎等。

4. 不良反应及注意事项

（1）色甘酸钠较安全，副作用少而轻，干粉吸入时，少数患者有咽部刺激不适感或水肿、呛咳、恶心、胸闷反应，系由粉末的刺激所致。

（2）也有在治疗数周后症状加重，或出现皮疹、排尿困难。治疗时不可骤然停药，以免引起哮喘复发。

◆本品如需停药，应逐渐减量后再停，不可突然停药，否则易致病情反复。

◆孕妇慎用。

5. 药物相互作用 与异丙肾上腺素合用可预防色甘酸钠诱发的哮喘发作。但两药合用疗效和不良反应均增加。

（二）酮替芬（Ketotifen）

1. 体内过程 本品口服后经胃肠吸收迅速、完全，3 ~ 4 小时达血药浓度峰值，半衰期为 22 小时。

2. 药理作用与机制

◆兼有组胺 H_1 受体拮抗作用和抑制过敏反应介质释放作用，抗组胺作用较氯苯那敏强约 10 倍。不仅可作用于呼吸道的肥大细胞，也作用于皮肤肥大细胞。

◆可同时抑制支气管周围黏膜下肥大细胞和血液中嗜酸粒细胞释放组胺、慢反应物质，产生很强的抗过敏作用，作用强于色甘酸钠。

◆对预防各种支气管哮喘发作及外源性哮喘的疗效比对内源性哮喘更佳。

3. 适应证 适用于过敏性支气管哮喘和过敏性鼻炎。

4. 不良反应

◆常见：有嗜睡、倦怠、口干、恶心等胃肠道反应。

◆偶见：头痛、头晕、迟钝以及体重增加；个别患者服药后可见皮疹、局部皮肤水肿等过敏症状。

5. 注意事项与禁忌证

◆服药期间不得驾驶机、车、船、从事高空作业、机械作业及操作精密仪器。

◆儿童用量请咨询医师或药师；孕妇及过敏体质者慎用；对本品过敏者禁用。

6. 药物相互作用

◆与多种中枢神经抑制剂或酒精并用，可增强本品的镇静作用，应予避免。

◆不得与口服降血糖药并用。

◆与抗组胺药有协同作用，与激素合用可减少激素的用量，可增加阿托品的不良反应。

（三）曲尼司特（Tranilast）

1. **体内过程特点**　口服易吸收，2～3 小时血药浓度达峰值，消除 $t_{1/2}$ 为 8.6 小时。本品经肝脏代谢，代谢产物经尿排出。

2. **药理作用与机制**　能抑制肥大细胞脱颗粒，抑制组胺等过敏介质的释放。与色甘酸钠相比，有对被动皮肤过敏反应的抑制作用。

3. **适应证**　适用于支气管哮喘患者，能有效地阻止哮喘发作，也可防治过敏性皮炎及其他过敏性疾病。

4. **不良反应**

◆肝脏：偶尔出现肝功能异常，需注意观察，可采取减量、停药等适当措施。

◆胃肠道：食欲减退、恶心、呕吐、腹痛、腹胀、便秘、腹泻、胃部不适，偶有胃部不消化感。

◆血液系统：有时红细胞数和血红蛋白量下降。

◆精神/神经系统：有时头痛、头昏、嗜睡，偶有头沉重感。

◆其他：膀胱刺激症状及过敏反应等。

5. **禁忌证**　肝肾功能异常者慎用；对本品过敏者孕妇禁用。

第十四章

维生素、矿物质及微量元素制剂

第一节 维 生 素

一、概述

（一）维生素的定义

◆维生素（Vitamin）是机体维持正常代谢和生理功能所必需的一类小分子有机化合物，多是某些酶（或辅基）的组成部分。多数维生素体内不能合成或合成量不能满足机体需要，故人类必须依赖外界（主要是食物）提供少量此类物质。

（二）维生素的分类

1. **水溶性维生素** 主要包括 B 族维生素和维生素 C。
2. **脂溶性维生素** 主要包括维生素 A、维生素 D、维生素 E 和维生素 K。

（三）维生素的作用

◆人体对维生素的需求量很低，每日只需摄入微克至毫克级的维生素即能满足生理代谢的需要；但当食物中来源不足、机体吸收障碍、需求量增加、某些疾病及合用药物时都可导致维生素缺乏症。

◆近年来还发现有维生素依赖性遗传病，如维生素 B_6 依赖性先天性代谢病、抗维生素 D 性佝偻病等。

（四）临床适应证

维生素主要用于预防和治疗各种维生素缺乏症，也可用于某些疾病的辅助治疗，但应注意，维生素过量应用也可引起毒性反应，故不可滥用。

二、维生素类常用药物

（一）水溶性维生素（Water - soluble vitamins）

◆水溶性维生素体内贮存有限，为满足机体需要必须经常摄入，多作为辅酶参与机体生化代谢。

1. **维生素 B$_1$**（Vitamin B$_1$，硫胺素，Thiamine）

（1）来源与性质　维生素 B$_1$在酵母、瘦肉、动物肝脏、谷物和花生中含量丰富；遇碱性药物如碳酸氢钠、枸橼酸钠等可发生变质。

（2）药理作用与机制

◆参与体内辅酶的形成，能维持正常糖代谢及神经、消化系统功能。摄入不足可致维生素 B$_1$缺乏，会导致丙酮酸、乳酸堆积，影响机体能量供应，严重缺乏可致"脚气病"以及周围神经炎等。

◆维生素 B$_1$能抑制胆碱酯酶的活性，缺乏时乙酰胆碱水解加速，致神经冲动传导障碍，出现浮肿、胃肠功能障碍等。

（3）适应证　主要用于维生素 B$_1$缺乏症的预防和治疗，也可用于多发性神经炎、胃肠功能障碍、慢性酒精中毒等多种疾病的辅助治疗

（4）不良反应　推荐剂量的维生素 B$_1$几乎无毒性，过量使用可出现头痛、疲倦、烦躁、食欲缺乏、腹泻、浮肿。

◆注射时可发生皮疹、瘙痒等过敏反应，偶见过敏性休克。

（5）药物相互作用　本品遇碱性药物如碳酸氢钠、枸橼酸钠等可发生变质；不宜与含鞣质的中药和食物合用。

2. **维生素 B$_2$**（Vitamin B$_2$，核黄素，Riboflavin）

（1）来源与性质

◆维生素 B$_2$在牛奶、鸡蛋，肝、肾、心等脏器，谷物及绿叶蔬菜，干酵母中含量丰富。遇光、碱和加热均易分解，遇还原剂易变质而褪色。

（2）体内过程

◆口服易吸收，体内分布广泛。在体内转化为活性代谢物核黄素单核苷酸（FMN）和核黄素腺嘌呤二核苷酸（FAD），代谢物约60%与血浆蛋白结合。原形及其代谢物经肾排出。

（3）药理作用与机制

◆FMN 和 FAD 在呼吸链中参与生物氧化和递氢作用。

◆维生素 B$_2$缺乏时，会使物质代谢发生障碍，病变多表现为口、眼和外生殖器等部位皮肤黏膜交界处炎症，如咽炎、角膜炎、阴囊炎等。

（4）适应证

◆预防和治疗维生素 B$_2$缺乏症：如口角炎、舌炎、角膜炎、结膜炎、角膜溃疡、视神经炎，视网膜炎、疱疹性眼炎，脂溢性皮炎等。

（5）不良反应　肾功能正常时几乎没有毒性，偶见过敏反应。大量服用时尿液呈黄色。

（6）药物相互作用

◆与噻嗪类、三环类抗抑郁症药合用，需增加维生素 B$_2$用量。

◆乙醇可影响维生素 B$_2$的吸收；不宜与甲氧氯普胺合用。

3. 维生素 B_6（Vitamin B_6，吡多辛，Pyridoxine）

◆包括吡多醇、吡多醛和吡多胺，3 种物质可相互转化，具有相同的生物活性。维生素 B_6 在体内以磷酸酯形式存在，磷酸吡多醛和磷酸吡多胺是其活性形式。

（1）来源与性质

◆维生素 B 在肉类、肝、蛋黄、谷类及绿叶蔬菜中含量较丰富。此外，肠道细菌也可合成少量维生素 B_6，故单纯性维生素 B_6 缺乏者较少见。性质较稳定。

（2）体内过程：口服易吸收，吡哆醇、吡哆胺在体内转化为吡哆醛，后者为维生素 B_6 的主要形式。维生素 B_6 经肝脏醛氧化酶代谢为 4－吡哆酸经肾排出。

（3）作用与机制

◆在体内转化为具有生理活性的磷酸吡哆醛和磷酸吡哆胺，作为辅酶参与脱羧、氨基转运、脱氢等氨基酸代谢，也参与糖和脂肪代谢。

◆维生素 B_6 缺乏时主要表现为皮肤如眼、耳等部位的脂溢性皮炎，神经系统症状如痉挛等。

（4）适应证　用于预防和治疗维生素 B_6 缺乏症，如脂溢性皮炎、唇干裂。也可用于减轻妊娠呕吐。

（5）不良反应　治疗量维生素 B_6 在肾功能正常时几乎不产生毒性，但长期、过量应用本品可致严重的周围神经炎、出现神经感觉异常、步态不稳、手足麻木。

（6）药物相互作用

①小剂量维生素 B_6（5mg/d）与左旋多巴合用，可降低后者治疗帕金森病的疗效。但制剂中若含有脱羧酶抑制剂如卡比多巴时，对左旋多巴无影响。

②氯霉素、盐酸肼酞嗪、异烟肼、青霉胺及免疫抑制剂包括糖皮质激素、环磷酰胺、环孢素等药物可拮抗维生素 B_6 或增强维生素 B_6 经肾排泄，可引起贫血或周围神经炎。

③长期使用青霉胺可导致维生素 B_6 缺乏；环丝氨酸和肼屈嗪是维生素 B_6 的拮抗剂，它们引起的神经系统副作用可被维生素 B_6 拮抗。

④服用雌激素时应增加维生素 B_6 的用量，因为雌激素可使维生素 B_6 在体内的活性降低。

4. 维生素 C（Vitamin C，抗坏血酸，Ascorbic acid）

（1）来源与性质

◆维生素 C 广泛存在于新鲜水果及绿叶蔬菜中，以桃、橘、番茄、辣椒和鲜枣中含量丰富。遇光、热、氧等易被氧化而失去活性。

（2）体内过程　口服易吸收，分布广泛，血浆蛋白结合率约 25%。经肝代谢，大部分以代谢物（草酸盐）形式排出，超出体内需要部分以原形经肾排出。

（3）作用与机制

◆维生素 C 是羟化酶和酰胺酶的辅酶，在生物氧化、还原和细胞呼吸中起重要作用。

◆参与氨基酸代谢、神经递质的合成、胶质蛋白和组织细胞间质的合成，促进铁在肠内吸收和免疫球蛋白形成，降低毛细血管的通透性，增强机体抗感染能力

◆加速血液凝固，刺激凝血功能，还参与许多重金属离子的解毒，并且有抗组胺作用及阻止致癌物亚硝胺生成的作用。

（4）适应证

◆用于预防和治疗坏血病及各种急、慢性传染病或其他疾病以增强机体抵抗力，还可用于克山病、慢性铁中毒、特发性高铁血红蛋白血症等的辅助治疗。

（5）不良反应与注意事项

①维生素 C 在大剂量长期使用时可引起不良反应。每日 $1.0 \sim 4.0g$，可引起腹泻、皮疹、泌尿系结石或凝血等。

②长期大剂量服用突然停药，可出现坏血病症状，需逐渐减量至停药。痛风、糖尿病、尿酸盐，性肾结石等患者慎用。

③长期大剂量服用还可破坏食物中维生素 B_{12} 与铜、锌离子络合，阻止其吸收，从而产生维生素 B_{12} 或铜、锌的缺乏。孕妇不宜大量连续服用，以免引起婴儿坏血病。

（6）药物相互作用

①口服大剂量维生素 C 可维生素 C 能对抗肝素和华法林的抗凝作用，并使凝血酶原时间缩短。

②与巴比妥类、水杨酸类及四环素等合用，可促使维生素 C 的排泄增加。

③纤维素磷酸钠可促使维生素 C 代谢为草酸盐。

④长期或大量应用维生素 C 时，能干扰双硫仑对乙醇的作用。

⑤维生素 C 不宜与碱性药物配伍。

5. 泛酸（Pantothenic Acid）　泛酸又名遍多酸，维生素 B_3。

（1）来源　泛酸广泛存在于自然界，尤以动物组织、蛋黄、豆类中含量丰富，人体内肠道中细菌也可合成，故人类一般不易发生泛酸缺乏。成人每日需要量为 $4 \sim 7mg$。

（2）作用与机制

◆在体内转化为四磷酸泛酰巯基乙胺后参与组成酰基载体蛋白（ACP）和辅酶 A（CoA），起转运酰基的作用。广泛参与糖的有氧氧化，糖原合成，脂肪酸分解，固醇、类固醇激素和卟啉的合成。

◆泛酸缺乏在动物表现为神经肌肉变性，肾上腺皮质功能不全。在人体可出现疲乏、头痛、睡眠障碍、恶心、腹胀、下肢烧灼感等。

（3）适应证

◆泛酸可促进辅酶 A 的功能，促进体内的物质代谢，可辅助治疗肝炎、肾病、白细胞减少症、冠心病等。

◆泛酸制剂还可使成年人睡眠时磨牙、咬牙的症状减轻。

6. 叶酸（Folic acid）

◆是维生素 B 复合体之一，相当于蝶酰谷氨酸（PGA），是米切尔（H. K. Mitchell，

1941）从菠菜叶中提取纯化的，故而命名为叶酸。

（1）来源与性质　叶酸天然广泛存在于动植物类食品中，尤以酵母、肝及绿叶蔬菜中含量比较多。天然的叶酸极不稳定，易受阳光、加热的影响而发生氧化。

（2）作用与机制　叶酸是一种水溶性 B 族维生素，为人体细胞生长和繁殖的必须物质。

◆本品经二氢叶酸还原酶及维生素 B_{12} 的作用，形成四氢叶酸，后者与多种一碳单位结合成四氢叶酸类辅酶，传递一碳单位，参与体内很多重要反应及核酸和氨基酸的合成。

（3）适应证

①预防胎儿先天性神经管畸形。

②妊娠期、哺乳期妇女预防用药。

③用于治疗各种原因引起的巨幼红细胞性贫血，尤其适用于营养不良或婴儿期、妊娠期叶酸需要量增加所致的巨幼红细胞性贫血。治疗时，与维生素 B_{12} 合用效果更好。

（4）不良反应　较少，罕见过敏反应。长期用药可以出现畏食、恶心、腹胀等胃肠症状。大量服用叶酸时，可使尿呈黄色。

（5）药物相互作用

◆大剂量叶酸能拮抗苯巴比妥、苯妥英钠和扑米酮的抗癫痫作用，可使癫痫发作的临界值明显降低，并使敏感患者的发作次数增多。

◆口服大剂量叶酸，可以影响微量元素锌的吸收。

7. 维生素 pp

◆维生素 pp（维生素 B_5）包括尼克酸（烟酸）和尼克酰胺（烟酰胺），亦称"抗癞皮病因子（Pellagra preventing factor）"。

尼克酸在体内转变为尼克酰胺后参与构成尼克酰胺腺嘌呤二核苷酸（NAD）和尼克酰胺腺嘌呤二核苷酸磷酸（NADP）才具有维生素的作用。

（1）来源与性质：维生素 pp 广泛存在于动植物性食物中，以动物肝、肉类、鱼、豆类、谷类中含量丰富。肠道细菌可以利用色氨酸合成微量维生素 pp，但是无法满足机体的需要。

（2）药理作用与机制

①NAD 和 NADP 在体内作为多种不需氧脱氢酶的辅酶，广泛参与体内的氧化还原反应，在代谢过程中起着递氢的作用。

◆维生素 pp 缺乏时引起糙皮病（Pellagra），亦称癞皮病，主要表现为皮炎（Dermatitis）、腹泻（Diarrhea）、痴呆（Dementia），或称"3D"。皮炎常对称出现于暴露部位，而痴呆则是神经组织病变的结果。

②尼克酸具有扩张血管的作用，大剂量会引起皮肤潮红等反应。

③降低血脂作用。

◆尼克酸能抑制脂肪组织分解出游离脂肪酸，同时能促进脂肪酸的 β 氧化，从而降低血浆中游离脂肪酸浓度，减少肝甘油三酯的合成，使血浆甘油三酯浓度下降。

◆还能抑制胆固醇的合成，促进胆固醇的转化及排泄，故长期使用可降低血浆胆固醇的含量。

（3）适应证：防治糙皮病、高脂蛋白血症。

（4）不良反应

①尼克酸：皮肤潮红和瘙痒（血管扩张所至）、恶心、呕吐、腹泻、心悸、高尿酸血症、痛风、肝功异常，心房纤颤等。

②尼克酰胺：瞳孔缩小、流涎、汗多、呕吐、腹泻、血压升高等。

（二）脂溶性维生素（fat – soluble vitamins）

◆包括维生素 A、维生素 D、维生素 E 和维生素 K，在食物中与脂类共存，当脂类食物缺乏或吸收不良时影响其吸收甚至发生缺乏症。但如长期过量摄入，可以在体内蓄积出现中毒症状。

1. 维生素 A（Vitamin A，视黄醇，Retinol）

（1）来源与性质　维生素 A 在动物肝脏、蛋黄、乳汁中含量丰富，植物性食物如胡萝卜供给的 β 胡萝卜素是维生素 A 的前体，进入体内可转化为维生素 A。

（2）体内过程

◆口服吸收完全，食物中脂肪、蛋白质与体内胆盐等能促进其吸收。几乎全部在体内分解，维生素 A 酯类被胰腺酶类水解为视黄醇后重新吸收，后者部分与葡萄糖醛酸结合或进一步氧化为视黄酸和维甲酸。代谢产物经肾和肠道排出。

（3）作用与机制

◆维生素 A 具有维持上皮组织如皮肤、结膜、角膜等正常功能的作用，参与体内许多氧化过程，尤其是不饱和脂肪酸的氧化。

◆维生素 A 不足时，则骨骼生长不良，生殖功能衰退，过度角化，皮肤粗糙、干燥，眼结膜表层角化、脱屑，引起干眼症及角膜软化。

（4）适应证

◆用于预防和治疗夜盲症、干眼病等维生素 A 缺乏症，局部用于感染、烫伤和溃疡治疗。治疗婴儿呛奶，效果满意。

（5）不良反应与注意事项

①按推荐剂量服用，无不良反应。如一日 10 万单位以上、连服 6 个月可引起慢性中毒，表现为食欲缺乏、呕吐、腹泻、皮肤发痒、干燥和脱屑、颅内压增高。

②急性中毒可见异常激动、嗜睡、复视、颅内压增高等症状。

③过敏体质及慢性肾功能减退时慎用。

④孕妇服用过量维生素 A 还可导致胎儿畸形。

⑤维生素 A 中毒时，血液生化检查可见低凝血酶原、低蛋白血症、血清碱性磷酸酶增高、血脂升高，维生素 C 和糖皮质激素对维生素 A 的毒性有拮抗作用。

⑥儿童忌服维生素 A

◆维生素 A 与骨骼的生长有关，它可以使软骨成熟、蜕变，当维生素 A 不足时，可减慢骺软骨细胞的成熟过程。一个健康的孩子不会缺乏维生素 A，维生素 A 服用过多，可影响骨的发育，使软骨细胞造成不可逆的破坏，导致骨只长粗而不长长，从而影响儿童身高。

（6）药物相互作用

①氢氧化铝、硫糖铝能干扰维生素 A 的吸收。

②口服避孕药可提高血浆维生素 A 的浓度。

③与维生素 E 合用时，可促进维生素 A 吸收和利用。

2. 维生素 D（Vitamin D）

◆维生素 D 有维生素 $D_2 \sim D_7$ 六种异构体，以维生素 D_2（骨化醇）和维生素 D_3（胆骨化醇）最常用，二者具有相同代谢途径和生物活性。

（1）来源及性质

◆维生素 D 常与维生素 A 共存于鱼肝油、乳汁、蛋黄、肝脏中。人体皮下、动物组织均贮存有 7 - 脱氢胆固醇（维生素 D_3 原），经日光或紫外线照射可转变成维生素 D_3。

（2）作用与机制

◆维生素 D 可促进钙、磷在小肠和肾小管内的吸收，使其浓度增高；促进钙、磷沉积于骨组织中，使骨钙化。

◆维生素 D 缺乏时，成骨作用受阻，儿童引起佝偻病，成人则引起骨软化症。血钙低下时可引起手足抽搐、惊厥等，常见于婴儿。

（3）适应证　用于防治佝偻病、骨软化症及骨质疏松症等，也可用于低血钙、手足搐搦症、甲状旁腺功能减退症和老年性骨折的辅助治疗。

（4）不良反应与注意事项

◆过量应用可引起高血钙症，表现为恶心、呕吐、腹痛、肾结石、蛋白尿、血尿、烦躁、幻觉，严重者可致心律失常、心力衰竭。

◆肾功能不全者慎用。高血钙、高血磷伴肾性佝偻病患者禁用。哺乳期妇女禁用。

（5）药物相互作用

①镁剂与维生素 D 同用，特别在慢性肾功能衰竭患者，可引起高镁血症。

②苯妥英钠、苯巴比妥、扑米酮等 CYP 酶诱导剂可促进维生素 D 的代谢，降低其疗效，若长期服用上述药物，应及时补充维生素 D。

③考来烯胺、矿物油、硫糖铝、新霉素等可减少维生素 D 在小肠的吸收。

④含磷药物与维生素 D 合用，可诱发高磷血症。降钙素与维生素 D 同用可抵消前者对高钙血症的疗效。

3. 维生素 E（Vitamin E）　结构中具有酚羟基，缺乏时可使动物不孕，故称为生育酚（Tocopherol），已知有 8 种具有维生素 E 活性的天然生育酚，以 α - 生育酚活性最高。

（1）来源与性质　维生素 E 主要存在于麦胚油、玉米油、葵花籽油、大豆油和绿叶蔬菜中。

（2）作用与机制　维生素 E 是最重要的天然抗氧化剂，它能对抗生物膜中多不饱和脂肪酸的过氧化反应，因而避免脂质过氧化物产生，保护生物膜的结构与功能。

◆可参与体内一些代谢反应，能对抗自由基的过氧化作用，而延缓衰老、保护皮肤，还能增强卵巢功能，防止习惯性流产。

◆还可与维生素 C、谷胱甘肽、微量硒协同发挥抗氧化作用，减少彼此的消耗量。

◆当维生素 E 缺乏时，机体代谢产生的各种自由基及进入体内的毒性氧化物不能及时清除，影响生殖、神经、肌肉、心血管、造血系统等的功能。

（3）适应证　主要用于心、脑血管疾病及习惯性流产、不孕症的辅助治疗。

（4）不良反应及注意事项

◆长期过量服用可引起恶心、呕吐、眩晕、头痛、视力模糊、皮肤皲裂、唇炎、口角炎、腹泻、乳腺肿大、乏力。

◆过敏体质者、由于维生素 K 缺乏而引起低凝血酶原血症、缺铁性贫血患者慎用。

（5）药物相互作用

①本品可促进维生素 A 的吸收、利用与贮存。

②降低或影响脂肪吸收的药物，如考来烯胺、新霉素以及硫糖铝等，可干扰本品的吸收，不宜同服。

③口服避孕药可以加速维生素 E 代谢，导致维生素 E 缺乏。

④雌激素与本品并用时，如用量大、疗程长，可诱发血栓性静脉炎。

⑤本品应避免与双香豆素及其衍生物同用。以防止低凝血酶原血症发生。

三、维生素类药物不合理用药处方审核

	×××医院处方笺	
<u>科别眼科</u>　姓名×××　性别女　年龄42 岁	门诊号×××	

诊断：	R.
	①维生素 A 软胶囊　5 000U×18 粒 10 000U　t. i. d. p. o.
①夜盲症	②氢氧化铝片　0.3g×18 片　0.6g　t. i. d. p. o.
②十二指肠溃疡	
	医师×× ___ ×××年×月×日

药费×××计价员×××　调配×××　核对×××　发药×××

（◆病史摘要：因"双眼夜盲3d"就诊。既往有"十二指肠溃疡"病史 2 年，正在服用氢氧化铝）

判断	两药合用可使维生素 A 疗效降低
原因	氢氧化铝可使小肠上段胆酸减少，从而影响维生素 A 的吸收，使维生素 A 的疗效降低

第二节　矿物质及微量元素

一、概述

（一）基本概念

◆矿物质（又称无机盐），英文 Mineral。矿物质是构成人体组织和维持正常生理功能必需的各种元素的总称。是地壳中自然存在的化合物或天然元素。

◆矿物质和维生素一样，是人体必须的元素，矿物质是无法自身产生、合成的，每天矿物质的摄取量也是基本确定的，但可随年龄、性别、身体状况、环境、工作状况等因素有所不同。

（二）分类

◆人体中含有的各种元素，除了碳、氧、氢、氮等主要以有机物的形式存在以外，其余的 60 多种元素统称为矿物质（也叫无机盐）。

1. 宏量元素　其中 21 种为人体营养所必需。钙、镁、钾、钠、磷、硫、氯 7 种元素含量较多，约占矿物质总量的 60%～80%，称为宏量元素。

2. 微量元素　其他元素如铁、铜、碘、锌、硒、锰、钼、钴、铬、锡、钒、硅、镍、氟共 14 种，存在数量极少，在机体内含量少于 0.005%，被称为微量元素。

（三）特点

（1）体内不能合成，必须从食物和饮用水中摄取。

（2）矿物质在体内组织器官中的分布不均匀。

（3）矿物质元素相互之间存在协同或拮抗效应。

（4）部分矿物质需要量很少，生理需要量与中毒剂量的范围较窄，过量摄入易引起中毒。

二、常用药物

（一）钠盐

1. 作用　钠是细胞外主要的阳离子，维持恒定的体液渗透浓度和细胞外液容量。

2. 制剂　根据病情需要可将氯化钠配制成等渗、高渗和低渗溶液；还可与葡萄糖、氯化钾、氯化钙、碳酸氢钠及乳酸钠配制成各种复方溶液。

（二）钾盐

1. 作用　钾是细胞内主要的阳离子，对保持正常的神经肌肉兴奋性有重要作用。

2. 制剂　氯化钾、枸橼酸钾、谷氨酸钾、磷酸钾和门冬氨酸钾镁。

3. 适应证

◆临床上选择何种钾盐主要根据是否伴随其他电解质和酸碱平衡紊乱而决定。

（1）氯化钾应用最为广泛，口服吸收好。

（2）伴发高氯血症和代谢性酸中毒时，宜用枸橼酸钾或谷氨酸钾等。枸橼酸钾还能同时纠正酸中毒。

（3）肝病伴低钾血症时以选用谷氨酸钾为佳。

（4）伴有低磷血症时选用磷酸钾盐。

（5）门冬氨酸与细胞亲和力强，有助于 K^+ 进入细胞内，故门冬氨酸钾镁纠正细胞内缺钾较其他钾盐为快。

（6）在伴低镁血症时，还可同时补充镁。

（三）钙盐

1. 作用 促进骨骼和牙齿的钙化形成。

2. 制剂 氯化钙、葡萄糖酸钙、碳酸钙和乳酸钙。

3. 适应证 主要用于治疗和预防急慢性钙缺乏所致的疾病，也用于钾和镁中毒的解救、过敏性疾病及作为抗酸药治疗消化性溃疡病等，也可与氟化物生成不溶性氟化钙，用于氟中毒的解救。

（四）镁盐

（1）氧化镁和三硅酸镁：制酸药。

（2）硫酸镁、氯化镁：治疗低镁血症。治疗惊厥、妊娠高血压综合征等。

（3）硫酸镁：导泻、利胆。

（4）硫酸镁用于治疗治疗惊厥、妊娠高血压综合征等。

（五）微量元素（microelement）

◆微量元素又称痕量元素（trace element），是指维持人体正常生命活动所需的微量但又必不可少的某些元素。

◆这些元素在体内的含量极低（低于体重的0.01%），但它们具有重要的生化活性和营养作用，是关系到营养、免疫、遗传、优生、优育、儿童及孕妇保健、地方病、心血管疾病等多种临床疾病的预防、诊断和治疗的重要因素。

◆生理功能：①参与酶的构成与激活；②构成体内重要的载体及电子传递系统；③参与激素及维生素的合成；④调控自由基的水平。

1. 锌

（1）药理作用

①锌对生殖功能的影响：锌为生殖器官的正常发育和功能维持所必需。缺锌使性成熟延迟、第二性征发育障碍（须发稀少、腋毛缺如），亦可见闭经、阳痿、男性不育。

②锌对生长发育和组织再生的影响：锌参与 DNA 聚合酶、RNA 聚合酶及胸腺嘧啶

核苷激酶等重要酶的合成，缺锌后，各种含锌酶的活性降低，核酸、蛋白质合成减少，细胞分裂、生长和再生功能障碍。

◆锌对大脑的发育与功能的维持亦具有重要的作用。缺锌影响最为明显的是生长迟缓、精神迟钝。

◆锌可使成纤维细胞增生、上皮形成和胶原合成，从而加速伤口修复，促进溃疡和创伤愈合。缺锌则可见皮肤创伤不易愈合。

③锌对食欲的影响：锌可能通过参加构成一种含锌的唾液蛋白而对味觉与食欲发生作用。缺锌儿童往往食欲不振、味觉迟钝甚至丧失、异食癖、发育不良。

④锌对维生素 A 代谢的影响

◆锌在体内能促进视黄醛的合成和构型转化，参与肝中维生素 A 动员，维持血浆维生素 A 浓度恒定，对于维持正常暗适应能力有重要作用。

⑤抗衰老作用：锌可抑制脂质过氧化，并通过维持免疫反应细胞的复制等作用而加强机体的免疫功能，这些均与抗衰老有关。

（2）常用制剂：硫酸锌，葡萄糖酸锌等。

（3）适应证：治疗缺锌引起的营养不良、厌食症、异食癖、口腔溃疡、痤疮、儿童生长发育迟缓等。

（4）不良反应：有轻度恶心、呕吐、便秘等消化道反应。

（5）药物相互作用

◆勿与牛奶同服；勿与铝盐、钙盐、碳酸盐、鞣酸等同时使用。

◆本类药物可降低青霉胺、四环素类药品的作用。

2. 铜　铜在人体内含量约 $100 \sim 150mg$，血清铜正常值 $100 \sim 120\mu g/dl$，是人体中含量位居第二的必需微量元素。含铜的酶有酪氨酸酶、单胺氧化酶、超氧化酶、超氧化物歧化酶、血铜蓝蛋白等。

（1）作用与机制

①参与铁的代谢及造血过程：铜蓝蛋白（又称铜氧化酶）催化 Fe^{2+} 氧化为 Fe^{3+}，并使 Fe^{3+} 迅速与血浆 β 球蛋白结合形成运铁蛋白。

◆故当铜缺乏时，铁的吸收、转运与利用均可发生障碍。

②参与蛋白交联：赖氨酰氧化酶在铜离子的帮助下作用而形成醛赖氨酸，后者是胶原发生交联所必须的物质。

◆当铜缺乏时，难以交联形成胰腺胶原结构，导致骨骼、皮肤、血管结构的改变，如骨质疏松、脆性增加、易发生自发性骨折，皮肤弹性减弱，血管张力减低、易扩张破裂等。

③参与超氧化物转化及免疫功能

◆铜是超氧化物歧化酶的成分，催化超氧离子为氧和过氧化氢，从而保护活细胞免受毒性很强的超氧离子的毒害。

铜蓝蛋白能增强机体的防御功能，抵抗病原微生物的侵袭。缺铜使动物易受病原体攻击，发病率、死亡率均可增加。

④铜的抗生育作用：铜制避孕环置入子宫腔后有避孕效果，机制在于其释放的铜离子可以毒害精子，并可干扰精子的移动及合子着床。

◆铜离子可使子宫内膜细胞中的酶发生变化，从而影响生殖过程。铜能干扰细胞中与生育有关的锌含量和代谢，达到抗生育作用。

⑤其他：催化黑色素形成的酪氨酸酶含有铜，缺铜时色素沉着受到破坏，皮肤毛发脱色，少年白发可能与铜代谢障碍有关，患白癜风也与缺铜有关。

◆多巴胺 - β 羟化酶、酪氨酸羟化酶参与儿茶酚胺的生物合成，维持中枢神经系统正常功能，缺铜可出现精神运动障碍。

（2）适应证　各种缺铜疾病为铜制剂的适应证，顽固性贫血用铁制剂治疗无效者可口服铜制剂。

（3）药物相互作用　膳食中的锌、维生素 C 与果糖能影响铜的吸收，故这些成分含量高时，明显降低含铜酶的活力。

3. 硒　硒是人和动物谷胱甘肽过氧化物酶的重要组成成分，此酶特异地催化还原型谷胱甘肽与过氧化物的氧化还原反应，从而防止了体内脂质过氧化物对细胞膜系统的破坏作用，维持细胞的正常功能。

（1）作用与机制

①对心血管系统的作用

◆适量的硒制剂对正常心脏功能出现一定的有利作用，并对心绞痛、心肌梗死、实验性心律失常及高血压具有保护作用。硒对心血管系统的保护作用主要在于其抗氧化作用。

②抗肿瘤作用：目前认为硒有一定的抗肿瘤作用。

◆我国的高硒区癌症死亡率明显低于低硒区。27 个国家的癌症死亡率调查表明，肠道、前列腺、乳腺、卵巢及肺部癌症和白血病等均与膳食中硒水平呈负相关。

③其他：硒与金属有很强的亲和力，在体内与金属如汞、镉及铅等结合形成金属硒蛋白复合物而解毒，并使金属排出体外。

◆硒还有促进生长、保护视觉器官的作用。缺硒可致生长迟缓。白内障及糖尿病性失明者补充硒后，发现视觉功能有改善。

（2）适应证：亚硒酸钠试用于儿童缺硒病、克山病和大骨节病，也可用缺硒防治。

4. 氟

（1）药理作用

①防龋作用：适量的氟牙齿硬度增高，提高抗酸能力，原因是其可被牙齿釉质中羟磷灰石晶粒的表面吸附，形成一种抗酸性氟磷灰石保护层。

◆氟还能抑制口腔中的乳酸杆菌，使牙屑中的糖类难以分解氧化成酸，从而预防龋齿。人缺氟则易患龋齿。

②预防骨质疏松：缺氟常使老年骨质疏松、变脆，易发生骨折。

适量的氟有利于钙磷沉淀，是对加速骨骼形成、增强骨骼硬度不可缺少的元素。

（2）氟超量：在饮水、食物中摄入过量的氟可引起氟中毒，主要表现为氟斑牙和氟骨病，后者可致残，对地方性氟中毒目前尚无特效药。

（3）临床应用：牙膏中加氟化钠，氟化钾以防龋齿。

第十五章

保健食品

第一节 概 述

一、保健食品的定义

◆保健食品：是指声称具有特定保健功能或者以补充维生素、矿物质为目的的食品，即适宜于特定人群食用，具有调节机体功能，不以治疗疾病为目的，并且对人体不产生任何急性、亚急性或者慢性危害的食品。

我国保健（功能）食品的兴起是在 20 世纪 80 年代末 90 年代初，经过一、二代的发展，也将迈入第三代，即保健食品不仅需要人体及动物实验证明该产品具有某项生理调节功能，更需查明具有该项保健功能因子的结构、含量、作用机制以及在食品中应有的稳定形态。保健食品的保健作用在当今的社会中，也正在逐步被广大群众所接受。

◆保健品：是保健品食品的通俗说法。GB16740 – 97《保健（功能）食品通用标准》第 3.1 条将保健食品定义为："保健（功能）食品是食品的一个种类，具有一般食品的共性，能调节人体的功能，适用于特定人群食用，但不以治疗疾病为目的。"所以在产品的宣传上，也不能出现有效率、成功率等相关的词语。保健食品的保健作用在当今的社会中，也正在逐步被广大群众所接受。

二、保健食品的特点

保健食品是食品的一个种类，具有一般食品的共性，能调节人体的功能，适于特定人群食用，但不能治疗疾病。保健（功能）食品在欧美各国被称为"健康食品"，在日本被称为"功能食品"。

◆保健食品对人体是相对安全的，适宜食用量是经过国家相关部门审核批准的产品说明书上的推荐食用量。保健食品适用于特定的人群，从本质上理解保健食品，其作用是一种和缓的功能调节，有些情况在短时间内可以体验到某种变化，多数情况下则可能是一种潜移默化的长期作用。

◆相同功能的保健食品，由于各产品之间的配方及有效成分的含量不同，服用量不同，作用的途径或作用的机制不完全相同，加上人群的个体差异，会出现同一产品有人服用后有效果，有人服用后效果不明显的现象。

三、保健食品的作用

1. 提供营养
2. 提供增加人体食欲的色、香、味、形
3. 调节人体功能

四、保健食品与普通食品、药品之间的异同

◆保健食品与普通食品、药品有着本质的区别。保健食品是指具有特定保健功能的食品。作为食品的一个种类，保健食品具有一般食品的共性，既可以是普通食品的形态，也可以使用片剂、胶囊等特殊剂型。但保健食品的标签说明书可以标示保健功能。

（一）一般食品和保健（功能）食品的异同

异同	保健食品	一般食品
异	含有一定量的功效成分（生理活性物质），能调节人体的功能，具有特定的功能（食品的第三功能） 有特定的食用范围（特定人群） 具有规定的食用量	只提供营养，不强调特定功能（食品的第三功能） 无特定的食用人群范围 一般没有服用量的要求
同	都能提供人体生存必需的基本营养物质（食品的第一功能），都具有特定的色、香、味、形（食品的第二功能）	

（二）保健（功能）食品与药品的主要区别

保健（功能）食品的本质仍然是食品，虽有调节人体某种功能的作用，但它不是人类赖以治疗疾病的物质。而药品则是具有治疗疾病作用的化学物质。

对于生理功能正常，想要维护健康或预防某种疾病的人来说，保健食品是一种营养补充剂；对于生理功能异常的人来说，保健食品则可以调节某种生理功能、强化免疫系统。

从科学角度讲，注意平时营养均衡的饮食、有规律的生活习惯、适时适量的运动、保持开朗的性格，才是健康的根本保证。

异同	保健食品	药品
异	调节人体某种功能的作用，但不是人类赖以治疗疾病的物质	含有药理活性物质，可用于预防、诊断、治疗疾病
	按照规定的食用量食用，不能给人体带来任何急性、亚急性和慢性危害	允许有不良反应
	适用于亚健康人群	有特定疾病的患者
	保健食品仅口服使用	药品可以有注射、涂抹等方法
	有毒有害物质不得作为保健食品原料。	其原料本身都带有一定的毒性
	不需要通过动物或人群实验，不需要证实有明的功效作用	必须通过动物或人群实验，证实有明显、稳定的功效作用
同	都添加或含有一定量的生理活性物质，都有自己特定的使用人群	

第二节 常用保健食品分类与作用

保健食品不以治疗疾病为目的，而是补充维生素、矿物质等营养成分，具有降低疾病风险，调节人体生理功能等特点，适宜各类人群食用。

◆为了规范我国保健（功能）食品市场，国家质量技术监督局于 1997 年发布了 GB16740－1997《保健（功能）食品通用标准》，同年 5 月 1 日起实施。

◆标准规定，保健（功能）食品应有与功能作用相对应的功效成分及其最低含量。功效成分是指能通过激活酶的活性或其他途径，调节人体功能的物质，目前主要包括：

分类	药物
多糖类	如膳食纤维、香菇多醣等
功能性甜味料（剂）	如单糖、低聚糖、多元醇糖等
功能性油脂（脂肪酸）类	如多不饱和脂肪酸、磷酯、胆碱等
自由基清除剂类	如超氧化物歧化酶（SOD）、谷胱甘肽、过氧化酶等
维生素类	如维生素 A、维生素 C、维生素 E 等
肽与蛋白质类	如谷胱甘肽、免疫球蛋白等
活性菌类	如聚乳酸菌、双歧杆菌等
微量元素类	如硒、锌等
其他类	如二十八醇、植物甾醇、皂苷等

一、促进健康、增强与促进恢复体质相关的保健食品

（一）缓解体力疲劳的保健食品

1. **作用** 缓解机体疲劳。

◆疲劳是机体的复杂生理生化过程，是机体自我保护性反应，疲劳是全身性的。临床分类方法有：

（1）按发生的部位分为：体力疲劳、脑力疲劳、心理疲劳和病理疲劳。

（2）按神经系统分为：中枢疲劳、神经－肌肉接头疲劳和外周疲劳等。

2. **作用机制**

（1）增加机体磷酸肌酸的储备及其与 ATP 相互间的代谢能力，从而提高极限强度的肌肉活动能力。

（2）提高呼吸、循环系统功能，增加血红蛋白在血液中的含量，从而加速糖、脂肪的有氧代谢。

（3）高机体糖酵解能力，减少乳酸在肌肉中的堆积，提高极限强度的肌肉活动能力。

（4）增加糖原在体内储备、提高有氧分解代谢限速酶的活性，从而提高肌体耐力

和延缓疲劳的发生。

3. 适宜人群 适用于运动员和喜爱健身、运动的人士、军事活动人员、高原地区作业人员，夜班工作人员、长途司机也可以服用缓解体力疲劳的保健食品。

(1) 运动、工作前食用：可延缓疲劳的出现，提高运动的能力。

(2) 运动、工作后食用：可以加快体内代谢物分解，迅速消除疲劳。

◆国家规定的适宜人群是"易疲劳者"。不适宜人群是"少年儿童"。

（二）改善睡眠的保健食品

1. 作用特点 保健食品一般作用和缓，不能代替药物用于失眠症的治疗。少数产品因为有润肠通便的功效，适合于有便秘的人群。

2. 种类 以药食两用及可用于保健食品的原料生产的保健食品如：人参中的某些成分具有一定的镇静作用。刺五加、酸枣仁、柏子仁、远志、天麻、合欢皮、夜交藤、珍珠等，也有镇静安神的功效。

3. 不适宜人群

◆改善睡眠的保健食品"不适宜人群"为少年儿童；孕妇、哺乳期女性也不适宜服用。

◆这是由于少年儿童的身体素质特点和其功效成分多糖、皂苷、黄酮等也不适宜少年儿童补充。

◆以褪黑素为主要原料的改善睡眠的保健食品一般应用于中老年人褪黑素分泌减少人群等；但白天不宜大量使用，易产生头晕等副作用。

（三）抗氧化的保健食品

1. 氧化的概念 "氧化"是自由基电子转移发生反应的过程。机体在正常生理情况下会产生活性氧，作用于蛋白质、碳水化合物等生物大分子，使其受到氧化损伤。

◆氧化损伤是导致人类疾病、机体衰老的重要因素之一。

2. 抗氧化物 是"任何以低浓度存在就能有效抑制自由基的氧化反应的物质"。

◆其作用机制可以是直接作用在自由基，或是间接消耗掉容易生成自由基的物质，防止发生进一步反应。

3. 抗氧化保健食品的种类

◆文献报道，常用的抗氧化物质包括：维生素 C、维生素 E、β-胡萝卜素、番茄红素、硫辛酸、黄酮类、多酚类及体内的某些特殊酶类也都有抗氧化的作用。

(1) 维生素 E 属于脂溶性维生素。存在于体内细胞膜、脂肪细胞、血浆脂蛋白等部位，具有阻断脂质过氧化、消除自由基；保护细胞膜和脱氧核糖核酸免受自由基攻击；维持正常免疫功能；保护神经系统、骨骼肌和视网膜免受氧化损伤的作用。

(2) 维生素 C 属于水溶性维生素。依靠食物摄取，人体自身不能合成。

◆可参与胶原合成，抑制亚硝胺生成及其致癌作用；协助 VE 抑制脂质过氧化作用；是多种自由基的有效清除剂，有助于清除呼吸道中空气污染物。

(3) β-胡萝卜素 是维生素 A 的前体，可以转化成维生素 A，但具有很强的维生素 A 所没有的抗氧化活性。是对付由辐射引发的氧自由基及光敏作用的重要物质；在脂质过氧化过程中，它是中断连锁作用的有效抗氧化剂。

（4）原花青素（OPC） 能进入血脑屏障和眼球，有助于预防老年痴呆和白内障。具有极强的抗氧化活性，是维生素 E 的约 50 倍，具有吸收快、效果强、作用持久、安全等诸多优点。

（5）番茄红素 能高效淬灭单线态氧及清除过氧化自由基，其作用是 β - 胡萝卜素的 2 倍以上，是维生素 E 的 100 倍。

◆番茄红素还可对抗皮肤免紫外光损伤的作用。当皮肤受到紫外光照射时，皮肤中的番茄红素能优先与自由基结合，从而保护皮肤中的组织及细胞缓解氧化损伤。

（四）改善生长发育的保健食品

◆生长发育是一个连续的过程。生长发育阶段需要能量、蛋白质、脂肪酸、维生素和矿物质等的适量补充。儿童是对营养最敏感的人群之一，儿童早期的营养状况至关重要，营养不良导致儿童抵抗力降低。

◆保健食品的改善生长发育的功能，国家规定需进行动物和人体实验。结果符合各项指标可判定有效。

1. 功能 补充能量、蛋白质、维生素和矿物质、促进消化等。

2. 各种营养成分的作用

（1）能量：处于生长发育期的人体基础代谢旺盛，基础代谢率较成人高。随着体力活动加大，能量消耗增加，因此能量需求也会增多；而能量不足会影响脑与神经系统及其他器官的发育。

◆人体能量供给主要靠食物供给，不应依赖其他补充途径。保健食品的作用主要从补充微量营养素和某些特殊的营养素的角度弥补膳食的不足。

（2）蛋白质：是生命的物质基础、是人体唯一氮的来源。

◆处于生长发育期的儿童的每千克体重蛋白质需要量随年龄增长而下降，但绝对需要量还是随年龄增长，因此应保证充足优质蛋白质的摄入。

（3）维生素：是维持机体正常生命过程中所必需的一类低分子的有机化合物。作用是调节物质代谢，但不提供能量。

（4）矿物质：是维持正常生命活动不可缺少的物质。

◆如钙、镁、钠、磷、硫和氯是人体必需的元素；而铁、碘、铜、锌、锰、钴、钼、硒、铬、氟等则为人体必需的微量元素，均在人的生长发育过程中不可缺少。

（五）促进泌乳的保健食品

◆保健食品促进乳汁分泌的功能，按国家规定需进行动物和人体实验。动物实验选超负荷哺乳或乳缺模型任一种。实验组任意时间点的仔鼠体重增加，与对照组比较差异具有显著性，可判定有效。

1. 乳汁分泌 乳汁是由乳腺细胞产生的。乳腺细胞可以吸收毛细血管中的各种营养物质以及由肝脏制造的各种中间代谢产物合成乳汁中的有效成分。

2. 影响乳汁分泌的因素 多种多样，但它们都是通过人体的神经 – 内分泌调节机制进行调控。

◆凡是能影响到神经 – 内分泌调节机制的因素均可以直接或间接地影响到乳汁的分泌。

3. 常用促进泌乳的原料 有党参、黄芪、当归、麦冬、桔梗、芝麻、丝瓜、猪蹄、赤豆等。

◆保健食品多以这些原料及古方为研发的依据。

（六）用于皮肤调理的保健食品

1. 祛痤疮的保健食品 痤疮多发生于青年面、胸、背部的毛囊、皮脂腺的慢性炎症，常伴皮脂溢出。其症状特点为多发于皮脂腺分布较多的部位。

女性发病常与经期（内分泌）及心理因素关系密切。

男性发病除了与饮食不规律、剧烈运动等有关外，还与工作压力、生活压力等心理因素有关。

◆保健食品常用的原料有桑白皮、黄芩、银花、白花蛇舌草、紫花地丁、赤芍、丹皮、生地、白芷、甘草、蒲公英、连翘、栀子、苦参、红花、夏枯草、贝母等。

2. 祛黄褐斑的保健食品 黄褐斑是一种常见的面部皮肤病，俗称蝴蝶斑，表现为面部的色素沉着斑，对称分布。

形状不规则，大小不定，颜色深浅不一，一般没有自觉症状。

◆引起黄褐斑的因素：主要有①女性激素刺激黑色素细胞，促使色素沉着，如妊娠、口服避孕药、女性生殖器官疾病等；②某些慢性病时也会出现黄褐斑；③某些内分泌异常的疾病、膳食因素或者紫外线过多照射也与黄褐斑的发生有一定关系；④精神因素：如生活无规律，缺乏睡眠等；⑤化妆品中的某些成分：如氧化亚油酸、枸橼酸、水杨酸盐、汞、铅等金属元素等，也是黄褐斑发生的可能因素。

◆祛黄褐斑的保健食品常用原料有：珍珠、白芷、三七、当归、丹参、黄精、大豆磷脂、胶原蛋白、大豆异黄酮、油菜花粉、红花、川芎、枸杞子、芦荟、玫瑰花、蜂王浆、大枣、维生素等。

3. 改善皮肤水分的保健食品

◆改善皮肤水分的保健食品常用原料有：玉竹、灵芝、乌梅、当归、桑椹、芦荟、山药、茶多酚、覆盆子、菊花、白芷、香附、胶原蛋白、卵磷脂、羊胎盘、三七、山茱萸、枸杞子、昆布、阿胶、银杏叶、维生素、珍珠粉、花粉。

二、辅助降低疾病风险的保健食品

（一）促进消化的保健食品

◆消化是食物及其组分经消化道机械的作用和消化酶与消化液混合作用，细碎并分解成可吸收小分子状态的过程。

◆胃肠道是营养物质的摄取、消化、吸收的器官，对食物的消化作用主要是依靠其运动及消化酶的分泌来完成的，如果某种保健食品能对些环节有调节作用，就有可能具有促进消化的作用。

◆常用的用于促进消化功能的保健食品原料有：山楂、麦芽、山药、陈皮、白术、茯苓、白扁豆、鸡内金、太子参、黄芪、佛手、神曲、枸杞子、木香、砂仁、异麦芽低聚糖等。

（二）调节肠道菌群的保健食品

1. 正常菌群作用

◆人的胃肠道中寄生着数百种细菌且构成复杂。其中双歧杆菌、乳酸杆菌、消化道链球菌等专性厌氧菌约占肠道总菌量的99%，肠杆菌、肠球菌等兼性厌氧菌约占总菌量的1%。它们与人体营养的消化和吸收有密切关系，在胆固醇、脂肪、蛋白质、类脂、氨基酸以及某些药物的吸收和代谢中起重要作用。

◆一般情况下这些细菌与人体和外界环境之间构成了一个复杂的相互依存、相互制约的庞大的微生态系统，而当细菌、宿主和环境三方面生态失调时，就会引起新的疾病称为菌群失调症。

2. 益生菌　是从正常菌群中分离出来的一种或几种有益菌，对宿主有益且无毒副作用，安全可靠。具有下列作用：

◆防治胃肠道疾病、保护肝脏、降血脂、清除自由基。

◆减轻应用抗生素、激素、免疫抑制剂、细胞毒性药物引起的体内微生态失调。

3. 常用制剂品种

◆两歧双歧杆菌、婴儿双歧杆菌、长双歧杆菌、短双歧杆菌、青春双歧杆菌、嗜酸乳杆菌、嗜热链球菌、干酪乳杆菌干酪亚种、德氏乳杆菌保加利亚种、罗伊乳杆菌等。

（三）对胃黏膜损伤有辅助保护功能的保健食品

1. 胃黏膜的防御体系　具有保护胃黏膜的功能，它是一个复杂而完善的多级体系，由胃黏膜上皮、胃黏膜血流微循环、胃黏膜免疫系统以及某些化学物质（如前列腺素、降钙素基因相关肽、胃酸、黏液、碳酸氢盐、免疫球蛋白等）组成。

◆胃酸能够杀灭进入胃中的细菌，抑制寄生虫的生长。胃黏液能捕获细菌，限制细菌向黏膜上皮运动；黏液作为一种抗氧化剂，还可减轻某些物质对胃黏膜的损害。

2. 常用制剂　针对胃黏膜的损害，常用胃黏膜保护剂、抑酸剂、抑菌剂等。

3. 作用机制　抑制胃酸分泌、降低胃蛋白酶活性、增加黏膜血流、增加胃壁表面黏液分泌；抗氧化、减轻胃黏膜脂质过氧化反应。

4. 本类保健食品常用的原料　有黄芪、甘草、党参、白术、地黄、丹参、川芎、大黄、五灵脂等。有效成分有苦参碱、粉防己碱、木香醇提取物、绞股蓝总皂苷等。

（四）清咽的保健食品

◆清咽的保健食品主要是针对慢性咽炎。

1. 作用机制 中医辨证慢性咽炎属于肺肾阴虚或兼有阴虚有热象证，清咽通过滋养肺肾的阴津来达到润养咽喉的目的。方法有清热解毒、甘寒生津、滋阴降火、酸甘化阴、辛以润之、利咽开声等。

2. 该类保健食品常用的原料

◆沙参、玉竹、麦冬、芦根、石斛、梨汁、玄参、川芎、生地、丹皮、女贞子、白芍、胖大海、乌梅、山茱萸、桂花、细辛、薄荷、橄榄、蝉衣、桔梗等。

（五）通便的保健食品

常用通便制品或原料有：

1. 微生态制品 具有不被人体吸收、不被肠道有害细菌利用、而能被肠道内有益菌选择性利用的特点。

◆文献报道，微生态制品可以通过对肠道微生态系统平衡的调节，对由于肠道菌群失调引起的腹泻和便秘起到双向调节的作用。

2. 低聚糖 低聚果糖、低聚半乳糖、低聚木糖、低聚异麦芽糖、大豆低聚糖、乳果糖等。

◆其具有双向调节的作用，可抑制腐败细菌的活动、促进双歧杆菌等产酸细菌的生长，使肠道 pH 值降低，减少肠道内腐败物质的形成量，起到改善胃肠道功能，缓解便秘的作用。

3. 部分食品 如蜂蜜、芝麻、核桃等食品也有润肠作用。

4. 纤维素 利用纤维素的充盈作用，使粪便体积增加、粪便变软，并缩短其通过肠道的时间，加速粪便的排出。

三、辅助降低外源性危害的保健食品

（一）促进排铅的保健食品

1. 铅 重金属元素铅对人体的损害毋庸置疑，其在人体内无任何生理作用。铅可经呼吸道、消化道、皮肤进入人体，大量文献表明，铅几乎对人体的各个系统均可产生毒性。

◆铅进入人体后可以长期蓄积，进而对人体产生长期或潜在危害。

2. 来源 90%的铅来自汽车废气、建筑物中的油漆和吸烟。

◆儿童通过接触、吮吸玩具和不洗手等原因使铅经消化道进入人体。

3. 铅与钙、锌、铁及其他微量元素的关系

（1）文献报道，铅和钙在胃肠道吸收时的相互作用是一种竞争性抑制的机制，饮食中钙含量增加，可使铅的吸收率降低。

（2）人体铁缺乏能增加铅的吸收，引起血铅水平明显增高，补铁则能降低铅吸收。

（3）锌能减少组织中铅的蓄积和铅毒性作用的影响。

（4）其他如铜、硒、叶酸等微量元素都能有效降低人体铅的含量。

（5）纤维素和维生素 B_{12} 等对促进铅从组织中的转换和排出亦具有一定的作用。

4. 应用于促进排铅功能的保健食品原料

◆茯苓、刺梨、茅根、葵花盘低脂胶果、金属硫蛋白、EDTA - 铁钠、有机锗、硒、维生素类、氨基酸类、珍珠、茶叶、纤维素、海带、杭白菊、香蕉等。

5. 使用注意事项

◆进入人体内铅的数量很大程度上决定于环境铅污染的水平，在没有过量铅进入体内时食用排铅产品并不可取，因为其中的一些成分可能干扰某些营养素的吸收。

（二）提高缺氧耐受力的保健食品

1. 氧与缺氧

（1）氧是人体必需的物质之一。氧的利用有四大基本环节：①氧的摄入（外呼吸）②携带（主要为血红蛋白结合氧）③运输（血液循环）④利用（细胞氧代谢）。

（2）当组织供氧不足或用氧障碍时，组织的代谢、器官的功能甚至形态结构可能发生异常，这一过程为机体缺氧。

◆缺氧状态可分为四类：乏氧性缺氧、血液性缺氧、循环性缺氧、组织性缺氧。

2. 此类保健食品利用的原料

◆人参、党参、刺五加、当归、熟地、龙眼肉、沙参、三七、麦冬、红景天、茯苓、榆树皮、葶苈子、半夏、维生素和矿物质等。

（1）红景天：能够降低耗氧速度，延长动物缺氧环境的生存时间，提高大脑的耐受力，对脑缺氧有一定的保护作用。

（2）人参：能增强机体非特异性抵抗力，对高温、低温、电离辐射、缺氧、有毒物质对机体的损害有保护作用，并具有抗疲劳、抗衰老的功效。

（3）维生素 C：可改善低氧时的氧化过程和氧的利用，延长动物的寿命。

（4）复合水溶性维生素（维生素 B_1、B_2，烟酸，叶酸，对氨基苯酸，泛酸和维生素 P），可提高动物对急性缺氧的耐受力。

（5）矿物质：利于其他营养物的代谢及利用。铜、铁、锰等离子是细胞内多种金属酶的组成成分和激活因子。

◆适量的补充微量元素，能明显改善机体环境的适应能力，增加机体外呼吸功能并升高在造血功能方面有重要作用的金属酶的活性。

（三）对辐射危害有辅助保护功能的保健食品

1. 辐射的危害

人在正常情况下会受到各种射线的辐照，其中绝大多数射线来自天然辐照。

◆量子能量水平在 12eV 以上，并能引起生命中机体组织发生电离作用的辐射称为电离辐射，也是对人体健康产生危害的主要放射性物质，其直接与间接作用都会损伤细胞膜的蛋白质及脂质成分，改变细胞膜的通透性。

◆电离辐射不但使组成机体的分子发生变化，细胞功能、代谢过程的变化，组成机体的各器官、组织、细胞之间相互关系发生变化，也可改变蛋白质的结构，使之失去功能。

辐射使 DNA 分子受到损伤被认为是导致细胞死亡的重要原因。电离辐射还能引起造血功能障碍、机体出血、消化系统功能发生变化、感染、引发白内障、致癌。

2. 此类保健食品常用的原料 种类很多，有蛋白质、脂肪、糖类、维生素、矿物质等。如：

（1）β 胡萝卜素：是对付由辐射引发的氧自由基及光敏作用的重要物质。

◆β 胡萝卜素是维生素 A 的前体，可以转化成维生素 A，但具有很强的维生素 A 所没有的抗氧化活性。具有消除体内单个氧的活性。

（2）文献报道，酵母、含有明胶的食物，卷心菜、茄子、山楂等具有改善氮平衡、促进代谢、提高机体抗辐射的耐受力作用。

（3）绿茶具有加快体内放射物质排泄的作用。

（4）人参、刺五加、红景天、灵芝、螺旋藻、茶多酚、黄芪、党参、菊花、蒲公英、马齿苋、枸杞子、山药、茯苓、阿胶、陈皮等组方也应用于对辐射危害有辅助保护功能的保健食品。

四、营养素补充剂

（一）营养素补充剂的定义

◆根据《保健食品注册管理办法》及相关文件的规定，营养素补充剂是指以补充维生素、矿物质而不以提供能量为目的的产品。

（二）营养素补充剂的作用机制

◆其作用机制是补充膳食供给的不足，预防营养缺乏和降低发生某些慢性退行性疾病的危险性。

（三）保健食品营养素补充剂须符合的要求

（1）仅限于补充维生素和矿物质。维生素和矿物质的种类应当符合《维生素、矿物质种类和用量》的规定。

（2）《维生素、矿物质化合物名单》中的物品可作为营养素补充剂的原料来源；从食物的可食部分提取的维生素和矿物质，不得含有达到作用剂量的其他生物活性物质。

（四）营养素补充剂的适宜人群及摄入量

（1）营养素补充剂的适宜人群为成人的，其维生素、矿物质的每日推荐摄入量应当符合《维生素、矿物质种类和用量》的规定；适宜人群为孕妇、乳母以及 18 岁以下人群的，其维生素、矿物质每日推荐摄入量应控制在我国该人群该种营养素推荐摄入量（RNIs 或 Als）的 1/3 ~ 2/3 水平。

（2）产品每日推荐摄入的总量应当较小，其主要形式为片剂、胶囊、颗粒剂或口服液。颗粒剂每日食用量不得超过 20g，口服液每日食用量不得超过 30ml。

（五）营养素补充剂的标示

◆营养素补充剂标签、说明书应符合国家有关规定，同时还应当标明以下内容：

（1）"营养素补充剂"字样。

（2）营养成分应当标示最小食用单元的营养素含量。

（3）食用方法及食用量，应当明确不同人群具体推荐摄入量。

（4）注意事项，应当明确产品不能代替药物，不宜超过推荐量或与同类营养素补充剂同时食用。

第三节　保健食品的选择及发展现状

一、保健食品的正确选择及食用

（1）检查保健食品包装上是否有保健食品标志及保健食品批准文号。

（2）检查保健食品包装上是否注明生产企业名称及其生产许可证号，生产许可证号可到企业所在地省级主管部门网站查询确认其合法性。

（3）食用保健食品要依据其功能有针对性地选择，切忌盲目使用。

（4）保健食品不能代替药品，不能将保健食品作为灵丹妙药。

（5）食用保健食品应按标签说明书的要求食用。

（6）保健食品不舍全面的营养素，不能代替其他食品，一定要坚持正常饮食。

（7）超过所标示有效期或变质的保健食品不能再食用。

二、保健食品的现状与发展

（一）2011 年年底，国家发布了《食品工业"十二五"发展规划》，首次将营养与保健食品制造业列入国家发展规划

◆在此期间，我国营养与保健食品产业重点开展的工作如下：

（1）开展食物新资源、生物活性物质及其功能资源和功效成分的构效、量效关系，以及生物利用度、代谢效应机制的研究与开发。

（2）结合传统养生保健理论，充分利用我国特有的动植物资源和技术，开发具有民族特色和新功能的保健食品。

（3）用于补充人体维生素、矿物质的营养素补充剂；发挥和挖掘我国特色食品原料优势，研发营养食品和营养强化食品。

（4）研发孕妇、婴幼儿及儿童、老人、军人、运动员、临床病人等特殊膳食食品。

（5）提高营养食品与保健食品及其原材料生产质量和工艺水平，提升行业制备和装备水平。

（6）调整产业结构，改变企业规模小、技术水平低、产品同质化等状况。

（二）规划期间，针对功能食品的研发将侧重于以下 3 个方面

（1）以膳食干预重大慢性疾病为中心，利用循证医学构建功效成分数据库，针对不同疾病的现有功能性食品和功能成分的数据库，形成功能性食品开发和评价的循证医学体系。

（2）在循证医学指导下，利用膳食对居民进行健康干预，开发出一批企业和具有国际竞争力的功能性食品、膳食营养补充剂和特殊膳食名牌食品，带动"大健康"产业发展。

（3）建立功效成分和潜在有害物质的确证技术与快速筛查数据，以及功能性食品的质量保证体系和安全评价体系。

（三）世界保健品市场呈现出的三大"热点"

◆植物类健脑/益智/防治老年痴呆症产品走俏市场；减肥/降血糖/治疗糖尿病的产品热销；天然抗癌保健食品的新崛起。

1. 国际市场上热销的健脑/益智/防治老年痴呆症的植物性保健品

◆主要有红景天、巴戟天、银杏、人参、积雪草、石杉碱甲（"千层塔"提取物）、长春西汀（长春花提取物），以及灵芝、香菇、金针菇等真菌提取物。

2. 热销的减肥/降血糖兼防治糖尿病的植物性保健品 有苹果纤维、巴拿马木提取物、苦瓜多肽、壳聚糖（氨基葡萄糖）、匙羹藤、鞘蕊花、葫芦巴和罗望子果等等。

3. 畅销的天然抗癌/增强免疫力的保健品 主要有①绿茶提取物（茶多酚与茶氨酸）；②生物黄酮类（如番茄红素、白藜芦醇、花青素、叶黄素等）；③可激活人体免疫系统的植物制剂，如芒箐提取物、甘草提取物、紫锥菊、大蒜粉、黄芪、生姜油、香菇提取物等等。

第十六章

皮肤科美容药物简介

第一节 概 述

一、美容药物

美容药物（cosmetic drug）是指为达到美容目的而应用的药物。

美容药物可用于需要影响美容疾病的患者，如治疗痤疮、脱发、色素性疾病等，但更多情况下是用于追求美的健康人群，如用于减肥、防晒、皮肤增白等。

二、美容药物与化妆品

两者均具有美容效果。

◆美容药物通过与机体的相互作用，产生药剂学、药物代谢动力学、药物效应动力学和治疗学的变化而产生美容作用。

◆化妆品（Cosmetics）是指以涂抹、喷洒或者其他类似方法，散布于人体表面的任何部位，如皮肤、毛发、指趾甲、唇齿等，以达到清洁、保养、美容、修饰和改变外观，或者修正人体气味，保持良好状态为目的的化学工业品或精细化工产品。

◆而化妆品只是敷于体表，通过改变色泽、气味和遮盖瑕疵，起到装饰性的美容作用。

三、药物化妆品

（一）定义

◆所谓药物化妆品（Cosmeceutical）是指含有活性制剂或具有疗效的药物制剂的化妆品。这类化妆品的使用大多是以卫生、美化和改善身体的不愉快气味等为目的，但又兼备以药品来防止或预防身体内部失调以及尚未达到病态与诊治程度的轻度皮肤异常。

（1）从广义上理解，添加了药物组分的化妆品统称药物化妆品。

（2）从本质上讲，药性化妆品不是药品，它只是一种护肤品。主要作用是润泽皮肤、保护皮肤，对于某些皮肤病也能起到一些辅助治疗的作用，如当归美容霜等。

◆当归中的蛋白质、氨基酸等各种营养成分有使人体皮肤变白细、增进皮肤健康、减慢皮肤衰老等功效，能达到治疗黄褐斑、雀斑等美容目的。也有以白芷、白及等配制的制剂，用以滋润皮肤，防止皮肤粗糙、皲裂。

（二）特点

从现代的意义理解，药物化妆品是化妆品发展的更高级的阶段。具体特点表现为：

（1）药物化妆品是特殊用途化妆品的组成部分，它具有功能性和临床意义的疗效性。

（2）药物化妆品是多学科结合部的产物，是先进的高科技产物。它是药物学、药理学、生物学、皮肤生理学，以及临床医学与化学、物理学、物理化学、调香技术（香料学）的结合。

（3）从广泛的意义，药物化妆品可满足人们对化妆品的需求，解决广大消费者由于问题性皮肤造成个人生活和心理的困境，让健康的心理，健康的肌肤，为人们健康的生活增添乐趣。

◆我国《化妆品卫生监督管理条例》把药物化妆品称为特殊用途化妆品，是指用于育发、染发、烫发、脱毛、美乳、健美、除臭、祛斑和防晒的化妆品。

◆此类范围的产品必须经国务院授权的卫生行政部门批准取得专项文号后方可生产上市。其他出现的名称有：药物化妆品、药用化妆品、疗效化妆品、治疗性化妆品及功能性化妆品等。

（三）其他国家的药物化妆品涵义

1. 日本　除药品、化妆品外，规定有"准药品"。

◆其中预防痤疮、皮肤粗糙、瘢痕、冻伤或对皮肤及口腔进行消毒杀菌为使用目的的制品中有：①药用化妆品；②药用牙膏等。

2. 欧美国家　近10年来频繁发现"cosmeceutical"一词，该名词是由"cosmetic"和"pharmaceutical"两个名词的前后各半所组成的，主要是指一些含有药物成分，具有一定特殊功效的化妆品，通译为药物化妆品，美国FDA对此类产品没有法规限定。

①美国食品、药物及化妆品条例（FDCA）中"化妆品"定义：

◆用于人体清洁、美化、促进魅力或改变容貌但不影响人体结构或功能的制品。

②"药品"定义　用于治疗或预防疾病或影响人体结构或功能的制品，其中OTC（非处方药）包括含氟牙膏、激素霜、遮光剂、止汗及止臭等。

3. 中国台湾　除药品、化妆品外，还有"含药化妆品"。

4. 其他国家　药品化妆品、药物美容等。

（四）药物添加剂的类型

药物化妆品的添加剂成分正从过去的单纯化学药物逐渐向天然产物发展。

1. 从功能上区分　主要的添加物有：抗菌剂、消炎剂、美白祛斑剂、防晒剂、生发剂、丰乳添加剂、减肥添加剂、祛屑剂、驱避剂、止汗祛臭剂、脱毛剂、抑制螨虫的添加剂、保湿剂、抗皱添加剂、角质层剥脱剂等。

2. 从来源上区分 添加成分有化学合成物、植物成分提取物、动物成分制备物、生物技术生产物、化学修饰物、矿物来源物质、海洋中提取物等。

◆随着"绿色"、"天然"概念的深入人心，越来越多的产品开始采用植物提取成分作为有效添加剂。

◆药物化妆品常见添加活性成分类别

类别	主要物质
α-羟基酸（果酸）	柠檬酸、乙醇酸、乳酸、苹果酸、丙酮酸、酒石酸
抗氧化剂	α-硫辛酸、L-抗坏血酸（维生素 C）、烟酰胺（维生素 B_3）、N-乙酰基葡糖胺、α-生育酚（维生素 E）、泛醌（辅酶 Q_{10}）
植物来源物质	绿茶提取物、阿魏酸、葡萄籽提取物
脱色剂（美白剂）	氢醌（即对苯二酚）、抗坏血酸、曲酸、光甘草啶
剥落剂	水杨酸、乳酸、乙醇酸
增湿剂（保湿剂）	尿素、甘油、硅油、凡士林、羊毛脂、丙二醇、山梨醇、聚乙二醇、乳酸钠、透明质酸钠
局部用寡肽	棕榈酰五肽
类维生素 A 类物质	维甲酸、视黄醇（维生素 A）、视黄醛
防晒剂	羟苯甲酮、阿伏苯宗、依茨舒、对氨基苯甲酸、胡莫柳酯、二氧化钛、氧化锌

第二节 皮肤结构及美容药物的透皮吸收

一、皮肤结构

皮肤覆盖于人体表面，与环境相互作用并适应环境，其结构功能复杂，是重要的边界器官，是人体外围有效的化学屏障和物理屏障。

◆**皮肤** 由外到内可分为表皮和真皮，并借助皮下组织与深部相连。

◆**皮肤附属器** 包括皮脂腺、汗腺、指（趾）甲等来源于胚胎发生时由表皮衍生的附属结构。

（一）表皮

（1）表皮位于皮肤最表层，厚度为 0.05～0.20mm，是角化的复层扁平上皮，在形态学上可分为角质层和活性表皮层。活性表皮又由透明层、颗粒层、棘层和基底层组成。

◆基底层位于表皮最深层，由单层矮柱状基底细胞组成。正常表皮的更新周期为28～30 天。

（2）表皮由角质形成细胞和非角质形成细胞组成。

◆角质形成细胞完成角化过程，而外用美容药物的透皮吸收直接与角化过程有关。

◆非角质形成细胞数目很少，如黑素细胞，大多位于基底细胞之间，少数分布在真皮，是皮肤中黑素生成的场所。

（二）真皮和表皮结合处

（1）基底膜　是表皮和真皮的分界，为多孔结构。

真皮中的液体和细胞成分容易通过基底膜进入表皮，维持其营养。

（2）表皮伸入真皮的部分为表皮突，真皮伸入表皮的部分为真皮乳头。

（三）真皮

1. **分布**　真皮位于表皮深面，厚度为 1 ~ 2mm。以颈部、背部和肩部等处较厚，而身体腹侧较薄。手掌和足趾面最厚，可达 3mm 以上。男性真皮要厚于女性。

2. **组成**　真皮主要由致密结缔组织组成，含有胶原纤维、弹性纤维和网状纤维，纤维间充以无定形基质。

3. **分型**　真皮可分为浅层的乳头层和深部的网状层。

◆真皮内含有大量水分和电解质，参与机体内的多种物质代谢和免疫活动。

◆真皮中分布有丰富的血管，药物透入后很快会被吸收进入血液循环。

（四）皮下组织

由疏松结缔组织和脂肪组织组成。皮肤借助皮下组织和深部相连。在透皮吸收过程中，皮下脂肪组织可作为脂溶性药物的储库。

（五）皮肤附属器

包括毛发（毛囊）、皮脂腺、汗腺和甲。

（1）皮脂腺和毛囊并存，通过导管开口于毛囊上部。

（2）汗腺包括小汗腺和大汗腺两种。

◆小汗腺　遍布全身各处皮肤，通过导管开口于皮肤表面的汗孔。主要通过排出汗液的方式散发热量，对调节体温起重要作用。

◆大汗腺　主要分布在腋窝、乳晕、外阴等处，开口于毛囊上段。其汗液分泌与体温调节无关。

（3）除手掌和足底外，人体表面均分布有毛发。

◆毛发露出皮面的角化部分为毛干，深入皮肤内的非角化部分为毛根，毛根外有毛囊包裹。

◆毛囊末端膨大成毛球，毛球底面凹陷，容纳毛乳头，毛乳头对毛发的生长起着诱导和维持作用。

（4）甲　包括甲体、甲床、甲根、甲母质等。

二、药物透皮吸收的途径

◆皮肤为一种亲脂性微孔膜，除小分子物质能够通过角质层外，各种微小囊泡，甚至亲水性可变形的微小物体，也能穿过皮肤屏障。

（一）表皮途径

是药物透皮吸收的主要途径。

（1）完整的表皮具有类脂膜特性，脂溶性药物以非解离形式透入皮肤，解离型药物难以透入。

（2）皮肤最外层角质层的细胞内部由相互交联的角蛋白丝构成，细胞间隙则充满排列成多双分子层的脂质。

◆细胞间脂质在体温下结构具备有序性，是透皮吸收的重要屏障。因此，药物透过表皮吸收的主要阻力来自角质层。

（二）经皮肤附属器透入

（1）真皮层中有毛发（毛囊）、皮脂腺和汗腺，它们直接开口于皮肤表面，这些开口可以成为局部应用药物的入口，特别是在面部，开口很大且数目众多。

（2）目前经皮给药的新剂型微乳剂就是经由毛囊开口透皮吸收。

◆微乳粒径与毛囊相近，选用与毛囊皮脂相容的油脂作为连续相制备的油包水（W/O）型微乳，可使一些水溶性大分子在微乳介导下穿透毛囊进入皮肤深部。

（3）皮肤附属器（皮脂腺和汗腺）　皮脂腺是药物透皮吸收的一种有效捷径，药物通过皮肤附属器的穿透速率要比表皮途径要快。

◆此外，外泌汗腺（小汗腺）经导管开口于皮肤表面，水溶性药物可经此渗入真皮，但吸收量极少。

（三）药物透皮吸收的基本过程

（1）药物首先通过皮肤附属器途径透入，当药物通过表皮吸收到达血液循环后，经皮吸收达稳态，此时附属器途径的作用可被忽略。

（2）对于表皮途径透过率低的药物，如一些离子型药物和水溶性大分子难以通过富含类脂的角质层，只能依赖附属器途径透皮吸收。

（3）此外，在离子导入的过程中，皮肤附属器是离子型药物透过皮肤的主要通道。

三、皮肤的美容分型

◆通常根据皮脂腺的分泌状况，在美容方面可把皮肤分为中性、油性、干性和混合性四种类型。

（一）中性皮肤

中性皮肤是最理想、最美观的皮肤类型。其特点是：

（1）皮肤厚度适中，纹理细腻，毛孔不明显，无堵塞状况，无粗糙和黏滑感。

（2）其水分含量和皮脂分泌量适中，皮肤可保持水油平衡。

（3）血液循环正常，富有弹性，不易出现痤疮、粉刺，对外界刺激有一定的抵抗能力。

（4）可随季节和年龄变化而有所改变，冬季干燥，夏季稍油腻。

（5）清洗后30分钟左右失去紧绷感。

（二）油性皮肤

指油性皮肤的皮脂分泌比较旺盛。其特点是：

1. 普通油性皮肤　其毛孔粗大，油腻光亮，不易出现干纹皱纹，对外界刺激抵抗力强。清洗后一般20分钟皮肤即可失去紧绷感。

2. 超油性皮肤　其皮脂分泌过于旺盛，堵塞毛孔，形成黑头和白头粉刺，甚至丘疹、结节、脓疱和脓肿型痤疮。

（三）干性皮肤

指皮脂分泌少，含水量低（<10%），pH≥6.5的皮肤。其特点是：

（1）皮肤白而薄细，毛孔不明显，无油腻，光泽度差。

（2）可见缺水干纹甚至蜕皮，对外界抵抗力差。

（3）清洗后一般40分钟才会失去紧绷感。

（四）混合性皮肤

是干性皮肤与油性皮肤的混合。

◆其特点是：在前额、鼻部、下颌等"T"形部位呈油性，眼周、面颊等部位为干性特征。日常护理需区别对待。

第三节　维A酸类药物

一、概述

（一）维A酸类药物的来源

维A酸类药物是一类天然存在的或人工合成的具有维生素A活性的视黄醇衍生物。本类药物的发现被视为皮肤病治疗学和美容药物学的一个新的里程碑。

◆治疗角化异常性皮肤病时，发现维生素A的治疗剂量接近中毒剂量，治疗剂量的维生素A常可导致皮肤和黏膜上皮的改变以及神经毒性和肝毒性。

◆近年来化学家们对维生素A化学结构进行了改造，得到许多维生素A的结构类似物，因为它们主要是维生素A酸的衍生物，所以，国内学者将其译为"维A酸类"。

◆迄今已合成了2500多种维A酸衍生物，第二代衍生物已广泛应用于临床，第三代衍生物亦已在临床中用于治疗各种角化异常性皮肤病、光老化性皮肤病以及多种皮肤肿瘤，并取得了较好的治疗效果。

（二）维A酸类药物的作用与用途

1. 药理作用　维A酸类药物能有效调节角质形成细胞的增殖与分化，抑制角化过程；并具有调节免疫、抑制皮脂分泌和抗炎等作用。

2. 临床用途　维 A 酸类药物被广泛地用于治疗多种皮肤病，其中对某些顽固性皮肤病具有显著疗效。

◆临床主要用于治疗银屑病、角化性疾病、痤疮、日光性皮肤病和美容治疗等，常采用局部外用给药途径，少数亦可口服。

（三）维 A 酸类药物的体内变化

（1）已知维生素 A（视黄醇）在体内几乎全部代谢分解，可被氧化成视黄醛，再进一步氧化成维 A 酸。

（2）它是正常上皮细胞增殖和分化所必需的物质，对正常上皮的形成、发育及维持起着重要作用。

（四）维 A 酸类药物的分类

分类	结构特点	代表药物
第一代非芳香维 A 酸类	通过改变维 A 酸基本分子结构中的极性基团而形成的不同化合物，结构中不含有芳香基团	维 A 酸、异维 A 酸、维胺酯等
第二代单芳香维 A 酸类	通过改变维 A 酸类化合物中环己烯环结构而形成，由于分子结构中含有单个芳香基团	阿维 A 酯、阿维 A 等
第三代多芳香维 A 酸类	通过改变基本结构的侧链部分而形成的，分子结构中含有多个芳香基团	阿达帕林、乙炔维 A 酸乙酯、芳香甲乙酯

二、维 A 酸类药物的基本作用

维 A 酸类药物具有多种生物学活性，如对细胞分化的影响，对角化过程的抑制，对皮脂生成的抑制，对扁平上皮化生的预防和逆转，免疫反应参数的改变等。

◆临床研究发现，该类药物对肿瘤和某些顽固性皮肤病也有较好疗效。

（一）参与调控表皮细胞的增殖、分化、凋亡

（1）维 A 酸可通过选择性作用于表皮细胞的终末分化阶段，使角质形成细胞平均体积减小，从而发挥抗增殖、抗角化作用。

（2）此外，还能调节细胞分化，使异常分化的角质形成细胞正常化。

（二）抗炎作用

1. 特点　维 A 酸类具有局部抗炎作用。

2. 机制　其机制主要是抑制环氧酶，减少炎症介质前列腺素（PG）的合成和释放，从而减少白三烯等的合成和释放，还可抑制炎性细胞的趋化作用。

（三）抑制皮脂腺分泌的作用

维 A 酸类可抑制皮脂细胞增殖和脂类合成，从而减少皮脂产生。

（四）免疫调节作用

维 A 酸作用于免疫系统的 B 淋巴细胞、T 淋巴细胞和巨噬细胞，对细胞免疫和体

液免疫均有调节作用。

（五）抗增生、抗肿瘤作用

主要通过特异的糖蛋白与肿瘤细胞发生接触，并以药物的毒性导致胞浆膜及胞浆内超微结构改变，使肿瘤细胞溶解。

（六）减少表皮黑素形成的作用

本类药物可抑制酪氨酸酶的活性而减少黑素的形成，并减少黑素小体输入角质形成细胞；还可通过角质松解和加快表皮细胞更新作用，使皮肤表面的黑素颗粒脱落。

（七）抗痤疮作用

维 A 酸类药物可抑制毛囊皮脂腺导管的异常角化、抑制皮脂分泌、抑制皮肤表面痤疮致病菌，从而发挥抗痤疮作用。

（八）治疗银屑病作用

各种维 A 酸类药物对银屑病均有效。目前国内使用最广泛，疗效最佳者为阿维A 酯。

（九）护肤养颜、抗衰老作用

维 A 酸可使皮肤柔嫩，皱纹明显减少，颜面斑状色素沉着消退，并雀斑减轻，黄褐斑消退，皮肤粗糙度降低，从而达到美容效果。

（十）抗扁平疣作用

全反式维 A 酸可用于治疗扁平疣、疣状表皮发育不良等皮肤病。

三、维 A 酸类药物的不良反应

（一）口服给药可能出现的不良反应有

（1）皮肤黏膜干燥瘙痒，唇炎、结膜炎、肌肉酸痛、大关节酸痛。

（2）血脂升高，肝、肾功能损害等，肝、肾功能异常者慎用。

（3）维 A 酸长期应用可引起骨质疏松、骨生成迟缓等，其发生率均低于 5%。

◆儿童与少年长期应用时，每 6～12 个月应作腰部与长骨的 X 线检查，平时可多食用含钙丰富的食品。

◆因可致儿童骨骺的过早闭合，所以 13 岁以下的青少年不宜口服给药。

（4）维 A 酸致畸率约为 25.6%，胚胎毒性表现为流产和死产。妊娠前 4 周及妊娠3 个月内应禁用此药。

（二）外用维 A 酸类药物的不良反应

◆特征性的不良反应为局部刺激症状，表现为红斑、脱屑、干燥、瘙痒、烧灼感、刺痛等。外用糖皮质激素可快速缓解此症状。

（三）药物警戒（维 A 酸类对精神活动的影响）

（1）有文献报道，从 1982 年异维 A 酸上市至 2000 年 5 月，美国 FDA 报告有 431

例服用异维 A 酸后发生精神异常，其中有 110 位患者出现精神抑郁，且有自杀倾向而住院，284 位患者精神抑郁未住院。37 位患者自杀。

（2）口服异维 A 酸对精神活动的影响与药物的使用时间相关，停药后或经心理治疗可使症状减轻，再次用药可使症状加重。

（3）鉴于痤疮是一种损容性疾病，面部的皮疹给患者生活、学习、工作和交际带来巨大的精神压力，因而有学者认为痤疮是一种心身疾病。

◆也有大量的报道认为痤疮本身也能引起患者不同程度的抑郁烦恼，甚至有自杀倾向和自杀行为。

◆故口服异维 A 酸后引发的精神异常，只能说明与异维 A 酸有一定的相关性，而无明确的因果关系。

（4）临床医生应警惕使用异维 A 酸出现精神抑郁的可能性，对于已有明确精神抑郁的患者，应避免使用该药治疗。

第四节　抗　炎　药

一、概述

（一）炎症的定义

炎症是指具有血管系统的活体组织对局部损伤所发生的一种以防御为主的组织反应。

（二）炎症发生的诱因

引起炎症的主要原因有：

1. **物理性因子**　如高温、低温、放射线等。

2. **化学性因子**　如强酸、强碱、内源性毒性物质等。

3. **生物性因子**　如细菌、病毒、真菌。

4. **免疫反应**　如过敏反应引起的鼻炎、荨麻疹等。

（三）参与炎症反应的成分

有来自血液的炎性细胞和补体、定位于结缔组织的肥大细胞、间质的成纤维细胞、血浆和细胞中的炎症介质（如组胺、5 - 羟色胺）等。

（四）炎症反应的症状

1. **炎症反应早期**　以变质和渗出为主，表现为局部组织的红、肿、热、痛及功能障碍。

2. **炎症反应晚期**　以增生为主，增生有助于受损组织的修复，对机体有利；但过度增生也会形成瘢痕，甚至影响器官的功能。

（五）在美容领域使用抗炎药的目的

（1）减轻炎症反应，缓解局部组织的红、肿、热、痛等症状。

（2）抑制过度增生，防治瘢痕。

二、常用药物

（一）非甾体类抗炎药

1. 乙氧苯柳胺（Etofesalamide） 化学名称为 N－（4－乙氧苯基）－2－羟基苯甲酰胺。临床外用其软膏剂。

（1）药理作用

①抗炎、抗过敏作用：本品为外用非甾体类抗炎新药。外涂可以：

◆抑制炎性介质（如组胺、5－羟色胺等）引起的皮肤毛细血管扩张、通透性增加，抑制炎性肿胀。

◆抑制炎性增殖过程中的肉芽组织增生。

◆抑制肥大细胞释放组胺等过敏介质。对Ⅰ型、Ⅳ型超敏反应有显著抑制作用。

②抗痤疮丙酸杆菌作用：体外试验表明本品有抗痤疮丙酸杆菌作用。

（2）适应证 对慢性湿疹、神经性皮炎、痤疮疗效显著。作用与氟轻松相似，但无糖皮质激素的不良反应；本品对皮肤瘙痒也有理想的缓解作用。

（3）不良反应 局部应用偶可引起痒、红、灼热、脱屑以及接触性皮炎等，但一般不影响治疗。

2. 吲哚美辛（Indomethacin）

（1）作用与机制

①通过抑制环加氧酶及抑制磷脂酶 A_2 的活性，从而抑制前列腺素等炎性介质的合成。

②抑制磷酸二酯酶，提高细胞内 cAMP 含量，稳定肥大细胞膜，抑制组胺等炎性介质的释放，并可抑制白细胞趋化及淋巴细胞增殖。

（2）适应证 皮肤美容科可采用乳膏剂局部外用，减轻炎症引起的红、肿、热、痛、瘙痒等症状。

◆用于防治过敏性皮炎、光敏性皮炎、日光晒伤等，也可用于缓解红斑狼疮、硬皮病、结节性红斑等疾病的症状。

（3）不良反应 外用制剂未见明显不良反应。

3. 丁苯羟酸（Bufexamac）

◆具有解热、镇痛、抗炎、抗风湿作用。

◆本品5%的软膏或霜剂可治疗急、慢性湿疹、接触性皮炎、银屑病、神经性皮炎等，也可用于缓解带状疱疹的疼痛，促进水疱干涸和表皮形成。

◆外用偶有局部疼痛或烧灼感，长期使用造成皮肤色素沉着。

4. 氟芬那酸丁酯（Butyl flufenamate） 为外用非甾体类抗炎镇痛药。

◆涂搽后经皮肤吸收，外用能明显抑制急性炎症及迟发型超敏反应，缓解皮肤的红、肿、疼痛、瘙痒等症状。

◆临床用于治疗湿疹、带状疱疹等，也可用于日晒红斑的治疗。

◆不良反应少，偶可引起酒渣样皮炎、口周炎及瘙痒、红斑等过敏反应；儿童、孕妇及哺乳期妇女不宜使用。

（二）甾体类抗炎药

糖皮质激素类（glucocorticoids）

1. 药理作用　糖皮质激素外用可透皮吸收，药理剂量时产生抗炎、抗免疫、抗过敏、抗毒、抗休克、刺激骨髓造血，兴奋中枢神经系统等广泛而复杂的作用。

2. 临床适应证　医学美容领域主要利用其抗炎、抗免疫、抗过敏和抑制增生作用，局部给药治疗多种影响美容的疾病。

◆包括：①皮炎类（如日光皮炎、神经性皮炎、接触性皮炎）；②湿疹；③痒疹类（如寻常痒疹、结节性痒疹）；④瘢痕及瘢痕疙瘩；⑤严重过敏性皮肤病；⑥其他：如结缔组织病、斑秃等。

3. 不良反应和注意事项

（1）长期外用糖皮质激素可引起局部皮肤萎缩、毛细血管扩张、色素沉着、类固醇性痤疮等，特别在皱褶多汗部位及面部更易发生。

（2）也可导致伤口愈合延缓、酒渣鼻、口周皮炎、多毛症、皮肤软组织感染等。

（3）长期大面积使用，可造成医源性肾上腺皮质功能不全。

（4）妊娠和哺乳期妇女、婴幼儿避免长期、大量局部使用。

（5）皮肤结核病、病毒感染、烧伤、冻伤等患者禁用。

（6）青光眼及白内障患者、面部及皱褶多汗部位等慎用。

第五节　延缓皮肤衰老的药物

一、概述

（一）定义

1. 皮肤自然老化　皮肤主要受生理功能衰退因素影响而逐渐出现自然衰老的过程，又称皮肤自然生理衰老，其较少受到外界不良因素刺激。

2. 延缓皮肤老化药　是一类可为皮肤提供适量的水分和油脂，以保持皮肤的水合状态和皮脂的完整性，并改善皮肤血液循环和组织细胞代谢而减慢皮肤老化进程的药物。

（二）皮肤老化临床表现

（1）皮肤表面干燥、粗糙、脱屑、沟纹加深、弹性降低、松弛，眼睑下垂和眼袋加重。

（2）皮肤灰暗、失去光泽。

（3）出现老年白斑或褐色斑，并逐渐加重，呈广泛性全身分布。

（4）皮肤表层血管逐渐暴露、扩张，皮肤可见红色细丝或片状红斑。

（三）皮肤老化的原因

（1）随着年龄的增长，表皮、真皮、皮下组织和皮肤附属器均出现衰老性改变，皮肤表面水脂乳化物含量减少。

（2）角质层的水合能力降低，角质层难以保持正常水分含量，从而使老年人的皮肤干燥、粗糙。

（3）真皮胶原纤维合成减少及弹力纤维变性、断裂而失去弹性，细胞间质透明质酸减少，也使皮肤变薄、失去弹性，干燥、产生皱纹、萎缩及松弛，表皮毛细血管扩张而呈现出皮肤老化的外貌。

二、常用药物

（一）促进表皮细胞生长药

主要有生长因子、蛋白及酶。

1. 生长因子（growth factor） 是存在于人体中的一种极微量的活性物质，应用于美容的主要有表皮生长因子（EGF）、碱性成纤维细胞生长因子（bFGF）、转化生长因子（TGF）、肝细胞生长因子（HGF）及胰岛素样生长因子（IGF）等。

◆目前已用于化妆品中的主要是表皮生长因子和碱性成纤维细胞生长因子。

（1）药理作用 生长因子与皮肤组织细胞的受体结合，激活腺苷酸环化酶和酪氨酸激酶等，引起广泛的生理效应。

①抗皮肤衰老：生长因子能促进表皮细胞的代谢、生长和再生，不断更新表层老化细胞，使细胞大小、形态和功能均趋于正常。

②改善皮肤颜色：生长因子能促进皮肤血管新生，使皮肤血管网、血流量增多，皮肤营养充足，从而使皮肤美白红润，呈现出活力与生机。

③消除暗疮和黑斑，抵御生物病原体对皮肤的侵袭。

④促进神经细胞生长：能促进神经细胞生长和神经纤维再生，迅速修复细胞，促进皮肤创面的修复，并缩短创伤愈合时间。

◆可使皮肤光滑、细嫩、不遗留色素异常和瘢痕。

（2）临床应用

①皮肤护理：可延缓皮肤老化，使用3周后，可使皮肤厚度增加，有弹性，细小皱纹变浅或消失，皮肤红润，有光泽。对减少鱼尾纹及改善黑眼圈效果显著。

②皮肤损伤：用于创伤性美容术后，如换肤、磨皮、纹眉、洗纹、祛痣和整形术后。

◆也可用于治疗一般性皮肤创伤、烧伤、皮肤溃疡等。

③面部局限性萎缩、皮肤发育障碍：应用本品后，使皮肤恢复弹性，改善面部局限性萎缩和皮肤发育障碍。

④美白、祛斑：减轻皮肤色素沉着，改善皮肤色素代谢，达到美白祛斑的目的。

⑤防晒及晒后修复：预防光老化、减轻晒后皮肤损伤及色斑生成。

⑥防治痤疮对预防痤疮发生和痤疮后瘢痕的形成具有较好的疗效。

（3）不良反应和注意事项

◆无毒、无刺激性、无致突变作用。

◆但 EGF 能使角化过度、bFGF 可使黑素增加，故使用时间不宜过长。

2. 蛋白质类药物

◆蛋白质是维持机体结构和功能的重要物质。蛋白质缺乏可出现消瘦、皮肤干燥、无光泽且易产生皱纹、毛囊角化等，儿童蛋白质缺乏还可见生长迟缓。

◆应用于美容的主要有胶原蛋白、水解蛋白、木瓜蛋白酶等。

（1）胶原蛋白（Collagen）

①来源：广泛存在于动物细胞中，是细胞外基质最重要的组成成分，也是动物结缔组织中最主要的一种结构性蛋白质。

◆主要存在于皮肤，是表皮的主要成分。亦广泛存在于肌肉、骨骼、牙齿、内脏等。

②药理作用

◆补充皮肤层内蛋白量，保持皮肤正常胶体渗透压，延缓皮肤老化。

◆促进表皮细胞的生长、分化及基底膜形成，参与和改善皮肤细胞的代谢，使皮肤中的胶原蛋白活性加强。

◆改善晦暗肤色、美白皮肤：可抑制酪氨酸酶的活性，减少黑素的生成。

③临床应用：本品常与生长因子配合使用。

◆皮肤护理：长期使用可使皮肤柔软，消除皮肤皱纹，修复皮肤瘢痕、淡化色斑等。

◆皮肤损伤：配合生长因子一起使用，可加速损伤部位的皮肤修复，使皮肤细嫩。

◆面部局限性萎缩和皮肤发育障碍：可通过补充皮肤组织胶原蛋白，使皮肤恢复弹性。

◆注射除皱，矫正面部不对称：对老年人的眉间纹、颧纹、鼻唇沟过深有良好的改善作用。对面部畸形，也可注射矫正。

（2）水解蛋白（Protein hydrolysate）常用于美容的水解蛋白制剂多为酶水解酪蛋白、动物血浆或卵蛋白提取物制成的化妆品原料。

①作用和应用

◆改善皮肤营养，促进新陈代谢，并增加皮肤含水量，营养和润泽皮肤。

◆还可提高核糖体活性，对损伤的核糖体有修复作用，促进皮肤细胞再生。

◆延缓皮肤老化，减轻或消除皱纹和眼袋。可用于润肤、美肤、除皱和除眼袋等。

②不良反应：外用无不良反应的报道。

（3）胶原水解物　胶原水解物是用先进的生物工程技术制备的胶原的最小单元——胶原三肽（CTP），具有保湿、促进胶原及透明质酸合成的作用，药物制剂由猪皮或鱼皮提取。

◆将 CTP 可加至化妆品或外用药物制剂中应用，是用途广泛的新型原料，临床用于：

①改善皮肤弹性，减轻皱纹；

②皮肤保湿：含 CTP 的用品，保湿作用更稳定而明显，优于传统工艺生产的胶原和胶原肽，使皮肤变得柔软、滋润、富有弹性；

③改善皮肤皲裂：使用安全。

3. 酶类

（1）木瓜蛋白酶（Papain）：取自未成熟番木瓜的果实，是含巯基（—SH）的肽链内切酶，具有蛋白酶和酯酶的活性。

①药理作用

◆提高皮肤的再生能力：本品能催化蛋白质合成，促进成纤维细胞增生，增强皮肤弹性；可祛除老化角质，延缓皮肤老化。

◆消除异常色素沉着、美白皮肤：本品可加速皮肤色素分解代谢和老化角质细胞的脱落和更新，增白皮肤。

②临床应用：以乳酸和木瓜蛋白酶为主要成分组成换肤乳剂。用于：

◆改善皮肤松弛和皱纹：使皮肤润滑而富有弹性，有持久的美容抗衰老效果。

◆消除异常色素沉着，促进皮肤新陈代谢，加速色素分解，消除痤疮遗留的色素。

◆表浅烫伤瘢痕。

◆可增白皮肤，改善皮肤粗黑晦暗。

③不良反应：外用温和、安全而无刺激性。

（2）超氧化物歧化酶（Superoxide dismutase，SOD）　存在于皮肤细胞、红细胞及其他组织细胞内。药用制剂是由哺乳动物的红细胞、肝和其他组织分离而得。

①药理作用　除皱、消除粉刺、抗炎、预防、减轻和消除皮肤色素沉着作用。

②临床应用　常用于：

◆粉刺、雀斑、黄褐斑、老年斑、粉刺沉积斑等。

◆某些皮炎，如皮肌炎、红斑狼疮等。

◆含 SOD 复合牙膏可治疗牙龈炎、牙周炎等。

（二）保湿剂

1. 防止水分蒸发的保湿剂

（1）脂类：脂类（Lipid）是脂肪酸和醇生成的酯及其类似物的总称，包括简单脂质和复合脂质。用于润肤、养肤的有糖脂类如甘油糖脂、硫脂、胆固醇糖脂等，以及磷脂类如甘油磷脂、磷脂酰肌醇、髓鞘磷脂、酰基鞘氨醇、角质脂质等。

①作用与应用

◆增加皮肤含水量：脂类是多种化妆品的主要基质原料，如霜剂、乳剂、膏剂、香波等。其对皮肤有维持皮肤含水及屏障功能。增加皮肤中脂类含量，可减少皱纹，使皮肤润泽、亮丽。主要用于护肤和美肤。

◆减轻皮肤角化：外用脂质，可防治大疱性鱼鳞病样红皮病、非红斑性板层状鱼鳞病和黑头粉刺等。

②不良反应　本类药物配成的乳剂、洗剂或软膏等外用，未见不良反应的报道。

（2）脂肪酸类　分为饱和脂肪酸和不饱和脂肪酸，其中不饱和脂肪酸对机体最为重要。

①脂肪酸（fatty acid）是人体必不可少的营养成分之一。缺乏必需脂肪酸，可导致皮肤鳞屑增多、皮肤变薄、加速皮肤的衰老。

②用于延缓皮肤衰老的脂肪酸类药物主要来源于多元不饱和必需脂肪酸，包括三酰甘油。

（3）油类　常用的动、植物油有鲸油、肝油、鱼油、水貂油、月见草油、杏仁油等。

◆油类具有营养皮肤、清洁皮肤、保护皮肤并减少皮肤表层水分的蒸发，防止皮肤干燥或皲裂等作用。是护肤化妆品的基质原料。

2. 吸湿性保湿剂　可提高皮肤的水和能力，补充皮肤水分，减少皮肤水分的丢失。

（1）黏多糖　存在于人和动物结缔组织、动物和植物的黏液中，又称氨基葡聚糖。

①药理作用　保持细胞间的水分：外用后能使皮肤的弹性和柔软性增加。

◆促进胶原纤维成熟并引导纤维的排列方向：使其间的水分子不移动，保持细纤维之间稳定，使皮肤保持平整及光滑状态，并形成胶质。

◆抑制皮肤角化　使皮肤变得润泽而光滑。

◆抗排异作用　高分子量的透明质酸能抑制宿主对移植组织的排异反应，延长移植组织的存活时间。

◆促进毛发生长　黏多糖类有促进毛发生长的作用。

②临床应用　除皱、滋润和营养皮肤、治疗角化性皮肤病、异体皮肤移植、并用于治疗脱发、护发和养发。

（2）透明质酸（HA）　是葡糖胺聚糖（GAGs）的主要组成成分，为组织基质中具有限制水分及其他细胞外物质扩散作用的重要成分。

①作用及应用

◆保持皮肤水分，使皮肤光滑、细嫩　HA用于配制化妆品，有良好的保湿效果。HA还有吸湿性润肤作用，使皮肤保持湿润，感觉舒适。

◆填充美容　HA的减少可使面部皮肤老化并出现皱纹，局部组织吸收萎缩而产生凹陷，在面部皱纹或凹陷部位注射HA，可起到填充美容作用。

◆抑制瘢痕　临床上可将HA注射于面颈部外伤及手术后的创面局部，也可用HA

软膏外敷，治疗增生性瘢痕，效果良好。

◆防晒和美白　HA 有吸收紫外线的作用，也可抑制酪氨酸酶活性，减少黑色素合成。临床可用于配制防晒和美白化妆品。

②不良反应与禁忌　发生率较低。过敏反应发生率较低，但仍需做过敏试验。

◆瘢痕增生体质、免疫治疗期间、自身免疫性疾病、过敏性疾病及对透明质酸钠过敏者禁用。

（3）芦荟提取液

①本品含有多糖类、糖醛酸及其衍生物氨基糖，具有增强皮肤角质层的吸附和结合水分子的能力，可增加皮肤角质层含水量，使皮肤光滑、柔软、有弹性。

②还有皮肤美白、祛斑及防晒作用。

③含有芦荟的化妆品常用于美白皮肤、防晒护肤，也用于黄褐斑、雀斑、痤疮等治疗

◆极少数人用后可引起接触性皮炎，发生时可口服 H_1 受体阻断药、外用 3% 硼酸液冷湿敷治疗。

3. 修复角质细胞的保湿剂　主要是鲨烯（Squalene）类。

（1）特点

①鲨烯是从生活在无污染的深海中的鲨鱼肝中提取的含有 6 个双键的不饱和脂肪酸，鲨烯是人体皮肤和皮脂的重要组成部分。

◆如果人体烯类物质不足，就会导致皮肤粗糙、失去弹性和过早老化。

②本品的烯键有很强的携氧能力，可促进皮肤呼吸和新陈代谢，促进表皮再生和更新，使皮肤年轻化。

（2）药理作用

①软化皮肤、消除皱纹、使皮肤光亮润滑：鲨烯分子量小，可快速渗透并广泛分布到皮肤组织深部，可使皮肤软化并呈现光亮润滑。

②促进皮肤呼吸和再生、使皮肤年轻化：本品不易遭受自由基的破坏，且具有很强的自由基清除能力，涂在皮肤表面可保护皮肤细胞。

③皮肤保湿：涂在皮肤表面，可形成一层保护膜，防止水分蒸发，产生良好的润肤作用。

④增强心血管系统功能和强身养颜：主要是由于鲨烯能提供充足的氧气，增强心肌代谢，促进新陈代谢，从而产生良好、持久的美容抗老化作用。

⑤促进伤口愈合：由于本品具有激活皮肤细胞，促进新陈代谢，加快伤口愈合的作用。

（3）临床适应证

①美容护肤：主要应用于：

◆按摩用品：可以直接作按摩油使用。也可和高级醇、单甘酯、乳化剂配合，制成水包油型按摩乳。

◆护肤用品：本品和保湿剂甘油、山梨醇、乳酸钠、乳化剂等配合，可以制成保湿率高达40%以上的高保湿护肤品。

◆特殊化妆品：和一些抗衰老的药物配合，可制成祛皱霜等，具有显著的效果。

②强身养颜、防治疾病：本品全身用药具有保健功能，可用于强身养颜以及防治某些疾病，如头晕、头痛、消化性溃疡、各类肝炎及糖尿病等。

（4）不良反应：无刺激性，不引起过敏反应，也不留下油腻感。

（三）改善微循环的药物

1. 药理作用　主要是舒张皮肤毛细血管，增加其血流量，促进血液循环，改善皮肤血液供应，并加速皮肤营养物质和水分的吸收。

2. 主要药物

（1）银杏叶提取物（GBE）

①有效成分：含异鼠李素、山奈酚、槲皮素、芸香苷、槲皮苷、白果双黄酮、白果萜内酯A、白果萜内酯B、白果萜内酯C、儿茶素等成分。

②药理作用：扩张血管、降低血液黏滞度及阻止血小板聚集，改善皮肤血液供应，增加皮肤营养，延缓皮肤老化。

◆还可调节血脂，提高高密度脂蛋白含量，降低三酰甘油以及血清胆固醇，常用于防治高脂血症、动脉粥样硬化、心脑血管疾病等。

（2）红花（Safflower）

①有效成分：红花油中富含亚油酸、油酸、豆蔻酸、棕榈酸以及丰富的维生素E。

◆其中亚油酸含量高达84%，居食用油之冠。

②药理作用：红花油外用可扩张血管，改善血液循环，促进皮肤新陈代谢，有利于表皮细胞的再生，对抗氧自由基，延缓皮肤衰老。

◆还可预防冻伤。还用作抗氧化剂和维生素A、D的稳定剂。

◆食用有降血脂和血清胆围醇、防止动脉粥样硬化的作用，是高级营养油和烹饪油。

（3）蚯蚓提取物

①有效成分：含多种蛋白质、氨基酸，天然的维生素A、B、C、D、E等和多种醇。

②药理作用：可扩张毛细血管，抑制血小板聚集，还可以促进成纤维细胞的增殖和合成胶原的能力。

◆同时，本品可提高机体免疫功能，促进老化细胞再生，修复受损细胞，改善衰老皮肤的生理功能；使皮肤细腻、光滑、美白。

◆并可在皮肤表层形成一种天然保护膜，防止水分蒸发。用于养肤、护肤。

（4）白桑树精华

◆白桑树精华与红花相似，可促进微循环，改善皮肤营养，有良好的美白作用。

◆用于护肤，改善肤色。

第六节 防 晒 剂

一、概述

（一）日光的组成和生物学作用

1. 分类 日光可分为：

（1）紫外线：UV，波长为 200~400nm，其又可分为：

①短波紫外线：UVC，波长为 200~290nm。

②中波紫外线：UVB，波长为 290~320nm。

③长波紫外线：UVA，波长为 320~400nm。

（2）可见光线：波长为 400~800nm。

（3）红外线：波长为 800nm 以上。

2. 作用 不同的 UV 生物学效应不同。

（1）日光中主要是 UVB 和 UVA 的辐射引起皮肤病变。红外线也可引起皮肤病变。

（2）UVC 经过大气同温层时，被臭氧层吸收而达不到地面，对人体无害。

◆而 UVB 长期照射，可引起皮肤光老化、免疫抑制和皮肤肿瘤。

◆UVA 的强烈照射，也可产生皮肤红斑和血管损伤，诱发皮肤癌。

（二）防晒剂的定义

1. 防晒剂（Sun screens） 是能预防和治疗日光照射引起的皮肤及其附属结构损伤的化学物质，按其使用方法可分为外用和内用两大类。

2. 防晒指数（Sun protection factor，SPF） SPF 可定义为：涂与不涂防晒剂时，UV 引起红斑所需最小剂量的比值。即 SPF = MED（使用防晒剂防护皮肤）/MED（未防护皮肤）。

◆MED（Minimal Erythema Dose）：指在皮肤上产生红斑所需的最小剂量。

◆SPF 是评价防晒剂防止 UVB 晒伤作用的一个重要指标。

二、防晒剂的药理作用及临床应用

（一）防治皮肤光老化的作用

合理使用防晒剂可有效预防皮肤光老化的发生，并可以治疗光损伤。

◆防晒剂可以防止或减轻 UV 照射对皮肤的损伤，并防止受损害皮肤进一步损伤，还有利于损伤修复。

◆防晒剂的 SPF 越高，使用越早，对皮肤的保护作用越有效。

（二）防治某些与日晒相关的疾病

日光是许多皮肤病的主要致病因素。

◆晒前涂以防晒剂可有效预防临床上所见的日晒伤（日光皮炎）。

◆也可预防其他由日光直接引起的光毒性或光变态反应皮肤病，如多形性日光疹、日光性荨麻疹、光线性药疹、卟啉病等急性发作。

◆以及由日光照射而诱发或加重的某些皮肤病，如红斑狼疮、水疱大疱性皮肤病等。

（三）预防日晒引起的免疫抑制

（1）UVB 照射可抑制被照射的局部和系统免疫反应，其抑制程度与照射剂量相关。

（2）防晒剂外用能防护局部和全身的免疫抑制，其防护作用与防晒剂吸收光谱的广泛性具有密切相关性。

◆吸收光谱范围越广，防护效果越好，反之则差。

◆防晒剂防护全身性免疫抑制的作用小于防护炎症的作用。

◆只有应用 SPF 高的广谱防晒剂且剂量（浓度）高于防护炎症时，才能防护全身性免疫反应的抑制。

（四）预防日晒引起的皮肤癌

UV 照射可引起皮肤癌。

（1）当暴露部位长期处于 UV 的照射时，可增加发生皮肤癌的危险性。

◆如出现光化性角化病（为癌前病变），还可引起基底细胞癌、鳞状细胞癌以及恶性黑素瘤等。

（2）有规律地使用防晒剂能抑制癌前皮肤损伤，可明显减少皮肤癌的发生。

◆其抗皮肤癌的机制为：①预防 UV 照射引起基因突变；②预防 UV 照射引起的免疫抑制。

三、常用防晒剂

（一）外用防晒剂

1. 外用遮光剂

（1）物理性遮光剂（紫外线散射剂）

①定义　是能反射光线的一些不透明的无机物质。

②作用　可在皮肤表面形成阻挡层，以防 UV 直接照射到皮肤上，通过对紫外光的反射或散射作用，减少 UV 对皮肤的侵害，进而对皮肤起保护作用。

③常用制剂　二氧化钛（TiO_2）、氧化锌（ZnO）、滑石粉、高岭土、白陶土等。

④优点　有着很好的安全性和稳定性。

⑤缺点　是其不自然的颜色，在皮肤上呈现白色及留有固态黏稠团，因而使用起来有一定的局限性。

（2）化学性遮光剂（紫外线吸收剂）

①定义　是能吸收高能量 UV，并使其转变为热能或无害的低能辐射而释放出来，从而减少 UV 对人体伤害的物质。

②作用　化学性遮光剂可吸收使皮肤产生红斑的 UVB，也可部分吸收使皮肤变黑的 UVA，从而可防护日晒伤或黑斑。

③常用的化学性遮光剂有：

◆对氨基及其酯类、邻氨基苯甲酸酯类、水杨酸酯类、肉桂酸酯类。

◆二苯甲酮类、二羟丙酮、三嗪类（是一类新型的 UV 吸收剂，吸收率较高，是醇溶性和油溶性 UVB 吸收剂）。

◆苯并三唑类（广谱防晒剂）、樟脑衍生物类、甲烷类（是一类高效 UV 吸收剂）等。

2. 外用维 A 酸类

（1）全反式维 A 酸

①特点　外用的 0.05% 全反式维 A 酸（All – trans retinoic acid）润肤霜是目前唯一被美国 FDA 批准的可用来预防和治疗皮肤光老化的药物。

②作用和应用　主要用于皮肤光老化的预防和治疗。

◆患者经维 A 酸类（Retinoic acids）治疗一定时间后，可明显改善皮肤的细小皱纹、粗糙度、松弛度和点状色斑。

③机制　通过抑制角朊细胞转录因子、抑制异常弹性纤维的合成、增加胶原纤维合成而产生作用。

④不良反应　维 A 酸类局部应用，对皮肤有刺激性，如产生红斑、皮炎、干燥、脱屑、瘙痒、烧灼感等，应及时停药。

◆对颜面干燥者，为降低刺激性，宜于洁面后 20~30 分钟使用。

◆勿用于口、鼻和眼黏膜。维 A 酸类也可能增加皮肤的光敏性，最好在晚上单独使用。

（2）异维 A 酸　疗效与维 A 酸相似，刺激性较小。可用于治疗皮肤光老化。

（3）他扎罗汀（Tazarotene）：为目前最有效的第三代外用维 A 酸类药物之一，主要用于治疗皮肤光老化。

3. 外用抗氧化剂

（1）特点　进入皮肤，形成抗氧化剂储库，产生防护作用。与一般防晒剂相比，外用抗氧化剂在日光防护中更有效。

（2）作用　抗氧化剂局部外用，对 UV 照射引起的皮肤急性和慢性损伤均有防护作用。

（3）常用的外用抗氧化剂有：

①茶多酚类（TP）　是绿茶中含有的多羟基酚类化合物的总称，其中以黄烷醇类物质（儿茶素）最为重要。

◆具有防晒作用、抗氧化作用（茶多酚类外用或内服均可有效延缓皮肤老化）、抗菌作用及抗肿瘤作用。

②维生素 E　局部外用维生素 E 可防护 UV 照射诱导的皮肤免疫抑制、DNA 氧化损伤及皮肤的急慢性损伤。

③维生素 C（Vitamin C）　有多方面的药理作用和临床应用，与美容相关的药理作用为：本品具有防止光损害的作用。

◆局部单独外用维生素 C，易被皮肤吸收，使皮肤中维生素 C 含量增加，产生明显的对光损害的保护作用。

◆外用维生素 C 可明显改善光损害，减轻皮肤皱纹与粗糙感、改善皮肤松弛以及苍白或枯黄的表现。

④抗坏血酸 2－O－α－糖苷　本品可人工合成，性质较抗坏血酸稳定。

◆本品外用具有明显的预防 UV 照射所致皮肤色素沉着的作用，并可减轻照射引起的皮肤红斑、角质层下水疱、细胞内和细胞间水肿、部分基底层液化变性、基底层及棘层细胞核固缩等。

◆用于防治皮肤色素异常沉着性疾病和日晒伤。

⑤辅酶 Q_{10}　是一种类似维生素的营养物质，也是皮肤细胞活性物质转换所必需的成分。

◆一般在 30 岁后辅酶 Q_{10} 的含量就开始明显减少，导致皮肤皱纹增加、皮肤老化、心肌缺氧、疲劳等。

◆长期使用辅酶 Q_{10} 能够有效防止皮肤光老化，减少眼部周围的皱纹，并能渗透到皮肤生长层，减弱光子的氧化反应，保护皮肤免受损伤。

◆本品主要用于预防和治疗皮肤光老化性损伤，添加于化妆品中，使肌肤紧致光滑，柔软透明，弹性靓丽。

⑥乙酰半胱氨酸（Acetylcysteine）　为含硫醇基的化合物。

◆本品可防止全身性光免疫抑制，并能防止 UVB 照射后表皮 DNA 的改变，也能加速色素的形成过程。

◆本品外用可防治由 UVA 和 UVB 导致的皮肤光老化。

4. 角质剥脱剂

（1）α－羟酸类（AHAs）　又称果酸类，是一系列在 α 位有羟基的羧酸的统称。

①特点　分子结构简单、分子量小、分子中含有多个羟基，因此有较好的水溶性和强渗透性，可使皮肤的真皮乳头层结缔组织变薄，使胶原纤维和弹力纤维增加，从而祛除皮肤早期皱纹及色斑，对皮肤有一定的修复作用。

②种类　包括甘醇酸、乳酸、苹果酸、柠檬酸和酒石酸等。

③应用　可用于多种皮肤病的治疗以及化妆品添加剂。在美容方面有着多方面的药理作用和用途。

◆临床可用于防治皮肤光老化，如治疗日光性角化病和日晒后的色斑。

④不良反应　α-羟酸类对皮肤可产生刺激作用。

◆轻者皮肤出现潮红、紧绷和不适；较严重者可发生皮炎，出现皮肤潮红、水肿、渗出、脱屑等。

◆因此，在使用α-羟酸类药物时，应从低浓度开始，同时避开皮肤薄嫩处如眼、口唇，避免刺激而产生蜕皮现象。

⑤注意事项及禁忌

◆使用后勿长时间日光照射，以避免紫外线对皮肤的损害以及可能引起的皮肤癌。

◆敏感性皮肤尽量不用或少用，严重的面部毛细血管扩张症患者应慎用。

◆对α-羟酸类过敏或紫外线过敏史者、细菌性皮肤和皮肤癌患者禁用本品。

（2）β-羟酸类　主要是从天然植物如柳树皮、冬青叶和桦树皮中提取出来的一类脂溶性新一代果酸。

◆其特点是：与皮肤的亲和力和渗透力更强，并有缓释作用，其使用浓度是传统果酸的1/5，温和高效。

（二）内用防晒剂

1. ω-3-脂肪酸

（1）来源　为来自于深海鱼油中的动物脂肪，富含多种不饱和脂肪酸。主要有二十碳五烯酸（EPA）和二十二碳六烯酸（DHA）。

（2）作用　近年发现有良好的防光损伤的作用，用于多形性日光疹患者时，可使UVB的MED值明显增加。

◆临床用于防治皮肤光老化、日晒伤和多形性日光疹等光敏性疾病。

（3）不良反应　较少。儿童过量服用可导致性早熟，应加以注意。

2. 抗氧化药　β-胡萝卜素。

（1）来源　β-胡萝卜素（β-carotene）在许多天然食物中如绿色蔬菜、甘薯、胡萝卜、木瓜、南瓜、芒果等含量丰富。

（2）分类　药用的β-胡萝卜素可分为天然与化学合成品两种。

（3）作用与应用

①胡萝卜素是一种抗氧化剂，具有解毒作用，是维护人体健康不可缺少的营养素。

◆在抗癌、预防心血管疾病、治疗白内障及抗氧化方面有显著的功能。

◆并能防止老化和衰老引起的多种退化性疾病。

②本品还具有明显的抗过氧化性损伤的作用，是公认的良好防晒剂。

◆用作口服防晒剂，也可用于治疗光敏感性皮肤病，尤其适用于红细胞生成性原卟啉病。

（4）不良反应　大量摄入胡萝卜素可使血中胡萝卜素水平增高，发生胡萝卜素血症。

第七节　皮肤增白药

一、概述

（一）定义

1. 皮肤黑素单位　人的表皮和真皮交界处有黑素细胞，其细胞质内有一种特殊的细胞器，称为黑素体，在黑素体内可合成黑素。

2. 色素沉着增多性疾病　当黑素沉着于表皮时，呈黑色或褐色，在真皮上层呈灰蓝色，在真皮深层呈青色。表现为：

（1）黑素细胞活性增加　导致的疾病为①遗传性雀斑、种族性黑皮肤；②继发性的改变，如 UV 和 X 线照射、内分泌改变所致的黄褐斑和妊娠斑；③炎症后色素沉着。

（2）黑素细胞数目增加　导致的疾病有色痣、咖啡斑和黑痣等。

3. 皮肤增白药　主要是通过干扰黑素的生物合成，减轻皮肤色素沉着，增白皮肤的药物。

（二）皮肤增白药的应用

临床主要用于治疗色素沉着增多性疾病及美白皮肤。

◆角质剥脱药如硫黄、水杨酸等，可使角质层脱落，促进或缩短表皮细胞更替，从而加速黑素的移行并随角质一并脱落。也可外用治疗色素沉着增多性疾病。

（三）皮肤增白药物的分类

分类		代表药物
酪氨酸酶抑制型皮肤增白药	酚类	氢醌、氢醌单戊酸酯、熊果苷、壬二酸
	酪氨酸酶酮离子螯合剂	曲酸及其酯化物
	阻止酪氨酸酶向前黑素体转移的药物	葡萄糖胺类（葡萄糖胺及其衍生物）
	改变前黑素体超微结构的药物	五癸烯酸
	促进酪氨酸酶蛋白降解的药物	不饱和脂肪酸
	竞争性酪氨酸酶抑制剂	氨甲环酸、氨甲苯酸
	其他	光甘草定、胎盘提取物
非酪氨酸酶抑制型皮肤增白药	抗坏血酸及其衍生物	维生素 C
	角质溶解剂	α-羟酸类、维 A 酸类、水杨酸
	抑制黑色素细胞增殖药	内皮素受体阻断剂
	其他	过氧化氢、山梨酸钾

二、部分药物简介

（一）酪氨酸酶抑制型皮肤增白药

1. 氢醌（Hydroquinone）　分子较小，易扩散进入黑素细胞的黑素体内。

（1）药理作用　氢醌具有明显的皮肤脱色作用。

（2）作用机制　由于氢醌与酪氨酸酶的底物酪氨酸相似，可竞争性抑制该酶活性，从而抑制黑素合成。

（3）临床应用　黄褐斑、雀斑、色素性化妆品皮炎、里尔黑变病；特发性多发性斑状色素沉着症、炎症后色素沉着、色素性玫瑰糠疹等色素沉着性皮肤病。

（4）不良反应　氢醌制剂外用可产生红斑、脱屑、瘙痒和刺痛感等刺激性皮炎症状。

◆也可产生接触过敏性皮炎和炎症后色素沉着，上述不良反应均可在停药后恢复正常。

◆长期广泛使用高于3%浓度的氢醌，可能导致严重的和不可逆的外源性褐黄病。

2. 熊果苷（Arbutin）　是从杜鹃花科植物熊果的叶中分离得到的一种单体物质，具有脱色作用，是氢醌的一种天然存在形式。

（1）作用　本品具有减少皮肤色素沉着和增白皮肤的作用。其抑制黑素合成的效果强于曲酸和抗坏血酸。

（2）适应证　临床用于治疗黄褐斑和增白皮肤。

（3）不良反应　本品是天然的葡萄糖苷，外用无毒副作用。

3. 壬二酸（Azelaic acid，AZA）

（1）作用　①皮肤增白作用②抗恶性黑素瘤作用③抑制角质形成细胞增生④抗菌作用。

（2）作用机制　壬二酸可阻止酪氨酸酶蛋白的合成，从而抑制酪氨酸酶活性，干扰黑素生物合成。

（3）临床应用　①皮肤色素沉着过多症②恶性雀斑样痣和恶性黑素瘤③痤疮④酒渣鼻。

（4）不良反应　少数患者在外用霜剂初期时，可有轻度、短暂的皮肤刺激和皮肤干燥，但继续用药可逐渐消退。

4. 葡萄糖胺类　本类药物均有脱色素作用，可减轻异常色素沉着。

◆作用机制是通过干扰酪氨酸酶－Ⅲ（T_3）蛋白在高尔基复合体的糖基化，并阻止活性酶分子向前黑素体转移而抑制该酶活性。

◆可用于增白皮肤型疗色素异常沉着性疾病。

5. 不饱和脂肪酸　临床用于防治某些老年性疾病、延缓衰老、健身美容。

◆在皮肤美容方面，可抑制黑素合成的作用，并能使 UVB 诱导的色素沉着斑减退，其中尤以亚油酸的脱色作用最明显，可用于防治色素性皮肤病和增白皮肤。

6. 氨甲环酸　为止血药。

◆在美容方面，本品有减轻皮肤过度色素沉着，增白皮肤的作用。

◆其作用机制在于抑制酪氨酸酶活性，减少黑素的合成。

◆用于治疗黄褐斑，合用维生素 C 和维生素 E 可明显提高疗效。

7. **光甘草啶（Glabridin）** 又名甘草黄酮，是光果甘草萃取物疏水部分的主要活性成分。

◆通过抑制酪氨酸酶活性及抑制细胞脂质过氧化损伤从而减少黑素合成。

◆可提高血清 SOD 活力提高，使丙二醛（MDA）生成量减少，抗应激能力增强。

◆临床用于治疗多种色斑，如黄褐斑、妊娠斑、蝴蝶斑等。

◆与维生素 E 合用，可提高疗效。

8. **胎盘提取物**

◆本品能抑制酪氨酸酶的生物合成，加速黑素细胞的角质化。

◆还能促进细胞新陈代谢，增加血液循环，还有防晒、保湿和抗皱的作用。

◆临床用于增白皮肤、防治日晒、皮肤保湿、减轻或祛除皱纹。

◆也用于"换肤"、化学剥脱、激光、磨削术后的皮肤修复和护理。

（二）非酪氨酸酶抑制型皮肤增白药

1. **α–羟酸类（AHAs）**

（1）作用 ①消除皮肤异常色素沉着；②改善皮肤颜色，使皮肤美白、红润。

（2）应用 可作化妆品原料使用，发挥抗皱、延缓皮肤衰老和美白祛斑功效。

2. **水杨酸（Salicylic acid）**

（1）作用 低浓度时（1%~2%）有角质形成作用；中浓度（5%~10%）时有角质溶解作用。

◆涂于皮肤可使表皮角质层黏附性减弱，表皮脱落，黑素颗粒也同时脱落，减轻皮肤异常色素沉着，使皮肤美白、细嫩。

（2）应用 临床用于化学剥脱术，治疗如下疾病：

①色素性皮肤病 如黄褐斑、炎症后色素沉着、雀斑样痣和文身；

②光老化性疾病 如日光性角化、日光性弹力纤维变性等；

③皮肤皱纹，痤疮、酒渣鼻、浅表瘢痕、皮脂腺增生和睑黄瘤等。

3. **内皮素受体阻断剂**

◆在美容方面，内皮素受体阻断剂可阻断黑素细胞的内皮素受体，阻断受体介导的信号传递，进而抑制由蛋白激酶（PKC）途径引起的酪氨酸酶活化和细胞内 cAMP 增加，而发挥抑制色素沉着的作用。

4. **过氧化氢（Hydrogen peroxide）**

◆临床上主要用于增白皮肤，治疗黄褐斑和雀斑等色素沉着性疾病。

◆也用于漂白牙齿、冲洗或湿敷创面、消毒或灭菌。涂在毛发部位，毛发会脱色而变黄。但浓度过大时对皮肤黏膜有腐蚀性。

第八节　治疗痤疮的药物

一、概述

（一）痤疮的定义

痤疮是一种毛囊皮脂腺的慢性炎症性病变，好发于颜面、胸、背部等富含皮脂腺的部位，主要以粉刺、丘疹、脓疱、结节、囊肿及瘢痕等多种损害为特征，是美容皮肤科常见的病症之一。

（二）痤疮发病的特点

多发于青春期男女，常伴皮脂溢出，青春期过后往往自然痊愈或减轻。

（三）痤疮产生的病因

痤疮的发生原因较多，发病机制也比较复杂，其中认为主要与以下有关：

1. 内分泌影响及皮脂分泌增加　青春期雄激素睾酮分泌增多，在皮肤内可转化为二氢睾酮（DHT），DHT与皮肤附属器上的雄激素受体结合，刺激皮脂腺增生、皮脂分泌增加。

2. 毛囊皮脂腺导管的异常角化　雄激素分泌过多可使毛囊漏斗部及皮脂腺导管异常角化，而致毛囊口狭窄、变小甚至闭塞，从而使皮脂腺分泌的皮脂排泄障碍，淤积于毛囊口而形成脂栓，即粉刺。

3. 微生物的作用　皮肤及毛囊内的常驻菌有痤疮丙酸杆菌是厌氧、无芽胞的杆菌，可因毛囊皮脂腺导管的异常角化及粉刺的形成而造成相对缺氧的环境，使其大量繁殖，产生溶脂酶（能将皮脂中甘油三酯分解为游离脂肪酸）、蛋白分解酶及透明质酸酶等，当其侵蚀、破坏毛囊壁和粉刺壁，可引起毛囊炎及毛囊周围炎，如加上继发性感染，可形成炎性丘疹、脓疱、结节、囊肿及瘢痕等。

4. 其他因素　遗传、高脂肪高糖及刺激性饮食、情绪紧张和某些药物如异烟肼、糖皮质激素的应用也可诱发或加重痤疮的发生。

二、常用药物

◆针对痤疮发生的不同环节，治疗痤疮的药物可以分为4大类：

分类	代表药物
抗雄激素药	螺内酯、西咪替丁、丹参酮、雌性激素
抑制毛囊皮脂腺导管角化异常药	阿达帕林、全反式维A酸、异维A酸、维胺酯、α-羟酸类
抗皮脂溢药	硫酸锌、硫化硒
抗微生物药	过氧苯甲酰、红霉素、阿奇霉素、克拉霉素、米诺环素等

（一）外用药物

用于以粉刺、丘疹、脓疱为主的痤疮患者。

1. 复方硫黄洗剂　内含硫黄、雷锁辛等具有去脂及溶解角质作用的制剂。

2. 抗菌药物制剂　1%林可霉素醋、2%~4%红霉素乙醇。

3. 过氧苯甲酰　5%~10%过氧苯甲酰凝胶或霜剂，有杀菌及抑制皮脂分泌的作用，可明显减少痤疮丙酸杆菌数量，还具有抑制粉刺形成的作用。

4. 维甲酸类　常用0.05%~0.1%维甲酸霜，有角质溶解及剥脱作用，可使粉刺表面的角质栓易于去除，脂栓易于排出。

（二）口服药物

用于以结节、囊肿性损害为主，或皮损数量多、炎症显著的重症痤疮患者。

1. 抗菌药物

（1）四环素类　美满霉素（米诺环素）的脂溶性好，易于穿透进入皮脂腺，因而抗菌作用更为显著。

◆四环素类药物均有光敏作用，一旦发生光敏性皮炎应立即停用。

（2）大环内酯类　主要是红霉素。

2. 维甲酸类药物　作用主要是使毛囊角化趋于正常、促进粉刺中皮脂的排出，并抑制新粉刺的形成、减轻炎症反应，对痤疮丙酸杆菌还具有抑制作用。

第十七章

常见病的主要症状及常用药物

第一节 高 血 压

一、概述

（一）高血压的定义

高血压（Hypertension）是以体循环动脉压增高为主要表现的临床综合征，不但是最常见的心血管疾病和慢性病，也是心脑血管病最主要的危险因素，主要并发症为脑卒中、心肌梗死、心力衰竭及慢性肾脏病等，严重威胁着人们的健康。

（二）高血压的诊断标准

◆《中国高血压指南》2010 年版高血压的诊断标准定在：非同日三次血压测量，收缩压≥140mmHg 和（或）舒张压≥90mmHg。

◆高血压是严重危害人类健康的常见病、多发病。绝大部分高血压病因不明，称为原发性高血压（Primary hypertension），亦称高血压病，占高血压患者的 90%～95%。少数高血压由原发病，如肾脏疾病、内分泌疾病、肿瘤、妊娠、药物等引起称为继发性高血压（Secondary hypertension），占高血压患者的 5%～10%。

（三）高血压的种类

1. 原发性高血压 绝大多数高血压的病因不明，称之为原发性高血压（Prirnary hypertension），亦称高血压病，占高血压患者的 90%～95%。

◆通常起病缓慢，早期常无症状，偶于体格检查时发现，少数患者则在发生心、脑、肾等并发症后才被发现。

2. 继发性高血压 少数高血压患者血压升高是某些疾病的一种临床表现，或是由原发病，如肾脏疾病、内分泌疾病、肿瘤、妊娠、药物等引起称为继发性高血压（Secondary hypertension），约占高血压患者的 5%～10%。

（四）高血压的分型

1. 按血压水平分类 目前我国采用正常血压（收缩压＜120mmHg 和舒张压＜

80mmHg）、正常高值（收缩压 120～139mmHg 和/或舒张压 80～89mmHg）和高血压（收缩压≥140mmHg 和/或舒张压≥90mmHg）进行血压水平分类。

◆以上分类适用于男、女性，18 岁以上任何年龄的成人。

2. 高血压分级

Ⅰ级高血压：收缩压 140～159mmHg，舒张压 90～99mmHg

Ⅱ级高血压：收缩压 160～179mmHg，舒张压 100～109mmHg

Ⅲ级高血压：收缩压≥180mmHg，舒张压≥110mmHg

高血压危象：收缩压 220～240mmHg，舒张压 120～130mmHg

单纯性高血压：收缩压≥140mmHg，舒张压＜90mmHg

3. 按心血管风险分层

◆心血管风险分层根据血压水平、心血管危险因素、靶器官损害、临床并发症和糖尿病，分为低危、中危、高危和很高危四个层次。

其他危险因素和病史	血压（mmHg）		
	1 级高血压 SBP 140～159 或 DBP 90～99	2 级高血压 SBP 160～179 或 DBP 100～109	3 级高血压 SBP≥180 或 DBP≥110
无	低危	中危	高危
1－2 个其他危险因素	中危	中危	极高危
≥3 个其他危险因素，或靶器官损害	高危	高危	极高危
临床并发症或合并糖尿病	极高危	极高危	极高危

二、高血压临床表现

（一）一般症状

（1）高血压患者大多起病缓慢隐匿，早期可无自觉症状或不易发现。常见症状可有头痛、眩晕、气急、疲乏、心悸、耳鸣等。

（2）体检时可听到主动脉瓣第二心音亢进、主动脉瓣区收缩期杂音或收缩早期喀喇音。持续高血压可有左心室肥厚并可闻及第四心音。

（3）眼底检查可发现视网膜动脉痉挛与动脉硬化改变

（4）高血压病初期只是在精神紧张、情绪波动后血压暂时升高，随后可恢复正常，以后血压升高逐渐趋于持久，但昼夜间血压仍有明显的差异。

（5）后期的临床表现常与心、脑、肾功能不全或器官并发症有关。

（二）高血压并发症

血压长期升高可引起全身小动脉病变，表现为动脉平滑肌细胞增殖和纤维化，管壁增厚和管腔狭窄，导致重要靶器官如心、脑、肾等组织的病变。

1. 心脏 高血压的心脏改变主要是由血压长期升高加重心脏后负荷，引起左心室肥厚和心脏扩大，称为高血压心脏病。

（1）早期心功能可正常，伴随病程进展最终可导致心力衰竭，表现为心悸、劳力性呼吸困难。

（2）严重者可发生急性肺水肿，表现为夜间阵发性呼吸困难、端坐呼吸、咳粉红色泡沫样痰、肺底水泡音等。

◆长期高血压常合并冠状动脉粥样硬化，引起冠心病，表现为心绞痛、心肌梗死。

2. 脑　高血压脑部的主要并发症是脑梗死和脑出血。

◆长期高血压使脑小动脉痉挛，表现为头痛，眩晕、眼花、耳鸣、失眠、乏力等。

◆高血压可促使脑动脉粥样硬化，脑血栓形成，引起脑梗死。脑出血常在情绪激动等情况下血压明显升高或波动时发生。

◆当血压急进升高时可诱发高血压脑病，表现为剧烈头痛、呕吐、抽搐、昏迷等脑水肿和颅内高压症状。

3. 肾脏　长期高血压可引起肾脏肥大。

◆长期持续高血压使肾小球内囊压力升高，肾小球纤维化、萎缩，肾动脉硬化，最终导致肾衰竭，表现为夜尿增多，蛋白尿、管型尿、血尿等；

◆肾衰竭时，可出现恶心、呕吐、少尿，血液中肌酐、非蛋白氮、尿素氮上升和电解质紊乱。

4. 视网膜　早期视网膜小动脉痉挛、迂曲、交叉压迫，随着病程进展出现硬化改变，严重者可表现为视网膜出血、渗出和视神经盘水肿等情况。

三、高血压的病因与发病机制

◆原发性高血压（Primary hypertension）的病因病机尚未完全阐明，一般认为主要与下列因素有关。

（一）精神－神经学说

（1）长期精神紧张、压力、焦虑或长期处于对视觉、听觉刺激的环境下可引起高血压，这可能与大脑皮质的兴奋、抑制平衡失调，以致交感神经系统增强有关。

（2）交感神经活动增强是高血压发病机制中的重要环节。原发性高血压患者普遍存在自主神经功能损害，交感神经活性增加，迷走神经活性降低，各期高血压自主神经功能损害发生率相近，并与高血压程度呈正相关。

（二）肾素－血管紧张素－醛固酮系统激活

（1）肾素－血管紧张素－醛固酮系统对调节血管张力、水电解质平衡及心血管重构等方面都起重要作用。

（2）血管紧张素原在肾素的作用下生成血管紧张素Ⅰ（Ang Ⅰ），后者经血管紧张素转化酶（ACE）的作用生成血管紧张素Ⅱ（Ang Ⅱ）

（3）Ang Ⅱ强大的升压机制主要通过以下方式实现：①作用于 AT₁ 受体，使小动脉平滑肌收缩，增加外周血管阻力；②作用于交感神经末梢突触前膜的正反馈机制，使去甲肾上腺素分泌增加；③促进醛固酮生成，引起钠水潴留，心肌、血管平滑肌纤维化，引起血压升高。

（三）摄钠过多

◆流行病学和临床观察均显示食盐摄入量与高血压的发生密切相关。

（1）高钠盐摄入，肾脏利钠作用被干扰，心钠素等因子影响钠排出均为高血压形成的因素。

（2）钠潴留使细胞外液容量增加，因此心排血量增加。

（3）血管平滑肌细胞内钠水平增高又可导致细胞内钙离子浓度升高，并使血管收缩反应增强，因此外周血管阻力升高，血压升高。

（四）血管内皮细胞功能异常

（1）血管内皮细胞通过代谢、生成、激活和释放各种血管活性物质，在血液循环、心血管功能的调节中起重要作用。

（2）内皮细胞生成血管舒张物质，如前列环素、一氧化氮（NO）等，以及血管收缩物质如内皮素、Ang Ⅱ等。

（3）高血压时，血管功能改变主要表现为血管舒缩物质、促生长因子产生异常，以及血管反应性异常和血管舒缩机制失衡，难以维持血管张力和血压稳定。

（4）如NO生成减少，而内皮素增加，血管平滑肌细胞对舒张因子的反应减弱而对收缩因子反应增强。

（五）胰岛素抵抗

（1）大多数高血压患者空腹胰岛素水平增高，而糖耐量有不同程度降低，提示有胰岛素抵抗现象。

（2）胰岛素抵抗在高血压发病机制中的作用尚不清楚，但胰岛素的以下作用可能与血压升高有关：①使肾小管对钠的重吸收增加；②使交感神经活动增强；③使细胞内钠、钙浓度增加；④刺激血管壁增生肥厚；⑤减少血管内皮细胞前列腺素合成，增加内皮素释放。

（六）遗传学说

原发性高血压是多基因遗传病，呈遗传易感性与环境因素相结合的发病模式，常具有家族倾向，提示其有遗传学基础或伴有遗传生化异常。

◆双亲均为高血压病，则子女以后发生高血压的比例增高。但是至今尚未发现有特殊的血压调节基因组合。

四、高血压的治疗

（一）治疗目标和原则

1. 目标治疗

◆高血压病的主要目的是最大限度地降低心脑血管疾病及肾脏疾病的死亡和病残的总危险。青、中年高血压患者及糖尿病患者降压至理想或正常血压（130/85mmHg），老年人则至少降压至正常高值（140/90mmHg）。

2. 治疗原则 检查患者及全面评估其总危险后，判断病情属低危、中危、高危或极高危。

（1）所有患者 改变生活方式。

（2）高危及极高危患者 必须立即开始对高血压及并存的危险因素和临床症状进行药物治疗。

（3）中危患者 先观察患者的血压及其他危险因素数周，进一步了解情况，然后决定是否开始药物治疗。

（4）低危患者 观察患者一段时间，然后决定是否开始药物治疗。

（二）高血压的非药物治疗

高血压是遗传因素和环境因素长期相互作用的结果。因此，改变不良生活方式的非药物治疗，成为高血压预防和治疗的基础方法。重视高血压非药物治疗的意义，掌握非药物治疗的措施和注意事项是高血压治疗的重要方法之一。

◆非药物治疗主要指生活方式的干预，主要包括改善生活方式，消除不利于身体和心理健康的行为和习惯，达到降低高血压以及预防其他心血管疾病的发病危险。

具体内容简述如下：

1. 减少钠，增加钾、钙、镁的摄入

◆膳食中高钠、低钾是高血压的重要危险因素，钠盐可显著升高血压以及高血压的发病风险，而钾盐则可对抗钠盐升高血压的作用。目前世界卫生组织推荐每日钠盐摄入应少于6g。

◆高钠饮食造成水钠潴留，增加血容量，还可以引起细胞膜离子转运异常，钠－钾泵和钙泵功能障碍，细胞内 Na^+、Ca^{2+} 增加，使外周血管阻力增加和血压升高。

◆镁与钙可竞争平滑肌细胞膜上的结合位点；增加细胞外液镁可减少平滑肌细胞内 Ca^{2+} 水平；镁与钙通道阻滞剂有协同减少血管张力的作用。

◆对血压越高及有心脑肾并发症者限制钠盐应越严格。

2. 控制体重

◆超重和肥胖是导致血压升高的重要原因之一。以腹部脂肪堆积为典型特征的中心性肥胖还会进一步增加高血压等心血管与代谢性疾病的风险。

◆肥胖患者可引起血容量及心排血量增加、血管反应性增高及高胰岛素血症引起的肾素—血管紧张素系统（RAS）活性增高、肾上腺能活性增加。

◆适当降低升高的体重，减少体内脂肪含量，对降压，控制血糖和冠心病均有裨益。

◆衡量超重和肥胖最简便和常用的生理测量指标是体质指数，成年人正常体质指数为 $18.5 \sim 23.9 kg/m^2$。最有效的减重措施是控制能量摄入和增加体力活动。

3. 限制饮酒

◆饮酒可刺激肾上腺皮质激素分泌，增高血浆儿茶酚胺水平，交感神经系统活性增强，肾上腺素释放增加，RAS激活，导致血压上升。

◆同时还能影响细胞膜离子转运功能，引起钠－钾泵活性异常，导致慢性钠潴留，Mg^{2+}缺乏，而细胞内Ca^{2+}增加，使血管平滑肌兴奋，收缩偶联增强，血管收缩，血压升高。

◆每日限制饮酒量可显著降低高血压的发病风险。酒精摄入量男性不应超过25g；女性不应超过15g。

4. 戒烟

◆吸烟可刺激交感神经，使儿茶酚胺和加压素分泌增加，心率加快，血压升高，甚至心律失常；并降低抗高血压治疗对冠心病的预防作用。

◆吸烟可导致血管内皮损害，引起血管痉挛，血流减慢，长久则引起血管阻力增加，血压持续升高；显著增加高血压患者发生动脉粥样硬化性疾病的风险。

◆被动吸烟也会显著增加心血管疾病危险。任何时间，任何地点，任何年龄戒烟均能受益。

5. 体育运动

◆运动适度的体育锻炼和体力劳动，可增加能量消耗，扩张血管、增加钠排泄、降低交感肾上腺和RAS的活性，不但可以降低血压，改善糖代谢，同时还能起到减肥、消除脑力劳动者的精神紧张的作用。

◆建议每天进行适当的30分钟左右的体力活动；每周则进行1次以上的有氧体育锻炼，如步行、慢跑、骑车、游泳、做健美操、跳舞和非比赛性划船等。

◆对高龄和已有并发心脑肾损害患者应控制运动量，过度剧烈的体力活动并不适合，有时反而适得其反。

6. 减轻精神压力，保持心理平衡

◆长期反复的心理或精神紧张可导致大脑皮质兴奋－抑制功能失调，使皮质下血管运动中枢失去平衡，通过一系列神经反射和递质作用可引起或加重高血压。

◆应采取各种措施，帮助患者预防和缓解精神压力以及纠正和治疗病态心理，必要时建议患者寻求专业心理辅导或治疗。

（三）高血压的常用治疗药物种类

（1）利尿降压：呋塞米，氢氯噻嗪，螺内酯等。

（2）钙拮抗药（CCB）硝苯地平，地尔硫䓬等。

（3）血管紧张素Ⅰ转化酶抑制剂（ACEⅠ）即影响血管紧张素Ⅱ形成的抗高血压药，卡托普利等。

（4）血管紧张素Ⅱ受体阻断剂（ARB），氯沙坦，缬沙坦等。

（5）中枢α_1受体拮抗剂：可乐定。

（6）神经节阻断药：美加明。

（7）递质耗竭药：利血平。

（8）肾上腺素受体拮抗剂

①α 受体阻断药：哌唑嗪，多沙唑嗪，特拉唑嗪。

②β 受体拮抗剂：普萘洛尔。

③α，β 受体拮抗剂：拉贝洛尔，卡维地洛等。

（9）血管扩张药：肼屈嗪，硝普钠等。

◆抗高血压药的应用时遵循的原则：①初始剂量宜小；②平稳降压；③针对并发症选药；④联合用药；⑤坚持治疗。

五、特殊人群降压治疗

（一）老年人

欧美国家一般以 65 岁为老年的界限。我国所定老年界限为 >60 岁。

◆老年人高血压治疗时应逐步降低血压，首先考虑选择的药物是利尿剂、钙拮抗剂、β－受体阻滞剂、ACEI 等，即使是单纯收缩期高血压也应治疗。

◆建议老年人降压治疗的目标为收缩压小于 150mmHg。如能耐受，再进一步降低。

◆老年高血压患者多伴有危险因素、靶器官损害和心血管病，常需联合用药，应慎重考虑药物间的相互作用，还应注意原有的和药物治疗后可能出现的体位性低血压。

◆对于合并前列腺肥大的老年患者可优先选用 α 受体阻断剂。

（二）妊娠高血压

妊娠高血压是指妊娠期间血压升至 ≥140mmHg/90mmHg，或血压较孕前或孕早期血压升高 ≥30mmHg/15mmHg。临床主要表现为高血压、水肿、蛋白尿，严重者出现抽搐、昏迷、心力衰竭。

妊娠期间高血压严重影响母子健康，当血压升高达 >170mmHg/110mmHg 时，必须积极降压，以防子痫及脑卒中发生。一般应将血压控制在 130 ~ 140mmHg/80 ~ 85mmHg 为宜。药物治疗原则为：

◆紧急降压常选用肼屈嗪（肼苯哒嗪）。拉贝洛尔、硝苯地平。缓慢降压常选用甲基多巴、阿替洛尔、氧希洛尔、伊拉地平。

◆妊娠期不宜使用 ACEI、ARB，因可引起羊水过少、胎儿生长迟缓、胎儿畸形或新生儿肾衰。

◆先兆子痫妇女除非存在少尿情况，否则不宜使用利尿剂。因其可减少母体血容量，使胎儿缺氧加重，常伴有不良围产儿结局。

◆钙通道阻断剂一般用于妊娠早、中期，但禁止与硫酸镁合用，因为两者潜在的协同作用，可导致低血压。

◆钙通道阻断剂临产前半个月不宜使用，以免抑制子宫平滑肌的收缩力，影响产程进行。

◆妊娠期不宜长期使用 β 受体阻断剂，以避免胎儿生长迟缓的可能。

（三）儿童

对儿童高血压的确认和开始药物治疗应慎之又慎，因为降压药物可能对儿童发育不利。用药原则与成人相同，但剂量较小，且要严密观察各种药物不良反应，及时处理，及时调整。

◆选药原则：

（1）儿童降压不宜使用依那普利、雷米普利、培哚普利、西拉普利、缬沙坦、尼卡地平、氨氯地平等。

（2）新生儿和婴儿不宜使用赖诺普利和福辛普利，因为有可能引起少尿和神经异常，而且在儿童中的安全性尚待研究。

（四）司机、精密仪器操作或高空作业者

◆不宜应用的药物包括 ARB、尼索地平、尼群地平等。

因其有头晕、头痛、步态不稳等不良反应，影响司机、机械操作和高空作业者的注意力和操作，注意服药与工作的间隔时间。

（五）伴有冠心病

1. 稳定型心绞痛　一般首选可同时有效减轻心肌缺血、预防心肌梗死和心源性猝死的药物，如 β 受体阻断剂或长效 CCB 或 ACEI。

2. 心肌梗死后患者　用 ACEI（防止心肌梗死后心脏结构变化引起的心功能不全）、β 受体阻断剂（预防心源性猝死和再梗死的发生）和醛固酮受体拮抗剂。

3. 急性冠脉综合征　可选用 ACEI 和 β 受体阻断剂。

（六）伴有脑血管病

◆血压水平较高患者易发生脑卒中，控制血压是二级预防脑卒中的关键。

◆该类患者可选用尼莫地平，因其在降压的同时还可扩张脑血管，改善脑功能。

（七）心力衰竭

◆症状较轻者除控制体重，限制盐的摄入量，可用 ACEI 和 β 受体阻断剂。

◆不能耐受 ACEI 可换用 ARB。

◆一旦出现舒张功能不全，还应考虑加用 β 受体阻断剂，此时除非有其他适应证（如房颤伴快速心室率），否则不应使用洋地黄类药物。

◆症状较重者可将 ACEI、β 受体阻断剂、ARB 和醛固酮受体拮抗剂与袢利尿药合用。

（八）糖尿病

◆一般情况降压的目标为 130/80mmHg 以下。

◆血压为 130～139/80～89mmHg 的糖尿病患者，可先进行不超过 3 个月的非药物治疗，进行生活方式的优化。

◆血压≥140/90mmHg，应加用药物治疗；如有微量白蛋白尿，则应该直接使用药物治疗。

◆常用药物治疗及原则：

（1）药物治疗首选药为 ACEI 或 ARB，两者为治疗高血压合并糖尿病的一线药物，

均能延缓 1 型或 2 型糖尿病肾脏并发症的进展。

（2）当单一药有效时就选择其中一种，如不能耐受，两者可以互换，必要时可加用小剂量利尿药。

（3）需要联合用药时应以其中一种为基础。ACEI 可作为 1 型糖尿病防止肾脏损害的一线药物，利尿药、CCB、β 受体阻断剂可作为二级药物，或者联合用药。

（4）利尿药和 β 受体阻断剂宜小剂量使用，以避免因其促进脂肪和糖代谢的作用对血脂和血糖产生不利影响。

（5）对于反复低血糖发作的 1 型糖尿病患者，慎用 β 受体阻断剂，以免因其抑制胰岛素分泌而掩盖降糖药引起的某些低血糖症状。

（6）除非血压控制不佳或合并心肌梗死，或有前列腺肥大，一般不选用 β 受体阻断剂。

（九）慢性肾病

（1）肾脏疾病（包括糖尿病肾病）应严格控制血压（<130/80mmHg）。

（2）伴有蛋白尿的患者（24 小时尿蛋白 >1g），血压应控制到 125/75mmHg，但应避免血压骤降，降压同时注意观察肾功能的变化。

（3）降压药一般需用 1 种以上，甚至 3 种药物方能使血压控制达标。首选 ACEI/ARB，因其有利于减少蛋白尿及延缓肾脏病变的进展。还常与小剂量利尿药、CCB、β 受体阻断剂联合应用。

◆当血肌酐 >2mg/dl 时，推荐用袢利尿药。

（十）高脂血症

◆α 受体阻断药如多沙唑嗪、特拉唑嗪、哌唑嗪等可降低胆固醇、甘油三酯，升高血中高密度脂蛋白，是治疗高血压合并高脂血症的理想药物。

◆CCB、ACEI、ARB 对血脂影响比较小。β 受体阻断药美托洛尔可降低高血压合并高脂血症的猝死率。

（十一）对男性性功能的影响

◆胍乙啶可抑制男性射精。

◆甲基多巴可致男性乳房发育。

◆氢氯噻嗪、利血平、胍乙啶、可乐定、普萘洛尔、甲基多巴、依那普利、哌唑嗪、肼屈嗪、罗布麻可使男性发生阳痿。

◆利血平在停药后仍可出现性欲减退、阳痿。因此男性高血压患者应尽量避免服用。

第二节 高脂血症

一、概述

（一）高脂血症定义

◆血液中的一种或多种脂质（HDL 除外）的含量超过正常高限时的病症均可称为高脂血症（Hyperlipidemia）或高脂蛋白血症（Hyperlipoproteinemia）。

◆一般以成年人空腹 12 ~ 14 小时血清 TC 超过 5.7mmol/L（220mg/dl），TG 超过 1.7mmol/L（150mg/dl），LDL 超过 3.64mmol/L（140mg/dl），儿童 TC 超过 4.14mmol/L（160mg/dl）为诊断标准。

（二）高脂血症临床分型及特点

◆按血脂异常，可将高脂血症分为以 TC、TG 单独升高为主和混合型等类型。

◆高脂蛋白血症世界卫生组织将其分为五型六类：

类别	性质	发病频率	异常血脂	病症及人群
I 型	原发性高乳糜微粒血症	罕见	TC 水平正常或轻度增加	发病于儿童期，可有皮疹样黄色瘤、腹痛等症状，成人会有轻度的高血糖和尿糖，易诱发急性胰腺炎
II a 型	家族性高脂蛋白血症	常见	LDL 增加 TC 升高，TG 水平正常	约65%的男性患者在 50 ~ 60 岁出现冠心病症状
II b 型	家族性复合型高脂蛋白血症	很常见	VLDL 和 LDL 水平增加，测定血脂见 TC 和 TG 均增加	易诱发冠心病
III 型	为家族性异常 β 脂蛋白血症	少见	CM 和 VLDL 残粒水平增加，血脂 TC 和 TG 浓度均明显升高	在手掌纹理处、眼睑和肌腱处可见多发结节性黄瘤，易诱发动脉粥样硬化和冠心病
IV 型	家族性高三酰甘油血症	少见	TG 明显升高，TC 水平可正常或偏高	常早发冠心病、脑卒中，亦可伴有胰腺炎、糖尿病
V 型	混合性高三酰甘油血症	少见	TG 和 TC 均升高，以 TG 升高为主	常伴有肥胖症、急性胰腺炎、糖尿病、视网膜脂血症，皮疹样黄色瘤，进展较快的动脉硬化

（三）血脂中胆固醇（Ch）的来源

1. **外源性** 由每天进食中脂类物质经消化吸收后进入血液而成，人体内的胆固醇大约1/3 来自食物。

2. **内源性** 人体正常代谢过程中由肝脏、脂肪细胞及其他组织合成释放入血液。

◆人体除脑组织及成熟的红细胞外，几乎全身各组织都可合成胆固醇（主要在肝脏，约合成70%）。

（四）脂蛋白与动脉粥样硬化

◆脂蛋白代谢与血浆脂蛋白水平紊乱，是引起动脉粥样硬化（VS）的主要因素。通常Ⅱ～Ⅳ型均能引起动脉粥样硬化。

◆动脉粥样硬化（Atherosclerosis，AS）：是心脑血管病的主要病理学基础，它主要表现为受累动脉内膜脂质沉积，形成纤维斑块，钙质沉着，引起血管壁硬化、管腔狭窄和血栓形成，从而导致冠心病、脑血管病和周围血管病。

二、高脂血症的危害

◆大量研究资料表明，高血脂症是脑卒中、冠心病、心肌梗死、猝死的危险因素。

◆此外，高血脂症也是促进高血压、糖耐量异常、糖尿病的一个重要危险因素。

◆高血脂症还可导致脂肪肝、肝硬化、胆石症、胰腺炎、眼底出血、失明、周围血管疾病、跛行、高尿酸血症。所以必须高度重视高血脂的危害，积极的预防和治疗。

（一）高脂血症是中老年人衰老的病理基础

◆脂类主要包括胆固醇和甘油三酯。

◆胆固醇大部分是在肝脏合成（约70%），小肠合成约10%。老年人肝脏分解代谢减慢，分解脂肪的脂酶活性减弱，易造成脂肪堆积，再加上自由基的作用，使血脂在动脉壁上沉着，从而造成动脉硬化。

◆高血压、冠心病、脑血管病、糖尿病以及肿瘤等疾病都或多或少与高血脂有关，因此血脂增高是困扰老年人健康的因素之一。

（二）高脂血症会导致高血压

◆高血脂形成动脉粥样硬化以后，会导致心肌功能紊乱，血管紧张素转换酶酶大量激活，血管紧张素Ⅱ合成增加，导致血管动脉痉挛，促使肾上腺分泌升压素，最终血压升高。

◆增高的血脂会在动脉内膜沉积使血管硬化，并使血管壁弹性减弱，加上血黏度增高，致使血流阻力增加，均可导致血压升高。

◆高脂血症还能降低抗高血压药的敏感性，增加降压治疗的难度，因此治疗高血压的同时应降血脂。

（三）高脂血症与高血糖的相互促进

很多糖尿病人都有高脂血症，高血脂是糖尿病的继发症。据统计大约40%的糖尿病病人有脂代谢紊乱。其特点是甘油三酯增高和高密度脂蛋白降低。糖尿病引起血脂增高的原因是：

◆糖尿病人胰岛素不足时，可使体内脂酶活性下降，导致血脂增高。

◆糖尿病本身除糖代谢紊乱外同时还会出现脂肪、蛋白质、水以及电介质代谢的紊乱。经常有游离脂肪酸从脂肪库中动员出来，使血中甘油三酯及游离脂肪酸浓度增高。

◆2型糖尿病人若进食过多，运动少，则可促使体内脂类合成增多，这也是造成血脂增高的原因。而肥胖伴高血脂的患者，由于其胰岛素受体数目相对减少，从而产生胰岛素抵抗，易诱发糖尿病。

（四）高脂血症会导致冠心病

◆高血脂会危害冠状动脉，形成粥样硬化，大量脂类物质蛋白，在血浆中沉积，降低血液流速，并长期黏附在血管壁上，损害动脉血管内皮，形成血管硬化。

◆当人体由于长期高脂血症形成动脉粥样硬化后，使冠状动脉内血流量变小、血管腔内变窄，心肌注血量减少，造成心肌缺血，导致心绞痛，形成冠心病。

（五）高血脂会导致肝部功能损伤

长期高血脂会导致脂肪肝，而肝动脉粥样硬化后受到损害、肝小叶损伤后，结构发生变化，而后导致肝硬化，损害肝功能。

三、高脂血症的病理表现

◆高脂血症的临床病理表现主要包括两大方面：①脂质在真皮内沉积所引起的黄色瘤（一种以皮肤损害为突触表现的脂质沉积性疾病）。②脂质在血管内皮沉积所引起的动脉粥样硬化，产生冠心病和周围血管病等。

◆由于高脂血症时黄色瘤的发生率并不十分高，动脉粥样硬化的发生和发展则需要相当长的时间，所以多数高脂血症患者并无任何症状和异常体征发现。而患者的高脂血症则常常是在进行血液生化检验（测定血胆固醇和三酰甘油）时被发现的。

四、高脂血症的常见症状

轻度高血脂通常没有任何不舒服的感觉，但没有症状不等于血脂不高，定期检查血脂至关重要。

（一）一般症状

头晕、神疲乏力、失眠健忘、胸闷、心悸等，还会与其他疾病的临床症状相混淆，有的患者血脂高但无症状，常常是在体检化验血液时发现高脂血症。另外，高脂血症常常伴随着体重超重与肥胖。

（二）较严重时症状

头晕目眩、头痛、胸闷、气短、心慌、胸痛、乏力、口角歪斜、不能说话、肢体麻木等症状，最终会导致冠心病、脑中风等严重疾病，并出现相应表现。

（三）长期高血脂

脂质在血管内皮沉积引起动脉粥样硬化，进而引起冠心病和周围动脉疾病，表现为心绞痛、心肌梗死、脑卒中和间歇性跛行（肢体活动后疼痛）。

（四）特殊病症

少数高血脂患者可出现角膜弓和脂血症眼底改变。

◆角膜弓又称老年环，若发生在 40 岁以下，则多伴有高血脂症，以家族性高胆固醇血症多见，但特异性不强。

◆高脂血症眼底改变是由于富含甘油三酯的大颗粒脂蛋白沉积在眼底小动脉上引起光折射所致，常常是严重的高甘油三酯血症并伴有乳糜微粒血症的特征表现。

五、高脂血症的病因

（一）获得性因素

如长期高脂饮食、体重增加、年龄增加、雌激素缺乏、长期应用糖皮质激素等药物及长期酗酒、吸烟等不良生活习惯。

（二）先天性因素

◆脂蛋白酯酶是清除 CM 和 VLDL 的主要酶。脂蛋白酯酶的缺陷导致家族性 I 型高乳糜微粒血症。该酶活性下降还可引起 V 型高脂蛋白血症。

（三）原发性疾病因素

1. **I 型糖尿病未控制时**　血浆 TG 和 TC 升高。在人体内糖代谢与脂肪代谢之间有着密切的联系，临床研究发现，约 40% 的糖尿病患者可继发引起高脂血症。

2. **甲状腺功能减低时**　肝脂蛋白酯酶合成减少，导致 VLDL 清除减慢，同时伴中密度脂蛋白（IDL）增多。许多物质包括脂质和脂蛋白等是在肝脏进行加工、生产和分解、排泄的。一旦肝脏有病变，则脂质和脂蛋白代谢也必将发生紊乱。

◆胆道阻塞时：因胆酸、TC 排入胆道障碍，可引起血浆游离胆固醇和 TG 升高。

◆肾脏疾病：血 VLDL，和 LDL 增高往往伴有脂蛋白的分解减慢。进行透析治疗的尿毒症和肾移植后患者常伴有血浆 TC 升高。

◆系统性红斑狼疮：患者体内的自身抗体与肝素结合，抑制脂蛋白酯酶活性。多发性骨髓瘤的异型蛋白可抑制血浆 CM 和 VLDL 的清除。

◆脂肪营养不良：导致患者体内的脂蛋白酯酶活性降低，多伴有 VLDL 的合成增多。

六、高脂血症的治疗

（一）高脂血症的治疗目标

通过调整血脂谱，使其恢复正常，以降低冠心病的患病率及其他心脑血管事件的发生率。延缓和减轻动脉硬化的发生和发展进程。

（二）高脂血症的治疗原则

（1）原发性高血脂症为终身性代谢紊乱，故治疗必须持之以恒。

（2）健康的生活方式和合理饮食是最可靠、经济、安全的降血脂方法，也是其他降血脂措施的基础。

（3）根据病因选择合适的治疗方案。

（4）使用降血脂药时应定期检查肝、肾功能，监测血脂谱的变化，并定期调整药物剂量和种类。

（三）高脂血症的非药物治疗

血脂异常与生活方式和饮食方式有密切关系，改善生活方式和饮食治疗是降低血脂的最基础措施，无论是否进行药物调脂治疗都必须坚持控制饮食和改善生活方式。

（1）饮食治疗　合理膳食能维持身体健康。

◆Ⅰ、Ⅴ型高脂血症主要为减少脂肪摄入（每天 <30g），并忌酒。

◆Ⅲ、Ⅳ、Ⅴ型内源性高 TG，碳水化合物控制在总热量的 40% 以下，忌酒，控制食量并逐渐降低体重。

◆高 TC 者限制胆固醇食物，如动物内脏、蛋黄、奶油、全脂牛奶、鱼子、肥肉等。每天胆固醇应当少于 300mg。

◆各型人群均应控制糖和饱和脂肪酸的摄入，宜食不饱和脂肪酸如植物油，少进或不进动物性脂肪。

◆多摄入蔬菜、水果、燕麦麸、玉米皮等富含维生素和可溶性纤维的食品可增加肠道中 TC 的排泄，减少其吸收，并增加 LDL 的清除减少其合成。

（2）控制各种诱发因素

◆戒烟、戒酒、减盐、控制血压。

◆调整生活及工作方式：避免久坐不动，保持理想体重。

（3）适量运动和锻炼　制定合适的运动计划，增加肝内脂肪分解和消耗等均有助于高脂血症的恢复，明显降低冠心病的危险程度。

（4）有冠心病、糖尿病、原发性高脂血症家族史者、40 岁以上男性、绝经期后女性以及所有的胰腺炎患者均应定期做血脂、血糖、肝功能等全面检查。

（四）高脂血症的药物治疗

◆控制血脂的首选要素是长期严格坚持膳食控制，其次是消除恶化因素，如无效再进行药物治疗。

◆药物治疗应根据高脂血症简易分型，正确选用相应的药剂，必要时可联合用药。

◆服药同时，仍应坚持调整饮食及改善生活方式，以增加疗效。

◆目前常用的药物是 HMG－CoA 还原酶抑制剂、胆酸螯合剂、贝丁酸类以及烟酸及其衍生物等。

◆这些药物针对脂质代谢的不同环节有各自的特点，有的以降低 TC 为主，有的以降 TG 为主，而有的又以升高动脉保护因子 – HDL 见长。

◆但迄今为止，尚无一种药对各种脂质异常均有效，且血脂异常多为混合性血脂异常，故在选用血脂调节药物时，提倡 2～3 种作用机制不同的药联合应用，使单药剂量减少，减少不良反应。

高脂血类型	首选药	次选药	可考虑用药
高 TC 血症	他汀类	胆酸螯合剂	烟酸或贝特类
高 TG 血症 （混合型血脂异常）	贝特类类	烟酸	多烯脂肪酸类
以高 TC 为主	他汀类	烟酸	贝特类
以高 TG 为主	贝特类	烟酸	
高 TC 和高 TG	胆酸螯合剂 + 贝特类	他汀类	阿托伐他汀
低 HDL 血症	贝特类、阿昔莫司	他汀类	多烯脂肪酸类
阻滞脂质浸润组织	吡卞酯、泛硫乙胺		

（五）高脂血症合理用药原则

1. 定期检查血脂及肝、肾等功能

◆如有弥散性肌痛、肌软弱、褐色尿等疑似肌病情况时，应及时检测，如发现伴有 CK 高于正常值 10 倍以上，肌红蛋白高于正常值 3 倍以上，须立即停药。

2. 慎重选择联合用药　对较严重的高脂血症，单用一种药物疗效不理想的，可2～3 种不同作用机制的药物联合应用。

◆有效的几种组合有影响胆固醇及胆汁酸吸收的药物 + HMG – CoA 还原酶抑制剂，或三者同时应用。需注意各药的相互作用，以减少不良反应事件。

3. 初始剂量宜小

◆HMG – CoA 还原酶抑制剂（他汀类）应从小剂量开始，并告知患者肌病的危险性，关注肌痛或肌无力等肌肉方面的症状。

第三节　糖　尿　病

一、概述

（一）糖尿病定义

◆糖尿病（Diabetes mellitus，DM）是由多种遗传或环境因素共同作用导致胰岛素绝对或相对不足引起的以慢性高血糖为特征的一组内分泌代谢障碍疾病。

◆由于胰岛素相对或绝对不足以及不同程度的胰岛素抵抗，除高血糖外，还伴有蛋白质、脂肪、水和电解质代谢异常。其类型包括有四种。

（二）糖尿病分型及病因

1. I型糖尿病（胰岛素依赖型，IDDM）

◆是由自身免疫反应性 T 细胞所引起的一种进行性胰岛 β 细胞损毁，导致胰岛素严重缺乏的疾病。约占糖尿病患者数的10%。必须应用胰岛素治疗。

2. Ⅱ型糖尿病（非胰岛素依赖型，NIDDM）

◆病因复杂，属多基因遗传代谢疾病。多基因的变异可引发胰岛素抵抗，影响糖代谢。一般不需依赖胰岛素治疗。

◆2型糖尿病分为肥胖和非肥胖两种类型，目前普遍认为，胰岛素抵抗，β细胞胰岛素分泌缺陷以及胰岛素释放延迟是2型糖尿病发病的主要环节且互为影响。多数情况下，胰岛素抵抗可能是2型糖尿病发生的主要原因。

◆除遗传因素外，不良的生活方式或环境因素在2型糖尿病发病中也起着重要作用，如高热量饮食、运动缺乏、高压力，肥胖、吸烟、饮酒均为糖尿病的独立相关因素。

3. 其他特殊类型糖尿病

◆患者不多，种类多。常见疾患有外分泌疾病、内分泌疾病、与遗传有关的糖尿病，药物引起的糖尿病，感染、不常见的免疫介导糖尿病和蛋白质摄入不足等各种继发性糖尿病等。

◆老年糖尿病指60岁后发病或者发病延续到60岁后的糖尿病。其特点是发病率高。一般年龄每增加10岁，其发病率增高10%左右。绝大多数糖尿病为2型糖尿病，极少为1型糖尿病。

4. 妊娠期糖尿病

◆是指在妊娠期间发生或发现或首次诊断的糖耐量异常。只要血糖高于正常就可诊断。用胰岛素治疗，必须控制血糖和血压正常，产后6周需重新定型。

（三）糖尿病诊断标准

符合下列情形之一，2次者即可诊断糖尿病。

◆空腹血糖≥7.0mmol/L，2次以上（空腹指8~14小时内没有热量摄入）。

◆有糖尿病症状，任意时间的血糖≥11.1mmol/L。

◆空腹血糖<7.0mmol/L，口服葡萄糖75g糖耐量试验（OGTT）2小时血糖≥11.1mmol/L。

（四）糖尿病临床表现

1. 多饮、多尿

◆糖尿病患者尿糖增高，尿量增多，可达2~3L/d以上，患者多感觉口干、饮水量随之增加。

2. 多食 常表现为易饥饿、食欲旺盛，进食也难满足，但饥饿时有恐惧感。

◆主要原因是糖尿病时葡萄糖利用率降低、刺激饥饿中枢产生饥饿感，引起多食。

3. 体重减轻与消瘦

◆原因是胰岛素相对或绝对不足，影响糖、脂肪、蛋白质代谢。

◆由于多尿症状，糖尿病患者虽然有多饮、多食，但仍可引起体重迅速下降。

◆但早期轻度的2型糖尿病患者，不仅不消瘦，还多有肥胖。

◆中、重度2型糖尿病患者由于胰岛功能逐渐减退，可出现"三多"症状及体重减轻。

4. 其他 常感疲乏无力；容易感染，出现皮肤疖肿，呼吸、泌尿胆道系统的各种炎症、月经失调、性欲减退等性功能障碍。

◆感觉神经障碍者可出现四肢末梢部位皮肤感觉异常，如麻木、皮肤蚁走感、针刺样、烧灼样疼痛，瘙痒，女性患者以外阴部瘙痒为首发症状。

◆尚可表现有顽固性腹泻、便秘、心悸、阳痿、月经失调等。中老年患者常有骨质疏松、视力障碍，如视力减退，失明等。

（五）各型糖尿病的特点

1. 1 型糖尿病

◆发病较急，病情较重。常突然出现三多一少症状。

◆血浆胰岛素水平低于正常，必须依赖胰岛素治疗，如停用胰岛素则有酮症酸中毒发生倾向。

◆多发病于青少年或儿童。

◆多在遗传基础上加外来因素（如病毒感染）而发病。

2. 2 型糖尿病

◆常无或很少有糖尿病症状，呈慢性进行性发展。

◆多以慢性并发症就诊，如肢端麻木、疼痛，视力下降、失明，心前区疼、心力衰竭，肾功衰竭等，或者在健康检查或因其他疾病就诊时才被发现。

◆通常不依赖胰岛素治疗，多无酮症发生倾向，因严重感染或应激反应时可出现酮症。

◆多数患者肥胖、食欲好、精神、体力多正常，个别人可出现低血糖；起病后体重可减轻。

◆血浆胰岛素水平往往正常或稍低，肥胖者可高于正常，胰岛素抵抗者可增高。

◆多数发病于 40 岁以后，遗传因素、肥胖、动脉硬化常为诱发原因。

◆随病程延长，可出现糖尿病慢性并发症，一般有家族遗传病史。

四、糖尿病主要慢性并发症

（一）糖尿病并发高血压

◆糖尿病患者由于全身小动脉硬化，外周阻力增加及血容量增加常引起血压升高。

◆临床常同时出现肾脏受损表现，如浮肿、易倦、乏力、蛋白尿；另外还易发生心肌梗死、心力衰竭、脑血管意外。

◆据调查糖尿病并发高血压发生脑卒中为正常血压者的 2 倍。

（二）糖尿病性心肌病

◆是在糖尿病代谢紊乱及微血管病变基础上引发的心肌广泛灶性缺血坏死，出现亚临床的心功能异常，如易倦、乏力、耐力减低等。

◆最终可进展为心力衰竭，尤其女性糖尿病性心肌病患者伴高血压时，可较早出现心功能不全的表现，如心慌、气短等。

◆严重者可发生急性心衰、心律失常及心源性休克甚至猝死。

（三）糖尿病眼病

◆糖尿病病程超过 10 年，大多数患者会并发不同程度的视网膜病变、虹膜炎、青光眼、白内障、视神经损害、玻璃体出血等。

◆眼部并发症往往会导致失明，据研究发现糖尿病导致失明的机会是一般人群的 25 倍，因此早期诊治十分重要。

（四）糖尿病肾病

也称糖尿病肾小球硬化症，多在起病 10 ~ 20 年内发生，是糖尿病常见而难治的微血管并发症。

◆可出现蛋白尿、低蛋白血症、高脂血症、浮肿及血压增高，严重者出现血尿素氮及肌酐升高，最终发展为肾衰竭。

（五）糖尿病足

是一种十分常见的糖尿病慢性致残性并发症，很难治疗，最后发展只能截肢，严重时可致死。

◆因末梢神经病变，下肢供血不足及细菌感染引起足部疼痛，深溃疡，肢端坏疽等统称为糖尿病足。

（六）糖尿病神经病变

临床常表现为四肢末梢部位感觉异常，如麻木感、感觉减退或自发性疼痛。还可出现局部肌无力，肌萎缩。自主神经功能紊乱则表现为便秘、腹泻、尿潴留、阳痿等。

（七）微血管和大血管病变

◆微血管病变主要包括肾病、视网膜病变、神经病变。

◆大血管病变有高血压、冠心病、周围血管病变、脑血管疾病、糖尿病足等。

◆是糖尿病患者的主要致残、致死原因。

（八）糖尿病合并感染

1. **呼吸道感染**　慢性气管炎和支气管炎、肺炎等。

2. **泌尿系统感染**　有肾盂肾炎、尿路感染、前列腺炎等。

3. **皮肤及软组织感染**　主要有疖、痈、毛囊炎等。

4. **消化系统感染**　主要有急性胃肠炎、胰腺炎、急慢性肝炎、胆道感染及胆囊炎等。

5. **耳、鼻、喉、口腔及外科疾病**　如阑尾炎、术后感染、败血症，以及继发真菌感染等。

◆糖尿病患者极易并发各种感染，尤其在血糖较高、年龄较大、病程较长、并发症较严重或受外伤情况下更易发生，发生率约为33%~90%。

◆糖尿病与感染相互影响，并发感染可加重病情，而糖尿病则促进感染，使创面不易愈合，病死率增高。

五、糖尿病的治疗

（一）糖尿病的治疗原则

◆糖尿病应采用综合治疗的原则，饮食控制、药物治疗和体育锻炼是治疗糖尿病的主要手段。治疗目标是控制血糖、不出现糖尿病急性失代偿、预防或延缓慢性并发症的发生和发展。

◆在数量急剧增加的糖尿病患者中，2型糖尿病至少占患者总数的90%以上。20%~30%的患者需用胰岛素治疗，大多数用口服降糖药治疗即可，吡格列酮等胰岛素增敏剂及餐时血糖调节剂瑞格列奈等的成功研制，为2型糖尿病的治疗展示了崭新的用药前景。

（二）糖尿病的非药物治疗

1. 饮食治疗　是治疗糖尿病的基本措施。不论病情轻重，有无并发症，亦不论是否采用药物治疗，都需要长期坚持饮食治疗，并严格执行。

◆应采用个体化合理饮食，根据理想体重和劳动强度来决定每日摄取热能的多少，严格限制热量、烟酒、食盐及脂肪摄入。

◆肥胖者宜给予低热量、低糖饮食；伴有血脂增高者应按高脂蛋白血症的饮食原则进行调整。

◆有肾功能损害者蛋白质应减至$0.6~0.8g/$（$kg \cdot d$），糖$3~5g/$（$kg \cdot d$），脂肪$0.5~1.0g/$（$kg \cdot d$）。糖与脂肪比率为$3:1$或$2.5:1$，脂肪不应超过总热能的2/5。

◆应多食用纤维含量多的食品，如糙米、蔬菜、水果、豆类制品等，少用或不用糖制品。

◆三餐热能分配：根据所用胰岛素种类、血糖或尿糖情况，并结合饮食习惯决定，一般按早1/5、午2/5、晚2/5或三餐各1/3比例分配。

2. 养成规律的生活习惯

◆少食多餐，注意个人卫生，预防各种感染。

◆适当体育活动，适量、经常性、个体化，避免过于肥胖，补充维生素。

◆控制体重在理想体重±10%以内，理想体重（kg）＝身高（cm）－105。

（三）糖尿病的药物治疗

1. 1型糖尿病

◆首选应用胰岛素；也可与双胍类降糖药和α糖苷酶抑制剂阿卡波糖合用。

2. 2型非肥胖型糖尿病

◆如果胰岛β细胞储备功能良好、无高胰岛素血症可首先选用磺酰脲类降糖药。

如格列本脲，格列齐特。

◆格列喹酮可用于单纯饮食治疗效果不佳的中老年糖尿病。

◆如血糖不稳定可与二甲双胍合用，降低血糖波动性。

◆对胰岛储备功能很差的非肥胖型患者，如降糖药不能控制血糖，应及时使用胰岛素。

3. 2型肥胖型糖尿病（体重超过理想体重10%）

◆经饮食和运动治疗尚未达标者，尤其伴有胰岛素抵抗、高脂血症、高 TG 血症、低 HDL 的肥胖患者可首选二甲双胍、阿卡波糖，也可与胰岛素和（或）磺酰脲类合用于中重度患者。

◆双胍类药物长期口服可使肥胖或非肥胖者体重都下降。阿卡波糖对饮食疗法控制不佳的肥胖或非肥胖的2型糖尿病均效果良好。

4. 餐前后血糖不稳

◆控制餐时、餐后血糖，可选用非磺酰脲类促胰岛素分泌剂，瑞格列奈（主餐前30分钟或餐前即服）和那格列奈（餐前空腹口服）。

◆单纯的餐后高血糖患者，应首选 α 糖苷酶抑制剂

◆空腹、餐前血糖高，可考虑应用磺酰脲类、胰岛素增敏剂或双胍类。

◆对餐后高血糖，伴餐前血糖轻度升高，应首选胰岛素增敏剂。

◆2型糖尿病餐后高血糖，可选 α 糖苷酶抑制剂阿卡波糖，以延迟或减弱餐后血糖水平升高，尤适用于老年人。

5. 糖尿病合并肾病

◆可首选格列喹酮，适于糖尿病合并轻、中度肾功能不全者。并可尽早合用胰岛素增敏剂，可减缓糖尿病血管并发症、糖尿病肾病的发生率。

6. 2型糖尿病伴心血管疾病

◆可选用阿托伐他汀、洛伐他汀、普伐他汀或者辛伐他汀。

7. 糖尿病合并高血压

◆首选联合应用 ACEI，如福辛普利钠或者赖诺普利。

◆此类药物改善胰岛素抵抗，逆转心肌和血管重构，抑制心肌和血管肥厚的发生，改善肾血流和盐分泌，减缓慢性肾脏并发症的发展。

8. 糖尿病合并肝病　宜选用 α–葡萄糖苷酶抑制剂。

9. 老年患者

◆可选择温和降糖、服用方便的降糖药，如瑞格列奈。

◆不宜选用长效、强降糖药，以免由于对低血糖的耐受差而引起严重的不良反应。

◆同时注意老年患者服药的依从性。

10. 儿童　1型糖尿病应选用胰岛素；2型糖尿病可选用二甲双胍。

11. 其他对糖尿病

◆初发、青年发病、空腹血糖 >11.1mmol/L、身体消瘦、有酮症倾向者，应尽早

使用胰岛素。

◆糖尿病合并妊娠、妊娠期糖尿病、哺乳期妇女、糖尿病合并酮症酸中毒、乳酸性酸中毒、高渗性昏迷、患有急性病症如心肌梗死、大手术、严重创伤、烧伤等各种应激情况，严重慢性并发症、消耗性疾病应选用胰岛素治疗。

◆经常出差，生活不规律的患者，可选择长效制剂，如每日只需服用 1 次的药物（格列美脲），可增强依从性，提高治疗效果。

（三）糖尿病的用药注意事项

1. 注意服用时间

◆餐前 30 分钟：如甲苯磺丁脲、氯磺丙脲、格列齐特、格列本脲、格列喹酮、格列吡嗪、伏格列波糖、那格列奈。

◆餐中：有些药物由于对胃肠道的刺激作用等原因，宜餐中服用，如二甲双胍、阿卡波糖、瑞格列奈、格列美脲等。

◆阿卡波糖宜随前两口食物吞服，格列美脲宜第一次就餐时服用，瑞格列奈不进餐不服药。

◆餐后 30~60 分钟：有些药物受食物的影响不大，可在餐后口服，如罗格列酮。如患有胃肠道不适，二甲双胍也可由餐中服药改为餐后服用。

2. 注意避免合用升高血糖的药物

3. 胰岛素应用注意

（1）注射时间：初治时多用短效制剂，分次于餐前 15~30 分钟注射为宜，但不同情况注射时间可相应调整。

◆胰岛素类似物，如门冬胰岛素，发挥作用的时间较快，可在注射后立刻进餐。

（2）注射部位

◆吸收速度由快至慢分别为：腹部、前臂外侧、大腿前及外侧、臀部、双上臂外侧。

◆多次注射时应有规则地轮换注射部位和区域，以保证胰岛素的稳定吸收及防止皮下部位的不良反应。

◆如血糖高或注射后要立即就餐，可选择腹部注射，如不能按时就餐，可选择上臂或臀部。

第四节　高尿酸血症与痛风

一、概述

（一）高尿酸血症定义

高尿酸血症（Hyperuricemia）是指血液中的尿酸浓度超出正常范围的一种机体状

态。近年来，随着人民生活水平的提高和饮食结构的改变，我国高尿酸血症患病率有非常明显的上升趋势，尤其是南方地区，高尿酸血症患病率正逐年迅速上升，已经严重影响公共健康，防治工作逐步受到重视。

◆高尿酸血症：又称痛风（Gout），是嘌呤代谢障碍或尿酸排泄障碍所致的一组异质性慢性代谢性疾病，其临床特点为高尿酸血症（Hyperuricemia）并伴有反复发作的痛风性急性关节炎，间质性肾炎和痛风石形成；严重者表现为关节畸形及功能障碍，伴尿酸性尿路结石。

高尿酸血症常与心血管疾病、慢性肾脏病、代谢综合征等相关，是危害人类健康的一种严重代谢性疾病，是一个亟待解决的公共健康问题。

（二）高尿酸血症实验室检查

1. 血尿酸正常值　男性 $150 \sim 380 \mu mol/L$（$2.4 \sim 6.4 mg/dl$），女性 $100 \sim 300 \mu mol/L$（$1.6 \sim 5.0 mg/dl$），男性 $> 420 \mu mol/L$（$7mg/dl$），女性 $> 350/\mu mol/L$（$6mg/dl$）可形成暂无症状，无痛风结石的高尿酸血症。

◆当血尿酸超过 $480 \mu mol/L$（$8.0 mg/dl$）时，可致关节炎，尿路结石，肾疾病，称为痛风。

2. 尿酸　限制嘌呤饮食 5 天后，每日尿酸排出量 $> 3.57 mmol/L$（$600mg$），可认为是尿酸生成过多。

（三）高尿酸血症的类型及发病机制

痛风分为原发性和继发性两类，原发性痛风常伴有肥胖、血脂异常、高血压、动脉硬化、冠心病及 2 型糖尿病，以胰岛素抵抗为最根本病因。

1. 原发性高尿酸血症和痛风

◆常有家族史。由先天性嘌呤代谢障碍引起，发病机制包括两个方面：尿酸排泄减少及尿酸生成增多。

◆其中尿酸排泄障碍是引起高尿酸血症的主要因素，多基因遗传缺陷导致肾小管的尿酸分泌功能障碍，导致尿酸排泄减少，最终引起高尿酸血症。

◆痛风患者中仅有 10% 左右患者是由于尿酸生成增多引起，其中嘌呤代谢酶缺陷是导致血尿酸升高的主要原因。

2. 继发性高尿酸血症和痛风

◆继发性痛风无家族史，多继发于肿瘤、白血病等所致核酸大量分解及肾功能减退而造成的尿酸排泄减少。

◆或由于药物抑制肾小管的排泄能力而致尿酸的排除不畅，体内尿酸蓄积过多，以女性多见。

（四）体内嘌呤的来源途径及尿酸形成

1. 合成途径　自然界以嘌呤碱的形式存在，含于 DNA 和 RNA 中，主要为腺嘌呤和鸟嘌呤，它们氧化成次黄嘌呤和黄嘌呤，再进一步氧化成尿酸。

2. 回收途径 核苷酸分解产生嘌呤碱可重新被肾脏回收利用。

3. 饮食途径 食物中所含有的嘌呤也是增加体内尿酸负荷的一个因素。有些食物中含有大量嘌呤类物质，如鱼类、内脏、肉汤、家禽肉、扇贝肉、芦笋、蘑菇、干豌豆、干豆、啤酒等，均会导致已患有高尿酸血症的患者病情加重。

（五）高尿酸血症与相关疾病

1. 高尿酸血症和心血管系统疾病

◆尿酸是高血压发病和长期血压变化的独立预测因素；一方面，高尿酸是高血压的发病原因，另一方面，高血压又可导致肾素生成增加，再影响尿酸排泄。

2. 高尿酸血症和慢性肾病

◆肾脏疾病会引发高尿酸血症，过高的尿酸浓度能够使肾脏结构和功能疾病发生恶化。

3. 高尿酸血症与代谢综合征

◆血脂异常、肥胖、糖代谢异常等与尿酸也有明确相关性，胰岛素抵抗（IR）是其中心环节。

◆高尿酸血症可损伤胰岛 β 细胞功能，加重胰岛素抵抗状态，导致糖耐量异常和糖尿病。

（六）高尿酸血症的临床表现

1. 痛风无症状期

◆仅有血尿酸持续性或波动性增高，从血尿酸增高至症状出现可长达数年或数十年，仅有血尿酸增高而不出现症状者，称为无症状性高尿酸血症。

2. 急性关节炎

（1）是原发性痛风的最常见首发症状，呈不对称性，初发仅有单一关节受累，继而累及多个关节。拇趾的跖趾关节为好发部位，其次为足底、踝、足跟、膝、腕、指和肘关节。

（2）首次发作通常在夜间，疼痛剧烈，压痛明显，数小时内出现红肿热痛等症状，伴发热、白细胞增多与血沉增快等全身症状。

（3）在老年人中，手关节受累较多，表现为完全不能负重，局部肿胀，皮肤呈紫红色，数日可自行缓解，但反复发作。

（4）诱因：受寒、劳累、酗酒、食物过敏、进食富含嘌呤食物、感染、手术等为其常见诱因。多数痛风数月发作一次，有些患者终生仅发作一次，或相隔数年后再发，病程越长，发作越频繁，病情越重。

3. 慢性关节炎期

◆呈反复发作。多见于未经治疗或治疗不彻底的患者，是由于痛风石在骨关节周围组织引起的炎症性损伤。

◆慢性关节炎期发作较频，间歇期缩短，疼痛日渐加剧，致多个关节受累，使尿酸盐沉积在软骨、滑膜、肌腱和软组织中而形成痛风结石。

4. 肾结石及痛风肾

◆尿酸结晶在肾形成结石出现肾绞痛或血尿。尿酸盐结晶在肾间质沉积及阻塞肾集合管而形成痛风肾，可出现蛋白尿、高血压、肾功能不全。

四、痛风的治疗

（一）痛风治疗的目标及原则

1. 目标

◆痛风的治疗目标应在治疗过程中视病情而定，主要的目标有：

（1）缓解症状，减轻疼痛，迅速终止痛风发作。

（2）促使血尿酸维持在正常，纠正高尿酸血症范围。

（3）避免反复发作而引起关节功能障碍以及防止形成尿酸结石避免肾功能损害。

◆显然，在治疗过程中，解决患者发病时的疼痛并不是最重要的，如何控制病情避免发生致命的并发症才是真正的目标所在。

2. 原则　治疗痛风的整体原则是：

◆合理的饮食控制、控制高嘌呤食物的摄入，充足的水分摄入、规律的生活制度，适当的体育活动，有效的药物治疗，预防尿酸盐的沉积，迅速治疗急性关节炎，控制痛风石的形成，降低对肾功能的损害，定期的健康检查。

（二）痛风的非药物治疗

◆痛风的一般防治措施主要是：

（1）控制蛋白质的摄入量，限制高嘌呤食物（动物心、肝、肾，沙丁鱼等）的摄入，100 ~ 150mg/d 以下。限制饮食或减轻体重均有益于病情。

（2）增加碱性食物（菠菜、海带、萝卜、四季豆、莲藕、瓜果）的摄取。

（3）多饮水：痛风患者应多喝碱性水，水可以增加尿量，有助于尿酸的排出。

◆应使每日排尿量在 2000ml 以上。为防止夜间尿液浓缩和利于排除尿酸，在睡前或半夜适当饮水为宜。

◆还应保持尿液的 pH 值在 6.5 以上。当尿 pH 在 6.0 以下时，需碱化尿液，可口服碳酸氢钠。

（4）戒酒：避免诱发因素，乙醇可抑制尿酸排泄，还能促进腺嘌呤核苷酸转化，增加尿酸合成，血尿酸升高，诱发急性痛风性关节炎。

（5）物理治疗红外线、矿泉浴、透热疗法、沙泥疗法、推拿按摩等。

（三）常用治疗痛风的药物及适应证

1. 急性发作期的治疗药物

◆首先解决疼痛，持续以降尿酸药物来控制尿酸值，定期追踪疗效，并避免痛风反复发作以及并发症的发生。

◆治疗应迅速给予秋水仙碱控制疼痛，应用数天后停药，可同时应用非甾体类抗炎药，若治疗无效或有严重不良反应可使用糖皮质激素进行短程治疗。

2. 发作间歇期

（1）治疗目的：是使血尿酸维持正常水平，可应用促进尿酸排泄的药物，同时联合应用抑制尿酸生成的药物。

◆常用的促进尿酸排泄药物包括丙磺舒、磺吡酮、苯溴马隆等。

◆适用于肾功能正常，每日尿中尿酸排泄量不多的患者，已有尿酸结石形成者不宜使用此类药物。

（2）治疗原则：宜小剂量用药，服药期间联合口服碱化尿液，多饮水，保持尿量在 2000ml/d 以上。

◆本类药物不宜与水杨酸、噻嗪类利尿药、呋塞米、依他尼酸等抑制尿酸排泄的药物合用。

（四）抗痛风用药注意事项

1. 要注意抗痛风药的不良反应

◆抗痛风药的不良反应相对较少，常见有过敏反应、胃肠反应，偶尔发生肌无力、溃疡病及肝肾功能损害等。

◆用药过程中，一旦出现过敏反应症状应立即停止用药。长期用抗痛风药时应注意加用保肝药。长时间服用秋水仙碱时要注意补充维生素 B_{12}。

2. 要注意抗痛风药的禁忌证　　痛风患者多为老年人，其患病特点是疾病种类多，用药前应了解病人本身的疾病状况及药物禁忌证，以防引发不良后果。

◆常用药物禁忌

药物	禁忌证
秋水仙碱	肾功能不全、造血功能不全、严重心脏病和胃肠疾病等
非甾体抗炎药	造血功能不全及溃疡病等
别嘌呤醇	过敏者及特发性血色病患者慎用，禁忌证较少
丙磺舒	主要是对磺胺药过敏时、肝肾功能不全、肾结石和溃疡病等
苯溴马隆	在严重肾功能不全时需要慎用

第五节　甲状腺功能亢进

一、概述

（一）甲状腺功能亢进定义

◆甲状腺功能亢进症（Hyperthyroidism，简称甲亢）：是由多种因素引起的甲状腺激素分泌过多所致的一种常见内分泌病，常以神经、循环、消化等系统兴奋性增高和代谢亢进为主要表现的一种临床综合征。

◆其病理变化为甲状腺呈弥漫性、结节性或混合性腺肿。

（二）典型者临床表现

◆典型临床表现为食欲增强、易激动、心率增快等代谢亢进和交感神经兴奋症状。

（三）甲状腺功能亢进病理诊断或症状

（1）怕热、多汗、易倦、烦躁、心悸、无力、手舌颤抖、食欲亢进而消瘦、大便次数增多等高代谢症候群表现，女性月经紊乱甚至闭经。

（2）心动过速、心音增强、脉压增大，可有期前收缩、房颤、周围血管征阳性（水冲脉、毛细血管搏动和枪击音）。

（3）甲状腺弥漫性或结节性肿大，局部可有细震颤及血管杂音。部分病例可有浸润性突眼、胫骨前局限性黏液性水肿、淡漠型甲亢及甲亢危象等特殊临床表现。

（4）可伴有突眼症及甲亢眼症，手指细震颤，局限性黏液性水肿，杵状指（趾），皮肤温湿、潮红。甲亢的眼部表现分为两类：

①单纯性突眼：病因与甲状腺毒症所致的交感神经兴奋性增高有关；

②浸润性突眼：也称为 Craves 眼病。近年来称为 Craves 眶病（Graves orbilopalhy）。病因与眶周组织的自身免疫炎症反应有关。

（5）基础代谢率升高。

（6）甲状腺核素扫描可见甲状腺弥漫性肿大，也可发现冷、热结节。

（四）甲状腺功能亢进病因或诱因

（1）精神刺激（过度忧虑和紧张）、过度疲劳。

（2）碘摄入过多（如大量吃海产品）、某些药物：如乙胺碘呋酮等。

（3）感染（如感冒、扁桃腺炎、肺炎）、妊娠（早期可能诱发或加重甲亢）、创伤、手术等。

（4）局部可有其他自身免疫性疾病史。

（5）引起甲几的病理包括：Graves 病、多结节性甲状腺肿伴甲亢（毒性多结节性甲状腺肿）、甲状腺自主性高功能腺瘤、碘甲亢、垂体性甲抗、绒毛膜促性腺激素（hCG）相关性甲亢。其中以 Graves 病最为常见，占所有甲亢的 85% 左右。

（五）甲状腺功能亢进并发症

1. **心脏衰竭**　长期不治疗，心跳持续快速，最后会导致心房纤维颤动，引起心脏衰竭。

2. **肌肉病变**　由于代谢快，能量消耗快，可能引起肌肉萎缩，造成肌肉无力，尤其是近端肌肉（例如大腿、上臂）。

3. **骨质疏松**　增加骨骼的代谢，所以长期下来会引起骨质疏松。

4. **皮肤病变**　皮肤粗糙，没有弹性，特别是脚的皮肤。

5. **眼睛病变**　眼球突出，眼皮盖不紧，可能引起角膜受伤，视力受损。或者因为眼球肌肉肿大压迫视神经，造成视力减退。

二、甲状腺功能亢进治疗措施

（一）甲状腺功能亢进非药物治疗

（1）去除一切诱因，合理安排工作、学习与生活。

（2）适当休息，避免劳累，预防感冒。

（3）饮食护理：饮食要有规律，应采用高热量、高蛋白，富含糖类、高维生素的饮食，如肉、蛋、奶、糖、新鲜水果、蔬菜等。

◆少用辛辣刺激性佐料食物，食物应软易于消化，富与营养；忌食高碘食物，如海带、紫菜、海蜇、海苔以及藻类等，以防止甲亢控制不良。

（4）解除不良情绪或不必要的心理负担，增强战胜疾病的信心。保持乐观和喜乐的心境，这是治愈一切疾病的基础保障。

（二）抗甲状腺药物治疗

1. 常用药物 硫脲类。

（1）咪唑类 甲巯咪唑（他巴唑）或卡比马唑（甲亢平）。

（2）硫氧嘧啶类 丙硫氧嘧啶或甲硫氧嘧啶。

◆药物作用机制及不良反应见药品专业知识内分泌系统抗甲状腺药。

2. 注意事项

（1）治疗初3个月内每周查白细胞计数及分类1~2次，如有明显发热、皮疹等过敏反应立即停药，可用抗组胺药物。

（2）定期复查血中甲状腺素水平以指导治疗。

（3）孕妇最好用丙硫氧嘧啶，剂量宜小，哺乳期妇女需停止哺乳。

（三）放射性碘（^{131}I）治疗

1. 适应证 甲状腺弥漫性中度肿大，年龄在30岁以上；用抗甲状腺药过敏者；长期抗甲状腺药治疗后复发者；年老及有心、肝、肾严重并发症者；有出血性疾患及白细胞减低者。

2. 禁忌证 年龄30岁以下患者原则上不用；妊娠及哺乳期妇女；严重肾功能不全或活动性肺结核者；甲状腺极度肿大并有压迫症状者。

（四）甲状腺功能亢进的手术治疗

1. 适应证 毒性结节性甲状腺肿；甲状腺显著肿大；服抗甲状腺药后，甲状腺增大明显，加用甲状腺片也无明显缩小；甲状腺肿大压迫邻近器官；抗甲状腺药治疗后病情复发；坚持长期治疗有困难者。

2. 禁忌证 儿童及青少年患者；年老体弱，伴有心脏及其他严重疾病者；突眼明显者；甲状腺手术后复发者；伴有慢性淋巴性甲状腺炎者；早或晚期妊娠者。

（五）甲状腺功能亢进的对症治疗

对心率较快者可用 β 受体阻滞药，如普萘洛尔；精神焦虑者可用镇静药如地西泮。

附：一、甲状腺危象

（一）甲状腺危象概念

甲状腺危象（thyroid crisis）系指在甲亢未经治疗或治疗但病情未控制的情况下，由于应激使大量甲状腺素释放入血，致使甲亢病情突然加剧出现危及生命的状态。

（二）甲状腺危象诱因

主要有感染、精神刺激、劳累、手术（包括甲状腺手术）、外伤、不适当停用抗甲状腺药及放射性[131]I 治疗等。

（三）甲状腺危象临床表现

为多系统、多脏器功能障碍。

1. 典型的甲状腺危象

◆全身反应：皮肤潮红、大汗淋漓，体温升高（38.5～41℃），甚至虚脱。

◆心血管反应：心悸、气短、心率增快（120～180 次/min 以上）可有心律失常、心衰及休克。

◆消化道反应：恶心、呕吐、腹泻、体重下降、黄疸或肝功能异常。

◆中枢神经系统反应：烦躁不安，可有嗜睡、谵妄、昏迷。

2. 淡漠型甲亢症危象

◆淡漠、嗜睡、无力、消瘦甚至恶病质，体温稍高，脉率稍快或变慢，可有心衰、谵妄、昏迷等。多见于老年患者。

◆甲状腺轻度肿大，甲状腺功能检查符合甲亢症。

（五）甲状腺危象治疗措施

1. 降低周围组织对甲状腺激素的反应

◆普萘洛尔：口服或在密切监护下静脉内缓慢注射。

◆利舍平：肌注，症状好转后减量。

2. 抑制甲状腺激素的生成和分泌

◆复方碘溶液（卢戈溶液）或碘化钠，危象消除即可停用。

◆用碘前 1 小时同时口服或鼻饲丙硫氧嘧啶（如无丙硫氧嘧啶，可用甲巯咪唑为），手术后发生的甲状腺危象不需再用硫脲类药。

3. 对症处理

（1）吸氧、物理降温，避免用水杨酸制剂降温。

（2）纠正水及电解质失衡，补充葡萄糖和维生素。

（3）抗感染，常用青霉素、红霉素等。

（4）烦躁不安时可用地西泮，必要时可行人工冬眠。

4. 糖皮质激素　氢化可的松等，症状改善后逐渐减量停药。

二、甲状腺功能减退症

(一) 基本概念

甲状腺功能减退症（Hypothyroidism）简称甲减症，系指甲状腺激素缺乏或甲状腺激素抵抗，机体代谢及各系统功能下降引起的临床综合征。

◆成人甲减也称黏液性水肿，婴儿期发病者称为克汀病（Critinism）或呆小病。病因与甲状腺、垂体、下丘脑及受体的原发疾病有关。

(二) 甲状腺功能减退症病因

◆病史有地方性甲状腺肿、自身免疫性疾病、甲状腺手术、放射性碘治疗甲亢症，以及用抗甲状腺药物治疗史，有甲状腺炎或丘脑垂体疾病史等。

(三) 甲状腺功能减退症临床表现

（1）无力、嗜睡、畏寒、少汗、反应迟钝、精神不振、记忆力减退、腹胀、便秘、发音低沉、体重增加、月经血量多。

（2）皮肤干燥无光泽、粗厚、发凉、非凹陷性黏液性水肿。

（3）毛发干枯、稀少、易脱落。体温低、脉率慢、脉压差小、心脏扩大、腱反射迟钝、掌心发黄。

（4）严重者可出现黏液性水肿昏迷：体温低于35℃，呼吸浅慢，心动过缓，血压降低，反射消失，意识模糊或昏迷。

(四) 甲状腺功能减退症治疗措施

1. 替代治疗

（1）甲状腺素片。

（2）左旋甲状腺素钠（L－T_4）、碘塞罗宁（三碘甲状腺氨酸，L－T_3）。

（3）糖皮质激素：如合并有糖皮质功能减退，应先用小剂量氢化可的松再行甲状腺素片替代治疗。

2. 中药治疗　可用黄芪、党参、淫羊藿、仙茅、补骨脂等治疗。

3. 其他治疗　贫血者补铁剂、维生素 B_{12} 及叶酸等；胃酸缺乏者口服稀盐酸。

第六节　上呼吸道感染

一、概述

(一) 上呼吸道感染定义

上呼吸道感染是指自鼻腔至喉部之间的急性炎症的总称，是最常见的感染性疾病。

90%左右由病毒引起，细菌感染常继发于病毒感染之后。

（二）上呼吸道感染发病特点

◆四季、任何年龄均可发病，通过含有病毒的飞沫、雾滴，或经污染的用具进行传播。

◆常于机体抵抗力降低时，如受寒、劳累、淋雨等情况时，原已存在或由外界侵入的病毒或/和细菌，可迅速生长繁殖，导致感染。

◆该病预后良好，有自限性，一般5~7天痊愈。常继发支气管炎、肺炎、副鼻窦炎，少数人可并发急性心肌炎、肾炎、风湿热等。

（三）上呼吸道感染的病因及发病机制

1. **病因**　上呼吸道感染约有70%~80%由病毒引起。

◆主要有流感病毒、副流感病毒、呼吸道合胞病毒、腺病毒、鼻病毒、埃可病毒、柯萨奇病毒、麻疹病毒、风疹病毒。

◆细菌感染可直接或继病毒感染之后发生，以溶血性链球菌为多见，其次为流感嗜血杆菌、肺炎球菌和葡萄球菌等。偶见革兰阴性杆菌。

2. **诱发因素**　各种可导致全身或呼吸道局部防御力降低的原因，如受凉、淋雨、过度疲劳等诱发因素导致全身或呼吸道局部防御功能降低时，均可引发病症。

3. **发病机制**　当机体或呼吸道局部防御能力降低时，原先存在于上呼吸道或外界侵入的病毒和细菌可迅速繁殖，引起发病，尤其是老幼体弱或有慢性呼吸道疾病如鼻旁窦炎、扁桃体炎者，更易患本病。

4. **疾病影响因素**

◆先天性疾病：常见的如兔唇、腭裂、先心病及免疫缺陷病等。

◆急性传染病：如麻疹、水痘、猩红热、流行性腮腺炎及肺结核等。

◆营养性疾病：如营养不良、贫血、佝偻病以及小儿腹泻等。

二、疾病分型及特点

（一）急性上呼吸道感染

1. **定义**　急性上呼吸道感染（acute upper respiratory infection）简称上感，俗称"感冒"，是由多种病原体（鼻病毒、腺病毒、柯萨奇病毒、冠状病毒、副流感病毒）感染而致所致的鼻咽部和咽喉部的急性感染。

2. **特点**　本病是儿科最常见的疾病。若表现为局部症状明显者，亦可以局部炎症命名，如急性鼻炎、急性咽炎、急性喉炎等。

◆病原体以病毒为主，不同致病原引起的上感有特殊的临床表现，如"疱疹性咽峡炎"、"咽结合膜热"等。上感常累及中耳、副鼻窦、淋巴结、气管等邻近器官等。

3. **诊断或临床表现**

（1）好发季节为冬春两季，患者常有受凉、受潮，或有与本病患者有接触史。

（2）新生儿患者常有烦躁不安、呼吸急促等全身症状；婴幼儿患者则可突然高热，或高热惊厥；而稍大儿童仅有鼻塞、流涕、微热及咽部干痛或恶心、呕吐、腹痛等症状。

（3）咽部充血明显，部分病例扁桃体充血、肿胀及咽后壁淋巴滤泡增生等。

◆部分病例以急性鼻炎、急性咽炎、急性扁桃体炎、急性喉炎为主要表现。

（4）体征除鼻咽部有不同程度的充血外，其他正常，而有时有痰鸣音，于咳嗽后消失。

（5）白细胞计数减少或接近正常，早期中性粒细胞可稍增高；并发细菌感染时白细胞计数及中性粒细胞可增高。

（6）发热、咽炎、眼结合膜炎（红眼病）常三者同时存在，由腺病毒引起。

（7）疱疹性咽峡炎：多发病急，高热、咽痛、流涎、咽部充血，咽腭弓、腭垂和上腭有疱疹或溃疡。多由柯萨奇病毒或艾柯病毒引起。

4. 治疗措施

（1）一般治疗：轻者，适当休息，进食易消化食物。室温、湿度适宜，补充水分等。

（2）对症治疗：高热时用解热药降温（新生儿、小婴儿慎用），物理降温用35%~40%乙醇擦浴、头部冷敷，冷盐水灌肠。

◆鼻塞用0.5%麻黄碱液滴鼻。烦躁不安或抽搐时选用苯巴比妥、地西泮等。止咳祛痰可用小儿止咳糖浆。

（3）中医治疗

◆风寒感冒：多见于较大儿童感冒的早期，治以辛温解表法，可用桑菊感冒片。

◆风热感冒：多见于婴幼儿，治以辛凉解表，清热解毒法，可用银翘解毒片。

◆其他如板蓝根、柴胡、大青叶等中药制剂亦可应用。

（4）抗病毒药物：阿昔洛韦、利巴韦林。

（5）抗感染治疗：发生细菌感染等并发症的患者可选用青霉素类或磺胺类药物。

（6）糖皮质激素治疗：并发急性喉炎时可用。

（二）流行性感冒

1. 定义　流行性感冒（Influenza）简称流感，是由流感病毒引起的急性发热性呼吸道传染性疾病，病毒在呼吸道纤毛柱状上皮细胞内繁殖，引起上皮细胞变性、坏死和脱落，可引起明显中毒症状。

2. 特点　起病急，有发热、头痛、全身酸痛及咽痛、咳嗽等上呼吸道症状，人群普遍易感，可有区域性大流行趋势。

3. 诊断或临床表现

◆流行病学患者常有与流行性感冒患者的接触史，最显著特点为突然发病、迅速扩散，从而造成不同程度流行。发病率高，但病死率低。

◆临床表现潜伏期1~7天，多2~4天，根据临床表现可分为：

（1）单纯型流感　最常见。

◆临床表现：为突然起病，高热，体温可达 $39 \sim 40℃$，可有畏寒、寒战，多伴头痛、全身肌肉关节酸痛、极度乏力、食欲减退等全身症状，并有咽喉痛、干咳、鼻塞、流涕、胸骨后不适等。还有的患者表现为颜面潮红，眼结膜外眦轻度充血。

◆特点：如无并发症呈自限性过程，多于发病 $3 \sim 4$ 天后体温逐渐消退，全身症状好转，但咳嗽、体力恢复常需 $1 \sim 2$ 周。轻症者如普通感冒，症状轻，$2 \sim 3$ 天可恢复。

（2）神经中毒型流感　极少见。表现为高热、头痛、谵妄以致昏迷。儿童可见抽搐及脑膜刺激症状及休克和弥散性血管内凝血（DIC）等严重症状，病死率高。

（3）胃肠型流感　除发热等全身症状外，尚有恶心、呕吐、腹痛、腹泻等胃肠道症状，儿童多于成人。病程 $2 \sim 4$ 日，可迅速康复。

（4）肺炎型流感　表现为持续高热、呼吸困难、咳嗽、发绀及咯血等。肺部可闻及湿性啰音。X 线摄片显示两肺可有散在絮状阴影。

4. 易感人群

（1）儿童　在流感流行季节，有超过 40% 的学龄前儿童及 30% 的学龄儿童罹患流感。一般健康儿童感染流感病毒可能表现为轻型流感。婴幼儿流感的临床症状往往不典型，可出现高热惊厥。新生儿流感少见，但易合并肺炎。

◆在小儿，流感病毒引起的喉炎、气管炎、支气管炎、毛细支气管炎、肺炎及胃肠道症状较成人常见。

（2）老年人　65 岁以上流感患者为老年流感。

◆老年人感染流感病毒后病情多较重，病情进展快，发生肺炎率高，其他系统损伤主要包括流感病毒性心肌炎导致的心电图异常、心功能衰竭、急性心肌梗死表现，也可并发脑炎以及血糖控制不佳等。

（3）妊娠妇女　中晚期妊娠妇女感染流感病毒后易发生肺炎，出现呼吸困难、低氧血症，可导致流产、早产、胎儿窘迫及胎死宫内，并可诱发原有基础疾病的加重。

（4）免疫缺陷人群　包括器官移植人群、艾滋病患者、长期使用免疫抑制药等患者，其感染流感病毒后发生重症流感的危险性明显增加。

5. 重症病例

（1）流感病毒性肺炎：季节性甲型流感（H_1N_1、H_2N_2 和 H_3N_2 等）所致的病毒性肺炎，主要发生于婴幼儿、老年人、慢性心肺疾病及免疫功能低下者。

（2）肺炎表现包括：①心脏损害；②神经系统损伤；③肌炎和横纹肌溶解综合征。

◆危重症患者可发展为多器官功能衰竭（MODF）和弥散性血管内凝血（DIC）等严重并发症。

6. 治疗措施

（1）非住院患者居家隔离：保持房间通风，充分休息，多饮水，饮食宜清淡，并应易于消化和富有营养。密切观察病情变化，尤其是老年人、儿童患者。

（2）适宜住院治疗人群：①妊娠中晚期妇女②基础疾病明显加重患者③符合重症

流感诊断标准的患者④伴有器官功能障碍患者。

（3）抗流感病毒药物治疗：与普通感冒不同的是，流感已有特异性的抗流感病毒药物。

◆甲型流感病毒：可选用扎那米韦、奥司他韦、金刚乙胺和金刚烷胺。

◆乙型流感病毒：可选用奥司他韦或扎那米韦。

7. 用药注意事项

◆避免盲目或不恰当使用抗菌药物。

◆合理使用对症治疗药物。

◆流感患者只要早期应用抗病毒药物，大多不再需要对症治疗（如解热镇痛、缓解鼻黏膜充血、抗过敏、止咳等药物）。

◆如果需对症治疗，应提高针对性，不一定都用复方制剂。儿童忌用阿司匹林或含阿司匹林药物以及其他水杨酸制剂。

（三）咽炎型上呼吸道感染

1. 好发季节　发病季节好发于冬春季节。

2. 特点　以咽部炎症为主，可有咽部不适、发痒、灼热感、咽痛等，可伴有发热、乏力等。

3. 病理诊断　检查时有：

◆咽部明显充血、水肿，颌下淋巴结肿大并有触痛。

◆血常规白细胞计数可正常或减少，淋巴细胞比例升高。

◆病毒分离多为腺病毒、副流感病毒和呼吸道合胞病毒等。

（四）疱疹性咽峡炎型上呼吸道感染

1. 好发季节　发病季节多发于夏季。

2. 好发人群　常见于儿童，偶见于成人。

3. 疾病特点　发病急，咽痛程度较重，多伴有发热，病程约1周。

4. 临床表现　高热、咽痛、流涎、咽部充血，咽腭弓、腭垂、咽及扁桃体表面有灰白色疱疹或溃疡，周围环绕红晕。

5. 病理变化　病毒分离为柯萨奇病毒A，多由柯萨奇病毒或艾柯病毒引起。

三、药物知识

（一）抗感冒药的常用组方及原则

1. 解热镇痛药　如阿司匹林、对乙酰氨基酚。

2. 鼻黏膜血管收缩药　如伪麻黄碱。

3. 抗过敏药　如氯苯那敏（扑尔敏）或苯海拉明，兼具轻微镇静作用。

4. 中枢兴奋药　如咖啡因。

5. 蛋白水解酶　如菠萝蛋白酶，可改善局部血液循环，并促进药物向病灶的渗透和扩散。

（二）常用药物及适应证

1. 非处方药

药物	适应证
对乙酰氨基酚、阿司匹林、布洛芬	可用于感冒后有微热或流感后出现高热，并伴有明显头痛、关节痛、肌肉痛或全身酸痛
美扑伪麻、酚麻美敏、双扑伪麻、氨酚伪麻、伪麻那敏、氨酚曲麻	适用于感冒初始阶段（如鼻腔黏膜血管充血、喷嚏、流泪、流涕、咽痛、声音嘶哑等）
酚麻美敏、美酚伪麻、双酚伪麻、美息伪麻、伪麻美沙芬	适用于伴有咳嗽者
1%麻黄碱、萘甲唑林、羟甲唑林、赛洛唑林滴鼻剂	可缓解鼻塞

2. 处方药

药物	适应证
金刚烷胺、金刚乙胺	对亚洲 A 型流感病毒有抑制活性，抑制病毒核酸脱壳，影响细胞和溶酶体膜，干扰病毒的早期复制，使病毒增殖受到抑制
扎那米韦（吸入给药）、奥司他韦（口服给药）	属病毒神经氨酸酶抑制剂，在流感症状初始48小时内使用较为有效

（三）用药及注意事项

（1）抗菌药物对导致感冒和流感的病毒均无作用。只有在细菌感染症状时，如咳痰、发热、白细胞数升高等才有用药指征。

（2）服用含有抗过敏药制剂的患者，不宜从事驾车、高空作业或操作精密仪器等工作。

（3）伴有心脏病、高血压、甲状腺功能亢进、肺气肿、青光眼以及前列腺增生的患者，需慎用含有鼻黏膜血管收缩药（如盐酸伪麻黄碱）的制剂。

（4）妊娠初期及哺乳期妇女禁用含有右美沙芬的制剂。

（5）服用含有解热镇痛药制剂时应禁酒，同时对老年人、肝肾功能不全者、血小板减少症、有出血倾向者，上消化道出血和（或）穿孔病史者，应慎用或禁用该类制剂。

（6）≤2 岁婴幼儿尺量避免服用抗过敏药的镇咳药和含减轻鼻充血剂的抗感冒药。

（7）感冒一般为良性和自限性，病程多在 1 周左右，无严重症状者可不用或少用药。

（8）感冒药连续服用不得超过 7 日，服用剂量不能超过推荐的剂量，在连续服用 1 周后症状仍未缓解或消失者，应去医院向医师咨询。

第七节 支气管炎

一、概述

(一) 支气管炎定义

支气管炎是一种常见的呼吸系统疾病,是指气管、支气管黏膜及其周围组织因感染,物理化学刺激以及变态反应所致的慢性非特异性炎症。

◆临床上以长期咳嗽、咳痰或伴有喘息及反复发作为特征。

(二) 支气管炎好发季节

◆多发生在冬季或气候交换季节,表现为咳嗽、咳痰或伴有喘息,每年发作持续3个月,连续2年或以1上,并能排除心、肺其他疾患而反复发作,部分病人可发展成阻塞性肺气肿、慢性肺源性心脏病。

(三) 支气管炎发病原因

支气管炎主要原因为病毒和细菌的重复感染形成了支气管的慢性非特异性炎症。常见的致病因素还有:

(1) 气温骤降、呼吸道小血管痉挛缺血、防御功能下降。

(2) 烟雾粉尘、污染大气等慢性刺激亦可发病。

(3) 吸烟使支气管痉挛、黏膜变异、纤毛运动降低、黏液分泌增多有利感染。

(4) 过敏因素。

(四) 支气管炎分型

根据病程分急性支气管炎和慢性支气管炎。

1. 急性支气管炎 (Acute bronchitis)

(1) 概念:是由病毒或细菌感染、物理、化学刺激或过敏造成气管及支气管黏膜发生感染所引起的下呼吸道急性炎症。

(2) 症状及特征:临床主要症状为咳嗽、咳痰,常继发于上呼吸道感染之后,也可以是流感、麻疹、百日咳等病的并发症,婴幼儿多见,是儿科多发病。

◆临床以咳嗽或伴有支气管分泌物增加为特征,病原体可以是各种病毒和细菌。

(3) 诊断或临床表现

①初期有流涕、鼻塞、咽痛、头痛、发热、肌肉酸痛等上呼吸道感染症状。

②刺激性频咳和胸骨后钝痛。开始为干咳,继之黏液脓痰,重者伴有血丝,咳嗽呈阵发性,吸入冷空气和活动后加重。

③早期肺部体征多不明显,有时可闻及散在的不固定干、湿啰音及哮鸣音,咳嗽后可减少或消失。

④胸透正常或肺纹理增粗。血白细胞大多正常,细菌感染时增高。过敏引起者嗜

酸性粒细胞增高。

⑤本病需与肺炎、肺结核、流感、支气管肺癌等鉴别。

2. 慢性支气管炎

（1）概念：慢性支气管炎（Chronic bronchitis）是由长期的物理、化学性刺激或反复病毒、细菌感染等综合因素引起的气管、支气管黏膜及其周围组织的慢性非特异性炎症。

（2）症状与特征：表现为反复发作性咳嗽（长期反复逐渐加重）、咳痰（咳嗽较剧烈时，痰中偶带血丝）或伴有喘息（多发生在病人痰多，支气管发生痉挛，气管壁水肿狭窄时）。

◆以清晨及夜间明显，每年发病持续 3 个月，连续 2 年以上，且有冬重夏轻的季节特征。

患病率北方高于南方，农村高于城市。

（3）诊断或临床表现

①中老年人多见，有反复发作的慢性咳嗽病史，咳白色泡沫痰或黏痰，尤以清晨痰多，寒冷季节及感冒后加重。

②咳嗽、咳痰、喘息等症状每年发病持续 3 个月，连续 2 年以上，并排除其他心肺疾病（如肺结核、尘肺、支气管哮喘、支气管扩张、肺癌、心功能不全等），可作出诊断。

◆如每年发病持续不足 3 个月，而有明确的客观检查依据（如 X 线、肺功能等），亦可诊断。

③临床表现以咳嗽、咳痰为主者，称单纯型慢性支气管炎；同时合并哮鸣及喘息者，称喘息型慢性支气管炎，此型与过敏有关。

④临床上分为急性发作期、慢性迁延期及临床缓解期。

◆不同时期体征亦不同，肺部可有干、湿啰音和哮鸣音。少数患者可引起阻塞性肺气肿、支气管扩张，晚期可致肺源性心脏病。

⑤X 线检查：早期无异常，急性感染或后期肺纹理增多增粗，以两肺中、下野为著，有时肺纹理粗乱、扭曲或小斑片状阴影，管壁增厚呈"轨道影"，双下肺可见网状阴影。

（五）支气管炎并发症

1. 阻塞性肺气肿　是慢性支气管炎最常见的并发症，患者肺泡壁纤维组织弥漫性增生。加上管腔狭窄和痰液阻塞，呼气不畅，故可发生阻塞性肺气肿。

2. 支气管肺炎　慢性支气管炎症蔓延至支气管周围肺组织中，患者有寒战、发热，咳嗽增剧，痰量增多，且呈脓性。白细胞总数及中性粒细胞增多。X 线检查，两下肺叶有斑点状或小片状阴影。

3. 支气管扩张　慢性支气管炎反复发作，支气管黏膜充血、水肿，形成溃疡，管壁纤维组织增生，管腔或多或少变形，扩张或狭窄。

◆扩张部分多呈柱状变化。百日咳、麻疹或肺炎后所形成的支气管扩张常呈柱状或囊状，且较慢性支气管炎所致扩张为严重。

二、支气管炎治疗措施

（一）支气管炎的非药物治疗

休息，多饮水，注意保暖，避免冷空气刺激。

1. 预防感冒　避免感冒，能有效地预防慢性支气管炎的发生或急性发作。

2. 饮食调摄　饮食宜清淡，忌辛辣荤腥。

3. 戒烟戒茶　因为吸烟会引起呼吸道分泌物增加，反射性支气管痉挛，排痰困难，有利于病毒、细菌的生长繁殖，使慢性支气管炎进一步恶化。

◆茶叶中含有茶碱，能兴奋交感神经，使支气管扩张而减轻咳喘症状。

4. 适当休息　发热、咳喘时必须卧床休息，否则会加重心脏负担，使病情加重；发热渐退、咳喘减轻时可下床轻微活动。平时应参加适当活动或劳动。

（二）支气管炎的药物治疗

1. 急性支气管炎

（1）解痉、止咳、祛痰。

①伴有支气管痉挛者：可使用的药物有氨茶碱、复方茶碱或沙丁胺醇（舒喘灵）。

②如干咳剧烈无痰，可用喷托维林（咳必清）或可待因。

③有痰者可给盐酸氨溴索，氯化铵或溴己新（必嗽平），亦可服蛇胆川贝液、复方甘草合剂、急支糖浆等。

（2）超声雾化吸入：有较好的湿化气管和祛痰作用。

①痰黏稠时，选用生理盐水、蒸馏水或2%~4%碳酸氢钠。

②伴有细菌感染时加入庆大霉素，必要时加地塞米松，雾化吸入。

（3）抗菌药物：原有肺部疾患或发热伴有咳痰、疑为细菌感染者，应及早给予青霉素类、头孢菌素类、大环内酯类、氟喹诺酮类等抗生素静滴或口服。

（4）中药桑菊饮加减或麻杏石甘汤加减。

2. 慢性支气管炎

◆慢性支气管炎常年反复发作，导致腺体增生肥大，分泌功能亢进，支气管黏膜上皮磷化、稀疏、脱落，支气管壁破坏、塌陷、扭曲变形或扩张，形成不可逆转的病理改变。同时患者呼吸功能也会减退，表现为气道狭窄、阻力增高、残气量增加等。

◆慢性支气管炎如果防治不好的话，可能会进一步发展为肺气肿乃至肺源性心脏病。

（1）急性发作期及慢性迁延期

①控制感染：常用青霉素类、头孢菌素类、大环内酯类、氟喹诺酮类，轻者可口服，重者需肌注或静脉滴注。

②祛痰止咳：选用盐酸氨溴索、氯化铵、复方甘草片、蛇胆川贝液、川贝枇杷露

等，应避免应用强镇咳剂如可待因等。

③解痉平喘：选用氨茶碱、二羟丙茶碱（喘定）、沙丁胺醇、特布他林等。

④气雾疗法：气雾湿化吸入可稀释气管内分泌物，有利排痰。目前采用抗生素加祛痰剂，以加强局部抗炎及稀化痰液作用。

⑤用健脾益气、宣肺化痰的中草药以扶正固本。

（2）缓解期

①戒烟酒，适当锻炼身体，及时治疗上呼吸道感染。

②注意保暖，避免受凉，预防感冒。

③改善环境卫生，消除及避免烟雾、粉尘及刺激性气体对呼吸道的影响，坚持呼吸功能训练。

第八节 支气管哮喘

一、概述

（一）支气管哮喘定义

支气管哮喘（bronchial asthma，简称哮喘）是由多种细胞（如嗜酸粒细胞、T淋巴细胞、肥大细胞、气道上皮细胞、中性粒细胞等）和细胞组分参与的气道慢性炎症性疾病。

（二）支气管哮喘发病特点

此种慢性炎症与气道高反应性相关，通常出现广泛多变的可逆性气流受限，并引起反复发作性的喘息、气急、胸闷或咳嗽等症状，常在夜间和（或）清晨发作、加剧，多数患者可自行缓解或经治疗缓解。

◆支气管哮喘随病程的延长，如果诊治不及时，可产生气道不可逆性缩窄和气道重塑，会使病情持续恶化，可出现呼吸衰竭，部分患者最终还可因严重的低氧血症和高碳酸血症出现脑缺氧从而危及生命。

（三）支气管哮喘发病原因

1. **遗传因素** 哮喘与多基因遗传有关，主要影响因素是患者的过敏体质及外界环境因素。许多调查资料表明，哮喘患者亲属的患病率高于群体患病率，即亲缘关系越近，患病率越高；患者病情越严重，其亲属患病率亦越高。

2. **环境因素**

（1）激发因素：如花粉、尘螨、动物毛屑、真菌、二氧化硫、氨气等各种特异和非特异性吸入物。

（2）食物：如鱼、虾、蟹、蛋类、牛奶等。

（3）感染：如细菌、原虫、病毒、寄生虫等。

（4）药物：如普萘洛尔（心得安）、阿司匹林等。

（5）其他：如气候变化、妊娠、运动等都有可能成为哮喘的激发因素。

（四）支气管哮喘的发病机制

哮喘的发病机制常与速发型变态反应有关。

（1）哮喘患者接触抗原产生抗体，并结合于肥大细胞面，使肥大细胞致敏。

（2）当患者再次接触抗原时，抗原与致敏肥大细胞表面的抗体结合，致使肥大细胞裂解脱颗粒，释放过敏反应介质，如组胺、白三烯等。

（3）这些过敏反应介质主要通过两方面作用：

①影响血管通透性及黏膜下炎性细胞等因素，导致气道狭窄、阻塞及重构；

②引起气道高反应性，诱发和加重哮喘。

（五）支气管哮喘的临床表现

1. 症状及体征

（1）支气管哮喘常见症状有反复发作性喘息、胸闷、呼吸困难及咳嗽等。

（2）哮喘症状可在数分钟内发作，经数小时至数天，用支气管舒张药或自行缓解。

（3）在夜间及凌晨发作和加重常是哮喘的特征之一。严重哮喘患者常被迫采取坐位或呈端坐呼吸，干咳或咳大量白色泡沫痰，甚至出现发绀等。

2. 分类

（1）咳嗽变异型哮喘：指有些患者发作时咳嗽为唯一的症状。

（2）运动性哮喘：有些青少年运动时出现胸闷、咳嗽和呼吸困难等哮喘症状。

◆发作时胸部呈过度充气状态，有广泛的哮鸣音，且呼气音延长。

◆但在轻度哮喘或非常严重哮喘发作，哮鸣音可不出现。

◆严重哮喘患者常出现心率增快、奇脉、胸腹反常运动、口唇及四肢末端发绀等现象。

（六）支气管哮喘的诊断标准

（1）反复发作喘息、气急、胸闷或咳嗽，常与接触变应原、物理、化学性刺激，冷空气、病毒性上呼吸道感染及运动等有关。

（2）发作时在双肺可闻及散在或弥漫性、以呼气相为主的哮鸣音，呼气相延长。

（3）上述各症状和体征可经治疗缓解或自行缓解。

（4）其他疾病所引起的喘息、气急、胸闷和咳嗽。

二、支气管哮喘的治疗

（一）支气管哮喘的治疗目标

（1）慢性症状包括夜间症状最少。

（2）急性发作最少（罕见发作），不必急诊治疗。

（3）β₂受体激动剂用量在必要时（按需）使用的量能减至最少。

（4）活动（包括运动）不受限制。

（5）呼气峰流速（PEF）昼夜变异率小于20%；有（接近）正常的PEF；使药物不良反应最小或没有。

（二）支气管哮喘的治疗原则

按照我国哮喘防治指南和全球哮喘防治建议（GINA）提出的要求：

◆对患者的病情进行评估，根据不同病情严重程度和分级制定个体化的长期管理和治疗方案，控制和预防发作，最终达到消除慢性炎症和气道高反应性，不再出现哮喘的急性发作和哮喘的夜间症状，能够和健康人一样生活。具体表现在：

（1）及时脱离诱发哮喘发作的致敏环境等因素。

（2）预防并及时处理并发症。

（3）哮喘急性发作时需注意补充足够的水分，检测和纠正可能出现的代谢性酸中毒。

（4）重症哮喘常伴有不同程度的低氧血症，原则上应吸氧。

（5）重症哮喘应注意纠正脱水：补液有助于纠正脱水、稀释痰液，防止黏液栓形成。根据患者心脏及脱水情况。

（6）重症哮喘可吸入氦氧混合气。

（三）支气管哮喘缓解期的预防

◆加强锻炼（耐寒锻炼能预防感冒），增强体质，提高免疫功能。

◆加强个人卫生，避免各种诱发因素的接触和吸入。

（四）支气管哮喘的治疗药物

1. 常用药物选择

◆糖皮质激素是目前控制哮喘气道炎症和控制发作的最有效的一线药物。

◆对于急性发作或有症状的患者还可选用的药物尚有β受体激动剂、抗胆碱药、茶碱类等，用以缓解症状。

2. 药物分类
药物是治疗哮喘的主要手段。目前临床上常用的用于治疗哮喘的药物分为控制药物和缓解药物两种类型。

（1）控制药物 指需要长期且每天使用的药物。

◆作用机制：是通过抗炎作用使哮喘维持临床控制，主要包括吸入糖皮质激素（简称激素）全身用激素、白三烯调节剂、长效β₂受体激动剂（LABA，须与吸入激素联合应用）、缓释茶碱、色甘酸钠、抗IgE抗体及其他有助于减少全身激素剂量的药物等。

（2）缓解药物 指按需要使用的药物。

◆作用机制：是通过迅速解除支气管痉挛从而缓解哮喘症状，其中包括速效吸入β₂受体激动剂、全身用激素、吸入性抗胆碱能药物、短效茶碱及短效口服β₂受体激动剂等。

（五）急性发作期的治疗

1. 控制感染　主要以抗菌药物为主，常用的有青霉素、红霉素、氨基苷类、氟喹诺酮类、头孢菌素类等。

2. 祛痰、镇咳

◆对急性发作患者在抗感染治疗的同时，应用祛痰、镇咳药物以改善症状。

◆常用的药物：氯化铵合剂、溴己新。中成药止咳也有一定效果。

◆对老年体弱无力咳痰者或痰量较多者，主要以祛痰为主，应避免使用强镇咳剂，以免抑制中枢及加重呼吸道阻塞和炎症，导致病情恶化。

3. 解痉、平喘

◆常选用氨茶碱、特布他林等口服或用沙丁胺醇、异丙托品等吸入剂或雾化吸入。

◆若气道舒张剂使用后气道仍有持续阻塞，可试用糖皮质激素。

4. 气雾疗法　主要用生理盐水气雾湿化吸入，或加溴己新、异丙托品，以稀释气管内的分泌物，有利排痰。

（六）慢性支气管哮喘的阶梯治疗原则

◆哮喘治疗选药较复杂，以下阶梯治疗只是原则性的，应定期分析病情，调整治疗方案。

1. 一级治疗　哮喘偶尔发作，按病情需要吸入短效 β_2 受体激动剂，如沙丁胺醇。

2. 二级治疗　在一级治疗基础上加用抗炎性平喘药。

3. 三级治疗　在二级治疗基础上加用倍氯米松或布地奈德，必要时剂量可加大。

4. 四级治疗　在三级治疗基础上加用长效受体激动剂、缓释型茶碱、异丙托品或色甘酸钠。

5. 五级治疗　在四级治疗基础上加用口服糖皮质激素如泼尼松或泼尼松龙。

第九节　过敏性鼻炎

一、概述

（一）过敏性鼻炎定义

过敏性鼻炎即变应性鼻炎（Allergic rhinitis，AR），是指特应性个体接触变应原后主要由 IgE 介导的介质（主要是组织胺）释放，并有多种免疫活性细胞和细胞因子等参与的鼻黏膜非感染性炎性疾病。

◆变应性鼻炎是一个全球性健康问题，可导致许多疾病和劳动力丧失。

（二）过敏性鼻炎发生的必要条件

（1）特异性抗原即引起机体免疫反应的物质。

（2）特应性个体即所谓个体差异、过敏体质。

（3）特异性抗原与特应型个体二者相遇。

（三）过敏性鼻炎的临床表现

（1）鼻塞为间歇性或持续性，程度轻、重不等。

（2）流涕常有大量清水样鼻涕，以急性发作期明显。

（3）鼻痒多为阵发性鼻内痒，伴有嗅觉障碍、鼻塞，甚至有眼部、软腭、耳、咽喉痒感、头痛，因鼻黏膜肿胀或息肉形成而引起嗅觉障碍，嗅觉障碍可为暂时性或持久性。

（4）打喷嚏连续打喷嚏，清晨和夜间加重，每次发作少则几次，多则几十次，并有流水样或稀薄黏液样涕。

二、过敏性鼻炎治疗措施

（一）过敏性鼻炎的预防

主要措施是避免接触变应原。

（1）保持室内环境及所有使用物品清洁，及时清除尘螨。

（2）相应花粉致敏季节，规避致敏原。

（3）对动物皮毛过敏的患者应回避过敏原。

（4）加强体质锻炼，增强身体抵抗力。

（二）过敏性鼻炎的非处方药治疗

1. 全身治疗　口服抗组胺药，如氯苯那敏、赛庚啶。

2. 局部治疗　萘甲唑啉滴鼻剂、羟甲唑啉滴鼻剂、塞洛唑啉滴鼻剂、1%麻黄碱滴鼻剂、0.5%可的松滴鼻剂。

（三）处方药治疗

1. 口服抗组胺药　可选的药物有特非那定、氯雷他定，必要时口服肾上腺素糖皮质激素（首选泼尼松）。

2. 局部喷鼻　可选用的药物有丙酸倍氯米松喷鼻剂、布地奈德鼻喷雾剂、曲安奈德鼻喷雾剂。

3. 脱敏治疗　以小量、多次逐步增加过敏原（如花粉）注射剂量，直至患者体内产生抗体。疗程一般为 3～5 年。

（四）用药与健康提示

（1）糖皮质激素对全身性真菌感染者、糖皮质激素过敏者禁用。

◆有严重精神病史、癫痫、活动性胃十二指肠溃疡者、新近胃肠吻合手术者、严重糖尿病、高血压、青光眼、骨质疏松者禁用。

◆未能用药物控制的病毒、细菌、真菌感染者禁用。心脏病或急性心力衰竭者、高血压、高脂蛋白血症、肾功能损害或结石、重症肌无力、甲状腺功能减退者慎用。

◆妊娠及哺乳期妇女慎用。

（2）糖皮质激素鼻喷雾剂对肺结核、伴有疱疹和鼻部真菌感染者、妊娠及哺乳期妇女慎用。

◆对鼻腔和鼻旁窦伴有细菌感染时应给予抗菌药物治疗。对已全身应用糖皮质激素并造成肾上腺功能损伤者，改用鼻喷雾剂局部治疗时，也应注意检查垂体－肾上腺系统的功能。

◆若不慎接触到眼睛应立即用清水冲洗。

（3）应用抗过敏药和糖皮质激素治疗可减轻对过敏原的反应并抑制炎性反应，但治疗时间一般不宜过长，长期使用可致药物性鼻炎，使病情更复杂。

◆同时，大剂量使用可能使用儿童或青少年生长发育缓慢，应给予注意。

（4）对季节性过敏性鼻炎：应提前 2~3 周用药，季节过后，不能立即停药，应继续使用 2 周左右。

（5）如出现症状主要发生在户外，应尽可能限制户外活动，尤其是接触花草、柳絮等。

◆外出时可戴口罩，或到过敏原较少的海滨。过敏性鼻炎者不宜接触及喂养宠物，以免因接触动物的皮屑、唾液、毛发等而引起过敏症状。

（6）久用滴鼻剂可致药物性鼻炎，药液过浓或滴入次数过多可致反应性充血。

◆故宜间断给药，每次间隔 4~6 小时。

（7）抗过敏药：驾驶员、高空作业者、精密仪器操作者在服用或滴药后 4 小时内不宜从事本职工作。不宜与中枢神经系统抑制药、抗精神病药氯丙嗪等合用；不宜饮酒。

（五）用于过敏性鼻炎的药物

◆苯海拉明麻黄碱滴鼻液

◆左卡巴斯汀鼻喷雾剂 （Levocabastine）

◆色甘酸钠吸入剂

◆二丙酸倍氯米松

◆氯雷他定 （Loratadine）

◆西替利嗪 （Cetirizine）

◆阿伐斯汀 （Acrivastine）

◆酮替芬 （Ketotifen）

◆左西替利嗪

第十节　慢性肝炎

一、概述

（一）慢性肝炎定义

慢性肝炎是指由不同病因引起的，病程至少持续超过 6 个月以上的肝脏坏死和炎症，如感染肝炎病毒（乙肝病毒，丙肝病毒），长期饮酒，服用肝毒性药物等。

◆慢性肝炎多由急性乙型肝炎、急性丙型肝炎久治不愈转为慢性肝炎，病程常超过半年。部分慢性肝炎患者系感染病毒后，起病隐匿，发现时已经成为慢性肝炎。

（二）慢性肝炎的特点

临床上可有相应的症状、体征和肝生化检查异常，也可以无明显临床症状，仅有肝组织的坏死和炎症。

◆病程常呈波动性或持续进行性，如不进行适当的治疗，部分患者可进展为肝硬化。

（三）慢性肝炎的共同特征

慢性肝炎是一类疾病的统称，病因不同，其临床特点、治疗方法以及预后结局可能有所不同，但也有共同的特征：

（1）肝功能反复波动，迁延不愈。

（2）肝组织均有不同程度的坏死和纤维结缔组织增生，呈现慢性纤维化。

（3）病情发展的最终阶段均为肝硬化。

（4）均需要保肝和抗纤维化治疗。

（四）慢性肝炎分型

根据病情可分为轻度、中度和重度。

（五）临床表现

1. 慢性轻肝炎（即慢性迁延型肝炎）　典型慢性肝炎的早期症状轻微且缺乏特异性，呈波动性间歇性，甚至多年没有任何症状。

◆最常见的就是容易疲劳和胃部不适，容易被忽略，也容易被误认为是胃病。

◆可能出现乏力、食欲减退、肝区不适等轻微症状。

◆临床上经常见到隐匿性肝硬化患者，在出现肝硬化之前，没有感觉到明显不适，也没有进行常规的体检，在不知不觉中逐步发展成为肝硬化。

◆也偶有患者出现恶心，腹胀、黄疸，尿色深，但并不能依据症状判断出慢性肝炎的严重程度。

2. 慢性肝炎重度及慢性重型肝炎　有明显肝炎症状，体征主要有面色晦暗、蜘蛛痣、肝掌、面部毛细血管扩张；腮腺肿大、肝、脾增大，还有男性乳房发育及关节痛等。

◆病情恶化时表现在患者尿色进行性加深，皮肤巩膜黄染进行性加深，乏力食欲下降越来越明显时。

◆慢性重型肝炎是肝衰竭的表现，可表现为高度乏力，高度腹胀，高度黄疸以及高度食欲不振，同时可出现低蛋白血症，腹水胸水，腹腔感染，凝血功能下降，上消化道出血，肝性脑病等，临床上死亡率较高，需要积极救治。

3. 中度慢性肝炎患者　其症状介于轻度和重度之间。

（六）慢性肝炎的并发症

慢性肝炎并发症较普遍，如慢性胆囊炎，肝性糖尿病，乙肝相关性肾病等。

◆在慢性肝炎的基础上，当存在诱因如患者过度劳累、大量饮酒或者重叠感染其他肝炎病毒时，可以出现病情急剧加重，发展成为慢性重型肝炎。

◆此外，如果慢性肝炎病情逐渐发展，会发展成肝硬化。

◆慢性重型肝炎与肝硬化均是由慢性肝炎发展而来，病情严重甚至有生命危险，但在严格意义上并不是慢性肝炎的并发症。

二、慢性肝炎的治疗

（一）慢性肝炎治疗的目标及原则

1. 治疗目标　在于消除病原，保护肝细胞，消退黄疸，促进肝细胞再生及预防并发症。本病尚缺乏特效治疗。

2. 治疗原则　以充分休息，合理营养为主，药物治疗为辅。

◆为促进患者恢复，应避免饮酒及使用对肝脏有毒性的药物，可根据病情适当选用中西药物联合治疗。

（二）慢性肝炎的非药物治疗

1. 饮食方面　蛋白量应在病变恢复需要和肝功能可耐受之间。

◆如发生低蛋白血症、水肿及腹水时，需给高蛋白饮食，可按每日 $1.5 \sim 2.0 g/kg$ 计算。

◆肝性脑病早期须严格限制蛋白质摄入，以减少肠源性氮素来源，植物蛋白可能较易耐受。

◆出于营养目的，维持正氮平衡，可给予支链氨基酸。

◆高糖和高维生素是肝病的常规饮食；脂肪量可不必过分限制。

◆严重肝病时对中、长链脂肪乳剂的廓清基本正常，故需适量静脉补充；重症肝炎患者热量主要由葡萄糖液补给。

2. 情志及起居　注意劳逸结合，心情平和；保持正常体重，保证睡眠时间。

3. **积极预防**　包括慢性肝炎疫苗预防、严格筛选献血员预防、经皮和黏膜途径传播的预防、性传播的预防及母婴传播的预防等。

（三）慢性肝炎的药物治疗

1. **药物治疗原则**　病毒性肝炎的治疗主要有护肝治疗和抗病毒治疗，抗病毒治疗是慢性乙肝和丙肝治疗的根本措施。

◆用药宜简不宜繁，以免加重肝脏负担。减轻肝脏炎症，促使肝细胞修复和功能恢复，是治疗病毒性肝炎的重要措施，包括消炎、降酶、退黄、促使肝细胞再生等。

2. **常用药物**

（1）抗病毒药物：常用干扰素（Interferon，IFN）和核苷类抗病毒药（NUCs），这两类药物的联合用药已成为现在乙肝抗病毒治疗策略。

①干扰素具有抗病毒、抗细胞增殖、抗肿瘤、免疫调节和抗肝脏纤维化五大作用，是 HBV、HCV 和 HDV 感染的标准治疗药物。

②核苷类抗病毒药：常用有拉米夫定（Lamivudine，LAM，3TC）、恩替卡韦（Entecavir，ETV）等。

（2）保肝降酶药物：常用药物：甘草酸苷类（如甘利欣）可口服、联苯双酯（片剂）口服、还原型谷胱甘肽静脉滴注。

（3）退黄药物：肝炎患者黄疸较重时可加用退黄药物。在胆汁淤积型的乙型肝炎退黄药物具有特定的疗效，常用药物有苯巴比妥、熊脱氧胆酸。

◆口服熊脱氧胆酸后干扰胆酸和鹅脱氧胆酸在小肠的吸收，从而降低血液中的胆盐。具有清热解毒、利尿去湿的作用。

（4）促进肝细胞再生药物：促肝细胞生长素。

◆主要用于治疗慢性肝炎，具有明显降低血清转氨酶和血红素的作用；用于治疗重症肝炎，是当前疗效最好的方法之一。

◆过敏体质者慎用。

（四）慢性肝炎用药注意事项

（1）慢性肝炎需要应用抗肝细胞损伤、抗肝纤维化和抗病毒等多类药物。

◆但不宜同时应用多种抗炎保肝药物，以免加重肝脏负担及药物间相互作用而引起不良效应。

（2）目前尚不存在特别有效的"护肝"药物。

（3）另有源于中药的多种降酶药物，但血清转氨酶增高是肝内炎症活动程度的尺度，有时应用降酶药物时虽可使其恢复正常，但肝组织炎症及坏死情况仍很明显，结果失去判断病情的尺度造成误诊。

第十一节 胆 囊 炎

一、概述

(一) 胆囊炎定义

胆囊炎是细菌性感染或化学性刺激（胆汁成分改变）引起的胆囊炎性病变，为胆囊的常见病。在腹部外科中其发病率仅次于阑尾炎。

◆本病多见于 35～55 岁的中年人，女性发病较男性为多，尤多见于肥胖且多次妊娠的妇女。

(二) 胆囊炎病因

1. **免疫力低下** 可造成胆道感染，胆道感染可引起胆囊发炎。

2. **情绪失调** 过度的情绪反应可导致胆汁的排泄受阻引发胆囊炎。

3. **饮食** 日常饮食不节制，大鱼大肉，忌暴饮暴食，高脂肪，富含胆固醇的食物，饮食不洁等诸多因素均可诱发胆囊炎。

4. **肠道寄生虫病** 例如蛔虫钻入胆道可引起胆道发炎，其残体和卵可成为结石的"核心"。

(三) 胆囊炎易感人群

主要是中年人，尤其是中年肥胖女性。

1. **胆汁与胆囊炎** 胆囊就是我们常常提到的苦胆，是贮存和浓缩胆汁的脏器。

◆食物吃进体内以后，通过神经反射，使胆囊收缩，胆汁通过胆道流入十二指肠，促进脂肪的消化和吸收。

◆如果身体过于肥胖，或是有代谢紊乱、神经内分泌调节障碍、胆结石等，胆汁就不容易从胆囊流出而滞留在胆囊里，胆汁里的水分逐渐被吸收，使胆盐浓度增高，而胆盐会刺激胆囊黏膜发炎。

◆胆囊炎开始是无菌状态，随着细菌乘机侵入，便由无菌性胆囊炎逐渐转变为感染性胆囊炎。

2. **易感人群及发病机制**

◆40 岁左右的中年人，由于工作的压力、生活方式的改变，往往有不同程度的神经调节和代谢障碍，影响胆囊的正常收缩和舒张，使胆汁的排泄不通畅。

◆慢慢发胖的中年人，由于脂肪代谢紊乱，更容易刺激胆囊强烈收缩。如果同时有感染、消化不良、结石形成就更容易诱发胆囊炎发作了。

◆绝经期前的中年妇女，因为内分泌改变的关系，常会影响胆汁的分泌和调节，因此得胆囊炎的机会会比同年龄的男子更多一些。

（四）胆囊炎饮食治疗或预防

1. 低脂饮食　每日脂肪摄入量应限制在 45g 以内，主要限制动物性脂肪，可补充适量植物油（具有利胆作用）。

2. 低胆固醇　应限制在每日 300mg 以下。碳水化合物每日应保证 30～300g。

3. 蛋白质应适量　过多可刺激胆汁分泌，过少不利于组织修复。

4. 平日饮食应提供丰富的水溶性维生素 C 及 B 族维生素　但脂溶性维生素 A、E、K、类胡萝卜素等需要胆汁分泌参与吸收，所以要根据患者恢复情况适量进补，以免造成患者病情恶化。

5. 适量膳食纤维　可刺激肠蠕动，预防胆囊炎发作。

6. 大量进水或饮料有利胆汁稀释　每日可饮入 1500～2000ml。

7. 宜少量多餐　以反复刺激胆囊收缩，促进胆汁排出，达到引流目的。

8. 合理烹调　宜采用煮、软烧、卤、蒸、余、烩、炖、焖等烹调方法，不宜用熘、炸、煎等。

◆高温油脂中，含有丙烯醛等裂解产物，可刺激胆道，引起胆道痉挛急性发作。

9. 食物温度适当　过冷过热食物，都不利于胆汁排出。

10. 忌用刺激性食物和酒类

二、胆囊炎分类及治疗

（一）急性胆囊炎

1. 定义　急性胆囊炎（acute cholecystitis）系由于化学性刺激和细菌感染引起的急性胆囊炎症性疾病。

◆主要感染细菌为大肠埃希菌，次为葡萄球菌、链球菌、厌氧菌等。

2. 发病特点　起病急，右上腹绞痛，压痛明显，肌紧张，常伴有发热及白细胞增高。

3. 诊断提示或临床表现

（1）急性起病，疼痛阵发性加剧，开始上腹部，渐转移至右上腹部，可放射至右肩部。常在饱餐或脂肪餐后及夜间发作，常有畏寒发热，并发胆管炎时有寒战、高热、恶心、呕吐。

（2）体征：胆囊区有明显压痛、肌紧张、反跳痛，墨菲征阳性，少数可触及肿大的胆囊，可有轻度黄疸。当肌紧张范围扩大时提示胆囊穿孔、化脓或坏死，或并发化脓性胆管炎。

（3）白细胞总数及中性粒细胞增多；约 10% 患者 X 线腹部片有结石影；B 超检查见胆囊张力大，囊壁水肿或增厚，有时可检出胆囊或胆管结石。

4. 治疗措施

（1）一般治疗　卧床休息，病情轻者可给予清淡及流汁食物，重者急性发作胆绞痛时应予禁食，使胃肠减压；补液，可由静脉补充营养，纠正电解质紊乱。

（2）药物治疗

①解痉镇痛药　明确诊断者可选用的药物有哌替啶、阿托品、654-2等。

②抗生素　常选用的药物有氨苄西林、甲硝唑、环丙沙星；头孢菌素可与喹诺酮类或硝唑类联用，并根据胆汁细菌培养及药敏试验结果调整治疗方案。

（3）手术治疗

（二）慢性胆囊炎

1. 定义　慢性胆囊炎（Chronic cholecystitis）系常见胆囊病变，大多数与胆囊结石、胆固醇代谢紊乱及胆汁浓缩刺激或感染反复发作有关。

2. 特点　呈慢性临床经过，多无急性发作史。

◆慢性胆囊炎是最常见的一种胆囊疾病，病人一般同时有胆结石，也有无结石的慢性胆囊炎病人。

3. 病理　慢性胆囊炎有时可为急性胆囊炎的后遗症，但大多数病人过去并没有患过急性胆囊炎。

◆由于胆囊长期发炎，胆囊壁会发生纤维增厚，疤痕收缩，造成胆囊萎缩，囊腔可完全闭合，导致胆囊功能减退，甚至完全丧失功能。

4. 诊断提示或临床症状

◆有的病人可以并无胆绞痛的发作，只是感到上腹不适、嗳气、吞酸等一些消化不良的症状，往往误认为自己是患了"胃病"。

◆这些病人"症"虽在"胃"，但病"根"却在"胆"，虽长期按"胃病"进行"对症治疗"，但因未消除病"根"，故病情经久不愈。具体表现在：

（1）患者有程度不同的腹胀、上腹部或右上腹部的不适，持续性钝痛或右肩胛区痛，常于进食后加剧。

◆胆囊管或胆总管发生结石嵌顿时，可产生胆绞痛、呕吐、发热或黄疸。

（2）B超检查可见胆囊肿大或胆囊壁增厚粗糙，收缩功能不良。

（3）X线腹部片可见结石、胆囊内钙化灶。

（4）胆囊造影可显示胆囊缩小、变形，排空功能减退或消失及胆石影。

（5）十二指肠引流可发现胆固醇结晶、胆红素钙沉着和寄生虫卵等；胆汁培养还可发现致病菌。

5. 治疗措施

（1）一般非药物治疗：低脂、清淡流质饮食，亦应低胆固醇、高碳水化合物饮食，并避免过度劳累。

（2）药物治疗措施

①抗生素：宜选用从胆汁排出，对厌氧菌、革兰阴性菌有效的广谱抗生素，如氨苄西林、喹诺酮类、头孢菌素类、硝唑类等。

②利胆药物：可选用硫酸镁、羟甲烟胺（利胆素）等。

③驱虫治疗：适应于十二指肠引流发现有寄生虫时。

第十二节　慢性胃炎

一、概述

（一）慢性胃炎的定义

慢性胃炎（Chronic gastritis）是由各种病因引起的胃黏膜慢性炎症。

（二）慢性胃炎的分型

慢性胃炎的分类方法很多，我国目前采纳的是国际上新悉尼系统（Update Sydney System）的分类方法。

◆根据病理组织学改变和病变在胃的分布部位，结合可能病因，将慢性胃炎分成：

1. 非萎缩性胃炎（以往称浅表性胃炎）　是指不伴有胃黏膜萎缩性改变、胃黏膜层见以淋巴细胞和浆细胞为主的慢性炎症细胞浸润的慢性胃炎。

2. 萎缩性胃炎　是指胃黏膜已发生了萎缩性改变的慢性胃炎。

◆慢性萎缩性胃炎又可再分为：

（1）多灶萎缩性（Rnultifocal atrophic）胃炎。

（2）自身免疫性（Autoimmune）胃炎。

3. 特殊类型胃炎　种类很多，系由不同病因所致，临床上较少见。

（三）慢性胃炎的病因和发病机制

目前认为慢性胃炎可能与以下因素有关：

1. 急性胃炎的遗患　急性胃炎迁延不愈，胃黏膜病变持久或反复发作，均可形成慢性胃炎。

2. 幽门螺杆菌感染　现在越来越多的证据表明，幽门螺杆菌是慢性胃炎最主要病因。

◆幽门螺杆菌通过产氨作用、分泌空泡毒素 A（VacA）等物质而引起细胞损害。

◆其细胞毒素相关基因（CagA）蛋白能引起强烈的炎症反应。

◆其菌体胞壁还可作为抗原诱导免疫反应。这些因素的长期存在导致胃黏膜的慢性炎症。

3. 饮食和环境因素　流行病学研究显示，饮食中高盐和缺乏新鲜蔬菜、水果与胃黏膜萎缩、肠化生及胃痛的发生密切相关。

4. 免疫因素

◆自身免疫性胃炎以富含壁细胞的胃体黏膜萎缩为主，患者血液中存在自身抗体。

◆自身抗体攻击壁细胞，使壁细胞总数减少，导致胃酸分泌减少或丧失。

◆内因子抗体与内因子结合，阻碍维生素 B_{12} 吸收不良从而导致恶性贫血。

5. 其他因素 幽门括约肌功能不全：可致十二指肠液（含胆汁和胰液）反流入胃，从而削弱胃黏膜屏障功能。

◆外源因素：如酗酒、服用 NSAID 等药物、某些刺激性食物等均可反复损伤胃黏膜。

（四）慢性胃炎的临床表现

1. 特点及好发人群

（1）本病进展缓慢，常反复发作，中年以上好发病，并有随年龄增长而发病率增加的倾向。

（2）由幽门螺杆菌引起的慢性胃炎多数患者无症状，部分患者可有不同程度的消化不良症状，体征不明显。

2. 临床表现 各型胃炎其表现不尽相同。

（1）非萎缩性胃炎 可有慢性不规则的上腹隐痛、腹胀、嗳气等，尤以饮食不当时明显，部分患者可有反酸，上消化道出血，此类患者胃镜证实以糜烂性及疣状胃炎居多。

（2）萎缩性胃炎 根据发病类型和部位不同，其症状亦不相同。

◆胃体胃炎一般消化道症状较少，有时可出现明显厌食、体重减轻，舌炎、舌乳头萎缩，可伴有贫血。

◆萎缩性胃炎影响胃窦时胃肠道症状较明显，特别有胆汁反流时，常表现为持续性上中腹部疼痛，常于进食后即发，可伴有含胆汁的呕吐物和胸骨后疼痛及烧灼感。

◆有时可有反复小量上消化道出血，甚至出现呕血，此系胃黏膜屏障遭受破坏而发生急性胃黏膜糜烂所致。

（3）自身免疫性胃炎 可伴有贫血，在典型恶性贫血时，除贫血外还可伴有维生素 B_{12} 缺乏的其他临床表现。

二、慢性胃炎的治疗

（一）目标及原则

1. 疾病治疗特点 大部分非萎缩性胃炎可逆转，小部分可转为萎缩性。萎缩性胃炎随年龄逐渐加重，但轻症亦可逆转。

2. 目标 对慢性胃炎治疗应及早从非萎缩性胃炎开始，对萎缩性胃炎也应坚持治疗。

3. 原则 首先要及时消除病因，可以考虑根除幽门螺杆菌，对消化不良症状伴有慢性胃炎的患者可对症治疗。

◆对肯定的重度异型增生则宜施予预防性手术。

（二）慢性胃炎的非药物治疗

1. 保持精神愉快 精神抑郁或过度紧张和疲劳，容易造成幽门括约肌功能紊乱，胆汁返流而发生慢性胃炎。

2. 戒烟忌酒 烟草中的有害成分能促使胃酸分泌增加，对胃黏膜产生有害的刺激作用，过量吸烟会引起胆汁返流。

◆过量饮酒或长期饮用烈性酒亦能使胃黏膜充血、水肿、甚至糜烂，慢性胃炎发生率明显增高。

3. 慎用、忌用对胃黏膜有损伤的药物

◆此类药物长期滥用会使胃粘膜受到损伤，从而引起慢性胃炎及溃疡。

4. 忌过酸、过辣、生冷不易消化的食物 饮食时要细嚼慢咽，使食物充分与唾液混合，有利于消化和减少胃部的刺激。

◆饮食宜按时定量、营养丰富、含维生素 A、B、C 多的食物。忌服浓茶、浓咖啡等有刺激性的饮料。

5. 其他 去除各种可能致病的因素，注意饮食卫生，防止暴饮暴食。

◆积极治疗口、鼻、咽部的慢性疾患。加强锻炼，提高身体素质。

（三）慢性胃炎的药物治疗

1. 原则 首先要及时消除病因。

◆可以考虑根除幽门螺杆菌，对消化不良症状伴有慢性胃炎的患者可对症治疗，缓解症状和减轻胃黏膜炎症。

2. 治疗常用药物 慢性胃炎治疗应及早从非萎缩性胃炎开始，对萎缩性胃炎也应坚持治疗。

（1）腹痛明显者：可用解痉药，如阿托品、颠茄片、溴丙胺太林。

◆还可用抑酸或抗酸药、促胃肠动力药、胃黏膜保护药（如硫糖铝）。

（2）对于幽门螺杆菌感染者：原则是根除幽门螺杆菌，可服抗生素如阿莫西林、克拉霉素、四环素、甲硝唑、左氧氟沙星等。

◆可选用阿莫西林、克拉霉素、左氧氟沙星、胶态次枸橼酸铋、奥美拉唑等，疗程 2 周。

◆国际上推荐四联疗法，如胶态次枸橼酸铋 + 奥美拉唑 + 克拉霉素 + 阿莫西林。

◆猴头菌片含多糖、多肽类物质可以应用，也可用生胃酮。

（3）胃酸缺乏或无酸者可给与 1% 稀盐酸液或胃蛋白酶合剂，伴有消化不良者可加用胰酶片、多酶片等助消化药。

◆合并贫血者，可口服硫酸亚铁，口服铁剂胃肠反应严重不能耐受者，可给予右旋糖酐铁。

（4）胃酸增高：可用西咪替丁、雷尼替丁、氢氧化铝凝胶或质子泵抑制药奥美拉唑等。

（5）胆汁反流明显者：可用胃复安和吗丁啉以增强胃窦部蠕动，减少胆汁反流。

◆还可用考来烯胺（消胆胺）、硫糖铝等，其可与胆汁酸结合，从而减轻症状。

（6）有消化不良症状而伴有慢性胃炎的患者：可试用抑酸或抗酸药、促胃肠动力药、胃黏膜保护药、中药等。

（7）自身免疫性胃炎：目前尚无特异治疗，有恶性贫血时注射维生素 B_{12} 后贫血可纠正。

（四）慢性胃炎的手术治疗

适应于慢性萎缩性胃炎伴重度不典型增生者。

（五）治疗慢性胃炎的中医中药

可选用的有香砂养胃丸、胃苏冲剂、舒肝和胃等。

第十三节　消化不良

一、概述

（一）消化不良的定义

消化不良（Dyspepsia）是一种临床症候群，是由胃动力障碍所引起的疾病，也包括胃蠕动不好的胃轻瘫和食道反流病。

（二）消化不良的分型

消化不良主要分为功能性消化不良和器质性消化不良。

1. 功能性消化不良　属中医的"脘痞"、"胃痛"、"嘈杂"等范畴，其病在胃，涉及肝脾等脏器，宜辨证施治，予以健脾和胃，疏肝理气，消食导滞等法治疗。

2. 器质性消化不良　经过检查可明确认定是由某器官病变引起消化不良症状，如肝病，胆道疾病，胰腺疾病，糖尿病等。

◆对于这些病人来说，治疗的时候主要针对病因治疗，辅助补充消化酶或者改善胃动力来缓解消化不良症状。

（三）消化不良的病因

（1）慢性持续性的消化不良，主要由慢性胃炎（萎缩性胃炎）、胃溃疡、十二指肠溃疡、慢性十二指肠炎、慢性胆囊炎、慢性胰腺炎等引起。

（2）偶然的消化不良，与进食过饱、进食油腻食物、饮酒过量等有关。

（3）服用药物影响食欲，如阿司匹林、红霉素等。

（4）精神因素，如疼痛、抑郁、失眠等。

（5）胃动力不足，尤多见于老年人。

（6）全身性疾病，如感染、月经期、儿童缺乏锌元素、发热、食物中毒、恶性肿瘤、慢性肝炎等消耗性疾病。

（四）消化不良的临床表现

（1）进食或食后有腹部不适、腹胀、嗳气、上腹部或胸部钝痛或烧灼样痛、恶心，并常常伴有舌苔厚腻及上腹深压痛。

（2）进食、运动或平卧后上腹正中有烧灼感或反酸，并可延伸至咽喉部。

（3）食欲缺乏，对油腻食品尤为反感。

（4）经常感觉饱胀或有胃肠胀气感，打嗝、排气增多，有时可出现轻度腹泻。

二、消化不良的治疗

（一）消化不良的平时预防

1. **少吃油炸食物**　油炸食品不易消化，易增加胃肠负担，诱发本症，同时还易造成肥胖、高血脂等问题，不利健康。

2. **少吃腌制食物**　腌制食物多靠盐浸泡，对胃肠功能有害，某些腌制食物还含有可致癌的成分，多吃不益。

3. **慎用生冷刺激食物**　刺激性食物、生冷食物对胃肠黏膜有一定的伤害，常吃会导致胃肠道炎症疾病，进而诱发消化不良。

4. **饮食要有规律**　有规律的进食，可以让胃肠消化液分泌形成规律，有助于食物的消化。

5. **用餐要定时定量**　平日吃饭很有规律，突然一次大吃大喝，肠胃分泌的消化液不够用，自然会造成消化不良。

6. **食物温度要适中**　食物太凉或者太烫，对胃肠黏膜都有伤害，最好是在食物不烫不凉、温热的时候进餐。

7. **细嚼慢咽**　食物咀嚼的越充分，胃肠道消化起来越容易，发生消化不良的概率也越低。

8. **选择适宜的饮水时间**　餐后饮水，会稀释胃液，降低胃消化食物的功能，所以，最后在餐前一小时饮水。

9. **注意保暖防寒**　胃喜温。胃部若受凉极易发生胀气、胃功能受损等问题，为了避免出现消化不良的问题，一定要注意给胃部保暖。

（二）消化不良的药物治疗

1. **非处方药治疗**

（1）助消化药：干酵母（酵母片）、乳酶生（表飞明）、胰酶（或多酶片）、胃蛋白酶、复合消化酶胶囊、龙胆碳酸氢钠、地衣芽孢活杆菌胶囊、复合乳酸菌胶囊、口服双歧杆菌胶囊、双歧三联杆菌胶囊。

（2）增加食欲药：维生素 B_1、维生素 B_6、干酵母片、人参健脾丸、保和丸等。

（3）促胃动力药：多潘立酮。

2. **处方药治疗**

（1）对精神因素引起消化不良者必要时口服地西泮。

（2）对功能性消化不良伴胃灼热、嗳气、恶心、呕吐、早饱、上腹胀者可选用莫沙必利、依托必利等胃肠促动药。

（3）对因胆汁分泌不足或消化酶缺乏的消化不良，可口服复方阿嗪米特肠溶片。

（4）对由于慢性胃炎、胃溃疡、十二指肠溃疡等导致的消化不良，可口服抗酸药和胃黏膜保护药。

（三）消化不良的用药注意事项

（1）助消化药多为消化酶或活菌制剂，不耐热或易于吸湿。

◆应置于冷暗处贮存，送服时不宜用热水。

◆不宜与抗菌药物、吸附剂同时服用，如必须合用应间隔2~3小时。

（2）禁用酸、碱性较强的药物和食物。

（3）不宜过量服用干酵母和乳酶生：否则可发生腹泻。

（4）胰酶在酸性条件下易被破坏，须用肠溶衣片，口服时不可嚼碎，应整片吞下。

◆急性胰腺炎早期患者、对蛋白质及制剂过敏者禁用。

◆与稀盐酸等酸性药物同服可致活性降低。

◆与阿卡波糖、吡格列酮合用，可降低降糖药的药效。

◆与等量碳酸氢钠同服，可增强疗效；与西咪替丁合用，可防止胰酶失活。

（5）胃蛋白酶不宜与抗酸药同服。

（6）多潘立酮服用应考虑适宜人群并注意。

◆服用期间排便次数可能增加。

◆乳腺癌、嗜铬细胞瘤、机械性肠梗阻、胃肠道出血者禁用。

◆心律失常、接受化疗的肿瘤患者、妊娠期妇女慎用。

第十四节　消化性溃疡

一、概述

（一）消化性溃疡的定义

消化性溃疡（peptic ulcer）是指胃和十二指肠等处发生的溃疡，分为急性期和慢性期，临床上以慢性期多见。

◆十二指肠溃疡较胃溃疡多见，男性多于女性，以青壮年发病率最高。

（二）消化性溃疡诊断依据

（1）有慢性、节律性、周期性中上腹部疼痛。

（2）可有返酸、嗳气、恶心、呕吐及其他消化不良的症状。

（3）胃镜或上消化道钡餐检查可发现龛影。

（三）消化性溃疡病因

溃疡的形成往往与胃酸和胃蛋白酶的消化作用有关。

◆总的说来，消化性溃疡的发生是由于对胃、十二指肠黏膜有损害作用的攻击因素与黏膜自身防御和修复的保护因素之间失去平衡的结果。

◆目前一般认为，十二指肠溃疡的发病则以攻击因素的增强为主，而胃溃疡的发病以保护因素的减弱为主。

1. 攻击（损伤）因素

（1）胃酸和胃蛋白酶　胃蛋白酶只有在胃酸的环境下才具有活性，并与胃酸一起发挥致溃疡作用。在攻击因素中，胃酸是主要因素。

◆胃酸的主要成分是盐酸，是由胃体部的壁细胞所分泌，其受壁细胞膜上三种受体的影响：①组胺 H_2 受体：激动物质是组胺；②乙酰胆碱受体：激动物质是乙酰胆碱；③胃泌素受体：激动物质是胃泌素。

◆三种物质单独均能促使胃酸分泌，但联合的刺激作用，可使壁细胞泌酸能力达到最强程度。

（2）药物因素　主要是糖皮质激素与非甾体抗炎药（NSAID）被认为与消化性溃疡的发病有关。

（3）胃动力学异常　①胃溃疡患者的胃排空慢，胃液停留时间长，黏膜易受损伤；②十二指肠溃疡患者胃排空快，胃酸很快进入十二指肠，侵蚀黏膜。

（4）幽门螺杆菌（HP）　目前公认 HP 是形成十二指肠溃疡的重要因素之一。

◆HP 分泌尿素酶、酯酶、过氧化氢酶及其代谢产物，以及细菌产生的毒素，均可破坏黏液及上皮细胞，对溃疡的愈合不利。

◆HP 损害胃壁细胞对胃酸的负反馈机制，引起餐后胃泌素升高。

◆除去 HP，可显著降低溃疡的复发率。

（5）情绪因素　恐惧、焦虑是诱因；情绪紧张导致迷走神经兴奋，作用于壁细胞使胃酸分泌增加。

（6）其他因素　如烟、酒的刺激，应激反应等：也是影响溃疡发病重要的因素之一。

2. 保护（修复）因素

（1）胃黏膜抵抗能力——胃黏膜的屏障作用

①黏液屏障：黏膜表面上皮细胞分泌的黏稠液体及 HCO_3^-，呈碱性，可使 H^+ 在黏液层中弥散系数降低，减少其弥散到胃壁。

◆同时大分子物质如胃蛋白酶完全不能通过，因而胃壁上皮细胞表面可保持中性，不受胃蛋白酶和酸的侵蚀。

②黏膜屏障：黏膜上皮细胞具有旺盛的再生修复能力。

◆胃黏膜屏障是一种表面活性物质，能抗拒酸、胃蛋白酶的消化作用。

◆胆酸及 NSAID 能破坏此屏障，可引起胃炎及溃疡。

（2）黏膜丰富的血流供应，保持上皮细胞的完整

◆失血、休克等所致的应激性溃疡与黏膜缺血抵抗力下降有关。

（3）前列腺素（PG） 内源性前列腺素，对胃肠道黏膜有明显的细胞保护作用，其由胃黏膜不断合成和释放，可以通过刺激黏液和 HCO_3 的分泌，增进血流，加强上皮细胞的再生及抗胃液分泌等而起到综合保护作用。

（4）表皮生长因子（EGF） 对多种组织有促进增殖和刺激 DNA 合成的作用。

◆EGF 分泌低下可能与消化性溃疡的发病有关。

（四）消化性溃疡的临床表现

◆消化性溃疡的临床表现不一：部分患者可无症状，有的患者以出血、穿孔等并发症作为首发症状。多数患者表现有以下症状：

（1）慢性过程呈反复发作：病史可达几年甚至十几年。

（2）发作呈周期性，与缓解期相互交替：缓解期长短不一，短的只是几周或几月，长的可几年。

◆发作有季节性，多在秋冬和冬春之交发病，可因精神情绪不良或服用 NSAID 诱发。

（3）伴有食欲减退、嗳气、反酸、恶心、呕吐等。症状常因生活不规律、疲劳、气候变化诱发或加重。

（4）上腹痛为主要症状，可为钝痛、灼痛、胀痛或剧痛，但也可仅有饥饿样不适感。

◆典型者有轻度或中度剑突下持续疼痛，可被抗酸药或进食所缓解。

◆发作期上腹部可有局限性压痛，胃溃疡在剑突下偏左，十二指肠溃疡在剑突下偏右。十二指肠壶腹后壁穿透性溃疡在背部第 11～12 胸椎两侧常有压痛。

（5）发作时上腹痛呈节律性。

①十二指肠溃疡

◆患者约有 2/3 的疼痛呈节律性：早餐后 1～3 小时开始出现上腹痛，持续 1～2 小时，如不服药或进食则要持续至午餐才缓解。

◆进食后 3～4 小时可再次发作，仍需进食来缓解，约半数常伴有夜间空腹痛。

②胃溃疡：其发生的规律性疼痛，常于餐后出现较早，约在餐后 0.5～1 小时出现，至下次餐前自行消失。

◆午夜痛也可发生，但不如十二指肠溃疡多见。

（6）全身症状 患者可有失眠等神经官能症的表现，疼痛影响进食者可有消瘦及贫血。

（7）缓解期无明显症状和体征。

（五）消化性溃疡的常见并发症

◆溃疡活动进展时，可有大出血、穿孔、幽门梗阻等并发症。胃溃疡少数可发生癌变。

二、消化性溃疡的治疗

（一）治疗原则

（1）消除症状，促进溃疡愈合。

（2）整体治疗与局部治疗相结合，要强调治疗的长期性和持续性。

（3）预防复发和避免并发症。

（4）选择药物要效果好、价廉、使用方便和个体化。

（5）必要时手术治疗。

（二）消化性溃疡的非药物治疗

（1）生活规律，情绪稳定，劳逸结合。

（2）进易消化食物，避免浓茶、辛辣等刺激性食物。

（3）禁用对胃黏膜有损害的药物：如非甾体抗炎药、糖皮质激素等。

（4）活动期适当休息，必要时短期应用镇静药物。

（三）消化性溃疡的药物治疗

1. **制酸药**　常用氢氧化铝凝胶、氧化镁、亦可选用复方氢氧化铝（胃舒平）、胃得乐、胃得安等。

2. **抗胆碱药**　常用溴丙胺太林（普鲁本辛）或颠茄浸膏片。

3. **H_2受体拮抗药**　可选用西咪替丁、雷尼替丁、法莫替丁、尼扎替丁。

◆4～8周为一疗程。

4. **质子泵抑制药**　奥美拉唑（洛赛克），其愈合溃疡和缓解疼痛都较 H_2受体拮抗药为优。

◆4～6周为一疗程，溃疡愈合率可达95%～100%。

5. **前列腺素 E 制剂**　常用米索前列醇、恩前列腺素。

6. **黏膜保护药**　硫糖铝、替普瑞酮，可降低胃溃疡复发率。

7. **三钾二枸橼络合铋（TDB）**　可抑制幽门螺杆菌，形成对胃酸和消化酶的保护屏障。可分别于饭前半小时及睡前服，4 周为一疗程。

8. **根除幽门螺杆菌**　呋喃唑酮、甲硝唑、庆大霉素、克拉霉素、阿莫西林、左氧氟沙星等。

◆此类药物可抑制幽门螺杆菌生长，促进溃疡愈合，且可防止溃疡复发。

◆联合用药最常用的方案是：奥美拉唑＋枸橼酸铋钾＋阿莫西林＋克拉霉素。

（四）消化性溃疡并发症治疗

◆大出血按上消化道出血处理；穿孔或癌变争取早期手术。

◆幽门梗阻时禁食，胃肠减压，纠正水、电解质紊乱，必要时手术治疗。

（五）消化性溃疡手术治疗

◆适应证：出现溃疡面大、反复出血及严重并发症，长期内科治疗无效，疑恶变者可选用。

第十五节 腹 泻

一、概述

（一）腹泻的定义

腹泻（Diarrhea）是一种常见症状，是指排便次数明显超过平日习惯的频率，粪质稀薄，水分增加，每日排便量超过 200g，或含未消化食物或脓血、黏液，并常伴有排便急迫感、肛门不适、失禁等症状。

◆腹泻是多种疾病的症状，治疗时应主要针对其病因，但对腹泻剧烈而持久的患者，可引起水及电解质紊乱，可适当给予止泻药物。

（二）腹泻的病因

1. 细菌感染 人们在食用了被大肠杆菌、沙门菌、志贺菌等细菌污染的食品，或饮用了被细菌污染的饮料后就可能发生肠炎或菌痢，会出现不同程度的腹痛、腹泻、呕吐、里急后重、发热等症状。

2. 病毒感染 人体通过食物或其他途径感染多种病毒后易引起病毒性腹泻，如：感染轮状病毒、诺瓦克病毒、柯萨奇病毒、埃可等病毒后，出现腹痛、腹泻、恶心、呕吐、发热及全身不适等症状。

3. 食物中毒 是由于进食被细菌及其毒素污染的食物，或摄食未煮熟的扁豆等引起的急性中毒性疾病，其特点是：患者出现呕吐、腹泻、腹痛、发热等急性胃肠道症状。

◆变质食品、污染水源是主要传染源，不洁手、餐具和带菌苍蝇是主要传播途径。

4. 食贪凉 夏天，很多人喜欢吃冷食，喝凉啤酒，结果可导致胃肠功能紊乱，肠蠕动加快，引起腹泻。

5. 消化不良 夏天饮食无规律、进食过多、进食不易消化的食物，或者由于胃动力不足导致食物在胃内滞留，引起腹胀、腹泻、恶心、呕吐、返酸、烧心、嗳气（打嗝）等症状。

6. 受凉 腹泻夏季炎热，人们喜欢呆在空调房内或开着空调睡觉，腹部很容易受凉，致使肠蠕动增加而导致腹泻。

7. 旅游者腹泻 主要由于出行者离开了自己熟悉的生活环境而到一个完全陌生的地方，全身及敏感的消化系统都会发生相应的反应和变化。

（三）腹泻的症状

1. 一般症状 腹泻不是一种独立的疾病，而是很多疾病的一个共同表现，它同时可伴有：呕吐、发热、腹痛、腹胀、黏液便、血便等症状。

◆伴有发热、腹痛、呕吐等常提示急性感染。

◆伴大便带血、贫血、消瘦等需警惕肠癌。

◆伴腹胀、食欲差等需警惕肝癌。

◆伴水样便则需警惕霍乱弧菌感染。

2. 不同腹泻的粪便性状

（1）小肠炎性腹泻：粪便呈稀薄水样且量多。

（2）阿米巴痢疾：暗红色果酱样便。

（3）菌痢：脓血便或黏液便。

（4）嗜盐菌性食物中毒和急性出血性坏死性肠炎：血水或洗肉水样便。

（5）霍乱或副霍乱：米泔水样便。

（6）沙门菌属或金黄色葡萄球菌性食物中毒：黄水样便。

（7）激惹性腹泻：水便。

（8）婴儿消化不良：黄绿色混有奶瓣便。

（9）肠道阻塞、吸收不良综合征：脂肪泻和白陶土色便。

（四）腹泻的分型

按主要的病理生理学过程，可将腹泻类型分为急性腹泻和慢性腹泻两类。

1. 急性腹泻　发病急剧，病程在 2~3 周之内。

◆多见于肠道感染、食物中毒、出血性坏死性肠炎、急性局限性肠炎、肠型紫癜等，又可分为：

（1）痢疾样腹泻：可有黏膜破坏，频频排出脓血性粪便，并伴腹痛、里急后重。

（2）水泻：不含红细胞、脓细胞，不伴腹痛和里急后重。

2. 慢性腹泻　指病程在两个月以上或间歇期在 2~4 周内的复发性腹泻。

◆多起病缓慢，常见于阿米巴痢疾、结核、血吸虫病、肿瘤等；

◆小肠炎性腹泻，腹泻后腹痛多不缓解；结肠炎性腹泻于腹泻后腹痛多可缓解。

按病因分为 6 种类型：①感染性腹泻；②炎症性腹泻；③消化性腹泻；④激惹性或旅行者腹泻；⑤菌群失调性腹泻；⑥功能性腹泻。

二、腹泻的治疗

（一）腹泻的治疗原则

（1）治疗肠道细菌感染引起的腹泻，应首先使用抗菌药物，之后可采用一般常用的止泻药。

（2）治疗不吸收性腹泻，应注意矫正不吸收的过程如胰腺功能不足等。

（3）对病原体引起的急性腹泻尽可能避免应用，以免掩盖这些患者的临床表现、延迟病原体的清除并增加病原体侵入全身的危险。

（4）对严重的分泌性腹泻（如类癌综合征、胰和肠分泌激素的肿瘤、艾滋病相关的腹泻）的治疗可能需要激素奥曲肽（Octreotide）。

◆奥曲肽为一种合成的生长抑素（Somatostatin）的八肽衍生物，已用于胃肠出血和严重的慢性腹泻。

（二）腹泻的药物治疗

1. 非处方药治疗

（1）感染性腹泻：首选小檗碱或口服药用炭（餐前服用）和鞣酸蛋白（空腹服用）。

（2）消化性腹泻：胰腺功能不全者服用胰酶；摄食脂肪过多者服用胰酶和碳酸氢钠；摄食蛋白质过多者服胃蛋白酶；伴腹胀者可用乳酶生或二甲硅油。

（3）激惹性腹泻：服乳酶生或微生态制剂。因化学刺激所致，选用双八面蒙脱石散。

（4）肠道菌群失调性腹泻：补充微生态制剂，如复方嗜酸乳杆菌片、双歧三联活菌胶囊等。

2. 处方药治疗

（1）感染性腹泻（急性）：选服左氧氟沙星、氧氟沙星、环丙沙星。

（2）病毒性腹泻：选用抗病毒药，如阿昔洛韦、泛昔洛韦。

（3）腹痛较重或反复呕吐腹泻：服用山莨菪碱片或口服颠茄浸膏片。

（4）激惹性腹泻：可选用硝苯地平。

（5）非感染性的急慢性腹泻：首选洛哌丁胺或地芬诺酯。

（三）腹泻的用药注意事项

（1）止泻药治疗的同时，实施对因治疗。腹泻消失的快慢，有赖于正确的诊断和治疗。

（2）及时补充水分和电解质，特别注意补充钾盐。

（3）胰腺功能不全引起的腹泻，可应用胰酶替代疗法。

（4）鞣酸蛋白大量服用可能会引起便秘；不宜与盐酸小檗碱或铁剂同服。

（5）微生态制剂应用于细菌或病毒引起的感染性腹泻早期无效；在应用抗感染药和抗病毒药后期，可辅助给予，以帮助恢复菌群的平衡。

◆微生态制剂多为活菌制剂，不宜与抗菌药物、药用炭、小檗碱和鞣酸蛋白同时应用，如需合用，至少间隔3小时。

（6）药用炭禁用于长期腹泻者或腹胀的3岁以下儿童。

◆不宜与维生素、抗菌药物、生物碱、乳酶生及各种消化酶同时服用。

（7）洛哌丁胺不能作为有发热、便血的细菌性痢疾的治疗药。

◆对急性腹泻者在服用本品48小时后症状无改善，应及时停用。

◆肝功能障碍者、妊娠期妇女慎用，哺乳期妇女尽量避免使用，2岁以下儿童不宜使用。

三、肠易激综合征

（一）定义

肠易激综合征（Irritable bowel syndrome）过去称过敏性结肠，是由于肠道功能紊乱所致的肠道运动或分泌功能失调，而肠道无器质性病变。

（二）特点及表现

多见于青壮年，以腹痛、腹胀、大便次数增多或便秘等结肠功能障碍为主要表现。

◆常伴有胸闷、心悸、失眠、多汗等自主神经功能紊乱表现。

（三）诊断提示或症状

（1）结肠功能障碍表现为左下腹痉挛性痛、腹胀、便秘，有时便前腹痛，便后缓解。小肠易激者脐周围痛、腹泻、肠鸣音活跃。

（2）结肠分泌功能紊乱者为间歇性腹泻，清晨或餐后发生．便量不多，便意感明显，大便含有大量黏液，腹泻、便秘交替出现。

（3）有消化不良症状，如嗳气、厌食、上腹部不适以及失眠、多汗、胸闷、心悸、乏力等自主神经功能紊乱表现。

（4）可扪及乙状结肠或粪块，便后消失。

（5）肠镜检查无器质性病变。

（6）粪便检查可见有黏液，偶见白细胞，培养无致病菌。

（7）X 线、钡剂及钡灌肠检查有肠功能紊乱征象，无狭窄、黏膜破坏及溃疡。

（四）治疗措施

1. 一般治疗及预防　消除患者顾虑，增强治疗信心，生活规律，适当参加文体活动，调节内脏神经功能。

◆饮食以少渣、易消化食物为主，避免刺激性食物，便秘者可增加含纤维素多的食物。

2. 药物治疗

（1）调节自主神经功能，保证充足睡眠。可选用谷维素、谷氨酸或地西泮、多塞平（多虑平）等。

（2）解痉止痛：可选用阿托品、山莨菪碱（654－2）、硝苯地平等。

◆匹维溴铵片是一种选择性胃肠道钙离子拮抗药，可直接作用于胃肠道平滑肌细胞、缓解肠道痉挛，使之恢复正常运动功能。

（3）止泻：可选用的药物有复方地芬诺酯、洛哌丁胺；小剂量的可待因也有效。

（4）便秘者：系痉挛引起，可给予镇静药，应尽量避免各种泻药。可选用的药物有：

①西沙必利：可加速胃排空和肠道的转运时间，使便秘解除。

②乳果糖：可使粪便变软，次数增加。

第十六节 便 秘

一、概述

（一）便秘的定义

指排便次数减少、粪便量减少、粪便干结、排便费力等症状。

◆便秘是临床常见的复杂症状，而不是一种疾病。

（二）便秘的诊断

（1）当上述症状同时存在 2 种以上时，可诊断为症状性便秘。同时还须结合粪便的性状、本人平时排便习惯和排便有无困难作出有无便秘的判断。

（2）通常以排便频率减少为主，一般每 2 ~ 3 天或更长时间排便一次（或每周 < 3 次）即为便秘。如超过 6 个月即为慢性便秘。

（三）便秘的病因

发生便秘常见原因有：

（1）不良的饮食习惯，进食量不足或食物过于精细。

（2）饮水不足及肠蠕动过缓；导致机体从粪便中持续再吸收水分。

（3）缺乏锻炼使肠蠕动不够。

（4）排入直肠粪便重量的压力小达不到刺激神经末梢感受器兴奋的正常值，形成不了排便反射。

（5）结肠低张力、肠运行不正常。

（6）长期滥用泻药、抗酸药及胶体果胶铋。

（7）生活不规律和不规则的排便习惯。

（8）以便秘为主要症状的肠易激综合征。

（四）便秘的临床表现

（1）大便干结，排便费力、排出困难和排不干净。

（2）可同时出现下腹部膨胀感、腹痛、恶心、食欲减退、口臭、口苦、全身无力、头晕、头痛等感觉。

（3）有时可在小腹左侧可摸到包块及发生痉挛的肠管。

（五）便秘的分型

便秘根据其性质可分为：

1. **意识性便秘** 按一般标准大便次数和性状正常，但患者仍感到不够适宜。

2. **功能性便秘** 食物过于精细，长期精神压力，长期坐姿不当等。

3. **痉挛性病变**　主要为激惹综合征，肠功能紊乱或结肠痉挛。

4. **低张力性便秘**　通常见于老人、身体衰弱、孕妇及特殊病人（甲状腺功能减退患者，糖尿病等）引起的肠肌肉张力降低。

5. **药物性便秘**　如吗啡，阿托品，氢氧化铝等均可通过不同作用方式引起便秘。

（六）便秘的危害

◆通常便秘是一种较为普遍的症状，症状轻重不一，不能常常引起人们警觉，认为便秘不是病，不用治疗，但实际上便秘导致的危害很严重。

（1）很多研究报告显示：便秘在有些疾病如结肠癌、肝性脑病、乳腺疾病、早老性痴呆的发生中起重要作用。

（2）便秘可使急性心肌梗死、脑血管意外病人发生意外。

（3）部分便秘和肛肠疾病，如痔、肛裂等有密切的关系。

◆因此，早期预防和合理治疗便秘将会大大减轻便秘带来的严重后果，改善生活质量，并减轻社会和家庭负担。

二、便秘的治疗措施

（一）便秘的预防

（1）避免进食过少：进食过少或食品过于精细、缺乏残渣均可减少对结肠运动的刺激。

（2）避免排便习惯受到干扰：由于精神因素、生活规律的改变、长途旅行过度疲劳等未能及时排便的情况下，易引起便秘。

（3）避免滥用泻药：滥用泻药会使肠道的敏感性减弱，形成对某些泻药的依赖性，造成便秘。

（4）合理安排生活和工作，做到劳逸结合。

◆适当的文体活动，特别是腹肌的锻炼有利于胃肠功能的改善，对于久坐少动和精神高度集中的脑力劳动者更为重要。

（5）养成良好的排便习惯：每日定时排便，形成条件反射，建立良好的排便规律。

◆有便意时不要忽视，及时排便。排便的环境和姿势尽量方便，免得抑制便意、破坏排便习惯。早晨 5～7 点是最理想的排便时间。

（6）建议患者每天至少喝 6～8 杯 250ml 的水，进行中等强度的锻炼，并养成定时排便的习惯。

◆睡醒及餐后结肠的动作电位活动增强，将粪便向结肠远端推进，故晨起及餐后是最易排便的时间。

（7）及时治疗肛裂、肛周感染、子宫附件炎等疾病，泻药应用需谨慎，不宜使用洗肠等强刺激的方法。

（二）便秘患者的饮食调理

（1）饮食习惯不良或过分偏食者，应纠正不良习惯和调整饮食内容，增加含纤维素较多的蔬菜和水果，适当摄取粗糙而多渣的杂粮如全麦面粉、薯类、玉米、大麦等。油脂类的食物、凉开水、蜂蜜均有助于便秘的预防和治疗。

（2）平时宜多饮水，多食富含 B 族维生素及润肠的食物，忌酒、浓茶、辣椒、咖啡等食物。

（三）治疗便秘的药物选择

1. 慢性功能性便秘　可选乳果糖，其为一种合成的双糖，在肠道内极少吸收，可被细菌分解成乳酸及醋酸，使水和电解质保留在肠腔内，产生较高的渗透压差，导致容积性排便并产气，服后能显著降低老年人粪块嵌塞的发生率。

2. 急、慢性或习惯性便秘　可选用比沙可啶，通过与肠黏膜接触，刺激肠壁的感受神经末梢，引起肠反射性蠕动增强而排出柔软而成形的粪便。

3. 低张力性便秘　可使用甘油栓或开塞露，能润滑并刺激肠壁，软化大便，使粪便易于排出，作用温和。

◆尤其适用于儿童及年老体弱者。

4. 急性便秘　可选用硫酸镁，其口服不易吸收，停留在肠腔内，使肠内容积的渗透压升高，阻止肠腔内水分的吸收，同时吸收组织中水分，增大肠内容积，刺激肠壁，反射性地增加肠蠕动而导泻。

5. 痉挛性便秘　可选聚乙二醇粉或羧甲基纤维素钠，服后易溶于水而形成黏性的胶浆，润滑肠壁，软化大便和调节稠度，使粪便易于排出。

（三）便秘患者的用药注意事项

（1）找准病因进行针对性治疗，或增加运动量，改变不良的饮食习惯。

◆尽量少用或不用缓泻药。

（2）根据不同的便秘情况，选择不同作用机制的缓泻药。

（3）糖尿病患者慎用乳果糖；同时也禁用于乳酸血症患者。

（4）比沙可啶使用注意

①睡前整片吞服，不得嚼碎；服药前后 2 小时不要饮用牛奶、口服抗酸剂或刺激性药；

②避免接触眼睛和皮肤黏膜；妊娠期妇女慎用；急腹症患者禁用。

（5）硫酸镁：宜清晨空腹服用，并大量饮水；在排便反射减弱引起腹胀时应禁用。

（6）伴有阑尾炎、肠梗阻、不明原因的腹痛、腹胀者禁用缓泻药；妊娠期妇女慎用。

◆儿童不宜应用缓泻药，以免造成缓泻药依赖性便秘。

（7）年老体弱多病的慢性便秘者，需长期规律应用，慎用硫酸镁。

◆妊娠期妇女可选用乳果糖。儿童可选用聚乙二醇。

第十七节 失 眠

一、概述

（一）失眠的定义

失眠是睡眠障碍的一种表现形式，由于各种原因引起持续长时间的睡眠时间和（或）质量不足，是种常见的生理心理疾病。

（二）失眠的危害

◆长期失眠对人的精神和身体都消耗颇大，容易使人脾气暴躁，攻击性强，记忆力下降，注意力不集中，精神疲劳，免疫力下降，幻视，性格改变，精神上易导致器质性的疾病。

◆长时间睡眠障碍还会使消化功能和性功能减退并诱发各种疾病，如高血压、冠心病、中风、糖尿病，皮肤干燥、月经失调，紧张性头痛等。

◆少年儿童失眠还会减少生长素的分泌，不利于身体的生长发育（因生长素的分泌主要在晚上睡着以后）。

（三）失眠的诊断标准

（1）至少有下列主诉中的1项：①入睡困难和（或）不能维持持续睡眠；②睡眠质量差；即使在适宜的时间和睡眠环境中仍无法睡眠；③醒得太早。

（2）白天至少存在下列1种由上述睡眠困难引起的功能紊乱

①注意力下降、注意力集中困难或记忆力下降；②为失眠感到焦虑、担忧；白天打瞌睡；③工作或驾驶时出错、出事故；④疲劳或不适；⑤胃肠道症状；⑥缺乏积极性；⑦情绪困扰或易怒；⑧社交、工作或学习表现差。

（四）失眠的病因

1. **躯体疾病** 许多慢性病如神经官能症、高血压、肿瘤、脑血管疾病、冠心病、关节炎、帕金森皆和失眠有关。

2. **环境因素** 环境条件改变，如时差，如噪声，乘坐车船，卧室环境光线等改变都可能使人失眠。

3. **精神因素** 精神因素，如紧张、兴奋、躁动等造成大脑功能障碍而引起失眠。

4. **性别和年龄** 女性发病率高于男性，年龄越大，褪黑素分泌越少，这也和失眠有关。

5. **药物和其他物质** 中枢兴奋药，拟肾上腺素药、抗高血压药，茶、咖啡（内含中枢神经兴奋药咖啡碱），晚间饮用可引起失眠。

6. **不良生活习惯** 如过度饮酒、晚餐过饱等。

7. **对失眠的恐惧等心理负担** 对睡眠期望过高也是导致失眠的一个重要因素。

8. **社会因素** 生活、工作与学习的压力、未遂的意愿及社会环境的变化，各种事件及应激反应都会到影响睡眠。

（五）失眠的分类

1. **一次性或急性失眠** 此类失眠常由环境因素改变所致，如在压力、刺激、兴奋、焦虑时；一般会随着事件的消失或时间的延长而改善，发生时间少于1周。

2. **短期或亚急性失眠** 常因精神紧张或躯体严重疾病引起，如开刀手术，严重的家庭、工作或人际关系问题矛盾，病程大概1~4周，这种失眠与压力有明显的相关性。

3. **长期或慢性失眠** 病程持续大于4周，一般是由多种因素综合性作用的结果。

（六）失眠的临床表现

（1）睡眠潜入困难，入睡时间超过30分钟。

（2）睡眠维持时间短，夜间觉醒次数超过5次或凌晨早醒。

（3）患者自感睡觉不实，睡眠质量差多噩梦，总的睡眠时间少于5小时。

（4）有日间残留效应：如次晨头晕、精神不振、嗜睡、乏力等，使睡眠不能起到恢复体力和振奋精神的作用，从而影响工作和学习。

二、失眠的治疗

（一）失眠的治疗目标及原则

◆确定失眠的原因，然后决定是否需要药物治疗，如系某种疾病引起的失眠，应首先针对基础疾病进行治疗。

◆多数情况下，可通过睡眠卫生教育来改善睡眠情况。如教育患者保证正常的睡眠及觉醒时间，不在床上工作，晚饭后不喝含咖啡因的饮料等。

◆对长期失眠者，以非药物治疗为主，而药物治疗仅作为辅助手段。

◆药物治疗中，应根据药物对睡眠的影响，而适当调整治疗方案。

◆目前大部分催眠药不宜长期应用，原因是长期用药可产生耐受性（表现为药效降低，或停药后产生反跳性失眠），从而导致患者对药物的依赖。

（二）失眠的非药物治疗

应该贯穿治疗的始终。

（1）积极地找出失眠原因，针对病因采取相应而适当的措施。

（2）进行心理辅导，通过解释、指导，使患者了解有关睡眠的基本知识，以及影响睡眠的因素，减少焦虑反应。包括合理服用药物和其他影响睡眠物质。

（3）保持良好精神状态并养成健康的生活习惯

◆积极调整心态，减少精神压力。如不忧虑，不贪心，不争强，不攀比，清心淡泊，以已有的为满足，凡事感恩，感恩就会快乐，不甚挂虑才能身心轻省。

◆保持健康饮食规律，比如晚饭不过量，也可每晚喝杯热牛奶，因牛奶中富含 L-色氨酸，可缩短睡眠潜伏期，且随时间的推移催眠作用逐渐增强。是"自然睡眠促进药"。

（4）改善生活环境，注意劳逸结合，并适当进行体育锻炼，比如睡前散步和有规律的活动，对于睡眠都是有益的。

（5）选择能改变失眠的药膳进行调节。

（三）失眠的药物治疗

1. 用药指征

（1）使用安眠药治疗是最后的选择，只有当失眠引起机体严重的功能紊乱，或非药物疗法达不到预期疗效，或治疗基础疾病后失眠仍持续存在时，才推荐使用药物治疗。

（2）对于一次性或急性失眠

◆一旦导致失眠的原因消除。症状即可缓减或消失，这种情况下，无须药物治疗；否则，给予小剂量快速排泄的安眠药 1~2 天。

（3）短期或亚急性失眠

◆应用安眠药时，先给予最小有效剂量，时间勿超过 3 周；或可间断给药，如服药一两晚即睡眠很好，以后就可减少用量。

（4）长期或慢性失眠：应咨询相关的专家，给予相应治疗。如有精神障碍必须给予适当的治疗；疼痛引起者可服用镇痛药。

2. 用药原则

（1）从小剂量开始。力求以最小剂量达到最满意的睡眠。

（2）间断性用药。对必须长期服催眠药的慢性失眠者，最好采用间断服药法，如双休日的五、六晚服药 1~2 次，这样可以避免药物耐受的产生。

（3）要逐渐减量，不能骤然停药。

（4）短期失眠使用安眠药不超过 3 周，安眠药可选用短效的，睡眠改善 1~2 夜后应间断用药，停药应有计划，以防反跳。

（5）长期失眠患者使用安眠药只是一种辅助性治疗，治疗失眠的病因是治疗重点，一般可间断使用长效安眠药。

3. 用药注意事项

（1）注意药物引起的反应。

①不良反应

◆有头昏、头晕、头痛等严重的有昏迷、抽搐、震颤等，主要是由于过量服药或长期大量服药后突然停药所引起。

②宿醉现象：指的是患者服药后能安然入睡，但醒来后却昏昏沉沉，头昏脑胀，无法集中注意力。

◆几乎所有的安眠药都存在此现象，尤其是使用最为广泛的苯二氮䓬类催眠药，比如地西泮、艾司唑仑等，服用时间久了会严重影响正常的工作、生活和人际关系。

◆可以在医师的指导下换用其他新型的催眠药，比如佐匹克隆等。

③戒断反应：因为会产生成瘾性、依赖性，所以把安眠药列入国家二类精神药品。

◆成瘾性在医学上称为药物依赖，它是对身体里并不需要的药物的一种渴求，这种渴求只有得到了这种特定的药物才能满足。

◆药物依赖分为心理依赖和躯体依赖。前者指只要有药就行，心理上立刻就平静下来，不需要增加剂量和次数；后者指服药剂量和次数越来越多，否则躯体和精神上都会发生严重反应，被称为"戒断反应"，明显影响了生活质量。

◆失眠症状好转后，要逐渐减量，不能骤然停药。另外，还可以选择新型催眠药，如佐匹克隆等，成瘾性要小一些。

④老年痴呆：长期服用催眠药，记忆力会逐渐减退，反应力下降，长此以往，甚至有可能发展为老年痴呆症。

⑤噩梦连连：催眠药产生此现象的发生率在10%左右。此种情况存在个体差异，因此，换药是一个行之有效的解决办法。

（2）肝、肾患者要慎用，因为一般来说多数的安眠药都是在肝代谢，也有少数药物直接从肾排泄出去。

（3）服药期间不得饮酒或含乙醇类的饮料；乙醇可加强催眠药的作用。

（4）用药期间，应避免驾驶汽车或者操作复杂的机械，以防止发生意外。

（5）注意药物间的相互作用。

三、失眠的药物治疗

正确选择安眠药遵循"按需治疗"的原则，不仅可以缓解严重失眠的困扰，还有利于恢复正常睡眠。

（一）常用药物

1. 苯二氮䓬类药物　本类药物通过改变睡眠结构而延长睡眠时间，缩短睡眠潜伏期。

◆短效药的代表是三唑仑；常用的中效药有艾司唑仑、阿普唑仑、替马西泮；长效药有：地西泮、硝西泮、氟硝西泮。

2. 非苯二氮䓬类药物

（1）佐匹克隆、扎来普隆和吡唑坦的作用特点：

◆仅有单一的催眠作用，无镇静、肌松弛和抗惊厥作用。

◆不影响正常的睡眠结构，但可改善患者的睡眠结构。

◆在治疗剂量内，基本不产生失眠反弹和戒断反应。

（2）丁螺环酮、帕罗西丁、米氮平、多塞平、阿米替林、地昔帕明、曲唑酮等：

◆主要适用于因抑郁、焦虑引起的失眠，为首选。

（3）苯海拉明、异丙嗪等：

◆具有弱的镇静催眠作用，有抗胆碱及抗组胺作用。有癫痫倾向的患者服用此类药物后，易促成其发作。

（4）阿片类：可以缩短快速动眼睡眠期和2期睡眠时间。由于有止痛和镇静作用，可以适当治疗与疼痛相关的失眠。

（5）其他类：如水合氯醛、前列腺素D，可增加睡眠；白细胞介素1具有促进睡眠作用等。

（二）药物的合理应用

◆对于不同类型的失眠症，应合理选择适当的安眠药物。

1. 对轻型失眠者　可用地西泮、氯氮平（利眠宁）、氯美扎酮，以及中成药如柏子养心丸、安神补心丹等。

2. 对入睡困难的失眠患者　给予催眠作用快、持续时间短的药物睡前15～20分钟服用，服用后可使患者很快入睡，且第2天起床没有酒醉感。

3. 对持续睡眠困难、噩梦频频的失眠患者　可选用短效或中效类药物，这类药物半衰期稍长，为6～8小时，如艾司唑仑、唑吡酮、劳拉西泮等；服用后能加深慢波睡眠并缩短入睡时间。

4. 对早晨早醒的失眠患者　可选用作用时间长的药物，如苯巴比妥、硝西泮、水合氯醛等，以延长总的睡眠时间。一般用药1～2周即应减量，不宜长期服用。

5. 精神异常导致某些顽固性失眠　选用氯氮平，必要时可合并使用苯二氮䓬类安眠药物。

6. 抑郁症所致失眠　应选择有镇静催眠作用的抗抑郁药物，如阿米替林。

第十八节　神经衰弱

一、概述

（一）神经衰弱的定义

神经衰弱（Neurasthenia）是由于大脑神经活动长期的过度紧张和精神压力而造成的一种常见症状，是以脑功能衰弱、精神活动能力下降，并常伴有躯体的疲乏无力和多种不适感的常见疾病。亦称"神经官能症"或简称"神衰"。

◆本病如果处理不当可迁延达数年甚或数十年。当遇新的精神因素或休息不足时，症状常可重现或加剧。

◆经精神科或心理科医生积极的治疗，及时指导病人消除病因，正确对待疾病，本病可达缓解或治愈，预后一般良好。

（二）神经衰弱的易感人群

大多数病例发病于16～40岁之间，两性发病数无明显差异，多见从事脑力劳动者。

（三）神经衰弱的主要特征

患者常感到脑力及体力不足、疲乏、工作效率低、全身不适和失眠，但没有任何器官上的生理改变。

◆神经衰弱起病慢而病程长，症状模糊而繁多，常有波动和反复性。

◆常无特异性，很难查出器质性病变。症状不是继发于躯体或脑的疾病，也不是其他任何精神障碍的一部分。

（四）神经衰弱的病因

（1）适应性不强、人际关系敏感、感情或家庭问题受挫、学习或工作压力过大等心理因素。

（2）有时也由各种不良的刺激，脑力劳动过程中的不良情绪。

（3）消极态度以及缺乏劳逸结合、睡眠不足等因素。

（五）神经衰弱的诊断提示或临床表现

1. 脑功能衰弱 至少有下述症状中的三项。

（1）衰弱症状：脑力易疲劳，感到没有精神，自感脑子迟钝，注意力不集中或不能持久，阅读不能坚持，记忆差，效率显著下降，体力也易疲劳。

（2）情绪症状：烦恼、心情紧张而不能松弛或情绪不稳定、缺乏耐心、易激惹等，可有轻度焦虑或抑郁。就诊时，常再三补述病情，唯恐遗漏。

（3）兴奋症状：感到精神易兴奋，表现为回忆和联想增多，且控制不住，伴有不快感。不愉快的事件及生活习惯改变可引起或加重症状。

（4）肌肉紧张性疼痛：焦虑紧张性头痛，肢体肌肉酸痛。

（5）睡眠障碍：入睡困难，多梦，醒后感到不解乏，睡眠感丧失，醒觉节律紊乱，即夜间不眠，白天无精打采和打瞌睡。

（6）内脏功能失调症状：可出现胸闷、心悸、血压波动、胃肠道症状如食欲减退、暖气、腹胀、便秘或腹泻，还可出现尿频、性欲减退或月经不调等，主诉症状严重，而无客观体征。

◆因上述症状造成至少下述情况之一：①妨碍学习、工作、生活及社交；②有无法摆脱的精神痛苦，以致主动求医；③病程持续至少3个月。

◆相当一部分人自认为是"神经衰弱"，仅是有部分衰弱症状，而非构成病。

2. 鉴别诊断 确诊必须排除器质性精神障碍、精神活动性物质等所致精神障碍，以及各种精神病性情感性精神障碍等。

二、神经衰弱的治疗

（一）神经衰弱的治疗原则

（1）神经衰弱治疗一般以心理治疗为主，辅以药物、物理或其他疗法。

（2）心理治疗主要以解释及支援治疗为主，并与病人建立良好的医患关系，消除患者的疑病观念，让患者能理解产生神经衰弱的过程及与心理事件的关系等。

（3）药物可起到镇静安神作用，帮助调整机体的生理紊乱。

（4）可适当合并针灸、耳针静电或交流电离子到如导入等理疗。

（5）为了提高疗效应合理安排作息制度，坚持锻炼身体，适当参加文体活动。

（二）神经衰弱的具体治疗措施

1. 心理治疗 解除患者顾虑，消除紧张情绪，树立信心，调动患者的主观能动性，积极配合医师治疗。

2. 劳动及锻炼 根据个人情况、神经衰弱的程度及工作性质，可选择适宜的劳动和体育锻炼，松弛精神紧张，调节生活节奏。

◆注意睡前不要看电视和较长时间读书报，特别是刺激、惊险的影片和书籍，可适量饮用纯牛奶。

3. 药物治疗

（1）西药治疗：可选用艾司唑仑（舒乐安定）；硝西泮（硝基安定）、阿普唑仑、丙米嗪或多塞平。

◆还可选用劳拉西泮（氯羟安定）、氟西泮（氟安定）、苯佐他明等药物。

（2）中药治疗：根据病情辨证施治，如补心丹、养血安神丸、朱砂安神丸、人参归脾丸、金匮肾气丸及北五味子酊等。

第十九节　抑　郁　症

一、概述

（一）抑郁症的定义

抑郁症（Depression）是一种常见的精神和心境障碍，是一类以持续的心境恶劣与情绪低落、兴趣缺失、思维活动缓慢、言语动作减少、精力不足等为主要临床特征的精神障碍，也称情感性精神病，常伴随认知或精神运动障碍或躯体症状。

◆大多数患者有反复发作的倾向，部分患者可有残留症状或转为慢性。

◆世界卫生组织（WHO）公布的调查结果显示，全世界抑郁症的发病率约为3.1%，并预测抑郁症将成为21世纪人类健康的主要杀手之。到2020年，除脑血管疾病以外，抑郁症将成为影响寿命、增加经济负担的第二大疾病。

◆严重的抑郁症患者中有15%因自杀而结束生命。

（二）抑郁症的诊断

根据美国精神病学会出版的美国精神疾病诊断与统计手册（the diagnostic and statistical of mental disorders，DSM），将抑郁症定义为至少 2 周情绪低落或兴趣缺失，并伴随 4 种或 4 种以上的下列症状：①食欲或体重改变；②睡眠紊乱；③躁动或动作缓慢；④疲乏或能量缺失；⑤无用或有罪感；⑥注意力不集中或犹豫不决；⑦有自杀或死亡的想法。

◆在抑郁症的患者中至少 10% 可出现躁狂发作，此时应诊断为双相障碍。

（三）抑郁症的病因

1. 脑内单胺类递质减少假说

◆认为抑郁症是由于脑内单胺类递质减少（5 - HT、NE、DA）引起的，这种物质不足可能存在合成、释放、代谢或对受体的敏感性降低所引起。

2. 受体假说 认为神经递质减少后，可使突触后膜的受体（活性或数目）上调。

◆如严重自杀倾向的抑郁症患者额叶皮层 5 - HT_2 受体、β 肾上腺素受体分别增加 28% 和 73% 。

3. 递质与受体之间下游信号转导异常假说 认为抑郁症发病机制除神经递质和受体的功能改变以外，可能还包括细胞内信号转导等多方面的功能异常。

◆有研究发现 BDNF（脑源性神经营养因子）降低是引起抑郁症的关键因素。

4. 神经内分泌异常 甲状腺素和其他激素如雌激素、生长激素和褪黑激素等的分泌节律改变与抑郁症的发病有关。

5. 神经可塑性研究

◆抑郁症患者存在多种与情绪有关的结构如海马、额叶皮质、杏仁核和腹侧纹状体萎缩，提示这类患者具有神经可塑性改变，抗抑郁治疗可以缓解或部分逆转海马萎缩。

6. 社会心理因素 研究发现单次足够严重的应激事件或长期慢性应激常会导致抑郁。

（四）抑郁症的临床表现

1. 持续情绪低落、心境恶劣 常常在无明显诱因下发生。

◆患者呈现愁眉苦脸、双目凝视、面无表情，暗自流泪等临床表现。

2. 焦虑、激越 伴有焦虑症状者约占抑郁症患者 70% 。

◆表现为坐立不安、心神不宁，紧张恐惧，还可出现易激动、易发怒等症状。

3. 自主神经紊乱 早醒、厌食、消瘦，女性患者可有月经失调、闭经，男性患者可有阳痿、性欲减退。

4. 思维困难 工作效率明显下降常感到自己思维迟钝、记忆力下降、注意力涣散、思考困难，难以胜任日常工作。

5. 悲观、自责 感到任何事情都困难重重，对前途悲观绝望。自轻，甚至有的患者还感到活着毫无意义，自杀率高；有的表现为敏感多疑。

6. 精神运动性障碍 患者对周围一切事物都不感兴趣，对工作没有热情，平常衣着整洁的人也变得不修边幅。行动迟缓，整天无精打采，严重者呈抑郁性木僵状态。

7. 躯体症状 表现为心率加快或减慢、四肢麻木、肢端发冷、头晕、乏力、食欲不振、便秘、腹泻、关节痛等。

8. 睡眠障碍 约85%的抑郁症患者伴有睡眠障碍，其中有61.8%的抑郁症患者首发症状是睡眠障碍。其中1/4的抑郁症患者存在失眠。

二、抑郁症的治疗

（一）抑郁症的治疗原则及策略

（1）抑郁症的早期干预和治疗非常重要，包括药物治疗和非药物治疗（心理治疗）。

（2）大量研究证实，单独心理治疗或单独药物治疗，都不如同时使用两者的治疗效果好。

（3）抑郁症患者在接受治疗期间应当调整自己的生活节奏，放松自己，注意休息，以提高疗效。

（二）抑郁症的非药物治疗

1. 心理治疗 在抑郁症的治疗中，认知行为治疗和人际关系治疗是应用和研究最多的心理疗法心理治疗，可增加药物治疗的依从性，并能有效缓解抑郁症急性期的症状和治疗慢性抑郁症状。

2. 体育疗法 有研究报道，抑郁症与不参加体育活动有一定关系。体育锻炼可以改善抑郁症患者的抑郁状态，缓解患者心理焦虑和紧张程度，在身体活动中可使个体产生运动流畅体验和愉快心境。

◆另据国外文献报道，加强体育锻炼和社交活动，对抑郁症有治疗作用，且疗效不亚于药物治疗，若联合药物治疗效果更佳。

◆实际上，锻炼、饮食、环境、健康维护和紧张状况这些因素均与人的健康有关系。

3. 音乐疗法 音乐可通过声波有规律的频率变化作用于大脑皮质，提高皮层神经的兴奋性，并对丘脑下部和边缘系统产生效应，活跃和改善情绪状态，消除外界的精神因素所造成的"紧张状态"。

◆同时还可调节激素分泌、促进血液循环、加快新陈代谢等，从而使应激能力提高，消除不良的情绪体验并改变身体功能状态。

4. 电休克治疗（ECT）

◆短期疗效优于药物治疗，双侧ECT治疗的疗效优于单侧ECT治疗，ECT治疗次数多的患者疗效优于治疗次数少者。

◆ECT可作为严重消极、自杀、木僵、拒食等重型抑郁病人的首选治疗，对难治性抑郁症病人也应联合ECT治疗。

5. 重复经颅磁刺激疗法（rTMS） 高频磁刺激能兴奋大脑皮质中水平走向的联接神经元，并可增高局部代谢水平，有明显抗抑郁作用。

6. **光线疗法** 季节性抑郁是由于冬季缺乏阳光引起的，每日在特殊的装置面前光照半小时，可改善60%~80%的冬季抑郁症患者的情绪。

7. **食物治疗** 补充维生素B族、维生素C，烟酸，叶酸和泛酸。

（三）抑郁症的药物治疗

1. **抗抑郁药物治疗** 药物品种主要有：

◆第一代：经典药物包括单胺氧化酶抑制剂（MAOI）和三环类（TCAs）。

◆第二代：新型药物如选择性5-HT再摄取抑制剂（SSRI）、5-HT及NA再摄取抑制剂（SNRI）、NA和特异性5-HT再摄取抑制剂（NSSA）、5-HT受体阻断剂/再摄取抑制剂（SARI）、选择性NA再摄取抑制剂（NRI）等。

◆三环类抗抑郁药虽疗效明确，但因作用位点多，易产生多种不良反应，目前不建议作为首选药。

2. **激素调节治疗**

（1）内分泌调节治疗：对多数自主神经功能失调者，可服谷维素。

（2）对性功能显著减退者，女性患者可服雌二醇、炔雌醇、尼尔雌醇；男性可服甲睾酮。

（四）抗抑郁药的合理应用与注意事项

1. **抗抑郁药须个体化用药**

2. **忌频繁换药**

◆因抗抑郁药的起效大部分都较缓慢，通常在2~4周后见效，因此，至少使用4周以上再判定效果。

◆换药应注意选择作用机制不同、药物结构不同的抗抑郁药，如选择性5-羟色胺再摄取抑制剂无效，可以考虑文拉法辛、曲唑酮、米氮平等新型抗抑郁药或单胺氧化酶抑制剂吗氯贝胺等。

3. **尽量单一用药，以免发生药物相互作用**

◆一般不主张联用两种以上抗抑郁药。同时，应从小剂量开始，逐步递增剂量，使不良反应减至最少，提高用药的依从性。

4. **注意失效现象** 有部分在抗抑郁药治疗中已达到痊愈患者，在维持治疗期间药物剂量未变，也没有任何心理社会应激事件，却出现了抑郁复发。

◆此现象被称之为"对抗抑郁的快速药物抵抗反应"，又称失效现象。

5. **注意联合用药**

◆经不同作用机制的两种药物足疗程治疗仍然无效的难治性抑郁症，及对抗抑郁剂产生快速药物抵抗反应者，可尝试联合用药。

◆方案：用两种抗抑郁药，或抗抑郁药+情感稳定剂（锂盐），或抗抑郁药+非典型抗精神病药合用，疗效和安全性均比较理想。

6. **注意一线药物SSRI的不良反应**

（1）胃肠道反应：使体重下降，可适当合用舒必利、莫沙必利、吗丁啉等。

（2）性功能障碍：是 SSRI 较常见的不良反应，发生率为 34%～43%，尤以帕罗西汀最为突出。

◆需停药或换药时，应注意防止抑郁症复发，可换用较少引起性功能障碍的氟伏沙明或米那普仑，或服用西地那非。

（3）戒断反应：特别是对半衰期较短的帕罗西汀。服 SSRI 的妊娠期妇女，其新生儿也常出现戒断反应。

◆因此，在长期服用 SSRI 的患者而需停药时，应采用逐步减量然后终止的方法。

（4）抗利尿激素异常分泌综合征（SIADH）：主要由氟伏沙明、帕罗西汀引起。

◆因其可增加抗利尿激素分泌，从而导致体内水分增加出现低钠血症，尿渗透压高于血渗透压，但低钠而无脱水，可使中心静脉压增高。

（5）与其他药物相互作用

◆SSRI 与单胺氧化酶抑制剂（MAOI）异烟肼、呋喃唑酮、苯乙肼、丙卡巴肼、帕吉林等合用可出现 5 - 羟色胺综合征，须停用 MAOI 14 天后，才可应用 SSRI，反之亦然。

◆与 5 - 羟色胺激动剂曲马多、阿米替林、氯米帕明、丙米嗪、苯丙胺、芬氟拉明合用也可致 5 - 羟色胺综合征。

◆与乙醇合用可增加精神和运动技能损害的危险性。

（五）抗抑郁症常用药物的分类及代表药物

分类	代表药物
三环类抗抑郁药	阿米替林，氯米帕明，地昔帕明，多塞平，丙米嗪，噻萘普汀钠，阿莫沙平
四环类抗抑郁药	马普替林，米安色林
单胺氧化酶抑制剂	吗氯贝胺
选择性 5 - HT 再摄取抑制剂	氟西汀，帕罗西汀，舍曲林，氟伏沙明，西酞普兰
5 - HT 及 NA 再摄取抑制剂	文拉法辛，度洛西汀，米那普化，曲唑酮
选择性去 NA 再摄取抑制剂	瑞波西汀
NA 突触前转运抑制剂	托莫西汀
NA 及特异性 5 - HT 能抗抑郁症药	米氮平

第二十节 偏 头 痛

一、概述

（一）偏头痛的定义

偏头痛是一种由于血管舒缩功能障碍引起的发作性头痛。

（二）偏头痛的症状特点

临床上可有反复循环性发作性头痛、恶心、呕吐、怕光、头昏等症状。女性为多见，常于青春期前后发病。

（三）偏头痛的病理

◆偏头痛的病因复杂，目前尚不得知，可能与遗传、内分泌（雌激素、黄体酮及催乳素水平过高）、生化因素（5-羟色胺、去甲肾上腺素、缓激肽、前列腺素 E、内源性阿片样物分泌失调）、脑血管扩张等有关。

（四）偏头痛的诱因

诱发偏头痛的因素很多，归纳起来，可分为常见与少见两大类：

1. 常见诱因

（1）精神因素：如焦虑、紧张、着急、生气或过度悲伤等。

（2）外界物理性刺激：如强光、噪音、异味，花纹图案等。

（3）饮食因素：咖啡、浓茶、饮酒（包括酒精饮料）、含酪胺食品、饥饿、巧克力、冷饮等均为诱发因素。

◆因偏食导致体内镁摄入过少也可诱发偏头痛。

（4）气候的变化：如暴晒、吹风、寒冷刺激等。

（5）其他因素：如睡眠少、头部外伤、过度疲劳、女性月经周期及服用避孕药也是常见诱因。

2. 少见诱因

（1）环境因素：如高热、高原地区、刺激气味、香料、有机溶媒、荧光等。

（2）药物因素：硝酸甘油、过量维生素 A、组织胺、利血平、肼苯达嗪、雌激素、停用泼尼松等。

（3）其他因素：冷食、阅读和屈光异常、变态反应、睡眠过多；精神、神经（焦虑、紧张、疲劳）等因素也可诱发。

（五）偏头痛的分型

1. 无先兆性偏头痛（普通或单纯型） 最为常见，占偏头痛发病率80%。

◆发作前无诱因，头痛为搏动性的，程度为中、重度，因上楼梯等活动而加重，如不治疗疼痛可持续 4～72 小时。

◆如头痛与月经有关，也称为"月经型偏头痛"。

2. 有先兆性偏头痛（典型性） 头痛前有先兆出现，通常持续 10～20 分钟消失，最长不超过 60 分钟。先兆包括：

（1）视觉障碍：通常出现火星般亮点或彩光，全程不超过 30 分钟。

（2）感觉障碍：在时间上稍后于视觉先兆，可单独发生。

◆头痛多是针刺从一点开始缓慢地移动，累及一侧上肢和面部，麻木随后发生，有的仅有麻木。

3. 有迁延性先兆的偏头痛 指至少有一种以上的先兆症状，持续时间大于 60 分钟而少于 1 周，经神经影像学检查无异常的偏头痛。

4. 家族性偏瘫型偏头痛 伴较长时间的轻度偏瘫。

二、偏头痛的治疗

（一）偏头痛的预防

1. 一般预防 要预防偏头疼的发作，主要是要消除或减少偏头疼的诱因。

（1）日常生活中应避免强光线的直接刺激，如直视汽车玻璃的反光、从较暗的室内向光线明亮的室外眺望、对视光线强烈的霓虹灯等。

（2）避免情绪紧张，避免服用血管扩张剂等药物。

（3）避免饮用红酒和进食含奶酪的食物，咖啡、巧克力、熏鱼等。

2. 药物预防 预防偏头痛，可服用的药物有：

（1）阿司匹林或双嘧达莫：主要作用是抑制血小板的聚集。

（2）普萘洛尔：系 β 受体阻断剂，主要作用是用以防止血浆中去甲肾上腺素水平过高。

（3）尼莫地平：系钙通道阻滞剂，也可防止偏头痛。

（4）对伴有抑郁症的患者，可使用抗抑郁药阿米替林。

（二）偏头痛的药物治疗

（1）轻度偏头痛发作：可服药而获缓解，如阿司匹林、对乙酰氨基酚、布洛芬、天麻素。

（2）一旦发作：由于胃内容物停滞，药效很有限，故可考虑口服促胃肠动力药，如甲氧氯普胺（胃复安），或多潘立酮（吗丁啉片），于餐前 1 小时服用。

◆除帮助镇痛外，还可缓解呕吐和恶心。

（3）对急性发作期患者，可使用对乙酰氨基芬/可待因的复方制剂，效果更好。

（4）减轻偏头痛症状和发作次数。

①苯噻啶能：疗效显著，可用于典型和非典型偏头痛。

②或在发作开始时，即服麦角胺咖啡因片。

◆麦角胺可使颅外动脉收缩,使脑动脉血管的过度扩张与搏动恢复正常。

③对发作早期,也可给予舒马曲坦片。

第二十一节　三叉神经痛

一、概述

(一) 三叉神经痛的定义

三叉神经痛 (Trigeminal neuralgia) 是最常见的脑神经疾病,是由多种原因引起的一侧面部三叉神经分布区短暂的反复发作的撕裂样剧痛。

(二) 三叉神经痛的分型

临床分为原发性和继发性两型。

1. 原发性　与三叉神经脱髓鞘病变有关;具有临床症状,但应用各种检查未发现与发病有关的器质性病变。

2. 继发性　可见于脑肿瘤、蛛网膜粘连、多发性硬化、血管畸形、颅骨病变、脑外伤等。

◆继发性三叉神经痛多见于 40 岁以下中、青年人,通常没有扳机点,诱发因素不明显,疼痛常呈持续性,部分患者可发现与原发性疾病的其他表现。

◆脑部 CT、MRI、鼻咽部活组织检查等有助诊断。

(三) 三叉神经痛的发病特点

(1) 在头面部三叉神经分布区域内,发病骤发,骤停、闪电样、刀割样、烧灼样、顽固性、难以忍受的剧烈性疼痛。

(2) 说话、洗脸、刷牙或微风拂面,甚至走路时都会导致阵发性时的剧烈疼痛。

(3) 疼痛历时数秒或数分钟,疼痛呈周期性发作,发作间歇期同正常人一样。

(四) 三叉神经痛的诊断提示或临床表现

(1) 多 40 岁以上起病,女性多于男性。

(2) 发作呈阵发性闪电样剧痛,位于一侧三叉神经分布区,每次持续几秒,长者数分钟。发作及恢复均突然。

(3) 面部常有"扳机点",刺激此点,可诱发疼痛。

(4) 间歇期疼痛完全消失,无其他异常体征。

(5) 疼痛发作时可伴有同侧面肌抽搐和面部潮红、流泪、流涎等。

◆睡眠中通常不发作。病程长者,可持续性疼痛,进行性加重。

二、三叉神经痛的治疗措施

（一）三叉神经痛的预防

（1）饮食要有规律

①宜选择质软、易嚼食物：因咀嚼诱发疼痛的患者，要进食流食，不宜食用油炸食物，刺激性食物、过酸过甜食物以及寒性食物等；

②饮食要营养丰富：应多吃含维生素丰富及有清火解毒作用的食品；饮食宜清淡。

（2）吃饭漱口，说话，刷牙，洗脸动作宜轻柔。以免诱发板机点而引起三叉神经痛。

（3）注意头、面部保暖：避免局部受冻、受潮，不用太冷、太热的水洗面。

（4）保持精神愉快，避免精神刺激；平时应保持情绪稳定，不宜激动，不宜疲劳熬夜、常听柔和音乐，心情平和，保持充足睡眠。

◆起居规律，室内环境应安静，整洁，空气新鲜。同时卧室不受风寒侵袭。

◆适当参加体育运动，锻炼身体，增强体质。

（二）三叉神经痛的常用治疗药物

1. **卡马西平**（Carbamazepine）　对70%的患者止痛有效，但大约1/3的患者不能耐受其嗜睡、眩晕、消化道不适等副作用。可作为一线药物。

2. **其他**　如苯妥英钠；地西泮。

◆单独用药无效时可考虑联合用药，必要时监测血药浓度。

第二十二节　白　内　障

一、概述

（一）白内障的定义

白内障（Cataract）是发生在眼球里面晶状体上的一种疾病，各种原因如老化、遗传、局部营养障碍、免疫与代谢异常、外伤、中毒、辐射等，都能引起晶状体代谢紊乱，导致晶状体蛋白质变性而发生混浊，称为白内障。

◆光线被混浊晶状体阻挠无法投射在视网膜上，就不能看清物体。

◆但是当晶状体混浊较轻，而且没有明显地影响视力，常不被人们发现或被忽略而没有列入白内障的范围。

◆根据调查，白内障是最常见的致盲和视力残疾的原因，人类约25%患有白内障。

（二）白内障的诊断

世界卫生组织从群体防盲、治盲角度出发，当有以下病变时，才归入白内障诊断范围。

◆晶状体发生变性和混浊，变为不透明，以至影响视力，而矫正视力在 0.7 或以下者。

（三）白内障的分类

临床上将老年性白内障分为皮质性，核性和囊下三种类型。

1. **皮质性白内障**（Cortical cataract）　以晶体皮质灰白色混浊为主要特征，其发展过程可分为四期：初发期、未成熟期、成熟期、过熟期。

2. **核性白内障**（Nuclear cataract）　晶体混浊多从胚胎核开始，逐渐扩展至成人核，早期呈黄色，随着混浊加重，色泽渐加深如深黄色，深棕黄色。

◆核的密度增大，屈光指数增加，病人常诉说老视减轻或近视增加。

◆早期周边部皮质仍为透明，因此，在黑暗处瞳孔散大视力增进，而在强光下瞳孔缩小视力反而减退。故一般不等待皮质完全混浊即行手术。

3. **后囊下白内障**（Posterior subcapsular cataract）　因混浊位于视轴区，早期即影响视力。

（四）白内障的发病原因

（1）全身疾病如糖尿病也常并发白内障。

（2）老年人因年龄新陈代谢功能减退导致的白内障是最常见的"老年性白内障"。

（3）眼局部外伤可引发继发性白内障。

（4）眼球穿孔异物进入晶状体必然会发生白内障，即或没有穿孔的眼部挫伤也可以引起白内障。

（5）过度暴露于阳光紫外光下，这可能是热带国家中白内障在多发的原因之一。

（6）眼内炎症（如葡萄膜炎），眼内疾病（如视网膜脱离，眼内肿瘤）都能引起白内障。

（7）营养不良也可能是白内障早发的一个原因。

（8）某些常用药，尤其是眼部或全身长期应用皮质类固醇，都能导致白内障。

（9）近来的研究还表明，幼年反复的急性腹泻也可导致白内障的发生。

二、白内障的治疗

（一）白内障疾病的预防

1. **饮食调理**　宜食用含丰富的蛋白质、钙及微量元素的食物，应多食含维生素 A、B、C、D 的食物。平时可多食鱼类，能保持正常的视力，延缓病情的进展。

2. **注意精神调摄**　遇事泰然处之，心胸应宽广，保持情绪舒畅，不轻易发怒。培养良好爱好，如养花、养鸟、书法等兴趣来陶冶情操，多与人交流，以分散对不愉快事情的注意力，能起到阻止和延缓病情进展的作用。

3. **加强用眼卫生**　平时不用手揉眼，不用不洁手帕、毛巾擦眼、洗眼。

◆用眼过度后应适当放松，举目远眺，或做眼保健操。要有充足的睡眠，及时缓解疲劳。

4. 积极防治慢性病　包括眼部的疾患及全身性疾病。尤其是糖尿病最易并发白内障，要及时有效地控制血糖，防止病情的进一步发展。

5. 戒烟　吸烟易患白内障已被实践所证实，应及早戒烟。

（二）白内障的治疗措施

1. 药物治疗　目前药物治疗没有太确切的效果，国内外都处在探索研究阶段。

◆一些早期白内障，用药以后病情可能会减慢发展，视力也稍有提高，但这不一定是药物治疗的结果，因为白内障的早期进展至成熟是一个较漫长的过程，它有可能自然停止在某一发展阶段而不至于严重影响视力。

◆一些中期白内障患者，用药后视力和晶状体混浊程度都未改善。

◆近成熟期的白内障，药物治疗更无实际意义了。

◆目前临床上常用的药物不下几十种，有眼药水或口服的中西药，但都没有确切的治疗效果。

2. 手术治疗

（1）白内障超声乳化术。

（2）白内障囊外摘除术。

（3）白内障囊内摘除术：是将混浊的晶状体完整地从眼内取出的一种手术。

◆术后注意事项：植入人工晶状体后，一般应注意以下几个问题：

①思想上要重视，不要认为手术后就万事大吉，应加强观察，注意术眼有无疼痛，人工晶状体位置有无偏斜或脱位，眼前节有无炎症渗出，虹膜及瞳孔是否发生粘连等。

②术后3个月应避免剧烈运动，尤其是低头动作，避免过度劳累，防止感冒。

③术后1个月内每日数次清用激素及抗生素眼药，并且遵医嘱滴用作用较弱的扩瞳眼药，以防止瞳孔粘连。对长期满用激素类眼药者，应注意眼压情况，避免产生激素性青光眼。

④保持大便通畅，少吃刺激性食物，忌烟酒，多吃水果及蔬菜。

第二十三节　青　光　眼

一、概述

（一）青光眼的定义

青光眼是指眼内压力或间断或持续升高的一种眼病，是致盲的主要病种之一。

（二）青光眼的特点

眼内压力升高可因其病因的不同而有各种不同的症状表现。持续的高眼压可给眼球各部分组织和视功能带来损害，造成视力下降和视野缩小。是致盲的主要病种之一。

◆由青光眼所致的视功能丧失是不可逆的，其发病率仅次于白内障。如不及时治疗，视野可全部丧失甚至失明。主要危险因素是病理性眼压升高。

（三）青光眼的病因

1. 血管舒缩功能失调　主要由于劳累过度、睡眠不足、情绪波动、饮食不节或暴饮暴食等因素，影响血管神经调节中枢所致。

（1）毛细血管扩张，血管通透性增加，造成睫状肌水肿、前移，堵塞前房角，使房水流出通道受阻。

（2）房水分泌过多，后房压力过高，周边虹膜受压向前移而使前房变浅，前房角变窄。

2. 眼压急剧升高　多种因素影响眼内压，最终导致青光眼急性发作。

（四）青光眼的分类

临床上一般将青光眼分为：

1. 原发性青光眼

（1）闭角型青光眼：①急性闭角型青光眼；②慢性闭角型青光眼。

（2）开角型青光眼。

2. 继发性青光眼

3. 先天性青光眼　又分为婴幼儿型和青少年型。

◆各种类型的青光眼其临床表现及特点各不相同。

（五）青光眼的预防

其主要对象是具有危险因素的人群。

（1）控制诱发因素：如长期不良精神刺激，脾气暴躁、抑郁、忧虑、惊恐，保持心情舒畅，避免情绪过度波动。

（2）生活、饮食起居规律：劳逸结合，适量体育锻炼，不要参加剧烈运动，保持睡眠质量，饮食清淡营养丰富，禁烟酒、浓茶、咖啡、适当控制进水量。

（3）注意用眼卫生：保护用眼，不要在强光下阅读，暗室停留时间不能过长，光线必须充足柔和，不要过度用眼。

（4）综合调理全身并发症：要注意哪些眼部及全身病变可诱发形成，加剧青光眼发展。

（5）注意药物影响：要考虑哪些药物可导致病情变化。

（6）妇女闭经期、绝经期以及痛经均可使眼压升高，应高度重视，经期如出现青光眼表现者，应及时就诊。

（7）青光眼家族及危险因素者，必须定期复查，一旦有发病征象者，必须积极配合治疗，防止视功能突然丧失。

三、青光眼各分型的特点、诊断及治疗

（一）急性闭角型青光眼

1. 定义　急性闭角型青光眼（acute angle-closure glaucoma）是一种以眼压急剧升高并伴有相应症状和眼前段组织改变为特征的青光眼。

2. 诱发因素　视疲劳，精神波动，长时间看电视、电脑等。

3. 特点　闭角型青光眼急性发作时眼压通常迅速升高，可有严重的头痛、眼痛、恶心、畏光、流泪、呕吐、虹视（看灯光见周围有彩虹围绕）、雾视、严重的视物模糊。

4. 体征

（1）眼睑水肿，混合性充血，角膜上皮水肿，裂隙灯下上皮呈小水珠状，角膜后色素颗粒沉着，前房极浅，周边部前房几乎完全消失。

（2）急性高眼压可导致严重及迅速的视力损害。急性发作期容易引起患者的重视，但是在临床前期或间歇期，由于症状不典型容易被忽视。

5. 并发症　常合并恶心、呕吐、发热、寒战及便秘等，少数病人可有腹泻发生。

6. 诊断提示或临床表现

（1）多见于50岁以上，女性常见，多有远视、小眼球，双眼先后或同时发病。

（2）临床分期

①临床前期：一眼急性发作被确诊后，另一眼即使没有任何临床症状可以诊断为急性闭角型青光眼临床前期。

②先兆期：表现为一过性或反复多次的小发作，如偶有轻度眼胀痛、视物不清，伴有鼻根及眼眶酸痛。

③急性发作期：表现剧烈头痛、眼痛、畏光、彩色晕轮、流泪、视力严重减退，伴有恶心、呕吐等全身症状。混合性充血，结膜水肿，角膜上皮水肿，眼压常在6.67kPa（50mmHg）以上。

④间歇期：青光眼急性发作后，经药物治疗或休息后自行缓解，眼压恢复至正常范围，眼部症状消退，房角重新开放。

⑤慢性期：急性大发作或反复小发作后，房角已有广泛粘连。眼压多呈中度升高。随着病程进展，眼底及视野受损。

⑥绝对期：指眼压高持续过久，视力已降至无光感且无法挽救的晚期病例，偶有剧烈疼痛。

◆鉴别诊断注意与虹膜睫状体炎、急性结膜炎、胃肠疾病和颅脑疾患或偏头痛鉴别。

7. 药物治疗措施

（1）紧急处理：由于急性青光眼可致视力很快丧失，急性发作时应立即局部应用β受体阻滞药、静脉注射或口服碳酸酐酶抑制药，局部应用选择性肾上腺能 α_2 受体

激动药。然后用1%~2%毛果芸香碱2次，间隔1次/15min。

（2）综合性药物治疗

①可用1%匹罗卡品滴眼液以缩小瞳孔，使房角开放；

②迅速控制眼压，减少组织损害，可用乙酰唑胺（醋氮酰胺），0.25%~0.5%噻吗心安滴眼液，50%甘油口服，也可给予止吐、镇静、安眠药物。

（二）慢性闭角型青光眼

1. 定义　慢性闭角型青光眼（Chronic angle – closure glaucoma）是由于周边虹膜与小梁网发生粘连，使小梁功能受损所致。眼压多为中等度升高，很少超过6.67kPa（50mmHg）。

2. 特点　常无眼压急剧升高的相应症状，但发作时可出现眼痛、头痛、恶心；多见于50岁左右，男性较多见；眼压常在5.33kPa（40mmHg）左右。

3. 并发症　慢性闭角青光眼，常伴有视蒙、虹视。本病最严重并发症是失明。

4. 治疗措施

（1）药物治疗：其目的主要是缩瞳孔降低眼压，可用1%毛果芸香碱点眼，急性发作时，按急性闭角型青光眼处理。

（2）手术治疗。

（三）原发性开角型青光眼

1. 定义　原发性开角型青光眼（Primary open – angle glaucoma）又称慢性单纯性青光眼，是指不伴有眼部或全身疾病引起的其他眼部改变，在前角始终开放的情况下，眼压升高引起视盘萎缩和视野缺损的一种眼病。

2. 特征

（1）发病隐袭，没有明显症状，不易早期发现，进展较为缓慢，视野缺损及视盘凹陷。

（2）许多患者觉察不出自己的变化，也无任何警告症状。

（3）开角型青光眼中男性略多，年龄分布在20~60岁。

3. 临床症状或诊断提示

（1）病因尚不完全明了，眼压升高，但房角始终开放。

（2）多无自觉症状，早期极易漏诊。

（3）眼压升高：但在疾病早期，眼压并不呈持续性升高。

◆故不能依靠单次正常眼压值就判断眼压不高，测定24h眼压有助于发现眼压高峰值。

4. 药物治疗

（1）治疗原则：根据患者的眼压升高程度、视神经损害程度及损害进展速度、损害持续的时间等进行适当的治疗。

（2）常可选用的药物

①β受体阻滞药：如噻吗洛尔；

②选择性 α_2 受体阻滞药，如溴莫尼定；

③局部碳酸酐酶抑制药，如布林佐胺；

④缩瞳药，如毛果芸香碱；

⑤肾上腺素类药物，如 0.1% 地匹福林；

⑥前列腺素衍生物，如 0.005% 拉坦前列腺素；

⑦全身性碳酸酐酶抑制药，如乙酰唑胺。

（四）先天性青光眼

1. 定义 先天性青光眼（Congenital glaucoma）是胎儿在胚胎发育过程中前房角结构发育异常，小梁网 Schlemm 管系统不能发挥有效的房水引流功能而使眼压升高的一类青光眼。

2. 特点

（1）大多数患儿出生时就已患病。多数患儿黑眼球较大，故有"水眼""牛眼"之称。

（2）先天性青光眼最典型的症状是怕光、眼睑痉挛，流泪、婴幼儿夜间哭啼、睡眠不好。眼球增大，角膜增大，角膜浑浊，眼压高。

（3）大多数属常染色体隐性遗传性疾病。

（4）青少年型：其特征是可出现迅速进行性近视，并青光眼性视野缺损。一般是指在 6 岁以后，30 岁以前发病的先天性青光眼。

3. 药物治疗 可选用的药物有噻吗心安滴眼液或碳酸酐酶抑制药，以减轻角膜水肿、充血，缓解症状。

（五）继发性青光眼

1. 定义 是以眼压升高为特征的眼部综合征群，主要是由于眼部其他疾病引起，病因较明确。

2. 病理生理 由于某些眼部或全身疾病及某些药物的不合理应用，干扰了正常的房水循环，或阻碍了房水外流，或增加房水生成所致。

3. 原发病变 主要有炎症、外伤、出血、血管疾病、相关综合征、相关药物、眼部手术及占位性病变等。

（六）正常眼压性青光眼

1. 定义 正常眼压性青光眼（normal tension glaucoma，NTG）又称正常低眼压性青光眼，是指眼压正常，但有青光眼性视乳头环状凹陷及视野缺损等。

2. 特点 患者常有低血压（90/60mmHg）。眼压不超过 2.8kPa（21mmHg），具有开角型青光眼的特征。

3. 药物治疗 主要是神经营养类药物，ATP、维生素 B_1、维生素 B_{12} 等。

四、青光眼的治疗目的及常用药物

（一）治疗目的

防止视神经和视野的进一步丢失，目前临床上所能采取的手段是降低眼压。

（二）药物治疗的意义

当今对青光眼的激光和手术治疗已经取得令人鼓舞的进步，但药物治疗依然是最重要、最基础的治疗手段，具有无可替代的作用。

（三）药物作用机制

药物降低眼压的主要途径是通过减少房水生成或增加房水排出，或者兼有两种作用。

（四）常用药物

1. 肾上腺素受体阻滞药　包括噻吗洛尔、倍他洛尔、左布诺洛尔及卡替洛尔。

◆其中倍他洛尔是唯一眼用选择性 β 肾上腺素受体阻滞药。其他为非选择性。

（1）作用特点及机制

◆它们降眼压的机制是通过抑制房水生成而发挥作用，降压效果可持续 12～24h。

◆非选择性 β 肾上腺素受体阻滞药不影响瞳孔大小和眼的调节作用；选择性 β 肾上腺素受体阻滞药不影响血管的正常调节。

◆该类药物在使用一段时间后降压效果会减弱或消失，称脱逸现象。

◆在使用一种 β 受体阻滞药滴眼液数月后，更换另一种滴眼液，降眼压效果可能会更好。

（2）不良反应及注意事项

①局部使用本类药可能被全身吸收，因而可能产生全身不良反应，较严重的是支气管痉挛和心脏抑制反应。

◆使用此类药物滴眼液后，应压迫泪囊部5min，这样不但可以减少全身不良反应，而且可增加药物的降眼压效果。

②其他不良反应有睑结膜炎、一过性眼烧灼感、刺激感、眼过敏、引起或加重干眼症状等。

◆倍他洛尔有局部麻醉作用，眼局部不良反应较噻吗洛尔大。

（3）适应证　开角型青光眼、高眼压症及其他类型的青光眼。

2. 拟胆碱药　即胆碱能激动药，临床上以直接作用的拟胆碱药物为主，具有缩瞳作用，其中应用最广泛、最经典的是毛果芸香碱（匹罗卡品）。

（1）降眼压机制

①通过缩瞳使瞳孔括约肌收缩，减少虹膜根部在房角的堆积，拉动虹膜根部离开小梁网使前房角重新开放，从而开放了前部房水的引流途径。

②作用于睫状体使睫状肌收缩，牵引巩膜，扩大小梁网眼，改善房水流出易度，

因而也能降低开角型青光眼的眼压。

（2）不良反应及注意事项

①调节性痉挛　表现为头痛、眉弓及眼眶周疼痛、视力下降。

②长期使用可导致强直性瞳孔缩小，虹膜后粘连，应适当滴用拟肾上腺素药物。

③此药会破坏血–房水屏障，引起前葡萄膜炎及毛细血管通透性增加，甚至较严重的纤维素性虹膜炎。

（3）适应证　闭角型青光眼及开角型青光眼，以闭角型青光眼给药为主。

◆不适用于新生血管性青光眼和葡萄膜炎性青光眼。

3. 前列腺类药

（1）特点　此类药有别于传统的抗青光眼药，是一种新型的抗青光眼药，目前国内临床上应用的前列腺素药物主要有拉坦前列素和曲伏前列素。

（2）作用及机制

①增加葡萄膜巩膜外流，降低房水流出阻力，而不影响房水生成。

②可使睫状肌细胞外基质发生改变，通过降低睫状肌束间的液流阻力，而促使房水外流而降低眼压。

◆拉坦前列素与噻吗洛尔、毛果芸香碱、乙酰唑胺和地匹福林4种常用的抗青光眼药物合用，均有相加作用。

（3）不良反应及注意事项　局部不良反应少见，几乎没有全身不良反应。

◆个别患者偶可见轻度结膜充血、烧灼感、异物感和过敏症状，如眼睑炎或皮炎等，发生率为5%~15%，通常不影响治疗，对心率和瞳孔大小无影响。

◆极少数人可见眼睫毛和附近毛发增多，色素增多，睫毛变粗变长等。

（4）适应证　适用于开角型青光眼、高眼压和其他类型青光眼。

4. 拟交感神经药　即肾上腺素受体激动药。

（1）常用药物　阿可乐定、肾上腺素、地匹福林品和溴莫尼定。

（2）作用特点及机制

◆地匹福林和溴莫尼定滴眼液后30分钟即可产生作用，4小时产生最大降眼压效果。与β受体阻滞药联合应用，降压效果比两者单独使用效果好。

◆溴莫尼定因其降眼压时间持续长、无耐药性、较少不良反应，已成为治疗开角型青光眼的一线用药。

◆地匹福林降压效果同肾上腺素，而不良反应更低。

（3）作用机制　兴奋α和β受体，通过抑制房水生成和增加葡萄膜巩膜外流而有效降低眼压。

（4）不良反应及注意事项　局部有充血、流泪、不适感、眼睑水肿和口干等，甚可见眼部烧灼、结膜滤泡、头痛、疲劳和过敏等现象。

◆全身不良反应可出现心动过速、心律失常、高血压等。尤溴莫尼定安全性更佳。

（5）适应证　开角型青光眼和高眼压症。

5. 局部用碳酸酐酶抑制药

（1）常用药物　目前在国内较为广泛应用的主要为布林唑胺和杜塞酰胺。

（2）药理学特性　与房水分泌有关的碳酸酐酶Ⅱ型同工酶有较强亲和力，可极大程度地抑制碳酸酐酶Ⅱ型同工酶的活性。

（3）不良反应及注意事项　眼局部的不良反应常见为烧灼感、异物感、刺痛、视物模糊血、流泪等。

◆少见的有眼痒、结膜炎等。对磺胺过敏者应禁用。

（4）适应证

①原发性开角型青光眼和高眼压症患者的单独用药；

②对β受体阻滞药无效或者使用有禁忌证患者的单独用药；

③对应用β受体阻滞药患者联合应用本品更增加降压效果。

第二十四节　细菌性结膜炎

一、概述

（一）细菌性结膜炎病因

正常情况下结膜囊内可存有细菌，大约90%的人结膜囊内可分离出细菌，其中约有35%的人还可分离出一种以上的细菌，主要是表皮葡萄球菌（>60%），类白喉杆菌（35%）以及厌氧的痤疮丙酸杆菌。

◆这些正常细菌可通过释放抗生素样物质和代谢产物，从而减少其他致病菌的侵袭。

◆当致病菌的侵害强于宿主的防御功能或宿主的防御功能受到破坏的情况下（如干眼症、长期使用皮质类固醇激素等），即可发生感染。

（二）细菌性结膜炎特点

急性结膜炎通常有自限性，病程在2周左右。

◆诊断：患者眼部有结膜炎症和脓性渗出物时，应怀疑细菌性结膜炎。

二、细菌性结膜炎分型、临床表现及治疗

（一）急性卡他性结膜炎

1. 病因　本病是由细菌感染引起，是一种常见的传染性眼病，发病急，俗称"红眼"或"火眼"。

◆常见的细菌有科－韦杆菌、肺炎双球菌、流行性感冒杆菌、金黄色葡萄球菌等。

2. 发病季节　一般多在春夏暖和季节流行，但由肺炎双球菌引起者多见于冬季。

3. **临床表现**

（1）潜伏期1~3天，急性发病，两眼同时或先后相隔1~2天发病。

◆患者自觉刺痒及异物感，进而烧灼、畏光、眼睑因肿胀难于睁开。

◆有时因分泌过多感到视力模糊，出现虹视，除去分泌物后，视力立即恢复。

（2）分泌物为黏液或黏液脓性，可黏着睑缘及睫毛，晨起封闭睑裂。

◆重者分泌物中的纤维蛋白凝成乳白色假膜，附着在睑膜结膜的表面，很易用镊子剥离，留下有轻微的出血面，但无组织缺损。

（3）眼球结膜充血，以睑结膜及穹窿结膜最明显，有时尚可合并球结膜水肿，眼睑红肿。

◆由科－韦杆菌、肺炎球菌及流感杆菌引起者，结膜下常有出血点，球结膜水肿。

（4）发病3~4天病情达到高潮，以后逐渐减轻，约两周痊愈。

◆可并发边缘性角膜浸润或溃疡。

4. **诊断提示**

（1）双眼同时或先后发病，常有患者接触史。发病初期患眼发痒、发干，有异物及烧灼刺痛感。

（2）大量分泌物，为脓性或黏液脓性。晨起常黏着睑裂及睫毛而封闭睑裂。

（3）眼球结膜充血与水肿，有时伴有点状或片状出血。重者可引起角膜点状浸润或溃疡。

（4）结膜刮片或细菌培养可证实。

（5）应与急性虹膜睫状体炎、急性充血性青光眼等病鉴别。

5. **治疗措施**

◆分泌物多时，可用生理盐水或3%硼酸水冲洗结膜囊，局部充分使用抗生素滴眼液和眼膏，如四环素，金霉素，红霉素，利福平，杆菌肽眼膏，酞丁安，磺胺醋酰钠滴眼液。

◆注意事项：禁忌包扎及热敷；必要时全身应用抗生素。

（二）慢性卡他性结膜炎

1. **发病原因**

（1）感染因素：急性卡他性结膜炎未完全治愈而转为慢性。

◆开始时感染的细菌数量不大，病菌毒力不强，或病人抵抗力强，在发病之初症状轻微，病人不予注意，迁延为慢性。链球菌、卡他球菌、大肠杆菌及变形杆菌等均可引起此病。

（2）非感染因素：不良环境的刺激，如异物，风沙，烟尘，强光等。

◆其他眼病的影响，如倒睫、泪道堵塞、睑板腺分泌旺盛、睑缘炎、屈光不正、隐斜视等。

（3）其他因素：不良的生活习惯如睡眠不足、烟、酒过度；长期应用某些刺激性眼药或化妆品，均可成为慢性结膜炎的病因。

2. 临床表现

（1）症状：患眼刺痒、灼热感、刺痛、异物感。

◆晨起时易将眼睑黏着。也有感觉眼部干燥者。

◆晚间或阅读时较显著，且有眼疲劳感。分泌物不多，常为黏液性。

◆病人自觉症状往往较客观检查所见严重，但也有无任何不适者。

（2）体征：轻者仅有结膜稍充血，但持续日久者，泪阜部及睑结膜略显肥厚，睑缘轻度充血，白天眦部有白色泡沫状分泌物。

3. 治疗措施

（1）细菌所致的结膜炎：治疗以抗菌为主，应用诺氟沙星、左氧氟沙星滴眼剂、四环素眼膏。

（2）由环境刺激所致的非细菌性结膜炎：可用0.5%硫酸锌滴眼剂。

◆环境刺激因素包括：灰尘、风沙、倒睫、屈光不正等。

（三）淋菌性结膜炎

是一种由淋病双球菌感染引起、传染性极强、破坏性很大的超急性化脓性结膜炎。

1. 病因 由淋球菌引起。

◆成年人主要为淋菌性急性尿道炎的自身感染，单眼多于双眼。

◆新生儿则为产道感染，常双眼同时发病。一般新生儿的病情较成年人为轻。

2. 临床表现 潜伏期2~4天，表现为急性化脓性结膜炎，因分泌物特多且为脓性故又称脓漏眼。

◆眼睑肿胀，结膜水肿，病情发展急速，4~5天达高潮，3~6周才渐消退，可并发角膜溃疡和穿孔。

◆此病常是淋病的眼部表现。因有大量脓性分泌物，可导致角膜溃疡及穿孔。

3. 诊断提示

（1）起病急、发展快，有眼痛、畏光、流泪、结膜充血、水肿。

（2）新生儿通过产道垂直感染；成人则主要通过生殖器眼接触传播而感染。

（3）病初分泌物为浆液性或血性，很快变为脓性。

（4）常伴有耳前淋巴结肿大。

（5）角膜浸润，严重者可有角膜溃疡和穿孔。

（6）实验室检查，如结膜刮片、分泌物涂片、结膜囊细菌培养及药物敏感度试验等。

4. 治疗措施

（1）局部治疗：①结膜囊冲洗，以去除脓性分泌物②抗生素眼液点眼，如青霉素、磺胺类、杆菌肽眼液等。

（2）全身治疗：可使用抗菌药物如青霉素、头孢曲松钠、环丙沙星等。

◆注意：喹诺酮类药物禁用于孕妇和儿童。

（3）按淋病治疗。

（四）其他型结膜炎

1. 铜绿假单胞菌性结膜炎　可选用多黏菌素 B、磺苄西林滴眼剂等。

2. 真菌性角膜炎　可选用两性霉素 B、克霉唑滴眼剂等。

第二十五节　病毒性结膜炎

一、概述

（一）病毒性结膜炎定义

病毒性结膜炎是由病毒引起的急性传染性结膜炎。常见的有流行性角膜结膜炎和流行性出血性结膜炎。

（二）病毒性结膜炎特点

（1）起病急，尤以流行性出血性结膜炎更为急剧。多为双眼发病。有明显"红眼"、异物感、刺痛感、畏光、流泪，并急剧加重。

（2）病毒性结膜炎约经 5～12 天的潜伏期后出现症状，包括结膜充血，水样分泌物，眼部刺激和睡醒时上下眼睑粘住，常双眼出现症状，而通常一眼先开始。

（3）许多病人曾接触结膜炎者和（或）最近患上呼吸道感染者。球结膜和睑结膜充血，睑结膜出现结膜滤泡，耳前淋巴结肿大和疼痛。

二、病毒性结膜炎分类及治疗

（一）流行性角膜结膜炎

1. 定义　流行性角膜结膜炎（Epidemic keratoconjunctivitis）是由腺病毒感染引起的一种传染性强、发病急剧的眼病，其可以散发也可造成流行，潜伏期 5～7 天。

2. 诊断提示或临床症状

（1）急性期常伴有全身症状，如乏力、发热、食欲减退等，耳前淋巴结肿大，眼分泌物为水样，1/3 患者结膜可见假膜（伪膜）。

（2）7～10 天后结膜炎症状逐渐消退，但角膜中心区可见散在点状浸润。

（3）分泌物涂片染色镜检，可见单核细胞增多。

3. 治疗措施

◆以抗病毒滴眼液治疗为主：如 0.1% 碘苷滴眼液、0.1% 酞丁安或阿昔洛韦（无环鸟苷）等滴眼液。病情严重可全身应用。

◆合并细菌感染者：可配合抗生素眼液，如诺氟沙星、氧氟沙星眼液。

（二）流行性出血性结膜炎

1. 定义　流行性出血性结膜炎（Epidemic hemorrhagic conjunctivitis）是由肠道病毒

（偶由柯萨奇病毒）引起的一种较为少见的结膜炎，曾在非洲和亚洲发生流行。

2. 诊断提示或临床症状

（1）潜伏期短，18~48小时；病程短，5~7天。早期常伴上呼吸道感染症状。

（2）眼睑、结膜充血水肿，睑结膜滤泡增生，球结膜下点片状出血，角膜多发生上皮下浸润剥脱，耳前淋巴结大。

（3）患者可有畏光和自述有异物感。结膜表面可见纤维蛋白的假膜、炎症细胞或病灶性角膜炎症。甚至在结膜炎症消退后，用裂隙灯检查仍可见到残留的角膜瘢痕形成，时间可达2年或2年以上。

3. 预防及注意事项 患者应注意休息，饮食宜清淡。

（1）避免交叉感染：病毒性结膜角膜炎传染性极强，是高度接触传播和由飞沫污染物传播以及手接触患眼而传播流行。

◆患者要注意隔离，不宜到公共场所去，以免传染他人。此时自身抵抗力也低，容易合并感染其他疾病。

◆避免交叉感染是切断传染源的有效途径，特别是在密集人群暴发流行时尤为重要。

（2）注意卫生习惯：患者平时应分开使用毛巾、手帕、脸盆等洗漱用品，以免将病毒性结膜炎传染给他人。

◆医生检查完患者后，宜必须彻底洗手和消毒所用的器械，患者在接触眼及鼻分泌物时也要彻底洗手，点眼药时不能用手扒眼睑，眼药瓶不能接触到患眼皮肤。

◆对感染者需隔离治疗，教育患者不用污染的手触碰公共物品；患眼去除分泌物后不需包封，不要戴眼镜，轻症一般为1周，重症病例可达3周左右。

4. 治疗措施 同流行性结膜角膜炎的治疗；主要以抗病毒为主，兼用抗生素以防止继发细菌感染。

◆常用药物：0.1%羟苄唑、0.1%利巴韦林滴眼剂等，结膜炎消退后，角膜上皮剥脱未愈者可酌情加用糖皮质激素。

5. 用药选择原则

（1）如果任一临床特征与细菌性结膜炎一致，则病人须局部应用抗生素治疗，例如可选用10%磺胺醋酰钠眼药水或甲氧苄啶（或多黏菌素B）。

（2）严重的结膜炎伴有假膜，影响视力的角膜炎症或瘢痕形成则可能需要局部应用皮质类固醇。

◆但应注意的是：局部应用皮质类固醇可加重眼部单纯疱疹病毒感染，有可能引起角膜溃疡形成甚或穿孔。

（3）长期应用皮质类固醇还可导致青光眼和可能引起白内障，因此须由眼科医师启用和监控皮质类固醇的应用。

第二十六节 荨 麻 疹

一、概述

（一）荨麻疹定义

荨麻疹（urticaria）俗称风疹块，是一种由内外多种致敏因素引起的，以起风团为主要临床表现的常见皮肤病，部分病例累及胃肠、呼吸及内分泌系统。

（二）荨麻疹分型及临床表现

◆荨麻疹多与变态反应有关。其中大多数属于Ⅰ型（速发型）变态反应，少数属于Ⅱ型（细胞毒性）变态反应及Ⅲ型（免疫复合物型）变态反应。通常所说的荨麻疹为Ⅰ型变态反应。

◆依据荨麻疹发生的特点，临床分为：

1. **急性荨麻疹** 特点是发病突然，消退迅速。经治疗或脱离诱因后多于数日内痊愈。多数患者能找到病因，如食物、药物等。病程小于6周。

2. **慢性荨麻疹** 其特点是病程慢性，风团反复发作，往往数周、数月甚至数年不愈。80%～90%以上的病人找不到病因，治疗较困难。

3. **皮肤划痕症** 又称人工荨麻疹，往往先有皮肤瘙痒或灼热，搔抓或轻划后局部皮肤出现线状风团，常伴随荨麻疹。

4. **热性荨麻疹** 多见于青年女性，好发于躯干及上肢，多在皮肤受热或发汗后，数分钟出现局部风团，肿胀而发红，有瘙痒、疼痛或灼热感，伴有瞳孔略微缩小及心率减慢。

5. **冷性荨麻疹** 多从婴儿时期起发病，可持续终生。

◆在暴露于冷空气和接触冷水时，手部或面部即出现水肿及痛性风团，伴有发热、头痛、呼吸道症状、关节痛和白细胞计数升高。

6. **巨大荨麻疹** 也称血管性水肿，好发于眼睑、口唇、外生殖器，也可发生于口腔、舌、喉头黏膜等组织疏松部分，多为一侧单发。

◆自觉轻度瘙痒及紧绷感，如发生于喉头黏膜，可引起窒息。

◆皮损多在夜间出现，为一种局限性、水肿斑块，无指压性凹陷，边缘不清，呈肤色、淡红色或苍白色。

（三）荨麻疹的病因

1. **由接触多种物质引起** 主要有异种血清（如破伤风抗毒素）、动物蛋白（肉、蛋、虾、蟹等）、细菌、病毒、寄生虫、毛皮、羽毛、空气中的植物花粉及尘螨以及油漆、染料、塑料、化学纤维等。

2. 药物引起　如阿司匹林、阿托品、青霉素、吗啡、磺胺药、B族维生素等。

3. 物理因素引起　冷、光、热的刺激等。

4. 病灶引起　如龋齿、扁桃体炎、胃肠功能障碍、内分泌失调以及精神紧张等。

二、荨麻疹的治疗措施

（一）荨麻疹的非药物治疗

◆通过详细询问病史和进行全面系统检查，找出病因并去除诱发可疑病因如食物、感染和药物等因素。

◆对慢性荨麻疹患者，则应尽力避免各种诱发加重因素。

◆各型患者均应调整饮食，以清淡为主。

（二）荨麻疹的药物治疗

（1）急性者：给予氯苯那敏、赛庚啶等抗组胺类药治疗，同时给以钙剂、维生素 C。

◆伴过敏性休克：先肌内注射肾上腺素，异丙嗪，后静滴氢化考的松或地塞米松。

（2）慢性者：可在抗组胺药物治疗的基础上加服磷酸氯喹，或给予普鲁卡因或组胺球蛋白注射；也可试用桂利嗪加谷维素。

（3）糖皮质激素用于严重急性荨麻疹、荨麻疹性血管炎、压力性荨麻疹对抗组胺药无效时，但应避免长期应用。

（4）由感染引起者可选用适当的抗生素。

（5）局部治疗常外涂炉甘石洗剂、氧化锌洗剂等。

（6）脱敏注射治疗适用于反复发作者。

（三）治疗荨麻疹的药物种类及特点

1. 非处方药抗过敏药　有盐酸异丙嗪、氯苯那敏、盐酸苯海拉明、去氯羟嗪、赛庚啶；过敏介质阻释剂有色甘酸钠、富马酸酮替芬。

（1）异丙嗪　可对抗组胺所致的毛细血管扩张，降低血管的通透性。

（2）氯苯那敏　对抗组胺过敏作用超过异丙嗪和苯海拉明，且对中枢神经系统的抑制作用较弱。

◆同时宜合并口服维生素 C 及乳酸钙、葡萄糖酸钙片等。

（3）赛庚啶　治疗伴随血管性水肿的荨麻疹。

（4）薄荷酚洗剂（含薄荷、酚、氧化锌、乙醇）或炉甘石洗剂　局部用药，具有止痒和收敛作用。

2. 处方药　病情严重者可在医师指导下使用处方药。

◆如口服西替利嗪、阿司咪唑、咪唑斯汀、氯雷他定或地洛他定等。

◆急性者或伴有胃肠道症状时，酌情口服泼尼松等糖皮质激素。

（四）荨麻疹的用药注意事项

（1）此类药物可透过血脑屏障，对中枢神经系统组胺受体产生抑制作用，引起镇静、困倦、嗜睡反应。

◆驾车、高空作业、精密机械操作者，在工作前不得服用或服用后应休息 6 小时以上。

（2）多数抗过敏药具有抗胆碱作用，表现为口干、闭角型青光眼者眼压增高、前列腺增生的老年男性尿潴留。

（3）阿司咪唑、特非那定、依巴斯汀可能抑制心脏钾离子慢通道，有引起尖端扭转型室速或 Q－T 间期延长的危险，故应严格掌握剂量。

◆同时适当补充钾、镁。患先天性 Q－T 综合征者不宜应用。肝脏功能缺陷者、心律失常者、6 岁以下儿童慎用。

（4）妊娠期和哺乳期妇女应慎用。

（5）可引起体重增加，其中以阿司咪唑、酮替芬、赛庚啶较易发生。

（6）抗过敏药应用必须及时，尽快抑制组胺及其一系列反应。对拟进行变应原皮试者，应在停药 48～72 小时后进行。

（7）应用抗过敏药 3 日仍不见效。或感觉到皮疹加剧，或喉头黏膜水肿、胸闷、呼吸困难或窒息等，应及时到医院诊治。

（8）用药期间不宜饮酒或同服镇静催眠药及抗抑郁药。

第二十七节　接触性皮炎及湿疹

一、接触性皮炎

（一）接触性皮炎的定义

◆接触性皮炎（Contact dermatitis）是指皮肤黏膜接触外界多种致敏因素和刺激物后，在接触部位发生的炎症反应性皮肤病，因反应不同，表现各异。

◆引起本病的物质主要有动物性、植物性和化学性物质三大类，其中尤以化学物质致病为多见。

（二）接触性皮炎的分型

根据其发病机制通常可将接触性皮炎主要分成：

1. 变态反应性接触性皮炎（Allergic contact dermatitis）　是由于接触致敏原后激发的 T 细胞介导的皮肤迟发型变态反应。

◆所接触物质多为小分子化学物质，本身多无刺激性，人群中只有少数已致敏者接触后才会发病。

2. 刺激性接触性皮炎（Irritant contact dermatitis）　又称原发刺激性接触性皮炎，是由刺激物对皮肤细胞的直接损伤所致。

◆刺激物本身对皮肤有刺激或毒性作用，任何人接触后均可发病。

3. 其他类型还有 速发型接触性反应、光毒性及光变态反应性接触性皮炎、系统性接触性反应和非湿疹样接触性反应等。

（三）接触性皮炎的诊断提示或临床症状

（1）有致敏物或刺激物接触史。1～20天内发病，愈后再接触，仍可发病。

（2）皮损多发于暴露的接触部位。

（3）皮疹为多形性红斑、丘疹、水疱以至糜烂、渗液等。

（4）常伴有自觉瘙痒、烧灼及疼痛感等症状。

（5）病程有自限性，去除病因后，皮损于数日至十余日痊愈。

（6）皮肤划痕症多为阳性。

（四）接触性皮炎的治疗措施

（1）明确病因后，应避免再次接触致病物质，必要时可作皮肤斑贴试验以寻找致敏原。

（2）全身用药：一般情况可给予氯苯那敏（扑尔敏）、苯海拉明、赛庚啶、西替利嗪、咪唑斯汀、氯雷他定等口服。

◆必要时：可给予钙剂、维生素C及皮质醇激素静推或静滴，合并感染者加用抗生素。

（3）局部用药：有红斑、丘疹者，可用炉甘石洗剂或氧化锌洗剂外搽，皮质类固醇激素制剂外涂。

◆有糜烂、渗液者：可给予1∶8000高锰酸钾溶液、0.4%庆大霉素液或呋喃西林盐水湿敷。

（4）中医疗法：可用龙胆泻肝汤加减，马齿苋煎液湿敷。

（五）接触性皮炎的预防

（1）应尽可能避免接触刺激物，如工作或日常生活需要，应加强个人防护，如戴手套、穿防护服、戴口罩或外涂防护乳膏等。

（2）接触刺激物或化学性质不明物之后，立即用流动清水充分冲洗或采用其他有效中和方法去除之。

二、湿疹

（一）湿疹的定义

湿疹是由多种内外因素所致的一种常见的瘙痒性皮肤病，与变态反应、遗传因素，某些全身性疾病有密切关系。

◆分为急性、亚急性和慢性三种类型。

（二）湿疹的诊断提示或临床症状

（1）急性湿疹：皮损呈多形性，由红斑、丘疹和小水疱组成。边界不清，有时可伴有糜烂、渗液、感染、结痂等。

◆急性湿疹自然病程 2 ~ 3 周，常转为慢性，呈反复发作。

（2）亚急性湿疹：多由急性演变而来，其特点为炎症减轻，渗液停止且伴有少许脱屑现象。

（3）慢性湿疹表现是皮肤色素沉着、粗糙、肥厚及苔藓样变。

（4）皮疹多为对称性，皮损中央较重，边缘较轻，边界不清。

（5）常有剧痒。

（三）湿疹的治疗措施

1. 预防 去除病因：避免搔抓、烫洗、局部刺激，以及食用辛辣腥膻等刺激性食物。

2. 全身治疗 可给予抗组胺药物，如氯苯那敏、异丙嗪、氯雷他定、赛庚啶、咪唑斯汀等；急性期可静脉注射葡萄糖酸钙、硫代硫酸钠、维生素 C 等药物。

3. 局部治疗

（1）急性期伴有糜烂、渗液现象者：给予生理盐水、呋喃西林盐水或 3% 硼酸液湿敷，然后给予霜剂搽。

（2）亚急性者：可给予糊剂或软膏外包，如糠馏油、松馏油等。

（3）慢性湿疹：可适当应用剥脱剂，然后再予以角质促成剂外包治疗。

◆局部免疫调节药物如他克莫司软膏或匹美莫司霜外用，亦有良效。

4. 其他慢性局限性皮炎 可用曲安奈德新霉素贴膏、皮炎宁外贴，亦可给予放射性核素（同位素）照射治疗。

5. 久治不愈者需检查过敏原

第二十八节　神经性皮炎

一、概述

（一）神经性皮炎的定义

神经性皮炎（neurodermatitis）又名慢性单纯性苔藓，是一种以痒和苔藓样病变为主要表现，是以剧烈瘙痒为特征的神经功能障碍所致的慢性瘙痒性、肥厚性皮肤病，多见于青壮年。

（二）神经性皮炎的发病特点

其病程缓慢，有时可减轻自愈，有时会加剧，反复发作，可延时数年，故又名"顽癣"。

◆好发于身体受摩擦部位，并常伴随失眠、情绪激动等症状。饮酒、搔抓或用热水洗烫亦为刺激因素而加重病情。

（三）神经性皮炎的病因

此病多认为是大脑皮质兴奋和抑制功能失调所致。

（四）神经性皮炎的诊断提示或症状

（1）发病前可有精神过度兴奋或抑郁史。可能有过敏病史，食用刺激性食物或局部刺激等诱发因素。

（2）皮疹多发于四肢伸侧、颈部、骶尾部等易摩擦部位。

（3）皮疹为大小不等的针尖样、三角形或多角形扁平小丘疹，干燥坚实，呈肤色或淡褐色。局部皮肤粗糙，因搔抓而形成苔藓样变。

（4）常多年不愈，愈后易复发，因搔抓可继发感染。

二、神经性皮炎的治疗措施

（一）神经性皮炎的预防

避免搔抓或肥皂水洗擦，忌酒、辣椒、浓茶、咖啡等刺激性食物，并保持心情愉快，提高免疫力。

（二）神经性皮炎的药物治疗

（1）有睡眠不佳，神经衰弱症状及瘙痒剧烈者，可用镇静剂及抗组胺药。

◆如非那根、克敏嗪、赛庚啶、特非那定等。

（2）皮损泛发者：可口服雷公藤多苷片。

（3）早期皮疹面积较小者：可予以皮质类固醇激素软膏、曲安奈德新霉素（肤疾宁贴剂）外搽或外贴。

（4）神经性皮炎的局部治疗可选用神经性皮炎酊、煤焦油搽剂，也可应用0.5%泼尼松龙软膏或地塞米松软膏、去炎松－尿素乳膏涂敷。

（5）对轻度苔藓化型可选用皮炎宁酊涂敷。

第二十九　日光性皮炎

一、概述

（一）日光性皮炎的定义

日光性皮炎（Polymorphous light eruption）又称日晒伤或晒斑，是一种由日光诱发的内源性、迟发性、变态反应性皮肤病。

（二）日光性皮炎的特点

以春夏季多见，儿童和妇女多发。

◆其反应的程度常与光线强度、照射时间和范围，环境、肤色深浅和体质的不同而有差异。

（三）日光性皮炎的病因

目前认为是对光照后诱发的光产物的一种细胞免疫反应，皮肤中有淋巴细胞浸润，还有多种炎性介质参与。

◆致病光谱较宽，遗传、内分泌、年龄等因素也起一定作用。

（四）日光性皮炎的分型

多形日光疹可分为红斑丘疹型、湿疹糜烂型、痒疹苔藓型和混合型 4 种。

（五）日光性皮炎的临床表现

典型表现为日晒后 2～6 小时出现皮损，至 24 小时后达到高峰。具体表现为：

（1）病人暴露部位的皮肤上发生弥漫性境界清楚的红斑、水肿，甚至出现淡黄色浆液性的水疱、大疱及糜烂，伴有瘙痒、灼痛。

（2）轻者：出现红斑，水肿，1～2 日后逐渐消退，遗留脱屑及色素沉着，重者恢复约需 1 周。

（3）严重者（如日晒面积广泛时）：可出现全身症状，如发热、畏寒、头痛、乏力、恶心等全身症状。

（4）有的人可伴发眼结膜充血，眼睑浮肿。病人灼痛明显，常影响睡眠。

二、日光性皮炎的治疗

（一）日光性皮炎的治疗原则

◆日晒后仅有红斑水肿者，可不必治疗，一般 2～3 天内自然消退。

◆较重者治疗原则以内用药物为主，外用安抚止痒剂。

（二）日光性皮炎的预防

（1）经常参加户外锻炼，使皮肤产生黑色素，以增强皮肤对日光的耐受程度。

◆但对日光敏感性较强的病人，应尽量避免日光曝晒。外出时做好防护如打伞、戴草帽、手套等。

◆还可以外用一些避光剂：如反射性遮光剂，15% 氧化锌软膏；5% 二氧化钛乳剂；5% 对氨基苯甲酸乳剂或酊剂等。

（2）夏季 6～8 月份的 10～14 点是日光中紫外线照射最为强烈的时间，中波紫外线 B 是引发日光性皮炎的罪魁祸首，此时应尽量避免外出。

◆必须外出时，应穿长袖长裤（以浅色为佳），戴草帽或打遮阳伞，效果颇佳。

（3）加强皮肤营养，平时多食新鲜果蔬，适量吃点脂肪，以保证皮肤的足够弹性，增强皮肤的抗皱活力。

◆维生素 C 和 B_{12} 能阻止和减弱对紫外光的敏感，并促进黑色素的消退，且可恢复皮肤的弹性，故夏季应多食富含多种维生素的食品。

（4）适当进行皮肤按摩，按摩可促进皮肤组织的新陈代谢功能，并可增强皮肤对黑色素沉着的抵抗能力，使皮肤充满青春活力。

（三）日光性皮炎口服用药种类

◆主要是抗过敏药，包括西替利嗪、咪唑斯汀、氯喹、羟基氯喹等。

◆复合维生素 B、维生素 C、维生素 B_6 辅助治疗，严重者可口服烟酰胺。

◆外用糖皮质激素霜剂有效，但不宜长期使用。

◆应避免使用焦油类等潜在性光敏物质。

（四）治疗日光性皮炎的各型药物选用

1. **疼痛者**　服镇痛剂；重症者可口服皮质激素如泼尼松；

2. **对红斑丘疹型**　选用赛庚啶，可控制瘙痒；外用氧化锌油或铝锌糊；

3. **湿疹糜烂型**　在应用上述药物时可同服泼尼松；

4. **对痒疹苔藓型**　可服用氯喹。

5. **混合型**　可兼顾上述治疗。

（五）日光性皮炎的局部治疗

原则是以消炎、止痛、安抚为主。

◆对仅有红斑、水肿伴明显和瘙痒者，选用炉甘石洗剂或用2.5%吲哚美辛溶液外敷。

◆若有渗出、糜烂、结痂者，用3%硼酸溶液或5%乙酸铝溶液湿敷，同时口服泼尼松。

第三十节　手　足　癣

一、概述

（一）手足癣的定义

手足癣是手癣和足癣的总称。

1. **手癣（Tinea manuum）**　是指发生在手掌和指间的皮肤癣菌感染。

2. **足癣（Tinea pedis）**　是指发生于足跖部及趾间的皮肤癣菌感染。

◆足癣是皮肤癣菌病中最常见的疾病，多见于成人，全世界流行。在足癣发病中，缺乏皮脂腺和穿着封闭性鞋子造成的湿润环境是最重要的因素。

◆足癣极少引起严重的疾病或死亡，但可以作为细菌入侵的门户而引起细菌性蜂窝织炎，趾间型足癣具有最高危险性，其次甲癣，再次是足跖部足癣。

◆手足多汗和损伤，往往是脚癣或手癣最多见的诱因之一。

（二）手足癣的致病菌

致病真菌主要为红色毛癣菌、占60%以上，已成为我国当前手、足癣的主要致病菌。其他还有须癣毛癣菌、絮状表皮癣菌、断发毛癣菌等。

（三）手足癣的发病机制

（1）皮肤癣菌在底物的诱导下产生多种蛋白水解酶，进一步分解各种蛋白，为其生长代谢提供所需的养分，并向周围组织扩散及侵入更深的组织。

（2）真菌的代谢产物作为抗原可刺激机体产生抗体和致敏淋巴细胞，并与其发生反应，引起皮损。

（四）手足癣的传播方式及诱因

（1）直接接触感染病人。

（2）使用患者的鞋袜、日常用品。公共浴池是传播足癣的主要场所，如不进行彻底地消毒，极易感染足癣。

（3）手足癣除与上述诱发因素有关外，尚与自然和社会因素密切相关。

◆自然因素：包括地理、环境、温度、湿度，都会改变皮肤真菌的生存条件。

◆社会因素：包括劳动、居住条件、文化、卫生状况，对人皮肤的防御能力都会带来或多或少的影响。

（五）手足癣的易感人群

（1）多汗者足跖部多汗，由于汗液蒸发不畅，皮肤表皮而呈白色浸渍状，尤以趾间最明显，严重多汗者可引起水疱，或角化过度，易继发真菌感染而致足癣。

（2）妊娠期妇女内分泌失调，使皮肤抵抗真菌的能力降低。

（3）肥胖者趾间间隙变窄，十分潮湿，易诱发间擦型足癣。

（4）足部皮肤损伤，破坏了皮肤的防御屏障，真菌易于侵入。

（5）糖尿病者体内缺乏胰岛素使糖代谢紊乱，抵抗力下降，易诱发间擦型足癣。

（6）长期服用抗生素、肾上腺皮质激素、免疫抑制剂，使正常的菌群失去平衡，细菌被杀死而真菌大量繁殖，易诱发足癣。

（六）手足癣的分型

以足癣为例，依致病真菌的种类和病人体质及表现的区别，临床常分5种类型：

分型	常发部位	特点	好发季节
间擦型	多在第3、4趾间，也可波及全趾	趾间皮肤浸软、脱皮、部分趾间皮肤皲裂，有时有红色的糜烂面，有臭味	夏重冬轻
水疱型	多见足底或手掌出现水疱	边界清楚，皮肤不红，疱破脱屑，有时继发细菌感染，水疱变为脓疱	以夏季多见
鳞屑型	常发生在足跖部	损害以鳞屑为主，伴有稀疏而干燥的小水疱，局部有红斑、丘疹	四季皆可发生，以夏季多见或加重
角化型	常发生在足跟、足跖、足缘部	皮肤干燥粗厚、角化过度，皮肤纹理增宽，易发生皲裂	
体癣型	常发生在足背部	损害以典型的弧状或环状的体癣改变，常并发体癣	以夏季多见或加重

◆手癣也分为上述五种类型。

（七）手足癣的临床表现及特点

（1）急性损伤为丘疹、丘疱疹和水疱，慢性损害有鳞屑和角化，伴有皮肤增厚、皲裂。

（2）足癣好发于足趾间特别是第3～4趾间，常浸渍、糜烂，还可为跖部成簇水疱，继发感染可出现脓疱，跖跟部足癣表现为慢性非炎症性鳞屑性斑片，可扩展为足的两侧。

（3）伴瘙痒，也可有烧灼、刺痛感，疼痛往往提示有继发感染。

（4）足癣可继发下肢丹毒或蜂窝织炎，急性期足癣若过度使用刺激性药物可出现湿疹样变甚至泛发全身导致自身敏感性皮炎，手癣往往先单侧发病。

（5）急慢性损伤常可并存，慢性手足癣常伴甲癣，表现为甲板变厚、变脆和颜色改变。

二、手足癣的治疗

（一）治疗目标及原则

1. 目标 是止痒、抗真菌感染和继发细菌感染，帮助皮损恢复。

2. 原则 是真菌感染诊断明确后，根据不同类型给予相应的抗真菌药及相应的剂型。

（二）手足癣的预防

（1）平时要讲究个人卫生，勤洗澡。患者的内衣、裤、床单等要在日光下曝晒或热水烫洗。不要用公用拖鞋、脚盆、擦布等，以免交叉感染。

◆鞋袜、脚布要定期灭菌，保持足部清洁干燥。

（2）平时要减少化学性、物理性、生物性物质对手足皮肤的不良刺激，少饮刺激性饮料，如浓茶、咖啡、酒类等。

◆因为这些饮料激惹汗腺的分泌与排出，给表皮真菌的易感性提供了有利的环境。

（3）避免接触患有癣病的动物如猫、狗等。

（4）如瘙痒严重，并由于抓挠而感染、化脓、自觉疼痛，应去医院诊治，以防止并发丹毒或淋巴管炎。

（5）避免接触各种洗涤剂、肥皂和有机溶剂，尽量避免搔抓和热水烫等。

（三）手足癣的药物治疗

真菌性皮肤病的治疗以外用药为主。

1. 口服药物的弊端 虽然各种抗真菌口服药异军突起，如伊曲康唑、氟康唑、特比萘芬等，但其在治疗手足癣的领域，并没有明显优势，其主要的缺点有：

（1）这类药必须达到真菌所寄生的甲板处才能发挥抗菌作用。

（2）在水中的溶解度低且慢，吸收代谢又很快，所以用药量大，用药时间长。

（3）另外，口服药均有不良反应，且停药后易复发。所以建议最好用外用药治疗手足癣。

2. 常用药物 包括复方水杨酸酊剂、克霉唑霜、联苯苄唑、特比萘芬霜等。

◆对泛发性真菌性皮肤病可采用口服抗真菌药物。

（四）各型手足癣治疗药物

1. 水疱型足癣 复方苯甲酸酊、十一烯酸软膏，或用10%冰醋酸溶液浸泡；1%特比萘芬霜剂、咪康唑霜剂，外用涂擦。

2. 间擦型、糜烂型足癣 应尽量保持干燥，注意保护创面，避免水洗成使用肥皂，不要搔抓；可先用0.1%依沙吖啶液或3%硼酸液浸泡后涂敷含有5%水杨酸或5%~10%硫黄的粉剂。

◆无明显糜烂时，可应用足癣粉、足光粉、枯矾粉，或局部涂敷复方水杨酸酊或复方土槿皮酊；在渗出不明显时，可用10%水杨酸软膏按常规包扎。

3. 鳞屑型和角化型足癣

◆主要药物有：复方苯甲酸软膏、10%水杨酸软膏，复方十一烯酸软膏。

均为含酸性药物配制的软膏或药液，作用是润泽皮肤，并有剥脱作用，可用以剥去过厚的角质和寄生其中的真菌。但去角质作用不如酊剂。

4. 角化皲裂型足癣 抗真菌药治疗，但依曲康唑、特比萘芬对水疱型足癣不如外用药效果好。

5. 对单纯外用药效果不好的足癣者 可口服抗真菌药，如伊曲康唑、特比萘芬或氟康唑。

6. 手癣治疗

◆可用复方苯甲酸搽剂、3%克霉唑软膏、2%咪康唑霜剂、10%水杨酸软膏或应用1%特比萘芬霜剂，外用涂擦，或应用包扎治疗。

（五）手足癣的用药注意事项

（1）本类药物外用药良好，孕妇及哺乳期妇女慎用。

（2）应用外用药物时应避免接触眼睛，切忌口服。

（3）用药部位如有灼烧感、瘙痒、红肿等，应停止用药后洗净。

（4）应用本类外用药物前，必须用温水洗净并擦干患处。

（5）两种外用药物同时使用时，应间隔10~15分钟，使其使用的药物吸收后再使用另外一种外用药物。激素类药膏应避免长期使用。

（6）真菌感染较顽固，治疗期长，易反复，故必须注意用药不要时断时续。

◆要用足疗程。

第三十一节　牙　周　炎

一、概述

（一）牙周炎的定义

牙周炎是由牙菌斑中的微生物所引起的牙周支持组织的慢性感染性疾病，可引起牙周支持组织的炎症、牙周袋形成、进行性附着丧失和牙槽骨吸收，最后可导致牙松动和被拔除。

◆牙周炎是一组病因复杂的炎症破坏性疾病。是目前人类最常见的口腔疾病之一，在世界范围内均有高的患病率，在我国患病率更在龋病之上。

◆随着我国进入老龄化社会，牙周病，尤其是牙周炎更将成为突出的保健问题。牙周炎是多因素疾病，并与全身多种系统性疾病有关。

◆其发病率为60%~70%，是我国成年人失牙的首要原因。

（二）牙周炎的病因

1. 牙菌斑　作为始动因子的牙菌斑在牙周炎病因中起着重要的基础和决定性作用，其在牙面的堆积是牙周炎发生的必要条件。

◆牙菌斑微生物通过自身产物引起破坏直接发生致病作用；或者通过刺激和改变宿主反应起间接作用。

◆因此，牙周炎的破坏过程是菌斑微生物和宿主反应共同作用的结果，宿主的防御细胞在抵御外界病原微生物的同时释放大量的细胞因子和炎症介质，参与了牙周组织的继发性损伤。

2. 长期存在的牙龈慢性炎症　可引起牙周深层组织破坏而最终发展成为牙周炎。

3. 其他因素

（1）局部刺激因素：如牙结石、牙合创伤、食物嵌塞、不良修复等。

（2）全身因素：如遗传因素、内分泌障碍、免疫状态等则影响牙周炎的发生发展。

（三）牙周炎的危害

（1）大型流行病学观察和病例对照研究表明，牙周病和某些全身疾病有双向关系。一方面某些全身疾病对牙周病的发生、发展有影响；另一方面牙周病也会影响全身健康。

（2）中、重度牙周炎尤其是未经治疗的牙周炎可能影响个体的全身健康，患牙周炎个体伴发全身其他疾病的危险性增高。

（3）牙周炎是心脑血管疾病、不良妊娠结局、糖尿病、消化道和呼吸道疾病的危险因素。

（四）牙周炎的分类

主要将牙周炎分为：

1. 慢性牙周炎（chronic periodontitis，CP） 其原名为成年人牙周炎，是最常见的一类牙周炎，约占牙周炎患者的95%，由长期存在的慢性牙龈炎向深部牙周组织扩展而引起。

2. 侵袭性牙周炎 是一组在临床表现和实验室检查（包括化验和微生物学检查）均与慢性牙周炎有明显区别的、相对少见的牙周炎。

◆对侵袭性牙周炎的病因尚未完全明了。现认为某些特定细菌的感染，以及机体防御能力的缺陷是引起侵袭性牙周炎的两方面主要因素。

（五）牙周炎的临床表现

牙周炎主要的临床特征是牙龈的炎症，有牙周袋形成、附着丧失、牙槽骨吸收，最后导致牙松动，丧失咀嚼功能。

◆牙龈的炎症主要表现为牙龈出血、游离龈和龈乳头多呈鲜红和暗红色；组织肿胀，龈缘变厚，牙间乳头圆钝，与牙面不再紧贴；质地松软脆弱，缺乏弹性。

◆若得不到及时治疗，则有一部分人的牙龈炎病变可向牙周深部组织发展，牙龈结缔组织中的胶原纤维减少和破坏，结合上皮向根方增生，其冠方部分与牙面分离形成牙周袋。

◆在牙周袋壁附近所发生的一系列免疫反应产生炎症介质，造成结缔组织和牙槽骨的丧失，使病变逐渐向根方发展加重，最后可导致牙齿的丧失。

二、牙周炎的治疗

（一）牙周炎的治疗目标

◆牙周炎治疗追求的目标是保持长期的功能、舒适和美观，一般说来，牙周炎的治疗目标首先是彻底清除菌斑、牙石等病因刺激物，消除炎症。

（二）牙周炎的预防

各型牙周炎的主要病理变化是炎症及其引起的破坏，变性只是伴随的组织改变之一。早期牙周炎的预防保健措施主要是控制菌斑生成，否则牙石重新沉积形成新的刺激源。

预防牙周炎应做到以下几点：

（1）饭后、睡前漱口或用盐水漱口，可以清除牙面上的软垢。

◆漱口时用水反复冲洗口腔内各部位，使食物残渣及软垢清除，保持口腔清洁。

（2）刷牙：是最有效地自我清除菌斑的保健方法，能及时清除软垢，食物残渣。

◆掌握正确的刷牙方法，采用竖刷法清除效果更好，而且对牙龈起到生理刺激作用，可增强牙龈抗菌能力。

◆采用"333"刷牙法：即饭后3分钟刷牙，每天3次，每次3分钟的刷牙方法，无条件时也应养成饭后漱口的良好卫生习惯。

（3）牙间清洁器：对不易去除的食物碎屑、软垢、菌斑，用牙线、牙签、牙刷清洁。

◆目前国内大都主要使用牙线。当牙刷不能清洁到牙间隙时，牙线可以帮助清洁。

（4）定期检查，龈上洁治6个月1次。

（三）牙周炎的饮食治疗

营养摄入要均衡，清淡饮食，并有效补充维生素 A、维生素 B_1、维生素 B_2 和茄碱酸、维生素 C、高质量的动物性蛋白质，多用奶类等富含乳酸的食物以可缓解牙周炎。

（四）治疗牙周炎的常用药物

◆药物治疗主要适用于那些对常规牙周治疗反应不佳的患者，必要时可以选择联合用药。

1. 全身治疗药物

（1）厌氧菌治疗：多用硝基咪唑类药物。

（2）需氧菌治疗

①四环素类药物：牙周治疗中常用四环素族药物：多西环素、米诺环素（Minocycline，又名二甲胺四环素）。

②青霉素类药物：治疗牙周炎中最常用的药物为阿莫西林（Amoxicillin）。

③大环内酯类药物：主要是螺旋霉素，该药毒性小，不良反应少，偶有胃肠道不适反应。

◆其他大环内酯类抗生素如红霉素、罗红霉素，其作用与螺旋霉素相似，此外两者还对衣原体和支原体有效。

（3）非甾体类抗感染药物的全身应用

◆非甾体类抗感染药物可抑制前列腺素的合成，阻止牙周炎时牙槽骨的吸收。

◆近年来，国内外报道用于牙周炎治疗的主要药物有吲哚美辛、布洛芬等。

（4）预防骨质疏松的药物

◆已有研究表明牙周炎的牙齿丧失与骨质疏松有关，预防和控制骨质疏松可能对牙周骨质丧失起到抑制作用。

◆临床使用的药物主要是一些双磷酸盐药物，包括阿仑磷酸盐、依屈磷酸盐、瑞屈磷酸盐、替鲁磷酸盐、依卡磷酸盐、帕米磷酸盐等。

◆双磷酸盐药物应用于牙周炎的治疗中，可以调节过度的宿主免疫反应，减少炎症造成的软组织和牙槽骨的破坏。

2. 局部含漱药品

（1）氯己定（Chlorhexidine）：用于齿龈炎、牙科手术后口腔感染、预防和治疗癌肿和白血病患者的口腔感染、义齿引起的创伤性磨损继发细菌或真菌感染、滤泡性口炎等。

（2）西吡氯铵（Cetylpyridinium chloride）：用于口腔疾病的辅助治疗。也用作日常口腔护理及清洁口腔。

（3）甲硝唑棒（Metronidazole Stilus）

（4）浓替硝唑含漱液：主要用于厌氧菌感染引起的牙周炎，牙龈炎，冠周炎等口腔疾病的辅助治疗。

（5）聚维酮碘含漱液：主要用于牙周炎、冠周炎、口腔炎、咽喉炎、口腔溃疡等口腔疾病，也可用于口腔手前的消毒，及日常的口腔消毒保健。

◆甲状腺功能不正常者和肾功能异常者，避免长期使用。孕妇和对碘过敏者禁用

（五）治疗牙周炎的联合用药

牙周病是多种细菌的混合感染，临床上可采取两种抗菌药物的联合应用。

（1）联合用药时，应考虑药物之间的相互作用，以使药物间的协同作用得以发挥，有利于提高疗效。

（2）联合用药时，应避免产生药物间的拮抗作用：如杀菌剂（如青霉素）与抑菌剂（如四环素）同时应用会产生拮抗作用（因杀菌剂只能作用于分裂期细菌，而抑菌剂则可抑制细菌的分裂）。

◆如果采用序列治疗，可先用多西环素抑菌，再用甲硝唑杀菌，即可避免药物间的拮抗作用。

第三十二节　骨性关节炎

一、概述

（一）骨性关节炎的定义

◆骨性关节炎（Osteoarthritis）又称骨关节病、增生性关节炎，肥大性关节炎或老年性关节炎，是一种慢性关节疾病，其主要改变是关节软骨退行性病及继发性骨质增生。

（二）骨性关节炎的分型

根据发病因素分为：

1. 原发性骨关节病　凡正常的关节无明显原因而逐渐发生退行性变，称原发性骨关节病。

2. 继发性骨关节病　若因某种已知原因导致软骨破坏或关节结构改变，日后因关节面摩擦或压力不平衡等因素而造成退行性变者称为继发性骨关节病。

◆在我国，以继发性骨关节病较多见，原发性骨关节炎较少见。

（三）骨性关节炎的病因

很多机制都能诱发细胞与组织的异常，其中包括：

（1）先天性关节畸形、遗传缺陷（全身性骨关节炎）、感染、代谢性、内分泌和神经性疾患。

（2）透明软骨正常结构与功能的改变：如类风湿性关节炎、痛风、软骨钙质沉着。

（3）透明软骨及其周围组织的急、慢性损伤：如骨折。

（4）关节长期过劳（如某些职业如铸造、建材、采煤，驾车）等。

（四）骨性关节炎的发病特点

◆初始属非炎症性病变，常累及1个或几个关节，髋、膝、肩、手、指、腕、踝、颈、腰椎等关节常发，病程进展缓慢，发病隐匿而渐加重。

（五）骨性关节炎的临床表现

（1）早期常表现为关节酸痛，活动渐受限，症状时轻时重，劳累后加重，休息时可减轻，后期常有畸形，一般无强直。

（2）晨起关节僵硬不便活动，持续15~30分钟，随锻炼而改善。

（3）当病情继续发展时，关节活动减弱，发生屈曲挛缩，有压痛及关节压轧音或摩擦感。由于软骨、韧带、肌腱、关节囊增生，引起关节肿大、慢性滑膜增生和滑膜炎。

（4）晚期表现为触诊时有压痛及被动活动时疼痛，肌肉痉挛与挛缩加重疼痛，膝、手指等周围软组织较少的关节可看到骨性增粗，关节肿胀、肌肉萎缩及关节变形，活动时有摩擦感。

◆增生的骨赘可刺激或压迫邻近神经而发生放射性疼痛，如颈椎增生引起上肢疼，腰椎增生造成下肢痛，髋关节增生所致的股前内侧痛等。

二、骨性关节炎的治疗

（一）骨性关节炎的治疗原则

（1）治疗目的：在于缓解疼痛，改善关节活动度和增加关节稳定性，减慢病变发展。

（2）对轻型患者，主要是：

◆适当休息，以减轻关节负荷。

◆适当体育锻炼，以防止关节挛缩和加强关节稳定性。

◆加以物理疗法，以缓解症状及延缓病情发展。

（3）疼痛重者，可给予一般常规止痛、抗风湿药、局部封闭、关节腔内药物注射（如醋酸泼尼松，每周1次，3~5次为限）及冲洗疗法等，常有短期明显疗效。

（4）手术治疗适用于疼痛严重，其他方法治疗无效或出现畸形者，方法通常依病人年龄、职业、病变部位和损害程度而定。

（二）骨性关节炎的用药原则

（1）骨关节病之用药可选用1~2种非甾体类或抗风湿药物，如加用活血化瘀的中药治疗，止痛效果会更好。

（2）关节肿胀，疼痛重者在考虑局部封闭或关节腔内注射醋酸泼尼松时，要注意不要滥用，以免引起类固醇诱发之骨关节病。

（三）治疗骨性关节炎的常用药物

1. 透明质酸钠　为关节腔滑液和软骨基质的成分，其作用为：

◆在润滑关节，增强关节液的黏稠性和润滑能，减少组织间的摩擦。

◆注入关节腔内后可明显改善滑液组织的炎症反应，有效保护关节软骨，促进关节软骨的愈合与再生，缓解疼痛，增加关节的活动度。

2. 硫酸氨基葡萄糖　是一种天然的氨基单糖，是蛋白多糖合成的前体物质，为构成关节软骨基质中聚氨基葡萄糖（GS）和蛋白多糖的最重要的单糖。

（1）药理作用

①减少软骨细胞的损坏，改善关节活动，缓解关节疼痛，延缓骨关节炎症病程。

②刺激软骨细胞产生有正常多聚体结构的蛋白多糖，提高软骨细胞的修复能力。

③抑制损伤软骨的酶如胶原酶和磷脂酶 A_2，并可防止损伤细胞的超氧化自由基的产生。

④促进软骨基质的修复和重建，从而可延缓骨关节疼痛的病理过程和疾病的进程，改善关节活动，缓解疼痛。

（2）作用机制

①骨关节炎是关节软骨蛋白多糖生物合成异常而呈现退行性变的结果，骨关节炎者的软骨细胞内 GS 合成受阻或不足，导致软骨基质软化并失去弹性，软骨表面腔隙增多使骨骼磨损及破坏。

②氨基葡萄糖可阻断骨关节炎的发病机制，促使软骨细胞合成具有正常结构的蛋白多糖，抑制损伤软骨的酶如胶原酶和磷脂酶 A_2，并可防止损伤细胞的超氧化自由基的产生，可以促进软骨基质的修复和重建。

（3）不良反应及注意事项

①罕见轻度的胃肠不适，如恶心、便秘、腹胀和腹泻。

②有些病人可能出现过敏反应，包括皮疹、瘙痒和皮肤红斑。偶见轻度嗜睡。

③本品宜在饭时或饭后服用，可减少胃肠道不适，特别是有胃溃疡的患者。

④严重肝、肾功能不全者慎用；孕妇及哺乳期妇女、硫酸氨基葡萄糖过敏的病人禁用。

（4）药物相互作用

◆本品可增加四环素类药物在胃肠道的吸收，减少口服青霉素或氯霉素的吸收。

◆同时服用非甾体抗炎药的患者可能需降低本品的服用剂量，或降低非甾体抗炎药的服用剂量。

◆本品与利尿药可能存在相互作用，两药同时服用时可能需增加利尿药的服用剂量。

3. 非甾体抗炎药　可抑制环氧化酶和前列腺素的合成，对抗炎症反应，缓解关节水肿和疼痛。可选用的药物如布洛芬、氨糖美辛及尼美舒利等。

第 三 篇

应用技能

第十八章

药学服务简介

第一节 概 述

一、药学服务的含义

◆药学服务（Pharmaceutical care），又称药学保健或药疗保健，也可指药学关爱，是指药学人员应用掌握的药学专业知识和工具，向社会公众（包括医药护人员、病人及其家属以及其他关心用药的群体等）提供与药物使用相关的各类服务，用来提高药物在治疗过程中的安全性、有效性和经济性并实现改善和提高人类生命质量的理想目标。

◆药学服务是在临床药学工作的基础上发展起来的，20世纪中叶，药师的工作主要局限在传统的药物调配、供应等基础工作上。伴随着药学事业的发展，现代社会对药师提出了更高的要求和希望。享受药学服务已成为所有药物所用者的权利，实施全程化药学服务是社会发展的必然。

◆美国的Hepler和Strand在1987年的"药学正经历着第三次浪潮"报告中提出：在未来20年中，药师应该在整个卫生保健体系中表明自己在药物使用控制方面的能力，特别应该表明由于药师的参与可以减少整个服务费用，如缩短住院期和减少其他昂贵的服务等；他认为药学服务的核心思想是药师通过对病人用药结果负责，改善病人的治疗预后，最终提高病人的生命质量。

二、药学服务的宗旨、作用及药师的任务

（一）药学服务的宗旨

提高患者的生命质量和生活质量。

◆因此临床治疗不能单纯针对疾病症状用药，而是需要对患者的年龄、疾病史、遗传因素、家族史，职业，经济状况等因素来综合考虑，既要能治疗病症，同时也要从预防疾病的发展以及避免用药的不良后果等多方面的因素综合考虑来选择治疗方案。

（二）药学服务的作用

（1）确认患者存在或潜在的用药问题。

（2）解决与用药相关的问题。

（3）预防用药相关的不良后果。

（三）药师的任务

药师的任务是提供药学服务，与患者以及其他医护人员协作设计、实施并监测药物治疗。

三、药学服务的对象、意义和目的

（一）药学服务的对象

1. 药学服务的对象 其涉及面很广，但其服务中心是病人，是一种以病人为中心的主动服务。注重关心或关怀（care），要求药学人员在药物治疗过程中，关心病人的心理、行为、环境、经济、嗜好、生活方式、职业等各种影响药物治疗的个体及社会因素。

2. 其中尤为重要的人群 包括：

◆病情和用药复杂、患有多种疾病、需同时合并应用多种药品者。

◆用药周期长、慢性病患者或需长期或终生用药者。

◆特殊人群，如特殊体质者、肝肾功能不全者、过敏体质者、婴幼儿、老年人、妊娠及哺乳期妇女、血液透析者等。

◆用药后易出现明显的药品不良反应者。

◆用药效果不佳，需要重新选择药品或调整用药方案、剂量、方法者。

◆因特殊剂型、特殊给药途径、药物治疗窗窄等需作血药浓度监测者。

（二）药学服务的意义

开展药学服务的意义就是药师通过以患者为中心的药学服务，主动服务、关怀和保障患者用药的有效、安全和经济，最大程度的实现改善和提高患者身心健康的目标。

（三）药学服务的目的

药学服务的目的是使病人得到安全、有效、经济、合理的治疗药物，实现改善病人生活质量的既定效果。包括：

（1）改善疾病或症状：如疼痛、哮喘、发热、高血压、高血脂、高血糖等。

（2）减少发病率、复发率、并发症、死亡率。

（3）缩短住院时间，减少急诊次数和住院次数。

（4）提高治疗依从性，帮助患者按时、按量、按疗程使用药物。

（5）预防药物不良反应的发生，减少药源性疾病发生的概率。

（6）节约治疗费用，减少医药资源的浪费。

（7）帮助提高公众的健康意识和自我保健意识。

（8）促进信息交流和学术交流。

◆药学服务是药学发展的必然趋势，药师作为实施药学服务的主体，必须履行药学服务的义务与职责。职业观念也应由过去的关注药物转向直接面向患者和消费者，未来工作的发展方向是直接为患者提供更好的服务。

四、药学服务的内涵

（一）药学服务的主要实施内容

包括：

（1）把医疗、药学、护理有机地结合在一起，让医师、药师、护士齐心协力，共同承担医疗责任。

（2）既为患者个人服务，又为整个社会的国民健康教育服务。

（3）积极参与疾病的预防、治疗和保健，并指导、帮助患者合理地使用药物。

（4）协助医护人员制订和实施药物治疗方案；定期对药物的使用和管理进行科学评估。

◆药学服务具有社会属性，其服务对象已不再局限于住院或门诊患者，而是涉及社会公众。

◆服务内容也不仅仅是患者疾病的治疗过程和结果，而是扩展为服务对象的整个健康过程，甚至公众的终生健康。

◆在这个过程中，药师利用自己所学的专业知识向医务人员、患者及公众提供直接的、有责任的、与药物使用有关的服务，以期提高药物治疗的安全性、有效性和合理性。

（二）药学服务的具体工作

1. 处方审核　药师在临床工作中，应对调剂前处方的规范和完整性（前记、正文、后记）、处方的病情诊断与用药的适宜性、合理性（给药途径、剂量、疗程、报销范围）进行审核。

2. 处方调剂　调剂是药师直接面向患者的主要工作内容，药师对处方调剂质量的优劣直接影响患者的治愈与生命安全。药师应对处方进行调配并对合理用药进行分析，以有利于提高药学服务质量。包括提供正确的处方审核、调配、复核和发药并提供用药指导。

◆药师需要掌握药物的理化性质、用法、剂量、药物相互作用及配伍禁忌等知识，并需要了解医学及其相关学科的一般知识。

3. 参与临床药物治疗　这是临床药学最基本、也是药学服务最重要的工作。它要求临床药师深入临床第一线，参与查房、会诊、病案讨论等，发挥自己的专业特长，指导合理用药，提供咨询服务。

◆例如：对病人进行用药指导，建立药历，对药物治疗的全过程进行监护和处理；解答医护人员提出的有关药物治疗、药物相互作用、配伍禁忌以及药物不良反应等方面的问题。

4. 治疗药物监测 治疗药物监测（therapeutic drug monitoring，TDM）是指技术人员利用现代分析测试手段，对一些重点药物和重点病人进行血药浓度测定，并根据测定结果，运用药代动力学的理论调整用药剂量或给药间隔时间，设计个体化给药方案，做到合理用药。

◆目前认为有临床意义的监测药物包括强心苷类药物、抗心律失常药、抗癫痫药、三环类抗抑郁药、抗躁狂症药、抗哮喘药、氨基糖苷类抗生素、抗精神病药、抗肿瘤药、抗风湿病药以及免疫抑制剂等。

5. 药品不良反应监测

◆通过药物不良反应监测报告，把分散的不良反应病例资料汇集起来，并进行因果关系的分析和评价。药物不良反应监测的目的是及时发现、正确认识不良反应，并采取相应的防治措施，减少药源性疾病的发生。

◆药品不良反应监测应列为其常规工作，由专人负责，并建立不良反应报告制度。通过药物不良反应监测报告，把分散的不良反应病例资料汇集起来，并进行因果关系的分析和评价。

6. 药物利用研究 药物利用研究（drug utilization study）是近年来新开展起来的一个新的研究领域，是指从经济学角度出发，结合药物的临床疗效，针对某一类药物，或具有某些特性的药物，或某一疾病药物的治疗方案进行对照和评价，探讨其使用的合理性；对节约卫生资源、药品使用的社会和经济效益进行综合评估。

7. 处方评析 药师依照卫生部《处方管理办法》和世界卫生组织门诊处方评价指标开展处方评析．包括处方的规范性（格式、完整性）和合理性（诊断与用药的适宜性、适应证、给药途径、剂量、疗程、药物相互作用等），每月抽取一定数量的处方，进行点评（处方平均用药品种数、基本药物、抗菌药物、注射药物的使用率等）。

8. 药学信息服务 在药学服务领域，按信息产生的来源大致可将药学信息分为①历史积累的药学知识；②医药研究机构及企业的最新信息；③临床的药物治疗信息，药师在提供药学服务时应经常收集整理国内外药物治疗方面的研究进展和经验总结等药学信息。

◆包括各类药品的不良反应、合理用药、药物相互作用、药物疗效、药物研究和评价信息，以便对药物治疗工作中的问题，提供药学信息服务。通过开展用药咨询、提供药学信息服务，可以促进医药合作，保证患者用药的安全、有效和经济。

9. 公众健康教育

（1）基本概念 健康教育是指医药工作人员通过有计划、有目的的教育活动，向人们介绍健康知识，进行健康指导，促使人们自觉地实行有益于健康的行为和生活方式，消除或减轻影响健康的危险因素，预防疾病，促进健康，提高生命质量。

◆健康教育是通过信息传播和行为干预，帮助个体和群体掌握卫生保健知识，树立健康观念，自愿采纳有益于健康行为和生活方式的教育活动与过程。

（2）意义　对公众进行健康教育是药学服务工作的一项重要内容。药师开展药学服务，在为患者的疾病提供药物治疗的同时，还要为患者及社区居民的健康提供服务。

◆通过开展健康知识讲座、提供科普教育材料以及提供药学咨询等方式，讲授相应的自我保健知识，重点宣传和普及合理用药的理念和基本知识，提高用药依从性。

（3）目的　这种观念与我们先祖"治未病"思想，"防患于未然"同出一辙，即重预防，其目的是消除或减轻影响健康的危险因素，预防疾病，促进健康和提高生命质量。

◆在服务过程中，药师应以公众（可以社区居民为单位）为教育对象，以促进其健康为目标，有组织、有计划、有评价地进行健康教育活动，以帮助并鼓励人们自愿接受有益于健康的实践活动。

（4）核心及实质　健康教育的核心是教育人们树立健康意识，自觉地采纳有利于健康的行为和生活方式，其实质是一种维护健康的干预。

◆健康教育可通过各种途径为公众（社区居民）提供改变不良行为和习惯所需的知识、技术和服务，使人们在面临增进健康，疾病的预防、治疗、康复等各个层面的健康问题时，有能力做出有利于健康的行为抉择。

（5）教育对象

①针对健康人群，主要做好健康促进的教育。

②针对当前尚健康，但有某些疾病潜在因素的人群，主要进行预防性健康教育。

③针对病愈的患者，主要进行康复期有关知识、技能的教育。

④针对病人及其家属，主要做好就医遵医、养病知识、自我监测及家庭照顾教育等。

⑤针对重点人群的教育，包括儿童、青少年、妇女、老年人，主要根据个体易出现的健康问题，提供有针对性的健康教育。

⑥针对职业人群的教育，主要进行职业卫生与安全教育，以及职业危害的预防教育。

（6）健康教育基本内容

①常见疾病和慢性病防治：慢性疾病如高血压、血脂异常、冠心病、脑血管疾病、癌症、糖尿病等，已经成为社区居民的重要致死、致残原因。教育主要内容包括：

◆提倡健康的生活方式，控制行为危险因素。

◆普及慢性病防治知识，提高自我保健能力。主要包括：引起疾病的主要原因、早期症状与表现，早期发现和早期治疗的意义，家庭用药及护理常识，心脑血管意外的家庭早期急救等。

◆增强从医行为，提高健康意识，如定期检查身体，积极参加健康咨询、疾病的普查普治，遵医嘱坚持药物和非药物的治疗等，让每个人都成为社区慢性病三级预防的积极参与者和接受者。

②预防新老传染病：如艾滋病（HIV）感染者、性病、乙型肝炎、戊型肝炎、结

核病等，这些已经构成对居民健康的极大威胁，应加强对其传染源、传播途径及防治方法的宣传教育。

③加强安全防止意外伤害：如交通事故、劳动损伤、溺水、自杀等是当前造成青少年死亡和病残的最常见的原因之一。教育居民在日常生活中，提高自我防护意识，加强青少年的安全防护措施，防止意外事故的发生。

④家庭急救与护理：家庭急救知识的教育包括：烧伤、烫伤、触电的现场急救方法、急危重症的早期处理，以及家庭常备用药的使用方法和保管注意事项等。

⑤家庭饮食卫生与营养：如膳食合理搭配、食物合理烹饪，合理饮食，炊具、食具的简易消毒方法，以及食品卫生和预防食物中毒的知识。

⑥生殖健康：生殖健康教育包括计划生育，优生优育优教，妇幼保健，以及性生活知识的教育。

⑦心理卫生：如怎样保持良好的人际关系，减少社会心理紧张刺激，保持心理平衡，促进心理健康等。

第二节　药学服务的过程

药学服务涵盖患者用药相关的全过程，其中包括选药、用药、疗效跟踪、用药方案与剂量调整、不良反应规避、疾病防治和公众的健康教育等。主要包括三个组成部分：药学监护、药学干预以及药学咨询。

一、药学监护

（一）定义

◆药学监护（pharmaceutical care）是以病人为中心的药学服务实践。

药师在参与药物治疗的过程中，以患者为中心，负责提供患者与用药相关的各种需求并为之承担责任。

（二）内容

◆药师应从专业角度阐述患者的药学需求，权衡利弊，规避用药风险。包括：

（1）识别药物治疗是否适当（例如首选药物和其他治疗措施）。

（2）识别处方是否恰当、有没有重复处方、药源性疾病、病人不遵守医嘱以及误用和滥用药物等现象。

（3）识别药物的相互作用和配伍禁忌并提出适当的解决办法。

（4）鉴别引起不良反应的机制。

（5）确定是否有药物不良反应存在。

（6）识别药物毒性反应的主要症状。

（7）能采取措施纠正或防止不良反应、副作用和毒性反应。

二、药学干预

（一）药学干预的主要内容

药学干预（pharmacists intervention）主要包括：

（1）对处方的规范性（前记、正文、后记的完整性）逐项检查（依据是2007年5月卫生部颁布施行的《处方管理办法》）。

（2）对处方用药的适宜性进行审查和抽样评价。

（3）对长期药物治疗方案的合理性进行干预，包括：

◆处方的适宜性（诊断与用药）、安全性、经济性；

◆药品用量、用法、疗程、不良反应、禁忌证、有害的药物相互作用和配伍禁忌等。

（二）药学干预的依据

◆按2010年版的中国《国家处方集》、《中华人民共和国药典临床用药须知》、《临床诊疗指南》等。

◆对发现的问题应及时与医师沟通，以便调整用药方案。

三、药学咨询

（一）药学咨询的定义

药学咨询（pharmaceutical consulting）是指药学服务人员（主要是药师）利用所掌握的药学知识和药学信息承接患者和医护人员与用药相关的咨询，解答与用药相关的各种问题，并对患者的具体用药进行个体化用药指导，普及用药常识，指导合理用药。

（二）药学咨询分类

根据药学咨询对象的不同，分为患者、医师、护士以及公众的用药咨询。门店药师接触的主要是患者。

（三）药学咨询的具体内容

执业药师应能够识别出非处方药物的名称、正确的治疗分类、药理作用和成分，并能够知道某一药物是处方药还是非处方药，并承担：

1. **患者用药咨询**

（1）患者用药咨询的主要内容：患者的治疗效果在一定程度上取决于药品的正确选择和正确使用，医师的专长是临床诊断，而药师的专长是各种药品的合理使用。

◆药师应从社会价值，患者收益，提高健康水平等角度吸引患者主动进行用药咨询。并能承接患者咨询的下列几方面的内容：

①药品名称：包括通用名、商品名、注册名、别名。

②用药方法：包括如何正确地使用胶囊剂、口含片、软膏剂、乳膏或凝胶剂、滴

眼剂、眼膏剂、滴耳剂、滴鼻剂、喷鼻剂、肛门栓、阴道栓等制剂。

③用药剂量：首次剂量、维持剂量；或每日用药次数、疗程；1日多次用药的时间间隔。

④药物之间的相互作用，合并用药或药物与饮食间的相互作用。

⑤服药后预计疗效及起效时间、维持时间。

⑥药物适应证是否与患者病情相对应。

⑦有否替代药物或其他疗法。

⑧注意事项和禁忌证。

⑨药品的贮存条件（如温度、遮光、密封等）和有效期。

⑩药品价格、生产企业、药品货源、报销、是否进入医疗保险报销目录等。

（2）用药咨询中需要特别关注的用药问题

◆患者同时使用2种或2种以上含同一成分的药品；或合并用药种类较多。

◆由于各种原因导致的患者依从性不好。

◆患者用药后出现不良反应，或既往有过不良反应史。

◆特殊需要，使处方中配药剂量超过规定剂量时；用法用量与说明书不一致时；非药品说明书中所指示的用法、用量及适应证时。

◆当同一种药品有多种适应证或用药剂量范围较大时。

◆患者所用的药品近期发现有严重或罕见的不良反应；或国家食品药品监督管理总局发布的《药品不良反应公告》中的药品。

◆患者正在使用的药物中有配伍不当或配伍禁忌时。

◆需要使用麻醉药品、精神药品的患者；或应用特殊药物的患者，如抗生素、镇静催眠药、抗精神病药、抗真菌药、激素等。

◆使用特殊剂型，如气雾剂、栓剂、透皮贴剂、胰岛素笔芯等。

◆需要进行治疗药物监测的患者。

◆近期药品说明书有修改，如商品名、适应证、剂量等。

◆药品被重新分装，而包装的标识物不清晰时。

◆使用需特殊贮存条件的药品。

◆使用临近有效期的药品。

2. 医师用药咨询 医师用药咨询的主要内容是推荐药品较多，其次是药品的价格和不良反应。

◆目前由于大量新药、新制剂的上市，很多医师难以全面、系统地掌握药物的基本情况，这就很有可能增加患者不必要的开支，造成药品资源浪费和滥用。

◆药师应能系统地提供药物的复杂知识和信息，做好医师的用药参谋，及时准确向医师介绍相关药品信息，包括药理作用、适应证、药动学和药效学数据、不良反应信息以及药物相互作用等内容；同时承担向医师介绍新药的使用信息，使医师能清楚了解新药，正确、合理、安全、有效、经济地选择新药，减少用药的盲目性，使药物发挥最大疗效。

◆药师向医师提供用药咨询的主要内容有：

（1）提高药物治疗效果的咨询内容

①新药信息：更多的选择往往意味着更多的困惑和风险。主要原因有：

◆制药工业迅猛发展，新药不断涌现，在给医师们提供更多治疗选择的同时，也给他们带来了更多的困惑。

◆大量仿制药和一药多名现象，使医师在开药时无所适从。

◆药品生产企业和传播媒介对药品的误导宣传，也极大干扰了医师对药物的选择，影响了临床治疗。

药师需要给予医师用药信息的支持，使他们了解新药及其系统评价的信息内容、最新的循证医学结果，为临床合理用药提供依据。

②合理用药的相关信息

◆治疗包括药物治疗和非药物治疗，其中药物治疗是治疗的主要手段。医生需要及时、准确地掌握大量药品临床使用的信息，更新药学知识，合理使用药物。

◆药学服务的开展可培养一批具有药物治疗方面知识的药师，他们通过分析病历了解病人的疾病情况，协助临床医生合理用药，制订最佳治疗方案；为医生提供药物咨询，讲解用药知识等，来避免或减少药物不良反应的发生。

③治疗药物监测（TDM）：在治疗过程中，药师通过进行治疗药物监测和不良反应监测，

及时为临床医生用药提供依据，以实现给药个体化，减小药物毒副作用的发生。

（2）降低药物治疗风险的咨询内容

①药物不良反应（adverse drug reaction，ADR）

曾经发生的数十起大大小小的药品不良反应事件，如二硝基酚、三苯乙醇等，给人类带来了沉重的危害和教训，如震惊世界的"拜斯停"和"万络"事件等。

◆ADR一直以来是医师咨询最多的问题。药师在配合医师做好ADR的发现、整理和上报工作的同时还要及时搜寻国内外最新的有关ADR的进展和报道，并提供给临床医师作为临床用药参考。

②禁忌证：药品上市后，经大量人群和长时间的应用，才会发现一些副作用，例如抗感染药加替沙星在使用时有使患者出现低血糖或高血糖等严重糖代谢紊乱的安全隐患，可能影响肾功能，故糖尿病患者禁用。

◆药师应把这样的药物信息通知处方该药的医师，同时提醒处方医师随时防范有禁忌证的患者是临床药师的责任。

（3）药物相互作用（详见前文内容）

3. 护士用药咨询　由于药品名称较多，有商品名、化学名、通用名，在用药过程中，药师凭借对药品的了解，可指导护士正确认识药品，熟悉其不良反应，配伍禁忌

以及贮存条件等，指导护理人员合理用药。主要内容为：

（1）药物的适宜溶剂

①不宜用氯化钠注射液溶解的药品：普拉睾酮、洛铂、两性霉素B、红霉素、氟罗沙星以及哌库溴铵（其与氯化钾、氯化钠、氯化钙等联合使用，可使其疗效降低）。

②不宜用葡萄糖注射液溶解的药品

◆青霉素：头孢菌素、苯妥英钠、阿昔洛韦、瑞替普酶、依托泊苷、替尼泊苷、奈达铂、依托泊苷等在葡萄糖注射液中不稳定，可析出细微沉淀。

（2）药物的稀释容积：注射药品的溶解或溶解后稀释的容积十分重要，与药品的稳定性、疗效和不良反应密切相关。

（3）药物的滴注速度：静脉滴注速度不仅影响患者心脏负荷，而且关系到药物的疗效及药物的稳定性，部分药品滴注速度过快可致过敏反应和毒性，甚至引起死亡。

◆滴注速度不宜过快的药物包括万古霉素、两性霉素B、雷尼替丁、罂粟碱、维生素K、

◆此外，还有林可霉素、克林霉素、多黏菌素B、氯霉素、红霉素、甲砜霉素、磷霉素、环丙沙星、氧氟沙星、左氧氟沙星、莫西沙星、培氟沙星、异烟肼、对氨基水杨酸钠、卡泊芬净、氟康唑、球红霉素去氧胆酸钠等。

（4）药物的配伍禁忌

◆如呋塞米注射液呈碱性与盐酸多巴胺配伍后可使多巴胺氧化而形成黑色聚合物，与谷氨酸钠配伍时发生毒副反应的危险性增大，合用时需要注意。与钙剂配伍时需谨慎等。

4. 公众用药咨询

◆随着医疗体制的深入改革，社会经济的快速发展，文明程度的不断提高和医药学知识的广泛普及，公众的自我保健意识也日益增强，人们更加注重日常保健和疾病预防。

◆药师应通过合理用药科普知识，提高公众安全用药的意识，减少和避免药源性疾病的发生，避免不合理用药带来的伤害，保障公众安全合理用药，努力营造全社会安全合理用药的氛围。

第三节　患者药历的建立

一、概述

（一）药历的概念

◆药历是临床药师在为患者提供药学服务过程中，以合理用药为目的，采集临床资料。通过综合，分析，整理、归纳而书写形成的完整用药档案，是为患者进行个体

化药物治疗提供的重要依据，是开展药学服务的必备资料。

（二）药历的作用

◆书写药历是客观记录患者用药史和药师为保证患者用药安全、有效、经济所采取的措施，是药师以药物治疗为中心，发现、分析和解决药物相关问题的技术档案。

◆通过建立药历，临床药师能及时提供必要的药学咨询，指导个体化给药，提高药物疗效，减少不良反应，同时还可及时提供跟踪服务及用药指导。

（三）书写药历的要求

◆所以记录要客观、真实，内容应该完整、清晰、易懂。内容包括其监护患者在用药过程中的用药方案、用药经历、用药指导、药学监护计划、药效表现、不良反应、治疗药物监测（TMD）、各种实验室检查数据、对药物治疗的建议性意见和对患者的健康教育忠告。

（四）药历的分类

◆药历大致可分为门诊药历、住院药历、指导患者自疗药历、治疗药物监测药历和电子药历等。药师在建立这些药历时，须详细记录患者的药物治疗情况和用药前后实验室检查的结果，包者的基本信息、治疗药物、药物不良反应情况以及合理用药评价。

二、药历的格式

◆国外一些标准格式：SOAP 药历模式、TITRS 模式可供参考。

（一）SOAP 药历

是美国临床药师协会推荐的药历书写格式，是指患者主诉信息，体检信息，评价（assessment）和提出治疗方案（plan）模式。

（二）TITRS 药历模式

指主题（title），诊疗的介绍（introduction），正文部分（text），提出建议（recommendation）和签字（signature）模式。

（三）中国模式

◆2006 年初，中国药学会医院药学专业委员会结合国外药历模式，发布了国内药历的书写原则与推荐格式，具体如下：

1. **基本情况**　包括患者的姓名、性别、年龄、出生年月、职业、体重或体重指数、婚姻状况、病案号或病区病床号、医疗保险和费用情况、生活习惯和联系方式。

2. **病历摘要**　既往病史、体格检查、临床诊断、非药物治疗情况、既往用药史、药物过敏史、主要实验室检查记录、出院或转归。

3. **用药记录**　药品名称、规格、剂量、给药途径、起始时间、停药时间、联合用药、不良反应或药品短缺品种记录。

4. 用药评价　用药问题与指导、药学监护计划、药学干预内容、TDM 数据、对药物治疗的建设性意见、结果评价。

◆药物治疗评价需要超越传统通过生物学指标评价治疗结果的观念。例如，现在对癌症患者进行药物治疗时，是以延长患者生命时间作为评价治疗效果的指标。

◆但是建立药历后，还要考察在抗癌药物发生药理作用时，患者因药物严重的毒副反应遭受的痛苦（生存质量恶化）等，这也是治疗效果评价指标。

三、目前我国建立药历的现状

◆目前我国建立临床药师制还处在倡导阶段，对于临床药师的功能和作用，医、药界尚缺乏足够的认识。

◆临床药学从药品供应管理型向药学技术服务转型还没有完成，临床药学工作还处在发展期。药师执业尚缺乏法律依据，建立药历面临政策缺位难关。

◆目前医院药学正处在由"药品保障供应型"向"对患者用药结果负责"的转变期，建立药历将是全新的医疗服务模式。然而建立药历却不是临床药师单枪匹马能完成的，必须在药师与患者、医师以及其他健康保健提供者共同协作才能完成。

第四节　药学服务人员应具备的素质及能力要求

◆随着我国医疗卫生体制的深化变革，以及非处方药制度的完善，药师的基石作用愈加突出。提供药学服务的人员必须具有良好的心理素养及教育背景、广泛全面的医药学专业知识和较强的交流沟通的能力以及药历书写和应对投诉的能力。

◆当然不可或缺的还有敏锐准确的判断力以及处理各种棘手问题的智慧和技巧。具体内容如下。

一、崇高的伦理道德素养

◆药品是特殊商品，医药行业是一个极其特殊的行业，它们都和生命有关。我们的工作稍有疏忽，也许一颗心脏就会停止跳动，稍有不慎，也许就会造成永远无法挽回的遗憾。这种职业的特殊性决定了医药行业的工作人员特别是广大药师应具备更好的自我调节和自我控制的能力，以及严格自律等良好的伦理素养，重要的是应具有一颗光明仁慈、坦荡无私的爱心。我们始终相信，爱是一切驱动前行和静止的力量的源泉。有了真切的对工作的热爱，一个人才会拥有永不止息的学习动力，他才会克服一切障碍，去勤奋钻研各种专业的知识和技术，以使自己的技艺精益求精，才能勤勉敬业地把自己的工作做好；同时有了对同仁、对患者、对顾客真诚的爱的动力，他也才能保持良好的心态，才会主动有效地去沟通去交流；一个人也只有有了不止息的爱的原动力，在面对困难、面对试练和责任时，他才会懂得如何去勇敢面对、付出和担当。

二、扎实的医药专业知识功底

药学服务工作的目的是为了提高临床合理用药，最大限度减少不良反应展开的，它所涉及的学科非常广泛，但均以药学专业知识为基础，涉及的内容主要包括：

（一）传统的药学理论

◆涉及的学科繁多，主要有药理学、临床药理学、药剂学、微生物、药物分析、药物化学、生药学、抗生素等专业课程。

（二）基础医学及药物治疗学知识

◆疾病的复杂性和个体差异决定了临床治疗包括药物治疗的复杂性。药物治疗学是临床药师的必修课，药物治疗方法是其重点内容，药师应熟悉具体疾病的流行病学、病理生理特征、临床表现、诊断、非药物治疗方法等内容。

◆面对医改，执业药师应自觉通过自修或在职教育等各种方式，系统学习医学基础知识、临床医学知识，逐步完成由过去的化学—药学模式，向生物—医学—药学—社会—心理模式的转化。

（三）具有基本的营养学知识

营养学（nutriology）是一门研究机体与食物之间的关系的学科；食品营养学（food nutriology）主要研究食物、营养与人体生长发育和健康的关系，以及如何提高食品营养价值的措施；营养学也是以营养的生理过程及其有关因素和措施为主要研究对象的一个生物科学分支。它从生物科学的角度研究人体对营养的需要。

◆营养具有促进生长发育、维持生命、保证体力、保持健康和预防疾病多重作用。合理的营养在疾病的治疗作用上十分重要，既可作为一种重要的治疗手段，利用增加或控制某种营养素达到治疗目的，也可用来补偿消耗恢复体力，为其他疗法创造条件。

◆药师应具备基础的营养学常识，以便在疾病的非药物治疗以及提供健康教育方面发挥更出色更积极重要的作用。

（四）具有设计给药方案能力

◆个体化给药方案是依据患者的临床诊断、治疗指南等选择药物品种，随后根据病情严重程度、个体病理生理特点确定的给药方案，包括药物品种的选择和组织、给药途径、给药剂量、给药间隔和疗程等多方面内容，是药物治疗具体实施过程中重要的一步。

（五）熟悉治疗药物监测的原理和方法

◆血药浓度测定结果是判断药物治疗效果、药物中毒与否、患者依从性的重要指标，在制定个体化用药方案时发挥着不可替代的作用。

◆临床药师应该能够比医师更专业地利用血药浓度测定结果，不仅应该熟悉常用有效浓度范围，更应该结合具体患者情况确定可能的个体化治疗窗。

（六）掌握药物不良反应的知识和监测方法

◆药物不良反应可通过多种途径影响用药安全与效果，临床药师应该熟练掌握药物不良反应监测与处理的相关知识。在临床实践中，应能参考疾病的诊疗过程来处理药物不良反应。

◆药物不良反应的知识在临床药物治疗过程中有广泛的应用，如对患者进行相关知识的培训、教育和咨询，协助医师、护士处理药品相关的不良事件，减少医疗纠纷等。

◆书本可以提供知识，有助于判断的形成，技巧和智慧属于先天或是后天实践的产物，对此，书本几乎无能为力。需要药师深入实践，不断探讨，对知识活学活用，发挥一个药师应有的作用。

三、较强的业务实践能力

1. 执业药师必须能够解释和配制处方
2. 对处方和处方调配中所用药物能作出评价
3. 掌握有关临时配制处方中所涉及的调配和计算技术
4. 开展药物治疗的监护工作
5. 正确回答病人和其他专业医务人员的咨询

每一部分中含有若干个细则，其中包括：

（1）执业药师应能够监护病人的治疗、向病人叙述用药的主要不良反应、解释在服药期间应避免服用的食品和其他药品。

◆对特殊病人（如老年居民或不同种族的居民）或特种病情（糖尿病、胆囊纤维变性等）应解释用药注意事项。

（2）执业药师应能够识别出非处方药物的名称、正确的治疗分类、药理作用和成分，能够知道某一药物是处方药还是非处方药。

（3）执业药师应能够对消费者的非处方药物的选择、合理应用、非处方药的疗效、注意事项和禁忌证提供咨询等等。

四、良好的交流与沟通能力

◆人和人之间最重要的是关系，沟通则是维系关系极重要的方式。沟通在我们的生活当中无处不在，从某种意义上说，沟通已经不再是一种职业技能，而是一种生存方式。沟通可以传递和接受信息，同时也可以交流和分享，目的是为了相互了解，达成共识。

◆而药师与患者之间良好的沟通尤为重要，它不但可以建立和保持良好的药患关系，同时也是有效指导临床合理用药，提高用药的有效性、安全性和依从性，减少药疗事故的发生，及开展患者健康教育的基础。

◆同时，良好的沟通还是了解患者心灵的窗口，并从中可获取患者宝贵的用药信息以及存在的问题，再通过药师科学、专业、严谨、耐心的回答，就能提供更有针对性更贴切使患者更满意的服务。有效的沟通还可以确立药师的价值感，树立药师形象，提高公众对药师的认知度。

五、健全的法律意识和投诉应对的能力

由于职业的特殊性和严肃性，医药行业的工作人员应具备极强的法律意识，严格遵守相关药事法律法规是医药行业一切有效工作的前提和保障，同时应具备应对投诉的能力，患者投诉在一定意义上属于危机事件，需要及时处理。

◆由于人们观念不断更新及人们自主意识、参与意识的增强，患者对服务的要求也不断提高。服务质量是患者的主观评价，因此患者感知服务质量的优劣决定其是否投诉。

◆一个人成熟的标志之一，就是他可以喜乐地面对批评。正确妥善处理患者的投诉，可改善药师的服务，并增进患者对药师的信任。

六、不断学习和运用新知识的能力

◆包括吸纳最新知识信息，更新知识结构。疾病不断演化，病人的状况千差万别，药品日益更新，面对复杂的病情和不断出现的新的情况，药师们会发现原有的很多知识都已老化。

◆新的形势要求广大执业药师不能停留在自己原有的知识结构上，而是需要不断学习吸纳新的知识，以提高自己的业务水平和业务素质，充分发挥药学专业优势，提供用药指导，真正体现当今以患者为中心的服务模式，改善患者的生活及生存质量。

七、在互联网获取药学相关信息的能力

常用网站：

◆国家卫生部网站（http://www.moh.gov.cn）：研究和制订卫生事业发展的总体规划和战略。

◆国家食品药品监督管理总局网站（http://www.sfda.gov.cn）：主要介绍国家食品药品政策和安全信息。

◆美国 FDA（http://www.fda.gov）网站：主要介绍美国食品药品政策和安全信息。

◆疾病预防和控制中心（CDC）网站（http://www.cdc.gov）：提供有关感染性疾病的防治信息。

◆中国药学会（http://www.cpa.org.cn）：有学术交流、继续教育、国际交流等栏目。

◆中国执业药师在线（http://www.clp.gov.cn）：药品及执业药师管理政策和动态、学术动态、继续教育。

◆国家临床技术情报交换所（http://www.guideline.gov）：提供多种临床诊疗指南。

◆中国医学论坛报（http://www.cmt.com.cn）：国内外医学重大新闻、最新进展、科研动态。

◆药学网（http://www.yaoxue.net）：综合药学信息，药学服务。

◆心血管网 http:// （www.365heart.com）：报道国内外最新心血管病的治疗进展，提供心血管疾病的专业资料。

◆好医生网（http://www.haoyisheng.com.）：医药专业卫生网，提供继续教育项目。

◆Medscape 网（http://www.medscape.com）：综合医学信息，有药师主页。

八、询证的能力

（一）循证医学（evidence_ based Medicine，EBM）

其主要创始人、国际著名临床流行病学家 David Sackett 将循证医学定义为："慎重、准确和明智地应用目前可获取的最佳研究证据，同时结合临床医师个人的专业技能和长期临床经验，考虑患者的意愿，完美地将三者结合在一起，制定出具体的治疗方案"。

◆它要求临床医师既要努力寻找和获取最佳的研究证据，又要结合个人的专业知识包括疾病发生和演变的病理、生理学理论以及个人的临床工作经验，结合他人（包括专家）的意见和研究结果。

◆既要遵循医疗实践的规律和需要，又要根据"病人至上"的原则，尊重患者的个人意愿和实际可能性，然后再作出诊断和治疗上的决策。

（二）循证药物信息（EBDI）

1. **定义**　是以多中心、大样本、随机、双盲、对照的临床试验为主体，以计算机/数据库技术实现高效准确数据统计为手段，对药物疗效做出客观评估，而得到充足证据的药物信息。

2. **分级**　美国药典信息开发部（USP – DID）从 1996 年起对药物适应证或禁忌证的信息开始注明其证据等级，共分五类三级。

A 类　有良好的证据支持；

B 类　有较好的证据支持；

C 类　缺乏证据支持；

D 类　有较充实的证据反对；

E 类　有充分证据反对。

证据 1 级　来自至少 1 个适当的随机对照实验；

证据 2 级　来自至少 1 个未随机化，但设计完善的试验；

证据 3 级　来自以权威的临床经验为基础的意见、描述性研究或专家委员会的报告。

九、使用外来语言和基本药学英语会话的能力

◆药师应具有一定的专业英语基础，掌握相关的专业英语知识，熟悉常用药物的英文名称，以及常用专业术语的英文解释，能看懂和查询进口药品资料以及能在需要时为外国患者提供简单而必要的药学服务，做一个国际化的药师。

十、保持健康生活方式并能为患者提供保健指导的能力

健康的生活方式是指要注重：营养、运动、水、阳光、节制、空气、休息、信仰等。有了这种健康生活的理念，在面对患者的咨询进行用药及相关指导时，执业药师才可以拥有更阳光、更积极的职业形象；在对病人做健康教育时也就可以更有说服力。

第十九章

合理用药咨询

第一节 概　　述

　　不合理用药为全球性问题，据世界卫生组织估计，所有药物的处方、配发和销售有半数以上不适当，并且所有病人中有半数不能正确服药。不合理用药已成为迫切需要解决的问题。

　　不合理用药的主要表现为药物选用不当。

　　据统计，我国呼吸系统疾病患者主要死于肺部感染，但用于治疗肺部感染的抗菌药物其应用合理率不足50%。随国家食品药品监督管理局（SFDA）药品评价中心曾对北京、武汉、重庆、广州等地26家医院有关儿童临床用药情况进行调查，发现在对儿童非典型性肺炎-急性呼吸道感染的药物治疗，处理适当率仅为16.5%；对儿童肺炎的药物治疗中，处理适当的则仅占12.3%；而儿童水样腹泻的治疗当中，用药合理的仅占5.4%。

　　临床不合理用药的另外一个主要表现是联合用药不当，重复用药。未根据治疗需要和药物特性设计合理的给药方案，无必要或不恰当地合并使用多种药物，从而增加了药物的毒副作用。其他表现还包括给药途径选择不当、剂量不合理、无适应证用药及有禁忌证用药等。规范用药、积极开展合理用药咨询已刻不容缓。

一、合理用药

（一）基本概念

　　1. 合理用药的定义　　是以当代药物与疾病的系统知识和理论为基础，安全、有效、经济、适当地使用药物。

　　◆用药又包括诊断、处方、标示、包装、分发以及患者遵医嘱治疗六个步骤。

　　2. 合理用药的生物学标准　　由WHO与美国卫生管理科学中心共同制定。

　　◆药物正确无误，用药指征适宜，疗效、安全性、使用途径、价格对患者适宜，用药对象适宜，无禁忌证，不良反应小，调配无误，剂量、用法、疗程妥当，患者依从性好。

（二）合理用药的意义和目的

1. 意义 合理用药不但是临床用药安全、有效、简便、经济的有效保障，同时还可以取得最大的疗效和社会效益。

2. 目的 充分发挥药物的作用，最大限度地发挥药物治疗效果，保证药物使用安全，最大限度减少药物对人体所产生的毒性反应，最有效地利用有限的卫生资源，减少浪费，从而达到正确的治疗目标。

二、合理用药咨询

（一）用药咨询的含义

用药咨询定义 用药咨询是指由药师对患者进行合理用药指导和宣传，针对患者的具体用药进行个体化的用药指导。

◆早在 20 世纪 70 年代，WHO 就曾指出 33% 的患者不是死于自然疾病而是死于不合理用药。另据有关部门统计，我国每年因药源性疾病而住院的患者达 2500 多万人，医院住院患者中每年约有 19.2 万人死于用药不当，这充分证明不合理用药广泛存在。

◆药品是特殊专业产品，医药行业是专业性非常强的特殊领域，患者和医药工作人员之间存在信息极大的不对称性，绝大多数患者是不可能掌握较全面的医学或药学知识的，药师应利用自己掌握的药学知识和药品信息，如药动学，药效学，毒理学等直接为患者指导用药，以便最大程度上提高患者的药物治疗效果，提高用药的依从性、有效性和安全性。

据自美国的资料统计：美国每位药房（店）药师每年接受有关非处方药（OTC）咨询约 4000 人次，而 98% 药师对 OTC 的忠告得到消费者接受。

（二）合理用药咨询的意义

（1）最大程度的提高患者的药物治疗效果，提高用药的依从性，有效性和安全性。

（2）减少药品不良反应发生的概率。

（3）指导合理用药，优化药物治疗方案。

（4）节约医药资源。

（5）与临床医师互补，不仅为患者提供最适合的个体化用药方案，而且使之得以正确实施，促使病情好转或痊愈。

（6）提高药师在社会和公众心目中的位置。

第二节　提高病人用药依从性

病人对医嘱的接纳和执行是保证药物治疗成功的前提，再好的药物治疗方案，如果患者不依从治疗或错误地用药，仍然不能获得预期的疗效。

◆缺乏对自身健康和药物治疗的充分认识是导致患者不遵守药物治疗方案和监护计划的原因之一，在药学服务的背景下，药学人员已经承担起提供患者教育和咨询的责任以改善患者依从性、减少药物治疗过程中出现的相关问题。

国外一项调查结果显示，有55%的病人不知道怎样正确用药，80%的病人从未被告知有可能出现的副作用，30%～50%的病人用药依从性差。

一、依从性定义

依从性（Compliance）：也可称为顺从性，是指患者按医生确定的方案进行治疗、与医嘱一致的行为。

◆当患者能够遵从医师确定的治疗方案及服从医护人员和药师的指导时，即具有依从性，反之则为不依从。依从性不仅限于对药物治疗的依从，还包括对饮食、嗜好、运动及家庭生活等多方面指导的顺从。

◆设想一下：给病人开了处方，他就会去拿药，或是听了药师的指导，他就会按时服药，似乎合情合理，但大多数情况下，这个理想的设想是错误的。

二、患者不依从的类型

1. **不按处方取药**　比如费时或取药地点不方便。
2. **不按医嘱用药**　包括服药剂量，次数，时间，服药顺序，途径等方面的错误。
3. **提前终止用药**　认为病情已好转。
4. **不当的自行用药**　自我诊断，或服用价位更有优势的药物。
5. **重复用药**　包括自我增加同类药物。

三、病人产生不依从性的原因

（一）不理解医嘱

不理解所以病人不能照办。不理解医嘱可能是由于医生方面的原因，也可能是病人方面的原因。具体表现在：

1. **精神障碍**　包括具有精神病学诊断的病人。
2. **缺乏基本的生理和药理知识**　除了精神障碍因素，多数精神正常的病人也普遍缺乏有关身体功能和疾病的基本概念。相当一部分病人并不能准确指出哪里是肾脏、心脏、胃或肺，并对所服用的药物知之甚少。

◆对于久病的人，比如患消化性溃疡的人，其中也仅有极少部分患者对胃分泌酸这一事实有清楚的认识。另一个因素是由于有些病人自以为是的想法，认为疾病只要有所好转就能停药，这多出现在抗生素的应用中。

◆比如医生开了7天口服抗菌药物，有些病人可能第3天就不再服药。还有的患者他们或希望尽快取得疗效而大剂量服药，或稍感症状好转即自行停药，甚至会自行减少或擅自增加药物剂量从而导致疗效减弱或出现中毒。

3. 错误理解药品说明书

◆例如，病人将"每 6h 用药"误解为白天工作时间的每 6h，这样他会 3 次/d 用药而不是 4 次/d。还有些病人不能正确理解餐前服、餐中服及餐后服的准确时间。

4. 处方者不明确的说明 文字不确切的说明常常导致用药错误。很多病人并不不清楚"必要时用药"是在什么情况下为必要时。另外，处方说明写着"同上"或"同前"服用时，也不能确保病人能明白怎样"同上"或"同前"一样用药。

◆如果处方者或药师没有给病人足够的指导，就不应责备他们不配合。清楚、重复的说明、应用精辟的字句、辅以书面的东西（特别对老年人），这些都将会在很大程度上改进依从性。同时这样也能使病人成为一个在治疗其疾病中明白事理的参加者（例如高血压、糖尿病患者），而不是作为一个简单的听话人（如只让他按指示去做，否则就吓唬他将发生不愉快或是灾难性的事件）。

（二）理解了医嘱，但没有执行

原因如下：

1. 各种精神和社会因素 其中包括：

◆病人本身的个性和认识常识，受教育水平以及病人对自己疾病状况的理解和期望治疗的目标，比如他希望自己已有病情的改善是即时的、明显的（例如对消化性溃疡复发），还是遥远的（例如高脂血症，糖尿病）；病人自我感觉是不好（例如急性感染），还是良好（例如中度高血压）。还有病人不适当和固执的健康信条等因素。

◆社会因素包括周围环境重大的改变，家庭关系出现的不稳定因素等，都会在不同程度上妨碍医嘱的执行。

2. 药物的体积及剂型 如果药片体积太小，则有些病人（如手关节炎病人）不能抓住；药片太大，则有些病人不能或不愿意服用。

◆剂型会决定给药途径，有些给药途径病人不愿意采用，如直肠给药。药师积极回答病人咨询、提供药品说明书将有助于安慰和劝说病人接受特定的给药途径。

3. 药物数量 众所周知，服药种类越多，病人越不会正确用药。一般认为处方上的药物种类不应超过 3～4 个。有些是同类药物重复使用，既造成药品的浪费，也增加药物不良反应发生的机会。

4. 用药次数 如果每天服药次数超过 2 次，病人就不太能做好。如果治疗方案是一天 3 次或 4 次，那么药师可建议病人把日常生活的某一行为时间（如用餐时间）同服药联系起来。若药师了解到病人按时服药有困难，则应建议医生选择长效的缓释制剂或其他作用时间较长的药物。

5. 用药疗程 疗程的长短也是影响病人依从性的因素。药师应当指导病人用药，特别是那些需长期用药而自身无明显症状的病人，提高病人对自身疾病和所服药物的了解，以提高他们用药的坚持性。

6. 不能接受的药味 有些病人发现某些药味很难接受，如果仅仅是短期服用，那么对病人进行劝说、鼓励和安慰，使之能配合治疗是非常必要的。若是长期服用，则药师应建议医生换一个合适的代用药。

7. 药物本身的性质或不良反应

◆公众日益意识到药物具有一定的副作用和毒性。由于某一副作用存在或发生过，病人在服用此药时往往会迟疑不决。当病人对所服药物的不良反应不能耐受时，也会产生不依从性（例如卡托普利持续的干咳，氨茶碱引起的失眠）。

◆病人对药品不良反应一般有两种倾向：一种是毫不关心，另一种是谈虎色变。对于前一类病人，药师应提醒其仔细阅读药品说明书；对于后一类病人，药师需要耐心地解释，药品说明书中"可能发生"的不良反应并不是必然发生的，病人应根据病情、身体状况权衡利弊，加以选择，如果发生不良反应，应随时向医师或药师咨询。

8. 不愿接受的限制

◆有些病人服用某些药物时不愿意接受必要的限制，他们在服药时会考虑医生的嘱咐是否适合他的生活常规，有否影响他到的生活。如服用甲硝唑应禁酒，服用苯海拉明最好不要驾驶汽车等。药师的职责在于提醒病人服药时接受必要的限制。

9. 病人和医生或药师的关系 （包括后者是否提供足够的指导）也很重要。

如果病人对看病过程或是药师的指导感到满意，诊视是在友好和谐的气氛中进行，而不仅是买卖式的，那么病人就更倾向于执行医嘱。

◆病人的满意度依赖于直觉、是否愿意花费时间、甚至医生或药师的情绪和态度，同样也依赖于医生和病人个性之间的相互作用。

◆例如有些病人不喜欢某些或所有的医生；同样有些医生也不喜欢某些病人；这都给依从带来很大障碍。无疑地，不应该出现此种情况，但事实确是如此发生过。

四、不依从性产生的后果

1. 治疗失败
2. 加重不良反应甚至严重中毒
3. 干扰临床试验结果

对于新药临床是以暗器的药品，表现为使临床试验结果不可靠；同时，使设计方案无法实施。

◆不顺从常常需要冒极大的风险。当然顺从有时也是要付上代价，唯一的代价就是放弃自己的想法而采纳和执行别人的建议。医生和药师有责任告诉病人：他（或她）的顺服和依从带来的往往是临床治疗的成功。

五、提高依从性的方法

◆提高患者的依从性应从以下几方面入手：

（一）简化治疗方案

◆有部分病人一离开就诊环境就不能追述医生的指导。医生说话精炼、清楚和重复则会改善病人的回忆。如果将用药方案的复杂性降低到最小程度，将有利于提高患者的依从性。如采用每天 1 次用药的长效制剂或缓释、控释制剂，无论对工作繁忙易漏服或是老年患者均有益。

（二）改进药品包装（如单剂量配方系统 UDDS）

（1）采用单剂量的普通包装以及 1 天量的特殊包装，是提高依从性的一条简捷途径，能够促使患者自我监督，减少差错。

（2）使用适宜的标签或特殊包装（正如用于口服避孕药的包装）会帮助记忆；醒目、通俗、简单、明了，写有标准的书面意见的小册子对于治疗慢性疾病也是有帮助的。

◆如："该药可能发生嗜睡或精神运动障碍等不良反应，请司机或精密操作、高空作业者慎用"等。

（三）加强用药指导

◆证据表明病人非常渴望得到用药指导，若口头用药指导和文字材料一起提供给病人，则治疗效果特大有改善。药师必须明白，给病人的用药指导与调配给他们的药物同样重要。

◆如果没有特殊指导，任何病人都不大可能正确无误的同时服用三种以上的药物。病人的安全往往系于他的医生（药师），药师应该做到：

（1）权衡永久性药物治疗带来的风险和可能的好处，从而作出相应的措施。

（2）熟悉并运用他所用药物的药理学知识对病人进行指导，如果病人由于其他疾病或意外损伤而可能使用其他药物，则医生和药师对这些药物的药理也应了解。

（3）保证病人了解对他所提出的要求，从而使病人不会因无知、疏忽而可能使用其他药物。

（四）改善服务态度

◆任何技术上的不称职和疏忽对现代的医生和药师来说都是不能原谅的，因为我们面对的是生命，生命无价且无法复制。但技术上称职与恻隐之心并不相抵触。从内心深处流露出的仁爱，平和，关怀，体恤，这本身就可以给那些需要安慰的病人带去极大的安慰，可以恰如其分地说，某些医生和药师本人就可以成为病人有力的安慰者，就可以成为病人产生信赖，尊重和依从的因素。

◆门诊及药店可设立用药咨询窗口，由有经验的、有丰富专业知识和药学服务能力的药学技术人员担任，并设《用药指导》宣传板或发放宣传资料等，从多角度对患者进行正确用药方面的指导，包括药物的作用、不良反应、用药注意事项等。

第三节　药物的用法用量

◆用法用量，短短四个字，却包含了相当大的信息量，它囊括了诸如如何给药，如何使用各种剂型以及使用中应注意的问题，还有每天给药的时间和每次的给药剂量，包括首次剂量和维持剂量等等。

◆如此，药师就承担了了诠释药品说明书的责任任务。这并不是件简单的工作。但是为了使患者更合理的使用药物，产生最好的疗效，最大限度减少不良反应的发生，毫无疑问，这种咨询服务是必须的。

一、正确的给药时间

（一）基本概念

◆药品说明书标注的用药方法，一般都是 1 日 1 次、1 日 2 次或 1 日 3 次等，对于 1 日 1 次的药，很多人都是想起来就吃 1 片，而对于 1 日 2 次或 3 次则大多随三餐服用，有的患者把用药安排在早、晚餐、也有部分患者在早、中、晚餐后服用。

◆其实，这几种方法都是不正确的，通常所说的 1 日是指 24 小时，从日落到日落。1 日 1 次、1 日 2 次或 3 次应是分别每隔 24 小时、12 小时或 8 小时服 1 次药。目的是达到身体的有效血药浓度，从而维持治疗效果。

◆因此除了一些特殊药物，大部分的药物使用时间应该是，1 日 1 次应安排在每天比较固定的时间、1 日 2 次应安排在每日的 8 点和 20 点，1 日 3 次可以安排在 6 点、14 点、22 点。

（二）常见的给药时间及药物

通常有以下几种：

1. **餐前** 指就餐前半小时以内，为的是避免食物对吸收的影响（如助消化药，乳酶生，某些降糖药如甲苯磺丁脲片）。

2. **餐后** 指饭后立刻服；目的是减少对胃的刺激如吲哚美辛和使食物促进药物吸收如维生素 C。

3. **空腹** 指饭前 1 小时或饭后 2 小时，以避免食物使吸收减少及生物利用度降低，如罗红霉素、阿奇霉素、鱼肝油、胃黏膜保护药等。

4. **与食物同服** 如氯沙坦、非诺贝特，以增加吸收，减少胃刺激。

5. **睡前服** 如催眠药，平喘药，血脂调解药，缓泻药等。

6. **其他** 一些特殊用药，需要根据医嘱正确使用。如降糖药，因为只有吃饭后血糖才会升高，所以可按照三餐时间服用。

◆另外还要考虑时辰生理和药理对服药时间的影响。

二、生物节律

（一）时辰概念

◆人体许多功能都是有昼夜节律性的，这是生命的神秘和奇妙所在，当然这种现象也会影响药物在体内的作用。而且机体节律性对药动学、药效学、毒性均有影响，人的生物钟规律是指在人体内调控某些生理、生化和行为等现象时有节奏出现的生理机制。

◆许多疾病的发作，症状的加重和缓解等都具有其自身的规律。比如支气管哮喘患者中的大多数人在黎明发作加重；关节炎患者的关节僵硬以清晨最重，称为"晨僵"；心肌梗死、脑栓塞也多发于午夜。

◆依据时辰药理学所揭示的规律，选择最适宜的服用药物的时间，可达到以下效果：

（1）顺应人体生物节律的变化，充分调动人体内积极的免疫和抗病因素。

（2）增强药物疗效，或提高药物的生物利用度。

（3）减少和规避药品不良反应。

（4）降低给药剂量和节约医药资源。

（5）提高用药依从性。

（二）时辰药理学

1. **概念**　时辰药理学是研究药物与食物昼夜节律性关系及相互影响的学科。它可根据机体的规律性变化来确定最佳的用药剂量和适宜的时间

2. **部分药品服用的适宜时间**

（1）降压药　人的血压在一天中不是恒定不变的，大多呈"两峰一谷"的状态波动，即9：00～11：00、16：00～18：00时最高，2：00～3：00最低。

◆因此，高血压病人应将服药时间由传统的每日3次改为2次，以7：00和14：00为宜。

（2）抗心绞痛药

◆上午血中儿茶酚胺浓度最高，血小板聚集力最强，不稳定心绞痛通常以7：00～12：00为发作高峰期，采取晨6：00给药，以尽快补充体内血液中的药物浓度，发挥其有效的药理作用。

◆而稳定型心绞痛以6：00～10：00为发作高峰，白昼多于夜间，因此，此类型患者常每6小时用药1次，达到24h药物覆盖，以保持较高的血药浓度，有效控制各种心绞痛发作。

（3）调血脂药　肝脏合成胆固醇的时间多在夜间；调血脂药洛伐他汀、辛伐他汀等，睡前服有助于提高疗效。

（4）抗溃疡药

◆人体胃酸的分泌有昼夜规律，清晨5时至中午11时最低，中午开始缓慢上升，20：00左右急剧升高，22：00达高峰。

◆故抗酸药（如氢氧化铝）最佳服药时间是餐后1～2h，夜晚睡前加服一次，有利于中和胃酸。

（5）降糖药　而胰腺的胰岛B细胞每日分泌胰岛素约50IU，其分泌也有节律，清晨始升高，午后达高峰，凌晨跌至低谷。因此，服用药物应结合人体生物钟的规律。

（6）肾上腺皮质激素药

◆上午 7~10 时为分泌高潮（约 450nmol/L），随后逐渐下降（下午 4 时约 110nmol/L），午夜 12 时为低潮，在午夜给糖皮质激素类药，即使剂量不大，次日肾上腺皮质分泌的生理高峰也可受到明显抑制。

◆因此临床用药可遵循内源性肾上腺皮质激素分泌节律，采用早晨 1 次给药或隔日早晨 1 次给药，以减少对下丘脑 - 垂体 - 肾上腺皮质系统的反馈抑制，从而避免导致肾上腺皮质功能下降、甚至皮质萎缩的后果。

（7）平喘药　哮喘患者通常在夜间或清晨呼吸道阻力增加时，诱发哮喘。凌晨 0~2 时是哮喘者对乙酰胆碱和组胺反应最为敏感的时间，因此多数平喘药宜临睡前服用，而氨茶碱则以早晨 7 时应用效果最好。

（8）维生素 B_2　其特定吸收部位在小肠上部，若空腹服用则胃排空快，大量的维生素 B_2 在短时间集中于十二指肠，降低其生物利用度；而餐后服用可延缓胃排空，使其在小肠较充分地吸收。

（9）抗菌药　一般口服抗菌药物应在饭前空腹服用，使药物通过胃时不致过分稀释，使达峰时间加快、提高疗效。

◆红霉素 20：00 给药达峰值所需时间最短，疗效最高；氨苄西林 11：00 服用，较其他时间血药浓度高。

（10）解热镇痛药　吲哚美辛早 7：00 服用可得最高血药浓度，峰值可比在 19：00 服用高 40%。

◆阿司匹林在早晨服药的生物利用度较晚间服药者为高。在 6：00 口服 1.5g，其体内消除率慢，半衰期长，疗效高；而在 18：00 或在 22：00 服用，效果较差。

（11）抗溃疡药

◆人体胃酸分泌从中午开始缓慢上升，至 20：00 左右急剧升高，22：00 达到高峰。故抗酸药加氢氧化铝、复方铝酸铋等，最佳服药时间是餐后 1~2h，夜晚睡前加服 1 次，利于中和胃酸。

◆因餐后胃酸分泌量增大，容易刺激胃黏膜，当胃排空后和睡前加服，可使溃疡面免受刺激，促进愈合。西咪替丁、奥美拉唑等治疗胃及十二指肠溃疡药，均以睡前服用疗效最佳。

（12）抗糖尿病药　人体对胰岛素在 4：00 最为敏感，此时，即使给予低剂量，也可达到满意效果。8：00 再口服降糖宁，此药作用强而持久；16：00 再服，可使药效与体内血糖浓度变化的规律适应，收到显著的治疗效果，并使药物副作用降到最低程度。

（13）抗组胺药　7：00 给予赛庚啶，疗效可维持 15~17h。若在 19：00 给药，疗效只维持 6~8h。氯苯那敏、苯海拉明等抗组胺药，也以早上服药疗效最佳，但需注意抗组胺药有嗜睡的不良反应，驾驶员、高空作业人员等还是在睡前服用安全。

（14）抗贫血药

◆葡萄糖酸铁、硫酸亚铁、蔗糖铁、右旋糖酐铁等补血剂，以20∶00服用最佳。吸收率比8∶00高得多，疗效且可延长3~4倍。

（15）免疫增强药　上午用药，易出现发热、寒战和头痛等不良反应，而晚上用药，副作用少，且疗效不减。

（16）利尿药　氢氯噻嗪宜7∶00服用，不良反应最小；呋塞米于10∶00服用，作用最强。

（17）泻药　治疗便秘的比沙可啶、酚酞、液状石蜡，在服药后8~12h才见效，故睡前服药，次日早晨排便，符合人体的生理习惯。

（18）钙剂

◆人体血钙水平在午夜至清晨最低。而当人入睡后机体仍需一定量的钙，因此，需要补钙的人群除在早、中、晚用钙剂外，宜在睡前加服1次钙剂。

◆临睡前服用补钙药可使钙得到充分吸收。

（19）抗结核病药　新的研究证实，结核杆菌需靠药物浓度高峰来"围歼"杀灭或抑制其繁殖生长，所以如异烟肼、利福平和乙胺丁醇等常用抗结核药物，早晨一次顿服比分次服用效果好，此即"冲击疗法"。

（20）抗抑郁药　抑郁症的特点是晨重暮轻，故5-HT再摄取抑制药氟西汀、帕罗西汀应在早上服用，其他如抗焦虑药氟哌噻吨，治疗小儿多动症的哌甲酯，亦应在清晨服用。

三、药物常见剂型的正确使用

◆任何药物，在供临床使用之前都必须制成适合于治疗和预防应用的形式，称为剂型或制剂。要想正确使用剂型，首先是要看清说明书上的用法。如硝酸甘油片，应为舌下含服而不是吞服；在外用药的使用方法上，也要看清具体使用方法，如大多数妇科栓剂都是阴道给药，但有极个别是肛门用栓剂，如果阴道给药的话，不仅疗效达不到，而且可能会引起其他的毒副反应。

◆常用的内服制剂包括片剂（泡腾片、舌下片、咀嚼片），控、缓释制剂，胶囊剂（软胶囊），糖浆剂，溶液剂，丸剂，散剂等，外用剂型有滴眼剂。滴耳剂，气雾剂，栓剂，软膏剂，搽剂，透皮制剂等

◆常用剂型使用及注意事项

剂型		注意事项
经口腔制剂	舌下片	①给药时宜迅速，含服时把药片放于舌下
		②含服时间一般控制在5分钟左右，以保证药物充分吸收
		③不要咀嚼或吞咽药物，含后30分钟内不宜进食或饮水，也不宜多说话
	咀嚼片	①口腔内的咀嚼时间宜充分
		②咀嚼后用少量温开水送服
		③用于中和胃酸的药物，宜餐后1~2小时服用

剂型		注意事项
经口腔制剂	泡腾片剂	①口服的泡腾片一般用100～150ml凉开水或温水浸泡，可迅速崩解和释放药物，待完全溶解或气泡消失后再饮用
		②不应让幼儿自行服用
		③严禁直接服用或口含
		④药液中有不溶物、沉淀、絮状物时不宜服用
	缓、控释剂	①服药前一定要看说明书或请示医师以确定剂型
		②除另有规定外，一般应整片或整丸吞服，严禁嚼碎和击碎分次服用
		③缓、控释剂每日仅用1～2次，服药时间宜在清晨起床后或睡前
	滴丸剂	①仔细看好药物的服法，剂量不能过大
		②以少量温开水送服，有些可直接含于舌下
		③滴丸在保存中不宜受热
	含漱剂	①含漱剂中的成分多为消毒防腐药，含漱时不宜咽下或吞下
		②幼儿、有恶心、呕吐者不宜使用
		③浓溶液需按说明书的要求稀释
		④含漱后不宜马上饮水和进食，以保持口腔内药物浓度
外用制剂	滴眼剂	①清洁双手，不要用手接触滴眼剂的开口
		②如眼内分泌物过多，应先清理分泌物
		③头部后仰，眼向上望，滴药时应距眼睑2～3cm，每次1～2滴
		④滴后轻轻闭眼1～2分钟，但不要闭得太紧
		⑤用手指轻轻按压眼内眦，防止眼内局部药物浓度降低及药液流入口腔
		⑥若同时使用2种药液，应间隔5～10分钟
		⑦一般滴眼先右后左，如果左眼病情较轻，应先左后右，以免交叉感染
		⑧角膜有溃疡或眼部有外伤、眼球术后，滴药时不可压迫眼球，也不可拉高上眼睑
		⑨滴眼剂不宜多次打开使用，如药液出现混浊或变色，切勿再用
	眼膏剂	①管状眼膏，压挤眼膏剂尾部，使眼膏呈线状溢出，将约1cm长的眼膏挤进下眼袋内
		②盒装眼膏，应将药膏抹在玻璃棒上涂敷于下眼睑内，轻轻按摩2～3分钟以增加疗效
		③眨眼数次，尽量使眼膏分布均匀，然后闭眼休息2分钟
		④多次开管、连续使用超过1个月的眼膏不要再用
	滴耳剂	①耳聋或耳道不通、耳膜穿孔者不宜使用滴耳剂
		②将滴耳剂用手捂热使其接近体温
		③头部转向一侧，患耳朝上，抓住耳垂轻轻拉向后上方使耳道变直，一般一次滴入滴耳剂5～10滴，一日2次
		④滴入后稍休息5分钟，更换另一只耳
		⑤滴耳后用少许药棉塞住耳道
		⑥注意观察滴耳后是否有刺痛或烧灼感
		⑦连续用药3日患耳仍然疼痛，应停止用药及时去医院就诊

剂型			注意事项
外用制剂	滴鼻剂		①滴鼻前先呼气
			②坐下尽量头部向后仰或用枕头垫住双肩平躺
			③将滴鼻管放入鼻孔1厘米处，注意瓶壁不要接触到鼻黏膜，一次滴入2~3滴
			④滴后保持仰位1分钟，后坐直，药液流向咽部
			⑤同时使用几种滴鼻剂时，先滴用鼻黏膜血管收缩剂，再滴入抗菌药物
	鼻用喷雾剂		①喷雾前先呼气
			②头部稍向前倾斜，保持坐位
			③用力振摇气雾剂并将尖端塞入一个鼻孔，同时用手堵住另一个鼻孔并闭上嘴，左手喷右侧鼻孔，右手喷左侧鼻孔，避免直接喷向鼻中隔
			④挤压气雾剂的阀门喷药，成人一次喷入1~2撒，同时慢慢地用鼻子吸气
			⑤喷药后将头尽力向前倾，置于两膝之间，10秒钟后坐直，使药液流入咽部，用嘴呼吸
	软膏剂乳膏剂		①涂敷前将皮肤清洗干净，有破损、溃烂、渗出的部位一般不用。如急性湿疹
			②涂布部位有烧灼或瘙痒、发红、肿胀、出疹等反应，应立即停药并洗去局部药物
			③部分药物，如尿素，涂后采用封包（即用塑料膜、胶布包裹皮肤）可提高疗效
			④除部分抗生素外，一般软膏剂都应在涂敷后轻轻反复按摩皮肤直至渗入
			⑤不宜用于口腔、眼结膜
	栓剂	阴道栓	①置入栓剂后患者应合拢双腿，保持仰卧姿势约20分钟
			②用药前应冲洗阴道，以减少分泌物，提高药效。保持外因清洁、干燥及防止交叉感染
			③应于入睡前给药，以便药物充分分解吸收，并可防止药栓遇热溶解后外流
			④月经期停用，有过敏史者慎用
		肛门栓	①若栓剂变软，应用前应先将其置入冰水或冰箱中10~20分钟，待其基质变硬
			②放在手中捂暖以消除尖状外缘
			③患者侧卧，屈双膝，大腿向前屈曲，贴着腹部
			④放松肛门，把栓剂的尖端插入肛门，深度距肛门2cm为宜，太深会影响生物利用度
			⑤保持侧卧姿势15分钟，以防栓剂被压出
			⑥用药前先排便，用药后1~2小时内尽量不要大便
	气雾剂		①尽量将痰液咳出
			②用前将气雾剂摇匀
			③双唇紧贴近喷嘴，头稍微后倾，缓缓呼气尽量让肺部气体排尽
			④深呼吸的同时撤压气雾剂阀门，使舌头向下；准确掌握剂量，明确1次给药撤压几下
			⑤屏住呼吸约10~15秒，后用鼻子呼气
			⑥用温水清洗口腔或用0.9%氯化钠溶液漱口

续表

剂型		注意事项
外用制剂	透皮贴剂	①不宜热敷
		②有破损、溃烂、青肿的皮肤部位不要贴敷
		③不要贴在皮肤皱褶处、四肢下端或紧身衣服下面
		④每日更换1次或遵医嘱

四、剂量的正确使用

（一）剂量的概念

剂量（Dose）系指一次给药后产生药品治疗作用的数量，基本以国际制（SI）的单位表示。重量常以kg（千克）、g（克）、mg（毫克）、μg（微克），ng（纳克）等5级计量单位表示。容量常以L（升）、ml（毫升）、μl（微升）3级计量单位表示。

◆它们之间的关系是恒定的，即1kg=1000g，1g=1000mg，1mg=1000μg，1μg=1000ng；1L=1000ml，1ml=1000μl。

◆但一部分抗生素、性激素、维生素、凝血酶及抗毒素，由于效价不恒定，只能靠生物鉴定的方法与标准品比较来测定，因此，采用特定的"IU"（International Unit）表示剂量。

（二）剂量的重要性

（1）药物不同的剂量所产生的作用是不同的。剂量由小到大依次为：

◆最小有效量（Minimal Effective Dose）或阈剂量（Threshold Dose）、

◆治疗量（Therapeutic Dose）

◆常用量（Common Use Dose）

◆中毒量（Toxic Dose）

◆极量（Maximal Dose）（分为1日或1次极量）

◆致死量（Lethal Dose）

（2）剂量关系到疗效的发挥和患者的生命安全健康。

◆医师和药师对处方的剂量均负有法律的责任，应注意监督和核对处方中给药剂量的准确性。

（三）剂量换算方法

1. 成人剂量换算　口服药中，许多药的服用剂量用克（g）、毫克（mg）、毫升（ml）等表示，这就需要根据具体规格计算出每次应服几片或几支。

◆如阿莫西林胶囊，常用量是每次500mg，顾客如果经常服用250mg规格的，那么其可能会按习惯一次服用2粒，那么对于500mg规格的，就要特别提醒顾客只需要服用1粒即可。

◆如说明书上，罗红霉素片1次服用0.15g或0.3g，但在药品标识物的每片规格为 150mg。首选要进行等单位换算。按其之间的关系可算出 150mg = 0.15g，300mg = 0.3g，因此可服 1 或 2 片。

2. 儿童剂量换算 儿童给药剂量计算方法比较复杂，药师需精确掌握以便安全指导患者用药

（1）根据儿童体重计算：此法是最常用、最基本的计算方法，适用于药品说明书给出了儿童每千克体重每天应给药剂量的情况。

◆儿童每天给药剂量 = 每千克每天用药量×体重（千克）。

◆例如：某儿童须口服琥乙红霉素，标准剂量为 1 日每千克体重 20 ~ 40mg，分3 ~ 4 次服用。测得此患儿体重为 15kg，即可计算出为 $20 \times 15 = 300$ mg；$40 \times 15 = 600$ mg，分成 3 ~ 4 次，即为 1 次 100 ~ 200mg（3 次）或一次 75 ~ 150mg（4 次）

（2）用成人剂量估算

◆此法适用于药品说明书未给出儿童每千克体重每天应给药剂量的情况（因所得结果通常偏小，所以不常用）。儿童每天给药剂量 = 成人每天给药剂量×小儿体重（千克）/50。

（3）根据体表面积计算

①体重在 30 公斤以下者，其体表面积计算公式为：

◆体表面积（平方米）= 体重（千克）×0.035 + 0.1

②体重在 30 公斤以上者，其体表面积计算公式为：

◆体表面积（平方米）= ［体重（千克）– 30］×0.02 + 1.05

③儿童每天给药剂量 = 每平方米每天用药量×体表面积（平方米）

◆应注意的是：不管用何种方法计算，儿童给药剂量都应以成人最小给药剂量为上限，不管药品说明书中有未提及，这一点都必须注意。也就是说，如果按照上述三种方法之一计算出的给药剂量大于成人最小剂量，那么只能按成人最小剂量来给药。

3. 老年人剂量换算

我国 60 岁以上为老年人，其用药剂量要比成人小。具体又可分为：

◆小于 80 岁的老人：其用药量为成人剂量的 2/3 或 4/5。

◆80 岁或 80 岁以上的老人：其用药量为成人量的 1/2。

第四节　患者用药指导的基本内容

一、注意患者疾病史

例如对胃肠道痉挛合并青光眼的患者，若忽视其青光眼病史而应用阿托品，将导致不良后果。有胃溃疡的患者若使用非甾体类抗炎药，后果也不堪设想。

二、注意患者用药史

◆询问患者用药史的理由：

（1）药物会导致药源性疾病（如氨基糖苷类引起的耳聋，苯妥英钠引起牙龈增生）。

（2）药物能掩盖疾病（普萘洛尔可掩盖心悸）。

（3）停药能引起疾病（皮质激素引起的肾上腺皮质萎缩及原有疾病恶化）。

（4）药物可提供诊断疾病的线索。

（5）药物之间能产生相互作用（协同或拮抗）。

（6）有些药物在停止使用后有后遗作用。

（7）用药时有助于对使用药物的筛选。

三、药物的治疗效果

需要向患者说明为什么需要采用此药治疗；哪些症状会消失或改善，哪些不会；估计会在何时起效；如果不服药或不正确地服药将出现什么情况等。

四、药物可能出现的不良反应

（1）帮助患者适当了解药物的作用和不良反应，预防或避免不必要的困扰与危险。

（2）告知患者可能出现哪些（最重要的）药物不良反应。

（3）怎样识别这些药物不良反应。

（4）药物不良反应会持续多久，有多严重。

（5）采取什么措施防治。

◆对于多疑者，可能还需要强调不良反应的发生是一个统计学概率事件，是整体人群的反应，对于个人来说不一定发生，提醒的目的是万一发生，可采取相应措施，如停药或者立刻就医。

五、药物的正确使用

1. 怎样使用此药
2. 何时使用此药
3. 连续使用多久
4. 怎样储存此药
5. 剩余的药如何处理

◆忘记按时用药很常见，可以提示患者利用闹钟、电脑、移动电话的提醒功能，或者推荐缓释制剂。

六、注意防止蓄积中毒

需告诉患者服用药物时不能超过其最大的剂量。

◆有一些药物排泄较慢而毒性较大（如洋地黄、士的宁、依米丁），为防止蓄积中毒，用到一定量以后即应停药或给予较小剂量（维持量）。这类药物，由于容易引起蓄积中毒，故尽量避免用于肝、肾功能不全的病人，并规定以一定时间内的连续给药作为1个疗程。

◆1个疗程完毕以后，如需要重复给药，则应停药一定时间以后再开始下一个疗程。

七、告诫患者

1. 什么时间不宜使用此药
2. 什么情况下不应使用此药
3. 使用禁忌证是什么

八、注意年龄、性别和个体的差异

（一）儿童

◆儿童处于身体不断生长发育的时期，身高、体重以及各脏器的重量与功能都在不停地发育和成熟。很多药品进入体内以后的吸收、分布、代谢、排泄等都与之有密切关系，尤其与儿童的肝、肾功能更为密切。需特别注意不宜服用成人制剂，严格控制抗生素及抗病毒药品的使用等问题。

◆小儿由于机体发育尚未成熟，对药物的反应与成年人有所不同。例如：

（1）对于镇静催眠药，洋地黄类、阿托品、磺胺类、激素等的耐受性较大，而对吗啡和中枢兴奋药则比较敏感。

（2）应用酸碱类药物较易发生酸血症或碱血症，应用利尿药较易引起低钾、低钠现象。

（3）应用大量或多种抗生素（尤其是口服广谱抗生素时），比较容易引起消化功能紊乱。

（4）在用药时必须注意上述这些特点。对幼婴和新生儿尤应注意有些药一般应禁用，如氯霉素、吗啡等。

（二）老年人

（1）老年人对某些药物常有特异性，例如对麻醉药、肾上腺素等比较敏感，使用阿托品后容易出现兴奋现象，须加留意。

（2）应慎用抗生素类药品。多数老年人肾功能减退，滥用抗生素会引起不良反应，甚至导致严重的后果。

（3）慎用苯二氮䓬类（弱安定）药品。弱安定类药品为临床常用药，具有稳定情绪、减少焦虑、改善睡眠等作用。副作用及不良反应较其他药品为少，易被老年患者所接受。但长期应用可致耐受及依赖性，突然停药有戒断症状出现。

（三）妇女

◆与正常人体的生理活动基本相同，但成年妇女在生理上具有月经、妊娠、分娩、哺乳等不同于男性的特点，所以在用药上就会不同。由于生理情况不同，用药须慎重。例如：

（1）在月经或怀孕期间，不可用剧烈的泻药（如硫酸镁、蓖麻油等），以免引起出血或流产。

（2）具有收缩子宫作用的药物如奎宁、麦角等，不宜用于孕妇，以免导致流产。

（3）有的药物（如丙米嗪）能引起胎儿畸形，亦禁用于孕妇。

（4）四环素可能影响婴儿骨骼的生长及乳齿的发育，因此，孕妇及婴儿禁用。

（5）有些药物可通过乳汁排泄，如吗啡，故哺乳期妇女禁用。

（6）给予妊娠期妇女用药时应特别注意

①避免不必要的用药，查阅资料，选择其利益/危险之比最大的药物。

②告诉患者孕期用药的意义。

③在必须和不当用药时，首先要告诉患者避免妊娠的办法。

④当发现新生儿有先天缺陷时，要询问患儿母亲有否化学物质接触史并提出报告。

（7）咨询实例

◆一孕妇咨询：孕期是否可以服用芬必得。

◆分析：芬必得为布洛芬的缓释胶囊剂，该类药物对胎儿心脏或血液有影响，可少量进入乳汁排泄，用于晚期妊娠妇女可使妊娠期延长，引起难产或产程延长，孕妇及哺乳妇女禁用，为了胎儿及孕妇的安全，建议避免应用。

（四）过敏体质的人

（1）有的病人服用某种药物后，常常出现一般病人不会出现的反应，如荨麻疹、血管神经性水肿等，此即过敏反应。

（2）如果病人对某一种药物过敏，以后就应该避免再给予这种药物。

（3）青霉素、白喉抗毒素（抗毒血清），破伤风抗毒素等易引起严重的过敏性休克，在注射以前，先做过敏试验。

（4）青霉素皮试阳性者，应避免使用青霉素而代之以其他药物，如病情必须使用青霉素者，以前认为必要时可进行脱敏注射。

（五）肝肾功能异常的患者

（1）肝脏是药物代谢的重要器官，严重肝功能不全时，肝脏对药品的生物转化率减慢，而导致药物作用加强，作用时间延长。

（2）肾脏是药物排泄的重要器官，严重肾功能不全时，主要经肾脏排泄的药物的排除减慢，血浆半衰期延长。

以上情况均应减少用药剂量或延长给药的间隔时间，以防止药物在体内蓄积或产生中毒。

（六）透析者

◆透析包括血液透析（Hemo – Dialysis）和腹腔透析（Peritoneal Dialysis）。两种透析的功能不同，一般地说，前者较之后者易于清除药品。能够通过透析排泄的药物通常是水溶性的小分子。水溶性极小或大分子药品均不能通过透析清除（包括药物与血浆蛋白的结合物）。

◆血液透析和腹腔透析均可清除、部分清除一些药品，影响药品的血浆浓度治疗效果，对经血液透析和腹腔透析可清除的药品，依据参数可适当调整给药剂量，以保持药品的有效治疗浓度。

（七）少数民族患者

（1）其可能对说明书的阅读能力不强，特别是关键项目如剂量、不良反应、禁忌证、药物相互作用、用法用量、特殊提示等项目，药师应给予更大的关注。

（2）同时还要注意一些复方制剂中是否含有少数民族忌讳的药物，如：鼻炎康，护肝片等中成药里含有猪胆汁，骨折挫伤散中含有猪骨，应向回民患者给予特殊提示。

九、注意药物相互作用及配伍禁忌

（一）药物相互作用

患者接受多种药品治疗，会增加药物相互作用使药效增加或减弱。应注意的问题有：

（1）药物相互作用很常见，有的病人服药后病情更加恶化，有些人服了一些药后，出现了不良的反应，都有可能是药物之间的相互作用引起的，所以在服药时，应密切注意2种或2种以上药物合用时可导致的药效增强或降低的危险及毒副作用增加的风险。

（2）泻药与止泻药、中枢兴奋药与抑制药、升压药与降压药、扩瞳药与缩瞳药等一般不宜配伍。

（3）具体病例：例如，消化不良患者。

◆患者咨询：吗丁啉、胃酶等，服药后为什么效果不佳。

◆药师解释：胃酶属助消化药，只有在酸性条件下才能很好地发挥作用，而吗丁啉属胃肠动力药，会使胃酶迅速由胃到达肠内，肠内碱性环境会使其减效。故胃酶与吗丁啉等胃肠动力药不能同时服用。

（二）常见的配伍禁忌

（1）青霉素与普鲁卡因、异丙嗪、氯丙嗪等配伍，可产生沉淀等等。

（2）阿司匹林与碱性药物配成散剂，在潮湿时易引起分解。

（3）生物碱盐（如盐酸吗啡）溶液，遇碱性药物可使生物碱析出。

（4）甘草流浸膏遇酸性药物时，所含的甘草苷水解生成不溶于水的甘草酸，故有沉淀产生。

（5）维生素 C 溶液与苯巴比妥钠配伍，能使苯巴比妥析出，同时也可致维生素 C 部分分解。

（6）四环素类（盐酸盐）与青霉素钠（钾）配伍，可使后者分解，生成青霉素析出。

十、注意应用新药时必须慎重

◆在未应用以前，应先参阅有关资料，做到心中有数。在应用当中应注意观察疗效及远近期毒副反应，对某些新药，还须注意观察是否有致癌、致畸胎，有无成瘾性、过敏反应等。

◆用量一般应从资料介绍的剂量的小剂量开始，然后根据临床经验调整剂量，但不可超过规定的极量，以确保病人的安全。

十一、注意选择最适宜的给药方法

◆给药方法系根据病情缓急、用药目的以及药物本身的性质等决定。例如：

（1）当要求药物发挥吸收作用时，在口服后能被吸收的药物，最好采用口服。

（2）遇病人昏迷或呕吐，病情危急如对危重病例，或是药物局部刺激性很强（如酒石酸锑钾）时，或是药物口服不能被吸收（如链霉素）可采用静脉注射宜用静脉注射或静脉滴注。

（3）对阴道滴虫病，多用阴道塞入。

（4）治疗肠道感染、胃炎、胃溃疡以及用驱虫药时，宜口服。

（5）治疗气管炎、哮喘，如同时采用气雾吸入，疗效往往较好。

（6）治疗痢疾可在口服之外加灌肠。

（7）治疗某些肿瘤，有时采用瘤体注射。

（8）抗生素及磺胺药类，除主要供局部应用（如新霉素、磺胺醋酰钠、磺胺米隆）外，许多抗菌药物特别是青霉素应尽量避免局部应用，以免引起过敏反应，并导致耐药菌株的产生。

十二、正确理解"慎用"、"忌用"和"禁用"

（一）慎用

提醒服药人在服用本药时要小心谨慎。就是在服用之后，要细心地观察有无不良反应出现，"慎用"是告诉你要留神，不是说不能使用。

（二）忌用

不适宜使用或应避免使用。标明忌用的药，说明其不良反应比较明确，发生不良后果的可能性很大，但人有个体差异而不能一概论，故用"忌用"一词以示警告。

（三）禁用

这是对用药最严厉的警告。禁用就是绝对不能使用。

第五节　部分使用时具有特殊要求的药品

一、服药时需要嚼碎服用的药物

（一）阿波卡糖

宜在用餐时嚼碎吞服。

（二）酵母片

因其含有黏性物质较多，不嚼碎在胃内形成黏性团块，会影响药物的作用，因此于饭后嚼碎服。

（三）乳酸菌素片

需饭前嚼碎服。

（四）胃黏膜保护剂

复方胃舒平、氢氧化铝片、乐得胃、铝碳酸镁、盖胃平等嚼碎后很快在胃内形成一层保护膜，减轻胃内容物对胃黏膜壁溃疡的刺激。

（五）硝酸甘油片

嚼碎含于舌下，才能迅速缓解心绞痛。高血压病人，心痛定嚼碎舌下含化，则能起到速效降压作用，从而免除了血压过高可能带来的危险。

（六）盐酸异丙肾上腺素

口服无效，宜嚼碎后舌下含化，能很快发挥药效。

二、服药时不宜嚼服的药物

（一）助消化药

如胰酶片，口服时不宜嚼碎，应整片吞下，以免药粉残留在口腔内，而发生严重的溃疡。

（二）缓泻药

如比沙可啶，由于其对黏膜有较强的刺激性，一般服用肠溶片，故不能嚼碎，并在服药前2小时不宜服用抗酸药、牛奶、乳汁或进食。

（三）肠溶片

特点是在胃中不崩解，而在肠中崩解吸收。

◆目的：一是避免胃酸对药物的分解破坏，二是避免药物对胃黏膜的刺激。

◆例如红霉素片、阿司匹林片、麦迪霉素片、庆大霉素片、淀粉酶片、呋喃妥因片、多酶片、双氯灭酸（双氯灭痛）等。

（四）缓释片和控释片

由于其在制剂工艺上具有特殊的渗透膜、骨架、泵、储库、传递孔道等结构，故不宜嚼碎服用，否则会影响药物的疗效。若嚼碎后服用，将会破坏上述特殊架构，进一步失去控释或延缓药物释放的价值。

（五）其他

（1）胶囊剂不宜嚼碎服用。

（2）磷酸苯丙哌林（咳快好）本品粉末对口腔可引起麻木感，服用时不宜嚼碎。

（3）口腔含片不宜嚼碎吞服。

三、服用药时需要多喝水的药物

（一）刺激性药物

服用刺激性的药物时，如果喝水少，则药片在食道会停留时间过长，可导致食道炎（屡有报道）；干吞药片后，胃中没有足够的水分稀释，局部浓度太高会刺激胃部，致胃部溃疡。

（二）磺胺类、氟喹诺酮类药物

服用此类药物时必须大量喝水的药物，如喝水太少，很容易在尿道产生结晶，服用后多饮水，可防止药物造成肾损伤。

（三）解热镇痛药

如阿司匹林，若喝水少将不利于发汗降温，或因发汗过多而引起脱水虚脱，因此，服用此类药物时宜多喝水。

（四）平喘药

服用茶碱或茶碱控释片、氨茶碱、胆茶碱、二羟基茶碱等平喘药时，因其提高肾血流量，具有利尿作用，使尿量增多而易致脱水，出现口干、多尿或心悸等症状。

◆同时，哮喘患者往往伴有血容量较低。故应注意适量补充液体，多喝白开水。

（五）利胆药

◆利胆药能促进胆汁的分泌和排出，机械性冲洗胆道，有助于胆道内泥沙样结石和术后少量残留结石的排出。但利胆药中苯丙醇、羟甲香豆素、去氢胆酸、熊去氧胆酸等服后可引起胆汁的过度分泌和腹泻，因此，服用时应尽量多喝水，以免脱水。

（六）蛋白酶抑制剂

在艾滋病联合治疗中，蛋白酶抑制剂中的雷托那韦、茚地那韦、奈非那韦、安普那韦、洛匹那韦等，多数可形成尿道结石或肾结石，故在治疗期间应确保足够的饮水以预防结石的生成，一般每日须饮水 2000ml 以上。

（七）泻药

服用泻药时亦应大量喝水，以免造成脱水，如硫酸镁、乳果糖等泻药。

（八）抗痛风药

如别嘌醇、丙磺舒等，服药期间大量喝水可加速尿酸排泄。

（九）治疗骨质疏松药

阿仑磷酸钠需要多喝水，避免形成食道溃疡。

四、服药后限制饮水的药物

（一）某些治疗胃病的药物

（1）苦味健胃药：加水易冲淡，也不要多喝水，服后不要漱口。

（2）胃黏膜保护剂如硫糖铝、果胶铋等，服药后在胃中形成保护膜发挥作用，故服药后 1 小时内尽量不要喝水，以避免保护层被水冲掉。

（3）需要直接嚼碎吞服的胃药，不要多饮水，防止被破坏其形成的保护膜。

（二）止咳药

如止咳糖浆、甘草合剂等，通过黏附在发炎的咽喉部而发挥作用，应少喝水，尤其不应喝热水，避免将药物冲掉。

（三）预防心绞痛发作的药物

如硝酸甘油片、麝香保心丸等应舌下含服，由舌下静脉吸收，不可咽下，不需要用水送服。

（四）抗利尿药

如去氨加压素，服药期间应限制饮水，否则可能引起水潴留或低钠血症及其并发症。

五、不宜用热水送服的药物

（一）助消化药

如胃蛋白酶合剂、胰蛋白酶、多酶片淀粉酶、乳酶生、酵母片等，此类药物多含消化酶、活性蛋白质等成分，受热后（70℃以上）即凝固变性而失去作用，达不到治疗目的。

（二）维生素类

维生素类中的维生素 C、维生素 B_1、维生素 B_2 性质不稳定，受热后易还原破坏而失去药效。

（三）止咳糖浆类

此类药物多为复方制剂，若用热水冲服会稀释糖浆，降低黏稠度，不能在呼吸道形成一种保护性的"薄膜",从而影响药物疗效。

(四) 微生态制剂

其内含活性菌类,该类药物遇热会导致活性菌死亡,故不宜用热水送服。

六、服药期间不宜晒太阳的药物

◆某些药品局部外用或口服后,如果人体暴露在阳光下,药物的分子结构就会发生变化,而生成致敏物质,反应较迅速,常在日晒后几分钟或几个小时内,就有可能发生过敏反应。

常见的五类药物如下。

(一) 抗菌药

1. 氟喹诺酮类抗菌药 最易发生此类不良反应的药物当属沙星类抗菌药,如环丙沙星、氧氟沙星、依诺沙星,吸收后能使紫外线能量大部分在皮肤中释放,由光激发而导致皮肤细胞损伤。见光后的过敏症状是皮肤红肿、发热、瘙痒、疱疹等。

2. 磺胺类抗菌药 药热多发生在用药后 5~7 日,皮疹多发生在 7~9 日。严重皮炎常伴有其他器官病变,如哮喘和肝炎。

3. 氯霉素 服后少见有日光性皮炎、剥脱性皮炎皮疹、血管神经性水肿。

4. 四环素类抗生素 包括多西环素、米诺环素、美他环素、地美环素(为四环素类抗生素中最易发生光敏反应的一种药)。

(二) 解热镇痛药

如布洛芬、阿司匹林。

(三) 利尿药

如速尿、双氢克尿噻(氢氯噻嗪)等。

(四) 抗组胺药

如扑尔敏、苯海拉明等。

(五) 降糖药

如格列苯脲、格列吡嗪等。

(六) 皮肤用药

甲氧沙林为植物中提取的色素形成剂,具有强烈的光敏活性,易被紫外线激活而产生光毒作用,若再经照射紫外线,在皮肤上可产生红斑反应,增加黑色素,并加速黑色素形成。

(七) 抗肿瘤药

柔红霉素用药后易出现光敏性皮炎。

◆正在服用以上药物的人,首先,服药前仔细看药品说明书。如果注明该药可致光致敏反应,那么,患者在服药期间及停药后 5 日之内,应避免接触阳光或紫外线。

◆其次，服药期间应尽量避开阳光直射的时间出门。如果外出要做好防护工作，并出门前涂抹防晒指数超过 PF15 的防晒霜。另外，应多吃樱桃、猕猴桃等富含维生素 C 的食物。

◆最后，已发生光致敏反应的患者，应立即停药，并去皮肤科就诊，不要自作主张乱服药。值得注意的是，在症状未消失及症状消失后 5 日内，仍不能晒太阳，以免再次发生光致敏反应。

七、宜清晨服用的药物

（一）肾上腺皮质激素

泼尼松，泼尼松龙，地塞米松等。

◆清晨服用可减少对下丘脑－垂体－肾上腺皮质系统的反馈抑制而避免导致肾上腺皮质功能下降

（二）抗高血压药

氨氯地平、依那普利、贝那普利、拉西地平、氯沙坦、缬沙坦、索他洛尔。清晨服用可有效控制血压。

（三）抗抑郁药

主要有氟西汀、帕罗西汀、瑞波西汀、氟伏沙明等。

◆抑郁、焦虑、猜疑等症状，常表现为晨重晚轻，清晨服用可效果较好。

（四）利尿药

如呋塞米、螺内酯等，清晨服用可避免夜间排尿次数过多。

（五）驱虫药

如阿苯达唑、甲苯咪唑、哌嗪、噻嘧啶等。

◆清晨服用可使药物迅速进入肠道，保持较高浓度，增加药物与虫体的直接接触。

八、宜餐前服用的药物

（一）收敛药

如鞣酸蛋白，餐前服用可使药物迅速通过胃进入小肠，遇碱性小肠液而分解出鞣酸，起到止泻作用

（二）促胃动力药

如甲氧氯普胺、多潘立酮、莫沙必利等，餐前服用有利于促进胃蠕动和食物向下排空，并帮助消化。

（三）降血糖药

如甲苯磺丁脲、氯磺丙脲、格列本脲、格列齐特、格列吡嗪、格列喹酮、罗格列酮等，餐前服用血浆达峰浓度时间比餐中服用提早。

（四）钙、磷调节药

如阿仑膦酸钠、丙氨膦酸二钠、氯屈膦酸钠，餐前服用便于吸收。

（五）抗生素

如头孢拉定、头孢克洛、氨苄西林、阿莫西林、阿奇霉素、克拉霉素，餐前服用效果好。若进食可延缓药物吸收。

（六）广谱抗线虫药

如伊维菌素，如餐前 1 小时服用可增强疗效。

九、宜餐中服用的药物

（一）降血糖药

如二甲双胍、阿卡波糖、格列美脲等。餐中服用可减少对胃肠道的刺激和不良反应。

（二）抗真菌药

如灰黄霉素，与脂肪餐同服可促进胆汁的分泌，促使微粒型粉末溶解，便于人体吸收，从而提高血药浓度。

（三）助消化药

如酵母、胰酶、淀粉酶等，餐中服用可充分发挥酶的助消化作用，并可避免被胃液中的酸破坏。

（四）非甾体抗炎药

1. **舒林酸**　与食物同服可使镇痛作用持久。
2. **吡罗昔康、依索昔康、美洛昔康、奥沙普嗪等**　与食物同服减少胃黏膜出血的概率。

（五）肝胆辅助用药

如熊去氧胆酸，于早、晚进餐时服用，可减少胆汁、胆固醇的分泌，利于结石中胆固醇的溶解。

（六）抗血小板药

如噻氯匹定，进餐时服用可提高生物利用度并减轻胃肠道的不良反应。

（七）减肥药

如奥利司他，进餐时服用，可减少脂肪的吸收率。

（八）分子靶向抗肿瘤药

如甲磺酸依马替尼，于进餐时服用或与大量水同服可减少对消化道的刺激。

（九）抗结核药

如乙胺丁醇，对氨基水杨酸，若于进餐时服用可减少多消化道的刺激。

十、需餐后服用的药物

（一）非甾体抗炎药

如阿司匹林、二氟尼柳、贝诺酯、对乙酰氨基酚、吲哚美辛、尼美舒利、布洛芬、双氯芬酸、甲氯芬那酸、甲芬那酸等。

◆餐后服用可减少药物对胃肠的刺激（塞来昔布外，食物可延缓其吸收）。

（二）维生素类

如维生素 B_1、维生素 B_2，随食物缓慢进入小肠可利于吸收。

（三）组胺 H_2 受体阻断剂

◆如西咪替丁、雷尼替丁等，餐后服用比餐前服用效果为佳，因为餐后胃排空延迟，有更多的抗酸和缓冲作用时间。

（四）利尿药

如氢氯噻嗪，与食物同服，可增加其生物利用度。

十一、宜睡前服用的药物

（一）催眠药

如地西泮、硝西泮、水合氯醛、咪达唑仑、司可巴比妥、艾司唑仑、异戊巴比妥等。

（二）平喘药

如沙丁胺醇、二羟丙茶碱等，因哮喘多在凌晨发作，睡前服用止喘效果更好。

（三）调血脂药

如洛伐他汀、辛伐他汀、普伐他汀、氟伐他汀，肝脏合成胆固醇峰期多在夜间，晚餐后服药有助于提高疗效。

（四）抗过敏药

如苯海拉明、异丙嗪、氯苯那敏、特非那定、赛庚啶、酮替芬等，服后易出现嗜睡、困乏，睡前服用较安全，还可有助于睡眠。

（五）钙剂

如碳酸钙，以清晨和睡前服为佳，以减少食物对钙吸收的影响；如选用含钙量高的制剂，则宜睡前服，因为人血钙水平在后半夜及清晨最低，睡前服可使钙得到更好的利用。

（六）缓泻药

如比沙可啶、液状石蜡等，服用后约 12 小时排便，于次日晨起泻下，较符合生理规律。

（七）组胺 H$_2$ 受体阻断剂

如西咪替丁，睡前服用可抑制夜间的胃酸分泌高峰。

十二、可致眼毒性的药物

（一）非甾体抗炎药

长期大剂量服用阿司匹林可使血液中凝血酶原减少而引起视网膜或玻璃体出血，可致视力减退，严重者长期不能恢复。

◆此外，吲哚美辛可致视力模糊、视网膜病变、角膜基质浑浊；布洛芬可引起视力障碍。

（二）抗生素

如氯霉素长期服用可引起眼球后视神经炎；局部应用可引起结膜炎、眼睑粘连、角膜斑痕等。

（三）抗癫痫药

三甲双酮用药后常会导致在亮光下的视力模糊，使所有物体表面全覆盖一层似白雪的"昼盲"，一切物体看起来均是白色的。

（四）抗结核药

链霉素、乙胺丁醇可致眼球后视神经炎、视网膜炎及视力神经萎缩，其发生率与剂量的大小有关。

◆长期用药还可出现视敏感度降低、辨色力受损、视野缩小、视觉暗点，严重者可失明。

（五）抗心律失常药

胺碘酮长期服用可使角膜色素沉；可引发角膜病，表现为畏光、流泪、视物昏花。

（六）抗胆碱药

阿托品、颠茄、山莨菪碱、东莨菪碱等均有不同程度的散瞳、升高眼内压的作用，引起视物模糊和视野改变。

◆胃肠平滑肌解痉药溴丙胺太林（普鲁苯辛）、溴甲阿托品、甲溴贝那替嗪等也均可引起瞳孔散大，眼压升高、视物模糊等反应。

（七）抗疟药

如奎宁可引起眼视网膜炎、视神经损害、视野缩小、视力丧失。

◆急性中毒时可使视力完全丧失、视力减退，在医学上称为"黑蒙"。

十三、可致耳毒性的药物

（一）氨基糖苷类抗生素

卡那霉素、链霉素、庆大霉素等可引起耳前庭功能失调，卡那霉素、阿米卡星可使耳蜗神经损伤，尤其对新生儿的影响更甚。若与红霉素、利尿剂合用，对耳毒性的作用更强。

◆另外，去甲万古霉素也可诱发耳毒性，轻者耳鸣、听力丧失，重者耳聋。

（二）利尿剂

其中呋塞米（速尿）、依他尼酸（利尿酸）、天尼酸可诱发耳鸣或听力减退。

◆若与两性霉素、头孢菌素、庆大霉素、卡那霉素、妥布霉素联合应用，对耳毒性的作用增加；与抗组胺药合用，容易出现耳鸣、头晕、眩晕等。

（三）钙通道阻滞剂

尼伐地平服后可致耳鸣。

（四）免疫抑制剂

如环孢素可引起耳鸣、听觉丧失。

（五）维生素

如阿法骨化醇（阿法 D_3）可致耳鸣、老年性耳聋。

（六）抗结核药

如卷曲霉素连续用药 $2 \sim 4$ 个月时可出现耳鸣、听力减退、耳饱满感、步态不稳、眩晕，严重者可引起耳聋。

十四、可致血压升高的药物

（一）肾上腺皮质激素类药物

长期大量使用泼尼松、地塞米松等，可使正压升高，甚至导致高血压危象。

◆这主要是由于糖皮质激素类药物可引起水、钠、糖、蛋白质和脂肪代谢紊乱，水钠潴留使肾素－血管紧张素－醛固酮系统的升压效应增强，使血管平滑肌对缩血管物质的敏感性提高而致使血压增高。

（二）非甾体抗炎药

吲哚美辛（消炎痛）、吡罗昔康（炎痛喜康）、美洛昔康、氯诺昔康（芬诺昔康）等，可抑制前列腺素的合成，使血管收缩，水钠潴留，血容量增加，致血升高。

（三）口服避孕药

长期服用避孕药使血压呈不同程度的升高，这是由于口服避孕药的主要成分－雌激素可提高交感神经系统的兴奋性，以及增强肾素－血管紧张素－醛固酮系统的活性。

◆其长期大剂量使用时能升高血清甘油三酯和磷脂，而引起水钠潴留，促使外周阻力增大，血压升高。

（四）减轻鼻充血剂

如盐酸麻黄素、盐酸萘甲唑啉、赛洛唑啉、羟甲唑啉等，可促使鼻黏膜血管收缩，在滴鼻时过量，易发生心动过速、血压升高。

（五）抗感冒药

在抗感冒药的复方制剂中常含有盐酸伪麻黄碱，为血管收缩剂，可引起血压升高。

（六）促红细胞生成素

部分患者使用此药后出现血压升高，可能与红细胞生长过快、血黏度增加、末梢循环阻力增大有关。

（七）免疫抑制剂

如环孢素、左旋咪唑等，可致血压短暂升高，其发生机制主要与水钠潴留、交感神经的兴奋性增强有关。

（八）减肥药

西布曲明（曲美）服后可抑制去甲肾上腺素、多巴胺的再摄取而增强饱食感，但游离的去甲肾上腺素等可刺激血管收缩而致使血压升高，对有高血压病史者应慎用，对血压控制不好的高血压患者需禁用。

（九）其他

（1）长期服用甘草制剂也会出现轻度血压升高。某些含酒精的制剂（如药酒）如长期大量饮用也会使血压升高。

（2）某些抗生素如红霉素、利福平、丁胺卡那霉素等虽不直接引起血压升高，但可抑制一种专门水解酪胺的单胺氧化酶的活性，若与香蕉、菠萝、柑橘、腊肉、牛肝、红葡萄酒、啤酒等含有酪胺的食品同服时，可使酪胺难以水解和灭活，以致刺激血管，使血压升高。

◆因此，如需长期使用以上药物时，要注意监测血压，当出现血液升高时，应立即停药或调整药物，大多数人的血压可于停药后恢复正常。

（十）附：单胺氧化酶抑制剂

1. 单胺 在化学上称作一元胺，指结构中含有一个氨基的物质，在自然界分布广泛，如多巴胺和5－羟色胺都是单胺类物质，有些食物如奶酪也富含单胺。许多单胺类物质有着很强的生理活性（如升高血压的作用）。

2. 单胺氧化酶 单胺氧化酶是一类能够选择性代谢（氧化脱氨基）单胺类物质的酶系，单胺氧化酶在人体内分布极广，除了红细胞之外，几乎所有的细胞内都有单胺氧化酶，专门对付单胺。使得单胺一进入人体，在胃肠道和肝脏，便遭到单胺氧化酶的"围歼"，迫使它们氧化失活（失去活性），阻止其进入血循环。

3. 单胺氧化酶抑制剂 单胺氧化酶抑制剂就是专门抑制单胺氧化酶的，单胺氧化酶一旦受到抑制，单胺类物质便又可以"兴风作浪"了。

4. 同是单胺氧化酶抑制剂，药物的化学结构可能完全不同，治疗的疾病也各种各样 常见的单胺氧化酶抑制剂有：

（1）抗抑郁症药：苯乙肼、异唑肼、异丙肼、苯环丙胺、吗氯贝胺、溴法罗明、尼亚拉胺、托洛沙酮、德弗罗沙酮。

（2）抗帕金森病药：司立吉兰。

（3）抗高血压的优降宁。

（4）抗菌药物：呋喃唑酮、灰黄霉素、异烟肼。

（5）抗肿瘤药物：甲基苄肼。

（6）复方药物益康宁（主要由普鲁卡因、肌醇和维生素 B_6 组成）。

5. 禁止与单胺氧化酶抑制剂合用的药物　下列药物禁止或不宜与单胺氧化酶抑制剂合用，否则可能引起不良反应，甚至是严重的、危及生命的不良反应，如血压骤然升高，甚至导致高血压危象，心动过速，呼吸困难，运动失调，高热，精神错乱等。

（1）中枢神经抑制药：水合氯醛、卤噁唑仑、替吡度尔、苯二氮䓬类。

（2）降压药：可乐定、胍乙啶、利血平以及含利血平的复方制剂。

（3）抗抑郁药：①三环类抗抑郁药如丙米嗪、氯米帕明、阿米替林等；②四环类抗抑郁药马普替林、米氮平、米安色林等；③5－羟色胺摄取抑制剂如氟西汀、氟伏沙明、帕罗西汀、茚达品、舍曲林、西酞普兰、安非他酮等，其他如苯丙胺、诺米芬新等。

（4）抗帕金森药：左旋多巴。

（5）促智药：阿咪三嗪－萝巴新。

（6）镇咳药及平喘药：右美沙芬及其复方制剂；麻黄碱。

（7）镇痛药及抗过敏药：哌替啶、舒马普坦、芬太尼；苯噻啶。

（8）单胺氧化酶抑制剂：单胺氧化酶抑制剂之间亦不可合用。单胺氧化酶抑制剂作用时间较长，必须在停药 2 周以上方可开始服用以上药物。如果先用了上述药物，也必须停药一段时间才可以开始用单胺氧化酶抑制剂，

◆单胺氧化酶抑制剂亦可通过抑制肝药酶系统，影响某些药物的代谢，致血药浓度升高，半衰期延长，药理活性增强。

◆例如有报道单胺氧化酶抑制剂可延缓口服降糖药甲磺丁脲、氯磺丙脲、巴比妥类、苯妥英钠、乙醚和抗组胺药异丙嗪和苯海拉明的代谢，使这些药的药效增强。

◆特别需要提及的是：服用单胺氧化酶抑制剂期间，禁食富含单胺的食物和饮料，如酸奶、奶酪、腐乳、动物肝脏、腌鱼、香肠、腊肉、蚕豆、扁豆、巧克力、酵母、罐头无花果、菠萝、啤酒、葡萄酒、柑橘类果汁等，否则可因酪胺大量吸收造成血压急剧上升。

◆有人报道 13 例服用苯环丙胺的患者，吃了鸡肝后均引起血压升高。

十五、可致血糖异常的药物

（一）利尿剂

可抑制胰岛素释放、使糖耐量降低，血糖升高或尿糖阳性反应，如呋塞米、依他尼酸、氢氯噻嗪等。

（二）肾上腺皮质激素

糖皮质激素泼尼松、泼尼松龙、甲泼尼松、去炎松、氢化可的松、地塞米松可调节糖代谢，在中、长程应用时可出现多种代谢异常，包括高血糖。

（三）氟喹诺酮类

加替沙星可致严重或致死性低血糖或高血糖。

（四）甲状腺激素

可促进人体分解代谢，使胰岛素水平下降，药品有左甲状腺素钠、碘塞罗宁钠；糖尿病者服用甲状腺激素类药物后宜适当增加胰岛素和口服降糖药的剂量。

（五）抗精神病药和镇静药

◆非经典抗精神病药可引起葡萄糖调节功能异常，包括诱发糖尿病、加重原有糖尿病和导致糖尿病酮症酸中毒，其中药物有氯氮平、奥氮平、喹硫平、阿立哌唑、利培酮、齐拉西酮。氯丙嗪、奋乃进、三氟拉嗪等。

（六）非甾体抗炎药

阿司匹林、吲哚美辛、阿西美辛等偶可引起高血糖。

（七）其他药物

◆口服降糖药（尤其磺酰脲类促胰岛素分泌药）或胰岛素过量，可引起低血糖后的高血糖反应（苏木杰反应）。重症糖尿病者停胰岛素后，或药物剂量不足，由于高血糖引起高渗性利尿及脱水，血容量减少，从而刺激肾上腺分泌，产生反应性高血糖。

第二十章

药物相互作用及常用剂型

第一节 药物相互作用

一、概述

（一）药物相互作用的现状

◆当一个病人正在用一种药物进行治疗，接着又接受另一种药物治疗时，他有时会迟疑一下，想第二种药物是否会对第一种药物有影响，这种考虑是必须地，医生和我们的药师更应该考虑到这一点。事实上，药物之间的相互作用可发生于任何一个阶段，从把几种药物混合或把药物和制剂中其他成分混合开始，到进入体内进行吸收分布，最后以原型或是以代谢物的形式排出体外为止。

◆近几年，致死性药物相互作用时有报道，如三唑仑与阿米替林、氟西汀与氯氮平、喷司他丁（酶抑制剂）与环磷酰胺等。发生在体内的、代谢性的相互作用，已引起人们的高度重视。"每当临床医师给病人多增加一个药，就可能意味着正在他设计一个具有特殊危险的合并用药。"

（二）药物相互作用的特征

很显然，药物之间的相互作用可能是需要的，也可能不需要，可能有利，也可能有害。

◆各种药物单独作用于人体，可产生各自的药理效应。当多种药物联合应用时，由于它们的相互作用可使药效加强或不良反应减轻，也可使药效渐弱或不良反应增多，甚至出现不应有或是奇特的不良反应，而危害患者。

◆当多种药物同时应用治疗例如结核、高血压病时，人们会有意识地寻求相互作用，利用两种有相加的治疗作用但具有不相加的不良反应的药物，使得用药对病人更为有利。用纳洛酮治疗吗啡过量时，人们也是有意寻求相互作用。

◆虽然不良的明显的药物相互作用很引人注目，但是许多有利于治疗的相互作用也应引起重视，后者正是设计和使用合理复方的理论基础。

（三）药物相互作用的含义

药物的相互作用指两种或两种以上药物同时或先后（后一种药物在前一种药物应用的 5 个半衰期内）应用时，药物之间相互影响和干扰从而使药理效应以及毒性发生改变的现象。这种影响主要是指药动学和药效学及药剂学的相互影响。其特点为：

（1）这种相互作用可以发生在两种药物之间，也可以发生在药物和食物之间；不仅限于用药过程中，也包括发生于用药后某一时间内所发生的相互影响。这里的变化包括有疗效的性质、强度、持续时间、副作用及毒性的变化。

（2）药物相互作用的危险性取决于用药的种类，数量和剂量。目前，我国住院患者平均每日合并用药 5 种，不合理用药发生率达 21.8%，相对于其他国家，我国医师用药量偏大。

◆但从目前水平来看，多数情况下只能探讨两种药物间的相互作用。超过两种以上的药物所发生的相互作用比较复杂，此处主要探讨两种药物间的相互作用。

◆药物进入体内前，药物在体外发生的药物相互作用称为配伍禁忌。属药剂学方面的相互作用。包括体外药物与药物、药物与溶媒、药物与赋形剂之间发生的物理或化学变化。配伍禁忌往往是物理与化学因素的相互影响而造成的结果。

（四）药物相互作用对治疗的影响

1. 有益的相互作用　指联合用药时得到的治疗作用是适度增强或不良反应减轻的效果。

◆例如多巴脱羧酶抑制药（卡比多巴或苄丝肼）可抑制左旋多巴在外周的脱羧。两者合用可增加药物进入中枢而提高疗效，并减少外周部位的不良反应。

◆甲氧苄啶可使磺胺类药物增效；阿托品和吗啡联用，可减轻后者所引起的平滑肌痉挛而加强镇痛作用等。

2. 不良的相互作用　主要表现在：

（1）药物治疗作用减弱，可导致治疗失败。

（2）不良反应或毒性增强，如果超出了机体的耐受能力，也可引起不良反应，乃至危害患者。

3. 有争议的相互作用　指有一些相互作用在一定条件下是有益的，可为医疗所利用，但在其他时候也可以是有害的，常引起争议。

◆如钙盐可增强洋地黄类的作用，一般认为应禁止联用。在很少数的特殊情况下，却需要联用，但必须在严密监护条件下进行。类似的情况不很多，此时，应根据实际情况进行判断。

◆为得到我们需要的药物相互作用，同时预防、辨别并阻止那些我们不需要的药物相互作用，就应该了解一个药物是如何影响其他药物的药理学基础的。由于药物的数量庞大以及药物相互作用的事例太多，我们不可能把它们全部罗列并一一记住。

二、药动学方面的药物相互作用

（一）药动学的相互作用概念

◆药动学的相互作用指联合应用药后，由于药物间的相互作用，改变了其中一个药物的吸收、分布、代谢或排泄，导致血药浓度改变从而影响药物效应。

（二）相互作用的方式

1. 影响药物在胃肠道吸收的相互作用

由于药物的相互作用，可导致其中一种药物吸收速度或吸收量发生变化。这种相互作用的方式包括：改变胃肠道 pH、发生螯合作用或吸附作用、药物间发生的化学反应、改变胃肠道的运动或改变肠黏膜转运功能、某些食物改变药物的吸收过程等。

（1）改变胃肠道 pH　药物在胃肠道的吸收以简单扩散为主，pH 可明显影响药物的解离度和吸收率。例如：

◆苯妥英钠和呋塞米合用可影响消化道黏膜的完整性而影响后者的吸收。

◆抗酸药可提高胃肠道的 pH，可减少同时服用的弱酸性药物（如水杨酸类、呋喃妥因、磺胺类、某些巴比妥类等）的吸收。

◆酮康唑（Ketoconazole）：属二元弱碱，在与制酸药、抗胆碱能药物、解痉药、H_2受体阻断剂、奥美拉唑、硫糖铝等同时应用时，可致溶解度下降，吸收明显减少。

（2）形成络合物　有些药物同时服用后，在胃肠道中形成难溶性或难以吸收的络合物或复合物，而妨碍其吸收。例如：

◆含有二、三价金属阳离子（Ca^{2+}、Fe^{2+}、Mg^{2+}、Al^{3+}、Fe^{3+}）的药物，可与四环素类抗生素发生络合反应，导致药物的吸收障碍。这类相互作用通过间隔 2h 以上先后给药可以避免。

◆阴离子交换树脂考来烯胺（Cholestyramine）对酸性分子有很强的亲和力，易与阿司匹林（Aspirin）、苯基丁氮酮（保泰松，Phenylbutazone）、强心苷、华法林、甲状腺素（Thyroxine）等结合成难溶复合物，妨碍这些药物的吸收。

◆活性炭（Activated carbon）、氢氧化镁（Magnesium hydroxide）和三硅酸镁（Magnesium trisilicate）等具有吸附能力或结合能力，在肠道内可妨碍同时使用的其他药物的吸收。

（3）改变胃肠道的运动　某些药物可改变胃排空或肠蠕动速度，进而影响其他药物到达小肠和在小肠滞留的时间，影响这些药物的吸收。例如：

◆阿托品（Atropine）、吗啡、哌替啶等可延缓胃排空，使同时使用的药物进入小肠时间延迟，药物起效慢，使达峰时间延长。

◆甲氧氯普胺（Metoclopramide）可促进胃肠运动，加速胃排空，可使同服药物（如对乙酰氨基酚，地高辛）通过胃进入小肠的时间缩短，药物起效加快，同时减少在小肠的停留时间，使吸收量减少，药物作用明显减弱。

◆抗胆碱药阿托品，普鲁本辛（Propantheline）可抑制胃肠运动与地高辛合用时，可增加地高辛在小肠的停留时间，可延缓药物吸收，但可增加吸收量，使地高辛血药浓度提高 30% 左右，药物作用明显增强。

（4）改变肠吸收功能　有些药物可损害肠黏膜的吸收功能，从而减少合用药物的吸收。例如：

◆苯妥英钠和呋塞米合用可影响消化道黏膜的完整性而影响后者的吸收。

◆新霉素（Neomycin）与地高辛合用时，导致地高辛的吸收减少，血药浓度降低。

◆对氨水杨酸（Aminosalicylic acid）可使合用的利福平（Rifampicin）血药浓度下降 50%。

◆甲氨蝶呤（Methotrexate）或长春碱（Vinblastine）用于患者的化疗，可使与其合用的苯妥英钠（Phenytoin sodium）或维拉帕米（Verapamil）的吸收减少 50%。

（5）改变肠道菌群

◆长期服用红霉素（Erythromycin）、庆大霉素（Gentamicin）或新霉素等可抑制肠道菌群，使维生素 K 的合成减少，进而加强香豆素类抗凝血药的抗凝作用。

◆部分细菌可将肠道内地高辛分解，如肠道菌群被抑制后，这种对地高辛的分解减少，地高辛的吸收增加，导致地高辛的作用增强。

（6）食物的影响

◆一般情况下，食物可延缓药物的吸收速度和减少药物的吸收程度。

◆少数药物在进食情况下吸收却增加，如进食时同时服用螺内酯（Spirolactone），其吸收量明显高于空腹用药。

◆食物中的脂肪含量可影响脂溶性药物的吸收，如高脂肪饮食可明显增加灰黄霉素的吸收量。

2. 影响药物分布的相互作用

（1）联合用药时血浆蛋白结合位点的竞争特点为：

①药物与血浆蛋白结合的比率是药物本身固有的特性，每种药物与血浆蛋白的结合能力强弱不等。

②两种药物合用时，结合能力强的药物（强力结合药，相互作用药）可使结合能力弱的药物（被置换药，目标药物）从血浆蛋白结合位点上置换出来，使结合力弱的药物在血中游离型浓度增高，结果是作用增强，同时令中毒的危险性也增加。

③只有结合率高（大于 85%）、治疗窗狭窄且表观分布容积小（小于 0.15L/kg）的药物在被置换后，药理活性才会明显增强，甚至发生严重的不良后果。

◆如华法林的血浆蛋白结合率在 98%～99%，表观分布容积较小，如有 1%～2% 被置换出来，则血浆中游离型药物浓度可增加 1～2 倍，进而引发严重的出血。

◆血浆蛋白结合率较高的药物包括保泰松、水杨酸类、华法林、地西泮、苯妥英钠、青霉素、丙磺舒、硫喷妥钠、吲哚美辛、甲磺丁脲、氯丙嗪。普萘洛尔、阿米替林、克林霉素、甲氨蝶呤、氯磺丙脲、部分磺胺类等。

（2）竞争药物转运体，改变药物的组织分布

①在机体的许多器官中都存在着药物转运体 P‐gp，如小肠上皮细胞、胆管上皮细胞、肾小管近端内皮细胞、血‐脑屏障、胎盘屏障等。P‐gp，为药物外排泵，可将肝脏的 P‐gp 底物转运到胆汁中，也可将 P‐gp 底物从血‐脑屏障或胎盘屏障排出，并可限制其进入血脑屏障或胎盘屏障。

②如果临床上同时给予 P‐gp 底物的药物，则在 P‐gp 结合位点上将发生药物相互作用，影响药物的外排而使药物在组织的分布发生变化。例如：

◆抗心律失常药物奎尼丁与止泻药咯哌丁胺均为 P‐gp 的底物。一般情况下，咯哌丁胺作用于外周肠道的阿片受体起到止泻作用，其虽是 P‐gp 的底物，但此时由于中枢 P‐gp 的外排作用，咯哌丁胺并不能进入中枢，所以脑内药物浓度很低，不产生呼吸抑制。

◆然而当咯哌丁胺与 P‐gp 抑制剂奎尼丁合用后，由于奎尼丁抑制了中枢的 P‐gp，使一般情况下不能进入中枢的洛哌丁胺可进入中枢，导致洛哌丁胺的脑内浓度明显增加，作用于中枢的阿片受体，而产生严重的呼吸抑制等神经毒性。

3. 影响代谢分布的药物相互作用

◆通过影响药物代谢而产生的药物相互作用约占药动学相互作用的 40%，是最具临床意义的一类相互作用。

◆在人类肝脏中与药物代谢密切相关的 CYP450 酶主要是 CYPIA2、CYP2A6、CYP2C9、CYP2C19、CYP2D6、CYP2E1 和 CYP3A4，它们占肝脏中 CYP 总含量的 75% 以上。

◆CYP450 酶催化底物有一定的特异性，但并不十分严格，不同的 CYP450 酶能催化同一底物，而同一底物可被不同的 CYP450 酶所代谢。药物对 CYP450 酶的影响可分为酶抑制作用（enzyme inhibition）和酶诱导作用（enzyme induction）。一般来说，酶抑制作用的临床意义大于酶诱导作用。

（1）酶诱导作用

◆酶诱导的结果一般是导致目标药的药效减弱，但如果药物的效应是由其活性代谢物引起，则可导致药效增强。具有酶诱导作用的临床常用药物有苯巴比妥和其他巴比妥类药物、苯妥英钠、卡马西平、利福平、水合氯醛等多种药物，这些药物的共同特点是亲脂、易与 CYP 结合并具有较长的半衰期。值得注意的是：

①吸烟、饮酒也会产生对肝药酶的诱导作用，因此在吸烟、饮酒过程中服用药物也要考虑和药物的相互作用。

②多数情况下，酶的诱导没有明显的临床意义，但对于一些治疗指数低的药物可产生影响，甚至可导致不良反应的发生。

◆例如，苯巴比妥可诱导 CYP2C9，使该酶的底物华法林的代谢速率加快，导致华法林抗凝作用减弱，因此，苯巴比妥与华法林联合用药时需增加华法林的剂量以补偿这种效应。但是此时如果患者停用苯巴比妥，CYP2C9 的活性迅速恢复到诱导前的"低"水平，结果可使血浆中华法林浓度显著上升而发生危险，因此在这种情况下，华法林剂量必须相应降低，否则可引起致命性大出血。

（2）酶抑制作用

①肝药酶抑制剂对药物代谢产生的效果可通过减慢自身或相互作用药物的代谢速率来完成，其结果是可导致血药浓度升高、半衰期延长以及药理活性增强。

②对于治疗指数较小的药物．可能导致其中毒。

◆肝药酶的抑制作用主要发生在酶蛋白水平上，由抑制剂占据相应酶的一定部位，从而使酶代谢其他底物的活性减弱，但酶蛋白含量并不减少。

③酶抑制的过程通常要比酶诱导快得多，只要肝脏中的抑制剂达到足够的浓度即可发生。

4. 影响药物排泄的相互作用

此种作用主要发生在肾脏。由于影响肾小球滤过的药物相互作用较少发生．并且肾小管重吸收和肾小管分泌的作用对药物经肾小球的排泄的量具有部分补偿作用，故涉及药物及其代谢产物经肾脏排出的相互作用方式主要发生在肾小管重吸收和肾小管分泌的过程：

（1）影响肾小管分泌的药物相互作用　肾小管分泌属于主动转运过程，需要特殊的药物转运载体，这些载体包括弱酸性药物载体和弱碱性药物载体两种。

◆当两种弱酸性药物或弱碱性药物合用时，可相互竞争转运载体，进而出现竞争性抑制现象，导致其中一种药物由肾小管的分泌少、药物效应增强、半衰期延长或发生毒性反应。

◆例如青霉素约19%在肝内代谢，75%以上的原型形药物经肾脏排出，其中只有10%经肾小球滤过，其余为肾小管分泌排泄。当青霉素与丙磺舒（同为弱酸性药物）合用时，丙磺舒可竞争性抑制青霉素与弱酸性转运载体的结合，使青霉素排泄减慢、作用时间延长。

（2）影响肾小管重吸收的药物相互作用　肾小管的重吸收过程主要以被动扩散方式进行，药物的脂溶性和解离度对该过程具有重要影响。

◆弱酸性药物在碱性尿液中，离子型多，不易被肾小管重吸收，从尿中排出较多；在酸性尿液中正相反，离子型药物少，重吸收增多。

◆若想加速弱酸性药物的排泄，可采用碱化尿液的方式，使药物在肾小管滤液中呈离子型，可使重吸收减少，而使排泄增加。

三、药效学方面的药物相互作用

（一）药效学相互作用概念

◆药效学相互作用指两种药物合用时，一种药物对另一药物的药动学过程无明显影响，但可改变后者的药理效应。药效学相互作用包括药物在同一受体部位或相同生理系统上作用的相加、增强或拮抗。

（二）药物相互作用的方式

1．对神经递质的影响

（1）干扰神经递质的摄取

①儿茶酚胺类神经递质作用的消除主要依赖于突触前膜的胺泵主动转运进入神经末梢，即再摄取。

②胍乙啶选择性地作用于肾上腺素能神经末梢，取代神经末梢储藏的 NA，使 NA 缓慢释出，并阻止 NA 的再摄取与合成，导致 NA 耗竭．使血压下降。

③氯丙嗪、氟哌利多和三环类抗抑郁药能够抑制去甲肾上腺素能神经末梢突触前膜的胺泵，阻止胍乙啶进入神经末梢，使之不能发挥降压作用。

（2）影响神经递质的平衡

①氯丙嗪治疗精神分裂症时由于阻断多巴胺受体，常可引起锥体外系症状（长期使用），使锥体外系多巴胺能与胆碱能失衡。

②苯海索（Benzhexol）具有中枢抗胆碱作用，使锥体外系多巴胺能与胆碱能达到新的平衡，因而可减轻氯丙嗪引起的锥体外系反应。

（3）抑制代谢酶

◆单胺氧化酶抑制剂（monoamine oxidase inhibitor，MAOI）优降宁，可抑制 NA 在神经末梢中的灭活，导致 NA 在肾上腺素能神经元内积聚，使促 NA 释放的药物作用增强，发生高血压危象和心律失常。

◆麻黄碱（Ephedrine）、间羟胺（Metaraminol，阿拉明，Aramine）和酪胺（Tyramine）均可促进 NA 的释放，若与 MAOI 合用，可使 NA 从贮存部位大量释放，引起血压升高，甚至发生高血压危象。

◆三环类抗抑郁药可阻止 NA 的再摄取，使突触间隙递质浓度增加，在与 MAOI 合用后，导致 NA 在突触间隙堆积，也可引起高血压危象。

◆食物中的酪胺由肠壁及肝中单胺氧化酶代谢，当单胺氧化酶被抑制后，酪胺累积，使 NA 释放增多。应用 MAOI 的患者，在摄入酪胺含量高的食物和饮料（如奶酪、扁豆、啤酒等）后，可导致肾上腺素能神经末梢释放大量的 NA，引起血压升高，甚至发生高血压危象，称"奶酪反应"。

2．对受体的直接作用
不同性质的药物对于同一受体可起到激动或抑制两种相反的作用。因此，当作用于同一受体的药物联合应用时，在效应上可产生加强或减弱的不同结果。

（1）药理效应的协同　药理效应相同的两药合用时，它们的效应可以协同，如不减量使用，会产生毒性作用。例如：

◆阿托品与氯丙嗪合用时，因二者均可阻断 M 胆碱受体，可引起胆碱能神经功能过度低下的中毒症状。

◆氯丙嗪具有 α 受体阻断作用，可将肾上腺素的升压作用改变为降压作用；使用氯丙嗪过量而致血压过低的患者，若用肾上腺素升压，则因 α 受体阻断而仅仅体现肾

上腺素的 β 受体激动效应，反会会导致血压进一步下降。

（2）药理效应的拮抗　药理效应相反的两药合用时，它们的效应可以相互抵消。例如：

◆阿托品可拮抗 M 胆碱受体激动剂的腺体分泌作用。

◆普萘洛尔（Propranolol）可拮抗 β 肾上腺素受体激动剂的心律加快作用。

◆酚妥拉明（Phentolamine）可拮抗 α 肾上腺素受体激动剂的收缩血管作用。

◆纳洛酮（Naloxone）拮抗吗啡的呼吸抑制作用等。

3. 改变电解质平衡

（1）长期应用排钾利尿药，如呋塞米（Furosemide）和噻嗪类，在产生利尿作用的同时，也可引起低钾血症，使心肌对强心苷的敏感性增高，增加强心苷的心脏毒性。

（2）因此，将排钾利尿药和强心苷合用于治疗心力衰竭时，应注意补钾。

4. 作用于同一生理系统或生化代谢系统

这类药物合用的相互作用是通过受体以外的部位或相同生理系统而实现的药物效应的减低或增强。例如：

◆氨基糖苷抗生素互相配伍，或与呋塞米、依他尼酸合用，导致耳毒性、肾毒性增加。

◆磺胺类抑制二氢叶酸合成酶，甲氧苄啶抑制二氢叶酸还原酶，两药合用双重阻断细菌叶酸代谢，使磺胺类药物的抗菌作用明显增强。

◆甲氧氯普胺与阿托品联合应用，在药效上直接拮抗，作用相互抵消。

◆抗组胺药、麻醉性镇痛药、抗抑郁症药等与镇静催眠药合用可使后者作用增强。

◆利福平和异烟肼合用，可防止结核菌产生耐药，但二者均具有肝毒性，两者合用可加重肝损伤。

◆同时合用两种或多种具有抗胆碱能活性的药物如抗精神病药氯丙嗪、抗帕金森病药苯海索或三环类抗抑郁药阿米替林（Amitriptyline）后，常可出现过度的抗胆碱能效应，在老年患者，这种相加效应可引起阿托品样谵妄，或加剧精神病症状及痴呆症状，并且加速记忆损害。

5. 改变组织或受体的敏感性　指一种药物可使组织或受体对另一种药物的敏感性增加或减弱。例如：

（1）排钾利尿药可使心脏对强心苷敏感化，易发生心律失常。

（2）长期服用受体阻断药后，可使受体对激动药的敏感性和反应性增高，突然停药可发生反跳现象。

（3）相反，如长期服用受体激动药后，可引起受体数目减少，即受体下调，从而对激动药的敏感性和反应性下降，使机体表现出耐受性。

6. 对受体以外部位的影响　这类相互作用与受体无关，例如：

（1）麻醉性镇痛药、乙醇，抗组胺药、抗抑郁药和抗惊厥药可加强催眠药的作用。

（2）利尿药、麻醉药、中枢神经系统抑制剂和普萘洛尔能增强抗高血压药物的降压作用等。

（3）红霉素和阿司匹林均为偶致轻微耳鸣的药物，各自单独应用毒性不明显，联合应用则毒性增强，易致耳鸣、听觉减弱等。

（4）非选择性β受体阻断剂普萘洛尔可阻滞肝糖原的代偿性分解，并可掩盖降糖药物引起的低血糖反应。普萘洛尔与降糖药物合用时，掩盖低血糖反应，加剧血糖降低，增加了发生虚脱反应的危险性。

（5）心脏选择型β受体阻断药，如阿替洛尔、美托洛尔等，抑制肝糖原分解的作用较轻，但仍有掩盖低血糖反应的作用。

7. 其他相互作用的方式

◆服用镇静催眠药后饮酒可加速中枢抑制作用。

◆抗凝血药华法林与抑制血小板功能的药物阿司匹林合用可加强前者的抗凝作用，甚至诱发出血。

◆红霉素和阿司匹林，两者均有一定的耳毒性，联合应用可使毒性增强，易导致听觉渐弱，耳鸣等，其他具有耳毒性的药物还有强效利尿剂呋塞米和氨基糖苷类。

◆作用相反的两种药物合用可产生拮抗作用。例如苯巴比妥和咖啡因合用可减弱前者的催眠作用；普萘洛尔可拮抗肾上腺素受体激动药的作用等。

◆有时一种药物可使组织或受体对另一种药物的敏感性增强，即为敏感化现象，如排钾利尿药可使血钾减少，从而使心脏对强心苷敏感化，容易发生心律失常。

四、中、西药之间的相互作用

近年来，随着中、西药联合应用范围的不断扩大以及复方制剂的出现，合并使用两种或多种药品治疗的现象很多。

（一）中成药与化学药物联合应用的优点

1. 作用协同，疗效增强　许多中成药、化学药联用后，能使疗效提高，呈现显著的协同作用。金银花能加强青霉素对耐药性金黄色葡萄球菌的杀菌作用。丹参注射液可加强间羟胺、多巴胺等药物的升压作用，并能延长作用时间

2. 减轻毒、副作用和不良反应，扩大适应证范围　如肿瘤化疗药常使患者出现燥热伤津所致的阴虚内热或气阴两虚，如果辅以滋阴润燥或益气养阴的中药则可使该症状减轻。

3. 伍用或配成复方，可彼此减少剂量　珍菊降压片（珍珠层粉、野菊花、槐花米、可乐定、氢氯噻嗪）有较好的降压及改善症状的作用，其中可乐定的组方用量比单用减少60%。

4. 中、西医结合，取长补短　如对感染性疾病加用抗生素，对急性脑水肿患者加用脱水剂等均可取得较好疗效。

（二）中成药与化学药物联合应用的禁忌

◆任何事物都有双重性，中成药与化学药合用在增强疗效的同时，若两者配合不

当也可能会导致明显的毒副作用，应利弊权衡，谨慎应用。下列的例子说明不少的中、西药在一起服用会引起的不良后果。例如：

（1）含朱砂的有些中成药与还原性西药，如溴化物、碘化物、硫酸亚铁、亚硝酸盐等同服时，可产生溴、碘化汞，而引起赤痢样大便。

（2）消渴丸为含有西药优降糖的中西药复合制剂，使用不当亦可引起低血糖反应。

（3）含甘草的某些制剂与阿司匹林同用，可能导致和加剧胃、十二指肠溃疡。

（4）复方丹参片与复方氢氧化铝不宜同用。丹参片的主要成分丹参酚、丹参酮，与氢氧化铝形成铝结合物后，不易被胃肠道吸收，降低疗效。

（5）助消化药胰酶、胃蛋白酶、多酶片不宜与麻仁丸、解暑片、牛黄解毒片同服，原因是这些中成药中含大黄和大黄粉，可通过吸收或结合的方式，抑制胰酶、蛋白酶助消化的作用。

（6）中成药蛇胆川贝液与西药吗啡、哌替啶（度冷丁）、可待因不能同服。因前者含有苦杏仁苷，与西药的毒性作用~样，均抑制呼吸，同服易导致呼吸衰竭。

（7）中成药益心丹、麝香保心丸、六神丸不宜与西药普罗帕酮、奎尼丁同服。因为可以导致心脏骤停。

（8）抗结核药异烟肼不宜与昆布合用。昆布片中含碘，在胃酸条件下，与异烟肼发生氧化反应，形成异烟酸、卤化物和氮气，失去抗结核杆菌的功能。

（9）阿托品、咖啡因、氨茶碱不宜与小活络丹、香连片、贝母枇杷糖浆合用。因后者含有乌头、黄连、贝母等生物碱成分，同服易增加毒性，出现药品中毒。

（10）强心药地高辛不宜与麻杏止咳片、通宣理肺丸、消咳宁片合用。因后三者均含有麻黄碱，对心脏有兴奋作用，能增强地高辛对心脏的毒性，引起心律失常。

（11）阿司匹林不宜与风湿酒、国公酒、壮骨酒、骨刺消痛液同服。因为中药酒中含有乙醇，合用会增加对消化道的刺激性，引起食欲不振、恶心、呕吐，严重时可导致消化道出血。

（12）舒肝丸不宜与甲氧氯普胺（胃复安）合用。因舒肝丸含有芍药苷，有解痉、镇痛作用，而胃复安则能加强胃的收缩，两者合用作用相反，会相互降低药效。

（13）乳酶生不宜与黄连上清丸联合应用，因黄连中的小檗碱明显抑制乳酶生中活菌的活性，使其失去助消化的能力。

（14）止咳定喘膏、麻杏石甘片、防风通圣丸与西药复方降压片、优降宁不能同服。前三种药含有麻黄碱，会使动脉收缩升高血压，影响降压效果。

（三）中成药与化学药物联合应用的疾病原则

1. 有机联合

2. 标本兼顾

3. 加强理论指导，合理使用

五、药品与食品及嗜好之间的相互作用

药品和食品均为人们日常生活中离不开的用品，所谓"药食同源"，有些食品（如

绿豆、山楂、薏苡仁、大枣等）本身就具有治疗作用。由于药品与食品两者之间关系密切，相互作用的机会极多，所以其可能产生的不良反应也常常会被人们所忽略。

◆药品可影响人体对营养物质的吸收、摄取和利用甚至干扰体内的正常代谢，导致药源性营养不良；同时食品也可对药品产生各种各样的影响，妨碍药品的吸收、代谢和排泄。具体表现在下列几个方面。

（一）食醋药物疗效的影响

（1）食醋的成分为醋酸，其 pH 值在 7.0 以下，若与碱性药（碳酸氢钠、碳酸钙、氢氧化铝、红霉素、胰酶等）及中性药同服，由于发生酸碱中和反应，可使药物失效。

（2）食醋若与磺胺类药物同服，由于后者在酸性条件下溶解度降低，易在尿道中形成结晶，对尿路产生刺激，出现尿闭和血尿，

（3）应用氨基糖苷类抗生素（链霉素、庆大霉素、卡那霉素、奈替米星、阿米卡星）时应使尿液呈碱性；多喝水可加快药物的排泄，而食醋则会加重其毒性作用。

（4）服用抗痛风药时不宜多食醋，应同时服用碳酸氢钠，以减少药物对胃肠的刺激和利于尿酸的排泄。

（二）食盐对药物疗效的影响

◆食盐的成分为氯化钠，对某些药物和某些疾病有一定的影响。正常人体内的总钠量约为 150g，参与维持血液的容量和渗透压。

◆盐的渗透压作用可使血容量增加，促发充血性心力衰竭或高血压，同时，食盐过多导致尿量减少，使利尿药的效果也降低。

◆如果吃菜过咸或摄盐过多，则既可增加体内血容量，使血压升高，又可诱发高钠血症。对肾炎、风湿病伴有心脏损害、高血压患者，要限制食盐的摄取量。

（三）油脂及酱油对药物疗效的影响

◆脂肪或蛋白质脂肪包括植物脂肪和动物脂肪，对药效有双重作用，既能降低某些药物的疗效，也能增加某些药物的疗效。

1. 口服脂溶性维生素（维生素 A、D、E、K）或维 A 酸时 要适当多食用脂肪性食物，因其可促进前者的吸收，增强疗效。

2. 口服灰黄霉素时 可适当多食用些脂肪，因为灰黄霉素主要在十二指肠吸收（胃也能少量吸收），高脂肪食物可促进胆汁的分泌，延缓胃的排空速度，使灰黄霉素的吸收显著增加。

3. 服用硫酸亚铁时 如大量食用脂肪性食物，会抑制胃酸的分泌，从而减少铁的吸收。

4. 服用肾上腺皮质激素时 宜吃高蛋白食物，因为皮质激素可加速体内蛋白质的分解，并抑制蛋白质的合成，适当补充高蛋白食物，可防止体内因蛋白质不足而继发其他病变。

5. 口服左旋多巴时 宜少吃高蛋白食物，因高蛋白食物在肠内产生的大量氨基酸

会阻碍左旋多巴的吸收，使药效降低。

6. 服用抗结核药异烟肼时 不宜吃鱼，因为该药可干扰鱼类所含蛋白质的分解，使其中间产物酪胺在人体内积聚，发生中毒，出现头痛、头晕、结膜充血、皮肤潮红、心悸、面目肿胀、麻木等症状。

◆酱油一般以大豆制成，其中含大量的 Ca^{2+}、Mg^{2+}，因而在服用四环素类抗生素时，若食用了酱油，形成的络合物不易被胃肠道吸收，降低其抗菌效果。当与抗结核药同服时，也有此类现象。

（四）酒对药物疗效的影响

酒对中枢的作用先是兴奋后是抑制。乙醇是酒的主要成分，其可扩张血管，对肝微粒体酶有促进或抑制作用，同时酒还可以抑制非微粒体酶。饮酒对药物疗效的影响主要表现在：

1. 对疗效的影响

◆乙醇可以使维生素 B_1、B_2、烟酸及地高辛的吸收明显减少，乙醇可以使茶碱的吸收增加，还可使茶碱缓释片中的缓释剂溶解而使缓释剂失去作用，从而使药效的持续时间缩短。

◆饮酒可抑制抗痛风药别嘌醇降低其抑制尿酸生成的效果。

◆饮酒会加快抗癫痫药苯妥英钠的代谢速度，使药效减弱，癫痫发作不易控制。

◆饮酒可降低患者对抗癫痫药卡马西平的耐受性。

◆服用抗高血压药利血平、复方利血平、复方肼屈嗪期间如饮酒，不但不降压．反而可使血压急剧升高，导致高血压脑病、心肌梗死。

◆长期饮酒或过量，超过肝脏的解毒能力，会造成肝脏损害，形成肝硬化或脂肪肝，使对药品代谢迟缓。

2. 对药物不良反应的影响

◆乙醇可损伤神经细胞，长期饮酒可致神经系统中毒，产生精神依赖。

◆乙醇对消化道黏膜亦有刺激作用，可诱发胃炎、胃及十二指肠溃疡，当再服用非甾体抗炎药时，会更进一步加重对黏膜的刺激。

◆乙醇在体内经乙醇脱氢酶的作用代谢为乙醛，某些药如呋喃唑酮、甲硝唑、头孢哌酮等可干扰乙醇的代谢，使血中的乙醛浓度增高，出现"双硫仑样反应"。

◆乙醇有镇静作用，可增强中枢抑制药（如镇静催眠药、抗抑郁药、抗精神病药等）对中枢神经的抑制作用，出现嗜睡、昏迷，在服用这些药物（地西泮、佐匹克隆、利培酮等）期间应禁酒。

◆由于乙醇可降低血糖水平，同时加重对中枢神经的抑制，易出现低血糖、昏迷、休克症状，严重时可抑制呼吸中枢而致死，故口服降糖药苯乙双胍、格列本脲、格列喹酮、甲苯磺丁脲时忌饮酒。

◆癌症患者采用氟尿嘧啶、甲氨蝶呤等化疗药时，不宜饮酒，乙醇可干扰胆碱的合成而增加肝毒性、神经毒性。

（五）咖啡对药物疗效的影响

（1）咖啡可刺激胃液和胃酸的分泌，故有胃溃疡或胃酸过多的人不宜饮用。

（2）咖啡中的咖啡因，可提高人体的兴奋性，改善精神状态，加速新陈代谢，促进消化功能。但咖啡因易与人体内游离的钙结合，结合物可随尿液排出体外，因此，长期大量饮用咖啡易致缺钙，易诱发骨质疏松症。

（3）长期饮用者一旦停饮，可有戒断症状，容易出现大脑高度抑制，表现为血压下降、头痛、狂躁、抑郁等。

（4）咖啡的中枢神经兴奋作用，可拮抗中枢镇静药、催眠药的作用，患有失眠、烦躁、高血压者不宜长期饮用。过量饮用咖啡，也会使抗感染药物的血浆药物浓度降低。

（六）茶叶可与药品之间的配伍反应

（1）茶叶中含有大量的鞣酸，能与多种含金属离子的药品如铁（硫酸亚铁、葡萄糖酸铁、富马酸亚铁）、钙（乳酸钙、葡萄糖酸钙）、钴（氯化钴、维生素 B_{12}）、铋（乐得胃）、铝（氢氧化铝、硫糖铝）结合而发生沉淀，从而影响药物的吸收。

（2）茶叶中的鞣酸，能与胃蛋白酶、胰酶、淀粉酶、乳酶生等结合，使酶失去活性。

（3）鞣酸与四环素（胍甲环素、米诺环素、多西环素）、大环内酯类抗生素（螺旋霉素、麦迪霉素、交沙霉素、罗红霉素）相结合而影响抗生素的作用。

（4）同时，四环素、大环内酯类抗生素也可抑制茶碱的代谢，增加茶碱的毒性，常致恶心、呕吐等反应，因比服用上述两类抗生素时，不宜饮茶。

（5）茶叶中的鞣酸可与生物碱（麻黄碱、硫酸阿托品、可待因、奎宁），苷类（洋地黄、人参、地高辛、黄芩）相互结合而形成沉淀；茶叶中的咖啡因与中枢抑制药（地西泮、硝西泮、水合氯醛、苯巴比妥、司可巴比妥等）的作用相拮抗。

（6）服用利福平时不宜喝茶，以免妨碍其吸收；茶叶中的茶碱可以降低阿司匹林的解热镇痛作用。

（七）烟草与药品之间的相互作用

◆烟碱是烟草中的主要生物碱，致死剂量极小，约40mg或1滴纯液（相当于2支香烟中所含有的量）就足以致死。烟碱与药物的相互作用如下：

（1）吸烟能引起外周血管的收缩，导致血压暂时升高和心率加快，从而影响药品的吸收。

（2）女性吸烟者同时服用雌激素借以避孕时，所诱发心肌梗死的发生率和死亡率比同龄不吸烟者高出10倍。

（3）烟草中的大量多环芳香烃类化合物，可提高人体肝脏中药酶的活性，加快药物的代谢速度。如：吸烟者服用镇静催眠药地西泮、氯氮䓬时，由于肝药酶活性被提高，会使后者的血药浓度和疗效均降低。

（4）吸烟可破坏维生素 C 的结构，使血液中的维生素 C 浓度降低。

（5）烟碱可降低呋塞米（速尿）的利尿作用；增加氨茶碱的排泄，使其平喘作用减弱、维持时间缩短。

（6）吸烟可使人对麻醉药、镇痛药、镇静药和催眠药的敏感性降低，药效差，需要加大剂量来维持，从而增加不良反应的发生率；同时，吸烟还降低抗精神病药氯丙嗪的作用，使患者易出现头昏、嗜睡、疲乏等不良反应。

（7）吸烟可促进儿茶酚胺的释放，降低胰岛素的作用。

（八）饮料（如葡萄柚汁）与药物相互作用

◆葡萄柚汁主要影响 CYP3A4 代谢，同时可抑制 CYP3A4 的活性。因此，很多通过 CYP3A4 代谢的药物与葡萄柚汁同服会引起生物利用度增加。

1. **二氢吡啶类钙通道阻滞剂**　葡萄柚汁对非洛地平普通片、缓释片、薄膜衣片均有影响，与尼索地平、尼莫地平、硝苯地平、普拉地平、尼卡地平等都有明显的相互作用。

2. **其他钙通道阻滞剂**　葡萄柚汁对 S 型维拉帕米的影响较其 R 型明显。

3. **免疫抑制剂**　葡萄柚汁可升高口服免疫抑制剂环孢素的 AUC 和 C_{max}，但对其静脉给药时的影响并不明显。

4. **羟甲戊二酰辅酶 A 还原酶抑制剂**　由于辛伐他汀、洛伐他汀、阿托伐他汀为无活性的前药，需要经过 CYP3A4 代谢而产生活性，因此，与葡萄柚汁同服会引起这些药物的 AUC 和 C_{max} 大幅升高，易引起肌痛、肌炎及平滑肌溶解等严重不良反应。

5. **镇静催眠药**　葡萄柚汁可增加口服三唑仑、咪达唑仑、地西泮的 AUC 和 C_{max}。而对阿普唑仑无影响。

6. **其他药物**　如特非那定、沙奎那韦、西沙必利等，与葡萄柚汁同服可明显影响这些药物的 AUC 和 C_{max}。与奥美拉唑同服时，亦可使其 AUC 减少。

六、合理用药现状与展望

（一）合理用药的原则

◆充分发挥药物的疗效，避免或减少不良反应的发生，以安全、有效、方便、经济为基本要求。

（二）合理用药的现状与展望

◆多种基础疾病共存，可导致临床联合用药普遍化和常规化，药物相互作用问题将成为临床日益关注的突出问题。

◆全球约有 1/3 的患者死于不合理用药，而非疾病本身。因药物相互作用而引发不合理用药，不仅违反合理用药原则，还造成国家医药资源的极大浪费，而且可能引发医疗纠纷。

◆药物相互作用的临床表现通常以药品不良反应的形式出现，易被普通的药品不良反应现象所掩盖；药源性损害的临床表现被疾病的临床症状所掩盖，可因患者服用的其他药物所改善或缓解。因此，药物相互作用往往不能引起重视。

◆因此，要从思想上加强防范意识，更要加强药物相互作用相关专业知识的学习，加强对新药的药理、药效学特性的学习，并注意相关学科知识。

◆临床药师应积极开展以药物相互作用为主线的药学服务，在熟练掌握专业范围内的药品的相关知识及其理论的前提下，还应着重学习药物相互作用的知识。要注意药物潜在的相互作用，及时发现和解决问题。

第二节　药物常用剂型

一、概述

（一）剂型的定义

◆任何药物在供给临床使用前，均必须制成适合于医疗和预防应用的形式，这种形式称为药物的剂型，简称药剂。

（二）剂型的作用

适当的剂型是保证临床疗效的一个重要方面，只有将适合患者病情的药物制成适当的剂型，经一定的途径进入患者体内，到达药物作用的部位，才能有效地发挥药物治疗作用。

◆药物制成不同的剂型后，患者使用方便，易于接受，不仅药物用量准确，同时增加了药物的稳定性，有时还可减少毒副作用，也便于药物的贮存、运输和携带。

（三）剂型的分类

常用的药物剂型按形态可分为液体剂型、半固体剂型、固体型和气雾剂。

二、具体剂型

（一）液体剂型

1. 液体剂型定义　液体剂型指药物分散在液体分散介质的液态制剂，液体剂型药物的特点是分散度大，接触面大，吸收快，能迅速发挥疗效。

◆有些制剂口服局部浓度高，对胃肠道有刺激性，制成液体制剂后易控制浓液体剂型指药物分散在液体分散介质的液态制剂，可供内服和外用。

2. 液体剂型特点　分散度大，接触面大，吸收快，能迅速发挥疗效，液体剂型应用范围很广，多数在溶液中比较稳定的药物都适用。

◆有些制剂口服局部浓度高，对胃肠道有刺激性，制成液体制剂后易控制浓度以减少刺激性。液体剂型也可用于皮肤、黏膜和腔道给药。

◆液体制剂也存在一些需注意和有待解决的问题，如化学稳定性差，以水为溶剂者易发生水解或霉败，非水溶剂生理作用大、成本高，携带、运输、贮存不便。

3. 液体剂型类型

（1）混悬剂　一般系指药物以分子或离子形式分散地供内服外用的澄明溶液，供滴眼或滴鼻用的澄明溶液或混悬液分别称滴眼剂、滴鼻剂。难溶性的药物通常做成混悬剂。

（2）注射剂　在临床应用非常广泛，适用于很多疾病的治疗。

◆分类及特点

	定义	是指药物制成的，供注入体内的灭菌溶液、乳浊液和混悬液，以及供临床用前配成溶液或无菌粉末或浓缩液
分类	按性质分	溶液型注射剂、混悬液型注射剂、乳剂型注射液及注射用灭菌粉末
	给药途径分	主要有静脉注射、椎管注射、肌内注射、皮下注射和皮内注射等
特点	优点	①起效迅速，作用可靠。②适用于不宜口服的药物。③适用于不能口服给药的病人。④可产生局部作用
	缺点	使用不便，注射疼痛，给药及制备过程复杂，成本高
	质量要求	无菌、无热源、澄明度、安全性、渗透压、pH值、稳定性等均应符合药典及有关规定的要求。不得添加任何抑菌剂
	外观检查	注射剂的安瓿或药瓶必须是标签明确、外观清洁，并无裂痕、无破损，封口严密无松动者方可使用

（3）洗剂　指含有不溶性药物的混悬液，专供外用。如炉甘石洗剂。

（4）其他剂型　如中药酊剂、酒剂、汤剂、合剂、糖浆剂等。

（二）半固体剂型

1. 软膏剂　系指将药物加入适当基质中，制成容易涂抹于皮肤、黏膜或创面的半固体膏状外用制剂，作为局部治疗和保护滑润之用。

◆软膏的优点是在局部发挥药效，既有利于药物与患处接触，又可避免因吸收而产生不良反应，如氟轻松软膏。

2. 眼膏剂　系指专供眼用的细腻（颗粒小于 $50\mu m$）的无菌软膏。

◆眼膏剂适用于配制对水不稳定的药物。眼膏剂的疗效较滴眼剂持久，但是眼膏必须在无菌条件下制备。如醋酸泼尼松眼膏、红霉素眼膏等。

3. 浸膏剂

（三）固体剂型

1. 散剂　系指一种或数种药物，经粉碎，混合均匀而制成的干燥粉末状制剂，亦称粉剂。供内服或外用。

◆根据医学用途的不同将内服粉末状制剂称为"散"，外用粉末状制剂称为"粉"。特点是容易分散，奏效迅速，制法简单，剂量可随意调整，运输携带方便，尤其适用于小儿服用。

◆外用可起到保护黏膜、吸收分泌物、促进凝血的作用。

2. 片剂 系指一种或多种药物与适宜的赋形剂、分散剂经加工压制成片状的内服或外用制剂。

（1）种类：片剂种类很多，除普通片外，常见的如：多层片、舌下含片、纸型片、包衣片、植入片、咀嚼片、口含片、泡腾片等。

（2）特点：①剂量准确。片剂内药物含量差异较小；②质量稳定。某些易氧化变质及潮解的药物可加包衣以保护，故光线、空气、水分等对其影响较小。片剂的适用范围广，几乎适用于所有能够口服吸收的药物。

（3）常见片剂

①多层片：是用一种药物制成片核，再在核外包上一层其他药物制成的片剂，也有可能外层为速释药物，内层为缓释药物，如多酶片含胃蛋白酶、胰酶、淀粉酶，胃蛋白酶在外层（速释层），先起作用，胰酶在内层（缓释层），至肠道才起作用。

②舌下含片：置药片于舌下含化，如硝酸甘油片。便于快速吸收。

③纸型片：药物吸附于可溶性纸片上而制成，如口服避孕纸片。

④肠溶片（包衣片）：是包有一层肠溶包衣的片剂，在胃中保持完整，但在肠中被溶解，发挥作用。如红霉素肠溶片，可减少对胃的刺激。

⑤植入片：经灭菌处理而埋于皮下的一种特殊药片，作用持久，可持续数月以上，如睾丸素植入片。

3. 栓剂 是由药物和基质混合制成，专供塞入肛门、阴道等腔道的一种固体剂型。

◆栓剂在室温下为固体，纳入人体腔道后，在体温时能迅速融化、软化或能与分泌液混合，逐渐释放药物而产生药效。

◆栓剂的特点是局部药物浓度较高，且不易产生全身作用，如甘油栓、酮康唑栓。

4. 胶囊剂

（1）定义：系将药物盛装于空胶囊内制成制剂，主要供内服，可以减少药物的异味，同时药物的崩解速度快，吸收快。

（2）种类：胶囊剂可分为：①硬胶囊剂；②软胶囊剂；③肠溶胶囊剂等。

（3）特点：①可掩盖药物的苦味、臭味和减小药物的刺激性；②生物利用度高；③可弥补其他固体剂型的不足；④提高药物的稳定性；⑤延缓药物的释放；⑥有利于识别且外表美观。

5. 颗粒剂 系指以药物的细粉或提取物等与适当辅料，如糖粉、糊精等制成干燥颗粒或块状的内服制剂，又称冲剂。

◆颗粒剂是在汤剂和糖浆剂的基础上发展的新剂型。它既保持了汤剂的特色，又克服了汤剂的临时煎煮，容易变质霉败的缺点，又可以掩盖某些药物的苦味；其飞散性、附着性、聚集性、吸湿性均较小，运输、保存、携带方便，有利于分剂量。

（四）气雾剂

1. 定义 系指气体、液体、固体分散于气体介质中所制成的制剂，是药物与适宜的抛射剂装于具有特制阀门系统的耐压严封容器中制成的制剂。

2. 特点 ①能使药物直接达作用部位或吸收部位，分布均匀，奏效快。起到减少剂量，降低不良反应的效果；②不易直接与空气中的氧或水分接触，不易被微生物污染；③可避免胃肠道不良反应，可减少对创面的刺激性；④可用定量阀门准确控制剂量。

三、其他

（一）缓释制剂

1. 定义 指口服后在规定释放介质中，按要求缓慢地非恒速释放药物，与相应的普通制剂比较，给药频率至少减少一半或有所减少，且能显著增加患者的顺应性或疗效的制剂。

2. 缓释制剂的特点

◆生物半衰期短或需要频繁给药的药物制成缓释制剂可减少给药次数。

◆减少了普通剂型给药所呈现血药浓度的峰谷现象，使血药浓度保持在比较平稳持久的有效范围内，提高了药物的安全性，如硝苯地平缓释片。

3. 不宜制成缓释制剂的药物

◆生物半衰期很短或很长的药物，以及单服剂量很大的药物。

◆药效剧烈、溶解度小、吸收无规律或吸收差或吸收易受影响的药物。

◆在肠中需在特定部位主动吸收的药物。

（二）控释制剂

1. 定义 控释制剂系指在规定释放介质中，按要求缓慢地恒速或接近恒速释放药物，如氯化钾控释片。

2. 特点 其与相应的普通制剂比较，其主要特点是：

◆给药频率比普通制剂减少一半或给药频率比普通制剂有所减少。

◆血药浓度比缓释制剂更加平稳，且能显著增加患者的顺应性的制剂。

◆从《药剂学》中的理解，缓释强调的是"缓"，而控释强调的"预定"的速度、方向和时间。

3. 控释制剂分型 控释制剂分为三种类型：

◆定时释放：时间性控释，单次脉冲，多次脉冲，自调式脉冲等。

◆定速释放：速度性控释给药系统，包括速释，缓释。

◆定位释放：方向性控释，靶向释放包括局部靶向，物理机械靶向（生物黏附，漂浮等），生物物理，生物化学靶向等。

4. 使用注意事项 缓释、控释制剂使用前要注意检查是否完整，如有破损不得使用。

（三）经皮吸收制剂

1. 定义 系指经皮肤敷贴方式用药，药物由皮肤吸收而起全身作用的一类制剂。

又称为贴剂或贴片。

2. 特点 药物可长时间持续扩散进入血液循环，维持恒定的血药浓度或生理效应，例如硝酸甘油贴剂可维持 24 小时有效治疗。

（四）膜剂（Pellicle，Membrane）

1. 定义 系指将药物溶解（或混悬）在成膜材料中，经涂膜、干燥、分剂量而制成的一种含药薄片，又称薄膜剂。

2. 给药途径 膜剂可供口服、口含、舌下给药，眼结膜囊内给药、阴道内给药、皮肤或黏膜创伤、表面的贴敷等，以发挥全身或局部的治疗作用。

3. 特点 药物含量准确，稳定性好，应用方便。

◆采用不同的成膜材料可制成不同释药速度的膜剂，具有速效性和长效性。

◆重量轻，体积小，可适于多种给药途径。

◆性质稳定，无不快的气味，毒性和刺激性小，不降低药物的活性，且来源丰富。

◆多层复方膜剂可防止药物间的配伍禁忌并易于解决分析上的干扰问题。

4. 缺点 膜剂载药量小，不适于临床剂量较大的药物；药膜有一定的韧性，分取剂量不太方便。

（五）涂膜剂

是一种较新型的液体制剂，系将药物加入高分子化合物和有机溶剂中，涂敷于皮肤后，溶剂挥发后形成一层薄膜，除了对创面有保护作用外，还可逐渐释放药物而起到治疗作用。

◆涂膜剂除了具备膜剂的特点外，一般仅供外用，治疗皮肤病、职业病等。常见涂膜剂如氯氟松、布洛芬等。

（六）靶向制剂

系指将药物通过载体选择性地浓集定位于靶组织、靶器官、靶细胞或细胞内结构的给药系统。

◆药物进入体内并到达预定的器官和组织后释放，作用于病理部位，如肿瘤组织、淋巴、腔道，使靶区的药物浓度高于正常组织，起到高效、速效和增效的作用，增强药物对靶组织定位的特异性，减小剂量并减少全身的不良反应。

◆常用作抗癌药物载体的有脂质体、定向磁球、微球、微乳、胶体微粒、毫微型胶囊、纳米囊等。

（七）肠溶制剂

肠溶制剂系指口服药物在规定的酸性介质中不释放或几乎不释放，而在要求的时间内，于 pH 6.8 磷酸盐缓冲液中大部分或全部释放的肠溶制剂。

◆并包括在规定的酸性介质与 pH 6.8 磷酸盐缓冲液中，不释放或几乎不释放，而在要求的时间内，于 pH 7.5～8.0 磷酸盐缓冲液中大部分或全部释放的结肠定位肠溶制剂。

（八）渗透泵片

渗透泵片是由药物、半透膜材料、渗透压活性物质和推动剂等组成的，以渗透压作为释药能源的控释片。渗透泵片具有如下优点：

（1）药物以零级速度释放，因此使血药浓度稳定地保持在治疗浓度范围内，降低了峰谷现象。

（2）相对于普通制剂药物恒速释放时间明显延长（通常为 12 ~ 24 小时），因此可减少服药次数。适用于半衰期短需频繁服用的药物。

（3）相对于其他缓控释制剂其释药速率受外界环境因素（如 pH 值、胃肠道蠕动等）影响小，因此个体差异小。例如：

◆氯化钾常被用于防治低钾血症，可服用 10% 的溶液剂，但味咸涩。普通片服用后则很快溶解，在胃肠道局部浓度很高，对胃肠壁有刺激和腐蚀作用，甚至引起十二指肠溃疡。

◆肠溶片虽然一定程度上克服了这些缺点，但对肠道仍有刺激。

◆渗透泵型片剂，比上述剂型有明显改进，氯化钾在胃肠道中缓慢均匀地释放，从而能

稳定血钾浓度，避免血钾过高，且能延长药效时间，提高生物利用度。

五、药物的不同制剂与作用

以硝苯地平为例：

◆硝苯地平为较强的钙通道阻滞剂，其临床应用广泛。但它口服生物利用度低，有明显的首过效应。目前已研制出膜剂、气雾剂、缓释片、透皮制剂、小粒剂、栓剂、控释片等。通过不同的给药途径，而使药物生物利用度增加，起效增快。现做一比较。

1. 普通片剂 硝苯地平片剂外层常包糖衣，以免遇光分解。因此口服或含化时糖衣需先溶化，药物才能释出而被吸收，舌下含服 10mg，一般 15 分钟左右才能出现明显降压作用，生物利用度为 60% ~ 70%。

2. 缓释片 由速效与缓释两部分组成，速效部分与普通片相似，口服后速释部分中药物首先释放被吸收，缓释部分按一定速度缓慢释放，不断补足被代谢失活的部分，使血药浓度维持在有效的治疗浓度范围，发挥药物的最佳效果。

3. 控释片 目前市场上出售的拜心通控释片有不可吸收的特殊外壳，内含 30mg 的硝苯地平，药物进入消化道后，控释片内的药物缓慢释放进入人体内吸收。当这一进程结束时，空药片可在粪便中被发现。

◆本品特点是能提供 24 小时稳态血药浓度及 24 小时的血压控制，耐受性好，副作用明显减少。

4. 气雾剂 通过喷雾给药，经肺部吸收，由于肺泡数量多，面积广，吸收速度和显效时间都很快。经口腔喷射 2 毫克，可迅速降血压，尤其适用于高血压危象等需迅速降压的急症患者。

5. **透皮制剂（软膏剂）**　其特点是血药浓度波动小，可降低不良反应，维持治疗时间长（约 48 小时），是治疗和预防心绞痛及高血压的较好剂型。

6. **膜剂**　舌下含服只要 50 秒就溶解，2 分钟释药率达 50%。含服 10mg 膜剂约 30 秒后即能使心绞痛及冠状供血不足的症状缓解。

7. **硝苯地平胶囊剂、栓剂等亦有肯定而持久的疗效**

◆各种心痛定制剂作用快漫的顺序为：静脉注射剂 > 吸入雾化剂 > 胶囊剂 > 片剂 > 缓释片和控释片。作用快者，作用维持时间则较短，作用慢者维持时间则较长。

第二十一章

特殊人群用药指导

第一节 老年人用药

一、概述

按照国际规定，65 周岁以上的人确定为老年；在我国，60 周岁以上的公民为老年人。随着社会老龄化的日益加重，中国的老年人越来越多，所占人口比例也越来越高，2011 年我国老年人口比重达 13.7%。

◆在正常状态下老年人的机体随着年龄增长会产生组织结构和形态的改变、生理和生化功能的减退以及自身稳定机制的下降，并常伴有老年性疾病。这些生理功能的变化可直接影响老年人用药的药理效应，因此，应充分了解老年人的生理、生化功能的变化及特点，以能做到临床合理用药。

（一）老年人生理生化功能特点

1. 神经系统 脑重减轻，脑萎缩，神经元减少；脑循环血管阻力增加，大脑血流量下降；神经传导速度减慢，整体反应迟钝，调节能力下降。

2. 内分泌系统 胰腺、甲状腺、性腺、肾上腺重量减轻，激素分泌减少，女性雌激素减少尤为明显；对糖皮质激素、促甲状腺激素、生长激素的反应减弱。

3. 心血管系统

（1）心脏：脂肪与结缔组织增加，胶原样、淀粉样变性增多，心内膜增厚、硬化，心脏充盈受限，心肌收缩性下降，心搏出量与心排血量降低。

（2）血管：动脉、静脉、毛细血管的弹性纤维进行性磨损、断裂、钙沉积，血管胶原纤维交联使其弹性减弱，外周阻力增加。

（3）血压：收缩压明显升高，血管压力感受器敏感性下降，反射调节能力降低，易发生体位性低血压。

4. 呼吸系统

（1）肺重量及容量减少，肺泡变薄。

（2）肺小血管硬化，肺毛细血管床减少、血流量减少，弥散能力降低。

（3）肺弹性下降，依从性降低，呼吸肌张力下降，对 CO_2 敏感性下降。

5. 消化系统 胃黏膜萎缩，主细胞、壁细胞和黏液颈细胞数量减少，消化能力下降；胃肠运动减弱，胃肠道和肝血流量减少；肝重及肝微粒体代谢酶活性降低。

6. 泌尿系统 肾重量、肾单位数量减少，肾血流量、肾小球滤过率、肾小管排泄和重吸收功能均呈下降状态，致使肌酐清除率降低；血浆肾素、醛固酮浓度降低，膀胱肌张力松弛，纤维结缔组织增生，容量减少；前列腺增生，易有尿频、尿急等症状。

7. 免疫系统 老年人随着年龄增大，其细胞免疫功能降低，T 细胞数量减少，伴有应答功能缺陷，T 细胞调控网络失去平衡；B 细胞变化不明显，血清抗体总量无变化，但类型分布异常，如 IgA、IgG 增加，IgM 减少；血清中自身抗体增加。

总之老年人的体液免疫和细胞免疫功能均衰退。在病情严重、全身状况不佳时，往往伴有机体防御功能的严重损害或完全消失，

8. 其他 表现为肌肉与体液量减少，脂肪组织增加．

（二）老年人的药动学特点

1. 吸收

（1）老年人胃黏膜萎缩，胃酸分泌减少，胃液 pH 升高，导致一些酸性药物解离为离子型增多，吸收减少。

（2）老年人肠黏膜的表面积减少，心输出量降低和胃肠动脉硬化而致胃肠道血流减少，肠道上层细胞数目减少，有效吸收面积减少，药物吸收减少。

（3）肝组织重量随年龄增加而减轻，肝血流量每年逐步降低，导致肝脏清除药物减慢（包括首关效应）。

①这些胃肠道功能的变化对以被动扩散方式吸收的药物几乎没有影响，如阿司匹林、对乙酰氨基酚、保泰松、复方磺胺甲噁唑。

②但对于按主动转运方式吸收的药物如维生素 B_6、维生素 B_{12}、维生素 C、铁剂、钙剂等，因需要载体参与吸收而导致吸收减少。

2. 分布

（1）老年人细胞内液减少和功能减退，体内非脂肪组织量下降而脂肪组织量上升，使药物分布容积减小．

（2）老年人血浆白蛋白含量降低，影响药物与蛋白的结合，使游离药物浓度增加，作用增强。

（3）老年人心肌收缩无力，心血管灌注量减少，也影响药物的分布。

◆一般说来，水溶性大的药物在老年人的分布容积减小，如地高辛、青霉素，而脂溶性大的药物分布容积则增加，如地西泮、利多卡因等。

◆血浆蛋白结合率很高的药物在老年人血浆中游离药物浓度有较大比例增加，如华法林的蛋白结合率 99.5%，常规用量就有出血的危险。

◆同样，苯二氮䓬类，如地西泮，血浆蛋白结合率高，老年人服用后，血中游离药物浓度高，容易中毒。

◆地高辛分布容积随年龄增长而降低。

3. 代谢

（1）老年人的肝脏重量逐步减轻，肝药酶的生成与活性随年龄增长而逐步降低，药物转化速度减慢，血浆半衰期延长，药物代谢分解与解毒能力明显降低，不良反应增加。

（2）老年人肝脏代谢的变化复杂，个体差异大，这是老年人用药方案必须个体化的原因之一。

（3）一般而言，随着年龄增加．肝脏可发生多方面的变化：

①肝血流量减少，30 岁后每年减少 $0.3\% \sim 1.5\%$，65 岁时减少达 40%；

②肝细胞数减少、肝重量减轻及肝微粒体 CYP 酶活性降低。这些变化将影响经肝脏代谢的药物。

◆例如，对于利多卡因、苯巴比妥、哌替啶、阿司匹林、保泰松、咖啡因、普萘洛尔、维拉帕米，哌唑嗪、氯丙嗪等药物，由于老年人的肝功能下降，因此，可能药物的首关效应降低，肝细胞合成白蛋白的能力降低，血浆白蛋白与药物结合能力降低，游离型药物浓度增高，这些因素导致药物效力增强。

◆又如，普萘洛尔造成的肝性脑病，就是因为血浆中游离普萘洛尔增加，而造成心输出量减少，供应脑组织的血流量减少，引起大脑供血不足，出现头晕、昏迷等症状；在多次口服给药后，70 岁人群中普萘洛尔的稳态血药浓度为 40 岁人群的 4 倍。

因此，老年人服用普萘洛尔要注意减量或延长间隔时间。

◆同时，老年人肝微粒体 CYP 酶活性降低，受此酶灭活的药物的半衰期显著延长，血药浓度升高。如异戊巴比妥在青年人约 25% 在肝脏氧化，老年人仅为 12.9%，所以作用时间也相应延长。

4. 排泄　肾脏是药物排泄的主要器官，老年人的肾脏特点是：

（1）老年人的肾脏重量较青年人降低约 20%，肾小球减少约 $30\% \sim 50\%$。

（2）老年人肾血流量仅为青年人的 $40\% \sim 50\%$，肾小球滤过率下降 $35\% \sim 50\%$。肾小球表面积减少，近曲小管长度及容量均下降，其肾小球动脉硬化程度 10 倍于青年人。

（3）老年人肾小管排泄及再吸收功能下降 40%，故应用主要经肾排泄的药物，应注意减量。如氨基糖苷类、地高辛、苯巴比妥、磺酰脲类、别嘌呤、四环素类、普鲁卡因胺、乙胺丁醇等，

（4）部分从胆汁排泄的药物如洋地黄毒苷、己烯雌酚，亦因胆汁分泌功能的下降，导致排泄速度减慢，而易发生不良反应。

◆老年人这些生理变化不但影响药物的吸收、分布、代谢和排泄，亦可影响药物的效应和增加不良反应，如有条件，老年人用药最好实行血药浓度监测。

（三）老年人患病的特点

1. 老年人起病隐袭，症状不典型，体征不明显

（1）老年人对各种致病因素的抵抗力及对环境的适应能力均呈减弱状态，所以较

容易发生疾病。

（2）老年人的反应性及其体温调节能力下降，对冷热、疼痛等反应性差，一般自觉症状常较轻微，临床表现往往不典型。例如：

◆老年人肺炎常可无寒战高热、咳嗽轻微、白细胞不升高等特点。

◆老年人患甲亢未必有同年轻人一样的典型症状，如多动、怕热、出汗、眼球突出和甲状腺肿大等。

◆由于老年人的敏感性降低，急性心肌梗死可无疼痛，没有明显的泌尿道感染时的症状，如尿频、尿急、尿痛等膀胱刺激，所以容易造成漏诊和误诊。

2. 病情难以控制　老年人病情常常不宜控制，一旦发病，恶化迅速。这是由于老年人器官功能减退、适应能力下降所致。例如：

（1）老年人患溃疡病，在平时并无明显胃肠道症状，直至发生消化道大出血才就诊，则可能就诊时已并发出血性休克和肾功能衰减。

（2）老年心肌梗死起病时仅感疲倦无力、出汗、胸闷，但很快出现心力衰竭、休克甚至猝死。

3. 易同时患多种疾病　老年患者一人多病的现象极为常见。表现在：

（1）多系统同时患病，如同时患高血压、冠心病、慢性胃炎、胆石症、糖尿病等多种疾病于一身，累及多个系统。

（2）同一脏器或同一系统发生多种疾病，如慢性胃炎、结肠炎、慢性胆囊炎等同时存在。

4. 意识障碍导致诊断困难　老年人患病，均易出现嗜睡、昏迷、躁动或精神错乱等意识障碍和精神症状。

◆这可能与老年人脑动脉硬化、血压波动以及电解质紊乱等有关。

5. 常见并发症　多老年患者的并发症主要有：

（1）失水和电解质平衡失调。

（2）血栓和静脉栓塞症。

（3）肺炎（在老年人的死亡原因中占35%，故有"终末肺炎"之称）。

（4）多脏器衰竭，一旦受到感染或严重疾病，可发生心、脑、肾、肺两个或两个以上脏器衰竭。

（5）其他：如出血倾向、褥疮等。

（四）老年人易患的疾病

老年人较易患病是由于其组织器官老化和生理功能减退；另外，其患病时的临床表现也明显不同于中青年人。老年人易患疾病主要有五类：

1. 发生在各年龄组的疾病　如感冒、胃炎、心律失常等。

2. 中年起病，延续到老年的疾病　如慢性支气管炎、类风湿性关节炎及慢肾炎等。

3. 老年人易患的疾病　如高血压、高脂血症、冠心病、痛风、糖尿病及癌症等。

4. 老年期起病，即老年人特有的疾病　如动脉硬化症、老年性痴呆、老年性白内障等。

5. **极少数的老年人也可患儿童常见的传染病** 如麻疹、水痘、猩红热等。

二、老年人用药

（一）老年人常用药物的作用特点

1. 抗精神病药、镇静催眠药及抗抑郁药

（1）抗神病药物：其药理作用与阻断多巴胺受体有关。

◆老年人脑内多巴胺受体数目减少，多巴胺能神经传递和口信号转导作用部分缺失，老年人对抗精神病药敏感性增加，药效个体差异大且不良反应严重，老年人使用本类药物应减少剂量。

（2）抑郁症：在老年人具有高发病率和高死亡率的特点，必须接受药物治疗。

①临床常用的新一代抗抑郁取代了三环类抗抑郁药，例如马普替林能抑制去甲肾上腺素摄取，不良反应较三环类抗抑郁药轻。

◆老年抑郁症患者应避免使用单胺氧化酶抑制剂，此类药可能引起直立性低血压和肝毒性，严重者可致死。

②老年人对中枢神经系统药物的敏感性增高。

这是由于老年人大脑重量减轻，脑血流量减少，高级神经功能亦衰退，所以老年人对中枢神经系统药物特别敏感，特别是在缺氧、发热的情况下更为明显；例如：

◆服用镇静催眠药地西泮，在血药浓度接近的情况下，老年人易出现精神运动障碍，而年轻人则没有。

◆因此，如果老年人出现精神紊乱，首先要排除中枢神经系统药物所致。

③老年人应用苯二氮䓬类药物前应先测定血浆蛋白水平、肾功能，根据测定值调整给药量并延长给药时间。肥胖者、身体虚弱者更易发生积蓄中毒。

④抗胆碱药可能引起前列腺肥大，老年帕金森病患者慎用。

2. 抗癫痫药 老年人常用的抗癫痫药是苯妥英钠。

（1）老年人血浆蛋白减少，药物消除加快，应适当加大苯妥英钠的剂量。

（2）抗癫痫药多为酶诱导剂，易与其他药物产生相互作用。例如：

◆苯妥英钠能加速糖皮质激素、茶碱、奎尼丁、避孕药、口服抗凝药等多种药物的代谢而降低药效。

◆苯妥英钠与卡马西平合用，两药的血药浓度均降低。

◆苯妥英钠能提高苯巴比妥的血药浓度，而苯巴比妥能通过诱导 CYP 酶而加速苯妥英钠的代谢，又通过竞争性抑制减弱其灭活。

◆因此苯巴比妥对苯妥英钠影响的最终效果并不确定，临床使用时应监测血药浓度；用苯巴比妥治疗癫痫时应适当减少剂量。

3. 抗凝血药 老年人对抗凝血药的敏感性增高。

（1）老年人对肝素和口服抗凝血药非常敏感，一般治疗剂量即可引起较长时间的凝血障碍，并有自发性内出血的危险。

（2）70 岁以上的老年患者使用华法林的剂量应应为 40～60 岁患者的 30% 左右。

（3）对抗凝血药敏感性增高的原因可能是：

①肝脏合成凝血因子下降；

②饮食中维生素 K 含量不足或维生素 K 的胃肠道吸收障碍引起维生素 K 相对缺乏；

③血管的病理改变，包括血管壁变性，弹性纤维减少，血管弹性减少而使止血反应发生障碍。

4. 利尿药及抗高血压药

（1）老年人患高血压的特点是其发病率高、$t_{1/2}$ 长、脏器损伤率高、并发症发生率高。

（2）老年人对利尿药、抗高血压药的敏感性增高。

◆老年人心血管系统与维持水电解质平衡的内环境的稳定功能减弱，使用各种利尿药可导致脱水、低血钾甚至电解质紊乱。使用抗高血压药时，药理作用增强。

◆许多药物，如 β 受体阻滞药、血管扩张药、左旋多巴、三环类抗抑郁药、吩噻嗪类以及苯二氮䓬类可引起直立性低血压，其发生率与严重程度均较青壮年为高。

（3）推荐老年人使用的药物有选择性 β 受体阻断药、血管紧张素转化酶抑制剂、长效钙通道阻滞药、中效利尿药。

（4）老年高血压患者选药的原则是平稳降压、效果温和、不良反应少而轻，故建议使用长效制剂型。

5. 强心苷　老年人使用强心苷时，治疗指数比青年人更低。

（1）强心苷主要经肾脏代谢，而老年人肾功能下降，分布容积减少，血清中药物浓度增高，致半衰期延长。

（2）老年人心脏对强心苷正性肌力作用的反应性降低，而对其毒性反应的敏感性却升高。

◆因此，老年患者使用强心苷较易发生中毒反应，临床上应根据肌酐清除率调整剂量。

（3）老年人身体状况对药物的反应性亦有影响。例如：

◆甲状腺功能减退者对强心苷敏感性增加。

◆高钙血症和低镁血症也易发生强心苷中毒。

◆奎尼丁、红霉素、四环素、羟氯喹与强心苷合用均能增加强心苷的血药浓度。

◆老年患者合用强心苷和噻嗪类利尿药时应适当补钾。

6. 肾上腺素能受体激动药与拮抗药

（1）老年人心脏肾上腺素 β 受体敏感性降低，对肾上腺素 β 受体激动药与拮抗药反应均减弱。

（2）肾上腺素 α_1 受体激动药兴奋肝细胞糖原分解的作用一般不随年龄而改变，但肝细胞肾上腺素 α_1 受体的密度则随年龄减少 40% 左右。

7. 抗心律失常药 随着年龄的增加，老年人应用抗心律失常药的药物疗效发生改变，原因是多因素交互作用的结果。

（1）老年人的自主神经张力发生改变，可使直接作用于自主神经系统的 β 受体阻断药和抗胆碱药疗效增加。

（2）临床常用奎尼丁、利多卡因治疗老年人心律失常，因 $t_{1/2}$ 延长，可适当减少剂量。（3）普鲁卡因胺代谢有遗传多态性，个体差异大，建议根据血药浓度监测值调整用药。

8. 降糖药物 糖尿病是老年人内分泌系统最多见的疾病。

（1）老年糖尿病多属非胰岛素依赖型糖尿病，与体重超重关系密切。

◆除肝肾功能严重不良者，老年人胰岛素代谢及其在外周组织中的作用不随年龄增加而改变。由于老年人肌肉萎缩，皮下、肌肉给药吸收速度与程度均可发生变化。

（2）临床常见的口服降糖药有磺酰脲类、双胍类、α 糖苷酶抑制剂、促胰岛素分泌药和胰岛素增敏剂等。

（3）老年糖尿病患者宜选择降糖作用温和的短效降糖药。

①长效磺酰脲类降糖药如格列苯脲能引起严重而持久的低血糖，双胍类易发生乳酸血症，严重者可致死，故老年人不宜选用。

②α 糖苷酶抑制剂阿卡波糖可明显降低餐后高血糖，长期应用可降低空腹血糖，使全天血糖保持平稳，不良反应少而轻。

③新型促胰岛素分泌药瑞格列奈是葡萄糖依赖性促分泌剂，不刺激细胞内蛋白质的合成，极少发生低血糖反应。

（4）注意事项

①老年患者低血糖的特点是症状隐匿，往往无先兆症状而迅速进入昏迷状态，且恢复缓慢，这是降糖药物的主要不良反应，例如氯磺丙脲引起的低血糖在停药后仍可持续数天。

②老年人对低血糖耐受能力差，中枢神经系统对低血糖敏感性增加。

③老年人常多药合用，香豆素类、吩噻嗪类、水杨酸类、磺胺类、异烟肼、氯霉素等均可增强降糖药的作用，诱发或加重低血糖。

④β 受体阻断剂普萘洛尔不仅能增强降糖药作用，而且能抑制低血糖引发的交感神经兴奋，掩盖低血糖症状，使用时应密切观察，以免延误治疗。

9. 抗生素及抗菌药物 老年人应用抗生素治疗感染性疾病时应注意的问题：

（1）由于老年人体内脂肪比重增加，所以使用脂溶性抗生素时易形成体内蓄积；而应用非脂溶性抗生素时则易导致血中游离药物浓度升高。

（2）老年人肝、肾功能减退，临床应用时可根据肝、肾功能衰退情况，适当减量或延长给药时间间隔。

◆例如，经肝脏代谢的氯霉素、新霉素、四环素、大环内酯类以及经肾代谢的氨苄西林和氨基糖苷类的半衰期延长，按正常剂量和给药间隔用药易发生毒性反应。

（3）老年患者免疫力低下，宜选用青霉素类、头孢类、喹诺酮类药物，特殊情况下可考虑使用红霉素或林可霉素，严重感染者也可考虑应用氨基糖苷类抗生素。

（4）注意观察，正确应对，避免严重不良反应。

◆头孢孟多、头孢哌酮可能出现血液系统障碍，应检测凝血酶原时间并补充适量的维生素 K。

◆使用氨基糖苷类抗生素时，应先检查肾功能，用药过程中应观察老年人的水摄入、排泄比例以及血尿素氮和肌酐值，以便及时调整用药剂量。

◆用药过程中应经常检查肾功能、听力和前庭功能，避免与万古霉素、呋塞米、甘露醇等增加肾毒性、耳毒性的药物合用。

◆苯海拉明能掩盖氨基糖苷类抗生素的耳毒性，应避免合用。

◆同时使用氨基糖苷类抗生素和肌松药可能导致呼吸抑制，应避免合用。

◆高龄、体弱的老年人如果出现明显肌肉萎缩，应避免经皮下、肌肉给药，以防药物吸收不良；并尽量选择口服且应适当减少药物用量。

（5）如果出现长期腹泻，应考虑是否发生了菌群失调。

（6）近年来，喹诺酮类广泛用于治疗老年人细菌感染。大多数喹诺酮类药物都有非肾清除机制代偿作用，如斯帕沙星、格帕沙星、曲伐沙星、莫西沙星，因而药物半衰期并无明显延长，药代动力学不随年龄变化。

◆少数喹诺酮类药物，如左氧氟沙星、氧氟沙星主要经肾脏排泄，老年人用该类药物时容易造成体内药物蓄积增多，易导致不良反应发生。

（二）老年人常用药物的不良反应

据统计，老年人因用药不当而引起的药物不良反应的发生率约为 15%～20%，且比较严重。老年人常见的药物不良反应如下：

1. **镇静催眠药** 地西泮、氯氮䓬等镇静催眠药，易引起神经系统抑制，表现为嗜睡、四肢无力、神志模糊及口齿不清等症状。

◆长期应用苯二氮䓬类药物可使老年人出现抑郁症。

2. **解热镇痛药** 阿司匹林、对乙酰氨基酚等解热镇痛药，对于发热尤其是高热的老人，可导致大汗淋漓，血压及体温下降，四肢冰冷甚至虚脱。

◆长期服用阿司匹林、吲哚美辛等可导致胃出血，呕吐咖啡色物及引起黑便。

3. **抗高血压药** 长期服用胍乙啶、利血平、甲基多巴等抗高血压药易导致抑郁症。

◆老年人压力感受器敏感性下降，另一个最易发生的不良反应是直立性低血压，因此，应避免使用易引发此类不良反应的药物，如可乐定、甲基多巴、胍乙啶、利舍平等。

4. **抗心绞痛药**

◆硝酸甘油可引起头晕、头胀痛及心跳加快，可诱发或加重青光眼。

◆硝苯地平则可导致面部潮红、心慌及头痛等反应。

5. 抗心律失常药

◆服用抗心律失常药胺碘酮可出现室性心动过速。

◆服用美西律可出现眩晕、低血压、手足震颤、心动过速和房室传导阻滞等症状。

6. β受体阻断药　普萘洛尔等β受体阻断药可导致心动过缓及心脏停搏，并可诱发哮喘及加重心衰。

7. 利尿药　如呋塞米、氢氯噻嗪等利尿药可导致脱水、电解质紊乱（如低血钾）等不良反应。

8. 抗生素

（1）庆大霉素、卡那霉素与利尿药呋塞米合用可加重耳毒性反应，导致耳聋，还可使肾脏受损。

（2）由于可产生肾脏毒性，老年人应该避免使用四环素、万古霉素等药。

（3）羧苄西林、庆大霉素、头孢菌素类、多黏菌素需减量服用或适当延长间隔时间。

◆过量应用广谱抗生素，可导致肠道菌群失调或真菌感染等严重并发症。

9. 降糖药　老年人肝肾功能减退，服用胰岛素、格列齐特等降糖药，易发生低血糖反应。

10. 抗心力衰竭药　地高辛等强心苷可引起室性期前收缩、房室传导阻滞及低钾血症等洋地黄中毒反应。

11. 抗胆碱药　阿托品、苯海索和抗抑郁药丙米嗪，可使老年前列腺增生患者抑制排尿括约肌而导致尿潴留；同时阿托品还可诱发或加重老年青光眼，甚至可致盲。

12. 抗过敏药　服用苯海拉明、氯苯那敏等抗过敏药可致嗜睡、头晕及口干等反应。

13. 肾上腺皮质激素　长期应用泼尼松、地塞米松等肾上腺皮质激素可致水肿、高血压、并易使感染扩散，亦可诱发溃疡病出血。

14. 维生素及微量元素

（1）维生素A过量可引起中毒，表现为厌食、毛发脱落、易发怒激动，也容易引起骨折。

（2）维生素E摄入过量会促使静脉血栓形成、头痛及腹泻等病症。

（3）微量元素锌补充过量可致高脂血症及贫血。

（4）硒补充过多，可致慢性中毒，引起恶心、呕吐、毛发脱落及指（趾）甲异常。

（三）老年人用药的一般原则

◆掌握老年人的生理和病理状态，了解老年人的用药史、疾病史和家族遗传史，有助于安全合理地进行药物治疗。老年人选择药物的原则如下：

1. 正确诊断，选择适当的药物　老年人用药主要以改善其生活质量为目标，应明确治疗目的、权衡药物潜在的危险与治疗益处后，再确定给药方案。

◆老年人病情复杂，若非必须用药或无适当药物可用时，应坚决不用药。例如患有轻度抑郁症的老年失眠患者，可通过亲情关怀、改变生活习惯等方式治疗。

◆当采用上述方法仍无法控制病情时，才选择药物治疗，同时应尽可能避免使用中枢抑制药。

2. 用药方案应简单 尽可能减少药物合用种类，一般合用药物不超过 3~4 种。

◆临床上可优先选择使用有双重疗效的药物以减少合用种类，例如：可用 α 受体拮抗剂治疗伴有前列腺增生的高血压患者。

3. 优先选择临床最成熟的药物 这样可以避免未知的不良反应，同时减轻老年人的经济压力。

4. 同类药物可按不良反应发生率和严重程度进行选择 对治疗指数小、首过效应明显、主要经肾脏排泄、作用于中枢神经系统的药物应慎用。

5. 老年人不宜长期应用抗生素、糖皮质激素和维生素 应避免使用未经验证的秘方、偏方等。

6. 注意剂量个体化 老年人对药物的敏感性和代谢能力存在极大的个体差异，相同疗效的用药剂量可能相差数倍。

◆我国药典规定，60 岁以上老年人用药剂量为成年人的 3/4，中枢神经系统抑制药应是成年人剂量的 1/2 或 1/3 作为起始剂量。

◆一般认为，老年人用药应从小剂量开始，根据药效逐渐调整剂量，直至获得满意疗效，并以此剂量维持治疗。

7. 注意选择最合适的用药时间

（1）对具有消化道刺激性的药物如四环素类抗生素、铁剂，应选择饭后给药。

（2）健胃药、利胆药、驱肠虫药、盐类泻药、胃肠解痉药宜在饭前给药。

（3）老年糖尿病患者的胰岛素治疗，在上午 10 点用药较下午用药的降血糖作用强。

（4）长期应用糖皮质激素而病情得到控制后，宜将 2 天的给药总量于隔日 6~8 时一并给予，既可填补糖皮质激素每日分泌高峰后出现的低谷期，又对皮质功能的抑制较小，并且疗效好，库欣综合征等不良反应亦较少。

（5）老年人松果体激素和褪黑素分泌减少，吗啡在夜间的镇痛效果明显下降。

（6）老年收缩期高血压患者昼夜间的血压波动幅度大，夜间血压可见显著性下降，因此应避免睡前给药及长期应用长效降压药。

（7）阿司匹林早餐后用药血药浓度高，半衰期长，疗效好；而铁剂在 19：00 吸收率最大，故晚餐后用药较为合理。

8. 服药期间选择合理的饮食 老年患者用药期间应控制烟、酒、茶等嗜好及注意日常饮食。

（1）吸烟可诱导肝微粒体 CYP 酶系统，增强尼可刹米、咖啡因、茶碱、非那西汀、安替比林等药物的代谢，使血药浓度下降，茶碱血浆清除率较不吸烟者高 1.8 倍。

◆吸烟还可影响利多卡因、安替比林、丙米嗪、华法林等的体内分布。

（2）酒精亦是 CYP 酶的诱导物，可加速戊巴比妥、华法林、安乃近、甲苯磺丁脲等的代谢，还可与灰黄霉素、环丝氨酸、阿司匹林、中枢抑制药、β 受体阻断药等发生相互作用。

（3）铁剂、氟奋乃静、氟哌利多不宜与茶饮料同服，因能形成不易吸收的沉淀。

（4）服用四环素及多西环素时不宜同饮牛奶，避免与其中钙离子发生络合而影响吸收。

（5）糖尿病患者应控制饮食才可保证降糖药的良好疗效。

（6）为保证强心苷、降压药的疗效，需限制食物中的盐分。

（7）使用利尿药时，应限制食用含钾盐丰富的食物，而老年患者可通过食用富含 B 族维生素的食物来补充此类维生素的缺乏。

9. 药物治疗对其他疾病的影响　应当注意多种疾病同时进行药物治疗时，药物的不同作用对不同疾病的影响。

◆老年人常患有多种慢性病，例如同时患有青光眼、中枢神经疾患、男性前列腺增生，而在老年人中枢神经疾患的药物治疗中，有不少药物具有抗胆碱作用，稍不加注意，则就有可能引起尿潴留和青光眼恶化。

10. 提高患者的依从性依从性（compliance）　依从性是指患者能遵守医师确定的治疗方案、医护人员和药师所嘱用药以及对其健康方面的指导。不依从性的后果是可造成疾病治疗失败。

◆老年人依从性差、理解以及记忆力差，视力不佳，听力减退。如果患者同时应用多种药物，加上药物的标记又不清晰，特别是有外形相似的药物，很易造成用药错误。

◆临床研究发现依从性差主要与用药品种多少密切相关。

◆一般规律是：即用药品种越多，依从性越差。提高老年患者的依从性，需使老年患者的治疗方案应尽可能简单化，以便于患者理解，必要时应写出简要说明。

第二节　小儿用药

一、概述

儿童是个特殊的群体，是指 14 周岁以下的小儿，通常分为五个时期，其生理特点明显不同于成人，随着年龄的增长，其在解剖、生理、生化、病理、免疫等方面不断变化，各组织器官均在逐步增长，各生理功能亦在逐步成熟。

（一）儿童分期及患病特点

1. 新生儿期（neonatal period）　指出生后至 28 天以内，此期间发病率高，死亡率高。

2. 婴儿期（infancy） 指出生后 1 个月 ~ 1 周岁，此期特点为生长发育较快，运动功能发育快，但抵抗力弱。

3. 幼儿期（toddler's age） 指 1 ~ 3 周岁年龄段的小儿，此期特点为生长发育快，智力发育亦快。

4. 学龄前期（preschool age） 指 3 ~ 6（7）周岁期间的儿童，特点是体格发育减慢，智力发育则加快。

5. 学龄期（school age） 指女 6 ~ 12 周岁，男 7 ~ 13 周岁的儿童，此期特点为体格发育较学龄前期加快，智力发育也加快。

◆新生儿及儿童正处于不断发育成长的阶段，新陈代谢旺盛，血液循环时间较短，肾功能尚不成熟，一般对药物排泄较快。

◆可见，儿童有着与成人明显不同的特点，不是成人的缩影．对药物的吸收、分布、代谢和排泄的功能是随着年龄的增长而日趋完善的。

（二）小儿对药物反应的特点

新生儿及儿童的生理特点与成人有异，对药物的反应也不同于成人，其对药物的反应特点主要表现在中枢神经系统、水盐代谢、遗传性疾病、内分泌及营养、免疫反应等方面。

儿童用药的重要特征是年龄依赖性，不同年龄的儿童对药物的反应也不同，每个阶段都有其特有的生理特点及药物代谢动力学特点。

1. 中枢神经系统

（1）对药物敏感性增高

◆小儿对氯丙嗪和异丙嗪较敏感，易致昏睡；对中枢兴奋药也较敏感，易发生惊厥；另外阿片类药物易引起小儿呼吸抑制。

（2）智力发育障碍：目前已知苯二氮䓬类抗焦虑药有致遗忘作用，可影响小儿记忆力。

（3）毒性反应：新生儿由于血 – 脑屏障发育未完善，有些药物易致神经系统反应。例如：

①抗组胺药、氨茶碱、阿托品可致昏迷及惊厥；

②氨基糖苷类抗生素可引起第 8 对脑神经损伤；

③呋喃妥因可引起前额头痛及多发性神经根炎；

④四环素、维生素 A 等可致颅内压增高、囟门隆起等。

2. 水盐代谢

（1）水、电解质平衡：一般来说，新生儿及婴幼儿对泻药和利尿药特别敏感，容易发生失水，因而对某些药物耐受性差。

◆小儿发热伴有脱水时服用阿司匹林稍过量即可引起呕吐、失水、酸碱平衡紊乱等一系列毒性反应。

（2）钙盐代谢：由于小儿钙盐代谢旺盛，故较易受药物影响。例如：

①苯妥英钠可影响钙盐吸收；

②皮质激素除可影响钙盐吸收外还影响骨质钙盐代谢，如加快骨骼融合、抑制小儿骨骼生长；

③四环素能与钙盐形成络合物，可随钙盐沉积于牙齿及骨骼中，使牙齿黄染，影响骨质，使生长发育受抑制。

3. 遗传性疾病

（1）葡萄糖-6-磷酸脱氢酶缺乏：此种疾病多在小儿首次用药时才被发现，可对某些药物产生如溶血反应。如：磺胺药、抗疟药、硝基呋喃类抗菌药、对乙酰氨基酚及砜类抗麻风药等。

（2）其他酶缺乏：除葡萄糖-6-磷酸脱氢酶外，还有一些遗传性缺陷可影响药物在体内的灭活代谢，易致药物作用及毒性增强，例如对乙酰化酶缺乏的患者，异烟肼在体内则会灭活缓慢；而对位羟化酶不足的患者，则会导致苯妥英钠在体内的灭活减慢。

4. 内分泌及营养

（1）影响内分泌

①长期应用糖皮质激素可对抗生长激素，抑制儿童骨成长及蛋白质合成；

②使用影响垂体分泌促性腺激素的制剂，可影响儿童性征发育，如人参、蜂王浆等中药均可兴奋垂体分泌促性腺激素，使小儿出现性早熟；

③对氨基水杨酸、磺胺类及保泰松等可抑制甲状腺激素的合成，并造成生长发育障碍。

（2）影响营养物质吸收

①抗叶酸药会影响小儿身体及智力的正常生长发育。

②有恶心副作用的药物、抗胆碱药等可使小儿食欲下降。

③广谱抗生素等可影响维生素的吸收等。

5. 免疫反应

（1）新生儿自身免疫系统薄弱，体内有来自母体的一些免疫球蛋白，但6个月以后逐渐消失，这一阶段易受微生物感染。

（2）此后新生儿缓慢地产生各种抗体，逐渐完善自身免疫系统，微生物感染对此过程有促进作用，常用抗生素可削弱婴幼儿的抗感染能力。

◆因此，小儿轻度感染加强护理即可促进其自愈，以少用抗菌药物为宜。

二、小儿用药特点

（一）婴幼儿用药特点

婴幼儿期的药物代谢比新生儿期明显成熟，消除速度也较快，但其发育依然尚未完全，用药需予以注意。

1. 婴幼儿胃内酸度低于成人，对很多药物的吸收均有影响

（1）对弱酸性药物如苯巴比妥、苯妥英钠、利福平等口服吸收减少（如苯巴比妥、

苯妥英钠、利福平等）。

（2）对弱碱性药物、青霉素类等吸收增加。对不耐酸的口服青霉素类（青霉素、氨苄西林、阿莫西林等）吸收完全，生物利用度高，受胃酸破坏少，血药浓度可较成人高。

2. 口服给药注意事项

（1）口服给药时以糖浆剂为宜；口服混悬剂在使用前应充分摇匀。

（2）维生素 AD 滴剂绝不能给熟睡、哭闹的婴儿喂服，以免引起油脂吸入性肺炎。

3. 注射给药注意事项　由于吞咽能力差，大多数婴儿不肯配合家长喂药；因此：

◆在必要时对垂危病儿可采用注射方法，并应注意肌内注射可因局部血液循环不足而影响药物吸收，可采用静脉注射和静脉滴注。

4. 中枢系统药物应用

（1）婴幼儿期神经系统发育未成熟，患病后常伴有烦躁不安、高热、惊厥等症状，可适当加用镇静剂。

（2）对镇静剂的用量，年龄愈小，耐受力愈大，剂量可相对偏大。

◆应注意，婴幼儿使用吗啡、哌替啶等麻醉药品易引起呼吸抑制，因此不宜应用。

（3）氨茶碱有兴奋神经系统的作用，使用时也应谨慎。

（二）儿童期生理及用药特点

1. 水、电解质平衡

（1）儿童对水及电解质的代谢较弱，如果长期或大量应用酸碱类药物，易引起平衡失调。

（2）应用利尿剂后易产生低钠、低钾；因此，应间歇给药，且剂量不宜过大。

◆儿童期用药应注意预防水电解质平衡紊乱。

2. 药物排泄　儿童正处在生长发育阶段，新陈代谢旺盛，对一般药物的排泄比较快。

3. 儿童应尽量避免使用肾上腺皮质激素　如可的松、泼尼松（强的松）等；雄激素的长期应用可使骨骺闭合过早，影响生长发育。

4. 广谱抗生素

（1）四环素可引起牙釉质发育不良和牙齿黄染；孕妇、哺乳期妇女及 8 岁以下儿童禁用四环素类抗生素。

（2）动物实验证实氟喹诺酮类药物可影响幼年动物软骨发育，导致承重关节损伤，因此应避免用于 18 岁以下的儿童。

5. 儿童病毒性感冒使用阿司匹林可引起雷耶（Reye）综合征

（三）儿童用药注意事项

药师应了解小儿不同发育时期的解剖生理特点、药物的特殊反应，严格掌握用药指征，坚持合理用药。用药时应多喝开水，促进药物的吸收与排泄。

1. 用药剂量与时间

◆应根据小儿的体重或年龄来计算用药剂量，并需严格控制用药剂量。

◆注意用药间隔时间，不可给药次数过多、过频。

2. 给药途径

（1）一般来说，能吃奶或耐受经鼻饲给药的婴幼儿，经胃肠给药较安全，应尽量采用口服给药。

（2）新生儿皮下注射容量很小，因此，药物可损害周围组织，导致吸收不良，故不适用于新生儿。

（3）早产儿皮肤很薄，多次肌内注射可发生神经损伤，最好不用。

（4）较大的婴幼儿，循环较好，可用肌内注射。婴幼儿静脉给药，一定要按规定速度滴注，切不可过快过急，要防止药物渗出引起组织坏死。

（5）婴幼儿皮肤角化层薄，药物很易透皮吸收，导致中毒，故外用时切不可涂得过多过厚，用药时间也不宜过长。

（四）儿童禁用的药物

◆由于儿童期器官功能尚未发育完全，其生理特点与成人不同，因此，许多成人可用的药物，即使在减小剂量的情况下，儿童也应当禁用。举例如下：

1. 早产儿，新生儿 均禁用苯海拉明。

2. 新生儿禁用 氯霉素，磺胺药，去甲万古霉素，呋喃妥因。

3. 婴儿禁用 羟嗪。

4. 婴幼儿禁用 苯丙胺，氟哌啶醇，依他尼酸，酚酞，噻嘧啶，甲氧氯普胺。

5. 六个月以下婴幼儿禁用 地西泮，硫喷妥钠。

6. 其他年龄段禁用

◆1岁以下：吗啡；2岁以下：芬太尼，丙磺舒。

◆3岁以下：左旋多巴；8岁以下：四环素。

◆14岁以下：吲哚美辛；18岁以下：氟喹诺酮类。

第三节　妊娠和哺乳期妇女用药

一、妊娠期妇女用药

（一）概述

◆在胎儿发育过程的不同阶段，由于其器官功能尚不完善，孕妇用药除对孕妇本人发挥作用外，还可通过胎盘影响到胎儿；如用药不当，其毒副作用严重时可导致胎儿流产、畸形或患上某些先天性疾病。

◆为防止诱发畸胎，妊娠前3个月的孕妇应尽量避免使用药物，尤其是已确定或怀疑有致畸作用的药物。

◆如必须用药，应在医师和药师的指导下，选用一些无致畸作用的药物。

◆对致畸性尚未充分了解的新药，一般应避免使用。

（二）妊娠期妇女用药用药基本原则

应当注意，妊娠期不同阶段，用药对孕妇本身可产生不同的影响。在妊娠3个月内应尽量避免服用药物，尤其是怀疑有致畸作用的药物。

◆如果妊娠期妇女必须用药，应根据胎儿在妊娠期的不同生理状态进行统筹考虑安排。

（三）药物对妊娠期妇女的影响

妊娠期妇女用药常会可对孕妇本身产生不良影响。

1. 妊娠初始3个月（妊娠早期） 是胚胎器官和脏器的分化期，易受药物的影响引起胎儿畸形。

◆如雌激素、孕激素等常可致胎儿性发育异常，甲氨蝶呤可致颅骨和面部畸形、腭裂等。

2. 妊娠后期 应用依托红霉素引起阻塞性黄疸并发症的可能性增加，可逆的肝毒性反应的生率可达 10% ~ 15% 。

3. 妊娠晚期 服用阿司匹林可引起过期妊娠、产程延长和产后出血。

◆过量服用含咖啡因的饮料，可使孕妇不安、心跳加快、失眠甚至厌食。

◆此外，妇女在妊娠期对泻药，利尿药和刺激性较强的药物比较敏感，可能引起早产或流产，应给予注意。

◆为保证胎儿生长的需要和维持良好的营养状况，在孕妇营养不足的情况下，应适当补充铁、钙、叶酸、维生素 B_1 和 B_2。

◆世界卫生组织提出在钩虫病、血吸虫病高发区和贫血孕妇应常规补充铁。

（四）不同孕期的生理特点

1. 细胞增殖早期 为受精后至18天左右。一般妊娠3周以内称为安全期。

◆此阶段胚胎的所有细胞尚未进行分化，细胞的功能活力也相等，对一般有害物质不敏感，致畸作用无特异性地影响所有细胞，此时囊胚一旦受有害物质影响，则造成自然流产。

◆若无流产征兆，一般表示药物未对胚胎造成伤害，可以继续妊娠。

2. 器官发生期 为药物致畸的敏感期，即受精后3周 ~ 3个月（高敏感期为妊娠21 ~ 35天）。

◆在此期间，胎儿心脏、神经系统、呼吸系统、四肢、性腺及外阴相继发育，如果在此期胚胎接触毒物，最易发生先天性胎儿畸形。

◆药物对胎儿的致畸作用可表现为形态与功能两个方面，在敏感期药物的致畸作用与器官形成的顺序有关：

（1）妊娠3~5周，中枢、心脏、肠、骨骼及肌肉等均处于分化期，致畸药物在此期间最易影响上述器官或系统。

（2）在妊娠 34～39 天期间，可致无肢胎儿。

（3）在 43～47 天，可导致胎儿拇指发育不全以及肛门直肠狭窄。

3. **胎儿形成期**　此期为胎儿发育的最后阶段。

◆此期间器官形成过程已大体完成，除中枢神经系统或生殖系统可因有害药物致畸外，其他器官一般不致畸。

◆然而，根据致畸因素的作用强度及持续时间也可影响胎儿的生理功能和发育成长。

（五）药物对胚胎及胎儿的不良影响

1. **畸形妊娠早期（即妊娠的前 3 个月）**　是胚胎器官和脏器的分化时期，最易受外来药物的影响引起胎儿畸形。

（1）沙利度胺（反应停）可引起胎儿肢体、耳、内脏畸形。

（2）雌激素、孕激素和雄激素常引起胎儿性发育异常。

（3）叶酸拮抗剂如甲氨蝶呤，可致颅骨和面部畸形、腭裂。

（4）烷化剂如氮芥类药物可引起泌尿生殖系异常，指趾畸形。

（5）抗癫痫药（苯妥英钠、三甲双酮等）、抗凝血药（华法林）、酒精等均能引起畸形。

2. **中枢神经抑制和神经系统损害**　胚胎期已经出现胚胎的中枢神经活动。

◆妊娠期妇女服用镇静、安定、麻醉、止痛、抗组胺药或其他抑制中枢神经制剂药，可抑制胎儿神经的活动．并可能损害脑的发育。

◆产程中给孕妇麻醉剂（如乙醚）、镇痛药（如吗啡、哌替啶）、镇静药（如地西泮），可引起胎儿神经中枢抑制及神经系统损害，娩出的新生儿会呈现不吃、不哭、体温低、呼吸抑制甚至循环衰竭等症状。

3. **溶血反应**　抗疟药、磺胺药、硝基呋喃类、解热镇痛药如氨基比林以及大剂量脂溶性维生素 K，在临产期妇女使用，对红细胞缺乏葡萄糖 -6 - 磷酸脱氢酶者可引起溶血。

◆妊娠后期孕妇使用大剂量双香豆素类抗凝药或长期服用阿司匹林治疗，可引起过期妊娠、产程过长和产后出血，也可导致胎儿严重出血，甚至死胎。

4. **药物对胎儿的其他不良影响**

◆妊娠 5 个月后用四环素可使婴儿牙齿黄染，牙釉质发育不全，骨生长障碍。

◆长期应用氯丙嗪可导致婴儿视网膜病变。

◆氨基糖苷类抗生素可导致胎儿永久性耳聋及肾脏损害。

◆分娩前应用氯霉素可引起新生儿循环障碍以及灰婴综合征。

◆噻嗪类利尿药可引起死胎，胎儿电解质紊乱，血小板减少症。

◆氯喹引起视神经损害、智力障碍和惊厥。

◆抗甲状腺药如丙硫氧嘧啶、甲巯咪唑、碘剂可影响胎儿甲状腺功能，导致死胎、先天性甲状腺功能低下或胎儿甲状腺肿大，甚至压迫呼吸道引起窒息。

◆妊娠期缺乏维生素 A 引起新生儿白内障。

◆孕妇摄入过量维生素 D 导致新生儿血钙过高、智力障碍，肾或肺小动脉狭窄及高血压。

（六）妊娠期妇女用药注意事项

1. 了解不同药物在妊娠期对胎儿的影响 首要原则是选用对孕妇及胎儿安全的药物。

◆在妊娠期用药过程中，应注意用药时间宜短、剂量宜小。应检测孕妇血药浓度，以便及时调节剂量。

◆孕妇不要使用属于临床验证的新药，以及疗效不确定的药物。

2. 慎用子宫收缩药物

（1）小剂量垂体后叶素、缩宫素等子宫兴奋药即可使子宫阵发性收缩；而大剂量则可使子宫呈现强直收缩。

◆临床上主要用于不完全流产、引产、产程中加强宫缩及宫缩激惹试验；禁用于对催产素有禁忌证的产妇。

◆对适合用缩宫素的产妇，应用时也要特别谨慎；一旦发现子宫收缩过强、过频，或胎心异常时，应立即停用。

（2）麦角胺、麦角新碱等也可引起子宫强直性收缩；临床上主要用于产后出血。

◆但在胎盘娩出前禁用此药，否则可引起胎儿窒息死亡。

3. 慎用抗生素 在妊娠期必须非常慎重的应用抗生素。对疑有感染的孕妇，必须进行详细的临床检查及细菌学检查，必要时应对分离的致病菌进行药敏试验，并根据药敏试验结果选药。

◆疑为真菌感染者，应作真菌培养。

◆致病菌尚未明确时，可在临床诊断的基础上选用抗菌药物；其原则是首先考虑对患者的利弊，并注意对胎儿的影响，一般多采用 β - 内酰胺类药物。

◆对致病菌不明的重症感染患者，宜联合用药。若疑有厌氧菌属感染，可采用对厌氧菌有效的抗菌药。

（七）妊娠期妇女禁用药物

1. 抗感染药物 链霉素、依托红霉素、琥乙红霉素、氯霉素（孕晚期禁用）、米诺环素、多西环素、氟喹诺酮类（如诺氟沙星、环丙沙星、氧氟沙星、左氧氟沙星、培氟沙星、依诺沙星、莫西沙星、加替沙星等）、磺胺嘧啶（临近分娩禁用）、磺胺甲噁唑（临近分娩禁用）、磺胺异噁唑（临近分娩禁用）、甲硝唑（前 3 个月禁用）、呋喃唑酮、伊曲康唑、利巴韦林、伐昔洛韦、膦甲酸钠（注射剂禁用）、甲苯咪唑、左旋咪唑（孕早期禁用）、阿苯达唑、乙胺嘧啶。

2. 神经系统用药 左旋多巴、溴隐亭（孕早期禁用）、卡马西平、扑米酮、咪达唑仑、苯巴比妥、异戊巴比妥、水合氯醛、地西泮（前 3 个月禁用）、奥沙西泮、氟西泮、氯硝西泮、三唑仑、艾司唑仑、赖氨酸阿司匹林（孕晚期禁用）、尼美舒利、双氯芬酸钠/米索前列醇、别嘌醇、麦角胺、丁丙诺啡、戊四氮、吡拉西坦、他克林。

3. 循环系统用药 地尔硫䓬（注射剂禁用）、美托洛尔（孕中晚期禁用）、索他洛尔（孕中晚期禁用）、比索洛尔、洛伐他汀、普伐他汀、氟伐他汀、非诺贝特、辛伐他汀、阿昔莫司、普萘洛尔（孕中晚期禁用）、吲哒帕胺（妊娠高血压患者禁用）、卡托普利、依那普利、咪达普利、贝那普利、赖诺普利（孕中晚期禁用）、培哚普利、福辛普利、西拉普利、阿罗洛尔、卡维地洛、尼群地平、非洛地平、缬沙坦、厄贝沙坦（孕中晚期禁用）、特拉唑嗪、肼屈嗪、利血平、呋塞米、布美他尼（前3个月禁用）。

4. 呼吸系统用药 厄多司坦、喷托维林、氯哌斯汀、非诺特罗、曲尼司特。

5. 消化系统用药 雷贝拉唑钠、三甲硫苯嗪、哌仑西平、枸橼酸铋钾、胶体果胶铋、碱式碳酸铋、胶体酒石酸铋、米索前列醇、罗沙前列醇、恩前列素、吉法酯、醋氨乙酸锌、复方铝酸铋、匹维溴铵、托烷司琼、甲氧氯普胺、茶苯海明（孕早期、晚期禁用）、硫酸钠、蓖麻油、欧车前亲水胶体、地芬诺酯、复方樟脑酊、甘草、羧甲香豆素、鹅去氧胆酸、奥曲肽、阿糖腺苷、柳氮磺吡啶（临近分娩禁用）、托烷司琼等。

6. 泌尿系统用药 布美他尼（前3个月禁用）、醋甲唑胺、鞣酸加压素。

7. 皮肤科用药 维A酸、异维A酸、阿达帕林。

8. 血液及造血系统用药 血凝酶、云南白药、依诺肝素（孕早期禁用）、华法林、双香豆素、双香豆素乙酯、醋硝香豆素、茴茚二酮、苯茚二酮、去纤酶、羟乙基淀粉（孕早期禁用）、西洛他唑、沙格雷酯、吲哚布芬。

9. 激素相关药物 曲安奈德、雌二醇、戊酸雌二醇、炔雌醇、雌三醇、尼尔雌醇、己烯雌酚、甲羟孕酮、氯米芬、曲普瑞林、甲地孕酮、左炔诺孕酮、孕三烯酮、氯地孕酮、羟孕酮、米非司酮、卡前列素、卡前列甲酯、甲苯磺丁脲、格列本脲、格列吡嗪、格列齐特、格列喹酮、格列美脲、苯乙双胍、二甲双胍、瑞格列奈、降钙素、碘化钾、重组人生长激素。

10. 抗过敏药物及免疫调节药 苯海拉明（孕早期禁用）、西替利嗪（孕早期禁用）、依巴斯汀、左卡巴斯汀、曲尼司特、青霉胺、环孢素、他克莫司、硫唑嘌呤、咪唑立宾、抗人淋巴细胞免疫球蛋白、雷公藤总苷等。

11. 大部分抗恶性肿瘤药及生物制品

12. 其他类药物 丙氨磷酸二钠、阿仑磷酸钠、羟乙磷酸钠、伊班磷酸钠、氯屈磷酸钠、葡萄糖酸锌。

二、哺乳期妇女用药

许多药物能从母亲的乳汁中排泄，可间接影响婴儿的生长发育，同时也有可能引起中毒，所以哺乳期妇女用药也应考虑药物对乳儿的作用。

（一）药物在乳汁中的排泄

（1）乳妇所用的各种药物基本上都可以通过乳汁转运到乳儿体内。但是大多数药物在乳汁中的药物浓度含量基本不超过母体摄药量的 1%～2%，因此，一般不会给乳儿带来危害。

◆但少数药物在乳汁中的排泄量较大，所以给乳母用药时不仅要考虑这些药物对其本身的危害，也应考虑对乳儿的危害，避免滥用。

（2）一般情况下，分子量小于 200 的药物和在脂肪与水中都有一定溶解度的物质均较易通过细胞膜。

（3）在药物与母体血浆蛋白结合方面，只有在母体血浆中处于游离状态的药物才能进入乳汁，而与母体血浆蛋白结合牢固的药物（如抗凝血药华法林）则不会在乳汁中出现。

（4）药物的解离度越低，乳汁中药物浓度也越低。

◆如果乳汁为弱酸性，则弱碱性药物在乳汁中解离高，其含量也高；

◆例如：弱碱性药物（如红霉素）较易于在乳汁中排泄；而弱酸性药物（如青霉素）则较难在乳汁中排泄。

（二）哺乳期妇女用药注意事项

1. **谨慎选药**　要权衡利弊，综合考虑药物对乳妇及婴儿会有哪些危害和影响。

◆如所用药物弊大于利则应停止用药，或选用其他药物和治疗措施。

◆基本原则是：不用或少用药物，必须用药者要谨慎选药，并控制疗程与剂量并在用药过程中随时注意观察其不良反应。

2. **适时哺乳、防止蓄积**　应避免在乳妇血药浓度高峰期间哺乳，而应在乳妇用药前，血药浓度较低时段哺喂婴儿。

◆避免使用长效药物及联合用药。尽量选用短效药物，以单剂疗法代替多剂疗法以减少药物在乳儿体内蓄积的机会。

3. **替代药物的使用**　如果母亲在哺乳期患病必须用药时，则应选择对母亲和婴儿危害和影响小的药物。

◆例如：乳母患泌尿道感染时，应选用氨苄西林，而不用磺胺药，这样既可有效地治疗乳母泌尿道感染，又可减少对婴儿的危害。

4. **人工哺育**　如果乳母必须使用某种药物进行相关疾病的治疗，而此种药物对婴儿又会带来危害时，则应考虑暂时采用人工喂养。

（三）哺乳期妇女禁用的药物

1. **抗感染药物**　链霉素、氯霉素、林可霉素、米诺环素、多西环素、吡哌酸、诺氟沙星、环丙沙星、氧氟沙星、左氧氟沙星、培氟沙星、依诺沙星、洛美沙星、氟罗沙星、磺胺嘧啶、柳氮磺吡啶、磺胺甲噁唑、磺胺异噁唑、特比萘芬、伊曲康唑、两性霉素 B、利巴韦林、膦甲酸钠、阿苯达唑、替硝唑、乙胺嘧啶

2. **神经系统用药**　左旋多巴、金刚烷胺、卡马西平、苯巴比妥、唑吡坦、甲喹酮、奥沙西泮、氟硝西泮、三唑仑、氟哌利多、氟哌啶醇、氯普噻吨、氟伏沙明、赖氨酸阿司匹林、对乙酰氨基酚、可待因、尼美舒利、双氯芬酸钠/米索前列醇、萘普生、金

诺芬、别嘌醇、麦角胺、羟考酮、丁丙诺啡、吗啡、戊四氮、士的宁、吡拉西坦、他克林。

3. 循环系统用药 地尔硫䓬、比索洛尔、丁咯地尔、氟桂利嗪、阿托伐他汀、洛伐他汀、普伐他汀、非诺贝特、辛伐他汀、阿昔莫司、培哚普利、福辛普利、两拉普利、比索洛尔、卡维地洛、厄贝沙坦、特拉唑嗪、乌拉地尔。

4. 呼吸系统用药 厄多司坦、喷托维林、氯哌斯汀、右美沙芬、倍氯美松。

5. 消化系统用药 泮托拉唑、埃索美拉唑、雷贝拉唑钠、胶体酒石酸铋、米索前列醇、罗沙前列醇、恩前列素、甘珀酸钠、生长抑制素、复方铝酸铋、匹维溴铵、托烷司琼、西沙必利、依托必利、茶苯海明、酚酞、欧车前亲水胶体、地芬诺酯、次水杨酸铋、复方樟脑酊、马洛替酯、硫普罗宁、雷奠司琼、托烷司琼等。

6. 泌尿系统用药 环噻嗪、苯噻嗪、泊利噻嗪、贝美噻嗪、乙酰唑胺、醋甲唑胺、黄酮哌酯。

7. 血液及造血系统用药 双香豆素乙酯、茴茚二酮、苯茚二酮、去纤酶、非格司亭、西洛他唑、吲哚布芬、伊洛前列索、氯贝丁酯。

8. 激素相关药物 曲安奈德、雌二醇、戊酸雌二醇、炔雌醇、雌三醇、尼尔雌醇、己烯雌酚、炔诺酮、甲地孕酮、左炔诺孕酮、孕三烯酮、氯地孕酮、羟孕酮、米非司酮、卡前列素、卡前列甲酯、甲苯磺丁脲、格列本脲、苯乙双胍、二甲双胍、瑞格列奈、降钙素、卡比马唑、碘化钾

9. 抗变态反应药物及免疫调节药 苯海拉明、青霉胺、环孢素、他克莫司、硫唑嘌呤、雷公藤总苷。

10 绝大部分抗肿瘤药及生物制品

11. 其他类 阿仑膦酸钠、伊班膦酸钠、葡萄糖酸锌。

第四节 肝肾功能不全者用药

一、肝功能不全者用药

(一) 概述

药物代谢的主要场所在肝脏，肝功能不全时的药物生物转化情况较为复杂，药物的效应与肝脏损害的类型及其严重程度密切相关。

◆一般的情况是，肝功能不全时药物生物转化减慢，血中游离型药物增多，从而影响药物的效应并增加毒性。

◆对于肝功能不全患者，原则上应减少用药剂量及用药次数，特别是给予有肝毒性的药物时更需慎重，应个体化用药。

（二）肝功能不全时药动学和药效学特点

1. 肝功能不全时的药动学变化 肝功能损害时程度不同，药动学则有可能发生不同程度的改变，即药物的吸收、体内分布及代谢清除的变化。

（1）药物吸收

◆肝脏疾病时，可出现肝内血流阻力增加，门静脉压升高，肝脏内清除率下降以及肝实质损害。

◆内源性缩血管活性物质在肝内灭活减少，影响高摄取药物的摄取比率，首关效应下降。

◆主要在肝脏内代谢清除的药物，其生物利用度提高，体内血药浓度也明显升高，药物作用增强，不良反应发生率也会随之升高。

（2）药物分布 药物的血浆蛋白结合率与血浆蛋白浓度高低密切相关。

◆肝功能不全时，肝脏的蛋白合成功能减退，血浆中白蛋白浓度下降，使药物的血浆蛋白结合率下降，血中结合型药物减少，而游离型药物增加。

◆需要注意的是，虽然血药浓度测定值可能在正常范围，但具有活性的游离型药物浓度增加，可使药物的作用与不良反应同时增加。

◆对于蛋白结合率高的药物，其影响更为明显。

（3）药物代谢

①肝脏有疾病时，肝细胞的数量减少、功能受损，肝药酶（特别是细胞色素 P450 酶系）的活性和数量均有可能存在不同程度的减少，导致主要通过肝脏代谢的药物其代谢速率和程度降低，使消除半衰期延长，血药浓度增高，长期用药还可引起蓄积性中毒。

②对于某些肝脏摄取高的药物，如阿司匹林、普萘洛尔等，在肝脏摄取后由于生物转化下降，口服后大量原形药通过肝脏进入血液循环，使血药浓度上升、效应增强。

③某些需要在体内代谢后才具有药理活性的前体药（如可待因、依那普利、环磷酰胺）等，则由于肝脏的生物转化功能减弱，可使这些药物的活性代谢产物的生成减少，其药理效应也随之降低。

（4）给药剂量调整 对于肝功能损害的患者，在临床用药时应该根据肝功能损害的程度以及药动学的特点调整药物的剂量。

◆一般来说，对于肝功能损害较轻者，静脉或短期口服给予安全范围较大的药物，可从不调整剂量至药物剂量下调20%。

◆对于肝功能损害较重者，给予主要在肝脏代谢且需长期用药、安全范围较大的药物时，药物剂量应下调30%，以保证临床用药的安全。

2. 肝功能不全时的药效学的改变 慢性肝功能损害时，由于药物的吸收、分布、血浆蛋白结合率、药酶数量和活性发生改变，药物的药理效应可表现为增强或减弱。例如：

◆临床上在慢性肝病患者中给予巴比妥类药物往往诱发肝性脑病，即与肝功能损害时药效学的改变有关。

（三）肝功能不全者总体用药原则

（1）明确诊断，合理选药。

（2）避免或减少使用对肝脏毒性大的药物。

（3）注意药物相互作用，特别应避免有肝毒性的药物合用。

（4）肝功能不全而肾功能正常的病人可选用对肝毒性小，并且从肾脏排泄的药物。

（5）初始用药时宜小剂量，必要时进行治疗药物监测，做到给药方案个体化。

（6）定期检查肝功能，及时调整治疗方案。

（四）肝功能不全者的给药方案调整

根据肝功能不全时对有关药物药动学影响和发生毒性反应的可能性大小，可将药物分为以下4类，可作为调整给药方案时的参考。

（1）由肝脏清除，但无明显毒性反应的药物须谨慎使用，必要时应减量。

（2）主要经肝或相当药量经肝清除的药物，因肝功能减退使其清除或代谢物形成减少，可致明显毒性反应，尽可能避免使用。

（3）肝肾两种途径清除的药物在严重肝功能减退时血药浓度升高，如伴肾功能不全，可使血药浓度更明显升高，须减量应用。

（4）主要经肾排泄的药物在肝功能障碍时，一般无须调整剂量。

◆但这类药物中肾毒性明显的药物，在用于严重肝功能减退者时，仍需谨慎或减量，以防止肝肾综合征的发生。

（五）肝病患者慎用的药物

◆有些药物对肝脏有明显损害现象，因此，肝功能不全的患者使用时要极其谨慎，以防止药源性肝损害的发生。详见下表

损害类别		影响药物
药物代谢型肝损伤		氯丙嗪，三环类抗抑郁药、抗癫痫药，抗菌药，抗风湿药，抗甲状腺药，免疫抑制剂、口服避孕药、甲睾酮和其他蛋白同化激素、巴比妥类、甲基多巴等
急性实质性药肝	剂量依赖性肝细胞坏死	对乙酰氨基酚、非甾体抗炎药
	非剂量依赖性肝细胞坏死	异烟肼、对氨基水杨酸、三环类抗抑郁药、单胺氧化酶抑制剂、抗癫痫药、肌松药、抗溃疡药、青霉素衍生物、抗真菌药、利尿药、美托洛尔、钙通道阻滞剂、奎尼丁、鹅去氧胆酸、可卡因、双硫仑
药物引起的脂肪肝	以胆汁淤积性损害为主	异烟肼、甲氨蝶呤、苯妥英钠、巴比妥、糖皮质激素、四环素、水杨酸类、丙戊酸钠等
	肝肉芽肿浸润	异烟肼、呋喃类、青霉素衍生物、磺胺药、抗癫痫药、阿司匹林、别嘌醇、保泰松、雷尼替丁、氯磺丙脲、氯丙嗪、奎尼丁、丙吡胺、肼屈嗪等

续表

损害类别		影响药物
慢性实质性药肝	活动性慢性肝炎	甲基多巴、呋喃妥因、异烟肼、对乙酰氨基酚、氯丙嗪、丙米嗪、甲苯磺丁脲、红霉素、噻苯达唑、丙戊酸、非诺洛芬
	慢性胆汁淤积	甲氨蝶呤、烟酸、维生素 A
	肝纤维化和肝硬化	环乙哌啶、胺碘酮
胆管病变 – 硬化性胆管炎		氟尿嘧啶
药物引起的肝血管病变	布卡综合征	口服避孕药、达卡巴嗪
	静脉栓塞性疾病	硫唑嘌呤、噻苯达唑、硫鸟嘌呤、环磷酰胺、环孢素、多柔比星、丝裂霉素、卡莫司汀、雌激素、半胱氨酸
肝窦状隙损害，包括紫癜肝、周边窦状隙纤维化、小节再生性增生、肝动脉和门静脉血栓		硫唑嘌呤、口服避孕药、雄激素、蛋白同化类固醇、维生素 A、甲氨蝶呤、巯嘌呤等
肝脏肿瘤	良性肿瘤	口服避孕药、雄激素和蛋白同化类固醇
	病灶性小节增生	口服避孕药
	肝细胞癌	口服避孕药、雄激素和蛋白同化类固醇

二、肾功能不全者用药

（一）反映肾功能的指标

肾脏是药物排泄的主要器官，同时也是药物代谢的器官之一。肾功能如果受损，则药物的吸收、分布、代谢、排泄均有可能发生改变。反映肾功能的主要检查指标有以下几种：

1. 血清肌酐（Scr） 基本上不受饮食、高代谢等肾外因素的影响；

◆血清肌酐的正常值是 43 ~ 106μmol/L，肾损伤时，血肌酐会迅速升高，如肾轻度损害，Scr 可达 132 ~ 220μmol/L。

2. 内生肌酐清除率（Ccr） 正常值为 80 ~ 100ml/min；肾损伤时，Ccr 下降；

◆如肾功能轻度损伤，其测定值为 50 ~ 70ml/min。

◆测定值为 30 ~ 50ml/min 为中度损伤。

◆小于 30ml/min 为重度损伤，5 ~ 10ml/min 为晚期肾衰竭。

3. 血尿素氮（BUN） 肾功能不全时其含量会明显增加，但易受多种因素的影响。

◆如进食高蛋白、高热量食物、败血症及胃肠道出血等均可使尿素氮升高。

◆其他肾损伤指标包括：血红蛋白和红细胞数、尿比重、尿渗透压及尿酚红排泄试验（PSP）等。

（二）肾功能不全时药动学和药效学特点

（1）药物吸收肾功能不全患者，肾单位数量减少、可产生多尿、夜尿、酸中毒及轻度贫血与乏力等症状。

◆由于肾实质破坏，使维生素 D 羟化减少，肠道对钙的吸收因而减少。

◆慢性尿毒症患者常伴有胃肠功能紊乱，如腹泻、呕吐，这些均可减少药物的吸收。

（2）药物分布：肾功能损害可改变药物与血浆蛋白的结合率。其可能的机制如下：

①血浆蛋白结构或构型改变，导致药物与蛋白结合点减少或亲和力下降。

②血浆蛋白含量下降。

③酸性代谢产物蓄积，竞争血浆蛋白，使药物蛋白结合率下降。一般而言：

◆酸性药物血浆蛋白结合率下降，如苯妥英钠、呋塞米。

◆碱性药物血浆蛋白结合率不变，如普萘洛尔、筒箭毒碱，或降低，如地西泮、吗啡。

◆肾功能不全时，大多数药物表现为分布容积增加。

◆某些蛋白结合率低的药物，如庆大霉素、异烟肼等分布容积无改变；而地高辛分布容积减少。

3. 药物排泄

肾功能损害时，可使主要经肾脏排泄的药物消除减慢，其血浆半衰期延长。由于药物在体内蓄积作用加强，会产生毒性反应，其作用机制如下：

（1）肾小球滤过减少：地高辛、普鲁卡因胺及氨基糖苷类抗生素都主要经肾小球滤过而排出体外，由于滤过减少，排泄减慢从而导致血药浓度升高与作用增强。

（2）肾小管分泌减少：尿毒症患者体内蓄积的内源性有机酸可与弱酸性药物在转运上发生竞争，使药物经肾小管分泌减少。

◆轻、中度肾衰竭时，这种竞争所致的有机酸排出减少可能比功能性肾单位减少更重要。

（3）肾小管重吸收增加：肾功能不全患者体内酸性产物增加，使尿液 pH 下降，弱酸性药物离子化减少可导致重吸收增加。

（4）肾血流量减少：某些疾病，如休克、心衰、严重烧伤均可致肾血流量减少。

①由于肾血流量减少，肾小球滤过、肾小管分泌、重吸收功能均可能发生障碍，从而导致药物经肾排泄减少。

②应当注意，某些药物在体内的代谢产物仍有药理活性，甚至毒性；肾功能受损时，这些代谢产物可在体内蓄积产生毒性反应。最典型的例子：

◆普鲁卡因胺，其代谢产物 N－乙酰卡尼（NAPA）85%经肾排泄，肾功能不全时，其血浆半衰期可从正常人的 6 小时延长到 45 小时。

◆美托洛尔经肾排泄其代谢产物去甲基美托洛尔仅为 5%～10%，当肾功能不全时，其血浆半衰期可为正常受试者的 4～6 倍。

◆此外，在肾功能不全时，抗生素不能及时排出，在血和组织内发生积蓄，易出现毒性反应。

（5）机体对药物的敏感性：尿毒症患者常伴有电解质及酸碱平衡紊乱。如：

①低血钾可降低心脏传导性，从而增加洋地黄类、奎尼丁及普鲁卡因胺等药物对

传导的抑制；

②酸血症和肾小管酸中毒可对抗儿茶酚胺的升压作用。

◆这些现象是药物敏感性发生改变的典型例子。

◆总之，无论是药物分布的改变，还是机体敏感性发生的改变，肾功能损害时机体对药物的反应性均可能发生变化。临床用药时需考虑这些因素。

（三）肾功能不全患者总体用药原则

（1）明确诊断，合理选药。

（2）避免或减少使用肾毒性大的药物。

（3）注意药物相互作用，特别应避免与有肾毒性的药物合用。

（4）肾功能不全而肝功能正常者可选用双通道（肝肾）排泄的药物。

（5）根据肾功能的情况调整用药剂量和给药间隔时间，必要时进行治疗药物监测，设计个体化给药方案。

（四）保护肾脏措施

（1）及时发现和治疗诱发肾脏损害的疾病，例如：

◆感冒、咽喉炎、扁桃体炎等疾病早期诊断和治疗。若患有这些疾病 1～3 周，并发现眼睑或面部浮肿，应立即化验小便并追踪其变化。

◆患有过敏性疾病如荨麻疹、过敏性紫癜等的患者，应追踪观察小便的变化。

◆患皮肤感染性疾病如疖肿、脓疱疮等，应观察小便有无改变。

（2）注意全身疾病对肾脏的损害：若患有高血压、糖尿病、结缔组织疾病等，应定期化验小便。

◆早期发现肾损害，早期治疗，以避免进展到严重肾脏损害。

（3）注意饮食的规律和合理性：切勿暴饮暴食，随着年龄增加还须节制饮食，切忌过饱。

（4）注意慎重用药：特别是在使用抗生素时，应遵医嘱，特别是已经诊断了有肾脏疾病的患者，尽量避免使用可能损害肾脏的药物。

（五）肾病患者慎用的药物

1. 可致肾小球功能障碍的药物　非甾体抗炎药、四环素类抗生素、抗高血压药（如普萘洛尔、可乐定、利血平、米诺地尔、硝普钠、甲基多巴、哌唑嗪、尼卡地平、卡托普利及硝苯地平等）、两性霉素 B、环孢素等。

2. 可致急性肾小球肾炎的药物　利福平、肼屈嗪、青霉胺、依那普利等。

3. 可致肾小球肾炎及肾病综合征的药物　金制剂、锂制剂、铋制剂、青霉胺、丙磺舒、卡托普利、非甾体抗炎药、氯磺丙脲、利福平、甲巯咪唑、华法林、可乐定、干扰素、磺胺类等。

4. 可致肾小管损害的药物　头孢菌素、丝裂霉素、口服避孕药、甲硝唑（儿童）、磺胺类、噻嗪类利尿剂、别嘌醇、卡马西平、格列本脲、苯妥英钠、奎尼丁、青霉胺、链激酶、苯丙胺、吡罗昔康及生物制品等。

5. **可致肾小管功能障碍的药物**　巯嘌呤、锂制剂、格列本脲、四环素类、两性霉素 B、秋水仙碱、利福平、长春新碱等。

6. **可致急性肾小管坏死的药物**　氨基糖苷类抗生素、鱼精蛋白、地尔硫草、氢化可的松、卡托普利（低钾及血容量降低可加重毒性）、抗肿瘤药（如顺铂等）、卡莫司汀、洛莫司汀、甲氨蝶呤、门冬酰胺酶、丝裂霉素。能增大上述各药毒性的有呋塞米、甲氧氟烷、两性霉素 B、克林霉素、头孢菌素类及造影剂。

7. **可致泌尿系阻塞的药物**　镇静催眠药、阿片制剂、抗抑郁药、溴苄胺、甲基麦角丁胺、麦角衍生物、甲基多巴、解热镇痛药、吗啡等镇痛剂、抗凝血药、磺胺类、甲氨蝶呤、过量巴比妥类、乙醇、利福平、巯嘌呤及造影剂等

8. **可致血管阻塞的药物**　氨基己酸、噻嗪类利尿剂、磺胺类、糖皮质激素、青霉素、肼屈嗪、普鲁卡因胺、奎尼丁、丙硫氧嘧啶等。

9. **可致肾间质及肾小管损害的药物**　氨基糖苷类抗生素、四环素类、利福平、磺胺类、头孢噻吩及青霉素类、环孢素、多黏菌素 B、造影剂等。

10. **可致间质性肾炎的药物**　头孢菌素、青霉素类、庆大霉素、对氨基水杨酸、利福平、异烟肼、乙胺丁醇、多黏菌素 B、黏菌素、呋喃妥因、多西环素、磺胺类、氢氯噻嗪、呋塞米、阿米洛利、丙磺舒、非甾体抗炎药（如吡罗昔康、布洛芬、吲哚美辛、托美丁、舒林酸、阿司匹林、甲氯芬那酸、非那西丁、非诺洛芬及保泰松等）、西咪替丁、硫唑嘌呤、环孢素、干扰素、别嘌醇、卡托普利、普萘洛尔、甲基多巴、苯丙胺、苯妥英钠、苯巴比妥、苯茚二酮等。

11. **可致肾结石的药物**　维生素 D、维生素 A 及过量抗酸药（如三硅酸镁）、乙酰唑胺、非甾体抗炎药、替尼酸、大剂量维生素 C（4~6g/d）、磺胺类、丙磺舒及甲氨蝶呤等。

12. **可致尿潴留药物**　吗啡、阿片、哌替啶、可待因、罗通定、吲哚美辛、肾上腺素、麻黄碱、阿托品、山莨菪碱、东莨菪碱、溴丙胺太林、樟柳碱、喷托维林、异丙嗪、苯海拉明、氯苯那明、赛庚啶、羟嗪、黄酮哌酯、溴丙胺太林、氯丁替诺、氯丙嗪、奋乃静、氟哌啶醇、多塞平、丙米嗪、氯米帕明、苯海索、氯美扎酮、丙吡胺、阿普林定、普萘洛尔、拉贝洛尔、尼群地平、硝苯地平、硝酸甘油、氟桂利嗪、氨茶碱、呋塞米、可乐定、甲基多巴、林可霉素、头孢唑林、诺氟沙星、吡哌酸、异烟肼、西咪替丁、曲克芦丁、镇静催眠药、烟碱、氨甲苯酸等。

13. **可致尿失禁的药物**　氟哌啶醇、氯丙嗪、甲基多巴、哌唑嗪。

14. **可致血尿的药物**　头孢菌素、多肽抗生素、吡哌酸、诺氟沙星、麦迪霉素、甲硝唑、氨基糖苷类、多黏菌素、青霉素类、磺胺类、抗结核药、西咪替丁、雷尼替丁、卡托普利、环磷酰胺、环孢素、解热镇痛药、抗凝血药、阿普唑仑、甲苯达唑等。

第五节　驾驶员用药

驾驶员（包括驾驶飞机、车船，操作机械、农机具手和高空作业人员）常因服药后影响其正常反应，出现不同程度的疲倦、嗜睡、困乏和精神不振、视物模糊、辨色困难、多尿、平衡力下降等症状，从而影响人的反应能力，容易出现危险和人身事故。

◆医师、药师应指导驾驶员了解这方面的知识，以确保驾驶员的用药安全。

◆骑电动车者在使用下列药物时也应给予特殊关注及提示，以减少事故及危险的发生。

一、驾驶员应慎用的药物

（一）可引起嗜睡的药物

1. **镇静催眠药**　所有镇静催眠药对中枢神经都有抑制作用，可诱导睡眠。

2. **抗过敏药**　可拮抗组胺引起的过敏，同时也抑制大脑的中枢神经，引起镇静，表现神志低沉、嗜睡，其强度因个人对药物的敏感性及药物品种和服用剂量而异。

3. **抗感冒药**　多采用复方制剂，组方除含解热药外，尚含有鼻黏膜血管收缩药或抗过敏药，用以缓解鼻塞、打喷嚏、流鼻涕和流泪等症状，但服药后易使人嗜睡。

4. **抗偏头痛药**　苯噻啶服后可有嗜睡和疲乏。

5. **质子泵抑制剂**　奥美拉唑、兰索拉唑、泮托拉唑服后偶见有疲乏、嗜睡反应。

（二）可导致眩晕或幻觉的药物

1. **解热镇痛药**　双氯芬酸服后可出现呕吐、眩晕，发生率约1%，极个别人可出现感觉视觉障碍、耳鸣。

2. **镇咳药**　右美沙芬、那可丁可引起嗜睡、眩晕；喷托维林（咳必清）服后10分钟可出现头晕、眼花、全身麻木等症状，并持续4~6小时。

3. **抗病毒药**　金刚烷胺可刺激大脑与精神有关的多巴胺受体，服用后可有幻觉、眩晕、嗜睡、视力模糊及精神错乱等症状。

4. **抗血小板药**　服用双嘧达莫，约25%的人可出现头痛、眩晕。

5. **周围血管扩张药**　服用氟桂利可使人有抑郁感、嗜睡、四肢无力、倦怠及眩晕的感觉。

（三）可使驾驶员视力模糊或辨色困难的药物

1. **抗癫痫药**　卡马西平、苯妥英钠以及丙戊酸钠在发挥抗癫痫病作用的同时，可引起视力模糊、复视或眩晕，使驾驶员看路面或视物出现重影。

2. **抗精神病药**　服用利培酮后偶见头晕、视力模糊、注意力下降等反应。

3. **解热镇痛药**　服用布洛芬偶见有头晕、头昏及头痛，少数人可出现视力降低和

625

辨色难；服用吲哚美辛，可出现视力模糊、耳鸣以及色视等症状。

4. 解除胃肠痉挛药　服用东莨菪碱或阿托品持续扩瞳，导致驾驶员视近物不清模糊。

5. 抗心绞痛药　服用硝酸甘油可出现视力模糊。

6. 扩张血管药　服用二氢麦角碱，除偶发呕吐、头痛外，还可使视力模糊而看路况不清等反应。

（四）可导致定向力障碍的药物

1. 镇痛药　哌替啶注射后偶致定向力障碍、幻觉。

2. 抗消化性溃疡药　西咪替丁、雷尼替丁及法莫替丁可减少胃酸的分泌，同时可引起幻觉、定向力障碍。

3. 避孕药　长期服用避孕药可使视网膜血管发生异常，而出现复视、对光敏感、疲乏、精神紧张等症状，并可使定向能力发生障碍，不分左右。

（五）可导致多尿或多汗的药物

1. 抗高血压药　复方利血平氨苯蝶啶片服后使尿量增多，尿意频繁，影响驾驶。
◆吲达帕胺服后 3 小时产生利尿作用，4 小时后作用最强，可出现多尿、多汗或尿频。◆哌唑嗪服后出现尿频、尿急。

2. 利尿药　阿米洛利及复方制剂服后尿液排出过多，出现口渴、头晕、视力改变。

二、防范措施

◆驾驶员生病时既要吃药，同时又要保证驾驶安全，因此，采取必要的措施并坚持合理用药是十分重要的。可采用以下防范措施。

（1）开车前 4 小时慎用上述驾驶员慎用药物，或服药后休息 6 小时再开车。

（2）注意复方制剂中是否存在对驾驶能力有影响的成分，如有，则应避免服用，或使用替代药物。

（3）对易产生嗜睡的药物，服用的最佳时间为睡前半小时，这样既减少对日常生活带来的不便，又能促进睡眠。

（4）有些感冒药分为日片或夜片，如日夜百服宁片、白加黑感冒片、日片不含抗过敏药，极少引起嗜睡，在白天宜尽量选用日片。

（5）如过敏，应尽量选用对中枢神经抑制作用小的抗过敏药，如咪唑斯汀、氯雷他定、地氯雷他定。感冒时，应选用不含镇静药和抗过敏药的日片。

（6）如患糖尿病，在注射胰岛素和服用降糖药后应稍事休息；如血糖过低引起头晕、眼花、手颤等症状，可进食少量食物或巧克力、水果糖以缓解症状。

（7）不可饮酒或含酒精饮料；因为乙醇是一种中枢神经抑制剂，同时可增强催眠药、镇静药和抗精神病药的毒性。

（8）应注意药品的通用名和商品名，医师和药师要注意辨认，特别是同一药品可能有不同的商品名，应向患者交代清楚。

第六节 运动员用药

一、兴奋剂

（一）概念

兴奋剂是指运动员参赛时禁用的药物，包括能起到增强或辅助增强自身体能或控制能力，以达到提高比赛成绩的药物或内源性生物活性物质。

◆兴奋剂在英语中称"dope"，原义为"供赛马使用的一种鸦片麻醉混合剂"。由于运动员为提高成绩而最早服用的药物大多属于兴奋剂药物－刺激剂类，所以尽管后来被禁用的其他类型药物并不都具有兴奋性（如利尿剂），甚至有的还具有抑制性（如β受体阻断剂），国际上对禁用药物仍习惯沿用兴奋剂的称谓。因此，如今通常所说的兴奋剂不再是单指那些起兴奋作用的药物，而实际上是对禁用药物的统称。

（二）分类兴奋剂品种在不断增多，国际奥委会的禁用药物目录已达100余种。禁用药物共分为六类：

1. **精神刺激剂** 如麻黄碱、可卡因和苯丙胺等。
2. **合成类固醇** 如甲睾酮、苯丙酸诺龙等。
3. **利尿剂** 如呋塞米、依他尼酸和螺内酯（安体舒通）等。
4. **麻醉镇痛剂** 如可待因、哌替啶和芬太尼等。
5. **β受体阻断剂** 如普萘洛尔等。
6. **肽激素类** 如人生长激素、人促红素（EPO）或重组人促红素（rhEPO）、促性腺激素等。运动员禁用的药物品种见《新编药物学》（第17版）附录。

二、各类兴奋剂的药理作用及危害

（一）精神刺激剂

精神刺激类兴奋剂如麻黄碱类、可卡因等，能提高运动员的呼吸功能，改善循环，增加供氧能力，并能振奋精神。

◆然而，长期服用，会产生头痛、心慌、焦虑、失眠、耳鸣及颤抖等不良反应；严重中毒时，会因心力衰竭和呼吸衰竭而死亡。例如，可卡因会使运动员情绪高涨、斗志昂扬，还能产生欣快感，能忍受竞技造成的伤痛，并提高攻击力；但用量大时，会出现中毒症状，呼吸快而浅，血压上升等，严重时会因呼吸麻痹而死亡。

（二）合成类固醇

此类药物因能促使体格强壮、肌肉发达，增强爆发力，并缩短体力恢复时间，而被用于从事短跑、游泳、投掷、摔跤、柔道、健美、自行车、滑雪及橄榄球等项运动的人员。然而，这些药物有严重的不良反应，如：

◆男性长期应用，会导致阳痿、睾丸萎缩及精子生成减少，甚至无精子，而影响生育。

◆女性长期应用，可导致月经紊乱，甚而闭经和不孕，同时还会出现男性化症状，像多毛、长胡须、声音变粗、脱发及性功能异常等，即使停药也不可逆转。

◆不论男女，均会诱发高血压、冠心病、心肌梗死与脑动脉硬化和脑血管破裂，以及引起肝癌、肾癌等疾患。

（三）利尿药

利尿药可帮助人短时间内急速降低体重；可被自行车、柔道、摔跤和举重选手滥用。

◆同时，也易造成人体严重脱水甚至肾衰竭。利尿药可被自行车、柔道、摔跤和举重选手滥用。

（四）麻醉性镇痛药麻醉性镇痛药

◆可使运动员长时间忍受肌肉疼痛；但可能使伤口进一步恶化，导致呼吸困难和药物依赖；该类药可被游泳和长跑选手滥用。

（五）β受体阻断药

β受体阻断药有镇静效果，如射击、体操、滑雪、赛车等项目的运动员用后，可降低血压、减慢心率、减少心肌耗氧量，增加人体平衡功能、增强运动耐力，尤其是消除运动员比赛前的紧张心理，使之正常或超常发挥竞技水平，取得良好成绩。

◆然而，滥用此类药物，会引起头晕、失眠、抑郁、幻觉、心动过缓及低血压，严重者可诱发支气管哮喘。若长期使用后突然停药，则会引发心跳过速，心肌梗死，乃至突然死亡。

（六）肽激素类

◆人生长激素（HGH）的作用是促进骨骼、肌肉和组织的生长发育；不当使用生长激素会产生危害，表现为手、足、脸以及内部器官的不正常发育。

◆促红细胞生成素（促红素）的作用是刺激血红细胞的生长，以提高血液中携氧量，其危害是导致肝和心功能衰竭，并可引起糖尿病。应避免选手滥用。

第二十二章

处方调配

第一节　处方审核的内容

一、处方及调配人员资格要求

（一）处方

1. 处方的概念

◆处方（prescription）是由注册的执业医师和执业助理医师（简称医师）在诊疗活动中为患者开具的、由取得药学专业技术职务任职资格的药学专业技术人员（简称药师）审核、调配、核对。并作为患者用药凭证的医疗文书。

2. 处方的性质　处方具有技术性、经济性和法律性。

3. 处方的分类　处方按其性质处方可分为三类：法定处方、医师处方、协定处方。

◆医师有处方权，药师有调配处方权。

（二）处方调配人员资格要求

◆调配处方必须由取得药学专业技术职务任职资格的人员（药师）担任：药师应当凭医师的处方调剂处方药品，非医师处方不得调剂。

◆药师应对处方进行审核，按医师的处方准确、快捷地调配并将药品发给患者应用。凡因开具处方或调配处方所造成的医疗差错或事故，医师和药师分别负有相应的法律责任。

二、审核内容

（一）一般内容审核

药师应当认真逐项地检查处方前记、正文和后记书写的内容是否清晰，完整，并确认其合法性。

◆包括处方类型（门诊处方、急诊处方、麻醉药处方等）、处方开具的时间、处方的有效性、处方的报销方式（公费医疗、医疗保险、部分自费、自费等）、医生签字是否规范等。

（二）用药适宜性审核

《处方管理办法》中明确要求：药师对处方用药的适宜性要进行审核。具体包括六方面：

1. 处方用药与临床诊断的相符性
2. 剂量、用法和疗程的正确性
3. 选药剂型与给药途径的合理性
4. 是否有重复给药现象
5. 规定必须做皮试的药品　处方医师是否注明过敏试验及结果的判定。
6. 是否有潜在临床意义的药物相互作用和配伍禁忌

（三）审核结果分类

◆处方审核结果分为合理处方和不合理处方，不合理处方包括不规范处方、用药不适宜处方及超常处方。

1. **不规范处方**　有下列情况之一的，应当判定为不规范处方：

（1）处方的前记、正文、后记内容缺项，书写不规范或者字迹难以辨认的。

（2）医师签名、签章不规范或者与签名、签章的留样不一致的。

（3）药师未对处方进行适宜性审核的（处方的审核、调配、核对、发药栏目无审核药师及核对发药药师签名，或者单人值班调剂未执行双签名规定）。

（4）早产儿、新生儿、婴幼儿处方未写明体重或日、月龄的。

（5）化学药、中成药与中药饮片未分别开具处方的。

（6）未使用药品规范名称开具处方的。

（7）药品的剂量、规格、数量、单位等书写不规范或不清楚的。

（8）用法、用量使用"遵医嘱"、"自用"等含糊不清字句的。

（9）处方修改未签名并注明修改日期，或药品超剂量使用未注明原因和再次签名的。

（10）开具处方未写临床诊断或临床诊断书写不全的。

（11）单张门急诊处方超过 5 种药品的。

（12）无特殊情况下，门诊处方超过 7 日用量，急诊处方超过 3 日用量，慢性病、老年病或特殊情况下需要适当延长处方用量未注明理由的。

（13）开具麻醉药品、精神药品、医疗用毒性药品、放射性药品等特殊管理药品处方未执行国家有关规定的（包括处方颜色、用量、证明文件等）。

（14）医师未按照抗菌药物临床应用管理规定开具抗菌药物处方的。

（15）中药饮片处方药物未按照"君、臣、佐、使"的顺序排列，或未按要求标注药物调剂、煎煮等特殊要求的。

2. **不适宜处方**　有下列情况之一的，应当判定为用药不适宜处方：

（1）适应证不适宜的。

（2）遴选的药品不适宜的。

（3）药品剂型或给药途径不适宜的。

（4）无正当理由不首选国家基本药物的。

（5）用法、用量不适宜的。

（6）联合用药不适宜的。

（7）重复给药的。

（8）有配伍禁忌或者不良相互作用的。

（9）其他用药不适宜情况的。

3. **超常处方** 有下列情况之一的，应当判定为超常处方：

（1）无适应证用药。

（2）无正当理由开具高价药的。

（3）无正当理由超说明书用药的。

（4）无正当理由为同一患者同时开具 2 种以上药理作用机制相同药物的。

三、处方审核适宜性具体内容

（一）处方用药与临床诊断的相符性

◆处方用药必须与临床诊断密切相符。医师开具的处方在病情与诊断栏中应明确记录对患者的诊断。药师在审查处方时，应审查处方用药与患者临床诊断的相符性，如果出现不相符的情况，应立即与医师沟通，从而加强对不合理用药的监控。

◆处方用药与临床诊断不相符的表现主要有：

1. **非适应证用药** 如非细菌感染时给予抗菌药物治疗。

◆流感的病原体主要是流感病毒而非细菌；引起咳嗽的原因，可能是寒冷刺激、花粉过敏、空气污染和气道阻塞等，不一定是细菌感染，在这种情况下给予抗菌药物属于非适应证用药。

2. **超适应证用药** 是指超越药品说明书的适应证范围用药，不在受法律保护范围，超适应证用药，必须要患者知情并获得同意。

◆如口服小檗碱用来降低血糖；用罗非昔布预防结肠、直肠癌；将二甲双胍用于非糖尿病患者的减肥等。超适应证用药，必须要患者知情并获得同意。

3. **撒网式用药**

表现为：①轻度感染就使用抗菌谱广或最新的抗菌药物；②无依据的选用；③不作药敏试验便应用广谱抗菌药物；④凭经验 2 ~ 3 个抗菌药物一起用；⑤超剂量、超抗菌范围应用。

4. **不规范用药** 表现在：

（1）不了解抗菌药物的药动学参数、血浆半衰期、作用维持时间、不良反应和特殊人群应用注意事项的情况下用药；

（2）在用药后不认真观察患者的反应：如肝肾功能、精神活动等的改变。

5. **盲目联合用药** 即在无明确指征的情况下联合用药，表现在：

（1）病因未明即多药联用。

（2）单一抗菌药能控制的感染却采用多药。

（3）大处方，如盲目应用多种无治疗效果的肿瘤辅助用药。

（4）同一药物活性成分因商品名不同而导致的重复用药。

（5）联合应用毒性较大的药物而未酌减药量，使不良反应的发生概率增加。

6. **过度治疗用药** 表现在：

（1）滥用药物：抗菌药物、糖皮质激素、白蛋白、抗肿瘤辅助用药等。

（2）无临床指征盲目补钙导致胃肠道不适、便秘、泌尿道结石等不良反应。

（二）剂量、用法的正确性

1. **剂量** 药物治疗疾病的用量，多以国际单位制（SI）表示。

2. **重量单位** 常以 kg（千克）、g（克）、mg（毫克）、μg（微克）、ng（纳克）、5 级计量单位表示。

3. **容量单位** 常以 L（升）、ml（毫升）、μl（微升）3 级计量单位表示。

◆部分抗菌药物、性激素、维生素、凝血酶及抗毒素等，由于效价不恒定，只能以生物检定与标准品比较的方法来测定，因此其剂量常采用特定的"IU"（国际单位）或 U（单位）来表示。如青霉素钠，每 1IU 等于 0.5988μg，或 1mg 相当于 1676IU；肝素每 1mg 不少于 150U。

◆药师在审核处方时应注意核对剂量和剂量单位，同时还要注意单位时间内进入机体的药量（特别是静脉注射或静脉滴注时的速度），以防止单位时间内进入体内药量过大而引起毒性反应。

◆在用法方面应注意药物血浆半衰期的影响。血浆半衰期是物的血浆浓度下降一半所需要的时间，是指导临床用药间隔的依据，血浆半衰期长的药品一般每日用药 1~2 次即可，而血浆半衰期短的药品一般每日需用药 3~4 次。同时，还要根据病情和药物作用的特点，选择每种药物服用的适宜时间。

（三）剂型与给药途径的合理性

◆剂型：是为适应治疗或预防的需要而制成的药物应用形式。

◆作用：适宜的剂型不仅能充分发挥药物的作用；还可调节药物作用的强度、快慢和持续时间；降低药物的毒、副作用。

1. **剂型与疗效的关系**

（1）同一药物，剂型不同，药物的作用不同。

◆例如甘露醇作为脱水剂，静脉点滴可用于各种原因引起的脑水肿、颅内高压和青光眼，如作为冲洗剂，则用于经尿道作前列腺切除术。

◆醋酸氯己定的水溶液或醇溶液均为外用杀菌剂，而制成栓剂则可用于治疗阴道炎或宫颈糜烂，在阴道内发挥较好的治疗效果。

（2）同一药物，剂型不同，应用的效果不同。

◆例如皮肤病，急性期（局部有红肿、水疱、糜烂）多选用溶液剂湿敷，主要起消炎作用；亚急性期（红肿减轻，渗液减少）可选用糊剂、粉剂和洗剂，既有消炎作用，还有止痒、收敛、保护作用。而慢性期（皮损增厚呈苔藓样变）则多用软膏和乳膏剂，因其穿透力强，作用持久，还有润滑及护肤作用。

（3）同一药物，剂型不同，其作用快慢、强度、持续时间不同。

◆氨茶碱是支气管扩张药，可制成注射剂、片剂、栓剂、缓释制剂等。不同剂型的氨茶碱药理作用虽不变，但各有特点如：①注射剂速效，适于哮喘的急性发作②栓剂经直肠给药，可避免氨茶碱对胃肠道的刺激，减少副作用且吸收较快，维持药效时间较长③片剂服用方便④缓释片剂则可维持药效 8 ~ 12 小时，从而减少患者的服药次数，并可避开夜间服药。

（4）同一药物，剂型不同，其毒、副作用不同。

例如吲哚美辛：

①片剂：1 日剂量 200 ~ 300mg，其消炎镇痛作用虽好，但副作用较多（头痛、失眠、呕吐、耳鸣、胃出血等），且与服用剂量成正比；而且片剂在保存中会逐渐硬化而影响崩解度，故吸收量很低，如果加大剂量虽作用会增强但副作用也更大。

②胶囊剂：每日剂量 75mg 就能收到较好的治疗效果，副作用也很少。

③制成栓剂，则既避免药物直接作用于胃肠黏膜引起胃肠反应，对长期使用者更安全，同时达到血药峰浓度的时间也比口服快，疗效与口服没有差别。

（5）同一药物，同一剂型，处方组成或工艺不同表现不同。

如果处方组成及制备工艺不同，同一药物的同一剂型发挥作用的快慢、强弱、甚至疗效及副作用都有可能不同，例如：

◆1968 ~ 1969 年发生在澳大利亚的苯妥英钠中毒事件，其原因就是在生产苯妥英钠胶囊时用乳糖代替了原处方中的硫酸钙作稀释剂，从而增加了苯妥英钠的吸收，提高了血药浓度，造成服用相同剂量却引起中毒的后果。

◆又如：不同厂家生产的地高辛片，即使都符合规定的崩解时限，但由于粒径、处方、工艺等变化，其溶出速率也可有较大差异。

2. 给药途径对药物作用的影响

（1）给药途径与作用

①最常用的给药途径：为口服、舌下含服、直肠给药、吸入给药、静脉注射（或静脉滴注）及肌内、皮下、皮内、胸膜、腹腔、椎管内、关节腔内注射，还有灌肠、阴道内、植入、离子透入等用药途径。

②正确的给药途径：是保证药品发挥治疗作用的关键之一，也是药师审核处方的重点，在审核处方时一定要看清、读懂，以免发生用药差错。

◆同一种药品，其给药途径不同，可直接影响药物作用的快慢和强弱，药物作用也会产生变化。如硫酸镁溶液，外敷可消除水肿，口服则导泻（50%）或利胆（33%），注射可降压和抗惊厥；又如尿素静脉滴注可降低颅脑内压，外用可软化指

（趾）甲甲板，抑制真菌生长，用于甲癣的治疗。

（2）剂型与给药方法　不同的剂型给药方法不同。

◆如肠溶片（胶囊）、缓控释制剂应整片（粒）吞服。

◆肠溶衣片（胶囊）可使制剂在胃液中 2 小时不发生崩解或溶解，以满足治疗学的需要，减轻药物对胃黏膜的刺激；提高药物在小肠的吸收速率和利用度；掩盖药物的不良气味；提高药物的稳定性；避免其在胃液酸性条件下分解失效，若嚼碎后服用将失去上述作用。

◆缓、控释制剂具有特殊的渗透膜、骨架、渗透泵等结构，若嚼碎后服用，将破坏上述特殊结构，失去控制或延缓药品释放的作用。

（四）是否有重复给药现象

1. 重复用药概念　重复用药系指一种化学单体的药物，同时或序贯应用，导致作用和剂量的重复。其结会导致用药过量和发生不良反应。

2. 重复用药产生的原因　主要有：

（1）一药多名　我国药品一药多名的现象比较严重，同一个通用名的药品常有多个不同的商品名，使得临床用药存在较大的安全隐患，极容易导致重复用药、用药过量或药物中毒。

（2）中成药中含有化学药物成分

◆伴随中药与化学药物联合应用以及复方制剂的不断出现，若使用不当则可造成累加、重叠、过量用药的情况。例如：

①含甘草的某些制剂与阿司匹林同用，可能诱发或加重胃、十二指肠溃疡。

②中成药制剂中常含有非甾体抗炎药（对乙酰氨基酚、氨基比林、吲哚美辛、阿司匹林等）、降糖药（格列本脲）、抗组胺药（氯苯那敏、苯海拉明）、中枢兴奋药（咖啡因）、中枢镇静药（异戊巴比妥、苯巴比妥）、抗病毒药（金刚烷胺）、平喘药（麻黄碱）、利尿剂（氢氯噻嗪）等。

◆在与化学药物联用时，必须要弄清成分，避免滥用和发生重复、累加应用，以至出现不良反应甚或严重的器官损害。

（五）规定必须做皮试的药品，处方医师是否注明过敏试验及结果的判定

（1）有些药品如 β 内酰胺类抗生素中的青霉素、氨基糖苷类的链霉素以及碘造影剂、局麻药、生物制品（酶、抗毒素、类毒素、血清、菌苗、疫苗）等，极易引起过敏反应，甚至出现过敏性休克。

（2）药师在审核处方时，要注意提示患者在应用青霉素、头孢菌素、破伤风抗毒素等易致过敏反应药品之前或曾用过再次应用时或应用的药品换了批号，都要进行皮肤敏感试验，在明确皮试结果为阴性后再调配药品；对尚未进行皮试、结果阳性或结果未明确者应拒绝调配药品。

（3）对有家族过敏史或既往药物过敏史者在应用时要提高警惕，注射后必须休息、观察 30 分钟，或采用脱敏方法（如破伤风抗毒素）给药。

（4）头孢菌素类抗生素与青霉素类抗生素存在交叉过敏性（概率3%～15%），也可引起过敏性反应或过敏性休克。

◆虽然目前对应用头孢菌素前是否应做皮试尚有争议，但近年已有多例报道头孢菌素可致过敏性休克甚至死亡。为对患者的安全负责，应在用药前对所注射的药物品种进行皮试。

◆详细内容请参照药品说明书和官方的药物治疗指南，2010年版《中国药典》中规定了必须做皮肤敏感试验的药物。

第二节　处方调配的注意事项

一、四查十对

◆《处方管理办法》中明确提出，在调剂处方过程中必须做到"四查十对"，具体内容是：

（1）查处方，对科别、姓名、年龄。

（2）查药品，对药名、剂型、规格、数量。

（3）查配伍禁忌，对药品性状、用法用量。

（4）查用药合理性，对临床诊断。

◆药师在审查处方过程中如果发现有不利于患者用药处方或其他疑问时，应拒绝调配，并及时告知处方医师，经医师改正并签字确认后，方可调配。发现严重药品滥用和用药失误的处方，还应当按照有关规定报告。

二、处方调配时的注意事项

（1）仔细阅读处方，按照药品的顺序逐一调配。

（2）贵重药品、麻醉药品等分别登记账卡。

（3）调配药品时应认真检查药品的批准文号，并注意药品的有效期，确保使用安全。

（4）药品调配齐全后，再与处方逐一核对药品名称、剂型、规格、数量和用法，并准确、规范地书写标签。

（5）对需特殊保存条件的药品（如2～10℃冷处保存），应加贴醒目标签，以提示患者注意。

（6）正确书写药袋或粘贴标签。

◆尽量在每种药品上分别贴上用法、用量、贮存条件等标签。

◆要特别注意：①药品通用名或商品名、剂型、剂量和数量；②用法用量；③患者姓名；④调剂日期；⑤处方号或其他识别号；⑥药品贮存方法和有效期；⑦有关服用注意事项（如餐前、餐后、冷处保存、驾车司机不宜服用、需振荡混合后服用等）；

⑧调剂药房的名称、地址和电话。

（7）核对后签名或盖名章。

（8）调配好一张处方的所有药品后再调配下一张处方，以免发生差错。

三、发药时需向顾客交代的内容

（一）用药方法

◆如何正确使用各种剂型（如胶囊剂，滴眼剂，滴鼻剂，栓剂等）及给药途径。

（二）用药剂量

◆包括首次剂量，维持剂量，每日用药次数，用药时间间隔及坚持疗程时间等。

（三）服药时间

包括饭前，饭后，餐中，睡前，以及根据时辰药理服药时间。

（四）可能出现的不良反应及注意事项

包括禁忌证，用药注意事项以及药物相互作用（包括药物与药物，食物，饮料，嗜好品之间的作用）。

（五）应注意密切观察病情变化

嘱咐病人服药期间药要随时观察病情，若发现不见好转或恶化应立即就医。

（六）要按规定条件储存（如冷光，遮光，密封等）

1. **遮光**　系指用不透光的容器包装，如棕色容器或黑纸包裹的无色透明、半透明容器。指存放受光辐照易出现变化的药品。

2. **密闭**　系指将容器密闭，以防尘土及异物进入。常用于易引湿而变性的药品，易吸潮而变质的药品，易风化的药品，易挥发（逸散）的药品和在空气中易于氧化或因吸收二氧化碳而变质的药品。

3. **密封**　系指将容器密封，以防止风化、吸湿、挥发或异物进入。一般包括各种化学试剂、结晶性药品。

4. **熔封或严封**　系指将容器熔封或用适宜的材料严封，以防止空气、水分的侵入并防止污染。

5. **阴暗处**　系指不超过20℃。

6. **冷暗处**　系指遮光并不超过20℃。包括易于受高热和光照射而变质的药品。

7. **冷处**　系指2～10℃。包括易于受热而变质的药品，易燃易炸和易挥发的药品，易受热后而变形的药品。

（七）注意在有效期内服用

◆效期表示方法：

1. **直接标明有效期**　如某药品的有效期为2012年12月15日，表明本品至2012年12月16日起便不得使用。国内多数药厂都用这种方法。

2. 直接标明失效期 如某药品的失效期为 2012 年 12 月 15 日，表明本品可使用至 2012 年 12 月 14 日。一些进口药品可见这种表示方法。

3. 标明有效期年限 可由批号推算如某药品批号为 120714，有效期为 3 年。由批号可知本产品为 2012 年 7 月 14 日生产，有效期 3 年，表明本品可使用到 2015 年 7 月 13 日为止。

◆另外，对所有的药品均应提示，放置于儿童不能触及的地方，以免误服。

第 四 篇

法律法规

药事管理法规及相关法律（节选）

第一节　中华人民共和国药品管理法

第二节　中华人民共和国药品管理法实施条例

一、总则

（一）立法宗旨

第1条（药品法）　为加强药品监督管理，保证药品质量，保障人体用药安全，维护人民身体健康和用药的合法权益，特制定本法。

（二）适用范围

第2条（药品法）　在中华人民共和国境内从事药品的研制、生产、经营、使用和监督管理的单位或者个人，必须遵守本法。

（三）药品监督管理体制的规定

第5条（药品法）　国务院药品监督管理部门主管全国药品监督管理工作。国务院有关部门在各自的职责范围内负责与药品有关的监督管理工作。

◆省、自治区、直辖市人民政府药品监督管理部门负责本行政区域内的药品监督管理工作。省、自治区、直辖市人民政府有关部门在各自的职责范围内负责与药品有关的监督管理工作。

◆国务院药品监督管理部门应当配合国务院经济综合主管部门，执行国家制定的药品行业发展规划和产业政策。

第6条（药品法）　药品监督管理部门设置或者确定的药品检验机构，承担依法实施药品审批和药品质量监督检查所需的药品检验工作。

第2条（法条例）　国务院药品监督管理部门设置国家药品检验机构。

◆省、自治区、直辖市人民政府药品监督管理部门可以在本行政区域内设置药品检验机构。地方药品检验机构的设置规划由省、自治区、直辖市人民政府药品监督管理部门提出，报省、自治区、直辖市人民政府批准。

◆国务院和省、自治区、直辖市人民政府的药品监督管理部门可以根据需要，确定符合药品检验条件的检验机构承担药品检验工作。

二、药品经营企业管理

（一）开办条件

第15条（药品法）　开办药品经营企业必须具备以下条件：

（1）具有依法经过资格认定的药学技术人员。

（2）具有与所经营药品相适应的营业场所、设备、仓储设施、卫生环境。

（3）具有与所经营药品相适应的质量管理机构或者人员。

（4）具有保证所经营药品质量的规章制度。

（二）审批主体及许可证

第14条（药品法）　开办药品批发企业，须经企业所在地省、自治区、直辖市人民政府药品监督管理部门批准并发给《药品经营许可证》；开办药品零售企业，须经企业所在地县级以上地方药品监督管理部门批准并发给《药品经营许可证》，凭《药品经营许可证》到工商行政管理部门办理登记注册。无《药品经营许可证》的，不得经营药品。

◆《药品经营许可证》应当标明有效期和经营范围，到期重新审查发证。

◆药品监督管理部门批准开办药品经营企业，除依据本法第15条规定的条件外，还应当遵循合理布局和方便群众购药的原则。

第16条（法条例）　药品经营企业变更《药品经营许可证》许可事项的，应当在许可事项发生变更30日前，向原发证机关申请《药品经营许可证》变更登记；未经批准，不得变更许可事项。原发证机关应当自收到企业申请之日起15个工作日内作出决定。

◆申请人凭变更后的《药品经营许可证》到工商行政管理部门依法办理变更登记手续。

第17条（法条例）　《药品经营许可证》有效期为5年。有效期届满，需要继续经营药品的，持证企业应当在许可证有效期届满前6个月，按照国务院药品监督管理部门的规定申请换发《药品经营许可证》。

◆药品经营企业终止经营药品或者关闭的，《药品经营许可证》由原发证机关缴销。

（三）GSP认证

第16条（药品法）　药品经营企业必须按照国务院药品监督管理部门依据本法制定的《药品经营质量管理规范》经营药品。

◆药品监督管理部门按照规定对药品经营企业是否符合《药品经营质量管理规范》的要求进行认证；对认证合格的，发给认证证书。

◆《药品经营质量管理规范》的具体实施办法、实施步骤由国务院药品监督管理部门规定。

第13条（法条例）　省、自治区、直辖市人民政府药品监督管理部门负责组织药品经营企业的认证工作。药品经营企业应当按照国务院药品监督管理部门规定的实施办法和实施步骤，通过省、自治区、直辖市人民政府药品监督管理部门组织的《药品经营质量管理规范》的认证，取得认证证书。《药品经营质量管理规范》认证证书的格式由国务院药品监督管理部门统一规定。

◆新开办药品批发企业和药品零售企业，应当自取得《药品经营许可证》之日起30日内，向发给其《药品经营许可证》的药品监督管理部门或者药品监督管理机构申请《药品经营质量管理规范》认证。

◆受理药品零售企业认证申请的药品监督管理机构应当自收到申请之日起7个工作日内，将申请移送负责组织药品经营企业认证工作的省、自治区、直辖市人民政府药品监督管理部门。

◆省、自治区、直辖市人民政府药品监督管理部门应当自收到认证申请之日起3个月内，按照国务院药品监督管理部门的规定，组织对申请认证的药品批发企业或者药品零售企业是否符合《药品经营质量管理规范》进行认证；认证合格的，发给认证证书。

（四）药品经营行为的管理

第17条（药品法）　药品经营企业购进药品，必须建立并执行进货检查验收制度，验明药品合格证明和其他标识；不符合规定要求的，不得购进。

第18条（药品法）　药品经营企业购销药品，必须有真实完整的购销记录。购销记录必须注明药品的通用名称、剂型、规格、批号、有效期、生产厂商、购（销）货单位、购（销）货数量、购销价格、购（销）货日期及国务院药品监督管理部门规定的其他内容。

第19条（药品法）　药品经营企业销售药品必须准确无误，并正确说明用法、用量和注意事项；调配处方必须经过核对，对处方所列药品不得擅自更改或者代用。对有配伍禁忌或者超剂量的处方，应当拒绝调配；必要时，经处方医师更正或者重新签字，方可调配。药品经营企业销售中药材，必须标明产地。

第20条（药品法）　药品经营企业必须制定和执行药品保管制度，采取必要的冷藏、防冻、防潮、防虫、防鼠等措施，保证药品质量。

◆药品入库和出库必须执行检查制度。

第34条（药品法）　药品生产企业、药品经营企业、医疗机构必须从具有药品生产、经营资格的企业购进药品；但是，购进没有实施批准文号管理的中药材除外。

（五）零售处方药、非处方药的人员配备

第 15 条（法条例）　国家实行处方药和非处方药分类管理制度。国家根据非处方药品的安全性，将非处方药分为甲类非处方药和乙类非处方药。

◆经营处方药、甲类非处方药的药品零售企业，应当配备执业药师或者其他依法经资格认定的药学技术人员。经营乙类非处方药的药品零售企业，应当配备经设区的市级药品监督管理机构或者省、自治区、直辖市人民政府药品监督管理部门直接设置的县级药品监督管理机构组织考核合格的业务人员。

（六）城乡集贸市场零售药品的规定

第 21 条（药品法）　城乡集市贸易市场可以出售中药材，国务院另有规定的除外。

◆城乡集市贸易市场不得出售中药材以外的药品，但持有《药品经营许可证》的药品零售企业在规定的范围内可以在城乡集市贸易市场设点出售中药材以外的药品。具体办法由国务院规定。

第 18 条（法条例）　交通不便的边远地区城乡集市贸易市场没有药品零售企业的，当地药品零售企业经所在地县（市）药品监督管理机构批准并到工商行政管理部门办理登记注册后，可以在该城乡集市贸易市场内设点并在批准经营的药品范围内销售非处方药品。

三、药品管理

（一）新药研制、生产及国家标准药品的审批

第 29 条（药品法）　研制新药，必须按照国务院药品监督管理部门的规定如实报送研制方法、质量指标、药理及毒理试验结果等有关资料和样品，经国务院药品监督管理部门批准后，方可进行临床试验。

◆药物临床试验机构资格的认定办法，由国务院药品监督管理部门、国务院卫生行政部门共同制定。

◆完成临床试验并通过审批的新药，由国务院药品监督管理部门批准，发给新药证书。

第 31 条（药品法）　生产新药或者已有国家标准的药品的，须经国务院药品监督管理部门批准，并发给药品批准文号；但是，生产没有实施批准文号管理的中药材和中药饮片除外。实施批准文号管理的中药材、中药饮片品种目录由国务院药品监督管理部门会同国务院中医药管理部门制定。

◆药品生产企业在取得药品批准文号后，方可生产该药品。

第 29 条（法条例）　药物临床试验、生产药品和进口药品，应当符合《药品管理法》及本条例的规定，经国务院药品监督管理部门审查批准；国务院药品监督管理部门可以委托省、自治区、直辖市人民政府药品监督管理部门对申报药物的研制情况及条件进行审查，对申报资料进行形式审查，并对试制的样品进行检验。具体办法由国

务院药品监督管理部门制定。

第30条（法条例）　研制新药，需要进行临床试验的，应当依照《药品管理法》第二十九条的规定，经国务院药品监督管理部门批准。

◆药物临床试验申请经国务院药品监督管理部门批准后，申报人应当在经依法认定的具有药物临床试验资格的机构中选择承担药物临床试验的机构，并将该临床试验机构报国务院药品监督管理部门和国务院卫生行政部门备案。

◆药物临床试验机构进行药物临床试验，应当事先告知受试者或者其监护人真实情况，并取得其书面同意。

第31条（法条例）　生产已有国家标准的药品，应当按照国务院药品监督管理部门的规定，向省、自治区、直辖市人民政府药品监督管理部门或者国务院药品监督管理部门提出申请，报送有关技术资料并提供相关证明文件。

◆省、自治区、直辖市人民政府药品监督管理部门应当自受理申请之日起30个工作日内进行审查，提出意见后报送国务院药品监督管理部门审核，并同时将审查意见通知申报方。国务院药品监督管理部门经审核符合规定的，发给药品批准文号。

（二）国家药品标准的制定及修订机构

第32条（药品法）　药品必须符合国家药品标准。中药饮片依照本法第十条第二款（中药饮片必须按照国家药品标准炮制；国家药品标准没有规定的，必须按照省、自治区、直辖市人民政府药品监督管理部门制定的炮制规范炮制。省、自治区、直辖市人民政府药品监督管理部门制定的炮制规范应当报国务院药品监督管理部门备案）的规定执行。

◆国务院药品监督管理部门颁布的《中华人民共和国药典》和药品标准为国家药品标准。

◆国务院药品监督管理部门组织药典委员会，负责国家药品标准的制定和修订。

◆国务院药品监督管理部门的药品检验机构负责标定国家药品标准品、对照品。

（三）特殊管理药品

第35条（药品法）　国家对麻醉药品、精神药品、医疗用毒性药品、放射性药品，实行特殊管理。管理办法由国务院制定。

（四）进出口药品管理

第38条（药品法）　禁止进口疗效不确、不良反应大或者其他原因危害人体健康的药品。

第39条（药品法）　药品进口，须经国务院药品监督管理部门组织审查，经审查确认符合质量标准、安全有效的，方可批准进口，并发给进口药品注册证书。

◆医疗单位临床急需或者个人自用进口的少量药品，按照国家有关规定办理进口手续。

第40条（药品法）　药品必须从允许药品进口的口岸进口，并由进口药品的企业向口岸所在地药品监督管理部门登记备案。海关凭药品监督管理部门出具的《进口药品通关单》放行。无《进口药品通关单》的，海关不得放行。

◆口岸所在地药品监督管理部门应当通知药品检验机构按照国务院药品监督管理部门的规定对进口药品进行抽查检验，并依照本法第四十一条第二款的规定收取检验费。

◆允许药品进口的口岸由国务院药品监督管理部门会同海关总署提出，报国务院批准。

（五）指定检验的生物制品

第39条（法条例） 疫苗类制品、血液制品、用于血源筛查的体外诊断试剂以及国务院药品监督管理部门规定的其他生物制品在销售前或者进口时，应当按照国务院药品监督管理部门的规定进行检验或者审核批准；检验不合格或者未获批准的，不得销售或者进口。

（六）药品评价与再评价

第33条（药品法） 国务院药品监督管理部门组织药学、医学和其他技术人员，对新药进行审评，对已经批准生产的药品进行再评价。

第42条（药品法） 国务院药品监督管理部门对已经批准生产或者进口的药品，应当组织调查；对疗效不确、不良反应大或者其他原因危害人体健康的药品，应当撤销批准文号或者进口药品注册证书。

◆已被撤销批准文号或者进口药品注册证书的药品，不得生产或者进口、销售和使用；已经生产或者进口的，由当地药品监督管理部门监督销毁或者处理。

第41条（法条例） 国务院药品监督管理部门对已批准生产、销售的药品进行再评价，根据药品再评价结果，可以采取责令修改药品说明书，暂停生产、销售和使用的措施；对不良反应大或者其他原因危害人体健康的药品，应当撤销该药品批准证明文件。

（七）假、劣药品认定及论处情形

第48条（药品法） 禁止生产（包括配制，下同）、销售假药。

◆有下列情形之一的，为假药：

（1）药品所含成分与国家药品标准规定的成分不符的。

（2）以非药品冒充药品或者以他种药品冒充此种药品的。

◆有下列情形之一的药品，按假药论处：

（1）国务院药品监督管理部门规定禁止使用的。

（2）依照本法必须批准而未经批准生产、进口，或者依照本法必须检验而未经检验即销售的。

（3）变质的。

（4）被污染的。

（5）使用依照本法必须取得批准文号而未取得批准文号的原料药生产的。

（6）所标明的适应证或者功能主治超出规定范围的。

第49条（药品法） 禁止生产、销售劣药。

◆药品成分的含量不符合国家药品标准的，为劣药。

◆有下列情形之一的药品，按劣药论处：

（1）未标明有效期或者更改有效期的。

（2）不注明或者更改生产批号的。

（3）超过有效期的。

（4）直接接触药品的包装材料和容器未经批准的。

（5）擅自添加着色剂、防腐剂、香料、矫味剂及辅料的。

（6）其他不符合药品标准规定的。

（八）药品名称规定

第50条（药品法） 列入国家药品标准的药品名称为药品通用名称。已经作为药品通用名称的，该名称不得作为药品商标使用。

（九）健康体检

第51条（药品法） 药品生产企业、药品经营企业和医疗机构直接接触药品的工作人员，必须每年进行健康检查。患有传染病或者其他可能污染药品的疾病的，不得从事直接接触药品的工作。

（十）药品批准文号有效期及药品再注册

第42条（法条例） 国务院药品监督管理部门核发的药品批准文号、《进口药品注册证》、《医药产品注册证》的有效期为5年。有效期届满，需要继续生产或者进口的，应当在有效期届满前6个月申请再注册。

◆药品再注册时，应当按照国务院药品监督管理部门的规定报送相关资料。有效期届满，未申请再注册或者经审查不符合国务院药品监督管理部门关于再注册的规定的，注销其药品批准文号、《进口药品注册证》或者《医药产品注册证》。

（十一）非药品限制宣传药品治疗内容的规定

第43条（法条例） 非药品不得在其包装、标签、说明书及有关宣传资料上进行含有预防、治疗、诊断人体疾病等有关内容的宣传；但是，法律、行政法规另有规定的除外。

四、药品包装的管理

（一）直接接触药品的包装要求

第52条（药品法） 直接接触药品的包装材料和容器，必须符合药用要求，符合保障人体健康、安全的标准，并由药品监督管理部门在审批药品时一并审批。

◆药品生产企业不得使用未经批准的直接接触药品的包装材料和容器对不合格的

直接接触药品的包装材料和容器，由药品监督管理部门责令停止使用。

第 44 条（法条例）　药品生产企业使用的直接接触药品的包装材料和容器，必须符合药用要求和保障人体健康、安全的标准，并经国务院药品监督管理部门批准注册。

◆直接接触药品的包装材料和容器的管理办法、产品目录和药用要求与标准，由国务院药品监督管理部门组织制定并公布。

（二）药品包装、标签、说明书

第 53 条（药品法）　药品包装必须适合药品质量的要求，方便储存、运输和医疗使用。发运中药材必须有包装。在每件包装上，必须注明品名、产地、日期、调出单位，并附有质量合格的标志。

第 53 条（药品法）　药品包装必须按照规定印有或者贴有标签并附有说明书。标签或者说明书上必须注明药品的通用名称、成分、规格、生产企业、批准文号、产品批号、生产日期、有效期、适应证或者功能主治、用法、用量、禁忌、不良反应和注意事项。

◆麻醉药品、精神药品、医疗用毒性药品、放射性药品、外用药品和非处方药的标签，必须印有规定的标志。

五、药品价格和广告的管理

（一）药品价格管理依据及原则

第 55 条（药品法）　依法实行政府定价、政府指导价的药品，政府价格主管部门应当依照《中华人民共和国价格法》规定的定价原则，依据社会平均成本、市场供求状况和社会承受能力合理制定和调整价格，做到质价相符，消除虚高价格，保护用药者的正当利益。

◆药品的生产企业、经营企业和医疗机构必须执行政府定价、政府指导价，不得以任何形式擅自提高价格。

◆药品生产企业应当依法向政府价格主管部门如实提供药品的生产经营成本，不得拒报、虚报、瞒报。

第 56 条（药品法）　依法实行市场调节价的药品，药品的生产企业、经营企业和医疗机构应当按照公平、合理和诚实信用、质价相符的原则制定价格，为用药者提供价格合理的药品。

◆药品的生产企业、经营企业和医疗机构应当遵守国务院价格主管部门关于药价管理的规定，制定和标明药品零售价格，禁止暴利和损害用药者利益的价格欺诈行为。

第 48 条（法条例）　国家对药品价格实行政府定价、政府指导价或者市场调节价。

◆列入国家基本医疗保险药品目录的药品以及国家基本医疗保险药品目录以外具有垄断性生产、经营的药品，实行政府定价或者政府指导价；对其他药品，实行市场调节价。

（二）药品广告的监管

第60条（药品法）　药品广告须经企业所在地省、自治区、直辖市人民政府药品监督管理部门批准，并发给药品广告批准文号；未取得药品广告批准文号的，不得发布。

◆处方药可以在国务院卫生行政部门和国务院药品监督管理部门共同指定的医学、药学专业刊物上介绍，但不得在大众传播媒介发布广告或者以其他方式进行以公众为对象的广告宣传。

第61条（药品法）　药品广告的内容必须真实、合法，以国务院药品监督管理部门批准的说明书为准，不得含有虚假的内容。

◆药品广告不得含有不科学的表示功效的断言或者保证；不得利用国家机关、医药科研单位、学术机构或者专家、学者、医师、患者的名义和形象作证明。

◆非药品广告不得有涉及药品的宣传。

第53条（法条例）　发布药品广告，应当向药品生产企业所在地省、自治区、直辖市人民政府药品监督管理部门报送有关材料。省、自治区、直辖市人民政府药品监督管理部门应当自收到有关材料之日起10个工作日内作出是否核发药品广告批准文号的决定；核发药品广告批准文号的，应当同时报国务院药品监督管理部门备案。具体办法由国务院药品监督管理部门制定。

◆发布进口药品广告，应当依照前款规定向进口药品代理机构所在地省、自治区、直辖市药品监督管理部门申请药品广告批准文号。

◆在药品生产企业所在地和进口药品代理机构所在地以外的省、自治区、直辖市发布药品广告的，发布广告的企业应当在发布前向发布地省、自治区、直辖市人民政府药品监督管理部门备案。接受备案的省、自治区、直辖市人民政府药品监督管理部门发现药品广告批准内容不符合药品广告管理规定的，应当交由原核发部门处理。

第54条（法条例）　经国务院或者省、自治区、直辖市人民政府的药品监督管理部门决定，责令暂停生产、销售和使用的药品，在暂停期间不得发布该品种药品广告；已经发布广告的，必须立即停止。

第55条（法条例）　未经省、自治区、直辖市人民政府药品监督管理部门批准的药品广告，使用伪造、冒用、失效的药品广告批准文号的广告，或者因其他广告违法活动被撤销药品广告批准文号的广告，发布广告的企业、广告经营者、广告发布者必须立即停止该药品广告的发布。

◆对违法发布药品广告，情节严重的，省、自治区、直辖市人民政府药品监督管理部门可以予以公告。

六、药品监督

（一）药品监督部门的权利和义务

第64条（药品法）　药品监督管理部门有权按照法律、行政法规的规定对报经其审批的药品研制和药品的生产、经营以及医疗机构使用药品的事项进行监督检查，有关单位和个人不得拒绝和隐瞒。

◆药品监督管理部门进行监督检查时，必须出示证明文件，对监督检查中知悉的被检查人的技术秘密和业务秘密应当保密。

第 65 条（药品法） 药品监督管理部门根据监督检查的需要，可以对药品质量进行抽查检验。抽查检验应当按照规定抽样，并不得收取任何费用。所需费用按照国务院规定列支。

◆药品监督管理部门对有证据证明可能危害人体健康的药品及其有关材料可以采取查封、扣押的行政强制措施，并在七日内作出行政处理决定；药品需要检验的，必须自检验报告书发出之日起十五日内作出行政处理决定。

第 60 条（法条例） 药品监督管理部门依法对有证据证明可能危害人体健康的药品及其有关证据材料采取查封、扣押的行政强制措施的，应当自采取行政强制措施之日起 7 日内作出是否立案的决定。

◆需要检验的，应当自检验报告书发出之日起 15 日内作出是否立案的决定；不符合立案条件的，应当解除行政强制措施；需要暂停销售和使用的，应当由国务院或者省、自治区、直辖市人民政府的药品监督管理部门作出决定。

第 71 条第二款（药品法） 对已确认发生严重不良反应的药品，国务院或者省、自治区、直辖市人民政府的药品监督管理部门可以采取停止生产、销售、使用的紧急控制措施，并应当在五日内组织鉴定，自鉴定结论作出之日起十五日内依法作出行政处理决定。

第 61 条（法条例） 药品抽查检验，不得收取任何费用。

◆当事人对药品检验结果有异议，申请复验的，应当按照国务院有关部门或者省、自治区、直辖市人民政府有关部门的规定，向复验机构预先支付药品检验费用。复验结论与原检验结论不一致的，复验检验费用由原药品检验机构承担。

（二）药品质量公告

第 66 条（药品法） 国务院和省、自治区、直辖市人民政府的药品监督管理部门应当定期公告药品质量抽查检验的结果；公告不当的，必须在原公告范围内予以更正。

第 59 条（法条例） 国务院和省、自治区、直辖市人民政府的药品监督管理部门应当根据药品质量抽查检验结果，定期发布药品质量公告。

◆药品质量公告应当包括抽验药品的品名、检品来源、生产企业、生产批号、药品规格、检验机构、检验依据、检验结果、不合格项目等内容。药品质量公告不当的，发布部门应当自确认公告不当之日起 5 日内，在原公告范围内予以更正。

（三）药品不良反应报告制度

第 71 条第一款（药品法） 国家实行药品不良反应报告制度。药品生产企业、药品经营企业和医疗机构必须经常考察本单位所生产、经营、使用的药品质量、疗效和反应。

◆发现可能与用药有关的严重不良反应，必须及时向当地省、自治区、直辖市人民政府药品监督管理部门和卫生行政部门报告。具体办法由国务院药品监督管理部门会同国务院卫生行政部门制定。

七、法律责任

（一）无证生产销售药品的罚则

第 73 条（药品法）　未取得《药品生产许可证》、《药品经营许可证》或者《医疗机构制剂许可证》生产药品、经营药品的，依法予以取缔，没收违法生产、销售的药品和违法所得，并处违法生产、销售的药品（包括已售出的和未售出的药品，下同）货值金额二倍以上五倍以下的罚款；构成犯罪的，依法追究刑事责任。

第 65 条（法条例）　未经批准，擅自在城乡集市贸易市场设点销售药品或者在城乡集市贸易市场设点销售的药品超出批准经营的药品范围的，依照《药品管理法》第七十三条的规定给予处罚。

第 67 条（法条例）　个人设置的门诊部、诊所等医疗机构向患者提供的药品超出规定的范围和品种的，依照《药品管理法》第七十三条的规定给予处罚。

（二）生产、销售假药、劣药的罚则

第 74 条（药品法）　生产、销售假药的，没收违法生产、销售的药品和违法所得，并处违法生产、销售药品货值金额二倍以上五倍以下的罚款；有药品批准证明文件的予以撤销，并责令停产、停业整顿；情节严重的，吊销《药品生产许可证》、《药品经营许可证》或者《医疗机构制剂许可证》；构成犯罪的，依法追究刑事责任。

第 75 条（药品法）　生产、销售劣药的，没收违法生产、销售的药品和违法所得，并处违法生产、销售药品货值金额一倍以上三倍以下的罚款；情节严重的，责令停产、停业整顿或者撤销药品批准证明文件、吊销《药品生产许可证》、《药品经营许可证》或者《医疗机构制剂许可证》；构成犯罪的，依法追究刑事责任。

第 76 条（药品法）　从事生产、销售假药及生产、销售劣药情节严重的企业或者其他单位，其直接负责的主管人员和其他直接责任人员十年内不得从事药品生产、经营活动。

◆对生产者专门用于生产假药、劣药的原辅材料、包装材料、生产设备，予以没收。

第 77 条（药品法）　知道或者应当知道属于假劣药品而为其提供运输、保管、仓储等便利条件的，没收全部运输、保管、仓储的收入，并处违法收入百分之五十以上三倍以下的罚款；构成犯罪的，依法追究刑事责任。

第 79 条（法条例）　违反《药品管理法》和本条例的规定，有下列行为之一的，由药品监督管理部门在《药品管理法》和本条例规定的处罚幅度内从重处罚：

（1）以麻醉药品、精神药品、医疗用毒性药品、放射性药品冒充其他药品，或者以其他药品冒充上述药品的。

（2）生产、销售以孕产妇、婴幼儿及儿童为主要使用对象的假药、劣药的。

（3）生产、销售的生物制品、血液制品属于假药、劣药的。

（4）生产、销售、使用假药、劣药，造成人员伤害后果的。

（5）生产、销售、使用假药、劣药，经处理后重犯的。

（6）拒绝、逃避监督检查，或者伪造、销毁、隐匿有关证据材料的，或者擅自动用查封、扣押物品的。

（三）药品经营企业违反规定的罚则

第80条（药品法） 药品的生产企业、经营企业或者医疗机构违反本法第三十四条的规定，从无《药品生产许可证》、《药品经营许可证》的企业购进药品的，责令改正，没收违法购进的药品，并处违法购进药品货值金额二倍以上五倍以下的罚款；有违法所得的，没收违法所得；情节严重的，吊销《药品生产许可证》、《药品经营许可证》或者医疗机构执业许可证书。

第85条（药品法） 药品经营企业违反本法第十八条、第十九条规定的，责令改正，给予警告；情节严重的，吊销《药品经营许可证》。

第86条（药品法） 药品标识不符合本法第五十四条规定的，除依法应当按照假药、劣药论处的外，责令改正，给予警告；情节严重的，撤销该药品的批准证明文件。

第73条（法条例） 药品生产企业、药品经营企业生产、经营的药品及医疗机构配制的制剂，其包装、标签、说明书违反《药品管理法》及本条例规定的，依照《药品管理法》第八十六条的规定给予处罚。

第74条（法条例） 药品生产企业、药品经营企业和医疗机构变更药品生产经营许可事项，应当办理变更登记手续而未办理的，由原发证部门给予警告，责令限期补办变更登记手续。

◆逾期不补办的，宣布其《药品生产许可证》、《药品经营许可证》和《医疗机构制剂许可证》无效；仍从事药品生产经营活动的，依照《药品管理法》第七十三条的规定给予处罚。

第89条（药品法） 违反本法第五十五条、第五十六条、第五十七条关于药品价格管理的规定，依照《中华人民共和国价格法》的规定处罚。

第90条（药品法） 药品的生产企业、经营企业、医疗机构在药品购销中暗中给予、收受回扣或者其他利益的，药品的生产企业、经营企业或者其代理人给予使用其药品的医疗机构的负责人、药品采购人员、医师等有关人员以财物或者其他利益的，由工商行政管理部门处一万元以上二十万元以下的罚款，有违法所得的，予以没收；情节严重的，由工商行政管理部门吊销药品生产企业、药品经营企业的营业执照，并通知药品监督管理部门，由药品监督管理部门吊销其《药品生产许可证》、《药品经营许可证》；构成犯罪的，依法追究刑事责任。

第91条第一款（药品法） 药品的生产企业、经营企业的负责人、采购人员等有关人员在药品购销中收受其他生产企业、经营企业或者其代理人给予的财物或者其他利益的，依法给予处分，没收违法所得；构成犯罪的，依法追究刑事责任。

第三节　中华人民共和国刑法

生产、销售假药罪定义、量刑

第 141 条（刑法）　生产、销售假药的，处三年以下有期徒刑或者拘役，并处罚金；对人体健康造成严重危害或者有其他严重情节的，处三年以上十年以下有期徒刑，并处罚金。

◆致人死亡或者有其他特别严重情节的，处十年以上有期徒刑、无期徒刑或者死刑，并处罚金或者没收财产。

第 143 条（刑法）　生产、销售劣药，对人体健康造成严重危害的，处三年以上十年以下有期徒刑，并处销售金额百分之五十以上二倍以下罚金；后果特别严重的，处十年以上有期徒刑或者无期徒刑，并处销售金额百分之五十以上二倍以下罚金或者没收财产。

◆本条所称劣药，是指依照《中华人民共和国药品管理法》的规定属于劣药的药品。

第四节　最高人民法院、最高人民检察院关于办理生产、销售假药、劣药刑事案件具体应用法律若干问题的解释

一、生产、销售假药"足以严重危害人体健康"的界定

第 1 条　生产、销售的假药具有下列情形之一的，应认定为刑法第一百四十一条规定的"足以严重危害人体健康"：

（1）依照国家药品标准不应含有有毒有害物质而含有，或者含有的有毒有害物质超过国家药品标准规定的。

（2）属于麻醉药品、精神药品、医疗用毒性药品、放射性药品、避孕药品、血液制品或者疫苗的。

（3）以孕产妇、婴幼儿、儿童或者危重病人为主要使用对象的。

（4）属于注射剂药品、急救药品的。

（5）没有或者伪造药品生产许可证或者批准文号，且属于处方药的。

（6）其他足以严重危害人体健康的情形。

◆对前款第（一）项、第（六）项规定的情形难以确定的，可以委托省级以上药品监督管理部门设置或者确定的药品检验机构检验。司法机关根据检验结论，结合假药标明的适应病症、对人体健康可能造成的危害程度等情况认定。

二、生产、销售假药"对人体健康造成严重危害"的界定

第 2 条 生产、销售的假药被使用后，造成轻伤以上伤害，或者轻度残疾、中度残疾，或者器官组织损伤导致一般功能障碍或者严重功能障碍，或者有其他严重危害人体健康情形的，应当认定为刑法第一百四十一条规定的"对人体健康造成严重危害"。

◆生产、销售的假药被使用后，造成重度残疾、三人以上重伤、三人以上中度残疾或者器官组织损伤导致严重功能障碍、十人以上轻伤、五人以上轻度残疾或者器官组织损伤导致一般功能障碍，或者有其他特别严重危害人体健康情形的，应当认定为刑法第一百四十一条规定的"对人体健康造成特别严重危害"。

三、生产、销售假药"对人体健康造成特别严重危害"的界定

第 3 条 生产、销售的劣药被使用后，造成轻伤以上伤害，或者轻度残疾、中度残疾，或者器官组织损伤导致一般功能障碍或者严重功能障碍，或者有其他严重危害人体健康情形的，应当认定为刑法第一百四十二条规定的"对人体健康造成严重危害"。

◆生产、销售的劣药被使用后，致人死亡、重度残疾、三人以上重伤、三人以上中度残疾或者器官组织损伤导致严重功能障碍、十人以上轻伤、五人以上轻度残疾或者器官组织损伤导致一般功能障碍，或者有其他特别严重危害人体健康情形的，应当认定为刑法第一百四十二条规定的"后果特别严重"。

四、生产、销售伪劣商品犯罪而提供便利条件的犯罪认定情形

第 5 条 知道或者应当知道他人生产、销售假药、劣药，而有下列情形之一的，以生产、销售假药罪或者生产、销售劣药罪等犯罪的共犯论处：

（1）提供资金、贷款、账号、发票、证明、许可证件的。

（2）提供生产、经营场所、设备或者运输、仓储、保管、邮寄等便利条件的。

（3）提供生产技术，或者提供原料、辅料、包装材料的。

（4）提供广告等宣传的。

第 6 条 实施生产、销售假药、劣药犯罪，同时构成生产、销售伪劣产品、侵犯知识产权、非法经营、非法行医、非法采供血等犯罪的，依照处罚较重的规定定罪处罚。

第 7 条 在自然灾害、事故灾难、公共卫生事件、社会安全事件等突发事件发生时期，生产、销售用于应对突发事件药品的假药、劣药的，依法从重处罚。

第二十三章
药事管理法规及相关法律（节选）

第五节　麻醉药品和精神药品管理条例

一、总则

（一）立法宗旨、适用范围

第1条　为加强麻醉药品和精神药品的管理，保证麻醉药品和精神药品的合法、安全、合理使用，防止流入非法渠道，根据药品管理法和其他有关法律的规定，制定本条例。

第2条　麻醉药品药用原植物的种植，麻醉药品和精神药品的实验研究、生产、经营、使用、储存、运输等活动以及监督管理，适用本条例。

◆麻醉药品和精神药品的进出口依照有关法律的规定办理。

（二）精神药品分类及管制要求

第3条　本条例所称麻醉药品和精神药品，是指列入麻醉药品目录、精神药品目录（以下称目录）的药品和其他物质。精神药品分为第一类精神药品和第二类精神药品。

◆目录由国务院药品监督管理部门会同国务院公安部门、国务院卫生主管部门制定、调整并公布。

◆上市销售但尚未列入目录的药品和其他物质或者第二类精神药品发生滥用，已经造成或者可能造成严重社会危害的，国务院药品监督管理部门会同国务院公安部门、国务院卫生主管部门应当及时将该药品和该物质列入目录或者将该第二类精神药品调整为第一类精神药品。

第4条　国家对麻醉药品药用原植物以及麻醉药品和精神药品实行管制。除本条例另有规定的外，任何单位、个人不得进行麻醉药品药用原植物的种植以及麻醉药品和精神药品的实验研究、生产、经营、使用、储存、运输等活动。

（三）监管部门职责

第5条　国务院药品监督管理部门负责全国麻醉药品和精神药品的监督管理工作，并会同国务院农业主管部门对麻醉药品药用原植物实施监督管理。国务院公安部门负责对造成麻醉药品药用原植物、麻醉药品和精神药品流入非法渠道的行为进行查处。国务院其他有关主管部门在各自的职责范围内负责与麻醉药品和精神药品有关的管理工作。

◆省、自治区、直辖市人民政府药品监督管理部门负责本行政区域内麻醉药品和精神药品的监督管理工作。县级以上地方公安机关负责对本行政区域内造成麻醉药品和精神药品流入非法渠道的行为进行查处。县级以上地方人民政府其他有关主管部门在各自的职责范围内负责与麻醉药品和精神药品有关的管理工作。

二、种植、实验研究和生产

总量控制、定点生产制度

第 7 条　国家根据麻醉药品和精神药品的医疗、国家储备和企业生产所需原料的需要确定需求总量，对麻醉药品药用原植物的种植、麻醉药品和精神药品的生产实行总量控制。

◆国务院药品监督管理部门根据麻醉药品和精神药品的需求总量制定年度生产计划。

◆国务院药品监督管理部门和国务院农业主管部门根据麻醉药品年度生产计划，制定麻醉药品药用原植物年度种植计划。

第 14 条　国家对麻醉药品和精神药品实行定点生产制度。

◆国务院药品监督管理部门应当根据麻醉药品和精神药品的需求总量，确定麻醉药品和精神药品定点生产企业的数量和布局，并根据年度需求总量对数量和布局进行调整、公布。

第 19 条　定点生产企业应当严格按照麻醉药品和精神药品年度生产计划安排生产，并依照规定向所在地省、自治区、直辖市人民政府药品监督管理部门报告生产情况。

三、经营

（一）定点经营制度

第 22 条　国家对麻醉药品和精神药品实行定点经营制度。

◆国务院药品监督管理部门应当根据麻醉药品和第一类精神药品的需求总量，确定麻醉药品和第一类精神药品的定点批发企业布局，并应当根据年度需求总量对布局进行调整、公布。

◆药品经营企业不得经营麻醉药品原料药和第一类精神药品原料药。但是，供医疗、科学研究、教学使用的小包装的上述药品可以由国务院药品监督管理部门规定的药品批发企业经营。

（二）定点批发企业必备条件

第 23 条　麻醉药品和精神药品定点批发企业除应当具备药品管理法第十五条规定的药品经营企业的开办条件外，还应当具备下列条件：

（1）有符合本条例规定的麻醉药品和精神药品储存条件。

（2）有通过网络实施企业安全管理和向药品监督管理部门报告经营信息的能力。

（3）单位及其工作人员 2 年内没有违反有关禁毒的法律、行政法规规定的行为。

（4）符合国务院药品监督管理部门公布的定点批发企业布局。

◆麻醉药品和第一类精神药品的定点批发企业，还应当具有保证供应责任区域内医疗机构所需麻醉药品和第一类精神药品的能力，并具有保证麻醉药品和第一类精神药品安全经营的管理制度。

（三）全国性、区域性批发企业的审批及供药责任区域

第24条　跨省、自治区、直辖市从事麻醉药品和第一类精神药品批发业务的企业（以下称全国性批发企业），应当经国务院药品监督管理部门批准；在本省、自治区、直辖市行政区域内从事麻醉药品和第一类精神药品批发业务的企业（以下称区域性批发企业），应当经所在地省、自治区、直辖市人民政府药品监督管理部门批准。

◆专门从事第二类精神药品批发业务的企业，应当经所在地省、自治区、直辖市人民政府药品监督管理部门批准。

◆全国性批发企业和区域性批发企业可以从事第二类精神药品批发业务。

第25条　全国性批发企业可以向区域性批发企业，或者经批准可以向取得麻醉药品和第一类精神药品使用资格的医疗机构以及依照本条例规定批准的其他单位销售麻醉药品和第一类精神药品。

◆全国性批发企业向取得麻醉药品和第一类精神药品使用资格的医疗机构销售麻醉药品和第一类精神药品，应当经医疗机构所在地省、自治区、直辖市人民政府药品监督管理部门批准。

◆国务院药品监督管理部门在批准全国性批发企业时，应当明确其所承担供药责任的区域。

第26条　区域性批发企业可以向本省、自治区、直辖市行政区域内取得麻醉药品和第一类精神药品使用资格的医疗机构销售麻醉药品和第一类精神药品；由于特殊地理位置的原因，需要就近向其他省、自治区、直辖市行政区域内取得麻醉药品和第一类精神药品使用资格的医疗机构销售的，应当经国务院药品监督管理部门批准。

◆省、自治区、直辖市人民政府药品监督管理部门在批准区域性批发企业时，应当明确其所承担供药责任的区域。

◆区域性批发企业之间因医疗急需、运输困难等特殊情况需要调剂麻醉药品和第一类精神药品的，应当在调剂后2日内将调剂情况分别报所在地省、自治区、直辖市人民政府药品监督管理部门备案。

（四）购药渠道及供药方式

第27条　全国性批发企业应当从定点生产企业购进麻醉药品和第一类精神药品。

◆区域性批发企业可以从全国性批发企业购进麻醉药品和第一类精神药品；经所在地省、自治区、直辖市人民政府药品监督管理部门批准，也可以从定点生产企业购进麻醉药品和第一类精神药品。

第28条　全国性批发企业和区域性批发企业向医疗机构销售麻醉药品和第一类精神药品，应当将药品送至医疗机构。医疗机构不得自行提货。

第29条　第二类精神药品定点批发企业可以向医疗机构、定点批发企业和符合本条例第三十一条规定的药品零售企业以及依照本条例规定批准的其他单位销售第二类精神药品。

（五）零售规定

第 30 条　麻醉药品和第一类精神药品不得零售。

◆禁止使用现金进行麻醉药品和精神药品交易，但是个人合法购买麻醉药品和精神药品的除外。

第 31 条　经所在地设区的市级药品监督管理部门批准，实行统一进货、统一配送、统一管理的药品零售连锁企业可以从事第二类精神药品零售业务。

第 32 条　第二类精神药品零售企业应当凭执业医师出具的处方，按规定剂量销售第二类精神药品，并将处方保存 2 年备查；禁止超剂量或者无处方销售第二类精神药品；不得向未成年人销售第二类精神药品。

第 33 条　麻醉药品和精神药品实行政府定价，在制定出厂和批发价格的基础上，逐步实行全国统一零售价格。具体办法由国务院价格主管部门制定。

四、使用

（一）科研、教学使用的审批

第 35 条第二款　科学研究、教学单位需要使用麻醉药品和精神药品开展实验、教学活动的，应当经所在地省、自治区、直辖市人民政府药品监督管理部门批准，向定点批发企业或者定点生产企业购买。

（二）专用处方

第 40 条　执业医师应当使用专用处方开具麻醉药品和精神药品，单张处方的最大用量应当符合国务院卫生主管部门的规定。

◆对麻醉药品和第一类精神药品处方，处方的调配人、核对人应当仔细核对，签署姓名，并予以登记；对不符合本条例规定的，处方的调配人、核对人应当拒绝发药。

◆麻醉药品和精神药品专用处方的格式由国务院卫生主管部门规定。

第 41 条　医疗机构应当对麻醉药品和精神药品处方进行专册登记，加强管理。麻醉药品处方至少保存 3 年，精神药品处方至少保存 2 年。

（三）个人携带的规定

第 44 条　因治疗疾病需要，个人凭医疗机构出具的医疗诊断书、本人身份证明，可以携带单张处方最大用量以内的麻醉药品和第一类精神药品；携带麻醉药品和第一类精神药品出入境的，由海关根据自用、合理的原则放行。

◆医务人员为了医疗需要携带少量麻醉药品和精神药品出入境的，应当持有省级以上人民政府药品监督管理部门发放的携带麻醉药品和精神药品证明。海关凭携带麻醉药品和精神药品证明放行。

五、储存

（一）专库要求

第 46 条　麻醉药品药用原植物种植企业、定点生产企业、全国性批发企业和区域性批发企业以及国家设立的麻醉药品储存单位，应当设置储存麻醉药品和第一类精神药品的专库。该专库应当符合下列要求：

（1）安装专用防盗门，实行双人双锁管理。

（2）具有相应的防火设施。

（3）具有监控设施和报警装置，报警装置应当与公安机关报警系统联网。

◆全国性批发企业经国务院药品监督管理部门批准设立的药品储存点应当符合前款的规定。

◆麻醉药品定点生产企业应当将麻醉药品原料药和制剂分别存放。

第 47 条　麻醉药品和第一类精神药品的使用单位应当设立专库或者专柜储存麻醉药品和第一类精神药品。专库应当设有防盗设施并安装报警装置；专柜应当使用保险柜。专库和专柜应当实行双人双锁管理。

（二）储存管理制度

第 48 条　麻醉药品药用原植物种植企业、定点生产企业、全国性批发企业和区域性批发企业、国家设立的麻醉药品储存单位以及麻醉药品和第一类精神药品的使用单位，应当配备专人负责管理工作，并建立储存麻醉药品和第一类精神药品的专用账册。

◆药品入库双人验收，出库双人复核，做到账物相符。专用账册的保存期限应当自药品有效期期满之日起不少于 5 年。

第 49 条　第二类精神药品经营企业应当在药品库房中设立独立的专库或者专柜储存第二类精神药品，并建立专用账册，实行专人管理。专用账册的保存期限应当自药品有效期期满之日起不少于 5 年。

六、运输

（一）运输管理

第 50 条　托运、承运和自行运输麻醉药品和精神药品的，应当采取安全保障措施，防止麻醉药品和精神药品在运输过程中被盗、被抢、丢失。

第 51 条　通过铁路运输麻醉药品和第一类精神药品的，应当使用集装箱或者铁路行李车运输，具体办法由国务院药品监督管理部门会同国务院铁路主管部门制定。

◆没有铁路需要通过公路或者水路运输麻醉药品和第一类精神药品的，应当由专人负责押运。

第 52 条　托运或者自行运输麻醉药品和第一类精神药品的单位，应当向所在地省、自治区、直辖市人民政府药品监督管理部门申请领取运输证明。运输证明有效期为 1 年。

◆运输证明应当由专人保管，不得涂改、转让、转借。

第 53 条　托运人办理麻醉药品和第一类精神药品运输手续，应当将运输证明副本交付承运人。承运人应当查验、收存运输证明副本，并检查货物包装。没有运输证明或者货物包装不符合规定的，承运人不得承运。

◆承运人在运输过程中应当携带运输证明副本，以备查验。

第 55 条　定点生产企业、全国性批发企业和区域性批发企业之间运输麻醉药品、第一类精神药品，发货人在发货前应当向所在地省、自治区、直辖市人民政府药品监督管理部门报送本次运输的相关信息。

◆属于跨省、自治区、直辖市运输的，收到信息的药品监督管理部门应当向收货人所在地的同级药品监督管理部门通报；属于在本省、自治区、直辖市行政区域内运输的，收到信息的药品监督管理部门应当向收货人所在地设区的市级药品监督管理部门通报。

（二）邮递要求

第 54 条　邮寄麻醉药品和精神药品，寄件人应当提交所在地省、自治区、直辖市人民政府药品监督管理部门出具的准予邮寄证明。邮政营业机构应当查验、收存准予邮寄证明；没有准予邮寄证明的，邮政营业机构不得收寄。

◆省、自治区、直辖市邮政主管部门指定符合安全保障条件的邮政营业机构负责收寄麻醉药品和精神药品。邮政营业机构收寄麻醉药品和精神药品，应当依法对收寄的麻醉药品和精神药品予以查验。

◆邮寄麻醉药品和精神药品的具体管理办法，由国务院药品监督管理部门会同国务院邮政主管部门制定。

七、审批程序和监督管理

（一）监控信息网络

第 58 条　省级以上人民政府药品监督管理部门根据实际情况建立监控信息网络，对定点生产企业、定点批发企业和使用单位的麻醉药品和精神药品生产、进货、销售、库存、使用的数量以及流向实行实时监控，并与同级公安机关做到信息共享。

第 59 条　尚未连接监控信息网络的麻醉药品和精神药品定点生产企业、定点批发企业和使用单位，应当每月通过电子信息、传真、书面等方式，将本单位麻醉药品和精神药品生产、进货、销售、库存、使用的数量以及流向，报所在地设区的市级药品监督管理部门和公安机关；医疗机构还应当报所在地设区的市级人民政府卫生主管部门。

◆设区的市级药品监督管理部门应当每 3 个月向上一级药品监督管理部门报告本地区麻醉药品和精神药品的相关情况。

（二）药品销毁处理

第 61 条　麻醉药品和精神药品的生产、经营企业和使用单位对过期、损坏的麻醉药品和精神药品应当登记造册，并向所在地县级药品监督管理部门申请销毁。药品监督管理部门应当自接到申请之日起 5 日内到场监督销毁。

◆医疗机构对存放在本单位的过期、损坏麻醉药品和精神药品，应当按照本条规定的程序向卫生主管部门提出申请，由卫生主管部门负责监督销毁。

◆对依法收缴的麻醉药品和精神药品，除经国务院药品监督管理部门或者国务院公安部门批准用于科学研究外，应当依照国家有关规定予以销毁。

八、法律责任

（一）定点生产、经营企业违规的罚则

第 67 条　定点生产企业违反本条例的规定，有下列情形之一的，由药品监督管理部门责令限期改正，给予警告，并没收违法所得和违法销售的药品；逾期不改正的，责令停产，并处 5 万元以上 10 万元以下的罚款；情节严重的，取消其定点生产资格：

（1）未按照麻醉药品和精神药品年度生产计划安排生产的。

（2）未依照规定向药品监督管理部门报告生产情况的。

（3）未依照规定储存麻醉药品和精神药品，或者未依照规定建立、保存专用账册的。

（4）未依照规定销售麻醉药品和精神药品的。

（5）未依照规定销毁麻醉药品和精神药品的。

第 68 条　定点批发企业违反本条例的规定销售麻醉药品和精神药品，或者违反本条例的规定经营麻醉药品原料药和第一类精神药品原料药的，由药品监督管理部门责令限期改正，给予警告，并没收违法所得和违法销售的药品；逾期不改正的，责令停业，并处违法销售药品货值金额 2 倍以上 5 倍以下的罚款；情节严重的，取消其定点批发资格。

第 69 条　定点批发企业违反本条例的规定，有下列情形之一的，由药品监督管理部门责令限期改正，给予警告；逾期不改正的，责令停业，并处 2 万元以上 5 万元以下的罚款；情节严重的，取消其定点批发资格：

（1）未依照规定购进麻醉药品和第一类精神药品的。

（2）未保证供药责任区域内的麻醉药品和第一类精神药品的供应的。

（3）未对医疗机构履行送货义务的。

（4）未依照规定报告麻醉药品和精神药品的进货、销售、库存数量以及流向的。

（5）未依照规定储存麻醉药品和精神药品，或者未依照规定建立、保存专用账册的。

（6）未依照规定销毁麻醉药品和精神药品的。

（7）区域性批发企业之间违反本条例的规定调剂麻醉药品和第一类精神药品，或

者因特殊情况调剂麻醉药品和第一类精神药品后未依照规定备案的。

第70条　第二类精神药品零售企业违反本条例的规定储存、销售或者销毁第二类精神药品的，由药品监督管理部门责令限期改正，给予警告，并没收违法所得和违法销售的药品；逾期不改正的，责令停业，并处5000元以上2万元以下的罚款；情节严重的，取消其第二类精神药品零售资格。

（二）生产、销售假劣药品及现金交易的罚则

第78条　定点生产企业、定点批发企业和第二类精神药品零售企业生产、销售假劣麻醉药品和精神药品的，由药品监督管理部门取消其定点生产资格、定点批发资格或者第二类精神药品零售资格，并依照药品管理法的有关规定予以处罚。

第79条　定点生产企业、定点批发企业和其他单位使用现金进行麻醉药品和精神药品交易的，由药品监督管理部门责令改正，给予警告，没收违法交易的药品，并处5万元以上10万元以下的罚款。

（三）发生麻醉药品和精神药品被盗、被抢、丢失案件的罚则

第80条　发生麻醉药品和精神药品被盗、被抢、丢失案件的单位，违反本条例的规定未采取必要的控制措施或者未依照本条例的规定报告的，由药品监督管理部门和卫生主管部门依照各自职责，责令改正，给予警告；情节严重的，处5000元以上1万元以下的罚款；

◆有上级主管部门的，由其上级主管部门对直接负责的主管人员和其他直接责任人员，依法给予降级、撤职的处分。

九、附则

第85条　麻醉药品目录中的罂粟壳只能用于中药饮片和中成药的生产以及医疗配方使用。具体管理办法由国务院药品监督管理部门另行制定。

第六节　关于公布麻醉药品和精神药品品种目录
（2007年版）的通知

一、我国生产及使用的麻醉药品25种

阿法罗定、可卡因、罂粟干秆浓缩物、二氢埃托啡、地芬诺酯、芬太尼、氢可酮、美沙酮、吗啡、阿片、羟考酮、哌替啶、罂粟壳、瑞芬太尼、舒芬太尼、蒂巴因、布桂嗪、可待因、复方樟脑酊、右丙氧芬、双氢可待因、乙基吗啡、福尔可定、阿桔片、吗啡阿托品注射液。

二、我国生产及使用的第一类、第二类精神药品的品种

（一）第一类精神药品7种

丁丙诺啡、γ－羟丁酸、氯胺酮、马吲哚、哌醋甲酯、司可巴比妥、三唑仑。

（二）第二类精神药品33种

异戊巴比妥、布托啡诺及其注射液、安钠咖、去甲伪麻黄碱、地佐辛及其注射液、芬氟拉明、格鲁米特、喷他佐辛、戊巴比妥、阿普唑仑、巴比妥、溴西泮、氯氮䓬、氯硝西泮、地西泮、艾司唑仑、氯氟䓬乙酯、氟西泮、劳拉西泮、甲丙氨酯、咪达唑仑、硝西泮、钠布啡及其注射液、奥沙西泮、氨酚氢可酮片、匹莫林、苯巴比妥、替马西泮、曲马多、唑吡坦、扎来普隆、麦角胺咖啡因片。

第七节　国家食品药品监督管理局、公安部、卫生部 关于加强含麻黄碱类复方制剂管理有关事宜的通知

第九节最高人民法院　最高人民检察院　公安部关于办理走私、非法买卖麻黄碱类复方制剂等刑事案件适用法律若干问题的意见

一、加强监管的原因

◆（销售管理通知）未列入特殊药品管理的处方药和非处方药在部分地区出现从药用渠道流失，被滥用或提取制毒的现象，在国内外造成不良影响，且危害公众健康安全。

二、含特殊药品复方制剂、麻黄碱类复方制剂的范围

（1）（销售管理通知）含麻黄碱类复方制剂、含可待因复方口服溶液、复方地芬诺酯片和复方甘草片。

（2）（若干问题意见）黄碱类复方制剂是指含有《易制毒化学品管理条例》（国务院令第445号）品种目录所列的麻黄碱（麻黄素）、伪麻黄碱（伪麻黄素）、消旋麻黄碱（消旋麻黄素）、去甲麻黄碱（去甲麻黄素）、甲基麻黄碱（甲基麻黄素）及其盐类，或者麻黄浸膏、麻黄浸膏粉等麻黄碱类物质的药品复方制剂。

三、规范购销行为

（1）（销售管理通知）具有《药品经营许可证》的企业均可经营含特殊药品复方制剂。药品生产企业和药品批发企业可以将含特殊药品复方制剂销售给药品批发企业、

药品零售企业和医疗机构。药品零售企业销售含特殊药品复方制剂时，处方药应当严格执行处方药与非处方药分类管理有关规定，非处方药一次销售不得超过 5 个最小包装。

（2）（销售管理通知）药品生产、批发企业经营含特殊药品复方制剂时，应当按照药品 GMP、药品 GSP 的要求建立客户档案，核实并留存购销方资质证明复印件、采购人员（销售人员）法人委托书和身份证明复印件、核实记录等；指定专人负责采购（销售）、出（入）库验收、签订买卖合同等。

◆销售含特殊药品复方制剂时，如发现购买方资质可疑的，应立即报请所在地设区的市级药品监管部门协助核实；发现采购人员身份可疑的，应立即报请所在地县级以上（含县级）公安机关协助核实。

（3）（销售管理通知）药品生产、批发企业经营含特殊药品复方制剂时必须严格按照《关于规范药品购销中票据管理有关问题的通知》（国食药监安〔2009〕283 号，以下简称《通知》）规定开具、索要销售票据。

◆药品生产和经营企业应按《通知》要求，核实购买付款的单位、金额与销售票据载明的单位、金额相一致，如发现异常应暂停向对方销售含特殊药品复方制剂并立即向所在地设区的市级药品监管部门报告。药品监管部门核查发现可疑的，应立即通报同级公安机。

（4）（销售管理通知）药品生产、批发企业销售含特殊药品复方制剂时，应当严格执行出库复核制度，认真核对实物与销售出库单是否相符，并确保药品送达购买方《药品经营许可证》所载明的仓库地址、药品零售企业注册地址，或者医疗机构的药库。

◆药品送达后，购买方应查验货物，无误后由入库员在随货同行单上签字。随货同行单原件留存，复印件加盖公章后及时返回销售方。

◆销售方应查验返回的随货同行单复印件记载内容有无异常，发现问题应立即暂停向对方销售含特殊药品复方制剂，并立即向所在地设区的市级药品监管部门报告。药品监管部门核查发现可疑的，应立即通报同级公安机关。

（5）（销售管理通知）药品生产企业和药品批发企业禁止使用现金进行含特殊药品复方制剂交易。

（6）（有关事宜通知）药品零售企业销售含麻黄碱类复方制剂，应当查验购买者的身份证，并对其姓名和身份证号码予以登记。除处方药按处方剂量销售外，一次销售不得超过 2 个最小包装。

（7）（有关事宜通知）药品零售企业不得开架销售含麻黄碱类复方制剂，应当设置专柜由专人管理、专册登记，登记内容包括药品名称、规格、销售数量、生产企业、生产批号、购买人姓名、身份证号码。

四、严厉查处违法违规行为

（1）（销售管理通知）药品生产、经营企业违反药品 GMP、GSP 有关规定销售含特殊药品复方制剂的，按照《药品管理法》第七十九条严肃查处，对药品生产企业还应责令整改，整改期间收回药品 GMP 证书；

（2）（销售管理通知）对直接导致含特殊药品复方制剂流入非法渠道的药品生产、药品批发企业，按照《药品管理法》第七十九条情节严重处理，吊销《药品生产许可证》或《药品经营许可证》。对涉嫌触犯刑律的，要及时移送公安机关处理。国家局将适时在全国范围内通报药品生产、经营企业的违法违规行为。

五、关于走私、非法买卖麻黄碱类复方制剂等行为的定性

（若干问题意见）以加工、提炼制毒物品制造毒品为目的，购买麻黄碱类复方制剂，或者运输、携带、寄递麻黄碱类复方制剂进出境的，依照刑法第三百四十七条的规定，以制造毒品罪定罪处罚。

◆以加工、提炼制毒物品为目的，购买麻黄碱类复方制剂，或者运输、携带、寄递麻黄碱类复方制剂进出境的，依照刑法第三百五十条第一款、第三款的规定，分别以非法买卖制毒物品罪、走私制毒物品罪定罪处罚。

◆将麻黄碱类复方制剂拆除包装、改变形态后进行走私或者非法买卖，或者明知是已拆除包装、改变形态的麻黄碱类复方制剂而进行走私或者非法买卖的，依照刑法第三百五十条第一款、第三款的规定，分别以走私制毒物品罪、非法买卖制毒物品罪定罪处罚。

◆非法买卖麻黄碱类复方制剂或者运输、携带、寄递麻黄碱类复方制剂进出境，没有证据证明系用于制造毒品或者走私、非法买卖制毒物品，或者未达到走私制毒物品罪、非法买卖制毒物品罪的定罪数量标准，构成非法经营罪、走私普通货物、物品罪等其他犯罪的，依法定罪处罚。

六、关于共同犯罪的认定

（若干问题意见）明知他人利用麻黄碱类制毒物品制造毒品，向其提供麻黄碱类复方制剂，为其利用麻黄碱类复方制剂加工、提炼制毒物品，或者为其获取、利用麻黄碱类复方制剂提供其他帮助的，以制造毒品罪的共犯论处。

◆明知他人走私或者非法买卖麻黄碱类制毒物品，向其提供麻黄碱类复方制剂，为其利用麻黄碱类复方制剂加工、提炼制毒物品，或者为其获取、利用麻黄碱类复方制剂提供其他帮助的，分别以走私制毒物品罪、非法买卖制毒物品罪的共犯论处。

七、关于定罪量刑的数量标准

◆（若干问题意见）以走私制毒物品罪、非法买卖制毒物品罪定罪处罚的，涉案麻黄碱类复方制剂所含的麻黄碱类物质应当达到以下数量标准：麻黄碱、伪麻黄碱、消旋麻黄碱及其盐类五千克以上不满五十千克；去甲麻黄碱、甲基麻黄碱及其盐类十千克以上不满一百千克；麻黄浸膏、麻黄浸膏粉一百千克以上不满一千千克。达到上

述数量标准上限的，认定为刑法第三百五十条第一款规定的"数量大"。

◆以制造毒品罪定罪处罚的，无论涉案麻黄碱类复方制剂所含的麻黄碱类物质数量多少，都应当追究刑事责任。

第八节　医疗用毒性药品管理办法

一、医疗用毒性药品的界定

第2条　医疗用毒性药品（以下简称毒性药品），系指毒性剧烈、治疗剂量与中毒剂量相近，使用不当会致人中毒或死亡的药品。

◆毒性药品的管理品种，由卫生部会同国家医药管理局、国家中医药管理局规定。

附：毒性药品管理品种

（一）毒性中药品种

砒石（红砒、白砒）　砒霜　水银　生马前子　生川乌　生草乌　生白附子　生附子　生半夏　生南星　生巴豆　斑蝥　青娘虫　红娘虫　生甘遂　生狼毒　生藤黄　生千金子　生天仙子　闹阳花　雪上一枝蒿　红升丹　白降丹　蟾酥　洋金花　红粉　轻粉　雄黄

（二）西药毒药品种

去乙酰毛花苷　阿托品　洋地黄毒苷　氢溴酸后马托品　三氧化二砷　毛果芸香碱升汞　水杨酸毒扁豆碱　亚砷酸钾　氢溴酸东莨菪碱　士的宁

二、医疗用毒性药品的收购、经营、配方用药

第5条　毒性药品的收购、经营，由各级医药管理部门指定的药品经营单位负责；配方用药由国营药店、医疗单位负责。其他任何单位或者个人均不得从事毒性药品的收购、经营和配方业务。

第6条　收购、经营、加工、使用毒性药品的单位必须建立健全保管、验收、领发、核对等制度；严防收假、发错，严禁与其他药品混杂，做到划定仓间或仓位，专柜加锁并由专人保管。

毒性药品的包装容器上必须印有毒药标志，在运输毒性药品的过程中，应当采取有效措施，防止发生事故。

三、处方调配要求

第9条　医疗单位供应和调配毒性药品，凭医生签名的正式处方。国营药店供应和调配毒性药品，凭盖有医生所在的医疗单位公章的正式处方。每次处方剂量不得超

过二日极量。

◆调配处方时，必须认真负责，计量准确，按医嘱注明要求，并由配方人员及具有药师以上技术职称的复核人员签名盖章后方可发出。

◆对处方未注明"生用"的毒性中药，应当付炮制品。如发现处方有疑问时，须经原处方医生重新审定后再行调配。处方：1次有效，取药后处方保存二年备查。

四、违规经营医疗用毒性药品的罚则

第11条　对违反本办法的规定，擅自生产、收购、经营毒性药品的单位或者个人，由县以上卫生行政部门没收其全部毒性药品，并处以警告或按非法所得的5至10倍罚款。

◆情节严重、致人伤残或死亡，构成犯罪的，由司法机关依法追究其刑事责任。

第九节　疫苗流通和预防接种管理条例

一、总则

疫苗分类

第2条　本条例所称疫苗，是指为了预防、控制传染病的发生、流行，用于人体预防接种的疫苗类预防性生物制品。

◆疫苗分为两类。第一类疫苗，是指政府免费向公民提供，公民应当依照政府的规定受种的疫苗，包括国家免疫规划确定的疫苗，省、自治区、直辖市人民政府在执行国家免疫规划时增加的疫苗，以及县级以上人民政府或者其卫生主管部门组织的应急接种或者群体性预防接种所使用的疫苗；第二类疫苗，是指由公民自费并且自愿受种的其他疫苗。

◆接种第一类疫苗由政府承担费用。接种第二类疫苗由受种者或者其监护人承担费用。

二、疫苗流通

（一）从事疫苗经营活动的条件、审批主体和许可

第10条　药品批发企业依照本条例的规定经批准后可以经营疫苗。药品零售企业不得从事疫苗经营活动。

药品批发企业申请从事疫苗经营活动的，应当具备下列条件：

（1）具有从事疫苗管理的专业技术人员。

（2）具有保证疫苗质量的冷藏设施、设备和冷藏运输工具。

（3）具有符合疫苗储存、运输管理规范的管理制度。

◆省、自治区、直辖市人民政府药品监督管理部门对药品批发企业是否符合上述条件进行审查；对符合条件的，在其药品经营许可证上加注经营疫苗的业务。

◆取得疫苗经营资格的药品批发企业（以下称疫苗批发企业），应当对其冷藏设施、设备和冷藏运输工具进行定期检查、维护和更新，以确保其符合规定要求。

（二）第一类疫苗的供应和限制以及包装标识要求

第 13 条　疫苗生产企业或者疫苗批发企业应当按照政府采购合同的约定，向省级疾病预防控制机构或者其指定的其他疾病预防控制机构供应第一类疫苗，不得向其他单位或者个人供应。

◆疫苗生产企业、疫苗批发企业应当在其供应的纳入国家免疫规划疫苗的最小外包装的显著位置，标明"免费"字样以及国务院卫生主管部门规定的"免疫规划"专用标识。具体管理办法由国务院药品监督管理部门会同国务院卫生主管部门制定。

（三）第二类疫苗销售和供应的范围和限制

第 15 条　疫苗生产企业可以向疾病预防控制机构、接种单位、疫苗批发企业销售本企业生产的第二类疫苗。疫苗批发企业可以向疾病预防控制机构、接种单位、其他疫苗批发企业销售第二类疫苗。

◆县级疾病预防控制机构可以向接种单位供应第二类疫苗；设区的市级以上疾病预防控制机构不得直接向接种单位供应第二类疫苗。

（四）购销记录的要求

第 18 条　疫苗生产企业、疫苗批发企业应当依照药品管理法和国务院药品监督管理部门的规定，建立真实、完整的购销记录，并保存至超过疫苗有效期 2 年备查。

◆疾病预防控制机构应当依照国务院卫生主管部门的规定，建立真实、完整的购进、分发、供应记录，并保存至超过疫苗有效期 2 年备查。

三、监督管理

发现假劣或质量问题可以采取的处理措施

第 49 条　药品监督管理部门在监督检查中，对有证据证明可能危害人体健康的疫苗及其有关材料可以采取查封、扣押的措施，并在 7 日内作出处理决定；疫苗需要检验的，应当自检验报告书发出之日起 15 日内作出处理决定。

◆疾病预防控制机构、接种单位、疫苗生产企业、疫苗批发企业发现假劣或者质量可疑的疫苗，应当立即停止接种、分发、供应、销售，并立即向所在地的县级人民政府卫生主管部门和药品监督管理部门报告，不得自行处理。

◆接到报告的卫生主管部门应当立即组织疾病预防控制机构和接种单位采取必要的应急处置措施，同时向上级卫生主管部门报告；接到报告的药品监督管理部门应当对假劣或者质量可疑的疫苗依法采取查封、扣押等措施。

第十节　关于建立国家基市药物制度的实施意见

一、基本药品和基本药品制度的界定

◆（实施意见一）基本药物是适应基本医疗卫生需求，剂型适宜，价格合理，能够保障供应，公众可公平获得的药品。政府举办的基层医疗卫生机构全部配备和使用基本药物，其他各类医疗机构也都必须按规定使用基本药物。

◆国家基本药物制度是对基本药物的遴选、生产、流通、使用、定价、报销、监测评价等环节实施有效管理的制度，与公共卫生、医疗服务、医疗保障体系相衔接。

二、基本药物使用和销售的规定

◆（实施意见十二）实行基本药物制度的县（市、区），政府举办的基层医疗卫生机构配备使用的基本药物实行零差率销售。各地要按国家规定落实相关政府补助政策。

◆（实施意见十三）建立基本药物优先和合理使用制度。政府举办的基层医疗卫生机构全部配备和使用国家基本药物。在建立国家基本药物制度的初期，政府举办的基层医疗卫生机构确需配备、使用非目录药品，暂由省级人民政府统一确定，并报国家基本药物工作委员会备案。配备使用的非目录药品执行国家基本药物制度相关政策和规定。其他各类医疗机构也要将基本药物作为首选药物并达到一定使用比例，具体使用比例由卫生行政部门确定。

医疗机构要按照国家基本药物临床应用指南和基本药物处方集，加强合理用药管理，确保规范使用基本药物。

◆（实施意见十五）患者凭处方可以到零售药店购买药物。零售药店必须按规定配备执业药师或其他依法经资格认定的药学技术人员为患者提供购药咨询和指导，对处方的合法性与合理性进行审核，依据处方正确调配、销售药品。

三、基本药物报销的规定

◆（实施意见十六）基本药物全部纳入基本医疗保障药品报销目录，报销比例明显高于非基本药物。具体办法按医疗保障有关规定执行。

第十一节　国家基市药物目录管理办法（暂行）

一、国家基本药物目录中药品分类依据

第2条　国家基本药物目录中的药品包括化学药品、生物制品、中成药。化学药

品和生物制品主要依据临床药理学分类，中成药主要依据功能分类。

二、基本药物的遴选原则和动态管理

第4条 国家基本药物遴选应当按照防治必需、安全有效、价格合理、使用方便、中西药并重、基本保障、临床首选和基层能够配备的原则，结合我国用药特点，参照国际经验，合理确定品种（剂型）和数量。

◆国家基本药物目录的制定应当与基本公共卫生服务体系、基本医疗服务体系、基本医疗保障体系相衔接。

第9条 国家基本药物目录在保持数量相对稳定的基础上，实行动态管理，原则上3年调整一次。必要时，经国家基本药物工作委员会审核同意，可适时组织调整。调整的品种和数量应当根据以下因素确定：

（1）我国基本医疗卫生需求和基本医疗保障水平变化。

（2）我国疾病谱变化。

（3）药品不良反应监测评价。

（4）国家基本药物应用情况监测和评估。

（5）已上市药品循证医学、药物经济学评价。

（6）国家基本药物工作委员会规定的其他情况。

三、纳入国家基本药物目录的条件

第5条 国家基本药物目录中的化学药品、生物制品、中成药，应当是《中华人民共和国药典》收载的，卫生部、国家食品药品监督管理总局颁布药品标准的品种。除急救、抢救用药外，独家生产品种纳入国家基本药物目录应当经过单独论证。

◆化学药品和生物制品名称采用中文通用名称和英文国际非专利药名中表达的化学成分的部分，剂型单列；中成药采用药品通用名称。

四、不能纳入国家基本药物目录遴选的范围

第6条 下列药品不纳入国家基本药物目录遴选范围：

（1）含有国家濒危野生动植物药材的。

（2）主要用于滋补保健作用，易滥用的。

（3）非临床治疗首选的。

（4）因严重不良反应，国家食品药品监督管理部门明确规定暂停生产、销售或使用的。

（5）违背国家法律、法规，或不符合伦理要求的。

（6）国家基本药物工作委员会规定的其他情况。

五、从国家基本药物品目录中调出品种的情形

第10条 属于下列情形之一的品种，应当从国家基本药物目录中调出：

（1）药品标准被取消的。

（2）国家食品药品监督管理部门撤销其药品批准证明文件的。

（3）发生严重不良反应的。

（4）根据药物经济学评价，可被风险效益比或成本效益比更优的品种所替代的。

（5）国家基本药物工作委员会认为应当调出的其他情形。

第十二节　执业药师资格制度暂行规定

一、总则

（一）执业药师的认定

第3条　执业药师是指经全国统一考试合格，取得《执业药师资格证书》并经注册登记，在药品生产、经营、使用单位中执业的药学技术人员。执业药师英文译为：Licensed Pharmacist。

（二）配备执业药师的规定

第4条　凡从事药品生产、经营、使用的单位均应配备相应的执业药师，并以此作为开办药品生产、经营、使用单位的必备条件之一。国家药品监督管理局负责对需由执业药师担任的岗位作出明确规定并进行检查。

二、执业药师资格证书的发放及效用

第10条　执业药师资格考试合格者，由各省、自治区、直辖市人事（职改）部门颁发人事部统一印制的、人事部与国家药品监督管理局用印的中华人民共和国《执业药师资格证书》。该证书在全国范围内有效。

三、注册

（一）管理机构及注册机构

第11条　执业药师资格实行注册制度。国家药品监督管理局为全国执业药师资格注册管理机构，各省、自治区、直辖市药品监督管理局为注册机构。

◆人事部及各省、自治区、直辖市人事（职改）部门对执业药师注册工作有监督、检查的责任。

（二）注册必备条件

第13条　申请注册者，必须同时具备下列条件：

（1）取得《执业药师资格证书》。

（2）遵纪守法，遵守药师职业道德。

（3）身体健康，能坚持在执业药师岗位工作。

（4）经所在单位考核同意。

（三）注册效期、再注册、变更注册及注销注册

第16条　执业药师注册有效期为三年，有效期满前三个月，持证者须到注册机构办理再次注册手续。再次注册者，除须符合第十三条的规定外，还须有参加继续教育的证明。

第17条　执业药师有下列情形之一的，由所在单位向注册机构办理注销注册手续：

（1）死亡或被宣告失踪的。

（2）受刑事处罚的。

（3）受取消执业资格处分的。

（4）因健康或其他原因不能或不宜从事执业药师业务的。

◆凡注销注册的，由所在省（区、市）的注册机构向国家药品监督管理局备案，并由国家药品监督管理局定期公告。

第十三节　处方药与非处方药分类管理办法

一、分类依据

第2条　根据药品品种、规格、适应证、剂量及给药途径不同，对药品分别按处方药与非处方药进行管理。

◆处方药必须凭执业医师或执业助理医师处方才可调配、购买和使用；非处方药不需要凭执业医师或执业助理医师处方即可自行判断、购买和使用。

二、非处方药目录的遴选、审批、发布部门

第4条　国家药品监督管理局负责非处方药目录的遴选、审批、发布和调整工作。

三、非处方药包装、标签、说明书

第6条　非处方药标签和说明书除符合规定外，用语应当科学、易懂，便于消费者自行判断、选择和使用。非处方药的标签和说明书必须经国家药品监督管理局批准。

第7条　非处方药的包装必须印有国家指定的非处方药专有标识，必须符合质量要求，方便储存、运输和使用。每个销售基本单元包装必须附有标签和说明书。

四、非处方药的分类

第 8 条第一款 根据药品的安全性，非处方药分为甲、乙两类。

五、非处方药的经营使用

第 8 条第二款 经营处方药、非处方药的批发企业和经营处方药、甲类非处方药的零售企业必须具有《药品经营企业许可证》。

◆经省级药品监督管理部门或其授权的药品监督管理部门批准的其他商业企业可以零售乙类非处方药。

第 9 条 零售乙类非处方药的商业企业必须配备专职的具有高中以上文化程度，经专业培训后，由省级药品监督管理部门或其授权的药品监督管理部门考核合格并取得上岗证的人员。

第 10 条 医疗机构根据医疗需要可以决定或推荐使用非处方药。

第 11 条 消费者有权自主选购非处方药，并须按非处方药标签和说明书所示内容使用。

六、广告管理

第 12 条 处方药只准在专业性医药报刊进行广告宣传，非处方药经审批可以在大众传播媒介进行广告宣传。

第十四节　非处方药专有标识管理规定

一、适用范围

第 1 条 非处方药专有标识是用于已列入《国家非处方药目录》，并通过药品监督管理部门审核登记的非处方药药品标签、使用说明书、内包装、外包装的专有标识，也可用作经营非处方药药品的企业指南性标志。

二、图案及颜色

第 5 条 非处方药专有标识图案分为红色和绿色，红色专有标识用于甲类非处方药药品，绿色专有标识用于乙类非处方药药品和用作指南性标志。

三、专有标识的印刷

第 6 条 使用非处方药专有标识时，药品的使用说明书和大包装可以单色印刷，标签和其他包装必须按照国家药品监督管理局公布的色标要求印刷。单色印刷时，非处方药专有标识下方必须标示"甲类"或"乙类"字样。

◆非处方药专有标识应与药品标签、使用说明书、内包装、外包装一体化印刷，其大小可根据实际需要设定，但必须醒目、清晰，并按照国家药品监督管理局公布的坐标比例使用。

◆非处方药药品标签、使用说明书和每个销售基本单元包装印有中文药品通用名称（商品名称）的一面（侧），其右上角是非处方药专有标识的固定位置。

第十五节　处方管理办法

一、总则

（一）适用范围

第2条　本办法所称处方，是指由注册的执业医师和执业助理医师（以下简称医师）在诊疗活动中为患者开具的、由取得药学专业技术职务任职资格的药学专业技术人员（以下简称药师）审核、调配、核对，并作为患者用药凭证的医疗文书。处方包括医疗机构病区用药医嘱单。

◆本办法适用于与处方开具、调剂、保管相关的医疗机构及其人员。

二、处方管理的一般规定

（一）处方标准

第5条　处方标准（附件1）由卫生部统一规定，处方格式由省、自治区、直辖市卫生行政部门（以下简称省级卫生行政部门）统一制定，处方由医疗机构按照规定的标准和格式印制。

◆处方内容

1. **前记**　包括医疗机构名称、费别、患者姓名、性别、年龄、门诊或住院病历号，科别或病区和床位号、临床诊断、开具日期等。可添列特殊要求的项目。

麻醉药品和第一类精神药品处方还应当包括患者身份证明编号，代办人姓名、身份证明编号。

2. **正文**　以 Rp 或 R（拉丁文 Recipe "请取"的缩写）标示，分列药品名称、剂型、规格、数量、用法用量。

3. **后记**　医师签名或者加盖专用签章，药品金额以及审核、调配，核对、发药药师签名或者加盖专用签章。

◆处方颜色

（1）普通处方的印刷用纸为白色。

（2）急诊处方印刷用纸为淡黄色，右上角标注"急诊"。

（3）儿科处方印刷用纸为淡绿色，右上角标注"儿科"。

（4）麻醉药品和第一类精神药品处方印刷用纸为淡红色，右上角标注"麻、精一"。

（5）第二类精神药品处方印刷用纸为白色，右上角标注"精二"。

三、处方权的获得

◆第8条　经注册的执业医师在执业地点取得相应的处方权。

经注册的执业助理医师在医疗机构开具的处方，应当经所在执业地点执业医师签名或加盖专用签章后方有效。

四、处方的开具

处方有效期及处方用量

第18条　处方开具当日有效。特殊情况下需延长有效期的，由开具处方的医师注明有效期限，但有效期最长不得超过3天。

第19条　处方一般不得超过7日用量；急诊处方一般不得超过3日用量；对于某些慢性病、老年病或特殊情况，处方用量可适当延长，但医师应当注明理由。

◆医疗用毒性药品、放射性药品的处方用量应当严格按照国家有关规定执行。

第十六节　处方药与非处方药流通管理暂行规定

药店零售

（一）经营资格

第9条　销售处方药和甲类非处方药的零售药店必须具有《药品经营企业许可证》。

◆销售处方药和甲类非处方药的零售药店必须配备驻店执业药师或药师以上药学技术人员。

◆《药品经营企业许可证》和执业药师证书应悬挂在醒目、易见的地方。执业药师应佩戴标明其姓名、技术职称等内容的胸卡。

（二）正确销售药品及执业药师职责

第10条　处方药必须凭执业医师或执业助理医师处方销售、购买和使用。

◆执业药师或药师必须对医师处方进行审核、签字后依据处方正确调配、销售药品。对处方不得擅自更改或代用。对有配伍禁忌或超剂量的处方，应当拒绝调配、销售，必要时，经处方医师更正或重新签字，方可调配、销售。

◆零售药店对处方必须留存2年以上备查。

第11条　处方药不得采用开架自选销售方式。

第12条　甲类非处方药、乙类非处方药可不凭医师处方销售、购买和使用，但病患者可以要求在执业药师或药师的指导下进行购买和使用。

◆执业药师或药师应对病患者选购非处方药提供用药指导或提出寻求医师治疗的建议。

第13条　处方药、非处方药应当分柜摆放。

第十七节　药品经营许可证管理办法

一、总则

◆适用范围

第2条　《药品经营许可证》发证、换证、变更及监督管理适用本办法。

二、申领《药品经营许可证》的条件

（一）开办批发企业的设置标准

第4条　按照《药品管理法》第14条规定，开办药品批发企业，应符合省、自治区、直辖市药品批发企业合理布局的要求，并符合以下设置标准：

（1）具有保证所经营药品质量的规章制度。

（2）企业、企业法定代表人或企业负责人、质量管理负责人无《药品管理法》第76条、第83条规定的情形。

（3）具有与经营规模相适应的一定数量的执业药师。质量管理负责人具有大学以上学历，且必须是执业药师。

（4）具有能够保证药品储存质量要求的、与其经营品种和规模相适应的常温库、阴凉库、冷库。仓库中具有适合药品储存的专用货架和实现药品入库、传送、分检、上架、出库现代物流系统的装置和设备。

（5）具有独立的计算机管理信息系统，能覆盖企业内药品的购进、储存、销售以及经营和质量控制的全过程；能全面记录企业经营管理及实施《药品经营质量管理规范》方面的信息。

◆符合《药品经营质量管理规范》对药品经营各环节的要求，并具有可以实现接受当地（食品）药品监管部门（机构）监管的条件。

（6）具有符合《药品经营质量管理规范》对药品营业场所及辅助、办公用房以及仓库管理、仓库内药品质量安全保障和进出库、在库储存与养护方面的条件。

◆国家对经营麻醉药品、精神药品、医疗用毒性药品、预防性生物制品另有规定的，从其规定。

（二）开办药品零售企业的设置标准

第5条　开办药品零售企业，应符合当地常住人口数量、地域、交通状况和实际需要的要求，符合方便群众购药的原则，并符合以下设置规定：

（1）具有保证所经营药品质量的规章制度。

（2）具有依法经过资格认定的药学技术人员。

◆经营处方药、甲类非处方药的药品零售企业，必须配有执业药师或者其他依法经过资格认定的药学技术人员。质量负责人应有一年以上（含一年）药品经营质量管理工作经验。

◆经营乙类非处方药的药品零售企业，以及农村乡镇以下地区设立药品零售企业的，应当按照《药品管理法实施条例》第15条的规定配备业务人员，有条件的应当配备执业药师。

◆企业营业时间，以上人员应当在岗。

（3）企业、企业法定代表人、企业负责人、质量负责人无《药品管理法》第76条、第83条规定情形的。

（4）具有与所经营药品相适应的营业场所、设备、仓储设施以及卫生环境。在超市等其他商业企业内设立零售药店的，必须具有独立的区域。

（5）具有能够配备满足当地消费者所需药品的能力，并能保证24小时供应。药品零售企业应备有的国家基本药物品种数量由各省、自治区、直辖市（食品）药品监督管理部门结合当地具体情况确定。

◆国家对经营麻醉药品、精神药品、医疗用毒性药品、预防性生物制品另有规定的，从其规定。

（三）经营范围的核定

第7条　药品经营企业经营范围的核定。

药品经营企业经营范围：

◆麻醉药品、精神药品、医疗用毒性药品。

◆生物制品。

◆中药材、中药饮片、中成药、化学原料药及其制剂、抗生素原料药及其制剂、生化药品。

◆从事药品零售的，应先核定经营类别，确定申办人经营处方药或非处方药、乙类非处方药的资格，并在经营范围中予以明确，再核定具体经营范围。

◆医疗用毒性药品、麻醉药品、精神药品、放射性药品和预防性生物制品的核定按照国家特殊药品管理和预防性生物制品管理的有关规定执行。

三、申领《药品经营许可证》的程序

第8条　开办药品批发企业按照以下程序办理《药品经营许可证》

（一）申办人向拟办企业所在地的省、自治区、直辖市（食品）药品监督管理部门提出筹建申请，并提交以下材料：

（1）拟办企业法定代表人、企业负责人、质量负责人学历证明原件、复印件及个人简历。

（2）执业药师执业证书原件、复印件。

（3）拟经营药品的范围。

（4）拟设营业场所、设备、仓储设施及周边卫生环境等情况。

（二）申办人完成筹建后，向受理申请的（食品）药品监督管理部门提出验收申请，并提交以下材料：

（1）药品经营许可证申请表。

（2）工商行政管理部门出具的拟办企业核准证明文件。

（3）拟办企业组织机构情况。

（4）营业场所、仓库平面布置图及房屋产权或使用权证明。

（5）依法经过资格认定的药学专业技术人员资格证书及聘书。

（6）拟办企业质量管理文件及仓储设施、设备目录。

第9条　开办药品零售企业按照以下程序办理《药品经营许可证》：

（三）申办人向拟办企业所在地设区的市级（食品）药品监督管理机构或省、自治区、直辖市（食品）药品监督管理部门直接设置的县级（食品）药品监督管理机构提出筹建申请，并提交以下材料：

（1）拟办企业法定代表人、企业负责人、质量负责人的学历、执业资格或职称证明原件、复印件及个人简历及专业技术人员资格证书、聘书。

（2）拟经营药品的范围。

（3）拟设营业场所、仓储设施、设备情况。

（四）申办人完成筹建后，向受理申请的（食品）药品监督管理机构提出验收申请，并提交以下材料：

（1）药品经营许可证申请表。

（2）工商行政管理部门出具的拟办企业核准证明文件。

（3）营业场所、仓库平面布置图及房屋产权或使用权证明。

（4）依法经过资格认定的药学专业技术人员资格证书及聘书。

（5）拟办企业质量管理文件及主要设施、设备目录。

四、《药品经营许可证》的变更与换发

（一）变更类别

第13条　《药品经营许可证》变更分为许可事项变更和登记事项变更。

◆许可事项变更是指经营方式、经营范围、注册地址、仓库地址（包括增减仓库）、企业法定代表人或负责人以及质量负责人的变更。

◆登记事项变更是指上述事项以外的其他事项的变更。

（二）许可事项的变更

第 14 条　药品经营企业变更《药品经营许可证》许可事项的，应当在原许可事项发生变更 30 日前，向原发证机关申请《药品经营许可证》变更登记。未经批准，不得变更许可事项。

◆原发证机关应当自收到企业变更申请和变更申请资料之日起 15 个工作日内作出准予变更或不予变更的决定。

◆申请许可事项变更的，由原发证部门按照本办法规定的条件验收合格后，方可办理变更手续。

◆药品经营企业依法变更《药品经营许可证》的许可事项后，应依法向工商行政管理部门办理企业注册登记的有关变更手续。

◆企业分立、合并、改变经营方式、跨原管辖地迁移，按照本办法的规定重新办理《药品经营许可证》。

第 15 条　企业法人的非法人分支机构变更《药品经营许可证》许可事项的，必须出具上级法人签署意见的变更申请书。

（三）登记事项的变更

第 17 条　药品经营企业变更《药品经营许可证》的登记事项的，应在工商行政管理部门核准变更后 30 日内，向原发证机关申请《药品经营许可证》变更登记。原发证机关应当自收到企业变更申请和变更申请资料之日起 15 个工作日内为其办理变更手续。

第 18 条　《药品经营许可证》登记事项变更后，应由原发证机关在《药品经营许可证》副本上记录变更的内容和时间，并按变更后的内容重新核发《药品经营许可证》正本，收回原《药品经营许可证》正本。

◆变更后的《药品经营许可证》有效期不变。

五、监督检查

（一）监督内容、方式

第 21 条　监督检查的内容主要包括：

（1）企业名称、经营地址、仓库地址、企业法定代表人（企业负责人）、质量负责人、经营方式、经营范围、分支机构等重要事项的执行和变动情况；

（2）企业经营设施设备及仓储条件变动情况；

（3）企业实施《药品经营质量管理规范》情况；

（4）发证机关需要审查的其他有关事项。

第 22 条　监督检查可以采取书面检查、现场检查或者书面与现场检查相结合的方式。

（1）发证机关可以要求持证企业报送《药品经营许可证》相关材料，通过核查有关材料，履行监督职责；

（2）发证机关可以对持证企业进行现场检查。

◆有下列情况之一的企业，必须进行现场检查：

①上一年度新开办的企业；

②上一年度检查中存在问题的企业；

③因违反有关法律、法规，受到行政处罚的企业；

④发证机关认为需要进行现场检查的企业。

◆《药品经营许可证》换证工作当年，监督检查和换证审查工作可一并进行。

（二）注销《药品经营许可证》的情形

第 26 条　有下列情形之一的，《药品经营许可证》由原发证机关注销：

（1）《药品经营许可证》有效期届满未换证的。

（2）药品经营企业终止经营药品或者关闭的。

（3）《药品经营许可证》被依法撤销、撤回、吊销、收回、缴销或者宣布无效的。

（4）不可抗力导致《药品经营许可证》的许可事项无法实施。

（5）法律、法规规定的应当注销行政许可的其他情形。

◆（食品）药品监督管理部门（机构）注销《药品经营许可证》的，应当自注销之日起 5 个工作日内通知有关工商行政管理部门。

第十八节　药品经营质量管理规范

（卫生部令第 90 号）

一、总则

适用范围

第 2 条　本规范是药品经营管理和质量控制的基本准则，企业应当在药品采购、储存、销售、运输等环节采取有效的质量控制措施，确保药品质量。

第 3 条　药品经营企业应当严格执行本规范。

◆药品生产企业销售药品、药品流通过程中其他涉及储存与运输药品的，也应当符合本规范相关要求。

二、药品批发的质量管理

（一）组织机构与质量职责

1. 企业负责人、质量负责人的质量职责

第 14 条　企业负责人是药品质量的主要责任人，全面负责企业日常管理，负责提

供必要的条件，保证质量管理部门和质量管理人员有效履行职责，确保企业实现质量目标并按照本规范要求经营药品。

第15条 企业质量负责人应当由高层管理人员担任，全面负责药品质量管理工作，独立履行职责，在企业内部对药品质量管理具有裁决权。

第16条 企业应当设立质量管理部门，有效开展质量管理工作。质量管理部门的职责不得由其他部门及人员履行。

2. 质量管理机构的质量职责

第17条 质量管理部门应当履行以下职责：

◆督促相关部门和岗位人员执行药品管理的法律法规及本规范；

◆组织制订质量管理体系文件，并指导、监督文件的执行；

◆负责对供货单位和购货单位的合法性、购进药品的合法性以及供货单位销售人员、购货单位采购人员的合法资格进行审核，并根据审核内容的变化进行动态管理；

◆负责质量信息的收集和管理，并建立药品质量档案；

◆负责药品的验收，指导并监督药品采购、储存、养护、销售、退货、运输等环节的质量管理工作；

◆负责不合格药品的确认，对不合格药品的处理过程实施监督；

◆负责药品质量投诉和质量事故的调查、处理及报告；

◆负责假劣药品的报告；

◆负责药品质量查询；

◆负责指导设定计算机系统质量控制功能；

◆负责计算机系统操作权限的审核和质量管理基础数据的建立及更新；

◆组织验证、校准相关设施设备；

◆负责药品召回的管理；

◆负责药品不良反应的报告；

◆组织质量管理体系的内审和风险评估；

◆组织对药品供货单位及购货单位质量管理体系和服务质量的考察和评价；

◆组织对被委托运输的承运方运输条件和质量保障能力的审查；

◆协助开展质量管理教育和培训；

◆其他应当由质量管理部门履行的职责。

（二）质量管理制度的内容

第36条 质量管理制度应当包括以下内容：

（1）质量管理体系内审的规定。

（2）质量否决权的规定。

（3）质量管理文件的管理。

（4）质量信息的管理。

（5）供货单位、购货单位、供货单位销售人员及购货单位采购人员等资格审核的规定。

（6）药品采购、收货、验收、储存、养护、销售、出库、运输的管理。

（7）特殊管理的药品的规定。

（8）药品有效期的管理。

（9）不合格药品、药品销毁的管理。

（10）药品退货的管理。

（11）药品召回的管理。

（12）质量查询的管理。

（13）质量事故、质量投诉的管理。

（14）药品不良反应报告的规定。

（15）环境卫生、人员健康的规定。

（16）质量方面的教育、培训及考核的规定。

（17）设施设备的保管、维护管理。

（18）设施设备验证和校准的管理。

（19）记录和凭证的管理。

（20）计算机系统的管理。

（21）执行药品电子监管的规定。

（22）其他应当规定的内容。

（三）人员与培训

1. 企业负责人、质量负责人、质量机构负责人的资质

第18条　企业从事药品经营和质量管理工作的人员，应当符合有关法律法规及本规范规定的资格要求，不得有相关法律法规禁止从业的情形。

第19条　企业负责人应当具有大学专科以上学历或中级以上专业技术职称，经过基本的药学专业知识培训，熟悉有关药品管理的法律法规及本规范。

第20条　企业质量负责人应当具有大学本科以上学历、执业药师资格和3年以上药品经营质量管理工作经历，在质量管理工作中具备正确判断和保障实施的能力。

第21条　企业质量管理部门负责人应当具有执业药师资格和3年以上药品经营质量管理工作经历，能独立解决经营过程中的质量问题。

2. 质量管理、验收、养护、采购、销售等岗位人员资质

第22条　企业应当配备符合以下资格要求的质量管理、验收及养护等岗位人员：

（1）从事质量管理工作的，应当具有药学中专或医学、生物、化学等相关专业大学专科以上学历或者具有药学初级以上专业技术职称。

（2）从事验收、养护工作的，应当具有药学或医学、生物、化学等相关专业中专以上学历或者具有药学初级以上专业技术职称。

（3）从事中药材、中药饮片验收及养护工作的，应当具有中药专业中专以上学历或者具有中药学初级以上专业技术职称；直接收购地产中药材的，验收人员应当具有中药学中级以上专业技术职称。

◆经营疫苗的企业还应当配备 2 名以上专业技术人员专门负责疫苗质量管理和验收工作，专业技术人员应当具有预防医学、药学、微生物或医学等专业本科以上学历及中级以上专业技术职称，并有 3 年以上从事疫苗管理或技术工作经历。

第 23 条　从事质量管理、验收工作的人员应在职在岗，不得兼职其他业务工作。

第 24 条　从事采购工作的人员应当具有药学或医学、生物、化学等相关专业中专以上学历，从事销售、储存等工作的人员应当具有高中以上文化程度。

3. 培训要求

第 25 条　企业应当对各岗位人员进行与其职责和工作内容相关的岗前培训和继续培训，以符合本规范要求。

第 26 条　培训内容应当包括相关法律法规、药品专业知识及技能、质量管理制度、职责及岗位操作规程等。

第 27 条　企业应当按照培训管理制度制定年度培训计划并开展培训，使相关人员能正确理解并履行职责。培训工作应做好记录并建立档案。

第 28 条　从事特殊管理的药品、冷藏和冷冻药品储存和运输等工作的人员，应当接受相关法律法规和专业知识培训并经考核合格后方可上岗。

（四）直接接触药品岗位人员的要求

第 30 条　质量管理、验收、养护、储存等直接接触药品岗位的人员应当进行岗前及年度健康检查，并建立健康档案。患有传染病或其他可能污染药品的疾病的，不得从事直接接触药品的工作。身体条件不符合相应岗位特定要求的，不得从事相关工作。

（五）设施与设备

1. 仓储设施设备要求

第 45 条　药品储存作业区、辅助作业区应当与办公区和生活区分开一定距离或有隔离措施。

第 46 条　库房的规模及条件应当满足药品的合理、安全储存，并达到以下要求，便于开展储存作业：

①库房内外环境整洁，无污染源，库区地面硬化或绿化；

②库房内墙、顶光洁，地面平整，门窗结构严密；

③库房有可靠的安全防护措施，能够对无关人员进入实行可控管理，防止药品被盗、替换或混入假药；

④有防止室外装卸、搬运、接收、发运等作业受异常天气影响的措施。

第 47 条　库房应当配备以下设施设备：

◆药品与地面之间有效隔离的设备；

◆避光、通风、防潮、防虫、防鼠等设备；

◆有效调控温湿度及室内外空气交换的设备；

◆自动监测、记录库房温湿度的设备；

◆符合储存作业要求的照明设备；

◆用于零货拣选、拼箱发货操作及复核的作业区域和设备；

◆包装物料的存放场所；

◆验收、发货、退货的专用场所；

◆不合格药品专用存放场所；

◆经营特殊管理的药品有符合国家规定的储存设施。

第48条　经营中药材、中药饮片的，应当有专用的库房和养护工作场所，直接收购地产中药材的应当设置中药样品室（柜）。

第49条　经营冷藏、冷冻药品的，应当配备以下设施设备：

①与其经营规模和品种相适应的冷库，经营疫苗的应当配备两个以上独立冷库；

②用于冷库温度自动监测、显示、记录、调控、报警的设备；

③冷库制冷设备的备用发电机组或双回路供电系统；

④对有特殊低温要求的药品，应当配备符合其储存要求的设施设备；

⑤冷藏车及车载冷藏箱或保温箱等设备。

第50条　运输药品应当使用封闭式货物运输工具。

第51条　运输冷藏、冷冻药品的冷藏车及车载冷藏箱、保温箱应当符合药品运输过程中对温度控制的要求。冷藏车具有自动调控温度、显示温度、存储和读取温度监测数据的功能；冷藏箱及保温箱具有外部显示或采集箱体内温度数据的功能。

第52条　储存、运输设施设备的定期检查、清洁和维护应当由专人负责，并建立记录和档案。

（六）校准与验证

1. 计量器具、温湿度检测设备的校准

第53条　企业应当按照国家有关规定，对计量器具、温湿度监测设备等定期进行校准或检定。

2. 冷库、冷车、冷箱温湿度检测系统设备设施的验证

第53条　第二款　企业应当对冷库、储运温湿度监测系统以及冷藏运输等设施设备进行使用前验证、定期验证及停用时间超过规定时限的验证。

（七）计算机系统

◆计算机系统的要求

第57条　企业应当建立能够符合经营全过程管理及质量控制要求的计算机系统，实现药品质量可追溯，并满足药品电子监管的实施条件。

第58条　企业计算机系统应当符合以下要求：

（1）有支持系统正常运行的服务器和终端机。

（2）有安全、稳定的网络环境，有固定接入互联网的方式和安全可靠的信息平台。

（3）有实现部门之间、岗位之间信息传输和数据共享的局域网。

（4）有药品经营业务票据生成、打印和管理功能。

（5）有符合本规范要求及企业管理实际需要的应用软件和相关数据库。

第59条 各类数据的录入、修改、保存等操作应当符合授权范围、操作规程和管理制度的要求，保证数据原始、真实、准确、安全和可追溯。

第60条 计算机系统运行中涉及企业经营和管理的数据应当采用安全、可靠的方式储存并按日备份，备份数据应当存放在安全场所，记录类数据的保存时限应当符合本规范第四十二条的要求。

（八）采购

1. 首营企业、首营品种的界定及质量审核内容

第62条 对首营企业的审核，应当查验加盖其公章原印章的以下资料，确认真实、有效：

①《药品生产许可证》或《药品经营许可证》复印件；

②营业执照及其年检证明复印件；

③《药品生产质量管理规范》认证证书或《药品经营质量管理规范》认证证书复印件；

④相关印章、随货同行单（票）样式；

⑤开户户名、开户银行及账号；

⑥《税务登记证》和《组织机构代码证》复印件。

第63条 采购首营品种应当审核药品的合法性，索取加盖供货单位公章原印章的药品生产或进口批准证明文件复印件并予以审核，审核无误的方可采购。

◆以上资料应当归入药品质量档案。

第64条 企业应当核实、留存供货单位销售人员以下资料：

①加盖供货单位公章原印章的销售人员身份证复印件；

②加盖供货单位公章原印章和法定代表人印章或签名的授权书。授权书应当载明被授权人姓名、身份证号码，以及授权销售的品种、地域、期限；

③供货单位及供货品种相关资料。

第65条 企业与供货单位签订的质量保证协议至少包括以下内容：

①明确双方质量责任；

②供货单位应当提供符合规定的资料且对其真实性、有效性负责；

③供货单位应当按照国家规定开具发票；

④药品质量符合药品标准等有关要求；

⑤药品包装、标签、说明书符合有关规定；

⑥药品运输的质量保证及责任；

⑦质量保证协议的有效期限。

第184条 本规范下列术语的含义是：

◆首营企业：采购药品时，与本企业首次发生供需关系的药品生产或经营企业。

◆首营品种：本企业首次采购的药品。

（九）收货和验收

1. 药品收货要求

第72条　企业应当按照规定的程序和要求对到货药品逐批进行收货、验收，防止不合格药品入库。

第73条　药品到货时，收货人员应当核实运输方式是否符合要求，并对照随货同行单（票）和采购记录核对药品，做到票、账、货相符。

◆随货同行单（票）应当包括供货单位、生产厂商、药品的通用名称、剂型、规格、批号、数量、收货单位、收货地址、发货日期等内容，并加盖供货单位药品出库专用章原印章。

第74条　冷藏、冷冻药品到货时，应当对其运输方式及运输过程的温度记录、运输时间等质量控制状况进行重点检查并记录。不符合温度要求的应当拒收。

第75条　收货人员对符合收货要求的药品，应当按品种特性要求放于相应待验区域，或设置状态标志，通知验收。冷藏、冷冻药品应当在冷库内待验。

2. 药品验收的要求

第72条　企业应当按照规定的程序和要求对到货药品逐批进行收货、验收，防止不合格药品入库。

第76条　验收药品应当按照药品批号查验同批号的检验报告书。供货单位为批发企业的，检验报告书应当加盖其质量管理专用章原印章。检验报告书的传递和保存可以采用电子数据形式，但应当保证其合法性和有效性。

第77条　企业应当按照验收规定，对每次到货药品进行逐批抽样验收，抽取的样品应当具有代表性。

①同一批号的药品应当至少检查一个最小包装，但生产企业有特殊质量控制要求或打开最小包装可能影响药品质量的，可不打开最小包装；

②破损、污染、渗液、封条损坏等包装异常以及零货、拼箱的，应当开箱检查至最小包装；

③外包装及封签完整的原料药、实施批签发管理的生物制品，可不开箱检查。

第78条　验收人员应当对抽样药品的外观、包装、标签、说明书以及相关的证明文件等逐一进行检查、核对；验收结束后，应当将抽取的完好样品放回原包装箱，加封并标示。

第78条　特殊管理的药品应当按照相关规定在专库或专区内验收。

第80条　验收药品应当做好验收记录，包括药品的通用名称、剂型、规格、批准文号、批号、生产日期、有效期、生产厂商、供货单位、到货数量、到货日期、验收合格数量、验收结果等内容。验收人员应当在验收记录上签署姓名和验收日期。

◆中药材验收记录应当包括品名、产地、供货单位、到货数量、验收合格数量等内容。中药饮片验收记录应当包括品名、规格、批号、产地、生产日期、生产厂商、供货单位、到货数量、验收合格数量等内容，实施批准文号管理的中药饮片还应当记录批准文号。

◆验收不合格的还应当注明不合格事项及处置措施。

第 81 条　对实施电子监管的药品，企业应当按规定进行药品电子监管码扫码，并及时将数据上传至中国药品电子监管网系统平台。

第 84 条　企业按本规范第六十九条规定进行药品直调的，可委托购货单位进行药品验收。购货单位应当严格按照本规范的要求验收药品和进行药品电子监管码的扫码与数据上传，并建立专门的直调药品验收记录。验收当日应当将验收记录相关信息传递给直调企业。

（十）储存与养护

1. 药品储存温湿度要求及色标要求

第 85 条　企业应当根据药品的质量特性对药品进行合理储存，并符合以下要求：

◆按包装标示的温度要求储存药品，包装上没有标示具体温度的，按照《中华人民共和国药典》规定的贮藏要求进行储存；

◆储存药品相对湿度为 35%～75%；

◆在人工作业的库房储存药品，按质量状态实行色标管理：合格药品为绿色，不合格药品为红色，待确定药品为黄色；

◆储存药品应当按照要求采取避光、遮光、通风、防潮、防虫、防鼠等措施；

◆搬运和堆码药品应当严格按照外包装标示要求规范操作，堆码高度符合包装图示要求，避免损坏药品包装；

◆药品按批号堆码，不同批号的药品不得混垛，垛间距不小于 5 厘米，与库房内墙、顶、温度调控设备及管道等设施间距不小于 30 厘米，与地面间距不小于 10 厘米；

◆药品与非药品、外用药与其他药品分开存放，中药材和中药饮片分库存放；

◆特殊管理的药品应当按照国家有关规定储存；

◆拆除外包装的零货药品应当集中存放；

◆储存药品的货架、托盘等设施设备应当保持清洁，无破损和杂物堆放；

◆未经批准的人员不得进入储存作业区，仓储作业人员不得有影响药品质量和安全的行为；

◆药品储存作业区内不得存放与储存管理无关的物品。

2. 药品养护的要求

第 86 条　养护人员应当根据库房条件、外部环境、药品质量特性等对药品进行养护，主要内容是：

①指导和督促储存人员对药品进行合理储存与作业；

②检查并改善储存条件、防护措施、卫生环境；

③对库房温湿度进行有效监测、调控；

④按照养护计划对库存药品的外观、包装等质量状况进行检查，并建立养护记录。

对储存条件有特殊要求的或有效期较短的品种应当进行重点养护；

⑤发现有问题的药品应当及时在计算机系统中锁定和记录，并通知质量管理部门处理；

⑥对中药材和中药饮片应当按其特性采取有效方法进行养护并记录，所采取的养护方法不得对药品造成污染；

⑦定期汇总、分析养护信息。

第87条　企业应当采用计算机系统对库存药品的有效期进行自动跟踪和控制，采取近效期预警及超过有效期自动锁定等措施，防止过期药品销售。

第88条　药品因破损而导致液体、气体、粉末泄漏时，应当迅速采取安全处理措施，防止对储存环境和其他药品造成污染。

第89条　对质量可疑的药品应当立即采取停售措施，并在计算机系统中锁定，同时报告质量管理部门确认。对存在质量问题的药品应当采取以下措施：

◆存放于标志明显的专用场所，并有效隔离，不得销售；

◆怀疑为假药的，及时报告药品监督管理部门；

◆属于特殊管理的药品，按照国家有关规定处理；

◆不合格药品的处理过程应当有完整的手续和记录；

◆对不合格药品应当查明并分析原因，及时采取预防措施。

第90条　企业应当对库存药品定期盘点，做到账、货相符。

（十一）销售

1. 药品销售的要求

第91条　企业应当将药品销售给合法的购货单位，并对购货单位的证明文件、采购人员及提货人员的身份证明进行核实，保证药品销售流向真实、合法。

第92条　企业应当严格审核购货单位的生产范围、经营范围或诊疗范围，并按照相应的范围销售药品。

第93条　企业销售药品，应当开具发票，做到票、账、货相符。

第94条　企业应当做好药品销售记录。销售记录应当包括药品的通用名称、规格、剂型、批号、有效期、生产厂商、购货单位、销售数量、单价、金额、销售日期等内容。按照本规范第六十九条规定进行药品直调的，应当建立专门的销售记录。

◆中药材销售记录应当包括品名、规格、产地、购货单位、销售数量、单价、金额、销售日期等内容；中药饮片销售记录应当包括品名、规格、批号、产地、生产厂商、购货单位、销售数量、单价、金额、销售日期等内容。

第95条　销售特殊管理的药品以及国家有专门管理要求的药品，应当严格按照国家有关规定执行。

（十二）出库

药品出库的要求

第96条　出库时应当对照销售记录进行复核。发现以下情况不得出库，并报告质量管理部门处理：

①药品包装出现破损、污染、封口不牢、衬垫不实、封条损坏等问题；

②包装内有异常响动或液体渗漏；

③标签脱落、字迹模糊不清或标识内容与实物不符；

④药品已超过有效期；

⑤其他异常情况的药品。

第97条　药品出库复核应当建立记录，包括购货单位、药品的通用名称、剂型、规格、数量、批号、有效期、生产厂商、出库日期、质量状况和复核人员等内容。

第98条　特殊管理的药品出库应当按照有关规定进行复核。

第99条　药品拼箱发货的代用包装箱应当有醒目的拼箱标志。

第100条　药品出库时，应当附加盖企业药品出库专用章原印章的随货同行单（票）。

企业按照本规范第六十九条规定直调药品的，直调药品出库时，由供货单位开具两份随货同行单（票），分别发往直调企业和购货单位。

◆随货同行单（票）的内容应当符合本规范第七十三条第二款的要求，还应当标明直调企业名称。

第101条　冷藏、冷冻药品的装箱、装车等项作业，应当由专人负责并符合以下要求：

①车载冷藏箱或保温箱在使用前应当达到相应的温度要求；

②应当在冷藏环境下完成冷藏、冷冻药品的装箱、封箱工作；

③装车前应当检查冷藏车辆的启动、运行状态，达到规定温度后方可装车；

④启运时应当做好运输记录，内容包括运输工具和启运时间等。

第102条　对实施电子监管的药品，应当在出库时进行扫码和数据上传。

（十三）运输与配送

第105条　发运药品时，应当检查运输工具，发现运输条件不符合规定的，不得发运。运输药品过程中，运载工具应当保持密闭。

第106条　企业应当严格按照外包装标示的要求搬运、装卸药品。

第107条　企业应当根据药品的温度控制要求，在运输过程中采取必要的保温或冷藏、冷冻措施。

◆运输过程中，药品不得直接接触冰袋、冰排等蓄冷剂，防止对药品质量造成影响。

第108条　在冷藏、冷冻药品运输途中，应当实时监测并记录冷藏车、冷藏箱或保温箱内的温度数据。

第109条　企业应当制定冷藏、冷冻药品运输应急预案，对运输途中可能发生的设备故障、异常天气影响、交通拥堵等突发事件，能够采取相应的应对措施。

第110条　企业委托其他单位运输药品的，应当对承运方运输药品的质量保障能力进行审计，索取运输车辆的相关资料，符合本规范运输设施设备条件和要求的方可委托。

第111条　企业委托运输药品应当与承运方签订运输协议，明确药品质量责任、遵守运输操作规程和在途时限等内容。

第114条　企业应当采取运输安全管理措施，防止在运输过程中发生药品盗抢、遗失、调换等事故。

第115条　特殊管理的药品的运输应当符合国家有关规定。

（十四）售后管理

◆药品售后服务的要求

第118条　企业应当配备专职或兼职人员负责售后投诉管理，对投诉的质量问题查明原因，采取有效措施及时处理和反馈，并做好记录，必要时应当通知供货单位及药品生产企业。

第119条　企业应当及时将投诉及处理结果等信息记入档案，以便查询和跟踪。

第120条　企业发现已售出药品有严重质量问题，应当立即通知停售、追回并做好记录，同时向药品监督管理部门报告。

第121条　企业应当协助药品生产企业履行召回义务，按照召回计划的要求及时传达、反馈药品召回信息，控制和收回存在安全隐患的药品，并建立药品召回记录。

第122条　企业质量管理部门应当配备专职或兼职人员，按照国家有关规定承担药品不良反应监测和报告工作。

三、药品零售的质量管理

（一）质量管理及职责

质量管理职责

第126条　企业应当设置质量管理部门或配备质量管理人员，履行以下职责：

◆督促相关部门和岗位人员执行药品管理的法律法规及本规范；

◆组织制订质量管理文件，并指导、监督文件的执行；

◆负责对供货单位及其销售人员资格证明的审核；

◆负责对所采购药品合法性的审核；

◆负责药品的验收，指导并监督药品采购、储存、陈列、销售等环节的质量管理工作；

◆负责药品质量查询及质量信息管理；

◆负责药品质量投诉和质量事故的调查、处理及报告；

◆负责对不合格药品的确认及处理；

◆负责假劣药品的报告；

◆负责药品不良反应的报告；

◆开展药品质量管理教育和培训；

◆负责计算机系统操作权限的审核、控制及质量管理基础数据的维护；

◆负责组织计量器具的校准及检定工作；

◆指导并监督药学服务工作；

◆其他应当由质量管理部门或质量管理人员履行的职责。

（二）人员管理

1. 企业主要负责人、处方审核人、质量管理人员、验收人员资质要求

第 127 条　企业从事药品经营和质量管理工作的人员，应当符合有关法律法规及本规范规定的资格的要求，不得有相关法律法规禁止从业的情形。

第 128 条　企业法定代表人或企业负责人应当具备执业药师资格。

◆企业应当按照国家有关规定配备执业药师，负责处方审核，指导合理用药。

第 129 条　质量管理、验收、采购人员应当具有药学或医学、生物、化学等相关专业学历或者具有药学专业技术职称。

◆营业员应当具有高中以上文化程度或符合省级药品监督管理部门规定的条件。

2. 培训要求

第 130 条　企业各岗位人员应当接受相关法律法规及药品专业知识与技能的岗前培训和继续培训，以符合本规范要求。

第 131 条　企业应当按照培训管理制度制定年度培训计划并开展培训，使相关人员能正确理解并履行职责。培训工作应做好记录并建立档案。

第 132 条　企业应当为销售特殊管理的药品、国家有专门管理要求的药品、冷藏药品的人员接受相应培训提供条件，使其掌握相关法律法规和专业知识。

3. 直接接触药品人员的健康要求

第 134 条　企业应当对直接接触药品岗位的人员进行岗前及年度健康检查，并建立健康档案。患有传染病或其他可能污染药品的疾病的，不得从事直接接触药品的工作。

（三）文件

1. 质量管理制度、程序的主要内容

第 138 条　药品零售质量管理制度应当包括以下内容：

◆药品采购、验收、陈列、销售等环节的管理，设置库房的还应当包括储存、养护的管理；

◆供货单位和采购品种的审核；

◆处方药销售的管理；

◆药品拆零的管理；

◆特殊管理的药品和国家有专门管理要求的药品的管理；

◆记录和凭证的管理；

◆收集和查询质量信息的管理；

◆质量事故、质量投诉的管理；

◆中药饮片处方审核、调配的管理；

◆药品有效期的管理；

◆不合格药品、药品销毁的管理；

◆环境卫生、人员健康的规定；

◆提供用药咨询、指导合理用药等药学服务的管理；

◆人员培训及考核的规定；

◆药品不良反应报告的规定；

◆计算机系统的管理；

◆执行药品电子监管的规定；

◆其他应当规定的内容。

第141条　药品零售操作规程应当包括：

①药品采购、验收、销售；

②处方审核、调配；

③中药饮片处方审核、调配；

④药品拆零销售；

⑤特殊管理的药品和国家有专门管理要求的药品的销售；

⑥营业场所药品陈列及检查；

⑦营业场所冷藏药品的存放；

⑧计算机系统的操作和管理；

⑨设置库房的还应当包括储存和养护的程序。

2.记录要求

第142条　企业应当建立药品采购、验收、销售、陈列检查、温湿度监测、不合格药品处理等相关记录，做到真实、完整、准确、有效和可追溯。

第143条　记录及相关凭证应当至少保存5年。特殊管理的药品的记录及凭证按相关规定保存。

第144条　通过计算机系统记录数据时，相关岗位人员应当按照操作规程，通过授权及密码登录计算机系统，进行数据的录入，保证数据原始、真实、准确、安全和可追溯。

第145条　电子记录数据应当以安全、可靠方式定期备份。

（四）设施与设备

1.营业场所和仓储要求

第146条　企业的营业场所应当与其药品经营范围、经营规模相适应，并与药品储存、办公、生活辅助及其他区域分开。

第147条　营业场所应当具有相应设施或采取其他有效措施，避免药品受室外环境的影响，并做到宽敞、明亮、整洁、卫生。

第148条　营业场所应当有以下营业设备：

①货架和柜台；

②监测、调控温度的设备；

③经营中药饮片的，有存放饮片和处方调配的设备；

④经营冷藏药品的，有专用冷藏设备；

⑤经营第二类精神药品、毒性中药品种和罂粟壳的，有符合安全规定的专用存放设备；

⑥药品拆零销售所需的调配工具、包装用品。

第149条　企业应当建立能够符合经营和质量管理要求的计算机系统，并满足药品电子监管的实施条件。

第150条　企业设置库房的，应当做到库房内墙、顶光洁，地面平整，门窗结构严密；有可靠的安全防护、防盗等措施。

第151条　仓库应当有以下设施设备：

①药品与地面之间有效隔离的设备；

②避光、通风、防潮、防虫、防鼠等设备；

③有效监测和调控温湿度的设备；

④符合储存作业要求的照明设备；

⑤验收专用场所；

⑥不合格药品专用存放场所；

⑦经营冷藏药品的，有与其经营品种及经营规模相适应的专用设备。

第一百五十二条　经营特殊管理的药品应当有符合国家规定的储存设施。

第一百五十三条　储存中药饮片应当设立专用库房。

（五）采购与验收

◆采购与验收符合药品批发企业相关环节的质量要求

第155条　企业采购药品，应当符合本规范第二章第八节的相关规定。

第156条　药品到货时，收货人员应当按采购记录，对照供货单位的随货同行单（票）核实药品实物，做到票、账、货相符。

第157条　企业应当按规定的程序和要求对到货药品逐批进行验收，并按照本规范第八十条规定做好验收记录。

验收抽取的样品应当具有代表性。

第158条　冷藏药品到货时，应当按照本规范第七十四条规定进行检查。

第159条　验收药品应当按照本规范第七十六条规定查验药品检验报告书。

第160条　特殊管理的药品应当按照相关规定进行验收。

第161条　验收合格的药品应当及时入库或上架，实施电子监管的药品，还应当按照本规范第八十一条、第八十二条的规定进行扫码和数据上传；验收不合格的，不得入库或上架，并报告质量管理人员处理。

（六）陈列与储存

1. 药品陈列要求

第162条　企业应当对营业场所温度进行监测和调控，以使营业场所的温度符合常温要求。

第 163 条　企业应当定期进行卫生检查，保持环境整洁。存放、陈列药品的设备应当保持清洁卫生，不得放置与销售活动无关的物品，并采取防虫、防鼠等措施，防止污染药品。

第 164 条　药品的陈列应当符合以下要求：

①按剂型、用途以及储存要求分类陈列，并设置醒目标志，类别标签字迹清晰、放置准确；

②药品放置于货架（柜），摆放整齐有序，避免阳光直射；

③处方药、非处方药分区陈列，并有处方药、非处方药专用标识；

④处方药不得采用开架自选的方式陈列和销售；

⑤外用药与其他药品分开摆放；

⑥拆零销售的药品集中存放于拆零专柜或专区；

⑦第二类精神药品、毒性中药品种和罂粟壳不得陈列；

⑧冷藏药品放置在冷藏设备中，按规定对温度进行监测并记录，并保证存放温度符合要求；

⑨中药饮片斗前写正名正字；装斗前应当复核，防止错斗、串斗；应当定期清斗，防止饮片生虫、发霉、变质；不同批号的饮片装斗前应当清斗并记录；

⑩经营非药品应当设置专区，与药品区域明显隔离，并有醒目标志。

第 165 条　企业应当定期对陈列、存放的药品进行检查，重点检查拆零药品和易变质、近效期、摆放时间较长的药品以及中药饮片。发现有质量疑问的药品应当及时撤柜，停止销售，由质量管理人员确认和处理，并保留相关记录。

第 166 条　企业应当对药品的有效期进行跟踪管理，防止近效期药品售出后可能发生的过期使用。

第 167 条　企业设置库房的，库房的药品储存与养护管理应当符合本规范第二章第十节的相关规定。

（七）销售管理

1. 顾客告知义务

第 168 条　企业应当在营业场所的显著位置悬挂《药品经营许可证》、营业执照、执业药师注册证等。

第 169 条　营业人员应当佩戴有照片、姓名、岗位等内容的工作牌，是执业药师和药学技术人员的，工作牌还应当标明执业资格或药学技术职称。

第 170 条　销售药品应当符合以下要求：

①处方经执业药师审核、核对后方可销售；对处方所列药品不得擅自更改或代用；对有配伍禁忌或超剂量的处方，应当拒绝调配，但经处方医师更正或重新签字确认的，可以调配和销售；

②处方审核、调配人员应当在处方上签字或盖章，并按照有关规定保存处方或其

复印件；

③销售近效期药品应当向顾客告知有效期；

④销售中药饮片做到计量准确，并告知煎服方法及注意事项。

第 171 条　企业销售药品应当开具销售凭证，内容包括药品名称、生产厂商、数量、价格、批号、规格等，并做好销售记录。

2. 销售药品的要求

第 170 条　销售药品应当符合以下要求：

①处方经执业药师审核、核对后方可销售；对处方所列药品不得擅自更改或代用；对有配伍禁忌或超剂量的处方，应当拒绝调配，但经处方医师更正或重新签字确认的，可以调配和销售；

②处方审核、调配人员应当在处方上签字或盖章，并按照有关规定保存处方或其复印件；

③销售近效期药品应当向顾客告知有效期；

④销售中药饮片做到计量准确，并告知煎服方法及注意事项。

第 172 条　药品拆零销售应当符合以下要求：

◆负责拆零销售的人员经过专门培训；

◆拆零的工作台及工具保持清洁、卫生，防止交叉污染；

◆做好拆零销售记录，内容包括拆零起始日期、药品的通用名称、规格、批号、生产厂商、有效期、销售数量、销售日期、分拆及复核人员等；

◆拆零销售应当使用洁净、卫生的包装，包装上注明药品名称、规格、数量、用法、用量、批号、有效期以及药店名称等内容；

◆提供药品说明书原件或复印件；

◆拆零销售期间，保留原包装和说明书。

第 173 条　销售特殊管理的药品和国家有专门管理要求的药品，应当严格执行国家有关规定。

第 176 条　对实施电子监管的药品，在售出时，应当进行扫码和数据上传。

（八）售后管理

◆售后服务的企业义务

第 177 条　除药品质量原因外，药品一经售出，不得退换。

第 178 条　企业应当在营业场所公布药品监督管理部门的监督电话，设置顾客意见簿，及时处理顾客对药品质量的投诉。

第 179 条　企业应当按照国家有关药品不良反应报告制度的规定，收集、报告药品不良反应信息。

第 180 条　企业发现已售出药品有严重质量问题，应当及时采取措施追回药品并做好记录，同时向药品监督管理部门报告。

第 181 条　企业应当协助药品生产企业履行召回义务，控制和收回存在安全隐患的药品，并建立药品召回记录。

四、附则

对零售连锁的规定

第 182 条　药品零售连锁企业总部的管理应当符合本规范药品批发企业相关规定，门店的管理应当符合本规范药品零售企业相关规定。

第十九节　药品流通监督管理办法

一、总则

适用范围及企业责任

第 2 条　在中华人民共和国境内从事药品购销及监督管理的单位或者个人，应当遵守本办法。

第 3 条　药品生产、经营企业、医疗机构应当对其生产、经营、使用的药品质量负责。

第 5 条　药品生产、经营企业对其药品购销行为负责，对其销售人员或设立的办事机构以本企业名义从事的药品购销行为承担法律责任。

二、药品生产、经营企业购销药品的监督管理

（一）企业对购销人员的培训责任

第 6 条　药品生产、经营企业应当对其购销人员进行药品相关的法律、法规和专业知识培训，建立培训档案，培训档案中应当记录培训时间、地点、内容及接受培训的人员。

（二）销售药品的要求

第 10 条　药品生产企业、药品批发企业销售药品时，应当提供下列资料：

（1）加盖本企业原印章的《药品生产许可证》或《药品经营许可证》和营业执照的复印件。

（2）加盖本企业原印章的所销售药品的批准证明文件复印件。

（3）销售进口药品的，按照国家有关规定提供相关证明文件。

药品生产企业、药品批发企业派出销售人员销售药品的，除本条前款规定的资料外，还应当提供加盖本企业原印章的授权书复印件。授权书原件应当载明授权销售的品种、地域、期限，注明销售人员的身份证号码，并加盖本企业原印章和企业法定代表人印章（或者签名）。销售人员应当出示授权书原件及本人身份证原件，供药品采购

方核实。

第11条 药品生产企业、药品批发企业销售药品时，应当开具标明供货单位名称、药品名称、生产厂商、批号、数量、价格等内容的销售凭证。

◆药品零售企业销售药品时，应当开具标明药品名称、生产厂商、数量、价格、批号等内容的销售凭证。

第12条 药品生产、经营企业采购药品时，应按本办法第十条规定索取、查验、留存供货企业有关证件、资料，按本办法第十一条规定索取、留存销售凭证。

◆药品生产、经营企业按照本条前款规定留存的资料和销售凭证，应当保存至超过药品有效期1年，但不得少于3年。

（三）企业不得从事的经营活动

第8条 药品生产、经营企业不得在经药品监督管理部门核准的地址以外的场所储存或者现货销售药品。

第9条 药品生产企业只能销售本企业生产的药品，不得销售本企业受委托生产的或者他人生产的药品。

第13条 药品生产、经营企业知道或者应当知道他人从事无证生产、经营药品行为的，不得为其提供药品。

第14条 药品生产、经营企业不得为他人以本企业的名义经营药品提供场所，或者资质证明文件，或者票据等便利条件。

第15条 药品生产、经营企业不得以展示会、博览会、交易会、订货会、产品宣传会等方式现货销售药品。

第16条 药品经营企业不得购进和销售医疗机构配制的制剂。

第17条 未经药品监督管理部门审核同意，药品经营企业不得改变经营方式。

◆药品经营企业应当按照《药品经营许可证》许可的经营范围经营药品。

第20条 药品生产、经营企业不得以搭售、买药品赠药品、买商品赠药品等方式向公众赠送处方药或者甲类非处方药。

第21条 药品生产、经营企业不得采用邮售、互联网交易等方式直接向公众销售处方药。

第22条 禁止非法收购药品。

（四）销售处方药、甲类非处方药的人员要求

第18条 药品零售企业应当按照国家食品药品监督管理局药品分类管理规定的要求，凭处方销售处方药。

◆经营处方药和甲类非处方药的药品零售企业，执业药师或者其他依法经资格认定的药学技术人员不在岗时，应当挂牌告知，并停止销售处方药和甲类非处方药。

第二十节　互联网药品信息服务管理办法

一、互联网药品信息服务的界定及分类

第 2 条　在中华人民共和国境内提供互联网药品信息服务活动，适用本办法。

◆本办法所称互联网药品信息服务，是指通过互联网向上网用户提供药品（含医疗器械）信息的服务活动。

第 3 条　互联网药品信息服务分为经营性和非经营性两类。

◆经营性互联网药品信息服务是指通过互联网向上网用户有偿提供药品信息等服务的活动。

◆非经营性互联网药品信息服务是指通过互联网向上网用户无偿提供公开的、共享性药品信息等服务的活动。

二、资格申请、审批及证书管理

第 4 条　国家食品药品监督管理局对全国提供互联网药品信息服务活动的网站实施监督管理。

◆省、自治区、直辖市（食品）药品监督管理局对本行政区域内提供互联网药品信息服务活动的网站实施监督管理。

第 5 条　拟提供互联网药品信息服务的网站，应当在向国务院信息产业主管部门或者省级电信管理机构申请办理经营许可证或者办理备案手续之前，按照属地监督管理的原则，向该网站主办单位所在地省、自治区、直辖市（食品）药品监督管理部门提出申请，经审核同意后取得提供互联网药品信息服务的资格。

第 6 条　各省、自治区、直辖市（食品）药品监督管理局对本辖区内申请提供互联网药品信息服务的互联网站进行审核，符合条件的核发《互联网药品信息服务资格证书》。

第 8 条　提供互联网药品信息服务的网站，应当在其网站主页显著位置标注《互联网药品信息服务资格证书》的证书编号。

第 17 条　《互联网药品信息服务资格证书》有效期为 5 年。有效期届满，需要继续提供互联网药品信息服务的，持证单位应当在有效期届满前 6 个月内，向原发证机关申请换发《互联网药品信息服务资格证书》。

◆原发证机关进行审核后，认为符合条件的，予以换发新证；认为不符合条件的，发给不予换发新证的通知并说明理由，原《互联网药品信息服务资格证书》由原发证机关收回并公告注销。

◆省、自治区、直辖市（食品）药品监督管理部门根据申请人的申请，应当在

《互联网药品信息服务资格证书》有效期届满前作出是否准予其换证的决定。逾期未作出决定的，视为准予换证。

三、发布药品信息、广告的规定

第 9 条　提供互联网药品信息服务网站所登载的药品信息必须科学、准确，必须符合国家的法律、法规和国家有关药品、医疗器械管理的相关规定。

◆提供互联网药品信息服务的网站不得发布麻醉药品、精神药品、医疗用毒性药品、放射性药品、戒毒药品和医疗机构制剂的产品信息。

第 10 条　提供互联网药品信息服务的网站发布的药品（含医疗器械）广告，必须经过（食品）药品监督管理部门审查批准。

◆提供互联网药品信息服务的网站发布的药品（含医疗器械）广告要注明广告审查批准文号。

四、违规从事信息服务的罚则

第 22 条　未取得或者超出有效期使用《互联网药品信息服务资格证书》从事互联网药品信息服务的，由国家食品药品监督管理局或者省、自治区、直辖市（食品）药品监督管理部门给予警告，并责令其停止从事互联网药品信息服务；情节严重的，移送相关部门，依照有关法律、法规给予处罚。

第 23 条　提供互联网药品信息服务的网站不在其网站主页的显著位置标注《互联网药品信息服务资格证书》的证书编号的，国家食品药品监督管理局或者省、自治区、直辖市（食品）药品监督管理部门给予警告，责令限期改正；

◆在限定期限内拒不改正的，对提供非经营性互联网药品信息服务的网站处以 500 元以下罚款，对提供经营性互联网药品信息服务的网站处以 5000 元以上 1 万元以下罚款。

第二十一节　互联网药品交易服务审批暂行规定

一、互联网药品交易服务的形式

第 3 条　互联网药品交易服务包括为药品生产企业、药品经营企业和医疗机构之间的互联网药品交易提供的服务，药品生产企业、药品批发企业通过自身网站与本企业成员之外的其他企业进行的互联网药品交易以及向个人消费者提供的互联网药品交易服务。

◆本规定所称本企业成员，是指企业集团成员或者提供互联网药品交易服务的药品生产企业、药品批发企业对其拥有全部股权或者控股权的企业法人。

二、资格审批相关内容

第 4 条　从事互联网药品交易服务的企业必须经过审查验收并取得互联网药品交易服务机构资格证书。

◆互联网药品交易服务机构的验收标准由国家食品药品监督管理局统一制定（见附件1）。互联网药品交易服务机构资格证书由国家食品药品监督管理局统一印制，有效期五年。

第 5 条　国家食品药品监督管理局对为药品生产企业、药品经营企业和医疗机构之间的互联网药品交易提供服务的企业进行审批。

◆省、自治区、直辖市（食品）药品监督管理部门对本行政区域内通过自身网站与本企业成员之外的其他企业进行互联网药品交易的药品生产企业、药品批发企业和向个人消费者提供互联网药品交易服务的企业进行审批。

第 18 条　提供互联网药品交易服务的企业必须在其网站首页显著位置标明互联网药品交易服务机构资格证书号码。

三、企业向个人消费者提供交易服务的条件

第 9 条　向个人消费者提供互联网药品交易服务的企业，应当具备以下条件：

（1）依法设立的药品连锁零售企业。

（2）提供互联网药品交易服务的网站已获得从事互联网药品信息服务的资格。

（3）具有健全的网络与交易安全保障措施以及完整的管理制度。

（4）具有完整保存交易记录的能力、设施和设备。

（5）具备网上咨询、网上查询、生成订单、电子合同等基本交易服务功能。

（6）对上网交易的品种有完整的管理制度与措施。

（7）具有与上网交易的品种相适应的药品配送系统。

（8）具有执业药师负责网上实时咨询，并有保存完整咨询内容的设施、设备及相关管理制度。

（9）从事医疗器械交易服务，应当配备拥有医疗器械相关专业学历、熟悉医疗器械相关法规的专职专业人员。

四、提供交易服务的企业药品交易行为的规定

第 19 条　提供互联网药品交易服务的企业必须严格审核参与互联网药品交易的药品生产企业、药品经营企业、医疗机构从事药品交易的资格及其交易药品的合法性。

◆对首次上网交易的药品生产企业、药品经营企业、医疗机构以及药品，提供互联网药品交易服务的企业必须索取、审核交易各方的资格证明文件和药品批准证明文件并进行备案。

第 20 条　通过自身网站与本企业成员之外的其他企业进行互联网药品交易的药品

生产企业和药品批发企业只能交易本企业生产或者本企业经营的药品，不得利用自身网站提供其他互联网药品交易服务。

第21条　向个人消费者提供互联网药品交易服务的企业只能在网上销售本企业经营的非处方药，不得向其他企业或者医疗机构销售药品。

第22条　在互联网上进行药品交易的药品生产企业、药品经营企业和医疗机构必须通过经（食品）药品监督管理部门和电信业务主管部门审核同意的互联网药品交易服务企业进行交易。参与互联网药品交易的医疗机构只能购买药品，不得上网销售药品。

五、无证交易的罚则

第28条　未取得互联网药品交易服务机构资格证书，擅自从事互联网药品交易服务或者互联网药品交易服务机构资格证书超出有效期的，（食品）药品监督管理部门责令限期改正，给予警告；情节严重的，移交信息产业主管部门等有关部门依照有关法律、法规规定予以处罚。

第二十二节　药品不良反应报告和监测管理办法

一、总则

（一）立法宗旨

第1条　为加强药品的上市后监管，规范药品不良反应报告和监测，及时、有效控制药品风险，保障公众用药安全，依据《中华人民共和国药品管理法》等有关法律法规，制定本办法。

（二）报告制度

第3条　国家实行药品不良反应报告制度。药品生产企业（包括进口药品的境外制药厂商）、药品经营企业、医疗机构应当按照规定报告所发现的药品不良反应。

（三）管理部门

第4条　国家食品药品监督管理局主管全国药品不良反应报告和监测工作，地方各级药品监督管理部门主管本行政区域内的药品不良反应报告和监测工作。各级卫生行政部门负责本行政区域内医疗机构与实施药品不良反应报告制度有关的管理工作。

（四）适用范围

第2条　在中华人民共和国境内开展药品不良反应报告、监测以及监督管理，适用本办法。

第3条　国家实行药品不良反应报告制度。药品生产企业（包括进口药品的境外制药厂商)、药品经营企业、医疗机构应当按照规定报告所发现的药品不良反应。

二、报告与处置

(一) 报告方式

第 15 条 药品生产、经营企业和医疗机构获知或者发现可能与用药有关的不良反应，应当通过国家药品不良反应监测信息网络报告；不具备在线报告条件的，应当通过纸质报表报所在地药品不良反应监测机构，由所在地药品不良反应监测机构代为在线报告。

◆报告内容应当真实、完整、准确。

(二) 个例药品不良反应

第 20 条 新药监测期内的国产药品应当报告该药品的所有不良反应；其他国产药品，报告新的和严重的不良反应。

◆进口药品自首次获准进口之日起 5 年内，报告该进口药品的所有不良反应；满 5 年的，报告新的和严重的不良反应。

第 21 条 药品生产、经营企业和医疗机构发现或者获知新的、严重的药品不良反应应当在 15 日内报告，其中死亡病例须立即报告；其他药品不良反应应当在 30 日内报告。有随访信息的，应当及时报告。

第 23 条 个人发现新的或者严重的药品不良反应，可以向经治医师报告，也可以向药品生产、经营企业或者当地的药品不良反应监测机构报告，必要时提供相关的病历资料。

(三) 药品群体不良事件

第 27 条 药品生产、经营企业和医疗机构获知或者发现药品群体不良事件后，应当立即通过电话或者传真等方式报所在地的县级药品监督管理部门、卫生行政部门和药品不良反应监测机构，必要时可以越级报告；同时填写《药品群体不良事件基本信息表》（见附表 2），对每一病例还应当及时填写《药品不良反应/事件报告表》，通过国家药品不良反应监测信息网络报告。

第 29 条 药品生产企业获知药品群体不良事件后应当立即开展调查，详细了解药品群体不良事件的发生、药品使用、患者诊治以及药品生产、储存、流通、既往类似不良事件等情况，在 7 日内完成调查报告，报所在地省级药品监督管理部门和药品不良反应监测机构；同时迅速开展自查，分析事件发生的原因，必要时应当暂停生产、销售、使用和召回相关药品，并报所在地省级药品监督管理部门。

第 30 条 药品经营企业发现药品群体不良事件应当立即告知药品生产企业，同时迅速开展自查，必要时应当暂停药品的销售，并协助药品生产企业采取相关控制措施。

三、评价与控制

存在严重不良反应药品处理措施

第 45 条　药品生产企业应当对收集到的药品不良反应报告和监测资料进行分析、评价，并主动开展药品安全性研究。

◆药品生产企业对已确认发生严重不良反应的药品，应当通过各种有效途径将药品不良反应、合理用药信息及时告知医务人员、患者和公众；采取修改标签和说明书，暂停生产、销售、使用和召回等措施，减少和防止药品不良反应的重复发生。对不良反应大的药品，应当主动申请注销其批准证明文件。

◆药品生产企业应当将药品安全性信息及采取的措施报所在地省级药品监督管理部门和国家食品药品监督管理局。

第 46 条　药品经营企业和医疗机构应当对收集到的药品不良反应报告和监测资料进行分析和评价，并采取有效措施减少和防止药品不良反应的重复发生。

第 49 条　国家食品药品监督管理局根据药品分析评价结果，可以要求企业开展药品安全性、有效性相关研究。必要时，应当采取责令修改药品说明书，暂停生产、销售、使用和召回药品等措施，对不良反应大的药品，应当撤销药品批准证明文件，并将有关措施及时通报卫生部。

四、法律责任

第 59 条　药品经营企业有下列情形之一的，由所在地药品监督管理部门给予警告，责令限期改正；逾期不改的，处三万元以下的罚款：

（1）无专职或者兼职人员负责本单位药品不良反应监测工作的。

（2）未按照要求开展药品不良反应或者群体不良事件报告、调查、评价和处理的。

（3）不配合严重药品不良反应或者群体不良事件相关调查工作的。

第 62 条　药品生产、经营企业和医疗机构违反相关规定，给药品使用者造成损害的，依法承担赔偿责任。

五、附则

第 63 条　本办法下列用语的含义：

（1）药品不良反应，是指合格药品在正常用法用量下出现的与用药目的无关的有害反应。

（2）药品不良反应报告和监测，是指药品不良反应的发现、报告、评价和控制的过程。

（3）严重药品不良反应，是指因使用药品引起以下损害情形之一的反应：

①导致死亡；

②危及生命；

③致癌、致畸、致出生缺陷；

④导致显著的或者永久的人体伤残或者器官功能的损伤；

⑤导致住院或者住院时间延长；

⑥导致其他重要医学事件，如不进行治疗可能出现上述所列情况的。

（4）新的药品不良反应，是指药品说明书中未载明的不良反应。说明书中已有描述，但不良反应发生的性质、程度、后果或者频率与说明书描述不一致或者更严重的，按照新的药品不良反应处理。

（5）药品群体不良事件，是指同一药品在使用过程中，在相对集中的时间、区域内，对一定数量人群的身体健康或者生命安全造成损害或者威胁，需要予以紧急处置的事件。

第二十三节　药品召回管理办法

一、总则

（一）药品召回、安全隐患的界定

第3条　本办法所称药品召回，是指药品生产企业（包括进口药品的境外制药厂商，下同）按照规定的程序收回已上市销售的存在安全隐患的药品。

第4条　本办法所称安全隐患，是指由于研发、生产等原因可能使药品具有的危及人体健康和生命安全的不合理危险。

（二）药品召回的责任和义务

第5条　药品生产企业应当按照本办法的规定建立和完善药品召回制度，收集药品安全的相关信息，对可能具有安全隐患的药品进行调查、评估，召回存在安全隐患的药品。

◆药品经营企业、使用单位应当协助药品生产企业履行召回义务，按照召回计划的要求及时传达、反馈药品召回信息，控制和收回存在安全隐患的药品。

第6条　药品经营企业、使用单位发现其经营、使用的药品存在安全隐患的，应当立即停止销售或者使用该药品，通知药品生产企业或者供货商，并向药品监督管理部门报告。

第7条　药品生产企业、经营企业和使用单位应当建立和保存完整的购销记录，保证销售药品的可溯源性。

（三）药品安全隐患的调查与评估

1.调查评估的主体

第11条　药品生产企业应当对药品可能存在的安全隐患进行调查。

◆药品监督管理部门对药品可能存在的安全隐患开展调查时，药品生产企业应当予以协助。

◆药品经营企业、使用单位应当配合药品生产企业或者药品监督管理部门开展有关药品安全隐患的调查，提供有关资料。

2. 药品召回的分级

第14条　根据药品安全隐患的严重程度，药品召回分为：

◆一级召回：使用该药品可能引起严重健康危害的；

◆二级召回：使用该药品可能引起暂时的或者可逆的健康危害的；

◆三级召回：使用该药品一般不会引起健康危害，但由于其他原因需要收回的。

药品生产企业应当根据召回分级与药品销售和使用情况，科学设计药品召回计划并组织实施。

二、主动召回

主动召回的界定

第15条　药品生产企业应当对收集的信息进行分析，对可能存在安全隐患的药品按照本办法第十二条、第十三条的要求进行调查评估，发现药品存在安全隐患的，应当决定召回。

◆进口药品的境外制药厂商在境外实施药品召回的，应当及时报告国家食品药品监督管理局；在境内进行召回的，由进口单位按照本办法的规定负责具体实施。

三、责令召回

责令召回的界定

第25条　药品监督管理部门经过调查评估，认为存在本办法第四条所称的安全隐患，药品生产企业应当召回药品而未主动召回的，应当责令药品生产企业召回药品。

◆必要时，药品监督管理部门可以要求药品生产企业、经营企业和使用单位立即停止销售和使用该药品。

四、法律责任

药品经营企业相关罚则

第36条　药品经营企业、使用单位违反本办法第六条规定的，责令停止销售和使用，并处1000元以上5万元以下罚款；造成严重后果的，由原发证部门吊销《药品经营许可证》或者其他许可证。

第37条　药品经营企业、使用单位拒绝配合药品生产企业或者药品监督管理部门开展有关药品安全隐患调查、拒绝协助药品生产企业召回药品的，予以警告，责令改正，可以并处2万元以下罚款。

第二十四节　药品广告审查办法

一、药品广告的界定

第2条（办法）　凡利用各种媒介或者形式发布的广告含有药品名称、药品适应证（功能主治）或者与药品有关的其他内容的，为药品广告，应当按照本办法进行审查。

◆非处方药仅宣传药品名称（含药品通用名称和药品商品名称）的，或者处方药在指定的医学药学专业刊物上仅宣传药品名称（含药品通用名称和药品商品名称）的，无须审查。

二、不得发布药品广告的药品

第3条（标准）　下列药品不得发布广告：
（1）麻醉药品、精神药品、医疗用毒性药品、放射性药品。
（2）医疗机构配制的制剂。
（3）军队特需药品。
（4）国家食品药品监督管理局依法明令停止或者禁止生产、销售和使用的药品。
（5）批准试生产的药品。

三、药品广告内容要求

第6条（标准）　药品广告内容涉及药品适应证或者功能主治、药理作用等内容的宣传，应当以国务院食品药品监督管理部门批准的说明书为准，不得进行扩大或者恶意隐瞒的宣传，不得含有说明书以外的理论、观点等内容。

第7条（标准）　药品广告中必须标明药品的通用名称、忠告语、药品广告批准文号、药品生产批准文号；以非处方药商品名称为各种活动冠名的，可以只发布药品商品名称。

◆药品广告必须标明药品生产企业或者药品经营企业名称，不得单独出现"咨询热线"、"咨询电话"等内容。

◆非处方药广告必须同时标明非处方药专用标识（OTC）。

◆药品广告中不得以产品注册商标代替药品名称进行宣传，但经批准作为药品商品名称使用的文字型注册商标除外。

◆已经审查批准的药品广告在广播电台发布时，可不播出药品广告批准文号。

第9条第一款（标准）　药品广告中涉及改善和增强性功能内容的，必须与经批准的药品说明书中的适应证或者功能主治完全一致。

四、处方药与非处方药广告发布的要求

第4条（标准） 处方药可以在卫生部和国家食品药品监督管理局共同指定的医学、药学专业刊物上发布广告，但不得在大众传播媒介发布广告或者以其他方式进行以公众为对象的广告宣传。不得以赠送医学、药学专业刊物等形式向公众发布处方药广告。

第5条（标准） 处方药名称与该药品的商标、生产企业字号相同的，不得使用该商标、企业字号在医学、药学专业刊物以外的媒介变相发布广告。

◆不得以处方药名称或者以处方药名称注册的商标以及企业字号为各种活动冠名。

第7条第一、三款（标准）

第八条（标准） 处方药广告的忠告语是："本广告仅供医学药学专业人士阅读"。

◆非处方药广告的忠告语是："请按药品说明书或在药师指导下购买和使用"。

五、申请人资格

第6条（办法） 药品广告批准文号的申请人必须是具有合法资格的药品生产企业或者药品经营企业。药品经营企业作为申请人的，必须征得药品生产企业的同意。

◆申请人可以委托代办人代办药品广告批准文号的申办事宜。

第7条（办法） 申请药品广告批准文号，应当向药品生产企业所在地的药品广告审查机关提出。

◆申请进口药品广告批准文号，应当向进口药品代理机构所在地的药品广告审查机关提出。

六、异地发布药品广告的要求

第12条（办法） 在药品生产企业所在地和进口药品代理机构所在地以外的省、自治区、直辖市发布药品广告的（以下简称异地发布药品广告），在发布前应当到发布地药品广告审查机关办理备案。

七、药品广告批准文号有效期

第15条（办法） 药品广告批准文号有效期为1年，到期作废。

八、违规发布药品广告的罚则

第20条（办法） 篡改经批准的药品广告内容进行虚假宣传的，由药品监督管理部门责令立即停止该药品广告的发布，撤销该品种药品广告批准文号，1年内不受理该品种的广告审批申请。

第21条（办法） 对任意扩大产品适应证（功能主治）范围、绝对化夸大药品疗效、严重欺骗和误导消费者的违法广告，省以上药品监督管理部门一经发现，应当采取行政强制措施，暂停该药品在辖区内的销售，同时责令违法发布药品广告的企业在

当地相应的媒体发布更正启事。

◆违法发布药品广告的企业按要求发布更正启事后，省以上药品监督管理部门应当在15个工作日内做出解除行政强制措施的决定；需要进行药品检验的，药品监督管理部门应当自检验报告书发出之日起15日内，做出是否解除行政强制措施的决定。

第25条（办法）异地发布药品广告未向发布地药品广告审查机关备案的，发布地药品广告审查机关发现后，应当责令限期办理备案手续，逾期不改正的，停止该药品品种在发布地的广告发布活动。

第二十五节　城镇职工基本医疗保险定点零售药店管理暂行办法

一、定点零售药店和处方外配的界定

第2条　本办法所称的定点零售药店，是指经统筹地区劳动保障行政部门资格审查，并经社会保险经办机构确定的，为城镇职工基本医疗保险参保人员提供处方外配服务的零售药店。处方外配是指参保人员持定点医疗机构处方，在定点零售药店购药的行为。

二、定点药店资格审查及确定原则

第3条　定点零售药店审查和确定的原则是：保证基本医疗保险用药的品种和质量；引入竞争机制，合理控制药品服务成本；方便参保人员就医后购药和便于管理。

第4条　定点零售药店应具备以下资格与条件：

（1）持有《药品经营企业许可证》、《药品经营企业合格证》和《营业执照》，经药品监督管理部门年检合格。

（2）遵守《中华人民共和国药品管理法》及有关法规，有健全和完善的药品质量保证制度，能确保供药安全、有效和服务质量。

（3）严格执行国家、省（自治区、直辖市）规定的药品价格政策，经物价部门监督检查合格。

（4）具备及时供应基本医疗保险用药、24小时提供服务的能力。

（5）能保证营业时间内至少有一名药师在岗，营业人员需经地级以上药品监督管理部门培训合格。

（6）严格执行城镇职工基本医疗保险制度有关政策规定，有规范的内部管理制度，配备必要的管理人员和设备。

第6条　劳动保障行政部门根据零售药店的申请及提供的各项材料，对零售药店的定点资格进行审查。

第 7 条　统筹地区社会保险经办机构在获得定点资格的零售药店范围内确定定点零售药店，统发定点零售药店标牌，并向社会公布，供参保人员选择购药。

三、外配处方管理

第 9 条　外配处方必须由定点医疗机构医师开具，有医师签名和定点医疗机构盖章。处方要有药师审核签字，并保存 2 年以上以备核查。

第 10 条　定点零售药店应配备专（兼）职管理人员，与社会保险经办机构共同做好各项管理工作。对外配处方要分别管理、单独建帐。定点零售药店要定期向统筹地区社会保险经办机构报告处方外配服务及费用发生情况。

第 11 条　社会保险经办机构要加强对定点零售药店处方外配服务情况的检查和费用的审核。定点零售药店有义务提供与费用审核相关的资料及帐目清单。

第 13 条　劳动保障行政部门要组织药品监督管理、物价、医药行业主管部门等有关部门，加强对定点零售药店处方外配服务和管理的监督检查。要对定点零售药店的资格进行年度审核。对违反规定的定点零售药店，劳动保障行政部门可视不同情况，责令其限期改正，或取消其定点资格。

第二十六节　城镇职工基本医疗保险用药范围管理暂行办法

一、确定《基本医疗保险药品目录》品种的原则及条件

第 2 条　基本医疗保险用药范围通过制定《基本医疗保险药品目录》（以下简称《药品目录》）进行管理。确定《药品目录》或药品品种时要考虑临床治需要，也要考虑地区间的经济差异和用药习惯，中西药并重。

第 3 条　纳入《药品目录》的药品，应是临床必需、安全有效、价格　合理、使用方便、市场能够保证供应的药品，并具备下列条件之一：

（1）《中华人民共和国药典》（现行版）收载的药品。

（2）符合国家药品监督管理部门颁发标准的药品。

（3）国家药品监督管理部门批准正式进口的药品。

二、不能纳入基本医疗保险用药范围的药品

第 4 条　以下药品不能纳入基本医疗保险用药范围：

（1）主要起营养滋补作用的药品。

（2）部分可以入药的动物及动物脏器，干（水）果类。

（3）用中药材和中药饮片炮制的各类酒制剂。

（4）各类药品中的果味制剂、口服泡腾剂。

（5）血液制品、蛋白类制品（特殊适应证与急救、抢救除外）。

（6）劳动保障部规定基本医疗保险基金不予支付的其他药品。

第5条　《药品目录》所列药品包括西药、中成药（含民族物、下同）、中药饮片（含民族，下同）。西药和中成药列基本医疗保险基金基予支付的药品目录，药品名称采用通用名，并标明剂型。中药饮片列基本医疗保险基金不予支付的药品目录，药品名称采用药典名。

三、《基本医疗保险药品目录》的分类

第6条　《药品目录》中的西药和中成药在《国家基本药物》的基础上遴选，并分"甲类目录"和"乙类目录"。

◆ "甲类目录"的药品是临床必需，使用广泛，疗效好，同类药品中价格低的药品，"乙类目录"的药品是可供临床选择使用，疗效好，同类药品中比"甲类目录"药品价格略高的药品。

第7条　"甲类目录"由国家统一制定，各地不得调整。"乙类目录"由国家制定，各省、自治区、直辖市可根据当地经济水平、医疗需求和用药习惯，适当进行调整，增加和减少的品种数之和不得超过国家目录；乙类目录药品总数的15%。

◆各省、自治区、直辖市对本省（自治区、直辖市）《药品目录》"乙类目录"中易滥用、毒副作用大的药品，可按临床适应证和医院级别分别予以限定。

四、用药费用的支付原则

第8条　基本医疗保险参保人员使用《药品目录》中的药品，所发生的费用按以下原则支付。使用"甲类目录"的药品所发生的费用，按基本医疗保险的规定支付。使用"乙类目录"的药品所发生的费用，先由参保人员自付一定比例，再按基本医疗保险的规定支付。

◆个人自付的具体比例，由统筹地区规定，报省、自治区、直辖市劳动保障行政部门备案。使用中药饮片所发生的费用，除基本医疗保险基金不予支付的药品外，均按基本医疗保险的规定支付。

第二十七节　药品说明书和标签管理规定

一、总则

（一）适用范围：

第2条　在中华人民共和国境内上市销售的药品，其说明书和标签应当符合本规

定的要求。

（二）核准部门及印刷依据

第3条　药品说明书和标签由国家食品药品监督管理局予以核准。

◆药品的标签应当以说明书为依据，其内容不得超出说明书的范围，不得印有暗示疗效、误导使用和不适当宣传产品的文字和标识。

第4条　药品包装必须按照规定印有或者贴有标签，不得夹带其他任何介绍或者宣传产品、企业的文字、音像及其他资料。

◆药品生产企业生产供上市销售的最小包装必须附有说明书。

第5条　药品说明书和标签的文字表述应当科学、规范、准确。非处方药说明书还应当使用容易理解的文字表述，以便患者自行判断、选择和使用。

第6条　药品说明书和标签中的文字应当清晰易辨，标识应当清楚醒目，不得有印字脱落或者粘贴不牢等现象，不得以粘贴、剪切、涂改等方式进行修改或者补充。

第7条　药品说明书和标签应当使用国家语言文字工作委员会公布的规范化汉字，增加其他文字对照的，应当以汉字表述为准。

第8条　出于保护公众健康和指导正确合理用药的目的，药品生产企业可以主动提出在药品说明书或者标签上加注警示语，国家食品药品监督管理局也可以要求药品生产企业在说明书或者标签上加注警示语。

二、药品说明书

（一）药品说明书内容及修订

第9条　药品说明书应当包含药品安全性、有效性的重要科学数据、结论和信息，用以指导安全、合理使用药品。药品说明书的具体格式、内容和书写要求由国家食品药品监督管理局制定并发布。

第11条　药品说明书应当列出全部活性成分或者组方中的全部中药药味。注射剂和非处方药还应当列出所用的全部辅料名称。

◆药品处方中含有可能引起严重不良反应的成分或者辅料的，应当予以说明。

第12条　药品生产企业应当主动跟踪药品上市后的安全性、有效性情况，需要对药品说明书进行修改的，应当及时提出申请。

◆根据药品不良反应监测、药品再评价结果等信息，国家食品药品监督管理局也可以要求药品生产企业修改药品说明书。

（二）不良反应信息的注明

第14条　药品说明书应当充分包含药品不良反应信息，详细注明药品不良反应。药品生产企业未根据药品上市后的安全性、有效性情况及时修改说明书或者未将药品不良反应在说明书中充分说明的，由此引起的不良后果由该生产企业承担。

三、药品的标签

药品标签内容

◆第十七条 药品的内标签应当包含药品通用名称、适应证或者功能主治、规格、用法用量、生产日期、产品批号、有效期、生产企业等内容。

◆包装尺寸过小无法全部标明上述内容的，至少应当标注药品通用名称、规格、产品批号、有效期等内容。

四、药品名称和注册商标的使用

药品名称的标注

第24条 药品说明书和标签中标注的药品名称必须符合国家食品药品监督管理局公布的药品通用名称和商品名称的命名原则，并与药品批准证明文件的相应内容一致。

第25条 药品通用名称应当显著、突出，其字体、字号和颜色必须一致，并符合以下要求：

（1）对于横版标签，必须在上三分之一范围内显著位置标出；对于竖版标签，必须在右三分之一范围内显著位置标出。

（2）不得选用草书、篆书等不易识别的字体，不得使用斜体、中空、阴影等形式对字体进行修饰。

（3）字体颜色应当使用黑色或者白色，与相应的浅色或者深色背景形成强烈反差。

（4）除因包装尺寸的限制而无法同行书写的，不得分行书写。

第26条 药品商品名称不得与通用名称同行书写，其字体和颜色不得比通用名称更突出和显著，其字体以单字面积计不得大于通用名称所用字体的二分之一。

第27条 药品说明书和标签中禁止使用未经注册的商标以及其他未经国家食品药品监督管理局批准的药品名称。

◆药品标签使用注册商标的，应当印刷在药品标签的边角，含文字的，其字体以单字面积计不得大于通用名称所用字体的四分之一。

五、其他规定

需要印刷专有标识的药品

第28条 麻醉药品、精神药品、医疗用毒性药品、放射性药品、外用药品和非处方药品等国家规定有专用标识的，其说明书和标签必须印有规定的标识。

◆国家对药品说明书和标签有特殊规定的，从其规定。

第二十八节　中华人民共和国消费者权益保护法

一、总则

经营者与消费者交易应遵循的原则

第 4 条　经营者与消费者进行交易，应当遵循自愿、平等、公平、诚实信用的原则。

二、消费者的权利

消费者的权利

第 7 条　消费者在购买、使用商品和接受服务时享有人身、财产安全不受损害的权利

◆消费者有权要求经营者提供的商品和服务，符合保障人身、财产安全的要求。

第 8 条　消费者享有知悉其购买、使用的商品或者接受的服务的真实情况的权利。

◆消费者有权根据商品或者服务的不同情况，要求经营者提供商品的价格、产地、生产者、用途、性能、规格、等级、主要成分、生产日期、有效期限、检验合格证明、使用方法说明书、售后服务，或者服务的内容、规格、费用等有关情况。

第 9 条　消费者享有自主选择商品或者服务的权利。

◆消费者有权自主选择提供商品或者服务的经营者，自主选择商品品种或者服务方式，自主决定购买或者不购买任何一种商品、接受或者不接受任何一项服务。

◆消费者在自主选择商品或者服务时，有权进行比较、鉴别和挑选。

第 10 条　消费者享有公平交易的权利。

◆消费者在购买商品或者接受服务时，有权获得质量保障、价格合理、计量正确等公平交易条件，有权拒绝经营者的强制交易行为。

第 11 条　消费者因购买、使用商品或者接受服务受到人身、财产损害的，享有依法获得赔偿的权利。

第 12 条　消费者享有依法成立维护自身合法权益的社会团体的权利。

第 13 条　消费者享有获得有关消费和消费者权益保护方面的知识的权利。

消费者应当努力掌握所需商品或者服务的知识和使用技能，正确使用商品，提高自我保护意识。

第 14 条　消费者在购买、使用商品和接受服务时，享有其人格尊严、民族风俗习惯得到尊重的权利。

第 15 条　消费者享有对商品和服务以及保护消费者权益工作进行监督的权利。

◆消费者有权检举、控告侵害消费者权益的行为和国家机关及其工作人员在保护

消费者权益工作中的违法失职行为，有权对保护消费者权益工作提出批评、建议。

三、经营者的义务

经营者义务

第 16 条　经营者向消费者提供商品或者服务，应当依照《中华人民共和国产品质量法》和其他有关法律、法规的规定履行义务。

◆经营者和消费者有约定的，应当按照约定履行义务，但双方的约定不得违背法律、法规的规定。

第 17 条　经营者应当听取消费者对其提供的商品或者服务的意见，接受消费者的监督。

第 18 条　经营者应当保证其提供的商品或者服务符合保障人身、财产安全的要求。对可能危及人身、财产安全的商品和服务，应当向消费者作出真实的说明和明确的警示，并说明和标明正确使用商品或者接受服务的方法以及防止危害发生的方法。

◆经营者发现其提供的商品或者服务存在严重缺陷，即使正确使用商品或者接受服务仍然可能对人身、财产安全造成危害的，应当立即向有关行政部门报告和告知消费者，并采取防止危害发生的措施。

第 19 条　经营者应当向消费者提供有关商品或者服务的真实信息，不得作引人误解的虚假宣传。

◆经营者对消费者就其提供的商品或者服务的质量和使用方法等问题提出的询问，应当作为真实、明确的答复。

◆商店提供商品应当明码标价。

第 20 条　经营者应当标明其真实名称和标记。

◆租赁他人柜台或者场地的经营者，应当标明其真实名称和标记。

第 21 条　经营者提供商品或者服务，应当按照国家有关规定或者商业惯例向消费者出具购货凭证或者服务单据；消费者索要购货凭证或者服务单据的，经营者必须出具。

第 22 条　经营者应当保证在正常使用商品或者接受服务的情况下其提供的商品或者服务应当具有的质量、性能、用途和有效期限；但消费者在购买该商品或者接受该服务前已经知道其存在瑕疵的除外。

◆经营者以广告、产品说明、实物样品或者其他方式表明商品或者服务的质量状况的，应当保证其提供的商品或者服务的实际质量与表明的质量状况相符。

第 23 条　经营者提供商品或者服务，按照国家规定或者与消费者的约定，承担包修、包换、包退或者其他责任的，应当按照国家规定或者约定履行，不得故意拖延或者无理拒绝。

第 24 条　经营者不得以格式合同、通知、声明、店堂告示等方式作出对消费者不公平、不合理的规定，或者减轻、免除其损害消费者合法权益应当承担的民事责任。

◆格式合同、通知、声明、店堂告示等含有前款所列内容的，其内容无效。

第 25 条　经营者不得对消费者进行侮辱、诽谤，不得搜查消费者的身体及其携带的物品，不得侵犯消费者的人身自由。

五、消费者组织

消费者协会的职责

第 31 条　消费者协会和其他消费者组织是依法成立的对商品和服务进行社会监督的保护消费者合法权益的社会团体。

第 32 条　消费者协会履行下列职能：

（1）向消费者提供消费信息和咨询服务。

（2）参与有关行政部门对商品和服务的监督、检查。

（3）就有关消费者合法权益的问题，向有关行政部门反映、查询，提出建议。

（4）受理消费者的投诉，并对投诉事项进行调查、调解。

（5）投诉事项涉及商品和服务质量问题的，可以提请鉴定部门鉴定，鉴定部门应当告知鉴定结论。

（6）就损害消费者合法权益的行为，支持受损害的消费者提起诉讼。

（7）对损害消费者合法权益的行为，通过大众传播媒介予以揭露、批评。各级人民政府对消费者协会履行职能应当予以支持。

第 33 条　消费者组织不得从事商品经营和营利性服务，不得以牟利为目的向社会推荐商品和服务。

六、争议的解决

解决争议的途径

第 34 条　消费者和经营者发生消费者权益争议的，可以通
过下列途径解决：

（1）与经营者协商和解。

（2）请求消费者协会调解。

（3）向有关行政部门申诉。

（4）根据与经营者达成的仲裁协议提请仲裁机构仲裁。

（5）向人民法院提起诉讼。

第二十四章

行业标准（节选）零售药店经营服务规范

第一节　基本要求

一、总则

（1）为规范零售药店的经营服务行为，保障消费者用药安全、有效，满足消费者日益增强的自我保健需求，发挥社会零售药店在医疗保障体系中的作用，特制定本规范。

（2）本规范以零售药店规范经营服务，提供专业用药指导、疾病预防和卫生保健服务为主要内容，是评价零售药店服务质量的基本准则。

（3）零售药店应遵守《中华人民共和国药品管理法》和经营过程中涉及的各项国家相关法律法规和部门规章。

（4）零售药店应恪守诚信原则，创新经营模式，打造服务品牌。

二、人员要求

职业道德要求

（1）遵守国家法律法规、道德准则和执业职责。

（2）维护消费者的合法权利及健康利益。

（3）维护职业荣誉和尊严，科学、严谨地为消费者提供安全、有效、经济的药品和药学服务，避免任何对职业产生信任损害的行为和疏忽。

（4）尊重和保护并不应随意泄露所获得的消费者个人信息及隐私。

（5）零售药店不得要求执业药师在任何无法现场执业或判断的情况下工作，执业药师也应拒绝此行为。

三、岗位要求

（1）零售药店应每年开展法律法规、职业道德、药学专业知识、服务规范的培训和继续教育。

（2）零售药店应建立各项管理制度、岗位职责、业务操作流程和操作规范。

（3）所有提供药学服务的人员，执业药师应取得国家规定的《执业药师注册证》，其他药学技术职称人员须经省级药品监督管理部门特许可以执行药店药学服务业务的方可上岗。

（4）零售药店应依据从业人员的岗位职责，制定相应的培训大纲和继续教育计划，对从业人员的培训和考核应记录在案并作为晋升的主要依据之一。

四、设施设备与经营服务环境

（一）设施设备

（1）零售药店应有与经营药品规模相匹配的营业场所、提供专业咨询服务的区域和符合药品贮藏要求的区域。

（2）零售药店的营业场所、仓库、办公、生活等区域应分开，营业用货架、柜台齐备，店内指示性标志和警示语规范醒目。

（3）零售药店的营业场所应保持整洁、卫生，应有提供员工洗手和消毒的设施用具。

（4）零售药店应建立信息管理系统，能够记录药品经营的全过程，做到过程可追溯；具备符合政府规定的完善的基本药物信息管理系统。

（5）零售连锁门店与其总部计算机信息管理系统互联互通。

（6）零售药店应建立消费者用药信息系统及档案，有条件的零售药店应建立慢性病消费者的药历档案信息系统。

（二）经营服务环境

营业场所

（1）营业场所店面整洁、牌匾醒目；营业场所外应悬挂代表药品零售行业标识的"绿十字"灯箱。

（2）营业区域统一布局，组合紧凑，装饰环保，色彩搭配协调，环境宜人。

（3）营业场所内醒目位置设置药学技术人员岗位监督公示牌（包含半身免冠照片、姓名、岗位、专业技术职称和执业资格等内容）。

（4）营业场所内服务公约、便民措施等张挂齐全，内容准确，用字规范。零售药店应履行服务承诺，设立消费者意见簿、缺药登记簿以及政府监督电话和零售药店投诉电话。

（5）营业场所灯光明亮，设置应急照明设备并定期检查维护。

（6）禁止在商业经营中使用高音喇叭，或者采用其他发出高噪声的方法招揽消费。

（7）营业环境应符合相应的卫生标准，各种设备、设施保持清洁。

（8）营业场所保持空气新鲜，温、湿度适宜。

（9）营业场所不乱堆乱放物品，不乱张贴广告、标语；及时清除过期广告，保持广告的时效性；霓虹灯、灯箱、电子显示牌等固定广告设施定时保洁维修，保持功能完好。

五、服务标准

（一）服务要求

（1）零售药店应建立以消费者为中心的服务理念，为消费者提供合法、规范和优质的专业化药学服务。在营业期间应配备有咨询能力的药学技术人员值班，保证消费者咨询活动能够以合理合法的形式进行。

（2）药学技术人员在接待消费者的过程中要以诚相待，与消费者建立信赖关系，耐心倾听消费者提出的问题，充分了解消费者需求，详细询问和解答消费者用药疑虑，细致分析，防止用药意外发生。

（3）药学技术人员应自觉学习药学相关的新知识、新技能，熟练应用药学服务的基础专业知识为消费者当好药品咨询的参谋，指导消费者合理使用药品。

（4）零售药店应开展慢性病消费者的用药跟踪，建立消费者药历，指导消费者合理用药并提供后续服务，做好提升消费者健康生活的指导工作。

（5）零售药店在销售宣传时应符合相关法律法规，正确介绍药品的治疗作用及预期效果，禁止夸大宣传、强行推荐、诱导消费等药品促销行为。

（6）因商品质量问题导致消费者退回的药品，应做好销后退回记录，并进行质量查询和处理。

（7）位于外国人居住或活动集中区域的零售药店应具有外语服务能力。

（8）提倡零售药店设置夜间服务窗口，实现 24 小时药品供应，以满足广大消费者的需求。

（9）零售药店应积极开展社区服务，举办形式多样的健康讲座与安全用药教育活动，帮助居民整理家庭药箱、处理过期药品等公益活动。

（二）售后服务

（1）零售药店应严格遵照《中华人民共和国消费者权益保护法》等法律法规和《药品经营质量管理规范》规定解决退换货、服务质量问题。

（2）零售药店出售需安装、调试的医疗器械商品时，应有满足顾客需求的服务措施，并定期收集消费者对商品使用情况的反馈意见。

（3）零售药店应设置专职部门或人员在授权范围内接待受理消费者投诉。接待消费者投诉时耐心热诚，做好记录，迅速调查核实并及时给予答复。

（4）零售药店应设置专用咨询电话提供专业化的电话用药咨询，为消费者解决药品售后使用中出现的问题。

（5）零售药店应为消费者提供售后药品使用跟踪服务，适时提示消费者在药品使用过程中应注意的相关事项。

第二节　零售药店分级管理

◆零售药店实行分级管理，用 A 级表示，由高到低分为：AAA 级、AA 级、A 级，依照《零售药店分级标准》（附录 A）进行评定。

◆零售药店分级评定工作在商务部指导下开展，具体实施办法另行规定。

◆零售药店分级标准

内容	A 级药店		AA 级药店	AAA 级药店
基础要求	（1）开办经营一年以上		（1）开办经营一年以上	（1）开办经营一年以上
			（2）营业面积不少于 80 平方米	（2）营业面积不少于 100 平方米
	（2）营业场所外醒目位置应悬挂"绿十字"灯箱		（3）营业场所外醒目位置应悬挂"绿十字"灯箱	（3）营业场所外醒目位置应悬挂"绿十字"灯箱
	（3）指示性标志和警示语规范醒目		（4）指示性标志和警示语规范醒目	（4）指示性标志和警示语规范醒目
	（4）提供员工洗手和消毒的设施用具		（5）提供员工洗手和消毒的设施用具	（5）提供员工洗手和消毒的设施用具
	（5）设置执业药师（药师）岗位监督公示牌		（6）设置执业药师（药师）岗位监督公示牌	（6）设置执业药师（药师）岗位监督公示牌
	（6）设置应急照明设备并定期检查维护		（7）设置应急照明设备并定期检查维护	（7）设置应急照明设备并定期检查维护
	（7）进销存实现电子化信息管理，做到过程可追溯		（8）进销存实现电子化信息管理，做到过程可追溯	（8）进销存实现电子化信息管理，做到过程可追溯，并建有电子化客户服务系统（CRM）
药品供应能力	（1）经营药品品规数量不少于 800 个。配备国家基本药物品种（政策法规规定零售药店不能经营的药品除外），及常见病、慢性病药品		（1）经营药品品规数量不少于 1500 个。配备国家基本药物品种（政策法规规定零售药店不能经营的药品除外），具备保障基本医疗保险药物的供应能力	（1）经营药品品规数量不少于 3000 个。配备国家基本药物品种（政策法规规定零售药店不能经营的药品除外），具备保障基本医疗保险药物的供应能力
	（2）可根据消费者的需求设置夜间服务窗口		（2）设置夜间服务窗口，以满足广大消费者的需求	（2）设置夜间服务窗口，保证 24 小时药品供应，以满足广大消费者的需求。为周边社区居民提供药品订购、送货上门服务
	（3）药品品种覆盖至少 40 种常见疾病		（3）药品品种覆盖至少 60 种常见疾病	（3）药品品种覆盖至少 80 种常见疾病
人员配备与培训	（1）零售药店质量负责人的条件	质量负责人应为执业药师（含执业中药师）	质量负责人应为执业药师（含执业中药师），且具有 3 年以上药品经营工作经历	质量负责人应为执业药师（含执业中药师），且具有 5 年以上药品经营工作经历
	（2）药学技术人员的数量	门店营业员必须经过药学相关培训并取得上岗资格证书。药店药学技术人员数量不应少于药店从业人数的 20%	门店营业员必须经过药学相关培训并取得上岗资格证书。药店药学技术人员数量不应少于药店从业人数的 40%。经营中药饮片的，其中 1 人应为中药专业相应资格或者职称的人员	门店营业员必须经过药学相关培训并取得上岗资格证书。药店药学技术人员数量不应少于药店从业人数的 60%。经营中药饮片的，1 人应为中药师，开展处方调剂和药学服务
	（3）持续的专业发展与培训要求	药学技术人员参加各种教育培训每年不应少于 30 课时	执业药师应每年参加继续教育并获得规定学分，其他药学技术人员参加各种教育培训每年不应少于 60 课时	执业药师应每年参加继续教育并获得规定学分，其他药学技术人员参加各种教育培训每年不应少于 90 课时

续表

内容		A级药店	AA级药店	AAA级药店
药学服务能力	（1）药学服务设施要求	①设置药学服务标识	①设置药学服务区域	①设置相对独立的药学服务区域。设置消费者临时休息的区域和设施
			②根据需要配备相关医药学参考书和工具书等图书资讯，为药学技术人员和消费者提供参考	②配备相关医药学参考书和工具书等图书资讯，为药学技术人员和消费者提供参考
			③根据需要可设药学服务宣传栏，开展疾病预防和用药安全的宣传工作。宣传栏可采用固定或移动方式（如悬吊KT板、展板、易拉宝、海报形式等）	③应设药学服务宣传栏，开展疾病预防和用药安全的宣传工作。宣传栏可采用固定或移动方式（如悬吊KT板、展板、易拉宝、海报形式等）
		②配备完好的、清洁卫生的药品调剂工具、拆零包装用品等	④配备完好的、清洁卫生的药品调剂工具、拆零包装用品等	④配备完好的、清洁卫生的药品调剂工具、拆零包装用品等
		③根据需要配置中药处方调配和饮片炮制的工具和设备。配备电动煎药设备，提供代煎服务	⑤根据需要配置中药处方调配和饮片炮制的工具和设备。配备电动煎药设备，提供代煎服务	⑤配置中药处方调配和饮片炮制的工具和设备。配备电动煎药设备，提供代煎服务
		④配备体温计、血压计、体重计、放大镜、皮尺、临时服药饮水服务等设施，方便消费者使用	⑥配备体温计、血压计、体重计、放大镜、皮尺、临时服药饮水等服务设施，方便消费者使用	⑥配备体温计、血压计、血糖仪、体重计、放大镜、老花镜、皮尺和临时服药饮水等服务设施，还应备有酒精、碘伏、纱布、镊子、创可贴、天平等物品，方便消费者使用
	（2）药学技术人员的胜任能力	①所有的药学技术人员至少应掌握零售药店40种常见病症的用药指导和健康信息传播的执业能力	①所有的药学技术人员至少应掌握零售药店60种常见病症的用药指导和健康信息传播的执业能力	①所有的药学技术人员至少应掌握零售药店80种常见病症的用药指导和健康信息传播的执业能力
		②药学技术人员应具备中西药咨询、特殊人群用药咨询、慢性病用药咨询、健康生活方式咨询的技能，具备与消费者沟通和解决问题的能力	②药学技术人员应具备中西药咨询、特殊人群用药咨询、慢性病用药咨询、健康生活方式咨询、药品说明书和检验报告咨询的技能，具备与消费沟通和解决问题的能力	②药学技术人员应具备中西药咨询、特殊人群用药咨询、慢性病用药咨询、健康生活方式咨询、药品说明书和检验报告咨询的技能，具备与消费者沟通和解决问题的能力
		③执业药师（或药师）调剂处方时，应认真审核处方，并给予消费者正确的用药指导	③执业药师（或药师）调剂处方时，应认真审核处方，并给予消费者正确的用药指导	③执业药师（或药师）调剂处方时，应认真审核处方，并给予消费者正确的用药指导
		④应建立员工培训档案，内容包括本年度培训计划、培训记录、培训教材、参加人员、试卷	④应建立员工培训档案，内容包括本年度培训计划、培训记录、培训教材、参加人员、试卷	④应建立员工培训档案，内容包括本年度培训计划、培训记录、培训教材、参加人员、试卷

续表

内容			A 级药店	AA 级药店	AAA 级药店
药学服务能力	（3）药学服务的工作范围	①药学技术人员应主动向消费者传播自我药疗及保健知识，积极参与疾病预防管理，促进消费者身心健康	①药学技术人员应主动向消费者传播自我药疗及保健知识，积极参与疾病预防管理，促进消费者身心健康	①药学技术人员应主动向消费者传播自我药疗及保健知识，积极参与疾病预防管理，促进消费者身心健康
				②根据需要为消费者提供疾病科普知识、健康常识、用药常识、疾病预防等方面的宣传教育活动，开展疾病日的宣传活动	②应为消费者提供疾病科普知识、健康常识、用药常识、疾病预防等方面的宣传教育活动，开展疾病日的宣传教育活动
		②为消费者提供用药咨询和测量血压等服务，做好相关记录	③为消费者提供用药咨询和测量血压等服务，做好相关记录	③为消费者提供用药咨询和测量血压等服务，做好相关记录
		③指导消费者正确使用血压、血糖等测量仪器	④指导消费者正确使用血压、血糖等测量仪器	④指导消费者正确使用血压、血糖等测量仪器。对测量结果给予相应的指导建议
			⑤开展社区疾病预防和健康教育活动。向消费者发放由政府、合法的学术或行业团体编写的自我药疗和自我保健等健康科普资讯，资讯内容要符合国家有关规定	⑤开展社区公益性讲座、疾病预防和健康教育活动。向消费者发放由政府、合法的学术或行业团体编写的自我药疗和自我保健等健康科普资讯，资讯内容要符合国家有关规定
		④药学技术人员根据药品说明书，结合消费者的实际情况提出药物的使用建议	⑥药学技术人员根据药品说明书，结合消费者的实际情况提出药物的使用建议	⑥药学技术人员根据药品说明书，结合消费者的实际情况提出药物的使用建议
		⑤提供所经营的国家基本药物目录和基本医疗保险药物目录品种的专业用药指导	⑦提供所经营的国家基本药物目录和基本医疗保险药物目录品种的专业用药指导	⑦提供所经营的国家基本药物目录和基本医疗保险药物目录品种的专业用药指导
			⑧向消费者传播健康生活方式理念和方法	⑧向消费者传播健康生活方式理念和方法
		⑥建立有效的消费者药历	⑨建立有效的消费者药历，做好慢性病消费者的用药指导	⑨建立有效的消费者药历，做好慢性病消费者的用药指导、跟踪服务和电话回访
		⑦建立药品不良反应登记和报告制度，积极收集消费者用药情况信息，对于消费者使用药品过程中出现的不良反应及时规范记录和上报相关部门	⑩建立药品不良反应登记和报告制度，积极收集消费者用药情况信息，对于消费者使用药品过程中出现的不良反应及时规范记录和上报相关部门	⑩建立药品不良反应登记和报告制度，积极收集消费者用药情况信息，对于消费者使用药品过程中出现的不良反应及时规范记录和上报相关部门
		⑧设有和公布咨询和投诉电话，对消费者意见或问题及时处理，并做好记录	⑪设有和公布咨询和投诉电话，对消费者意见或问题及时处理，并做好记录	⑪设有和公布咨询和投诉电话，对消费者意见或问题及时处理，并做好记录

附录

附录1　药品零售企业不得经营的药品名单

◆本名单主要依据我国有关法律、法规公布的相关目录整理。相关法律、法规已有规定药品零售企业不得经营，按相关法律、法规的规定执行。

一、麻醉药品

1. 可卡因	2. 二氢埃托啡	3. 地芬诺酯	4. 芬太尼
5. 美沙酮	6. 吗啡	7. 阿片	8. 羟考酮
9. 哌替啶	10. 瑞芬太尼	11. 舒芬太尼	12. 布桂嗪
13. 可待因	14. 复方樟脑酊	15. 右丙氧芬	16. 双氢可待因
17. 乙基吗啡	18. 福尔可定		

◆**注**：上述品种包括其可能存在的盐和单方制剂

二、第一类精神药品

1. 丁丙诺啡	2. 氯胺酮	3. 马吲哚	4. 哌醋甲酯
5. 司可巴比妥	6. 三唑仑		

◆**注**：上述品种包括其可能存在的盐和单方制剂（除非另有规定）

三、终止妊娠药品

1. 米非司酮（用于紧急避孕的除外）	4. 米索前列醇
2. 卡前列素	5. 天花粉蛋白
3. 卡前列甲酯	6. 芫花萜

四、蛋白同化制剂

1. 4，6雄二烯 $-3-$ 酮※	2. 雄烯二醇
3. 雄烯二酮※	4. 雄烯二醇异构体
5. 雄 $-4-$ 烯 -3α，$17\beta-$ 二醇※	6. 雄 $-4-$ 烯 -3β，$17\alpha-$ 二醇※
7. 雄 $-5-$ 烯 -3α，$17\alpha-$ 二醇※	8. 雄 $-5-$ 烯 -3α，$17\beta-$ 二醇※
9. 雄 $-5-$ 烯 -3β，$17\beta-$ 二醇※	
10. 雄 $-4-$ 烯二醇（雄 $-4-$ 烯 -3β，$17\beta-$ 二醇）※	
11. 雄烯二醇异构体	12. 阿法雄烷二醇

13. 倍他雄烷二醇异构体
14. 雄烷二醇异构体
15. 倍他雄烷二醇
16. 勃拉睾酮（双甲睾酮）
17. 勃地酮（宝丹酮）
18. 1，4 - 雄二烯 - 3，17 - 二酮※
19. 卡普睾酮
20. 克仑特罗
21. 氯司替勃（氯斯太宝）
22. 达那唑
23. 脱氢氯甲基睾酮※
24. 雄 - 1 - 烯 - 3，17 - 二酮※
25. 雄烯二醇
26. 普拉雄酮※
27. 双氢睾酮
28. 屈他雄酮（羟甲雄酮）
29. 5α - 雄烷 - 3β，17β - 二醇※
30. 表双氢睾酮
31. 乙烯雌醇
32. 氟甲睾酮
33. 甲酰勃龙（醛甲宝龙）
34. 呋咱甲氢龙（夫拉扎勃）
35. 孕三烯酮
36. 18α - 高 - 17β 羟基雌甾 - 4 - 烯 - 3 - 酮
37. 4 - 羟基睾酮
38. 4 - 羟基诺龙
39. 3α - 羟基 - 5α - 雄烷 - 17 - 酮※
40. 3β - 羟基 - 5α - 雄烷 - 17 - 酮※
41. 美雄诺龙
42. 美睾酮
43. 美雄酮
44. 17α - 甲基 - 17β - 羟基雌 - 4，9（10）- 二烯 - 3 - 酮※
45. 17α - 甲基 - 17β - 羟基雌 - 4，9，11 - 三烯 - 3 - 酮※
46. 美替诺龙
47. 美雄醇
48. 甲睾酮
49. 米勃龙※
50. 诺龙
51. 19 - 去甲雄烯二醇※
52. 19 - 去甲雄烯二酮※
53. 去甲雄酮
54. 诺勃酮（双乙基诺龙）
55. 诺司替勃
56. 诺乙雄龙（乙基诺龙）
57. 19 - 去甲本胆烷醇酮※
58. 羟勃龙（氧宝龙）
59. 氧雄龙（氧甲氢龙）
60. 羟甲睾酮
61. 羟甲烯龙
62. 奎勃龙
63. 司坦唑醇
64. 司腾勃龙（2 - 甲基 5α - 雄 - 1 烯 - 3 - 酮 - 17β 羟基）
65. 1 - 睾酮
66. 睾酮
67. 四氢孕三烯酮
68. 群勃龙（追宝龙）
69. 折仑诺
70. 齐帕特罗

◆注：①目录所列物质包括其可能存在的盐及光学异构体；
②目录所列物质包括其原料药及单方制剂；
③目录所列物质包括其可能存在的盐、酯、醚及光学异构体；
④括号内中文名为参考译名，带※的药品为暂译名。

五、肽类激素品种

1. 促红细胞生成素
2. 生长激素和胰岛素样生长因子 1

3. 绒促性素   4. 生长因子素

5. 垂体促性素※   6. 促皮质素

◆**注**：①目录所列物质包括其可能存在的盐及光学异构体；

②目录所列物质包括其原料药及单方制剂；

③带※的药品为暂译名。

六、药品类易制毒化学药品

1. 麦角酸   2. 麦角胺   3. 麦角新碱

4. 麻黄素、伪麻黄素、消旋麻黄素、去甲麻黄素、甲基麻黄素、麻黄浸膏、麻黄浸膏粉等麻黄素类物质

◆**注**：①所列物质可能存在的盐类也纳入管制。

②包括原料药及其单方制剂。

七、放射性药品

◆指用于医学诊断或治疗含有放射性核素的药品和制品，包括用于制备放射性药品的放射性核素发生器和非放射性药盒、永久植入体内的放射性制品及体外放射免疫分析试剂盒。

八、疫苗

◆指为了预防、控制传染病的发生、流行，用于人体预防接种的疫苗类预防性生物制品。

附录2 零售药店需凭处方销售的药品名单

从 2006 年 1 月 1 日起，药品分类管理工作必须达到以下要求：注射剂、医疗用毒性药品、二类精神药品、除麻醉药品、一类精神药品以外其他按兴奋剂管理的药品、精神障碍治疗药（抗精神病、抗焦虑、抗躁狂、抗抑郁药）、抗病毒药（逆转录酶抑制剂和蛋白酶抑制剂）、肿瘤治疗药、含麻醉药品的复方口服溶液、未列入非处方药目录的抗菌药和激素以及国家食品药品监督管理总局公布的其他必须凭处方销售的药品，在全国范围内做到凭处方销售。

本名单如包含《药品零售企业不得经营的药品名单》所涉品种，按药品零售企业不得经营的相关规定执行；相关法规已有规定必须凭处方销售的药品，按相关法规的规定执行。

一、注射剂

◆所有注射剂

二、医疗用毒性药品（原料药）

1. 洋地黄毒苷
2. 硫酸阿托品
3. 甲溴阿托品
4. 硝酸毛果芸香碱

三、第二类精神药品

1. 异戊巴比妥片
2. 安钠咖片
3. 盐酸芬氟拉明片
4. 丁丙诺啡舌下含片
5. 阿普唑仑片
6. 阿普唑仑胶囊
7. 氯氮䓬片
8. 氯硝西泮片
9. 地西泮片
10. 地西泮膜
11. 艾司唑仑片
12. 氯氟䓬乙酯片
13. 单盐酸氟西泮胶囊
14. 劳拉西泮片
15. 甲丙氨酯片
16. 马来酸咪达唑仑片
17. 硝西泮片
18. 匹莫林片
19. 苯巴比妥片
20. 酒石酸唑吡坦片
21. 酒石酸唑吡坦颗粒
22. 扎来普隆片
23. 扎来普隆分散片
24. 扎来普隆胶囊
25. 麦角胺咖啡因片
26. 盐酸曲马多制剂

四、肽类激素

胰岛素

五、其他按兴奋剂管理的药品

1. 盐酸司来吉兰片
2. 盐酸司来吉兰胶囊
3. 乙酰唑胺片
4. 盐酸阿米洛利片
5. 阿替洛尔片
6. 苄氟噻嗪片
7. 盐酸倍他洛尔片
8. 盐酸倍他洛尔滴眼液
9. 富马酸比索洛尔片
10. 富马酸比索洛尔胶囊
11. 布美他尼片
12. 卡维地洛片
13. 卡维地洛胶囊
14. 盐酸塞利洛尔片
15. 盐酸塞利洛尔胶囊
16. 氯噻酮片
17. 依他尼酸片
18. 富马酸福莫特罗片
19. 富马酸福莫特罗干糖浆
20. 富马酸福莫特罗粉吸入剂
21. 呋塞米片
22. 氢氯噻嗪片
23. 吲达帕胺胶囊
24. 吲达帕胺缓释胶囊

25. 吲达帕胺片	26. 吲达帕胺缓释片
27. 吲达帕胺滴丸	28. 盐酸拉贝洛尔片
29. 盐酸左布诺洛尔滴眼液	30. 美替洛尔滴眼剂
31. 酒石酸美托洛尔片	32. 酒石酸美托洛尔控释片
33. 酒石酸美托洛尔胶囊	34. 酒石酸美托洛尔缓释片
35. 氧烯洛尔片	36. 吲哚洛尔片
37. 丙磺舒片	38. 盐酸普萘洛尔片
39. 盐酸普萘洛尔缓释片	40. 盐酸普萘洛尔缓释胶囊
41. 盐酸左旋沙丁胺醇吸入用溶液	42. 硫酸沙丁胺醇口腔崩解片
43. 硫酸沙丁胺醇片	44. 硫酸沙丁胺醇胶囊
45. 硫酸沙丁胺醇缓释片	46. 硫酸沙丁胺醇控释胶囊
47. 盐酸索他洛尔片	48. 螺内酯片
49. 螺内酯胶囊	50. 硫酸特布他林片
51. 硫酸特布他林口服溶液	52. 硫酸特布他林颗粒
53. 硫酸特布他林干糖浆	54. 硫酸特布他林气雾剂
55. 硫酸特布他林吸入粉雾剂	56. 马来酸噻吗洛尔滴眼液
57. 氨苯蝶啶片	58. 阿那曲唑片
59. 依西美坦片	60. 依西美坦胶囊
61. 枸橼酸托瑞米芬片	62. 含盐酸伪麻黄碱超过 30mg 的复方制剂

六、精神障碍治疗药

（一）抗精神病药

1. 盐酸氯丙嗪片	2. 奋乃静片
3. 盐酸氟奋乃静片	4. 盐酸三氟拉嗪片
5. 盐酸硫利达嗪片	6. 氟哌啶醇片
7. 五氟利多片	8. 盐酸三氟哌多片
9. 氯普噻吨片	10. 珠氯噻醇片
11. 二盐酸珠氯噻醇片	12. 氟哌噻吨片
13. 二盐酸氟哌噻吨片	14. 氟哌噻吨美利曲辛片
15. 舒必利片	16. 盐酸硫必利片
17. 利培酮片	18. 利培酮口崩片
19. 利培酮口服液	20. 氯氮平片
21. 奥氮平片	22. 丁二酸洛沙平胶囊
23. 盐酸舒托必利片	

（二）抗焦虑药

24. 复方地西泮片	25. 奥沙西泮片

26. 盐酸氟西泮胶囊
27. 盐酸羟嗪片
28. 盐酸丁螺环酮片
29. 谷维素双维 B 片

（三）抗躁狂药

30. 碳酸锂片
31. 碳酸锂缓释片

（四）抗抑郁药

32. 盐酸氯丙米嗪片
33. 盐酸氯米帕明片
34. 盐酸阿米替林片
35. 盐酸马普替林片
36. 盐酸米安色林片
37. 吗氯贝胺胶囊
38. 马来酸氟伏沙明片
39. 盐酸氟西汀片
40. 盐酸氟西汀胶囊
41. 盐酸帕罗西汀片
42. 盐酸舍曲林片
43. 盐酸曲唑酮片
44. 硫酸苯丙胺片
45. 盐酸多塞平片
46. 盐酸多塞平乳膏
47. 异卡波肼片
48. 盐酸文拉法辛胶囊
49. 盐酸安非他酮片
50. 盐酸安非他酮缓释片

七、抗病毒药

（一）核苷类逆转录酶抑制剂

1. 硫酸阿巴卡韦片
2. 硫酸阿巴卡韦口服溶液
3. 阿巴卡韦双夫定片
4. 去羟肌苷咀嚼片
5. 去羟肌苷分散片
6. 去羟肌苷颗粒
7. 去羟肌苷肠溶胶囊
8. 去羟肌苷散
9. 拉米夫定片
10. 拉米夫定口服溶液
11. 齐多夫定/拉米夫定片
12. 司他夫定片
13. 司他夫定胶囊
14. 齐多夫定片
15. 齐多夫定胶囊
16. 齐多夫定口服溶液

（二）非核苷类逆转录酶抑制剂

17. 奈韦拉平片
18. 奈韦拉平胶囊
19. 奈韦拉平口服混悬液

（三）蛋白酶抑制剂

20. 硫酸茚地那韦片
21. 硫酸茚地那韦胶囊
22. 利托那韦口服溶液
23. 利托那韦软胶囊
24. 洛匹那韦/利托那韦口服液
25. 洛匹那韦/利托那韦软胶囊
26. 甲磺酸沙奎那韦胶囊
27. 沙奎那韦胶丸

八、肿瘤治疗药

1. 盐酸氮芥搽剂
2. 盐酸氮芥酊
3. 苯丁酸氮芥纸型片
4. 环磷酰胺片
5. 复方环磷酰胺片
6. 氮甲片
7. 甘磷酰芥片
8. 美法仑片
9. 洛莫司汀胶囊
10. 司莫司汀胶囊
11. 苯丁酸氮芥纸型片
12. 六甲蜜胺片
13. 六甲蜜胺肠溶片
14. 六甲蜜胺胶囊
15. 白消安片
16. 异芳芥片
17. 甲氨蝶呤片
18. 巯嘌呤片
19. 氟尿嘧啶片
20. 氟尿嘧啶口服乳
21. 氟尿嘧啶软膏
22. 复方氟尿嘧啶口服溶液
23. 替加氟片
24. 替加氟胶囊
25. 替加氟栓
26. 尿嘧啶替加氟片
27. 尿嘧啶替加氟胶囊
28. 卡培他滨片
29. 卡培他滨颗粒羟基脲片
30. 羟基脲胶囊
31. 植入用缓释依托泊苷
32. 依托泊苷胶囊
33. 枸橼酸他莫昔芬片
34. 氨鲁米特片
35. 来曲唑片
36. 醋酸甲羟孕酮片
37. 醋酸甲羟孕酮分散片
38. 醋酸甲羟孕酮复合胶囊
39. 醋酸甲地孕酮片
40. 醋酸甲地孕酮分散片
41. 复方醋酸甲地孕酮片
42. 盐酸丙卡巴肼肠溶片
43. 甲磺酸伊马替尼胶囊
44. 去甲斑蝥素片
45. 维 A 酸片
46. 维 A 酸胶囊
47. 重组人干扰素 α‐1a 滴眼液
48. 重组人干扰素 α‐2b 栓剂
49. 盐酸昂丹司琼片
50. 盐酸昂丹司琼胶囊
51. 盐酸格拉司琼片
52. 盐酸托烷司琼片
53. 盐酸托烷司琼胶囊
54. 香菇多糖片
55. 甲磺酸索拉非尼
56. 多西他赛
57. 伊立替康
58. 长春瑞滨
59. 柔红霉素
60. 戈舍瑞林
61. 拓扑替康
62. 二甲苯磺酸拉帕替尼片
63. 舒尼替尼
64. 盐酸帕唑帕尼
65. 利卡丁
66. 西妥昔单抗
67. 帕尼单抗
68. 奥沙利铂

69. 卡莫斯汀
70. 吉非替尼
71. 盐酸厄洛替尼片
72. 盐酸埃克替尼片
73. 利妥昔单抗
74. 达沙替尼
75. 注射用硼替佐米
76. 尼莫司汀
77. 注射用重组人干扰素 β-1b
78. 地西他滨
79. 注射用盐酸吉西他滨
80. 曲妥珠单抗

◆注：其他新上市的抗肿瘤药均按处方销售。

九、含麻醉药品的复方口服液

1. 复方氢可酮溶液
2. 复方氢可酮止咳溶液
3. 氢可酮复方镇咳糖浆
4. 可愈糖浆
5. 复方磷酸可待因溶液
6. 复方磷酸可待因糖浆
7. 复方磷酸可待因口服溶液
8. 复方福尔可定口服液
9. 复方福尔可定糖浆
10. 复方甘草口服溶液

十、未列入非处方药目录的激素及其有关药物

（一）肾上腺皮质激素及促肾上腺皮质激素

1. 氢化可的松片
2. 醋酸氢化可的松片
3. 醋酸氢化可的松滴眼液
4. 复方氢化可的松胶布
5. 醋酸泼尼松片
6. 醋酸泼尼松眼膏
7. 四环素泼尼松眼膏
8. 复方四环素泼尼松膜
9. 泼尼松龙片
10. 醋酸泼尼松龙片
11. 甲泼尼龙片
12. 曲安西龙片
13. 复方醋酸曲安西龙涂剂
14. 曲安奈德新霉素贴膏
15. 曲安奈德氯霉素溶液
16. 复方醋酸曲安德滴耳液
17. 复方曲安奈德乳膏
18. 复方十一烯酸锌曲安奈德软膏
19. 布地奈德气雾剂
20. 布地奈德/福莫特罗复方粉雾吸入剂
21. 吸入用布地奈德混悬液
22. 丙酸氟替卡松气雾剂
23. 沙美特罗/丙酸氟替卡松干粉吸入剂
24. 丙酸氟替卡松鼻喷雾剂
25. 丙酸氟替卡松粉雾剂
26. 丙酸氟替卡松软膏
27. 糠酸莫米松鼻喷雾剂
28. 地塞米松片
29. 醋酸地塞米松片
30. 地塞米松磷酸钠滴眼液
31. 醋酸地塞米松软膏
32. 倍他米松片
33. 倍他米松软膏
34. 醋酸倍他米松搽剂
35. 克霉唑倍他米松乳膏
36. 醋酸氟氢可的松软膏
37. 丙酸氯倍他索乳膏
38. 咪康唑氯倍他索乳膏

39. 醋酸氟轻松软膏
40. 醋酸氟轻松搽剂
41. 冰樟桉氟轻松贴膏
42. 新霉素氟轻松乳膏
43. 氟轻松维 B_6 乳膏
44. 醋酸氟轻松冰片乳膏
45. 复方醋酸氟轻松酊
46. 复方氟轻松尿素膏
47. 丙酸倍氯米松气雾剂
48. 丙酸倍氯米松软膏
49. 复方倍氯米松新霉素贴膏
50. 哈西奈德溶液
51. 哈西奈德软膏
52. 哈西奈德乳膏
53. 醋酸可的松片
54. 氟米龙滴眼液
55. 庆大霉素氟米龙滴眼液
56. 卤米松乳膏
57. 卤米松/三氯生软膏

（二）性激素及促性激素

58. 复方八维甲睾酮胶囊
59. 雌二醇缓释贴片
60. 炔雌醇片
61. 炔诺孕酮炔雌醚片
62. 雌三醇栓
63. 雌三醇软膏
64. 尼尔雌醇片
65. 己烯雌酚片
66. 己二烯雌酚片
67. 氯烯雌醚滴丸
68. 黄体酮栓
69. 醋酸甲羟孕酮片
70. 醋酸甲羟孕酮分散片
71. 醋酸甲羟孕酮复合胶囊
72. 复方炔雌醇甲羟孕酮胶囊
73. 炔孕酮片
74. 醋酸环丙孕酮片
75. 枸橼酸氯米芬片
76. 枸橼酸氯米芬胶囊
77. 醋酸戈舍瑞林缓释植入剂

（三）避孕药

78. 炔诺酮片
79. 醋酸甲地孕酮片
80. 醋酸甲地孕酮分散片
81. 炔诺孕酮炔雌醚片
82. 左炔诺孕酮炔雌醚片
83. 双炔失碳酯片
84. 复方双炔失碳酯肠溶片
85. 复方醋酸棉酚片
86. 棉酚氯化钾维 B 胶囊

（四）甲状腺激素类药物及抗甲状腺药物

87. 甲状腺素碘塞罗宁滴眼液
88. 左甲状腺素钠片
89. 鲑鱼降钙素喷鼻剂
90. 丙硫氧嘧啶片
91. 甲巯咪唑片
92. 卡比马唑片
93. 碘化钾片

十一、未列入非处方药目录的抗菌药物

（一）抗生素类

1. 阿米卡星滴眼液
2. 阿米卡星洗剂

3. 阿莫西林分散片
4. 阿莫西林干混悬剂
5. 阿莫西林胶囊
6. 阿莫西林咀嚼片
7. 阿莫西林颗粒
8. 阿莫西林克拉维酸钾干混悬剂
9. 阿莫西林克拉维酸钾颗粒
10. 阿莫西林克拉维酸钾片
11. 阿莫西林片（羟氨苄青霉素片）
12. 阿莫西林舒巴坦匹酯片
13. 阿莫西林舒巴坦片
14. 阿奇霉素分散片
15. 阿奇霉素干混悬剂
16. 阿奇霉素胶囊
17. 阿奇霉素颗粒剂
18. 阿奇霉素片
19. 阿奇霉素细粒剂
20. 氨苄西林胶囊
21. 氨苄西林颗粒（氨苄西林干混悬剂）
22. 氨苄西林片
23. 苯唑西林钠胶囊
24. 苯唑西林钠片
25. 丙酸交沙霉素干糖浆
26. 丙酸交沙霉素颗粒剂
27. 醋酸麦迪霉素颗粒剂
28. 单硫酸卡那霉素颗粒
29. 地红霉素肠溶胶囊
30. 地红霉素肠溶片
31. 二维四环素甲氧苄啶片
32. 氟氯西林钠胶囊
33. 氟氯西林片
34. 复方硫酸新霉素滴眼液
35. 复方氯霉素栓
36. 复方氯霉素阴道泡腾片
37. 复方氢化可的松新霉素乳膏
38. 复方庆大霉素膜
39. 复方四环素片
40. 富马酸阿奇霉素片
41. 海他西林钾片
42. 红霉素肠溶胶囊
43. 红霉素肠溶片
44. 红霉素肠溶散剂
45. 琥乙红霉素分散片
46. 琥乙红霉素咀嚼片
47. 琥乙红霉素颗粒
48. 琥乙红霉素片
49. 环酯红霉素片
50. 甲苯磺酸舒他西林胶囊
51. 甲苯磺酸舒他西林颗粒剂
52. 甲苯磺酸舒他西林片
53. 甲砜霉素胶囊
54. 甲砜霉素颗粒
55. 甲砜霉素片
56. 交沙霉素胶囊
57. 交沙霉素颗粒剂
58. 克拉霉素分散片
59. 克拉霉素干混悬剂
60. 克拉霉素缓释片
61. 克拉霉素胶囊
62. 克拉霉素颗粒剂
63. 克拉霉素片
64. 林可霉素维 B_6 乳膏
65. 磷霉素氨丁三醇散
66. 磷霉素钙甲氧苄啶胶囊
67. 磷霉素钙胶囊
68. 磷霉素钙颗粒
69. 硫酸巴龙霉素片
70. 硫酸卡那霉素滴眼液
71. 硫酸卡那霉素胶囊
72. 硫酸卡那霉素片
73. 硫酸卡那霉素软膏
74. 硫酸庆大霉素二氧化锆缓释丸链

75. 硫酸庆大霉素缓释片
76. 硫酸庆大霉素碱式硝酸铋胶囊

77. 硫酸庆大霉素胶囊
78. 硫酸庆大霉素咀嚼片

79. 硫酸庆大霉素颗粒
80. 硫酸庆大霉素口服液

81. 硫酸庆大霉素片
82. 硫酸小诺霉素滴眼液

83. 硫酸小诺霉素干糖浆
84. 硫酸小诺霉素口服液

85. 硫酸小诺霉素片
86. 硫酸新霉素滴眼液

87. 硫酸新霉素片
88. 硫酸黏菌素颗粒

89. 硫酸黏菌素片
90. 氯霉素搽剂

91. 氯霉素耳栓
92. 氯霉素耳丸

93. 氯霉素胶囊
94. 氯霉素控释眼丸

95. 氯霉素片
96. 氯霉素软胶囊

97. 氯霉素眼膏
98. 氯唑西林钠胶囊

99. 氯唑西林钠颗粒
100. 罗红霉素分散片

101. 罗红霉素干混悬剂
102. 罗红霉素胶囊

103. 罗红霉素颗粒
104. 罗红霉素片

105. 罗红霉素细粒剂
106. 螺旋霉素片

107. 麦迪霉素胶囊
108. 麦迪霉素片

109. 匹美西林胶囊
110. 匹美西林片

111. 青霉素 V 钾分散片
112. 青霉素 V 钾胶囊

113. 青霉素 V 钾颗粒
114. 青霉素 V 钾口服液

115. 青霉素 V 钾混悬剂
116. 青霉素 V 钾片

117. 氢化可的松新霉素滴耳液
118. 庆大霉素氟米龙滴眼液

119. 庆大霉素普鲁卡因胶囊
120. 庆大霉素双氯芬酸钠滴眼液

121. 庆大霉素碳酸铋胶囊
122. 曲安奈德新霉素贴膏

123. 乳糖酸克拉霉素胶囊
124. 舒他西林干混悬剂

125. 双氯西林胶囊
126. 四环素甲氧苄啶胶囊

127. 泰利霉素片
128. 头孢氨苄干混悬剂

129. 头孢氨苄缓释胶囊
130. 头孢氨苄缓释片

131. 头孢氨苄甲氧苄啶胶囊
132. 头孢氨苄甲氧苄啶颗粒

133. 头孢氨苄胶囊
134. 头孢氨苄颗粒

135. 头孢氨苄泡腾片
136. 头孢氨苄片

137. 头孢泊肟匹酯片
138. 头孢泊肟酯干混悬剂

139. 头孢泊肟酯片
140. 头孢地尼胶囊

141. 头孢地尼颗粒
142. 头孢呋辛酯分散片

143. 头孢呋辛酯干混悬剂
144. 头孢呋辛酯胶囊

145. 头孢呋辛酯片
146. 头孢克罗泡腾片

147. 头孢克洛分散片   148. 头孢克洛干混悬剂

149. 头孢克洛缓释胶囊   150. 头孢克洛缓释片

151. 头孢克洛胶囊   152. 头孢克洛颗粒

153. 头孢克洛片   154. 头孢克肟分散片

155. 头孢克肟胶囊   156. 头孢克肟颗粒

157. 头孢克肟片   158. 头孢拉定干混悬剂

159. 头孢拉定胶囊   160. 头孢拉定颗粒

161. 头孢拉定片   162. 头孢羟氨苄甲氧苄啶胶囊

163. 头孢羟氨苄胶囊   164. 头孢羟氨苄颗粒

165. 头孢羟氨苄片   166. 头孢沙定胶囊

167. 头孢特仑新戊酯片   168. 头孢妥仑匹酯片

169. 土霉素软膏   170. 托西酸舒他西林片

171. 妥布霉素滴眼液   172. 小儿用阿奇霉素干混悬剂

173. 新地松眼膏   174. 新霉素氟轻松乳膏

175. 盐酸巴氨西林片   176. 盐酸巴坎西林片

177. 盐酸多西环素肠溶胶囊   178. 盐酸多西环素胶囊

179. 盐酸多西环素片   180. 盐酸胍甲环素胶囊

181. 盐酸胍甲环素片   182. 盐酸克林霉素胶囊

183. 盐酸克林霉素溶液   184. 盐酸克林霉素棕榈酸酯分散片

185. 盐酸克林霉素棕榈酸酯颗粒剂   186. 盐酸林可霉素滴耳液

187. 盐酸林可霉素滴眼液   188. 盐酸林可霉素胶囊

189. 盐酸林可霉素口服溶液   190. 盐酸林可霉素片

191. 盐酸林可霉素溶液   192. 盐酸林可霉素软膏

193. 盐酸林可霉素栓   194. 盐酸美他环素胶囊

195. 盐酸美他环素片   196. 盐酸米诺环素胶囊

197. 盐酸米诺环素片   198. 盐酸米诺环素软膏

199. 盐酸米诺环素牙用缓释膜   200. 盐酸莫西沙星片

201. 盐酸四环素胶囊   202. 盐酸四环素片

203. 盐酸头孢他美酯干混悬剂   204. 盐酸头孢他美酯胶囊

205. 盐酸头孢他美酯片   206. 盐酸土霉素胶囊

207. 盐酸土霉素片   208. 依托红霉素胶囊

209. 依托红霉素颗粒   210. 依托红霉素片

211. 乙酰吉他霉素干糖浆   212. 乙酰吉他霉素含片

213. 乙酰吉他霉素胶囊   214. 乙酰吉他霉素颗粒

215. 乙酰螺旋霉素胶囊   216. 乙酰螺旋霉素片

217. 乙酰麦迪霉素干糖浆   218. 乙酰麦迪霉素颗粒剂

219. 乙酰麦迪霉素片
220. 硬脂酸红霉素胶囊
221. 硬脂酸红霉素颗粒
222. 硬脂酸红霉素片
223. 棕榈氯霉素颗粒
224. 棕榈氯霉素片
225. 棕榈氯霉素混悬液

（二）磺胺类

1. 磺苄啶片
2. 方磺胺对甲氧嘧啶片
3. 方磺胺甲噁唑分散片
4. 方磺胺甲噁唑混悬液
5. 方磺胺甲噁唑胶囊
6. 方磺胺甲噁唑颗粒
7. 方磺胺甲噁唑口服混悬液
8. 方磺胺甲噁唑片
9. 复方磺胺脒片
10. 复方磺胺嘧啶颗粒
11. 复方磺胺嘧啶片
12. 复方磺胺氧化锌软膏
13. 琥磺胺噻唑片
14. 磺胺苯吡唑片
15. 磺胺多辛片
16. 磺胺二甲嘧啶干混悬剂
17. 磺胺二甲嘧啶混悬液
18. 磺胺二甲嘧啶片
19. 磺胺二甲异噁唑片（菌得清片）
20. 磺胺甲噁唑片
21. 磺胺间甲氧嘧啶片
22. 磺胺林片
23. 磺胺脒片
24. 磺胺嘧啶混悬液
25. 磺胺嘧啶片
26. 磺胺嘧啶软膏
27. 磺胺嘧啶速释片
28. 磺胺嘧啶锌软膏
29. 磺胺嘧啶眼膏
30. 磺胺素嘧啶片（磺胺二甲异嘧啶片）
31. 磺胺氧化锌软膏
32. 磺胺异噁唑片
33. 磺啶冰黄片
34. 磺啶新林胶囊
35. 磺啶新林颗粒
36. 联磺甲氧苄啶胶囊
37. 联磺甲氧苄啶片
38. 柳氮磺吡啶片
39. 柳氮磺吡啶栓
40. 双磺沙棘桉青软膏
41. 酞磺胺噻唑
42. 酞磺醋胺片
43. 小儿复方磺胺二甲嘧啶散
44. 小儿复方磺胺甲噁唑颗粒
45. 小儿复方磺胺甲噁唑片
46. 小儿复方磺胺甲噁唑散
47. 小儿复方磺胺嘧啶颗粒
48. 小儿枸磺新啶片
49. 小儿双磺甲氧苄啶颗粒
50. 小儿双磺甲氧苄啶散
51. 小儿双嘧啶颗粒
52. 小儿双嘧啶片

（三）喹诺酮类

1. 吡哌酸滴丸
2. 吡哌酸胶囊
3. 吡哌酸颗粒
4. 吡哌酸片
5. 吡哌酸锌软膏
6. 氟罗沙星胶囊
7. 氟罗沙星片
8. 环丙沙星片

9. 加替沙星胶囊
10. 加替沙星片
11. 甲苯磺酸托氟沙星胶囊
12. 甲磺酸培氟沙星胶囊
13. 甲磺酸培氟沙星片
14. 甲磺酸培氟沙星软膏
15. 甲磺酸左氧氟沙星胶囊
16. 甲磺酸左氧氟沙星片
17. 莫昔沙星片
18. 萘啶酸片
19. 诺氟沙星滴眼液
20. 诺氟沙星胶囊
21. 诺氟沙星片
22. 诺氟沙星软膏
23. 诺氟沙星栓
24. 诺氟沙星锌乳膏
25. 诺氟沙星锌散
26. 乳酸氟罗沙星片
27. 乳酸环丙沙星滴眼液
28. 乳酸司氟沙星片
29. 乳酸左氧氟沙星滴眼液
30. 乳酸左氧氟沙星胶囊
31. 乳酸左氧氟沙星片
32. 司氟沙星片
33. 司帕沙星分散片
34. 司帕沙星胶囊
35. 司帕沙星片
36. 盐酸环丙沙星滴耳液
37. 盐酸环丙沙星滴眼液
38. 盐酸环丙沙星胶囊
39. 盐酸环丙沙星颗粒剂
40. 盐酸环丙沙星片
41. 盐酸环丙沙星乳膏
42. 盐酸环丙沙星软膏
43. 盐酸环丙沙星栓
44. 盐酸环丙沙星眼膏
45. 盐酸环丙沙星阴道泡腾片
46. 盐酸加替沙星片
47. 盐酸芦氟沙星胶囊
48. 盐酸芦氟沙星片
49. 盐酸洛美沙星滴耳液
50. 盐酸洛美沙星滴眼液
51. 盐酸洛美沙星胶囊
52. 盐酸洛美沙星颗粒
53. 盐酸洛美沙星片
54. 盐酸洛美沙星乳膏
55. 盐酸洛美沙星眼用凝胶
56. 盐酸左氧氟沙星滴眼液
57. 盐酸左氧氟沙星胶囊
58. 盐酸左氧氟沙星片
59. 氧氟沙星滴耳液
60. 氧氟沙星滴眼液
61. 氧氟沙星胶囊
62. 氧氟沙星颗粒
63. 氧氟沙星凝胶
64. 氧氟沙星片
65. 氧氟沙星乳膏
66. 氧氟沙星软膏
67. 氧氟沙星栓
68. 氧氟沙星眼膏
69. 氧氟沙星阴道泡腾片
70. 依诺沙星滴眼液
71. 依诺沙星胶囊
72. 依诺沙星片
73. 左氧氟沙星片

（四）抗结核药

1. 安痨息片
2. 氨硫脲片
3. 吡嗪酰胺胶囊
4. 吡嗪酰胺片

5. 丙硫异烟胺片　　　　　　6. 对氨基水杨酸钠肠溶片

7. 利福定胶囊　　　　　　　8. 利福定片

9. 利福喷丁胶囊　　　　　　10. 利福喷丁片

11. 利福平滴眼液　　　　　　12. 利福平胶囊

13. 利福平胶丸　　　　　　　14. 利福平片

15. 利福平眼膏　　　　　　　16. 氯法齐明胶丸

17. 帕司烟肼片　　　　　　　18. 盐酸乙胺丁醇胶囊

19. 盐酸乙胺丁醇片　　　　　20. 乙硫异烟胺肠溶片

21. 异福片　　　　　　　　　22. 异福酰胺胶囊

23. 异福酰胺片　　　　　　　24. 异烟肼片

25. 异烟腙片

（五）抗真菌药

1. 氟胞嘧啶片　　　　　　　2. 氟康唑滴眼液

3. 氟康唑胶囊　　　　　　　4. 氟康唑颗粒剂

5. 氟康唑片　　　　　　　　6. 氟康唑气雾剂（混悬型）

7. 复方灰黄霉素搽剂　　　　8. 复方咪康唑曲安奈德乳膏

9. 复方珊瑚姜溶液尿素咪康唑软膏复合制剂

10. 复方酮康唑乳膏　　　　　11. 环吡酮胺栓

12. 灰黄霉素胶囊　　　　　　13. 灰黄霉素片

14. 康松无极膏　　　　　　　15. 克霉唑尿素乳膏

16. 克霉唑片　　　　　　　　17. 克念菌素片

18. 联苯苄唑栓　　　　　　　19. 两性霉素 B 滴眼剂

20. 两性霉素 B 栓剂　　　　　21. 两性霉素 B 阴道泡腾片

22. 美帕曲星肠溶片　　　　　23. 美帕曲星阴道片

24. 咪康唑氯倍他索乳膏　　　25. 灭癣酚溶液

26. 酮康他索乳膏　　　　　　27. 酮康唑混悬液

28. 酮康唑胶囊　　　　　　　29. 酮康唑片

30. 托萘酯乳膏　　　　　　　31. 托萘酯软膏

32. 西卡宁油剂　　　　　　　33. 西卡宁酊剂

34. 硝呋太尔－制霉菌素阴道栓　35. 硝酸咪康唑胶囊

36. 盐酸阿莫罗芬搽剂　　　　37. 盐酸布替萘芬喷剂

38. 盐酸萘替芬溶液　　　　　39. 盐酸特比萘芬片

40. 伊曲康唑胶囊　　　　　　41. 伊曲康唑口服液

42. 伊曲康唑片　　　　　　　43. 益康倍松乳膏

44. 制霉菌素片

附录3 常用的外用消毒防腐药

（一）消毒防腐药的概念

是指一组能杀死或抑制病原体微生物生长的药物。消毒药是具有杀灭病原微生物的药物，而防腐药是抑制病原微生物生长繁殖的药物。

（二）消毒防腐药的特点

消毒防腐药两者之间没有严格的界限，消毒药低浓度时仅有抑菌作用，而防腐药高浓度时也有杀菌作用，但没有明显的抗菌谱。在达到有效浓度时，对人体脏器有损害，故不作全身用药。

（三）消毒防腐药的作用机制

根据药物特点不同，作用机制又各异。有的药物能使病原微生物的蛋白沉淀变性；有的与微生物的酶系统结合，干扰其功能；有的能降低细菌表面张力，增加其细胞膜的通透性，造成溃破或溶解，结果使病原体微生物的生长繁殖受到阻抑或死亡。

（四）消毒防腐作用与药物本身理化性质和药物浓度的关系

一般情况下浓度越高，其杀菌抑菌效果越好，但有的药物如酒精应选择适当的浓度，70%～75%乙醇杀菌效果最好。高锰酸钾，高浓度有腐蚀和刺激作用，低浓度有收敛作用。

（五）消毒防腐作用与药物作用时间的关系

药物浓度越高和药物作用时间越长，则对机体组织的刺激性越大，容易产生不良反应。

（六）消毒防腐作用与剂型的关系

如苯酚的水溶液有强大的杀菌作用，其甘油或油溶液的杀菌作用显著降低。

（七）作用部位有机物对消毒防腐作用的影响

如使用重金属盐类药物时，病变部位有大量的脓血蛋白的分泌物，会使其杀菌作用减弱。

（八）作用部位的 pH 值对消毒防腐作用的影响

苯甲酸在微酸性环境下比碱性环境中作用强，三氯叔丁醇用于制剂作防腐剂时，制剂的 pH 值不得超过 5，以免影响疗效。

（九）病原体本身对消毒防腐药敏感性的影响

如苯酚的杀菌作用强，但对病毒无效；病毒对碱类敏感，对酚类耐药；又如真菌对羟苯乙酯（尼泊金乙酯）敏感，对氧化剂效果差；有的药物如阳离子表面活性剂和阴离子表面活性剂合用，可使作用减弱。

（十）常用消毒防腐药介绍

1. 过氧乙酸

（1）成分：由浓过氧化氢作用于乙酸酐制成，为过氧乙酸与乙酸的混合物，含过氧乙酸量为20%、30%、40%等。

（2）特点：无色液体，有酸败臭，可与水混合，对皮肤有腐蚀性，遇热不稳定，加热可爆炸。

（3）作用：为强氧化剂，遇有机物放出新生态氧而起氧化作用，为消毒杀菌药。

（4）用法：用前按规定比例用水稀释。

◆最常用的稀释倍数为500倍（1∶500）即用20%的过氧乙酸2ml加998ml水制得，含有过氧乙酸实际浓度为0.04%

①空气消毒：1∶200的溶液对空气喷雾，每立方米空间用药30ml。

②预防性消毒：食具、毛巾、水果、蔬菜等用1∶500溶液洗刷浸泡，禽蛋用1∶1000的溶液浸泡，时间5分钟。

③接触结核时，应用1∶200浓度，消毒液每天换1~2次。

④体温表：1∶200溶液浸泡30分钟，每天更换1~2次。

⑤食具、药瓶、注射器、玻片、吸管等玻璃或瓷器：1∶200溶液浸泡。

⑥地面、墙壁、家具、浴盆、运输车等用1∶500溶液喷雾或擦洗。

⑦衣物、被单、玩具用1∶1000溶液浸泡2小时，肺结核用品用1∶200溶液。

⑧垃圾废物：用1∶500液体喷雾或浸泡，肺结核用1∶100溶液。

⑨生活污水：按1∶10万浓度加药，并混合均匀，放置2小时。

（5）注意事项

①对金属有腐蚀，勿用金属器械消毒。

②其稀释液易分解，宜随配随用。

③本品的用途与温度有关，气温低于10℃时，应延长消毒时间。

④保存于阴凉处，贮存中有分解，应注意有效期。

2. 聚维酮碘（碘伏、碘附、强力碘、碘洛酮、聚乙烯酮碘）

（1）成分：聚维酮碘溶液是碘与表面活性剂聚乙烯吡咯烷酮的松散络合物，其中80%的络合碘可以解聚为具有活性作用的游离碘。络合作用可有效地降低碘的挥发性，使碘能够　在作用部位持续地释放，增强对病原微生物的杀灭效果，又可大大降低碘对皮肤黏膜的刺激。

（2）作用：具有广谱的抗微生物作用，对细菌、芽孢、真菌、衣原体、支原体、病毒均有效，顽固者需较高浓度和较长时间。对金葡菌、淋球菌、绿脓杆菌、梅毒螺旋体、乙肝病毒、艾滋病毒、阴道滴虫都有较强的杀灭作用。

（3）特点：性质稳定，气味小，杀菌力强、毒性低、为广谱杀菌剂，对黏膜无刺激，不需要乙醇脱碘，脱碘反使其作用下降。

（4）适应证：用于皮肤消毒，外伤皮肤黏膜及术前消毒。预防和治疗皮肤损伤而致的感染。

（5）用法

①外科手术消毒：0.5%溶液刷洗5分钟。术野皮肤消毒0.5%溶液均匀涂擦2次。

②注射部位消毒：30秒以上。

③黏膜创伤或感染，用0.1%~0.025%溶液冲洗或涂擦。

④预防和治疗皮肤感染：0.5%~1%溶液局部涂擦。

（6）注意事项

①对碘过敏者慎用。甲状腺病患者慎用，患有非毒性胶状甲状腺瘤患者不适用。

②伤面过大者（超过20%）不宜局部使用。碘具有一定的致畸作用，孕妇长期使用可使胎儿甲状腺功能低下和甲状腺肿大。对胎儿的生长发育造成不良影响。因此，孕妇和新生儿应禁用大面积使用。

③有机物可降低其作用。

④其他禁忌与碘相同。

（7）不良反应：外用可引起皮肤过敏反应，对皮肤和黏膜有刺激性。严重烧伤或大面积受损的皮肤使用时，可引起全身不良反应，如代谢性酸中毒、高钠血症和肾功能损害。

3. 氯己定（洗必泰）

（1）作用：具有较强的广谱抑菌、杀菌作用，是一种较好的杀菌消毒药，对G^+和G^-菌都有作用。

（2）用法：

①手术时手的灭菌以1:5000（醋酸洗必泰）溶液泡手3分钟。

②术野准备：用0.5%醋酸洗必泰醇（70%）溶液，其效力与碘酊相等，无刺激性，适用于面部、会阴部、儿童的术野准备。

③冲洗创伤伤口：用1:2000水溶液。

④含漱消炎：以1:5000溶液漱口，对咽峡炎及口腔溃疡有效。

⑤烧伤、烫伤：用0.5%乳膏或气雾剂。

⑥分娩时产妇外阴及其周围皮肤消毒，阴道镜检查滑润剂用0.1%乳膏。

⑦器械消毒：消毒用1:1000水溶液，贮存用1:5000水溶液，加入0.1%亚硝酸钠浸泡，隔2周换1次。

⑧房间、家具消毒：用1:200水溶液喷雾或擦拭。

4. 戊二醛

（1）性质：无色油状液体，有微弱的甲醛气味，溶于水和醇，在4℃时稳定，在碱性溶液中（pH 7.5~8.5）可保存14天，pH高于9时，可迅速聚合。

（2）作用

①本品的碱性溶液具有较好的杀菌作用，当pH为7.5~8.5时作用最强，可杀灭

细菌繁殖体、芽孢、真菌、病毒、作用比甲醛强2-10倍。

②1.5%碱性溶液（加入0.3%碳酸氢钠，将pH调到7.7~8.3），在20℃以下，可以杀灭金黄色葡萄球菌、酿脓链球菌、肺炎双球菌、大肠杆菌、绿脓杆菌等繁殖体，只需2分钟。

用2%的碱性溶液杀灭结核杆菌需30分钟以上，杀灭各种病毒需3小时左右。

③2%碱性异丙醇水溶液（70%异丙醇加0.3%碳酸氢钠），能在数分钟内杀灭结核杆菌，于2-3小时内杀灭枯草杆菌、破伤风杆菌，可消毒内镜、温度计、橡胶与塑料制品及不能加热消毒的各种医疗器械。

（3）用法

①用于不宜加热消毒处理的医疗器械，配制好2%的戊二醛溶液在室温下保存14天，杀菌效果下降。

②酸性强化戊二醛液，是在2%的戊二醛溶液中加入某些非离子型化合物作为强化剂，既有稳定作用又有协同作用。不适于金属器械的消毒，易使金属器械生锈。

③人造心脏瓣膜消毒液：为0.65%溶液，pH（7.4）与血液相似。

④戊二醛气体：用于密闭空间内表面的熏蒸消毒，每升容积蒸发1.06ml，在时温下，相对湿度大于75%时，密闭过夜即可。

（4）注意事项

①对皮肤与黏膜的刺激作用小，但重复使用也可使皮肤过敏，对人体组织具有中等毒性。

各种物品消毒后，放置2小时以上未用，需重新消毒。

②戊二醛可以凝固蛋白，但菌悬液中若有20%的血清，对杀菌效果影响不大。

③温度增加，杀菌效果增加（指在一定的条件下）。

④其碱性溶液对光学仪器无损害，但可腐蚀铝制品。

5. 洗消净

（1）成分：由次氯酸钠溶液（含量不低于5%）和40%十二烷基磺酸钠溶液等量混合而成。

（2）作用：是一种新型的含氯消毒洗涤剂，对细菌、芽孢、病毒均可杀灭。为广谱、高效、快速的杀菌剂。用于医疗器械、各种用具，饭店、招待所餐具、用具传染病人的用具、内衣内裤及排泄物。

◆茶具消毒：1份原液加100~150倍的水，浸泡2分钟。

◆食品、厨房用品：1份原液加80~175倍的水洗涤。

◆浴池、厕所、便盆：1份原液加100倍的水刷洗。

◆地面、家具、汽车：1份原液加125倍的水擦拭。

◆生鱼、生肉：1份原液加2500~5000倍的水洗泡。

◆蔬菜、水果：1份原液加5000~6250倍的水洗涤。

◆痰、粪、血污物：1份原液加25倍的水搅拌10分钟。

6. 松节油

（1）成分：松节油搽剂（含松节油 65%，软皂 7.5%，樟脑 5%）。

（2）作用：有局部刺激作用，可促进血液循环，用于肌肉痛、风湿痛、神经痛及挫伤等。

（3）用法：局部涂擦。

7. 乙醇

（1）作用：消毒杀菌、作溶媒、物理降温。

（2）用法：根据情况使用。

◆75% 的乙醇用于灭菌消毒，注射部位皮肤消毒或创伤伤口消毒，手术部位消毒等。

◆50% 的乙醇用于防止褥疮，50% 的酒精还可以在做制剂时作溶媒用。

◆25 ~ 50% 乙醇用于高温病人的物理退热降温，还可以用于小面积烫伤的湿敷浸泡。

8. 硼酸

（1）制剂

◆3% 的溶液（3g 硼酸，热水加到 100ml，加热煮沸制得）。

◆10% 的软膏（10g 硼酸粉研细，把融化的凡士林加到 100g，搅拌均匀制得）。

◆2% 的醑剂：（2g 硼酸，95% 的乙醇加到 100ml）。

（2）作用：消毒防腐。对细菌和真菌有抑制作用，用于冲洗创面和黏膜，或用于湿敷。

（3）用法：外用，禁止内服。

◆黏膜冲洗：3% 的硼酸溶液可用于眼、口腔、膀胱、子宫等的冲洗。

◆湿疹：3% 的硼酸溶液冲洗湿疹创面或黏膜表面，如伴有渗出液的湿疹、皮炎。外用湿敷或冲洗。湿敷时，用 6 ~ 8 层纱布浸在 3% 的硼酸溶液中，然后挤压多余液体敷于患处，10 分钟更换一次，连续十几次。

◆脂溢性皮炎：3% 的硼酸溶液湿敷患处，用 6 ~ 8 层纱布浸在 3% 的硼酸溶液中，然后挤压多余液体敷于患处，10 分钟更换一次，连续十几次。

◆水疱型手、足癣：3% 硼酸溶液浸泡，每日 2 次，每次 10 ~ 20 分钟。

9. 碘

（1）制剂：2% 的碘酊（碘 20g，碘化钾 15g，乙醇 500ml，水加到 1000ml）。

（2）作用：消毒、杀菌，2% 用于皮肤消毒，5%、10% 的碘酊用于毛囊炎、甲癣、传染性软疣。

（3）用法：外用涂擦。

（4）注意事项：对皮肤黏膜有刺激，对碘过敏者禁用，密闭保存。

10. 高锰酸钾

（1）作用：有强氧化作用，可除臭消毒，但作用短暂表浅。

（2）用途：用于皮肤黏膜消毒及坐浴。

（3）用法

◆0.1%～0.5%溶液用于冲洗感染创面及膀胱炎；

◆0.015%～0.02%溶液用于眼科冲洗，

◆1∶1000～1∶5000的溶液洗胃；

◆0.02%水溶液用于坐浴；

◆0.01%溶液用于水果、食具消毒。

（4）不良反应：本品的结晶和高浓度溶液有腐蚀性，即使是低浓度如果长期使用也可以引起腐蚀性灼烧感。

（5）注意事项：本品的结晶和高浓度溶液有腐蚀性，对组织有刺激性，易污染皮肤致黑色。口腔黏膜黑染、胃出血、肝肾损害等。不宜直接与皮肤接触，水溶液宜新鲜配置，避光保存，久存变为棕褐色而失效。

11. 过氧化氢溶液（双氧水）

（1）制剂：3%的水溶液。

（2）作用

◆为强氧化剂，具有消毒、防腐、除臭及清洁作用，用于清晰创面、溃疡、脓窦、耳内脓液、涂擦治疗面部褐斑（肝斑）；

◆在换药时以去痂皮和黏附在伤口上的敷料（可减轻疼痛）；稀释至1%浓度用于扁桃体炎、口腔炎、白喉等疾病的含漱。

（3）用法

◆除用于有恶臭不洁的创面外，尤适用于厌气菌感染及破伤风、气性坏疽的创面，用3%的溶液冲洗或湿敷，根据病情每日可多次使用。

12. 氧化锌（亚铅华、锌白、锌氧粉）

（1）制剂：15%氧化锌软膏；复方氧化锌糊；水杨酸锌糊（拉沙糊）；锌氧油（含氧化锌40%）；扑粉；痱子粉。

（2）用途：有微弱的收敛、抗菌、滋润和保护作用，并有吸着及干燥的功能，主要通过毛囊吸收到细胞核内。被细胞所摄取的锌能促进核酸和核蛋白的形成，参与细胞的能量代谢和促进人体组织修复。常与其他药物配成复方制剂，用于各种皮肤病如皮炎、湿疹、痱子、皮肤黏膜溃疡及肠瘘周围的皮肤保护。

（3）用法：外用涂擦，每日2次，涂抹患处。

（4）注意事项：氧化锌长期暴露在空气中易缓慢的吸收二氧化碳并潮解，应密闭保存。

13. 炉甘石

（1）制剂：炉甘石洗剂（含炉甘石15%、氧化锌5%，或炉甘石、氧化锌各8%）。

（2）作用：有收敛和轻微的防腐作用，用于急性瘙痒性皮肤病，如湿疹、皮炎、荨麻疹、痱子、皮肤瘙痒等。

（3）用法：外用涂擦。

（4）注意事项

①避免接触眼睛和其他黏膜（如口、鼻等）。

②用药部位如有烧灼感、红肿等情况应停药，并将局部药物洗净，必要时向医师咨询。

③本品不宜用于有渗出液的皮肤。

④用时摇匀。

14. 5%苯扎溴铵（新洁尔灭）

（1）制剂：1∶1000～1∶20000溶液。

（2）作用：为一种季铵盐阳离子表面活性广谱杀菌剂，杀菌力强，对皮肤和组织无刺激性，对金属、橡胶制品无腐蚀性。1∶1000～1∶2000溶液广泛用于手、皮肤、黏膜、器械等的消毒，可长期保存效力不变。

（3）用法：用于皮肤黏膜和伤口消毒，用时要稀释50～500倍。用净水稀释后冲洗创面。

（4）注意事项

◆不可与普通肥皂配伍。

◆泡器械加0.5%亚硝酸钠（防止生锈）。

◆不适用于膀胱镜、眼科器械、橡胶及铝制品。

15. 10%苯扎氯胺溶液（洁尔灭溶液）

◆作用：消毒防腐。

◆适应证：用于皮肤黏膜和伤口消毒。

◆用法：用时用水稀释100～1000倍。用清水稀释后冲洗创面。

16. 5%～10%慷溜油糊

（1）制剂：慷溜油5～10g，复方锌糊加到100g。

（2）用途：用于慢性瘙痒性皮肤病，如亚急性皮炎、湿疹，为加强止痒作用，可加入1%的液化酚。

17. 煤酚皂溶液（来苏儿）　3%的溶液，用于洗手、洗涤和消毒器械、地面消毒、卫生间消毒、环境消毒。

18. 松馏油

（1）制剂：松馏油软膏（含松馏油10%～50%）。

（2）作用：有止痒、收敛、溶解角质、防腐等作用，常用于湿疹等皮肤病。

（3）用法：外用涂擦。

19. 醋酸（乙酸的浓度为40%）（冰醋酸的浓度为10%）

（1）食醋含5%的醋酸。

（2）用途

◆0.1%~0.5%溶液用于阴道滴虫；

◆1%~3%溶液用于绿脓杆菌感染；

◆0.3%溶液50~200ml加温口服，用于缓解胆道蛔虫病的疼痛；

◆食醋熏蒸可以预防流感和感冒；

◆3%的醋酸可以用于抗真菌、防腐、消毒，用于治疗妇科霉菌感染；

◆治疗水疱型手足癣：用5%~10%冰醋酸溶液浸泡，每日2次，每次至少10分钟。

（3）注意事项：不能与碳酸盐、碱类、水杨酸盐、苯甲酸盐等药物配伍。

20. 碳酸氢钠粉

◆可用5%的溶液阴道清洗，治疗霉菌性阴道炎。

参 考 文 献

[1] 钱之玉. 药理学. 第3版. 北京：中国医药科技出版社，2009.

[2] 刘克辛. 临床药理学. 北京：清华大学出版社，2012.

[3] 陈立，赵志刚. 临床药物治疗学. 北京：清华大学出版社，2012.

[4] 吴铁，冯冰虹. 药理学. 北京：科技出版社，2010.

[5] 孙慧君，张树平. 药理学. 北京：清华大学出版社，2012.

[6] 刘克辛. 药理学. 北京：清华大学出版社，2012.

[7] 陈栋梁，余承高. 新编图表药理学. 武汉：华中科技大学出版社，2012.

[8] 汤光，李大魁. 现代临床药物学. 第2版. 化学工业出版社，2008.

[9] 崔天国，崔晓丽，卢笑辉. 全科医师手册. 第5版. 北京：人民军医出版社，2012.

[10] 王育琴，常明. 药学服务咨询. 北京：北京科学技术出版社，2011.

[11] 葛建国. 临床不合理用药实例评析. 北京：人民军医出版社，2011.

[12] 李淑媛. 药学综合知识与技能. 北京：人民卫生出版社，2012.

[13] 陈顺年，李建，吴新荣. 临床合理用药指南. 第2版. 北京：人民军医出版社，2012.

[14] 娄建石. 药学专业知识（一）. 北京：人民卫生出版社，2012.

[15] 中国职业药师协会组织编写. 全国执业药师继续教育教材. 北京. 中国中医药出版社. 2007.

[16] 张石革. 药师咨询常见问题解答. 第2版. 北京：化学工业出版社，2008.

[17] 秦红兵. 美容药物学. 北京：人民卫生出版社，2010.

[18] 焦泉，王进. 药业伦理学. 北京：人民卫生出版社，2010.

[19] 亚当. 斯密著，韩魏译. 道德情操论. 北京：中国城市出版社，2008.

[20] （英）C.S. 路易斯著，汪咏梅译. 返璞归真. 上海：华东师范大学出版社，2010.

[21] 许茜，许景峰. 药物转运体介导的肿瘤细胞多药耐药研究进展. 中华临床医师杂志，2010，4（9）：1643－1645.

[22] 尚爱丽，井春梅等. 我国不合理用药的现状及对策. 中国药事，2011，25（6）：576－578.

[23] 杨雅静，鲍龙. 高尿酸血症发病机制与治疗进展. 中外健康文摘，2011，8（7）：142－144.